历代针灸经典歌赋诠释

朱现民　编著

河南科学技术出版社
·郑州·

内容提要

《历代针灸经典歌赋诠释》收载历代著名的经典针灸歌赋100首，涵盖了大部分针灸学的经络腧穴理论、针刺操作和各种刺灸施术方法、临证辨证用穴经验及古典流注针法的内容。本书选择其中80首针灸歌赋，除对字词文义详尽注解外，更注重全句的诠释发挥，说明前人创作的真实意图，将先贤临证经验与针灸理论结合起来，使学习者从中更多、更全面地受益。

全书力求内容简明扼要，方便实用，易懂易学，适合于各层次针灸爱好者、学习者、临床工作者及从事针灸教学、科学研究者阅读使用，并可作为自学针灸的参考用书。

图书在版编目（CIP）数据

历代针灸经典歌赋诠释／朱现民编著. —郑州：河南科学技术出版社，2016.10（2023.2 重印）

ISBN 978—7—5349—5455—9

Ⅰ. ①历…　Ⅱ. ①朱…　Ⅲ. ①针灸疗法 - 方歌　Ⅳ. ①R245

中国版本图书馆 CIP 数据核字（2016）第 181487 号

出版发行：河南科学技术出版社
　　　　　地址：郑州市经五路 66 号　　邮编：450002
　　　　　电话：（0371）65788613　65788629
　　　　　网址：www. hnstp. cn
责任编辑：邓　为
责任校对：柯　姣
封面设计：中文天地
责任印制：朱　飞
印　　刷：永清县晔盛亚胶印有限公司
经　　销：全国新华书店
幅面尺寸：170mm × 240mm　　　**印张：**35. 25　　**字数：**650 千字
版　　次：2016 年 10 月第 1 版　　2023 年 2 月第 3 次印刷
定　　价：78. 00 元

如发现印、装质量问题，影响阅读，请与出版社联系并调换。

前　言

　　针灸知识的学习，源流可追溯至帛书《足臂十一脉灸经》《阴阳十一脉灸经》及《黄帝内经》《难经》《针灸甲乙经》《铜人腧穴针灸图经》《针灸大成》等著名巨作。这些历代针灸医家毕生的临床经验，内容多，范围广，时代久远。现今无论是从医多年、经验丰富的老医生，还是刚入医门、涉世未深的初学者，如果想深入地学习针灸知识，提高学术造诣，对浩如烟海的医籍都会有望洋兴叹之感。怎样才能更快地学习到针灸医家的理论和经验呢？从历代古今的针灸歌赋入手，无疑是明智之举。

　　关于"歌"和"赋"，早在《汉书·艺文志》中已有诠释，"咏其言谓之歌"，"不歌而诵谓之赋"。歌和赋都是中国古典文学中的一种重要文体。"歌"的特点是句式整齐，有节奏韵律，平仄不严，以七字句为多，兼有其他句式，结构上以两句体、四句体为多，多运用比喻、比兴、对比、夸张、叙事等手法。"赋"的特点是语句以四、六字句为主，并追求骈偶，语音上要求声律谐协，文辞上讲究藻饰和用典。

　　针灸歌赋是历代针灸医家在长期临床实践中的智慧结晶，包括对疾病观察、分析和诊疗处方等，这些综合性的宝贵经验，通过反复实践后总结而成，言简意赅，朗朗上口，便于记忆，运用方便，保留着很多有价值的学术内容，传诵至今，长盛不衰。针灸歌赋作为研究针灸学术的重要文献，不仅为古代医家所推崇，几乎也成为现在每一位针灸学习者的必修课程。但由于针灸歌赋年代久远，词略意广，故体会较难，钻研不易，学习中难免遇到很多问题。同时由于歌赋卷帙浩繁，更使学者感到茫无边际、不知所向，希望能结合针灸歌赋的社会背景、写作体裁、传抄错讹、校勘避讳等诸多问题指其一二。为了便于针灸医务工作者更好地学习和临床应用，在此对古代针灸歌赋做一初步论述。

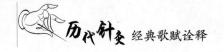

一、古代针灸歌赋的内容与分类

针灸学的主要内容包括经络腧穴、刺灸方法、临床治疗等，针灸歌赋依其内容可分为基础理论类、临证应用类（包括腧穴应用类、刺法灸法类、针灸证治类、综合类）和流注针法类等几个部分。

1. 基础理论类歌赋

"基础理论类歌赋"包括手足十二经脉所属歌、十二经气血多少歌、十二经营行次序逆顺歌、十二经脉循行歌、奇经八脉歌、十二经穴起止歌、十四经脉经穴歌和五输穴歌、十二原穴歌、十五络穴歌、俞穴歌、募穴歌、郄穴歌、下合穴歌、八会穴歌、八脉交会穴歌等。此类歌赋为基础内容，对指导针灸学习和临床实践具有十分重要的意义，学习的重点在于熟记和背诵。

2. 临证应用类歌赋

"临证应用歌赋"多为历代医家在针灸临证中对疾病诊断、辨证论治、配方用穴、施针施灸手法经验及心得体会的总结，可分为腧穴应用类、刺法灸法类、针灸证治类、综合类。

腧穴应用类歌赋包括四总穴歌、天星十一穴歌、马丹阳天星十二穴歌等，是古代针灸医家在临床实践中对验穴、效穴应用的经验总结。如四总穴歌短小精悍，所选穴位针感强、疗效快、应用广，是远部取穴的典范，为历代医家所推崇，也为当今广大针灸工作者所熟知。学习此类歌赋重在临床应用，在应用中加以揣摩发挥，结合个人临床经验，发散思维，进而发现新的经验有效穴。

刺灸法类歌赋包括金针赋、补泻雪心歌、针法歌、行针总要歌、禁针穴歌、禁灸穴歌等，是古代针灸医家对其取穴经验、手法操作、针灸禁忌等方面的总结。如金针赋主要论述针刺方法，包括下针之法、出针之法、催气之法、行气之法等治病八法，并重点介绍烧山火、透天凉、阴中隐阳、阳中隐阴、子午捣臼、进针之诀、留气之诀、抽添之诀等，还对"通经接气"的青龙摆尾、白虎摇头、苍龟探穴、赤凤迎源等针法作了概述。现存针灸古籍中所载的针刺手法多源于此赋，而为针灸史上影响最大的一篇针刺手法专论。这类歌赋学习重在根据文献记载的操作方法及要领，进行手法训练，仔细揣摩其手法操作机制和适应证，指导临床实践，同时在实践中善于总结，形成有个人特色的针刺技法。

针灸证治类歌赋包括流注通玄指要赋、玉龙歌、长桑君天星秘诀歌、灵光赋、席弘赋、治病十一证歌、孙思邈十三鬼穴歌、玉龙赋、拦江赋、肘后歌、百症赋、行针指要歌、回阳九针歌、杂病穴位歌、十二经母子补泻歌、胜玉歌、铜人指要赋等，此类占针灸歌赋的大部分，多是历代针灸医家在长期临床实践中对个人及前人临床诊断、辨证论治、配方取穴、施针手法、行针手法、灸治手法等经验及心得体会的总结，切合临床实际。其中玉龙歌相传是宋代杨氏所著，首见于王国瑞的《扁鹊神应针灸玉龙经》，重点介绍了120个腧穴分治80余种病证，重视经络理论，强调辨证论治，按病之寒热虚实分别施针或灸或针灸并用，注重沿皮卧针透刺或出血针法等，具有极大的临床应用价值，在当时产生了深远的影响，为针灸从业及学习者所推崇。但《玉龙歌》篇幅较长，后世医家多有精简：明代针灸医家高武撷取歌中精华，编成《玉龙赋》，不但易于记诵，而且范围更广，几乎概括说明了一般疾病的治疗，其处方取穴疗效卓越，切合实际，为历代医家所推崇，成为临证准绳。明代针灸大家杨继洲将家传经验结合自己多年的临床实践心得，编成简明扼要的《胜玉歌》，以彰显其实用价值和写作方式颇有胜过《玉龙歌》之处，歌赋中灸法应用较多，有很大实用价值。对于此类歌赋的学习重在透彻领悟，并能举一反三地指导临床，同时也应多加揣摩，总结经验。

综合类歌赋包括标幽赋和流注指微赋等，此类歌赋是针灸各方面内容的综合，包括经络、腧穴、辨证取穴、针灸临床等。如《标幽赋》是金元时期著名针灸医家窦汉卿撰写的一篇针灸名作，综合阐述了针灸与经络、脏腑、气血的关系，施术前后注意事项，诊治方法，取穴宜忌，针刺操作手法和治疗经验及心得，具有极大的指导性意义，一向被认为是针灸学的重要文献。学习重在理解性记忆，多翻阅相关的古籍文献和注解书籍，使其精华贯穿于个人思想之中，进而指导临床实践。

3. 流注针法类歌赋

流注针法类歌赋包括天干配脏腑歌、地支配脏腑歌、五寅建元歌、五子建元歌、各月干支加减数歌、徐氏子午流注逐日按时定穴歌、灵龟八法配穴歌、八法逐日干支代数、八法临时干支代数、飞腾八法歌等，此类又称子午流注针法歌赋。子午流注针法强调时间因素对针灸效应的影响，认为人体经脉的气血流注随着时间的不同而有着盛衰开阖的变化，把握时间，按时取穴，协调人体与自然之节律，维持气血阴阳之平衡，从而通经愈病。对这一类歌赋学习的重点在于理解运用，专心研究现有的文献资料，仔细揣摩，进行推演，深刻理解古人进行"定时开穴"的主要意图，临床时适当应用，验证其有效性，去伪存

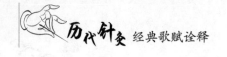

真，通过"领悟"和"推演"，从中汲取对临床有实用价值的内容。

二、古代针灸歌赋学习中的问题与解决方法

学习古代针灸歌赋，由于受时代背景、文化背景、社会背景、地理环境等多方面因素的限制，难免会遇到许多问题，需要我们在学习过程中加以注意，认真处理好这些问题。

1. 注意写作体裁，揣摩歌赋含义

现存的历代针灸歌赋内容丰富，但体裁多限于歌赋形式，有一定的体例要求，注重字数和韵律。针灸医家在创作歌赋时，为了符合写作要求会用到省略、比喻、借代等写作手法，如三阴交穴，在《玉龙歌》"寒湿脚气不可熬，先针三里及阴交"和《胜玉歌》"灸罢大敦除疝气，阴交针入下胎衣"中皆用作"阴交"；在《百症赋》"针三阴与气海，专司白浊久遗精"中又用作"三阴"；在《玉龙赋》"脚气连延，里绝三交"中又用为"三交"等，而"阴交"是任脉位于下腹部的另一个穴位，这样的混淆就给初学者的学习带来了很大困难。因此，在学习过程中，要多学些古文学知识，仔细揣摩写作含义，并参考一些相关校勘或注解的工具书，以帮助我们较好地理解歌赋意义。借助前人学习经验会较快进步，同时也会少走许多弯路。

2. 注意传抄错讹，辨别校勘避讳

古代歌赋由于创作年代久远，在传播过程中会出现许多问题。早在未发明纸张时，歌赋的传播方式有多种且都极为不便，有些歌赋只凭口传心授，没有相关的文字记载，在传播中受许多主观意识影响，再加上记忆难以持久和后人理解不同，问题显得更为复杂。有些歌赋写于锦帛，或直接刻在竹简、金属器物上，虽能留下资料使后人有所参照，但在传抄或后人整理过程中，差讹和错简漏牍在所难免。纸张的发明虽避免了一些问题，但书籍在保存中会遭到虫蛀、受潮、水浸、火焚等破坏，出现错讹也不可避免。历代医家对歌赋的校勘、整理，一方面使资料保存更加完备，便于后人学习；另一方面也对原文或存在歧义的字句进行了更改，无论更改的字句是否正确，都使歌赋不再维持原貌，也就可能不再是作者的原意，甚至可见到同一篇歌赋在不同文献记载中出现内容、文字不同的现象。受古代避讳思想影响，医家在歌赋创作时会运用通假或借代，这样会造成费解或歧义等问题。这就要多参看医家所处时代的文献资料，了解其语言和思维习惯，仔细揣摩以帮助理解。

3. 注意社会背景，评析科技水平

古代的创作必定受当时的背景影响，包括社会、文化、地理、科学技术等。我国古代社会意识形态的形成以儒家文化为基础，在古人生活的各方面都有体现。医生大都来自于儒生，或世代业医，或家境贫困、父母患病迫其从医，或因科举屡试不第转而从医等，这样皆使儒家文化对医学的发展产生深远影响。如儒家礼仪避免"赤身露体，伤风败俗"，针刺时采取"隔衣针刺"的方法，一方面容易出现取穴偏差，另一方面容易导致严重感染。古代科学技术不发达，不具备专门的消毒条件，针具消毒仅是"以火燔之"或"以口含之"，针刺部位则不消毒，这种不规范的操作不可盲从。古代解剖技术发展不完善，对人体结构只是简单描述，甚至是凭空想象，如"横膈"的结构直到清代王清任时才有了较完善的认识。因此在学习中要掌握一定的解剖学知识，明确穴下是什么组织或器官，进针深度在哪个范围较为安全，从而获得更满意的治疗效果。

4. 注意针灸禁忌，拓展应用思路

古代针具经历过石针、骨针、竹针、陶针的发展，以后随着冶炼技术的发展出现了金属针具，又有了青铜针、金针、银针到铁针、钢针的过程，而现在普遍采用不锈钢合金针。历代医家在总结治病经验时，提出了许多禁针穴，而针具制造技艺的发展和现代针灸医家的临疗实践表明，只要规范施术，谨慎操作，许多禁针穴都可应用于临床。如神阙（脐中）穴在古代文献中记载均禁针，因脐中是腹壁最薄弱之处，表皮向腹壁凹入，多有皱折，容易藏污纳垢，很难清洁消毒，细菌可由针体直接带入腹腔，而且此处组织致密，强力针刺会突破腹腔，有可能刺穿小肠，使肠内容物逸出导致严重感染。但神阙穴下并无重要脏器，随着现代针具的改进、穴位解剖位置的明确、消毒观念的加强和针刺方法的进步，现已逐步打破了神阙穴禁针，而有专以针刺取效者。古代应用灸法比较普遍，且大都采取直接灸和隔物灸法，其中直接灸对皮肤刺激较强，容易灼伤皮肉，所以古代歌赋中对穴下分布有重要脏器和血管的穴位多在禁灸之列。随着灸法、灸具的改进，艾条灸得到大众普遍运用，许多古代禁灸穴位若采取艾条温和灸的方法也可应用。我们在学习古代针灸歌赋时要大胆实践和尝试，拓展思路，发现更多的有效穴，获得更好的治病效果。

5. 注意时代进步，参考现代注解

随着经济的发展和社会进步，文化发展也到了一个百家争鸣、百花齐放

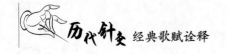

的时代。现代越来越多针灸医家和研究者对针灸歌赋进行注解，为我们提供了良好的学习条件。医家的注解方式和内容不尽相同，有精选影响较大的歌赋进行注解的，有将前人对某一歌赋的注解进行收集整理的，有些甚至是医家终生的研究成果。参考同一歌赋的不同注解，能帮助我们深入理解歌赋，广泛吸取针灸名家的经验，更好地指导临床。在学习过程中，可参考多本校勘书籍，以学术界公认的权威校勘书籍、教辅资料或相关学术会议研讨的结果为准。但同时也出现一些问题，如某些歌赋的注解不够详尽，不同注者注解内容大相径庭，甚至同一作者对同一篇歌赋的注解在不同的收录书籍中也会不同，究竟哪个更准确、更权威，学习时应该以哪个为主……对于这类问题，应该多参考针灸名家的注解或专著，同时还要深入思考，勤于实践，善于总结，不拘泥于某个人的经验。

针灸歌赋琳琅满目，各有千秋，许多歌赋的经验现在仍广泛应用于临床。学习针灸歌赋的目的主要是指导临床，学习针灸歌赋的方法主要是背诵原文，做好学习笔记，多思考、多总结，广泛吸取各家经验。同时学习歌赋不可拘泥于歌赋，不能因为歌赋提到的禁忌就瞻前顾后，畏首畏尾，这就有悖于歌赋原作者希望后人在应用中谨慎规范、减少错误的初衷了。

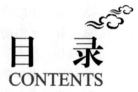

目 录
CONTENTS

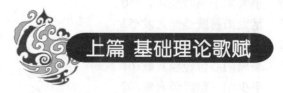

上篇 基础理论歌赋

第一章　经脉腧穴总歌/3

　　第一节　手足十二经所属歌/4

　　第二节　十二经气血多少歌/6

　　第三节　十二经营行次序逆顺歌/7

　　第四节　十二经穴起止歌/9

　　第五节　奇经八脉总歌/11

第二章　十四经脉循行歌/15

　　第一节　手太阴肺经循行歌/16

　　第二节　手阳明大肠经循行歌/18

　　第三节　足阳明胃经循行歌/19

　　第四节　足太阴脾经循行歌/21

　　第五节　手少阴心经循行歌/23

　　第六节　手太阳小肠经循行歌/24

　　第七节　足太阳膀胱经循行歌/26

　　第八节　足少阴肾经循行歌/28

　　第九节　手厥阴心包经循行歌/29

　　第十节　手少阳三焦经循行歌/30

　　第十一节　足少阳胆经循行歌/32

　　第十二节　足厥阴肝经循行歌/34

　　第十三节　督脉循行歌/36

　　第十四节　任脉循行歌/37

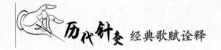

第三章　十四经脉经穴歌/39
　　第一节　手太阴肺经经穴歌/40
　　第二节　手阳明大肠经经穴歌/41
　　第三节　足阳明胃经经穴歌/43
　　第四节　足太阴脾经经穴歌/47
　　第五节　手少阴心经经穴歌/49
　　第六节　手太阳小肠经经穴歌/50
　　第七节　足太阳膀胱经经穴歌/52
　　第八节　足少阴肾经经穴歌/58
　　第九节　手厥阴心包经经穴歌/61
　　第十节　手少阳三焦经经穴歌/62
　　第十一节　足少阳胆经经穴歌/64
　　第十二节　足厥阴肝经经穴歌/68
　　第十三节　督脉经穴歌/70
　　第十四节　任脉经穴歌/73

第四章　特定穴歌诀/77
　　第一节　井荥输原经合歌/77
　　第二节　十二原穴歌/82
　　第三节　十五络穴歌/84
　　第四节　十二背俞穴歌/86
　　第五节　十二募穴歌/87
　　第六节　十六郄穴歌/89
　　第七节　下合穴歌/91
　　第八节　八会穴歌/93
　　第九节　八脉交会八穴歌/95

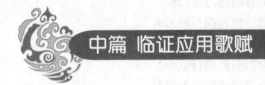

中篇　临证应用歌赋

第一章　腧穴应用类歌赋/101
　　第一节　四总穴歌/102

第二节　马丹阳天星十二穴歌/109
第三节　八脉八穴治症歌/131

第二章　古代刺法灸法类歌赋/143
第一节　金针赋/144
第二节　补泻雪心歌/171
第三节　八法手诀歌/177
第四节　禁针穴歌/181
第五节　禁灸穴歌/189

第三章　古代针灸证治类歌赋/192
第一节　百症赋/195
第二节　玉龙歌/226
第三节　胜玉歌/262
第四节　通玄指要赋/279
第五节　肘后歌/296
第六节　席弘赋/309
第七节　行针指要歌/326
第八节　孙真人十三鬼穴歌/333
第九节　十二经母子穴补泻歌/338

第四章　古代综合类歌赋/346
第一节　标幽赋/347
第二节　流注指微赋/375

 下篇　时间流注针法歌赋

第一章　天干地支歌赋/387
第一节　天干配脏腑歌/389
第二节　地支配脏腑歌/390
第三节　五寅建元歌/391

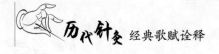
第四节　各月干支加减数歌/393
第五节　五子建元歌/394

第二章　子午流注歌赋/396
第一节　甲日胆经流注开穴歌/398
第二节　乙日肝经流注开穴歌/399
第三节　丙日小肠经流注开穴歌/401
第四节　丁日心经流注开穴歌/402
第五节　戊日胃经流注开穴歌/404
第六节　己日脾经流注开穴歌/405
第七节　庚日大肠经流注开穴歌/407
第八节　辛日肺经流注开穴歌/408
第九节　壬日膀胱经流注开穴歌/410
第十节　癸日肾经流注开穴歌/412

第三章　灵龟八法歌赋/414
第一节　灵龟八法配穴歌/415
第二节　八法逐日干支代数歌/416
第三节　八法临时干支代数歌/417
第四节　飞腾八法歌/419

附篇 针灸歌赋检索

第一章　针灸歌赋20首/423
一、回阳九针歌/423
二、千金十穴歌/423
三、杂病十一穴歌/423
四、徐秋夫鬼病十三穴歌/425
五、兰江赋/425
六、灵光赋/426
七、玉龙赋/427
八、长桑君天星秘诀歌/428

九、杂病穴法歌/429

十、杂病奇穴主治歌/430

十一、九针主治法歌/432

十二、行针次第手法歌/433

十三、针灸歌/434

十四、行针总要歌/437

十五、刺法启玄歌/438

十六、针法歌/438

十七、针内障秘歌/439

十八、针内障要歌/439

十九、生成数歌/439

二十、脚不过膝手不过肘歌/440

第二章　针灸杂论 10 篇/441

一、穴同名异类与名同穴异类/441

二、点穴论/443

三、取肾俞穴法/444

四、定取四花六穴之穴/444

五、千金方论取膏肓俞穴法/444

六、取骑竹马灸穴法/445

七、灸心气穴法/446

八、论壮数多少/446

九、论治灸疮/446

十、雷火针法/446

第三章　经穴主病歌赋检索/448

一、手太阴肺经经穴主病/448

二、手阳明大肠经经穴主病/451

三、足阳明胃经经穴主病/455

四、足太阴脾经经穴主病/461

五、手少阴心经经穴主病/464

六、手太阳小肠经经穴主病/466

七、足太阳膀胱经经穴主病/467

八、足少阴肾经经穴主病/475

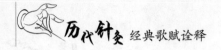

九、手厥阴心包经经穴主病/479

十、手少阳三焦经经穴主病/481

十一、足少阳胆经经穴主病/483

十二、足厥阴肝经经穴主病/489

十三、督脉经穴主病/492

十四、任脉经穴主病/497

十五、奇穴阿是穴主病/502

第四章 临证施术分类歌赋检索/507

一、辨病施针用穴/507

二、针灸操作技法/513

三、针刺补泻手法/517

第五章 疾病分类歌赋检索/520

一、头面五官病证/520

二、躯体四肢病证/524

三、六淫内伤病证/531

四、内外妇儿病证/535

参考文献/547

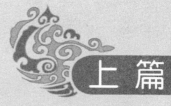

上 篇

基础理论歌赋

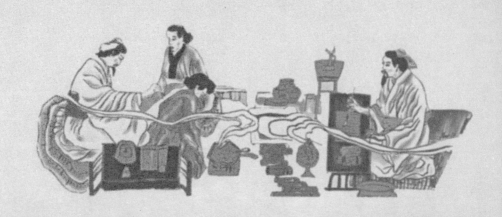

第一章
经脉腧穴总歌

经络学说是祖国医学基础理论的重要组成部分，是完整阐述经络系统的理论体系。经络在人体沟通表里内外，联系上下左右，网络周身前后，将五脏六腑、四肢百骸、五官九窍、筋脉肌肤联缀成一个整体的组织结构。同时经络能够运行气血，燮理阴阳，使人体各部相对平衡。虽然经络学说只是中医学术理论体系中的一部分，但其关系和影响却贯穿了阴阳五行、脏腑气血、表里虚实、邪正盛衰等整个生理病理过程，因此经络学说对中医基础理论体系的形成具有决定性的作用。两千多年来，作为中医临床诊断辨证和治疗疾病的重要依据，经络学说对各科都有普遍的指导意义，被历代医家称为"学者习医之第一要义"。尤其对针灸治病来说，其分经辨证、循经取穴、归经施治、随经补泻，无不以经络理论为依据。《灵枢·经脉》曾郑重指出："经脉者，所以决死生，处百病，调虚实，不可不通。"清代医学家喻嘉言在《医门法律》中也说："凡治病不明脏腑经络，开口动手便错。"

"经"的原意是"纵丝"，指直行的主线；"络"的原意是"网络"，指细小的分支。经络作为一个贯穿上下、沟通内外、联系四肢百骸的完整的循环系统、反应系统和调节系统，其组织结构非常周密，也非常精巧。

十二经脉是经络系统中的重要组成部分，指体表与五脏六腑相联系的十二条经脉，又称"十二正经"。十二经脉左右对称，无论在体表分布、循行走向方面都有一定的规律可循。如手三阴经都分布于上肢内侧，由胸部发起走向手端；足三阴经都分布在下肢内侧，由足端发起走向胸腹。十二经脉具有"阴阳相配，表里相合，脏腑属络"的关系，五脏为里属阴经，六腑为表属阳经，并在脏与腑之间有表里属络关系。无论循行路线长短，每一条都可分为

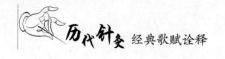

体腔内的循行、体表部的循行两部分。内部的循行线联系脏腑、外部的循行线分布穴位。在十二经脉的每一条外行线上都分布有穴位，全身三百多个经穴大都分布于此。十二经脉运行气血并具有"环周流注"的规律，内通脏腑，外络肢节，行于人体分肉之间，起着运行气血、沟通内外的作用。十二经脉在维持人体生命活动、处理各种疾病、调节机体的虚实等方面，具有极为重要的意义。中医学整体观念和辨证施治的方法，就是以十二经脉为主体的经络学说和脏腑学说紧密结合而形成的。

经脉除十二正经外，还有八条"别道奇行"的经脉，即奇经八脉。奇经八脉在循行分布、功能作用上都与许多不同于十二正经的特点，奇经八脉综错于十二经脉之间，一则加强十二经脉的联系，二则调节十二经脉的气血。十二正经与奇经八脉相互联系，相互补充。若从经脉循行的主干方面来说，十二经脉是主体；若从经脉的作用方面来说，奇经八脉则是十二经脉的主导者和统率者。因此奇经八脉在经络学说中的意义应与十二经脉相等。

腧穴是人体脏腑气血输注于体表的部位。"腧"为"流注转输"，"穴"为"孔隙"，《说文解字》中说"穴者，土室也"，有低陷之意，为人体有孔之点，位置多在骨解肌肉的会缝宛陷中。腧穴与脏腑经络有密切关系，腧穴是经气输注、散发的部位，也是反映经气功能变化的部位。腧穴隶属于经络，而经络又内通于脏腑。经络中运行的"经气"，来源于脏腑，又反过来调节脏腑的功能。当脏腑有病变时，可以通过经络反映于一定的体表部位，从而作为"反应点"以诊断疾病。同时腧穴又是针灸治病的"刺激点"，通过各种手段和方法刺激腧穴，以通其经络、调其气血，使脏腑功能趋于和调，可达到治病目的。因此不能把腧穴看成静止的、孤立于体表的孔隙，而应看成与人体内部组织器官有一定联系的、互为通道的特定部位。

第一节　手足十二经所属歌

【指要】

十二经脉以阴阳学说为指导，结合经循行部位及联系脏腑而命名，包括"阴阳""手足""脏腑"三个部分。从"阴阳"方面来说，十二经脉和脏腑一样，也分为属阴、属阳两种性质。五脏的经脉就是阴经，六腑的经脉就是阳经。由于阴阳的盛衰、消长不同，可衍化为三阴、三阳等不同阶段；属"阳"的可分为"阳明、太阳、少阳"；属"阴"的可分为"太阴、少阴、厥阴"。从"手足"方面说，经脉循行在体表，走在上肢的称为"手经"，走在下肢的称为"足经"。由于手、足又各分阴、阳两面，就划成了四组。凡走在上肢里面的叫"手阴经"，走在上肢外面的叫"手阳经"；凡走在下肢里面的叫"足阴经"，走在下肢外面的叫"足阳经"。手阴经、手阳经、足阴经、足阳经各有三条，分别称为"手三阴""手三阳""足三阴""足三阳"经脉。从"脏腑"方面说，五脏归属阴经，六腑归属阳经，由哪个脏腑发出的经脉就随着哪个脏腑的名称。脏腑以"五脏"为主，以"横膈"为界，分上下，联手足。凡横膈以上的脏，其经脉分布在"手"；凡横膈以下的脏，其经脉分布在"足"。肺、心、心包三脏居于横膈之上，联系手三经。因胸腔中的脏器，肺属阴，故与太阴相合；心属阳，故与少阴相合；心包居心之次，阴阳交尽，故与厥阴相合。脾、肾、肝三脏居于横膈之下，联系足三阴经。因腹腔中的脏器，脾为至阴之最，故与太阴相合；肾为次阴，故与少阴相合；肝体阴而用阳，故与厥阴相合。至于六腑均居于腹腔之内，按其表里关系"腑随脏走"，即"腑"随有表里关系的"脏"来分配。例如：大肠与肺相表里，肺脏在上，其经脉走在手，大肠经脉也走在手；胃与脾相表里，脾脏在下，其经脉走在足，胃的经脉也在足。从十二经脉的命名中不难看出，每一条经脉名称包括了"内属脏腑、外络肢节"两个部分。其中手足、阴阳是经脉在"外"的联系，脏腑是经脉在"内"的联系。

　　"手足十二经所属歌"选自《医宗金鉴》，概括地说明了十二经的命名和十二经与人体脏腑的联系。《医宗金鉴》是清乾隆年间以吴谦等为主，编写的大型医学丛书。全书采辑自《黄帝内经》至清代诸家医书，"分门聚类，删其驳杂，采其精粹，发其余蕴，补其未备"。全书内容较为丰富，叙述简便扼要，并以歌诀体裁概括疾病诸证的辨证论治。考订翔实，切于实际，流传颇广。

【歌赋】

五脏六府共包络①，手足所属三阴阳②，

太阴足脾手肺藏③，阳明足胃手大肠④，

少阴足肾手心藏⑤，太阳足膀手小肠⑥，

厥阴足肝手包络⑦，少阳足胆手焦当⑧。

【诠释】

　　①五脏六府共包络："五脏"，指肝、心、脾、肺、肾五脏。"六府"即"六腑"，指胆、小肠、胃、大肠、膀胱、三焦六腑。"包络"即"心包络"，因其包绕心脏周围的筋

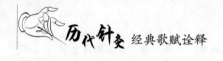

膜，筋膜细小如丝而名，相当于心的包膜。中医理论中"心包络"是一个重要脏器，与肝、心、脾、肺、肾合称"六脏"。十二经脉中，五脏为里属阴经，六腑为表属阳经。

②手足所属三阴阳："手足"，在十二经脉中表示经脉循行在体表的部位，其中凡行走在上肢的经脉称为"手经"，行走在下肢的经脉称为"足经"。"三阴阳"，指三阴、三阳。"太"是极大旺盛的意思，阳气大盛为"太阳"，阴气大盛为"太阴"；"少"是初生未充的意思，阳气始生为少阳，阴气始生为少阴；"阳明"是太少两阳相合，极盛而明；"厥阴"是太少两阴相交，阴尽阳生。由于这样的阴阳消长，"阳"依次为"阳明、少阳、太阳"，"阴"依次为"太阴、厥阴、少阴"。阴阳六经的名称既可以代表经脉性质，又可以显示经脉位置。

③太阴足脾手肺藏：脾经和肺经皆属太阴，脾经为下肢过足之经，肺经为上肢走手之经，故称"足太阴脾经""手太阴肺经"。

④阳明足胃手大肠：胃经和大肠经皆属阳明，胃经为下肢过足之经，大肠经为上肢走手之经，故称"足阳明胃经""手阳明大肠经"。

⑤少阴足肾手心藏：肾经和心经皆属少阴，肾经为下肢过足之经，心经为上肢走手之经，故称"足少阴肾经""手少阴心经"。

⑥太阳足膀手小肠：膀胱经和小肠经皆属太阳，膀胱经为下肢过足之经，小肠经为上肢走手之经，故称"足太阳膀胱经""手太阳小肠经"。

⑦厥阴足肝手包络：肝经和心包经皆属厥阴，肝经为下肢过足之经，心包经为上肢走手之经，故称"足厥阴肝经""手厥阴心包经"。

⑧少阳足胆手焦当：胆经和三焦经皆属少阳，胆经为下肢过足之经，三焦经为上肢走手之经，故称"足少阳胆经""手少阳三焦经"。

第二节　十二经气血多少歌

【指要】

《灵枢·经水》篇记载有十二大川名称，称为"经水"，十二经水分别是清水、渭水、海水、湖水、汝水、漯水、渑水、淮水、江水、河水、济水、漳水。它借十二川水的发源流域，交叉离合，来比喻十二经脉的气血运行情况，象征十二经的输注与濡养作用，是一个循环不息的整体，旨在说明人体经脉与自然界内外相应。十二经水有大有小，各经的气血有多有少，关于十二经气血的多少，是针灸学中的一个重要问题。古代医家观察人体各部血液的充盈与流失，都直接影响到人的正常生理活动，所以把气血多少看做是人体生命活动的重要因素。

"十二经气血多少歌"选自《针灸大全》。本歌主要对十二经气血多少做出总的概括，即"阳明经多气多血；太阳经多血少气；少阳经多气少血；太阴经多气少血；少阴经多气少血；厥阴经多血少气"。根据十二经的气血多少，可以采取不同的补泻手法，气血多的用泻法，气血少的用补法：多气多血则出血泻气，多血少气则出血不宜泻气，血少气多则泻气而不出血。出血可泻实补虚，泻气可益阴调阳，气血双泻可通化脏腑瘀血、郁气，消除经络血瘀气滞。还可根据十二经气血多少来决定施针的深浅、留针的时间、艾灸的壮数等，并为子午流注针法的理论基础之一。十二经气血多少强调了灵活施用针灸的必要性，对指导临床更具有一定的意义。

【歌赋】

多气多血经须记，大肠手经足经胃[①]。
少血多气有六经，三焦胆肾心脾肺[②]。
多血少气心包经，膀胱小肠肝所异[③]。

【诠释】

①多气多血经须记，大肠手经足经胃："大肠手经"，手阳明大肠经。"足经胃"，足阳明胃经。在十二经脉中，属于"多气多血"的经脉只有手阳明大肠经、足阳明胃经两条。

②少血多气有六经，三焦胆肾心脾肺：在十二经脉中，属于"少血多气"的经脉有六条，分别是手少阳三焦经、足少阳胆经、足少阴肾经、手少阴心经、足太阴脾经、手太阴肺经。

③多血少气心包经，膀胱小肠肝所异：在十二经脉中，属于"多血少气"的经脉有四条，分别是手厥阴心包经、足太阳膀胱经、手太阳小肠经、足厥阴肝经。"异"，指十二条经脉因气血多少不同，临床针灸时所采取的措施也不相同，气少者不可泻气太过以防元气脱泄，血少者不可泻血过多以防血脉凝涩。十二经脉中存在阳有余则阴不足，或阴有余则阳不足的规律。如肾与膀胱二经相表里，肾经多气少血，膀胱经则多血少气；心经和小肠经互为表里，心经多气少血，小肠经则多血少气；心包与三焦二经互为表里，心包经多血少气，三焦经则多气少血；肝与胆二经互为表里，肝经多血少气，胆经则气多血少。唯有胃与大肠二经气血俱多，但与它表里配合的手太阴肺、足太阴脾二经均是多气少血。

第三节　十二经营行次序逆顺歌

【指要】

十二经脉是气血的运行通路，其流注顺序具有"阴阳相随，内外相贯"

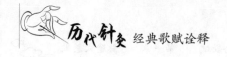

的规律。十二经脉互相连接，循环传注，周而复始，构成一个如环无端、川流不息的气血运行通路。经脉气血运行从手太阴肺经开始，顺次传至手阳明大肠经，以后各条经脉递相流注，按照"一肺、二大肠、三胃、四脾、五心、六小肠、七膀胱、八肾、九心包、十三焦、十一胆、十二肝"的顺序，再从肝复上注于肺，逐经相传，循环往复。经脉气血流注于体腔之内，又浅出于体表之外，由表入里，从里达表，一经接一经地在人体川流不息，没有停息的时候，也没有终止的地方。人体的气血就是通过这样一个完整的传注系统，内而脏腑、外而肌表，遍行周身，无处不到。

虽然十二经脉循行路线各不相同，但有一定的规律可循。手三阴、手三阳、足三阴、足三阳均按其规律，由一定部位发起，然后走向另一部位，构成了一个连贯的通路。《灵枢·逆顺肥瘦》："手之三阴从藏走手，手之三阳从手走头，足之三阳从头走足，足之三阴从足走腹。"不难看出，十二经脉的循行有逆顺之分，有的由四肢走向躯干而呈向心性循行，有的由躯干走向四肢呈离心性循行。若将两手上举，则所有阴经皆向上行，所有阳经皆向下行，只要记住"阴升阳降"，十二经脉的循行走向就基本可以掌握。

"十二经营行次序逆顺歌"选自《类经图翼》，《医宗金鉴·刺灸心法要诀》也有转载。本歌概述了十二经脉运行的次序和十二经的走向规律。"营"指营气，即运行于脉中的精气，生于水谷，源于脾胃，出于中焦，有化生血液和营养周身的功用。《灵枢·邪客》："营气者，泌其津液，注之于脉，化以为血，以荣四末，内注五脏六腑。"营气的运行从中焦上注手太阴肺经，然后通过全身的经脉不停地运转，营养人体上下、内外各个部分。"逆顺"指经脉循行走向不同，经脉的走向规律在针刺补泻方面尤其突出，历代医家都十分重视。在施用"迎随补泻"手法时，必须首先审察经脉顺逆循行的方向才能下针，否则顺逆不分，迎随无据。

【歌赋】

肺大胃脾心小肠[①]，膀肾包焦胆肝续[②]。

手阴藏手阳手头[③]，足阴足腹阳头足[④]。

【诠释】

①肺大胃脾心小肠：指十二经脉中"肺经、大肠经、胃经、脾经、心经、小肠经"的经脉营气运行的次序。手太阴肺经为十二经脉之首，因肺脉起自中焦，化生水谷精微之气，十二经循环始发处定在中焦可以承受所化生的气血，同时"肺朝百脉"，气血必须首先上注于肺，在肺气的宣发、推动作用下，才能运行到全身各条经脉，十二经脉气血循环

传注必先从手太阴肺开始。手太阴肺经在上肢末端通过阴阳表里关系传注于手阳明大肠经，为第2经；手阳明大肠经在头面部通过同名阳经的交接传注于足阳明胃经，为第3经；足阳明胃经在下肢末端通过阴阳表里关系传注于足太阴脾经，为第4经；足太阴脾经在胸腹通过内部支脉的衔接传注于手少阴心经，为第5经；手少阴心经在上肢末端通过阴阳表里关系传注于手太阳小肠经，为第6经。

②膀肾包焦胆肝续：指十二经脉中"膀胱经、肾经、心包经、三焦经、胆经、肝经"的经脉营气运行的次序。手太阳小肠经在头面部通过同名阳经的交接传注于足太阳膀胱经，为第7经；足太阳膀胱经在下肢末端通过阴阳表里关系传注于足少阴肾经，为第8经；足少阴肾经在胸腹通过内部支脉的衔接传注于手厥阴心包经，为第9经；手厥阴心包经在上肢末端通过阴阳表里关系传注于手少阳三焦经，为第10经；手少阳三焦经在头面部通过同名阳经的交接传注于足少阳胆经，为第11经；足少阳胆经在下肢末端通过阴阳表里经关系传注于足厥阴肝经，为第12经。十二经脉流注一周后，足厥阴肝经在胸腹通过内部支脉的衔接传注于手太阴肺经，继续一经接一经地运行，周而复始，循环不息。

③手阴藏手阳手头："手阴藏手"，即《灵枢·逆顺肥瘦》所谓"手之三阴从藏走手"，其中"藏"通"脏"，指手太阴肺、手厥阴心包、手少阴心三条经脉，一律从胸腔内脏发起，走向上肢手端。"阳手头"，即《灵枢·逆顺肥瘦》所谓"手之三阳从手走头"，指手阳明大肠、手少阳三焦、手太阳小肠三条经脉，一律从上肢手端发起，走向头面部位。

④足阴足腹阳头足："足阴足腹"，即《灵枢·逆顺肥瘦》所谓"足之三阴从足走腹"，指足太阴脾、足厥阴肝、足少阴肾三条经脉，一律从下肢足端发起，走向腹胸部位。"阳头足"，即《灵枢·逆顺肥瘦》所谓"足之三阳从头走足"，指足阳明胃、足少阳胆、足太阳膀胱三条经脉，一律从头面部位发起，走向下肢足端。

第四节 十二经穴起止歌

【指要】

十四经穴是指分布并归属于十四经脉的腧穴，简称"经穴"。十二经脉均有所属的穴位，奇经中任脉、督脉居于人体前后正中也有其专穴，因此任督二脉可与十二正经相提并论，称为"十四经"。十四经的穴位分布在十二经脉和任督二脉的循行路线上，与经脉的关系十分密切，是十四经脉气直接注输出入的处所，不仅能主治本经病证，而且能主治这一经脉所属脏腑的病证。

十四经穴是全部腧穴的主体，全身经穴共有361个（2006年版《针灸穴名国际化标准方案》将"印堂"归入督脉，现应为362穴）。经穴既有定名定位，又有系统的经络所属。腧穴的归经是人们对穴位主治性能不断深化的结

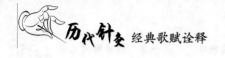

果，它说明在针灸临床治疗中，穴位已经不局限于"点"的概念，而发展为"线"的认识。许多腧穴连属于有关经脉，而属于同一经脉上的腧穴，其治疗作用有着一致性。周身腧穴按十四经排列，说明了四肢与躯干、体表与内脏之间所具有的规律性联系。由于十四经的经脉有长有短，所属的穴位也就有多有少。足三阳经脉长穴多；手三阴经脉短穴少。从腧穴的发展过程来看，经穴一般都是经过长期的医疗实践，积累了较多的经验，并掌握其一定规律性的穴位。

"十二经穴起止歌"选自《医宗金鉴》，内容记述了十四经穴中除任脉、督脉以外的十二经脉穴位，按十二经脉的流注次序，重点说明每条经脉起于何穴、终于何穴，便于记忆。至于督、任二脉的经穴，督脉起始于"长强"穴，终止于"龈交"穴，共有经穴 29 个；任脉起始于"会阴"穴，终止于"承浆"穴，共有经穴 24 个。

【歌赋】

> 肺起中府止少商①，大肠商阳止迎香②。
> 胃起承泣终厉兑③，脾起隐白大包乡④。
> 心起极泉少冲止⑤，小肠少泽止听宫⑥。

【诠释】

①肺起中府止少商：手太阴肺经起始于"中府"穴，终止于"少商"穴，左右各有经穴 11 个。

②大肠商阳止迎香：手阳明大肠经起始于"商阳"穴，终止于"迎香"穴，左右各有经穴 20 个。

③胃起承泣终厉兑：足阳明胃经起始于"承泣"穴，终止于"厉兑"穴，左右各有经穴 45 个。

④脾起隐白大包乡：足太阴脾经起始于"隐白"穴，终止于"大包"穴，左右各有经穴 21 个。

⑤心起极泉少冲止：手少阴心经起始于"极泉"穴，终止于"少冲"穴，左右各有经穴 9 个。

⑥小肠少泽止听宫：手太阳小肠经起始于"少泽"穴，终止于"听宫"穴，左右各有经穴 19 个。

【歌赋】

> 膀胱睛明上至阴①，肾起涌泉俞府终②，

包络天池中冲止③，三焦关冲止竹空④，

胆瞳子髎止窍阴⑤，肝起大敦止期门⑥。

【诠释】

①膀胱睛明上至阴：足太阳膀胱经起始于"睛明"穴，终止于"至阴"穴，左右各有经穴 67 个。

②肾起涌泉俞府终：足少阴肾经起始于"涌泉"穴，终止于"俞府"穴，左右各有经穴 27 个。

③包络天池中冲止：手厥阴心包经起始于"天池"穴，终止于"中冲"穴，左右各有经穴 9 个。

④三焦关冲止竹空：手少阳三焦经起始于"关冲"穴，终止于"丝竹空"穴，左右各有经穴 23 个。

⑤胆瞳子髎止窍阴：足少阳胆经起始于"瞳子髎"穴，终止于"足窍阴"穴，左右各有经穴 44 个。

⑥肝起大敦止期门：足厥阴肝经起始于"大敦"穴，终止于"期门"穴，左右各有经穴 14 个。

第五节　奇经八脉总歌

【指要】

奇经是指十二经脉之外的八条具有特殊作用的经脉，即督脉、任脉、冲脉、带脉、阴维脉、阳维脉、阴脉、阳脉，共有八条，故称"奇经八脉"。奇经八脉是经络系统的重要组成部分，最早散见于《内经》各个篇章，但能比较完整地见到"奇经八脉"名称的，则是在《难经·二十七难》"凡此八脉者，皆不拘于经，故曰奇经八脉"，对奇经做了集中的阐述。一直到了明代，李时珍总结前人经验，撰写了《奇经八脉考》一书，对奇经八脉的循行分布、主治病候做了比较全面的记载，成为后世的依据。

奇经为"别道奇行"的经脉，在循行分布、功能作用上都有许多不同于十二正经的特点。一是奇经八脉既不直属脏腑，又无表里配合关系；二是奇经八脉的循行除带脉之外皆自下而上；三是奇经中除任、督二脉有专穴外，其他奇经的腧穴皆附于正经；四是奇经八脉调节气血而不参与循环流注。

"奇经八脉总歌"见于《针灸大成》《针灸聚英》，《针灸大成》注引自《医经小学》。《医经小学》是一部综合性医书，为明代刘纯所撰。奇经八脉

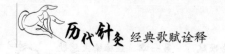

总歌主要阐述八脉之起止，以及扼要的循行路线，特别对督、任、冲三脉起源及功能阐述更详细。

【歌赋】

督脉起自下极腧①，并于脊里上风府②，
过脑额鼻入龈交③，为阳脉海都纲要④。
任脉起于中极底⑤，上腹循喉承浆里⑥，
阴脉之海妊所谓⑦。

【诠释】

①督脉起自下极腧："督"即总督、统率，督脉是统率全身阳气的奇经经脉。"下极腧"，一说是会阴部；一说是长强穴。督脉起于胞宫，出于会阴，其穴始于尾骨端长强。

②并于脊里上风府："脊里"，脊柱里面，"风府"，督脉穴名，在项后发际正中直上1寸。督脉沿脊柱上行于腰背正中，直至项后风府穴处。

③过脑额鼻入龈交："过脑"，此为络脑，深入颅内联络大脑。"龈交"，督脉穴名，在唇内系带与上齿龈的相接处。督脉在项后风府穴处入络于脑，回出后上至头顶，循前额正中到鼻柱下方，终止于唇内龈交穴处。

④为阳脉海都纲要："都"，同"督"。督脉联系手足三阳经，全身六阳经都在大椎穴与督脉发生交会。因此，督脉为人体阳气之总会，是阳气功能集中表现的地方，称为"阳脉之海"，为阳脉之督纲，能够统摄全身阳气，维系人身元阳。

⑤任脉起于中极底："任"即总任、任受，任脉是统揽全身阴气的奇经经脉。"中极底"，《素问·骨空论》作"中极之下"，即脐下四寸中极穴的深部，为胞宫之所。

⑥上腹循喉承浆里：承浆，任脉穴名，在面部颏唇沟的正中凹陷处。任脉起于胞中，出于会阴，向上到阴毛处，沿胸腹正中线上行，至颈部，抵达咽喉，再上至于颏部承浆穴。

⑦阴脉之海妊所谓："妊"即妊娠、妊养。任脉联系三阴经，足三阴经直接在中极、关元穴处与任脉发生交会，并通过上交手三阴，使全身阴经与任脉联系起来。故任脉为人体阴气之总会，是阴经气血集中汇聚的地方，称为"阴脉之海"。而且妇女的经、带、胎、产无不与任脉有关，故有"任主胞胎"之说，具有调节月经、妊养胎儿的功能。

【歌赋】

冲脉出胞循脊中①，从腹会咽络口唇②。
女人成经为血室③，脉并少阴之肾经④。
与任督本于阴会，三脉并起而异行⑤。

【诠释】

①冲脉出胞循脊中："冲"即冲要、要道，冲脉是通行十二经气血、濡养周身的奇经经脉。"胞"指胞宫，也称女子胞，男性则为"精宫"，属奇恒之腑之一，冲、任、督三脉同起之处。

②从腹会咽络口唇："会咽"，抵达会合咽喉。"络口唇"，环绕口唇。

③女人成经为血室："经"，月经，经血。冲脉发自于胞宫血室，浅出于足阳明之气冲穴，并足少阴而上行，因此联系了胃、肾两经。肾为先天之本，原气之根，十二经皆以原气为动气；胃为后天之本，生化之源，五脏六腑皆以水谷为禀受。因此冲脉贯统阴阳，涵蓄先天、后天之真气，对十二经脉、五脏六腑都有重要影响，称为"十二经之海""五脏六腑之海""血海"。能够调节十二经脉的气血，为气血运行的重要通路。

④脉并少阴之肾经："并"，并行。冲脉浅出于足阳明之气街，在腹部与足少阴肾经并行，挟脐而上，散入胸中。

⑤与任督本于阴会，三脉并起而异行："本"，本源。"阴会"，诸阴经之所会处，即会阴。在奇经八脉中冲脉、任脉、督脉三条皆起于胞中，同出于会阴，称为"一源三歧"。一源三歧是古代医家对此三脉起源与循行的概括。"一源"是指这三条脉同起于胞宫；"三歧"是指它们由胞宫发出后，分行三条不同的路线。

【歌赋】

阳跷起自足跟里，循外踝上入风池①。
阴跷内踝循喉嗌，本足阴阳脉别支②。
诸阴交起阴维脉，发足少阴筑宾郄③。
诸阳会起阳维脉，太阳之郄金门穴④。
带脉周回季胁间，会于维道足少阳⑤。
所谓奇经之八脉，维系诸经乃顺常⑥。

【诠释】

①阳跷起自足跟里，循外踝上入风池："跷"即跷捷、足跟，阳跷是交通人体两侧阳经的奇经经脉。"风池"，足少阳胆经穴名，在项部当枕骨之下凹陷处。阳跷脉起于足跟外踝下方的申脉穴，并足太阳经上行，在项后与足少阳经风池穴交会。

②阴跷内踝循喉嗌，本足阴阳脉别支："阴跷"，是交通人体两侧阴经的奇经经脉。"喉嗌"又称"咽嗌""咽噎"，消化与呼吸的通道，位于鼻腔、口腔和喉的后方。阴跷脉起于足跟内踝下方的照海穴，并足少阴经上行。阴跷与阳跷二脉在目内眦处会合，沿足太阳经上行到前额，并在项后与足少阳经相合。阴、阳跷两条脉起于足跟，分居内外，主司左右，具有交通一身阴阳之气、调节体运动的功能，能使下肢灵活敏捷，令人步履轻健。

③诸阴交起阴维脉，发足少阴筑宾郄："维"即维系、网维，阴维脉是能够维系和联

13

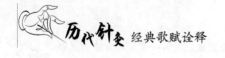

络全身阴经的奇经经脉。"筑宾",足少阴肾经穴名,阴维脉郄穴,在小腿内侧太溪上5寸。阴维脉起于小腿内侧足少阴经筑宾穴,沿大腿内侧上行至腹部,过胸部,上于颈,在咽喉部与任脉的天突、廉泉穴交会。

④诸阳会起阳维脉,太阳之郄金门穴:"阳维脉",是能够维系和联络全身阳经的奇经经脉。"金门"为足太阳膀胱经穴名,太阳经郄穴,在足外踝前缘直下、骰骨下缘处。阳维脉起于足跗太阳经金门穴,沿膝外上行至胁肋,过肩部,至前额,再到项后与督脉的哑门、风府穴交会。

⑤带脉周回季胁间,会于维道足少阳:"带"即束带、缚带,带脉是横行于腰腹之间状如束带、以统束全身直行诸经的奇经经脉。"季胁",相当于侧胸第十一、十二胁软肋处。"维道",足少阳胆经穴名,在侧腹部髂前上棘前下方。带脉起自于季胁部的下方,在前平脐,在后平第二腰椎,横绕于身体周围,与足少阳经维道穴交会。

⑥所谓奇经之八脉,维系诸经乃顺常:奇经八脉在其循行过程中,与十二正经的各条经脉相互交会,从而密切地沟通了各条经脉之间的关系。十二经脉贯穿于人体上下,虽然各有特点,但也有些经脉的性质基本相同,或者部位极其相近。奇经八脉就把这些性质相同的经脉联系起来,如督脉把全身阳经联系起来,任脉把全身阴经联系起来;或把部位相近的经脉结合在一起,如带脉把纵行躯干的经脉结合在一起。这样对十二经脉作了系统分类,起着"就同存异"的组织作用,并在分类之后,对十二经脉进行统率和主导。奇经之所以能在经络系统中占有重要地位,关键也就在于此。督脉统于诸阳,任脉统于诸阴,冲脉统于十二经,带脉统于纵行躯干诸经,以及阴阳二维脉主司表里阴阳,阴阳二跷脉主司左右阴阳,都体现了奇经的主导和统率作用。奇经八脉错虽然不直接参与气血的循环周流,但对十二经气血有溢蓄、渗灌的调节作用。当十二经脉和脏腑气血旺盛时,奇经八脉能加以涵蓄;而当十二经脉生理功能需要时,奇经八脉又能渗灌和供应。李时珍在《奇经八脉考》中说:"流溢之气,入于奇经,转相灌溉,内温脏腑,外濡腠理。"说明奇经八脉能够溢蓄和调节十二经气血,有渗灌周身组织的作用。古代医家把人体十二经脉比作自然界的江河,奇经八脉比作自然界的湖泊,这种取类比象的比喻是十分形象的。奇经八脉调节气血的作用,主要表现为维持十二经气血在正常条件下的动态平衡,奇经的脉气上下流传,相互转输,也加强了十二经脉整体的循环流注和周身组织的联系。

第二章
十四经脉循行歌

十二经脉对称地分布在人体的左右两侧，遍及头面、躯干和四肢，无论是在体表分布还是循行走向，十二经脉都有一定的规律可循。十二经脉中的每一条都有"内属脏腑、外络肢节"两个部分，一般分为体腔内循行、体表部循行两部分，内部的循行线联系脏腑、外部的循行线分布穴位。

人体虽然是一个有机的整体，但各个部位又有阴阳之分。《素问·金匮真言论》："言人之阴阳，则外为阳，内为阴；言人身之阴阳，则背为阳，腹为阴。"十二经脉在体表的分布，也遵循了这样的阴阳划分原则。四肢外侧面、头项、背腰部属阳，是手足三阳经脉的分布部位；四肢内侧面和胸腹属阴，是手足三阴经脉的分布部位。手足六条阴经分布于四肢的内侧和胸腹，其中手三阴经在上肢内侧，足三阴经在下肢内侧，均按照"太阴在前，厥阴在中，少阴在后"的规律排列；手足六条阳经分布于四肢外侧、头面和躯干，其中手三阳经在上肢外侧，足三阳经在下肢前、外、后侧，均按照"阳明在前，少阳在中侧，太阳在后"的规律排列。

十二经脉流注于体腔之间，与脏腑发生密切联系。五脏为里属阴经，六腑为表属阳经，从而有经脉的"阴阳相配，表里相合，脏腑属络"。十二经脉由阴阳脏腑配合而分作六个部分，相配的原则是"太阴配合阳明，少阴配太阳，厥阴配少阳"。每一部分再分出手经与足经，就成为六个系统，以手足三阴经为里，手足三阳经为表，每一个系统都是表经与里经的相合，这种配合关系称为"互为表里"。十二经脉的表里关系分别是心与小肠相表里，肺与大肠相表里，脾与胃相表里，肝与胆相表里，肾与膀胱相表里，心包与三焦相表里。根据十二经脉配属脏腑的原则，每一条经脉必和一个脏腑相"统属"，

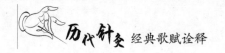

又必和另一个脏腑相"联络"。这种"属"一个脏腑和"络"一个脏腑的关系，叫做"属络"。属络必须是阴经与阳经的配合，也是表经和里经的配合。

"十四经脉循行歌"中的"十二经脉循行歌"选自《针灸聚英》，《针灸聚英》又名《针灸聚英发挥》，为明代针灸学家高武撰写。《针灸聚英》汇集了明代以前的各家针灸学说和有关的中医基本理论、针灸歌赋等内容。十二经循行歌诀叙述了十二经脉起止部位及循行情况，主要根据《灵枢·经脉》篇的记载改写而成，可将各经原文附录作为参照。

"督脉循行歌"与"任脉循行歌"选自《医宗金鉴》，主要概述了督脉、任脉的循行路线，分别以《难经·二十八难》和《素问·骨空论》中的原文附录作参照。

第一节　手太阴肺经循行歌

【指要】

手太阴肺经属十二经脉之第一经。手太阴肺经基本走向是"从胸走手"，在体内联系肺、胃、大肠、气管、喉咙等脏腑和器官，在体外分布于胸壁外上方、上肢内侧前缘。

《灵枢·经脉》："肺手太阴之脉，起于中焦，下络大肠，还循胃口，上膈属肺，从肺系横出腋下，下循臑内，行少阴心主之前，下肘中，循臂内上骨下廉，入寸口，上鱼，循鱼际，出大指之端；其支者，从腕后，直出次指内廉，出其端。"

【歌赋】

> 手太阴肺中焦生[1]，下络大肠出贲门[2]，
> 上膈属肺从肺系[3]，系横出腋臑中行[4]。
> 肘臂寸口上鱼际[5]，大指内侧爪甲根[6]。
> 支络还从腕后出[7]，接次指属阳明经[8]。

【诠释】

①手太阴肺中焦生："中焦"是横膈与肚脐之间的部位，包括脾、胃等脏腑，此指胃脘部。十二经脉以肺经为首，而肺经又从中焦起始，主要与经络功能及血气产生有关。经络运行气血，气血化生于中焦。脾胃居于中焦，为后天之本，气血生化之源。脾胃所化生

的气血，由此直接上注于肺，通行于十二经脉，灌溉五脏六腑，营养周身组织。人体在胚胎发育时期，全赖先天母体气血的营养，而出生后就要靠脾胃生化的气血而发育、生长。脾胃生化气血的这一功能，维持着人体气血的正常流动及生命的延续，所以经络运行气血之起始点就是脾胃。"生"即"起"，凡经脉的开始为"生"或"起"。手太阴肺经起始于中焦，主要是承受中焦所化生的气血。

②下络大肠出贲门：从上向下行的为"下"；联系相表里脏腑为"络"，大肠与肺相表里，故为肺经所络之腑。"出"在此处为"到"之意，并非指由深而浅。"贲门"一称出自《难经·四十四难》，为七冲门之一，指胃的上口。因"贲"通"奔"，有投向、奔凑之意，食物由此入胃，故称"贲门"。

③上膈属肺从肺系：从下向上行的叫"上"。"膈"即横膈，今称横膈膜，根据《十四经发挥》："膈，隔也"，说明是胸腔与腹腔的隔界，可以遮蔽腹内浊气不使上熏于心肺。经脉由胸入腹或由腹入胸必须向上贯穿横膈，在十二正经中，除足太阳经之外全部贯穿横膈。"属"即"隶属"，指与本脏或本腑相连。"系"为联属，肺与气管、喉咙、鼻道等所构成的呼吸系统，统称"肺系"，此处指相连于肺的气管、喉咙。以上的经脉循行主要在体腔之内，联系各个脏腑器官，叫做"内行线"。

④系横出腋臑中行："横"指经脉的左右走行，与躯干的上下纵轴相交叉。自体腔内由深而浅地走出体表的叫"出"，手太阴肺经与肺系（气管、喉咙）联系后，横行至腋下而浅出体表，循行于肢体，此为"外行线"，十二经脉的所有穴位都分布在外行线上。"臑（nào）"指上臂部，亦称"肱都"，古人最初将上臂外侧面称为"膊"，后来将自肩至肘的部分统称为"臑"，故"臑"与"膊"不分，而分为"臑内（上臂内侧）""臑外（上臂外侧）"。手三阴经皆循臑内下行，手三阳经皆循臑外上行。

⑤肘臂寸口上鱼际："臂"指前臂部，即肘以下与腕以上之间的部位。古人最初将整个上肢统称为"臂"，如《帛书》中"臂泰阴脉""臂阳明脉"，后来专指前臂，前臂内侧为"臂内"，前臂外侧为"臂外"。"寸口"指腕后桡动脉搏动处，张介宾谓"脉出太渊，其长一寸九分，故名寸口"，在桡骨远端茎突根部内侧有寸口脉，显露于体表可切而得之。"鱼"亦称手鱼，手掌内拇指的指掌关节之后有肌肉隆起，状如鱼腹称之为鱼。滑伯仁曰："掌骨之前，大指本节（注：本节即手指与手掌相连之处的骨节，今称掌指关节）之后，其肥肉隆起处，统谓之鱼。"小指本节后也有肌肉隆起，称为"小鱼"，大指侧的肌肉隆起较大，称为"大鱼"。手大鱼外侧手掌与手背的交界处，形成赤色与白色的皮肤相接，名为"赤白肉际"，手鱼处的赤白肉际称为"鱼际"。

⑥大指内侧爪甲根："爪甲"即指甲，其根部呈方形，两侧呈角状，名"爪甲角"。手太阴肺经循行在手掌部沿鱼际止于大拇指内侧（桡侧）指甲根的末端。本经自腋下浅出体表后，其外行线在上臂、前臂、手部一直循行在内侧前缘，直至指端，手太阴经穴即分布此处。

⑦支络还从腕后出："支络"即从主干中分出的支脉，张介宾谓："支者，如木之有枝，此似正经之处而复有旁通之路也。"手太阴肺经有一条支脉，由手腕后桡骨茎突上方（列缺）分出。

⑧接次指属阳明经："次指"即大指一侧的次指，古称"大指次指"，现称食指、示指。"属"此处应为"交"，手太阴肺经的支脉是与下一条经脉的衔接线，沿着食指桡侧

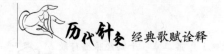
缘直达其末端，交于手阳明大肠经。

第二节　手阳明大肠经循行歌

【指要】

手阳明大肠经属十二经脉之第二经。手阳明大肠经基本走向是"从手走头"，在体内联系大肠、肺、口齿、鼻等脏腑和器官，在体外分布于上肢外侧前缘、肩部、头面。

《灵枢·经脉》："大肠手阳明之脉：起于大指次指之端，循指上廉，出合谷两骨之间，上入两筋之中，循臂上廉，入肘外廉，上臑外前廉，上肩，出髃骨之前廉，上出于柱骨之会上，下入缺盆，络肺，下膈，属大肠。其支者，从缺盆上颈，贯颊，入下齿中，还出挟口，交人中，左之右，右之左，上挟鼻孔。"

【歌赋】

阳明之脉手大肠，次指内侧起商阳①，
循指上廉出合谷②，两筋歧骨循臂肪③。
入肘外廉循臑外④，肩端前廉柱骨旁⑤，
从肩下入缺盆内，络肺下膈属大肠⑥。
支从缺盆直上颈，斜贯颊前下齿当⑦，
环出人中交左右⑧，上侠鼻孔注迎香⑨。

【诠释】

①次指内侧起商阳："次指"，即"大指次指"。古人将五指分别称为大指（拇指）、大指次指（食指）、中指（将指）、小指次指（无名指、环指）和小指。手阳明大肠经起于大指次指之端，即由食指末端桡侧开始发出。

②循指上廉出合谷："循"指经脉沿行。"合谷"是穴位名称，位于手背第一、第二掌骨之间，两骨连接而又分叉，俗称"虎口"。经脉自食指末端发起后，沿着食指桡侧的上缘，行经两骨之间的合谷穴处。

③两筋歧骨循臂肪："两筋"指拇指上翘时腕部桡侧两根劲起之筋，即拇长伸肌腱与拇短肌腱。"歧骨"指两骨的末端互相交叉的部分。"肪"指厚的脂膏，在此指沿着前臂厚的脂肪处循行。

④入肘外廉循臑外："入"在此为"到"之义。"肘外廉"为肘弯的桡侧外面。"臑

外"，上臂外侧，经脉沿上臂部外侧的前缘而行。

⑤肩端前廉柱骨旁："柱骨"又名天柱骨，即大椎之上接颅骨之下擎头之脊柱骨，今称颈椎。《灵枢·经脉》作"柱骨之会上"，其"会上"指诸阳之会"大椎"穴，位于第七颈椎棘突之下，此椎骨最高，为手阳六阳经聚会之所。张介宾《类经图翼·周身骨部名》曰："肩背之上，颈项之根为天柱骨，六阳经皆会于督脉之大椎，是为会上。"手阳明经为十二经脉属阳之经，故在第七颈椎与督脉相交会。

⑥从肩下入缺盆内，络肺下膈属大肠："入"，由外到里即由浅部走向深部，与前句"入"为"到"之义不同。"缺盆"指颈下之两侧、锁骨之上形成凹陷，状若不整之盆，亦如无盖之盆，故名缺盆，即现代解剖学的锁骨上窝部。《灵枢》曰："五藏六府，心为之主，缺盆为之道，骺骨有余以候。"表明缺盆为诸经由体表进入胸腔的必经通道。此段为手阳明大肠经的"内行线"，经脉交会于大椎后，复折向前，由缺盆进入胸腔，联络肺脏，再向下通过横膈，隶属于大肠本腑，说明手阳明大肠经脉的脏腑属络联系。

⑦支从缺盆直上颈，斜贯颊前下齿当："支"，支脉。"颈"，古代将脖颈的前面及侧面称为"颈"，后面称为"项"，凡由手走头的"手三阳经"和由头走足的"足三阳经"皆从颈项而过。"斜"，半横而行。"贯"，贯穿，通过某一组织。面旁为"颊"，在耳前下方颧骨弓的下部，因其能挟饮食而名。"齿"在古时将口内前边小牙称为"齿"，后面大者称为"牙"，今牙、齿不分。

⑧环出人中交左右："环"，环绕，此指在牙齿组织周围环行，但在《灵枢·经脉》中此处作"还"，即由下齿返转出来，平行于口吻之侧。"交"，彼此交叉而过。"左右"，即《灵枢·经脉》所言"左之右，右之左"，左右两侧的经脉交会于"人中"部位，自此左脉走向左侧，右脉走向左侧。

⑨上侠鼻孔注迎香："侠"通"夹"，即"挟"之义，平行于两旁。"注"，流注，流入。经脉向上挟鼻孔两侧而行，在鼻翼旁五分"迎香"穴处与足阳明胃经相衔接。

第三节　足阳明胃经循行歌

【指要】

足阳明胃经属十二经脉之第三经。足阳明胃经基本走向是"从头走足"，在体内联系胃、脾、鼻、口、眼、齿、乳房等脏腑和器官，在体外分布于头面、胸腹及下肢前面。

《灵枢·经脉》："胃足阳明之脉：起于鼻之交頞中，旁纳太阳之脉，下循鼻外，入上齿中，还出挟口，环唇，下交承浆，却循颐后下廉，出大迎，循颊车，上耳前，过客主人，循发际，至额颅；其支者，从大迎前下人迎，循喉咙，入缺盆，下膈，属胃络脾；其直者，从缺盆下乳内廉，下挟脐，入

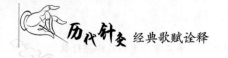

气街中；其支者，起于胃口，下循腹里，下至气街中而合，以下髀关，抵伏兔，下膝膑中，下循胫外廉，下足跗，入中指内间；其支者，下廉三寸而别，下入中指外间；其支者，别跗上，入大指间，出其端。"

【歌赋】

胃足阳明交鼻起[①]，下循鼻外入上齿[②]。
还出侠口绕承浆[③]，颐后大迎颊车里[④]，
耳前发际至额颅[⑤]，支下人迎缺盆底[⑥]，
下膈入胃络脾宫[⑦]，直者缺盆下乳内[⑧]。

【诠释】

①胃足阳明交鼻起："鼻"，此指鼻根部，又称鼻梁、鼻茎、山根，位于两眉间之下、两侧内眼角之间，即鼻柱之上的凹陷部位。足阳明胃经之脉起于鼻两旁迎香穴，由此而上，左右交于鼻根部。

②下循鼻外入上齿：经脉上行到鼻根部后，与旁侧内眼角处的足太阳经脉相交会，再由内眼角折而向下，沿着鼻翼外侧下行。十二经脉中有两条与牙齿发生联系，手阳明经入下齿，而足阳明经入上齿。

③还出侠口绕承浆："承浆"是任脉穴位名称，位于颏唇沟中央。经脉从上齿退转出来后，向下挟着口角的两旁，环绕口唇，在下唇处交会于任脉的承浆穴。

④颐后大迎颊车里："颐"字义为"养"，上下咀嚼以养人之处，指颏的外上方、口角的外下方和腮的前下方的部位，俗称"下巴"。《类经》十二经注："腮下为颔，颔下为颐，由地仓以下大迎也。""大迎"，穴名，在下颌角前下方1.3寸骨陷中，闭口鼓腮时下颌角边缘出现的沟形凹陷处。"颊车"在此指下牙床，即现代解剖学上的下颌骨，因其骨可以辅持其口，如车轮转动而名，足阳明胃经"颊车"穴即在此处。

⑤耳前发际至额颅："发际"，头发的边缘。覆盖于全头之发，其周围皆有边际，位于前额者称前发际，位于后项者称后发际，位于前额两侧上角头发边缘屈曲向下者称为角发际。"额颅"即前额部位，俗称"额头"，前发际以下至眉上处。足阳明经脉沿下颌角处的颊车穴向上至耳前，经颧骨弓上缘，循鬓发而行，至额角发际。

⑥支下人迎缺盆底："人迎"，结喉两旁动脉搏动处，即古代切诊"人迎脉"所在部位，足阳明经的"人迎"穴居于此处。足阳明的分支从大迎穴的前边分出，向下到颈部结喉旁的人迎穴，再沿着喉咙到达"缺盆"锁骨上窝处，由缺盆进入胸腔。

⑦下膈入胃络脾宫：这是足阳明胃经由缺盆进入体腔后的内行线，向下通过横膈进入腹腔，隶属胃腑，联络脾脏，说明脏腑的属络关系。

⑧直者缺盆下乳内："直者"，指足阳明胃经在胸腹直行的经脉。"乳内"，即乳头内侧边缘，也称"乳内廉"。足阳明胃经直行之脉由缺盆部分出后，一直向下经过乳头内侧边缘，在胸部距前正线4寸而行。到腹部即沿距腹中线2寸的位置挟脐直下，进入"气冲"穴所在的部位。

【歌赋】

一支幽门循腹中①，下行直合气冲逢②。

遂由髀关抵膝膑③，箭跗中指内间同④。

一支下膝注三里，前出中指外间通⑤。

一支别走足跗指，大指之端经尽已⑥。

【诠释】

①一支幽门循腹中："幽门"，指胃的下口，七冲门之一。《难经·四十四难》："太仓下口为幽门。"杨玄操注："胃之下口，在脐上三寸，既幽隐之处，故曰幽门。""腹中"即"腹里"，指腹腔深层。

②下行直合气冲逢："合"，指两条支脉相并。"气冲"，原为穴名，在腹股沟的内侧端，而此处"气冲"主要指腹股沟部位，其间有动脉应手（即股动脉搏动部位），古时认为这是冲脉起始的部位，也是气血运行的重要通路。足阳明胃经另一条内行的分支，由胃的幽门部位发出，向下经过腹腔里面，在"气冲"与胸腹部直行的脉相会。说明胃腑与"气冲"有直接的经脉联系。

③遂由髀关抵膝膑："髀关"，大腿的上方、腹股沟处腹与股交界的下方，即股四头肌近侧端的部位，足阳明经"髀关"穴居于此处。"抵"，直达。"膑"，髌骨，膝关节上覆盖有圆形可移动的扁厚骨，俗称"膝盖骨"。足阳明胃经内外两条支脉会合后，由髀关行于大腿前面正中股四头肌肌腹丰满隆起处，直抵膝部髌骨中央。

④箭跗中指内间同："箭"（héng）即"胻骨"，膝下踝上内侧的小腿骨，即今胫骨。"跗"指"足跗"，即足背，俗称"脚背""脚面"。《医宗金鉴·正骨心法要诀》："跗者，足背也。""指"与"趾"通，足趾在古时多写作"指"。足阳明经脉在小腿的循行，是沿着胫骨的外侧缘下行，下至足背，进入中趾的内侧。但足阳明胃经的经穴分布在次趾外侧，以将"中指内间"改为"次趾外间"为妥。

⑤一支下膝注三里，前出中指外间通："注"，此为分出，《灵枢·经脉》谓："下廉三寸而别。""三里"即足三里穴，在膝下三寸处。足阳明经在小腿部的一条支脉，由膝下三寸下行至中趾的外侧，说明足三里穴直接与下肢的经脉联系。

⑥一支别走足跗指，大指之端经尽已："别"，另行而出的分支。足阳明经的另外一条支脉，由足背分出，进入大趾内侧终止其末端，交会于足太阴脾经。

第四节　足太阴脾经循行歌

【指要】

足太阴脾经属十二经脉之第四经。足太阴脾经基本走向是"从足走腹"，

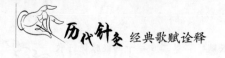

在体内联系脾、胃、心、舌、咽等脏腑和器官，在体外分布于下肢内侧前缘、胸腹。

《灵枢·经脉》："脾足太阴之脉：起于大指之端，循指内侧白肉际，过核骨后，上内踝前廉，上腨内，循胫骨后，交出厥阴之前，上膝股内前廉，入腹，属脾，络胃，上膈，挟咽，连舌本，散舌下；其支者，复从胃，别上膈，注心中。"

【歌赋】

太阴脾起足大指，上循内侧白肉际①，
核骨之后内踝前②，上腨循骱胫膝里③，
股内前廉入腹里④，属脾络胃与膈通⑤，
侠喉连舌散舌下⑥，支络从胃注心宫⑦。

【诠释】

①太阴脾起足大指，上循内侧白肉际："白肉际"，又称"赤白肉际"，是指手足两侧阴阳面的分界处，即掌（蹠）面与背面皮肤的边缘。掌（蹠）面皮肤较厚而色浅，称白肉；背面的皮肤较薄而色深，称赤肉。掌（蹠）面与背面皮肤的交界处即为"赤白肉际"。足太阴经由足大趾末端起始后，沿大趾内侧赤白肉际的边缘上行。

②核骨之后内踝前："核骨"，足部第一跖趾关节后内侧凸出的圆骨，形如半个果核儿，即第一蹠骨头部突起，现称为第一跖骨小头。"内踝"，胫下足上相接处形成的骨节部谓"踝"部。踝之内外皆有高骨隆起，俗称"脚孤拐"。在胫骨下端，踝关节内侧突出部称之为"内踝"，足三阴经在此处经过，其中足太阴脾经在内踝之前循行。

③上腨循骱胫膝里："腨"（shuàn）通"踹"，腘窝下胫骨后肌肉隆起处，因其中似有肠在内，现代称之为"腓肠肌"，俗称"小腿肚"。"胻"即今胫骨，与"胫"同义。《灵枢·经脉》："循胫骨后，交出厥阴之前。"足太阴经自起始后一直行于足厥阴肝经的后面，沿着胫骨内侧的后缘上行，直到内踝上8寸处，交叉行于足厥阴肝经之前，以合三阴经脉"太阴在前，厥阴在中，少阴在后"的排列规律。"膝"即股骨与胫骨相接之处的骨节，大腿与小腿相连的部位。"膝里"，膝关节内侧，足太阴经在膝里前廉。

④股内前廉入腹里："股"，指膝髌以上至躯干以下的部位，俗称"大腿"。一般将大腿外部称为"髀外"或"髀阳"，大腿内侧称为"股内"或"股阴"。"腹里"指腹腔深层，表明足太阴经上行至大腿内侧的前缘处，进入腹腔内行而为其"内行线"。但由于有穴位分布，足太阴经在胸腹躯干部仍有体表循行，在腹部距前下中线4寸上行，分布有府舍、腹结、大横、腹哀4个穴位；在胸部距前正中线6寸上行，分布有食窦、天溪、胸乡、周荣4个穴位；最后转向胁肋，行至腋下6寸的大包穴处而终止。

⑤属脾络胃与膈通：经脉进入腹腔后隶属脾脏，联络胃腑，向上通过横膈达于胸腔，说明足太阴经脉的脏腑属络关系。

⑥侠喉连舌散舌下："侠喉"按《灵枢·经脉》应作"挟咽"，张景岳："咽以咽物，居喉之后。""咽"在喉咙后面，是水谷入胃所经过的通道，属于胃系，古称"胃管"，指现在的食管、咽头等部位。"连舌"即"连舌本"，舌的根部称为"舌本"，舌的下面称为"舌下"。足太阴经脉挟着食道而行，一直上行连于舌根，分散于舌下。

⑦支络从胃注心宫：《灵枢·经脉》："其支者，复从胃，别上膈，注心中。"足太阴脾经的支脉，又从胃部分出，另行向上通过横膈，交注于心中。不但说明心、脾两脏直接由经脉联系，而且表明脾经交注，由此交接于手少阴心经。

第五节　手少阴心经循行歌

【指要】

手少阴心经属十二经脉之第五经。手少阴心经基本走向是"从胸走手"，在体内联系心、肺、小肠、目系、咽等脏腑和器官，在体外分布于腋下、上肢内侧后缘。

《灵枢·经脉》："心手少阴之脉：起于心中，出属心系，下膈，络小肠；其支者，从心系，上挟咽，系目系；其直者，复从心系却上肺，下出腋下，下循臑内后廉，行太阴、心主之后，下肘内，循臂内后廉，抵掌后锐骨之端，入掌内后廉，循小指之内，出其端。"

【歌赋】

手少阴脉起心中①，下膈直与小肠通②，
支者还从心系③走，直上喉咙系目瞳④。
直者上肺出腋下⑤，臑后肘内少海从⑥，
臂内后廉抵掌中⑦，锐骨之端注少冲⑧。

【诠释】

①手少阴脉起心中：手少阴心经直接由心脏发起。十二经脉中唯手少阴经出于其所属之脏，其余十一经均起于他处而入于其所属之脏或腑。

②下膈直与小肠通：经脉直接由心脏发起并属心系后，向下贯穿横膈，进入腹腔联络小肠，说明手少阴经属络关系。

③心系：指心脏与其他脏器相联系的脉络，直接与心脏相连的大血管及某些功能性的联系。张介宾《类经》注云："（心）其系有五，上系连肺，肺下系心，心下三系，连脾肝肾，故心通五脏之气而为之主也。"《十四经发挥》："五脏系皆通于心，而心通五脏系

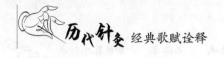

也。"

④直上喉咙系目瞳:《灵枢·经脉》为"其支者,从心系,上挟咽,系目系",此处"喉咙"仍为"咽",指食道,居于喉咙后面,是水谷入胃所经过的通道。"目瞳",指目系。"目系"又名眼系、目本,为眼睛的周围组织,眼球内连于脑的脉络。《灵枢·大惑论》:"裹撷筋骨血气之精而与脉并为系,上属于脑,后出于项中。故邪中于项,因逢其身之虚,其入深,则随眼系以入于脑。入于脑则脑转,脑转则引目系急。目系急则目眩以转矣。"心经支脉由心系分出,向上挟食道而行,联系眼球后与脑直连的脉络。

⑤直者上肺出腋下:"出",自深而浅由胸腔行出体表。手少阴经直行的脉再从心系退转出来后,上行至肺,说明了心、肺两脏有直接经脉联系。"腋"又名腋窝,俗称"胳肢窝",在胁以上、肩以下的凹陷处。经脉向下斜行浅出于腋窝下面,由此开始在肢体部的体表循行,构成有穴通路。

⑥臑后肘内少海从:"臑后"此为"臑内后廉",即上臂内侧后缘。手少阴心经在上臂部行于手太阴肺、手厥阴心包两经的后面,一直下向肘内。"少海",本经穴位名称,在肘横纹内侧端与肱骨内上髁连线的中点处。

⑦臂内后廉抵掌中:手少阴心经在前臂部,行于前臂内侧后缘,直抵掌部。

⑧锐骨之端注少冲:"锐骨",掌后小指侧的高骨,又名"腕前起骨""掌后锐骨",在手腕内尺侧面与手掌相接处有骨突,且较锐利,即现代解剖学的"豌豆骨"。"少冲",本经最后一穴位名称,在手小指末节桡侧指甲角旁。手少阴心经进入手掌,沿掌内后缘,行至手小指桡侧终止于末端,并直接交接于手太阳小肠经。

第六节 手太阳小肠经循行歌

【指要】

手太阳小肠经属十二经脉之第六经。手太阳小肠经基本走向是"从手走头",在体内联系小肠、心、胃、眼、鼻等脏腑和器官,在体外分布于上肢内侧后缘、肩胛、面颧部。

《灵枢·经脉》:"小肠手太阳之脉:起于小指之端,循手外侧上腕,出踝中,直上循臂骨下廉,出肘内侧两筋之间,上循臑外后廉,出肩解,绕肩胛,交肩上,入缺盆,络心,循咽,下膈,抵胃,属小肠。其支者,从缺盆循颈上颊,至目锐眦,却入耳中。其支者,别颊上𬴂,抵鼻,至目内眦,斜络于颧。"

【歌赋】

手太阳经小肠脉,小指之端起少泽①,

循手外廉出髁中②，循臂骨出肘内侧③。
上循臑外出后廉④，直过肩解绕肩胛⑤。

【诠释】

①手太阳经小肠脉，小指之端起少泽："少泽"，手太阳小肠经首穴名称，在小指末节尺侧指甲角旁。

②循手外廉出髁中："手外廉"即手外侧，指手掌的尺侧缘。"髁"（kē），髁骨，骨头上的圆形突起，多在骨头的两端，又称"手踝骨"，俗称"手踝子骨"，指手腕后方小指侧的高耸之骨，即尺骨茎突所在之处。《灵枢·经脉》中原作"踝"，与"髁"通。手太阳经脉沿手背外侧至腕部，出于尺骨茎突。

③循臂骨出肘内侧："臂骨"，骨名，又称小膀骨，即桡、尺骨的统称。《医宗金鉴·刺灸心法要诀》："肘下之骨曰臂骨。"一说"臂骨"仅指前臂部的"尺骨"，手太阳经在前臂部一直沿尺骨下缘向上走行。"肘内侧"，《灵枢·经脉》谓"肘内侧两筋之间"，即在肘关节内侧之后上方，屈肘时可打得劲起之筋，分别为"肱二头肌远侧端肌腱"和"肱三头肌远侧端内侧缘"。但根据经脉循行此处，"两筋"若为"两骨"则更为合适，当指"尺骨鹰嘴"和"肱骨内上髁"，为本经小海穴所在之处。

④上循臑外出后廉："臑外出后廉"，行于上臂外侧到后缘。手太阳经沿上臂外侧后缘上行至肩部。

⑤直过肩解绕肩胛："肩解"即肩后骨缝，在肩膊外上方，肩关节与肩胛冈所连接处的骨缝。"肩胛"，背侧连接肩部的板状骨，即肩胛骨。手太阳经在肩后骨缝上行，曲折盘绕行于肩胛，肩部分布有肩贞、臑俞、天宗、秉风、曲垣、肩外俞、肩中俞 7 穴，如北斗七星之状排列。

【歌赋】

交肩下入缺盆内①，向腋络心循咽嗌②，
下膈抵胃属小肠③，一支缺盆贯颈颊④，
至目锐眦却入耳⑤，一支别颊上至䪼⑥，
抵鼻升至目内眦⑦，斜络于颧别络接⑧。

【诠释】

①交肩下入缺盆内："交肩"指左右经脉交合于两肩之上，会于督脉之大椎穴。手太阳属阳经之脉，过肩后应先交会于大椎穴，再向前经锁骨上窝进入胸腔。

②向腋络心循咽嗌："腋"在此处为"腔"，指胸腔。"咽嗌"指消化与呼吸的通道，位于鼻腔、口腔和喉的后方。其中"咽"出于《素问·太阴阳明论》，又名嗌、咽嗌、喉嗌，古名燕。《重楼玉钥》："咽者，燕也。主通利水谷，为胃之系，乃胃气之通道也"，古时常咽、喉并称。《灵枢·忧恚无言》："咽喉者，水谷之道也。""嗌"，食管上口（咽

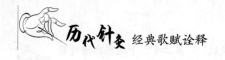

腔），《素问·阴阳应象大论》："地气通于嗌。"《针灸甲乙经》："嗌作咽。又指喉咙。"《素问·血气形态》："形苦志善，病生咽嗌。"现一般将"咽"指口鼻之后、食道以上的空腔处，"嗌"指食道的上口。

③下膈抵胃属小肠：手太阳经脉深入体腔后，自上而下，先与心脏联络，然后沿着食道通过横膈进入腹腔，抵达胃腑，统属于小肠，说明在体内与心、小肠、胃腑、食道等脏器的联系。

④一支缺盆贯颈颊：手太阳经上向头部的支脉由锁骨上窝分出，贯穿颈部，上达面颊。

⑤至目锐眦却入耳："眦"，眼裂的两端，即上下眼睑的连接处，分"内眦"与"外眦"。"目锐眦"又名目外眦，即外眼角，是上下眼睑在颞侧的连接处，因其形较内眼角锐细而小，故称"锐眦"，也叫小眦、小角；"却"为退转而行，"却入耳中"即经脉到达外眼角后退行转入耳中。

⑥一支别颊上至䪼（zhuō，拙）：䪼，眼眶的下方，包括颧骨内连及上牙床部位。

⑦抵鼻升至目内眦："目内眦"，即内眼角，是上下眼睑在鼻侧的连接处，因其形较外眼角大，故也称大眦、大角。手太阳经另一条经脉分支由面颊部别出，上行走向眼眶之下而抵达鼻部，终止于内眼角。

⑧斜络于颧别络接："颧"即颧骨，颜面隆起的部分。"斜络于颧"一句在《灵枢·经脉》本无，系《针灸甲乙经》后来增补，根据本经在面颧部"和髎"穴处与手少阳经的交会关系，认定经脉到达内眦角后再斜行络于颧骨部位。"别络"，指足太阳膀胱经，在内眼角交接于足太阳膀胱经。

第七节　足太阳膀胱经循行歌

【指要】

足太阳膀胱经属十二经脉之第七经。足太阳膀胱经基本走向是"从头走足"，在体内联系膀胱、肾、脑、眼等脏腑和器官，在体外分布于头项、背腰部及下肢后面。

《灵枢·经脉》："膀胱足太阳之脉：起于目内眦，上额，交巅，其支者，从巅至耳上角，其直者，从巅入络脑，还出别下项，循肩膊内，挟脊，抵腰中，入循膂，络肾，属膀胱。其支者，从腰中下挟背，贯臀，入腘中，其支者，从膊内左右别下贯胛，挟脊内，过髀枢，循髀外，从后廉下合腘中，以下贯踹内，出外踝之后，循京骨至小指外侧。"

【歌赋】

足太阳经膀胱脉，目内眦上起额尖①。

支者巅上至耳角②，直者从巅脑后悬③。
络脑还出别下项④，仍循肩膊侠脊边⑤。

【诠释】

①足太阳经膀胱脉，目内眦上起额尖："目内眦"即内眼角，足太阴经起于内眼角的睛明穴。直行向上经过前额，与督脉交会于头顶部百会穴。

②支者巅上至耳角："巅"，头顶部。"耳角"即耳上角，耳尖的上方。足太阴经的支脉从头顶部分出，走向耳尖上方，与足少阳会于曲鬓、率谷、浮白、头窍阴。

③直者从巅脑后悬："悬"，系，关联，《后汉书·华佗传》："方术实工，人命所悬。"足太阳经主要循行分布于后头部。

④络脑还出别下项："络脑"，深入颅内联络大脑，说明足太阳经与脑有直接联系。"还出"指在颅内络脑后回出来。"项"，头与躯干相连的后部。足太阳经"别下项"，指在项后分成二支，分别下行到躯干后部。

⑤仍循肩膊侠脊边："膊"（bó）通"髆"，肩胛骨别称"肩膊"。"侠脊边"，挟脊柱之旁而行。此为足太阳在背腰部循行的第一条侧线，距脊柱正中1.5寸。

【歌赋】

抵腰脊肾膀胱内①，一支下与后阴连②。
贯臀斜入委中穴③，一支膊内左右别④，
贯胂侠脊过髀枢⑤，髀外后廉腘中合⑥，
下贯腨内外踝后⑦，京骨之下指外侧⑧。

【诠释】

①抵腰脊肾膀胱内："脊"（lǚ），指背腰部脊椎两边的肌肉。《医宗金鉴·刺灸心法要诀》："脊者，夹脊骨两旁肉也。"足太阳经沿背腰部脊椎两边肌肉下行，抵达腰部后深入腹内，联络肾脏，统属膀胱，说明此经脉的脏腑属络关系。

②一支下与后阴连：足太阳经下行贯臀，虽其经脉并不与后阴肛门直接相连，但其经别"下尻五寸，别入于肛"，使肛门部成为足太阳经所能联系的部位。

③贯臀斜入委中穴："臀"，腰以下、尾骶骨两旁的丰厚肌肉。足太阳经支脉由腰部分出，挟脊柱而下行，穿过臀部，入于腘窝委中穴。

④一支膊内左右别："膊内左右"，此指左右肩胛骨。"别"，另。这是足太阳在背腰部循行的第二条侧线，从左右肩胛骨分出。

⑤贯胂侠脊过髀枢："胂"（shèn），夹脊肉，即脊椎骨两旁的肌肉群。《素问·缪刺论》："刺腰尻之解，两胂之上是腰俞。"张隐菴注："侠脊之肉曰胂。""髀枢"出自《灵枢·骨度》，"髀"指股部，大腿或其上端；"枢"为枢纽、机关，髀枢即骨盆外方中央髋臼的股关节部位，此指股骨大转子。足太阳第二侧线另外通过肩胛内侧缘，挟脊柱直行向

27

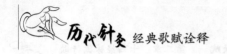

下，距脊柱正中3寸，行至股关节处。

⑥髀外后廉腘中合："髀外"即是大腿外侧。"腘"，膝部后方，屈膝时的凹陷处。经脉从大腿外侧的后缘下行，与前一支脉在腘窝处相合。

⑦下贯腨内外踝后："腨"为小腿肚腓肠肌。"外踝"，腓骨下端的圆形隆起处。两条支脉在腘窝处相合成一条后，由此而贯穿小腿肚，并行至外踝后方。

⑧京骨之下指外侧："京骨"，指第五跖骨后端隆起的圆骨，即第五跖骨粗隆。"指"，此指足小趾。足太阳经沿着第五跖骨粗隆下方，一直到足小趾的外侧末端，交于足少阴肾经。

第八节　足少阴肾经循行歌

【指要】

足少阴肾经属十二经脉之第八经。足少阴肾经基本走向是"从足走腹"，在体内联系肾、膀胱、肝、肺、心、喉咙、舌等脏腑和器官，在体外分布于下肢内侧后缘、胸腹。

《灵枢·经脉》："肾足少阴之脉：起于小指之下，邪走足心，出于然谷之下，循内踝之后，别入跟中，以上端内，出腘内廉，上股内后廉，贯脊，属肾，络膀胱；其直者，从肾上贯肝膈，入肺中，循喉咙，挟舌本；其支者，从肺出，络心，注胸中。"

【歌赋】

足经肾脉属少阴，小指斜趋涌泉心①，
然骨之下内踝后②，别入跟中腨内侵③。
出腘内廉上股内④，贯脊属肾膀胱临⑤，
直者从肾贯肝膈⑥，入肺循喉舌本寻⑦，
支者从肺络心内，仍至胸中部分深⑧。

【诠释】

①足经肾脉属少阴，小指斜趋涌泉心："涌泉"，足少阴经首穴，在足底部，蜷足时足前部凹陷处。足少阴肾经起始于足小趾的下端，斜行走过足心部。

②然骨之下内踝后："然骨"，指内踝之下，前方隆起大骨，即现之"舟骨"。《太素》："然骨，在内踝下近前起骨也。"此指舟骨粗隆，本经"然谷"穴居于舟骨粗隆下方。经脉通过足心到舟骨粗隆，即从足的外侧斜行至足内侧，上于内踝后方凹陷处。

③别入跟中腨内侵："别"，转行，指经脉转行入于足跟之内。"跟"即足跟，因其负任身体之重而着地，犹如人之根本而名。"腨"，小腿肚。足少阴经脉沿着内侧踝骨的后面转入足跟，由此上行至小腿肚内侧。

④出腘内廉上股内："腘内廉"，腘窝内侧。"股内"也称"股阴"，指大腿内侧。足少阴经由小腿经膝部腘窝内侧，再沿大腿内侧的后缘上行。

⑤贯脊属肾膀胱临："贯脊"，此为贯穿脊柱里面。足少阴经脉由大腿内侧至尾骨端长强穴处交会于督脉，然后贯穿于脊柱里面而上行腹内，统属于肾脏，联络膀胱，说明本经脉的脏腑属络关系。但由于有穴位分布，足少阴经在胸腹躯干部仍有体表循行。胸腹部行于体表的一条支脉，在腹部距前正中线 0.5 寸挤脐上行，至脐上 6 寸处斜循上胸，在胸部距前正中线 2 寸上行至锁骨下缘。

⑥直者从肾贯肝膈：体内直行的支脉，由肾脏别出上行，先贯穿肝脏，后通过横膈而进入胸中。

⑦入肺循喉舌本寻："舌本"，舌根部。直行支脉入胸后，联络肺脏，沿着喉咙，挟行于舌根部。

⑧支者从肺络心内，仍至胸中部分深："部分深"，指胸中深部。足少阴经在体内的另一条分支，由肺脏别出，联络心脏，流注于胸中，交注于手厥阴心包经。

第九节　　手厥阴心包经循行歌

【指要】

手厥阴心包经属十二经脉之第九经。手厥阴心包经基本走向是"从胸走手"，在体内联系心包、三焦等脏腑和器官，在体外分布于胸壁、上肢内侧中间。

《灵枢·经脉》："心主手厥阴心包络之脉：起于胸中，出属心包络，下膈，历络三焦；其支者，循胸出胁，下腋三寸，上抵腋下，循臑内，行太阴、少阴之间，入肘中，下臂，行两筋之间，入掌中，循中指，出其端；其支者，别掌中，循小指次指，出其端。"

【歌赋】

手厥阴心主起胸，属包下膈三焦宫[①]，
支者循胸出胁下，胁下连腋三寸同[②]。
仍上抵腋循臑内，太阴少阴两经中[③]，
指透中冲支者别，小指次指络相通[④]。

29

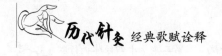

【诠释】

①手厥阴心主起胸，属包下膈三焦宫："心主"即心包经。"属包"即是经脉隶属"心包络"。因其包绕心脏周围的筋膜，筋膜细小如丝，而称"心包络"，相当于心的包膜。中医理论中"心包络"是一个重要脏器，与肝、心、脾、肺、肾合称"六脏"。"三焦"是将胸腹体腔按部位划分为三部分，分别称为上焦、中焦、下焦，有其名而无其形。《灵枢·经脉》为"历络三焦"，其"历"有历经、依次之义。这里是指经脉自胸腔下至腹腔，依次联络上、中、下三焦。此为经脉在体内的循行，说明脏腑属络关系。

②支者循胸出胁下，胁下连腋三寸同："胁"，腋下至肋骨尽处统称为胁，即侧胸部。"腋"即腋窝。"同"原为"百里"地方之称，此引申为处、处所、部位。手厥阴经脉循胸部横行浅出于胁，在腋下三寸的部位开始在体表循行分布。

③仍上抵腋循臑内，太阴少阴两经中："仍上抵腋"，指从胸胁到腋下三寸复转上行至腋窝下面。"太阴少阴两经中"，手厥阴经脉循行于上臂部内侧正中，即手太阴肺、手少阴心两经的中间，直下进入肘窝。在前臂内侧行于两筋之间，握拳时可见劲起之两筋，即掌长肌腱和桡侧腕屈肌腱，亦称"掌后两筋"。

④指透中冲支者别，小指次指络相通："指"，此处为中指。手厥阴经进入手掌中央，沿着手中指终止于它的末端。"中冲"，手厥阴心包经最后一穴名，在手中指末节尖端中央。"支者别"在《灵枢·经脉》中为"其支者，别掌中"。"小指次指"即小指侧的次指，现称"无名指"。支脉由掌心别出后，沿无名指的尺侧抵达指端，与手少阳三焦经相连接。

第十节　手少阳三焦经循行歌

【指要】

手少阳三焦经属十二经脉之第十经。手少阳三焦经基本走向是"从手走头"，在体内联系三焦、心包、眼、耳等脏腑和器官，在体外分布于上肢内侧中间、肩部及侧头部。

《灵枢·经脉》："三焦手少阳之脉：起于小指次指之端，上出两指之间，循手表腕，出臂外两骨之间，上贯肘，循臑外上肩，而交出足少阳之后，入缺盆，布膻中，散络心包，下膈，循属三焦；其支者，从膻中上出缺盆，上项，系耳后直上出耳上角，以屈下颊至𬼸；其支者，从耳后入耳中，出走耳前，过客主人前，交颊，至目锐眦。"

【歌赋】

> 手经少阳三焦脉，起自小指次指端①，
> 两指歧骨手腕表，上出臂外两骨间②。
> 肘后臑外循肩上，少阳之后交别传③，
> 下入缺盆膻中布，散络心包膈里穿④。
> 支者膻中缺盆上，上项耳后耳角旋⑤，
> 屈下至颊仍至䪼⑥，一支入耳出耳前⑦。

【诠释】

①手经少阳三焦脉，起自小指次指端：手少阳三焦经脉起始于手无名指尺侧末端，向上行于第四、五掌骨之间。

②两指歧骨手腕表，上出臂外两骨间："歧骨"，两骨的末端互相交叉的部分，此指第四、五掌骨结合部。"手腕表"《灵枢·经脉》作"手表腕"，指手的表面，又名手背、腕背，即手掌部的背侧面。"臂外两骨"，前臂外侧面可扪得两长骨，直达腕部，即现在的尺骨、桡骨。若在前臂内侧扪得的两骨，名为"臂内两骨"，亦指尺骨、桡骨。手少阳沿手腕背面，行于前臂外侧的尺骨与桡骨中间。

③肘后臑外循肩上，少阳之后交别传："肘后"，此指肘尖后面。"少阳之后"在《灵枢·经脉》中作"交出足少阳之后"，手少阳经脉行至肩胛骨后下方天髎穴，经肩关节后方上肩交于手太阳小肠经秉风穴，从足少阳后面交会于胆经肩井穴，向前穿过足少阳胆经。

④下入缺盆膻中布，散络心包膈里穿："膻中"为前胸部正中，两乳之间的部位，为心主之宫城。"散络心包"，意为脉气散布，联络于心包，统属于上、中、下三焦。经脉由锁骨上窝进入胸腔后，分布于两乳之间的膻中部位，联心包，穿横膈，属三焦，说明本经脉的脏腑属络关系。

⑤支者膻中缺盆上，上项耳后耳角旋："项"即后项部，此指项后第七颈椎处大椎穴，手少阳与之交会。"耳角"在《灵枢·经脉》中作"耳上角"，耳轮的上方。"旋"，旋转、转动，引申为经脉的运行，指手少阳经在侧头沿耳垂后缘直上至耳角上方。

⑥屈下至颊仍至䪼："屈下"，由耳上角曲折而下。"䪼"指眼眶的下方。手少阳经行至耳角上方后，再屈而下行到面颊，抵达眼眶下缘的部位。

⑦一支入耳出耳前：《灵枢·经脉》谓："其支者，从耳后入耳中，出走耳前，过客主人前，交颊至目锐眦。"即手少阳经头部的支脉由耳后翳风穴别出，进入耳中，回转出来行于耳前，经过颧骨弓的上方，与前脉（屈而下行至面颊部的脉）交叉于面颊部，到达外

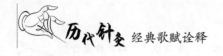

眼角，交于足少阳胆经。

第十一节 足少阳胆经循行歌

【指要】

足少阳胆经属十二经脉之第十一经。足少阳胆经基本走向是"从头走足"，在体内联系胆、肝、眼、耳等脏腑和器官，在体外分布于侧头部、胸胁和下肢外侧。

《灵枢·经脉》："胆足少阳之脉：起于目锐眦，上抵头角，下耳后，循颈行手少阳之前，至肩上却交出手少阳之后，入缺盆。其支者从耳后，入耳中，出走耳前，至目锐眦后；其支者，别目锐眦下大迎，合于手少阳抵于𩩁，下加颊车，下颈合缺盆。以下胸中，贯膈，络肝，属胆，循胁里，出气街，绕毛际，横入髀厌中。其直者从缺盆，下腋循胸，过季胁，下合髀厌中。以下循髀阳，出膝外廉，下外辅骨之前，直下抵绝骨之端，下出外踝之前，循足跗上，入小指次指之间。其支者别跗上，入大指之间，循大指歧骨内出其端，还贯爪甲出三毛。"

【歌赋】

足脉少阳胆之经，始从两目锐眦生①，
抵头循角下耳后，脑空风池次第行②。
手少阳前至肩上，交少阳后入缺盆③，
支者耳后贯耳内，出走耳前锐眦循④。
一支锐眦大迎下，合手少阳抵项根⑤，
下加颊车缺盆合，入胸贯膈络肝经⑥。
属胆仍从胁里过，下入气冲毛际萦⑦。

【诠释】

①足脉少阳胆之经，始从两目锐眦生："目锐眦"即外眼角，是上下眼睑在颞侧的连接处，因其形较内眼角锐细而小而名。足少阳经脉起始于眼外角眉端瞳子髎穴。

②抵头循角下耳后，脑空风池次第行："抵头"指抵达侧头部。"角"，额角，当额结节部分。"次第"，按次序排列。根据穴位排列，经脉起始于目锐眦，经耳前听会上行抵达耳角，从侧头部行至耳前上方鬓发中，环绕耳后至乳突后下缘完骨穴处，再回转绕行上于

头顶，一直到达前额阳白穴，复折上行头顶，下于枕后的脑空、风池穴处。脑空、风池二穴均位于项后枕骨处，也是足少阳经在侧头部20个穴位中按顺序排列的最后二穴。

③手少阳前至肩上，交少阳后入缺盆：《灵枢·经脉》记载："循颈行手少阳之前，至肩上却交出手少阳之后，入缺盆"，说明足少阳经脉在颈部的循行曲折盘绕。足少阳自上而下，在颈部胸锁乳突骨前缘交会于手太阳经天容穴，此处在手少阳三焦经的天牖穴之前，故"循颈行手少阳之前。"而在肩部，由天容交会于大椎至本经肩井穴处，又在手少阳三焦经"从膻中上出缺盆上项"的支脉之后，故"至肩上却交出手少阳之后"。两脉交行后，再向下进入锁骨上窝。

④支者耳后贯耳内，出走耳前锐眦循：足少阳支脉由耳后进入耳中，浅出于耳前，到达眼外角的后面，说明本经脉与耳、眼的联系。

⑤一支锐眦大迎下，合手少阳抵项根："大迎"，足阳明胃经穴名，在下颌角前1.3寸骨陷中，咬肌附着部的前缘。足少阳经另有一条支脉由眼外角别出，向下过咬肌附着部的大迎穴。"项根"应根据《灵枢·经脉》所言"合于手少阳抵于顬"改为"顬"，指支脉会合于手少阳经到达眼眶下面。因手少阳三焦经屈而下颊至𫗲，本经脉在颊部与之会合而抵顬。

⑥下加颊车缺盆合，入胸贯膈络肝经："加"，经过，通过。"颊车"，面颊部端牙车骨处，总载诸齿开合如机轴转运，本经颊车穴居于此处。足阳明支脉向下经过下颌角前咬肌隆起处的颊车处，下循颈部，与上一条入缺盆的支脉在锁骨上窝会合。经脉内行进入胸中，通于横膈深入腹内，络于肝脏。

⑦属胆仍从胁里过，下入气冲毛际萦："胁里"，胸胁里面。"毛际"，此指耻骨阴毛之边际。"萦"，环绕之义。足少阳经隶属胆腑，继沿胸胁里面，浅出腹股沟气冲处，环绕阴毛的周围。

【歌赋】

横入髀厌环跳内①，直者缺盆下腋膺②。
过季胁下髀厌内③，出膝外廉是阳陵④，
外辅绝骨踝前过⑤，足跗小指次指分⑥。
一支别从大指去，三毛之际接肝经⑦。

【诠释】

①横入髀厌环跳内："髀厌"即髀枢部，股骨大转子部位，现代称之为股关节。"环跳"，本经穴名，位于股骨大转子最高点与骶管裂孔连线的1/3交点处。经脉环绕阴毛之边际后，横向进入股关节。

②直者缺盆下腋膺："膺"即"胸"，在此指侧胸部。足少阳经在体表直行的脉，由锁骨上窝分出下行到腋部、侧胸。

③过季胁下髀厌内："季胁"，相当于侧胸第十一、十二胁软肋的部分。直脉向下过季

33

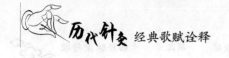

胁，与前一支内行于胸腹腔内的支脉在股关节会合。

④出膝外廉是阳陵："阳陵"即本经阳陵泉穴，在膝关节外侧腓骨小头前下方凹陷处。经脉向下沿着大腿外侧，到达膝关节外阳陵泉穴处。

⑤外辅绝骨踝前过："外辅骨"，此指腓骨。辅骨在下肢是指膝两侧之骨，其中在内侧的为"内辅骨"，即股骨下端的内侧髁与胫骨上端的内侧髁组成的骨突；在外侧的为"外辅骨"，即股骨外侧髁与胫骨外侧髁组成的骨突，但此处将小腿外侧的腓骨称为"外辅骨"。"绝骨"，腓骨下端似乎中断的部位，这里指腓骨下端突然凹陷之处。本经绝骨（悬钟）穴居于此处。足少阳经脉向下循行于腓骨的前面，直下到达腓骨下段，行经外踝前面。

⑥足跗小指次指分："足跗"即足背，"小指次指"指足第四趾。足少阳经脉沿足背上面，终止于足第四趾外侧端（即第四、五跖骨缝间）。

⑦一支别从大指去，三毛之际接肝经："大指"即足大趾。"三毛"，也称"丛毛"，指足大趾爪甲背面的毫毛。足少阳的最后一条支脉由足背别出，由大趾缝间至足大趾的末端，又回转过来穿过趾甲，在大趾背面丛毛部交于足厥阴肝经。

第十二节　　足厥阴肝经循行歌

【指要】

　　足厥阴肝经属十二经脉之最后一经。足厥阴肝经基本走向是"从足走腹"，在体内联系肝、胆、肺、胃、生殖器、喉咙、目系等脏腑和器官，在体外分布于下肢内侧、胁腹。

　　《灵枢·经脉》："肝足厥阴之脉：起于大指丛毛之际，上循足跗上廉，去内踝一寸，上踝八寸，交出太阴之后，上腘内廉，循股阴，入毛中，过阴器，抵小腹，挟胃，属肝，络胆，上贯膈，布胁肋，循喉咙之后，上入颃颡，连目系，上出额，与督脉会于巅；其支者，从目系，下颊里，环唇内；其支者，复从肝，别贯膈，上注肺。"

【歌赋】

厥阴足脉肝所终，大指之端毛际从①，
足跗上廉太冲分②，踝前一寸入中封③。
上踝交出太阴后，循腘内廉阴股冲④，
环绕阴器抵小腹⑤，侠胃属肝络胆逢⑥。

【诠释】

①厥阴足脉肝所终，大指之端毛际从："终"，此处义指足厥阴为十二经脉之终点。"毛际从"，亦称丛毛、三毛、聚毛，即足大趾背面爪甲后的关节横纹中，生长得较长的毛。

②足跗上廉太冲分："太冲"为足厥阴肝经穴，在足背第一跖骨间隙的后方凹陷处。足厥阴经沿足背上缘，行于第一、二趾骨之间而至太冲。

③踝前一寸入中封："中封"，足厥阴肝经穴名，在足背内踝前约1寸处。

④上踝交出太阴后，循腘内廉阴股冲：《灵枢·经脉》记载："上踝八寸，交出太阴之后。"意为足厥阴肝经在小腿部内踝上8寸处交叉行于足太阴脾经的后方。《铜人》："足厥阴行于足太阴之前，上踝八寸而厥阴复出太阴之后。""阴股"即"股阴"，指大腿内侧。"冲"，向上钻，在此引申为"上行"。足厥阴的经脉上行到腘窝内缘，沿着大腿内侧中间向上循行。

⑤环绕阴器抵小腹：《灵枢·经脉》谓："入毛中，过阴器，抵少腹。"前阴部阴毛之中为"毛中"，阴毛之上为"毛际"。十二经脉中足厥阴肝经"入毛中"，足少阳胆经"绕毛际"。过阴器，过即"环"之意，《太素》："循阴器一周名环也。"此指经脉左右交叉，环绕外生殖器，并向上抵行于少腹部。由于本经穴位分布，其体表循行也上至胸胁，即从小腹部斜行到季肋，继续向内上方至乳下第六肋间的前胸部。

⑥侠胃属肝络胆逢："侠"同"挟"。足厥阴肝经深入腹腔的内行线，挟行于胃的两旁，属于肝脏，联络胆腑，说明了脏腑的属络关系，也表明了肝、胃之间的经脉联系。

【歌赋】

> 上贯膈里布胁肋①，侠喉颃颡目系同②，
> 脉上巅会督脉出③，支者还从目系中，
> 下络颊里环唇内④，支者便从膈肺通⑤。

【诠释】

①上贯膈里布胁肋："膈里"，深部横膈。经脉在内向上贯穿横膈，散布于肋胁。肋胁为肝经之分野，在胸胁以上的乳房组织也由足厥阴肝经联系。

②侠喉颃颡目系同："颃颡"（háng sǎng），俗称"嗓子"，即咽之上部通于鼻者，现代称为"鼻咽腔"。张景岳注："颃，颈也。颃颡，即颈中之喉颡，当咽喉之上，悬雍之后，张口可见者也。颡前有窍，息通于鼻，故为气分之所泄。""目系"即"目瞳"，眼睛的周围组织，眼球内与脑相连的脉络。肝脉连于目系，故"开窍于目"。

③脉上巅会督脉出：巅，巅顶，为头之最高处，督脉的"百会"穴即在于此。足厥阴肝经的经脉向上直出于前额部，与督脉在百会穴处交会。

④支者还从目系中，下络颊里环唇内："颊里"，面颊的里面，即口腔内颊黏膜的部

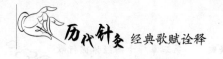

分。肝经由目系有支脉分出，向下深行于面颊的里面，环绕口唇之内。

⑤支者便从膈肺通：此为足厥阴肝经在体腔内的一条支脉，由肝脏分出，另行向上通过横膈流注于肺脏。不仅说明肝、肺之间的经脉联系，也进一步说明了经脉的流注衔接。十二经脉从肺经开始，经过各个脏腑的依次传递，流至肝经，恰行一周。肝脉上注于肺，周而复始，循环传注，首尾相贯，如环无端。

第十三节　督脉循行歌

【指要】

督脉循行于身之背部，背为阳，督脉联系手足三阳经，全身六条阳经脉均在大椎穴与督脉交会，因此督脉为人体阳气之总会，是阳气功能集中表现的地方，称为"阳脉之海"，可以维系人身元阳，对全身阳气有总督。

"督脉"虽最早散见于《黄帝内经》中的各个篇章，但以《难经·二十八难》和明代《奇经八脉考》的记载较为完整。督脉起于少腹胞中，沿人体后正中线上行，经背腰而上至头项面部。因其行于背腰，虽不直接内属脏腑，但在循行过程中与各个内应的脏腑相关，并与奇恒之腑脑、骨髓、胞宫和鼻、唇等器官、组织联系密切。体表循行主要在腰背部正中、头顶、面部。

《难经·二十八难》："督脉者，起于下极之输，并于脊里，上至风府，入属于脑。"《针灸甲乙经》："上巅，循额，至鼻柱。"

【歌赋】

督脉少腹骨中央，女子入系溺孔疆①，
男子之络循阴器，绕篡之后别臀方②，
至少阴者循腹里，会任直上关元行③，
属肾会冲街腹气，入喉上颐环唇当④，
上系两目中央下，始合内眦络太阳⑤，
上额交巅入络脑，还出下项肩髆场⑥，
侠脊抵腰入循膂，络肾茎篡等同乡⑦，
此是申明督脉路⑧，总为阳脉之督纲⑨。

【诠释】

①督脉少腹骨中央，女子入系溺孔疆："溺"（niào），同"尿"。"疆"，尽头，边端。

督脉起始于少腹胞中，与任脉、冲脉同出而"一源三歧"。

②男子之络循阴器，绕篡之后别臀方："阴器"，此指男子外生殖器。"篡"（cuàn），即会阴部。《难经·二十八难》谓："下极之输。"下极之输、女子溺孔疆、男子循阴器，三者皆指会阴部，为督脉浅出之处。

③至少阴者循腹里，会任直上关元行："少阴"，足少阴肾脉。"腹里"，腹腔深部里面。"行"（háng），路，此指任脉循行路线。说明督脉在小腹之内与少阴肾脉、任脉的会合。

④属肾会冲街腹气，入喉上颐环唇当："冲"，冲脉。"街"，气街，亦指气冲穴。此为督脉在小腹之内与冲脉的会合。冲脉起于胞中，浅出于气街部，在胸腹部与足少阴肾经相并而上行，上抵于咽喉，环绕口唇。

⑤上系两目中央下，始合内眦络太阳："两目中央下"，即眼眶下方，古称"䪾"。"内眦"，指眼内角。"络太阳"，指在眼内角睛明穴处联络于足太阳经。此为督脉会于任脉后，任脉上行至面部的循行，即《素问·骨空论》："上颐，循面，入目。"

⑥上额交巅入络脑，还出下项肩髀场："巅"，头顶部。"入络脑"，深入颅内联络大脑。"还出"指在颅内络脑后回出过来。"项"，头与躯干相连的后部。"肩髀"，肩胛骨。督脉会于足太阳脉后，足太阳经脉的循行，上至前额，交于巅顶，入络大脑，还出别下项，循肩胛下行。

⑦侠脊抵腰入循膂，络肾茎篡等同乡："侠脊"，挟脊柱之旁而行。"膂"，背腰部脊椎两边的肌肉。"茎篡"为前阴生殖器，为肾膀所主。足太阳经沿背腰部脊椎两边肌肉下行，抵达腰部后深入腹内，联络肾脏，系于茎篡。

⑧此是申明督脉路：督脉循行径路古时记载不一，现多据以《难经·二十八难》："督脉者，起于下极之输，并于脊里，上至风府，入属于脑。"《针灸甲乙经》："上巅，循额，至鼻柱。"督脉起始于少腹胞中，浅出于会阴，向上经尾骨端长强处行于脊柱，沿人体后正中线上行，经腰部正中、背部正中上至项后风府穴处，深入颅腔络脑，再回出行至头顶部，循前额正中线下行至鼻柱下方，止于唇内上唇系带与齿龈连接处龈交穴，在此与任脉相交会。

⑨总为阳脉之督纲："督"，总督，都统。"纲"，纲领，总纲。督脉为"阳脉之海"，故曰督脉为阳脉之督纲。督脉联系全身各条阳经经脉，其主治范围包括各阳经经脉的病候，主要治疗热病、神志病、腰背部疾病、泌尿和生殖系统疾病。

第十四节　任脉循行歌

【指要】

　　任脉循行于胸腹正中，腹为阴，任脉联系三阴经，足三阴经直接在中极、关元穴处与任脉交会，并通过胸腹上交手三阴，使全身阴经与任脉均有联系

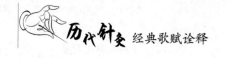

起来。任脉对全身阴气有统揽、总任的作用，而且妇女经、带、胎、产多与任脉有关，而有"任主胞胎"之说。故任脉为人体阴气之总会，是阴经气血集中汇聚的地方，称为"阴脉之海"。

"任脉"虽最早散见于《黄帝内经》中的各个篇章，但以《素问·骨空论》和明代《奇经八脉考》的记载较为完整。任脉起于少腹胞中，沿人体前正中线上行，经胸腹上达于面部。因其行于胸腹，虽不直接内属脏腑，但在循行过程中与各个内应的脏腑相关，并与胞宫、口唇、眼发生联系。体表循行主要在胸腹部和面部。

《素问·骨空论》："任脉者，起于中极之下，以上毛际，循腹里，上关元，至咽喉，上颐，循面，入目。"

【歌赋】

> 任脉起于中极下，会阴腹里上关元[1]，
> 循内上行会冲脉，浮外循腹至喉咽[2]，
> 别络口唇承浆已，过足阳明上颐间[3]，
> 循面入目至睛明[4]，交督阴脉海名传[5]。

【诠释】

[1]任脉起于中极下，会阴腹里上关元："中极下"，脐下四寸中极穴下方深部，即胞宫之所。"腹里"，少腹里面。关元，任脉穴名，在小腹部脐下三寸。任脉与督脉、冲脉同出而"一源三歧"，起始于少腹胞中，下出于会阴部，沿阴毛向上进入腹中，行至关元。

[2]循内上行会冲脉，浮外循腹至喉咽："循内"，循行于腹里内部。"浮外"，浮在外部肌表，指外部循行的经脉。任脉在少腹部的循行，一支在内与冲脉相会，一支在外沿胸腹部前正中线上行，经胸部正中、腹部正中，上达于咽喉。

[3]别络口唇承浆已，过足阳明上颐间：别络，此指绕行。"承浆"，本经穴名，在面部颏唇沟的正中凹陷处。"颐"，俗称"下巴"，足阳明胃经循行之处。任脉在面部行至颏唇沟下承浆穴处，上行环绕口唇，循行至颐。

[4]循面入目至睛明："睛明"，足太阳膀胱经穴名，在目内眦角稍上方凹陷处，为诸经之脉所交会穴处。任脉环绕口唇后分两支经过面部，入目而交足太阳经睛明穴。

[5]交督阴脉海名传："交督"，指任督阴阳之脉相互交合。"海名"，任脉联系所有的六条阴经，所以称为"阴脉之海"。任脉联系全身各条阴经经脉，其主治范围包括各阴经经脉的病候，主要治疗生殖泌尿、消化系统和心、肺、咽喉疾患。

第三章
十四经脉经穴歌

十四经中每一个穴位都有具体所在位置和主治上的特异性，因而也有相应的名称。古人对于十四经穴的穴位命名依据，是以阴阳五行、脏腑气血、经脉流注、腧穴功能、解剖位置、取穴方法、骨度分寸，以及天体地貌，卦象算术、乐器音律、土木建筑、物象形态、活动场所、文字字形、音韵训诂等为内容，运用比拟、象形、会意、写实等方法来进行命名的。腧穴命名涵义十分广泛，上察天文、下及地理、中通人事，远取诸物，近取诸身，从多方面汇集而成，正如唐代医学家孙思邈所说："凡诸孔穴名不徒设，皆有深意。"如根据人体位置的解剖学形态直接命名的横骨、曲骨、完骨、腕骨、大椎、脊中；根据腧穴主治作用突出特点而命名的有光明、水分、迎香、孔最、交信；将人体隆起处作比喻的有承山、大陵、梁丘、灵墟；将人体低陷处作比喻的有太溪、合谷、支沟、中渎；将人体形态或功能方面如水流的比喻有照海、曲泽、天池、涌泉；将人体某一部分比拟动物形态的有伏兔、鸠尾、鱼际、犊鼻；将人体某一部分比拟植物形态的有禾髎、攒竹、丝竹空；根据中医的阴阳学说、五行学说和脏腑经络理论进行腧穴命名的有至阳、至阴、气海、血海、肺俞、心俞、肝俞、脾俞、肾俞、魄户、神堂、魂门、意舍、志室、百会、三阴交、三阳络。腧穴命名是针灸腧穴理论的一个重要部分，以各种方法来简单明快地表明腧穴在位置形态、取穴方法或功能主治等方面的特异性。如能认真学习，细心领会，对于掌握腧穴将会大有裨益。目前《针灸穴名国际化标准方案》将穴位名称用序号代表，如"中府"以"LU 1"表示（手太阴肺经第1穴）；"三阴交"以"SP 6"表示（足太阴脾经第6穴）；"风池"以"GB 20"表示（足少阳胆经第20穴）。

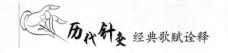

　　"十四经脉经穴歌"记述了十四经脉所属穴位的名称,是学习针灸经穴需背诵的主要歌诀之一。"十四经脉经穴歌"选自《医学入门》,为明代李梴编撰。《医学入门》是一部综合性医书,内容包括医学略论、医家传略、经穴图说、经络、脏腑、诊法、针灸等,正文为歌赋,加注补充说明,并附己见,是一部较有影响的医学门径书。十四经穴随着人们的医疗实践,经历了一个由少到多、由乱到治的过程。现有十四经穴共 362 个,绝大部分是晋代以前发现的,经过历代的不断补充,才达到了现有的数目。"十四经脉经穴歌"初现于明代,当时载有 359 个经穴,至清代又补充 2 穴。2006 年又将"印堂"1穴列入经穴范围。为了学习方便,现据中医高等院校教材《针灸学》补充完善作以参照。

第一节　　手太阴肺经经穴歌

【指要】

　　手太阴肺经左右各有经穴 11 个,起始于中府穴,终止于少商穴。其中有9 穴分布在上肢掌面桡侧,2 穴分布在前胸上部。手太阴肺经腧穴主治呼吸系统病证和本经脉所过部位的病证,常用的穴位有中府、尺泽、孔最、列缺、太渊、鱼际、少商。

【歌赋】

　　　　　手太阴经十一穴,中府云门天府诀①,
　　　　　侠白之下是尺泽②,孔最下行接列缺③,
　　　　　更有经渠与太渊④,鱼际少商如韭叶⑤。

【诠释】

　　①中府云门天府诀:说明本经"中府""云门"和"天府"三穴。"中府(LU 1)"为手太阴肺经第 1 穴,肺脏募穴,手、足太阴经交会穴。在胸外侧上部,云门下 1 寸,平第一肋间隙处,距前正中线 6 寸。主治咳嗽,气喘,肺胀满,胸痛,肩背痛。向外斜刺或平刺 0.5~0.8 寸,不可向内深刺,以免伤及肺脏。可灸。"云门(LU 2)"为手太阴肺经第 2 穴,在胸外侧部,肩胛骨喙突上方,锁骨下窝凹陷处,距前正中线 6 寸。主治咳嗽,气喘,胸痛,肩背痛,胸中烦痛。向外斜刺 0.5~0.8 寸,可灸。"天府(LU 3)"为手太阴肺经第 3 穴,在臂内侧面,肱二头肌桡侧缘,腋前纹头下 3 寸处。主治气喘,鼻衄,瘿

气，臂痛。直刺 0.5～1 寸。可灸。

②侠白之下是尺泽：说明本经"侠白""尺泽"二穴。"侠白（LU 4）"为手太阴肺经第 4 穴，在臂内侧面，肱二头肌桡侧缘，腋前纹头下 4 寸，或肘横纹上 5 寸处。主治咳嗽，气喘，干呕，烦满，臑痛。直刺 0.5～1 寸。可灸。"尺泽（LU 5）"为手太阴肺经第 5 穴，肺经合穴。在肘横纹中，肱二头肌腱桡侧凹陷处。主治咳嗽，气喘，咳血，潮热，胸部胀满，咽喉肿痛，小儿惊风，吐泻，肘臂挛痛。直刺 0.8～1.2 寸，或点刺出血。可灸。

③孔最下行接列缺：说明本经"孔最""列缺"二穴。"孔最（LU 6）"为手太阴肺经第 6 穴，肺经郄穴。在前臂掌面桡侧，当尺泽与太渊连线上，腕横纹上 7 寸处。主治咳嗽，气喘，咳血，咽喉肿痛，肘臂挛病，痔疾。直刺 0.5～1 寸。可灸。"列缺（LU 7）"为手太阴肺经第 7 穴，肺经络穴，八脉交会穴通任脉。在前臂桡侧缘，桡骨茎突上方，腕横纹上 1.5 寸，当肱桡肌与拇长展肌腱之间。两手虎口自然伸直交叉，一手食指按在另一手桡骨茎突上，指尖下凹陷中是穴。主治伤风，头痛，项强，咳嗽，气喘，咽喉肿痛，口眼喎斜，齿痛。向上斜刺 0.3～0.5 寸。可灸。

④更有经渠与太渊：说明本经"经渠""太渊"二穴。"经渠（LU 8）"为手太阴肺经第 8 穴，肺经经穴。在前臂掌面桡侧，桡骨茎突与桡动脉之间凹陷处，腕横纹上 1 寸。主治咳嗽，气喘，胸痛，咽喉肿痛，手腕痛。避开桡动脉，直刺 0.3～0.5 寸。可灸。"太渊（LU 9）"为手太阴肺经第 9 穴，肺经输穴、原穴，八会穴之脉会。在腕掌侧横纹桡侧，桡动脉搏动处。主治咳嗽，气喘，咳血，胸痛，咽喉肿痛，腕臂痛，无脉症。避开桡动脉，直刺 0.3～0.5 寸。可灸。

⑤鱼际少商如韭叶：说明本经"鱼际""少商"二穴。"鱼际（LU 10）"为手太阴肺经第 10 穴，肺经荥穴。在手拇指本节（第 1 掌指关节）后凹陷处，约当第 1 掌骨中点桡侧，赤白肉际处。主治咳嗽，咳血，咽喉肿痛，失音，发热。直刺 0.5～0.8 寸。可灸。"（少商 LU 11）"为手太阴肺经第 11 穴，肺经井穴。在手拇指末节桡侧，距指甲角 0.1 寸。主治咽喉肿痛，咳嗽，鼻衄，发热，昏迷，癫狂。浅刺 0.1 寸，或点刺出血。可灸。

第二节　手阳明大肠经经穴歌

【指要】

手阳明大肠经左右各有经穴 20 个，起始于商阳穴，终止于迎香穴。其中 15 穴分布在上肢背面桡侧，5 穴分布在头面颈部。手阳明大肠腧穴主治头面五官疾病，热病和本经脉所经过部位的病证。常用的穴位有商阳、合谷、阳溪、手三里、曲池、臂臑、肩髃、迎香。

【歌赋】

手阳明穴起商阳①，二间三间合谷藏②，

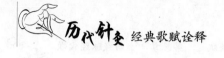

阳溪偏历复温溜③，下廉上廉三里长④，

曲池肘髎五里近⑤，臂臑肩髃巨骨当⑥，

天鼎扶突禾髎接⑦，鼻旁五分号迎香⑧。

【诠释】

①手阳明穴起商阳：手阳明大肠经穴起始于"商阳"。"商阳（LI 1）"为手阳明大肠经第 1 穴，大肠经井穴。在手食指末节桡侧，距指甲角 0.1 寸。主治耳聋、齿痛、咽喉肿痛、颌肿、青盲、手指麻木、热病、昏迷。浅刺 0.1 寸，或点刺出血。可灸。

②二间三间合谷藏：说明本经"二间""三间"和"合谷"三穴。"二间（LI 2）"为手阳明大肠经第 2 穴，大肠经荥穴。微握拳，当手食指本节（第二掌指关节）前桡侧凹陷中。主治目昏、鼻衄、齿痛、口喝、咽喉肿痛、热病。直刺 0.2~0.3 寸。可灸。"三间（LI 3）"为手阳明大肠经第 3 穴，大肠经输穴。微握拳，在手食指本节（第二掌指关节）后，桡侧凹陷处。主治咽喉肿痛、牙痛、腹胀、眼痛、肠泻、洞泄。直刺 0.3~0.5 寸。可灸。"合谷（LI 4）"为手阳明大肠经第 4 穴，大肠经原穴。在手背，第一、二掌骨间，当第二掌骨桡侧的中点处。以一手的拇指指骨关节横纹，放在另一手拇、食指之间的指蹼缘上，当拇指尖下是穴。主治头痛、目赤肿痛、鼻衄、齿痛、牙关紧闭、口眼喝斜、耳聋、疟腮、咽喉肿痛、热病无汗、多汗、腹痛、便秘、经闭、滞产。直刺 0.5~1 寸，孕妇不宜针刺。可灸。

③阳溪偏历复温溜：说明本经"阳溪""偏历"和"温溜"三穴。"阳溪（LI 5）"为手阳明大肠经第 5 穴，大肠经经穴。在腕背横纹桡侧，手拇指向上翘时，当拇短伸肌腱与拇长伸肌腱之间的凹陷中。主治头痛、目赤肿痛、耳聋、耳鸣、齿痛、咽喉肿痛、手腕痛。直刺 0.5~0.8 寸。可灸。"偏历（LI 6）"为手阳明大肠经第 6 穴，大肠经络穴。屈肘，在前臂背面桡侧，当阳溪与曲池连线上，腕横纹上 3 寸处。主治目赤、耳鸣、鼻衄、喉痛、手臂酸痛、水肿。直刺或斜刺 0.5~0.8 寸。可灸。"温溜（LI 7）"为手阳明大肠经第 7 穴，大肠经郄穴。屈肘，在前臂背面桡侧，当阳溪与曲池连线上，腕横纹上 5 寸处。主治头痛、面肿、咽喉肿痛、疔疮、肩背酸痛、肠鸣腹痛。直刺 0.5~1 寸。可灸。

④下廉上廉三里长：说明本经"下廉""上廉"和"手三里"三穴。"下廉（LI 8）"为手阳明大肠经第 8 穴，在前臂背面桡侧，当阳溪与曲池连线上，肘横纹下 4 寸处。主治头痛、眩晕、目痛、肘臂痛、腹胀、腹痛。直刺 0.5~1 寸。可灸。"上廉（LI 9）"为手阳明大肠经第 9 穴，在前臂背面桡侧，当阳溪与曲池连线上，肘横纹下 3 寸处。主治头痛、肩膊酸痛、半身不遂、手臂麻木、肠鸣腹痛。直刺 0.5~1 寸。可灸。"手三里（LI 10）"为手阳明大肠经第 10 穴，在前臂背面桡侧，当阳溪与曲池连线上，肘横纹下 2 寸处。主治齿痛颊肿、上肢不遂、腹痛、腹泻。直刺 0.8~1.2 寸。可灸。

⑤曲池肘髎五里近：说明本经"曲池""肘髎"和"手五里"三穴。"曲池（LI 11）"为手阳明大肠经第 11 穴，大肠经合穴。在肘横纹外侧端，屈肘，当尺泽与肱骨外上髁连线中点。主治咽喉肿痛、齿痛、目赤痛、瘰疬、瘾疹、热病、上肢不遂、手臂肿痛、腹痛吐泻、高血压、癫狂。直刺 1~1.5 寸。"肘髎（LI 12）"为手阳明大肠经第 12 穴，在臂外

侧，屈肘，曲池上方 1 寸，当肱骨边缘处。主治肘臂部疼痛，麻木，挛急。直刺 0.5 ~ 1 寸。可灸。"手五里（LI 13）"为手阳明大肠经第 13 穴，在臂外侧，当曲池与肩髃连线上，曲池上 3 寸处。主治肘臂挛痛，瘰疬。避开动脉，直刺 0.5 ~ 1 寸。可灸。

⑥臂臑肩髃巨骨当：说明本经"臂臑""肩髃"和"巨骨"三穴。"臂臑（LI 14）"为手阳明大肠经第 14 穴，在臂外侧，三角肌止点处，当曲池与肩髃连线上，曲池上 7 寸处。主治肩臂痛，颈项拘挛，瘰疬，目疾。直刺或向上斜刺 0.8 ~ 1.5 寸。可灸。"肩髃（LI 15）"为手阳明大肠经第 15 穴，手阳明、手太阳、阳跷脉三脉之交会穴。在臂外侧，三角肌上，臂外展，或向前平伸时，当肩峰前下方凹陷处。主治肩臂挛痛不遂，瘾疹，瘰疬。直刺或向下斜刺 0.8 ~ 1.5 寸。可灸。"巨骨（LI 16）"为手阳明大肠经第 16 穴，手阳明经、阳跷脉交会穴。在肩上部，当锁骨肩峰端与肩胛冈之间凹陷处。主治肩臂挛痛不遂，瘰疬，瘿气。直刺，微斜向外下方，进针 0.5 ~ 1 寸。可灸。

⑦天鼎扶突禾髎接：说明本经"天鼎""扶突"和"口禾髎"三穴。"天鼎（LI 17）"为手阳明大肠经第 17 穴，在颈外侧部，胸锁乳突肌后缘，当结喉旁，扶突与缺盆连线中点。主治暴喑气梗，咽喉肿痛，瘰疬，瘿气。直刺 0.5 ~ 0.8 寸。可灸。"扶突（LI 18）"为手阳明大肠经第 18 穴，在颈外侧部，结喉旁，当胸锁乳突肌前、后缘之间。主治咳嗽，气喘，咽喉肿痛，暴喑，瘰疬，瘿气。直刺 0.5 ~ 0.8 寸。可灸。"口禾髎（LI 19）"为手阳明大肠经第 19 穴，在上唇部，鼻孔外缘直下，平水沟穴。主治鼻塞，鼽衄，口歪，口噤。直刺或斜刺 0.3 ~ 0.5 寸。可灸。

⑧鼻旁五分号迎香：说明手阳明经的终止穴于"迎香"。"迎香（LI 20）"为手阳明大肠经第 20 穴，手足阳明经交会穴。在鼻翼外缘中点旁，当鼻唇沟中间。主治鼻塞，鼽衄，口喎，面痒，胆道蛔虫症。斜刺或平刺 0.3 ~ 0.5 寸。不宜灸。

第三节 足阳明胃经经穴歌

【指要】

足阳明胃经左右各有经穴 45 个，起始于承泣穴，终止于厉兑穴。其中有 8 穴在头面，3 穴在颈部，19 穴在胸腹躯干，15 穴在下肢前面。足阳明胃经腧穴主治胃肠等消化系统、神经系统、呼吸系统、循环系统和头面眼、鼻、口、齿等器官病证和本经脉所经过部位的病证。常用的穴位有承泣、地仓、颊车、下关、头维、梁门、天枢、归来、梁丘、犊鼻、足三里、上巨虚、条口、丰隆、解溪、内庭。

【歌赋】

四十五穴足阳明，承泣四白巨髎经[①]，
地仓大迎颊车对[②]，下关头维和人迎[③]，

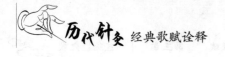

水突气舍连缺盆④，气户库房屋翳屯⑤，

膺窗乳中延乳根⑥，不容承满及梁门⑦，

关门太乙滑肉门⑧，天枢外陵大巨存⑨。

【诠释】

①承泣四白巨髎经：说明本经"承泣""四白"和"巨髎"三穴。"承泣（ST 1）"为足阳明胃经第1穴，足阳明经、阳跷脉、任脉交会穴。在面部，瞳孔直下，当眼球与眶下缘之间。主治目赤肿痛，流泪，夜盲，眼睑瞤动，口眼㖞斜。以左手拇指向上轻推眼球，紧靠眶缘缓慢直刺0.5~1.5寸，不宜提插，以防刺破血管引起血肿。可灸。"四白（ST 2）"为足阳明经第2穴，在面部，瞳孔直下，当眶下孔凹陷处。主治目赤痛痒，目翳，眼睑瞤动，口眼㖞斜，头痛眩晕。直刺或斜刺0.3~0.5寸不可深刺。可灸。"巨髎（ST 3）"为足阳明胃经第3穴，足阳明经、阳跷脉交会穴。在面部，瞳孔直下，平鼻翼下缘处，当鼻唇沟外侧。主治口眼㖞斜，眼睑瞤动，鼻衄，齿痛，唇颊肿。斜刺或平刺0.3~0.5寸。可灸。

②地仓大迎颊车对：说明本经"地仓""大迎"和"颊车"三穴。"地仓（ST 4）"为足阳明胃经第4穴，手足阳明经、阳跷脉交会穴。在面部，口角外侧，上直对瞳孔。主治口歪，流涎，眼睑瞤动。斜刺或平刺0.5~0.8寸。可灸。"大迎（ST 5）"为足阳明胃经第5穴，在下颌角前方，咬肌附着部前缘，当面动脉搏动处。主治口㖞，口噤，颊肿，齿痛。避开动脉，斜刺或平刺0.3~0.5寸。可灸。"颊车（ST 6）"为足阳明胃经第6穴，在面颊部，下颌角前上方约一横指（中指），当咀嚼时咬肌隆起，按之凹陷处。主治口㖞，齿痛，颊肿，口噤不语。直刺0.3~0.5寸，平刺0.5~1寸。可灸。

③下关头维和人迎：说明本经"下关""头维"和"人迎"三穴。"下关（ST 7）"为足阳明胃经第7穴，足阳明、足少阳经交会穴。在面部耳前方，当颧弓与下颌切迹所形成的凹陷中。主治耳聋，耳鸣，聤耳，齿痛，口噤，口眼㖞斜。直刺0.5~1寸。可灸。"头维（ST 8）"为足阳明胃经第8穴，足阳明、足少阳经、阳维脉交会穴。在头侧部，当额角发际0.5寸，头正中线旁4.5寸。主治头痛，目眩，口痛，流泪，眼睑瞤动。平刺0.5~1寸。禁不可灸。"人迎（ST 9）"为足阳明胃经第9穴，足阳明、足少阳经交会穴。在颈部，喉结旁，当胸锁乳突肌的前缘，颈总动脉搏动处。主治咽喉肿痛，气喘，瘰疬，瘿气，高血压。避开颈总动脉，直刺0.3~0.8寸。禁灸。

④水突气舍连缺盆：说明本经"水突""气舍"和"缺盆"三穴。"水突（ST 10）"为足阳明胃经第10穴，在颈部，胸锁乳突肌的前缘，当人迎与气舍连线的中点。主治咽喉肿痛，咳嗽，气喘。直刺0.3~0.8寸。可灸。"气舍（ST 11）"为足阳明胃经第11穴，在颈部，当锁骨内侧端的上缘，胸锁乳突肌的胸骨头与锁骨头之间。主治咽喉肿病，气喘，呃逆，瘿瘤，瘰疬，颈项强。直刺0.3~0.5寸。深部有大动脉及肺等重要脏器。不可深刺。可灸。"缺盆（ST 12）"为足阳明胃经第12穴，在锁骨上窝中央，距前正中线4寸。主治咳嗽，气喘，咽喉肿痛，缺盆中痛，瘰疬。直刺或斜刺0.3~0.5寸。深部有大动脉及肺等重要脏器。不可深刺。孕妇禁针。可灸。

⑤气户库房屋翳屯：说明本经"气户""库房"和"屋翳"三穴。"气户（ST 13）"为足阳明胃经第13穴，在胸部，当锁骨中点下缘，距前正中线4寸。主治咳嗽，气喘，呃逆，胸胁支满，胸痛。斜刺或平刺0.5～0.8寸。深部有大动脉及肺、肝等重要脏器。不可深刺。可灸。"库房（ST 14）"为足阳明胃经第14穴，在胸部，当第一肋间隙，距前正中线4寸。主治咳嗽，气喘，咳唾脓血，胸胁胀痛。斜刺或平刺0.5～0.8寸。深部有大动脉及肺等重要脏器。不可深刺。可灸。"屋翳（ST 15）"为足阳明胃经第15穴，在胸部，当第二肋间隙，距前正中线4寸。主治咳嗽，气喘，咳唾脓血，胸胁胀痛，乳痈。斜刺或平刺0.5～0.8寸。深部有大动脉及肺等重要脏器。不可深刺。可灸。

⑥膺窗乳中延乳根：说明本经"膺窗""乳中"和"乳根"三穴。"膺窗（ST 16）"为足阳明胃经第16穴，在胸部，当第三肋间隙，距前正中线4寸。主治咳嗽，气喘，胸胁胀痛，乳痈。斜刺或平刺0.5～0.8寸。深部有大动脉及肺等重要脏器。不可深刺。可灸。"乳中（ST 17）"为足阳明胃经第17穴，在胸部，当第四肋间隙，乳头中央，距前正中线4寸。本穴不针不灸，只作胸腹部腧穴的定位标志。深部有大动脉及肺等重要脏器。"乳根（ST 18）"为足阳明胃经第18穴，在胸部，当乳头直下，乳房根部，当第五肋间隙，距前正中线4寸。主治咳嗽，气喘，呃逆，胸痛，乳痈，乳汁少。斜刺或平刺0.5～0.8寸。深部有大动脉及肺等重要脏器。不可深刺。可灸。

⑦不容承满及梁门：说明本经"不容""承满"和"梁门"三穴。"不容（ST 19）"为足阳明胃经第19穴，在上腹部，当脐中上6寸，距前正中线2寸。主治呕吐，胃病，食欲减退，腹胀。直刺0.5～0.8寸。可灸。"承满（ST 20）"为足阳明胃经第20穴，在上腹部，当脐中上5寸，距前正中线2寸。主治胃病，吐血，食欲减退，腹胀。直刺0.8～1寸。可灸。"梁门（ST 21）"为足阳明胃经第21穴，在上腹部，当脐中上4寸，距前正中线2寸。主治胃痛，呕吐，食欲减退，腹胀，泄泻。直刺0.8～1.2寸。可灸。

⑧关门太乙滑肉门：说明本经"关门""太乙"和"滑肉门"三穴。"关门（ST 22）"为足阳明胃经第22穴，在上腹部，当脐中上3寸，距前正中线2寸。主治腹胀，腹痛，肠鸣泄泻，水肿。直刺0.8～1.2寸。可灸。"太乙（ST 23）"为足阳明胃经第23穴，在上腹部，当脐中上2寸，距前正中线2寸。主治胃病，心烦，癫狂。直刺0.8～1.2寸。可灸。"滑肉门（ST 24）"为足阳明胃经第24穴，在上腹部，当脐中上1寸，距前正中线2寸。主治胃痛，呕吐，癫狂。直刺0.8～1.2寸。可灸。

⑨天枢外陵大巨存：说明本经"天枢""外陵"和"大巨"三穴。"天枢（ST 25）"为足阳明胃经第25穴，大肠募穴，足阳明、足少阴及冲脉的交会穴。在腹中部，平脐中，距脐中2寸。主治腹胀肠鸣，绕脐痛，便秘，泄泻，痢疾，月经不调。直刺1～1.5寸。孕妇禁针。可灸。"外陵（ST 26）"为足阳明胃经第26穴，在下腹部，当脐中下1寸，距前正中线2寸。主治腹痛，疝气，痛经。直刺1～1.5寸。可灸。"大巨（ST 27）"为足阳明胃经第27穴，在下腹部，当脐中下2寸，距前正中线2寸。主治小腹胀满，小便不利，疝气，遗精，早泄。直刺1～1.5寸。可灸。

【歌赋】

水道归来气冲穴[①]，髀关伏兔走阴市[②]，

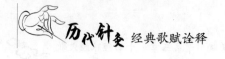

梁丘犊鼻足三里③，上巨虚连条口位④，

下巨虚穴上丰隆⑤，解溪冲阳陷谷中⑥，

下行内庭厉兑穴⑦，大趾次趾之端终⑧。

【诠释】

①水道归来气冲穴：说明本经"水道""归来"和"气冲"三穴。"水道（ST 28）"为足阳明胃经第28穴，在下腹部，当脐中下3寸，距前正中线2寸。主治小腹胀满，小便不利，痛经，不孕，疝气。直刺1～1.5寸。可灸。"归来（ST 29）"为足阳明胃经第29穴，在下腹部，当脐中下4寸，距前正中线2寸。主治腹痛，疝气，月经不调，白带，阴挺。直刺1～1.5寸。可灸。"气冲（ST 30）"为足阳明胃经第30穴，冲脉之所起。在腹股沟稍上方，当脐中下5寸，距前正中线2寸。主治肠鸣腹痛，疝气，月经不调，不孕，阳痿，阴肿。直刺0.5～1寸。可灸。

②髀关伏兔走阴市：说明本经"髀关""伏兔"和"阴市"三穴。"髀关（ST 31）"为足阳明胃经第31穴，在大腿前面，当髂前上棘与髌底外侧端的连线上，屈髋时，平会阴，居缝匠肌外侧凹陷处。主治腰痛膝冷，痿痹，腹痛。直刺1～2寸。可灸。"伏兔（ST 32）"为足阳明胃经第32穴，在大腿前面，当髂前上棘与髌底外侧端的连线上，髌底上6寸。主治腰痛膝冷，下肢麻痹，疝气，脚气。直刺1～2寸。可灸。"阴市（ST 33）"为足阳明胃经第33穴，在大腿前面，当髂前上棘与髌底外侧端的连线上，髌底上3寸。主治腿膝痿痹、屈伸不利，脚气，腹胀腹痛。直刺1～1.5寸。可灸。

③梁丘犊鼻足三里：说明本经"梁丘""犊鼻"和"足三里"三穴。"梁丘（ST 34）"为足阳明胃经第34穴，胃经郄穴。屈膝，大腿前面，当髂前上棘与髌底外侧端的连线上，髌底上2寸。主治膝肿痛，下肢不遂，胃痛，乳痈，血尿。直刺1～1.2寸。可灸。"犊鼻（ST 35）"为足阳明胃经第35穴，屈膝，在膝部，髌骨与髌韧带外侧凹陷中。主治膝痛，下肢麻痹、屈伸不利，脚气。向后内斜刺0.5～1寸。可灸。"足三里（ST 36）"为足阳明胃经第36穴，胃经合穴，胃腑下合穴，为保健要穴。在小腿前外侧，当犊鼻下3寸，距胫骨前缘一横指（中指）。主治胃痛，呕吐，噎膈，腹胀，泄泻，痢疾，便秘，乳痈，肠痈，下肢痹痛，水肿，癫狂，脚气，虚劳羸瘦。直刺1～2寸。可灸。

④上巨虚连条口位：说明本经"上巨虚""条口"二穴。"上巨虚（ST 37）"为足阳明胃经第37穴，大肠下合穴。在小腿前外侧，当犊鼻下6寸，距胫骨前缘一横指（中指）。主治肠鸣，腹痛，泄泻，便秘，肠痈，下肢痿痹，脚气。直刺1～2寸。可灸。"条口（ST 38）"为足阳明胃经第38穴，在小腿前外侧，当犊鼻下8寸，距胫骨前缘一横指（中指）。主治脘腹疼痛，下肢痿痹，转筋，足跗肿，肩臂痛。直刺1～1.5寸。可灸。

⑤下巨虚穴上丰隆：说明本经"下巨虚""丰隆"二穴。"下巨虚（ST 39）"为足阳明胃经第39穴，小肠下合穴。在小腿前外侧，当犊鼻下9寸，距胫骨前缘一横指（中指）。主治小腹痛，泄泻，痢疾，乳痈，下肢痿痹。直刺1～1.5寸。可灸。"丰隆（ST 40）"为足阳明胃经第40穴，胃经络穴。在小腿前外侧，当外踝尖上8寸，条口外，距胫骨前缘二横指（中指）。主治头痛，眩晕，痰多咳嗽，呕吐，便秘，水肿，癫狂痫，下肢

痿痹。直刺 1～1.5 寸。可灸。

⑥解溪冲阳陷谷中：说明本经"解溪""冲阳"和"陷谷"三穴。"解溪（ST 41）"为足阳明胃经第 41 穴，胃经经穴。在足背与小腿交界处的横纹中央凹陷处，当拇长伸肌腱与趾长伸肌腱之间。主治头痛，眩晕，癫狂，腹胀，便秘，下肢痿痹。直刺 0.5～1 寸。可灸。"冲阳（ST 42）"为足阳明胃经第 42 穴，胃经原穴。在足背最高处，当拇长伸肌腱和趾长伸肌腱之间，足背动脉搏动处。主治口眼㖞斜，面肿，齿痛，癫狂痫，胃病，足痿无力。避开动脉，直刺 0.3～0.5 寸。可灸。"陷谷（ST 43）"为足阳明胃经第 43 穴，胃经输穴。在足背，当第二、三跖骨结合部前方凹陷处。主治面目水肿，肠鸣腹痛，足背肿痛。直刺 0.3～0.5 寸。可灸。

⑦下行内庭厉兑穴：说明本经"内庭""厉兑"二穴。"内庭（ST 44）"为足阳明胃经第 44 穴，胃经荥穴。在足背当第二、三趾间，趾蹼缘后方赤白肉际处。主治齿痛，咽喉肿病，口㖞，鼻衄，胃病吐酸，腹胀，泄泻，痢疾，便秘，热病，足背肿痛。直刺或斜刺 0.5～0.8 寸。可灸。"厉兑（ST 45）"为足阳明胃经第 45 穴，胃经井穴。在足第二趾末节外侧，距趾甲角 0.1 寸。主治鼻衄，齿痛，咽喉肿痛，腹胀，热病，多梦，癫狂。浅刺 0.1 寸。可灸。

⑧大趾次趾之端终：大趾次趾即在大趾一侧的次趾同，足第二趾。

第四节　　足太阴脾经经穴歌

【指要】

足太阴脾经左右各有经穴 21 个，起始于隐白穴，终止于大包穴。其中有11 穴分布在下肢内侧，10 穴分布在胸腹部。足太阴脾经腧穴主治脾胃消化系统病证、妇科病证及经脉循行所过部位的病证。常用的穴位有隐白、太白、公孙、商丘、三阴交、地机、阴陵泉、血海、大横。

【歌赋】

足太阴经脾中州，隐白在足大趾头①，
大都太白公孙盛②，商丘三阴交可求③，
漏谷地机阴陵泉④，血海箕门冲门开⑤，
府舍腹结大横排⑥，腹哀食窦连天溪⑦，
胸乡周荣大包尽⑧，二十一穴太阴全。

【诠释】

①隐白在足大趾头：足太阴脾经穴起始于足大趾内侧端"隐白"。"（隐白 SP 1）"为

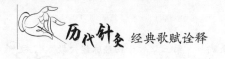

足太阴脾经第1穴，脾经井穴。在足大趾末节内侧，距趾甲角0.1寸。主治腹胀，便血，尿血，月经过多，崩漏，癫狂，多梦，惊风。浅刺0.1寸。可灸。

②大都太白公孙盛：说明本经"大都""太白"和"公孙"三穴。"大都（SP 2）"为足太阴脾经第2穴，脾经荥穴。在足内侧缘，当足大趾本节（第一跖趾关节）前下方赤白肉际陷处。主治腹胀，胃痛，呕吐，泄泻，便秘，热病。直刺0.3～0.5寸。可灸。"太白（SP 3）"为足太阴脾经第3穴，脾经输穴、原穴。在足内侧缘，当足大趾本节（第一跖骨关节）后下方赤白肉际凹陷处。主治胃痛，腹胀，肠鸣，泄泻，便秘，痔漏，脚气，体重节痛。直刺0.5～0.8寸。可灸。"公孙（SP 4）"为足太阴脾经第4穴，脾经络穴，八脉交会穴通冲脉。在足内侧缘，当第一跖骨基底部的前下方。主治胃痛，呕吐，腹痛，泄泻，痢疾。直刺0.6～1.2寸。可灸。

③商丘三阴交可求：说明本经"商丘""三阴交"二穴。"商丘（SP 5）"为足太阴脾经第5穴，脾经经穴。在足内踝前下方凹陷中，当舟骨结节与内踝尖连线的中点处。主治腹胀，泄泻，便秘，黄疸，足踝痛。直刺0.5～0.8寸。可灸。"三阴交（SP 6）"为足太阴脾经第6穴，足太阴、少阴、厥阴经交会穴。在小腿内侧，当足内踝尖上3寸，胫骨内侧缘后方。主治肠鸣腹胀，泄泻，月经不调，带下，阴挺，不孕，滞产，遗精，阳痿，遗尿，疝气，失眠，下肢痿痹，脚气。直刺1～1.5寸。孕妇禁针。可灸。

④漏谷地机阴陵泉：说明本经"漏谷""地机"和"阴陵泉"三穴。"漏谷（SP 7）"为足太阴脾经第7穴，在小腿内侧，当内踝尖与阴陵泉的连线上，距内踝尖6寸，胫骨内侧缘后方。主治腹胀，肠鸣，小便不利，遗精，下肢痿痹。直刺1～1.5寸。可灸。"地机（SP 8）"为足太阴脾经第8穴，脾经郄穴。在小腿内侧，当内踝尖与阴陵泉的连线上，阴陵泉下3寸。主治腹痛，泄泻，小便不利，水肿，月经不调，痛经，遗精。直刺1～1.5寸。可灸。"阴陵泉（SP 9）"为足太阴脾经第9穴，脾经合穴。在小腿内侧，当胫骨内侧髁后下方凹陷处。主治腹胀，泄泻，水肿，黄疸，小便不利或失禁，膝痛。直刺1～2寸。可灸。

⑤血海箕门冲门开：说明本经"血海""箕门"和"冲门"三穴。"血海（SP 10）"为足太阴脾经第10穴，屈膝，在大腿内侧，髌底内侧端上2寸，当股四头肌内侧头的隆起处。患者屈膝，医者以左手掌心按于患者右膝髌骨上缘，二至五指向上伸直，拇指约呈45°角斜置，拇指尖下是穴。对侧取法仿此。主治月经不调，崩漏，经闭，瘾疹，湿疹，丹毒。直刺1～1.5寸。可灸。"箕门（SP 11）"为足太阴脾经第11穴，在大腿内侧，当血海与冲门连线上，血海上6寸。主治小便不利，遗尿，腹股沟肿痛。避开动脉，直刺0.5～1寸。可灸。"冲门（SP 12）"为足太阴脾经第12穴，足太阴、厥阴经交会穴。在腹股沟外侧，距耻骨联合上缘中点3.5寸，当髂外动脉搏动处的外侧。主治腹痛，疝气，崩漏，带下。避开动脉，直刺0.5～1寸。可灸。

⑥府舍腹结大横排：说明本经"府舍""腹结"和"大横"三穴。"府舍（SP 13）"为足太阴脾经第13穴，足太阴、厥阴、阴维脉交会穴。在下腹部，当脐中下4寸，冲门上方0.7寸，距前正中线4寸。主治腹痛，疝气，积聚。直刺1～1.5寸。可灸。"腹结（SP 14）"为足太阴脾经第14穴，足太阴、阴维脉交会穴。在下腹部，大横下1.3寸，距前正中线4寸。主治腹痛，泄泻，疝气。直刺1～2寸。可灸。"大横（SP 15）"为足太阴脾经第15穴，足太阴、阴维脉交会穴。在腹中部，距脐中4寸。主治泄泻，便秘，腹痛。

直刺 1~2 寸。可灸。

⑦腹哀食窦连天溪：说明本经"腹哀""食窦"和"天溪"三穴。"腹哀（SP 16）"为足太阴脾经第 16 穴，足太阴、阴维脉交会穴。在上腹部，当脐中上 3 寸，距前正中线 4 寸。主治消化不良，腹痛，便秘，痢疾。直刺 1~1.5 寸。可灸。"食窦（SP 17）"为足太阴脾经第 17 穴，在胸外侧部，当第五肋间隙，距前正中线 6 寸。主治胸胁胀痛，噫气，翻胃，腹胀，水肿。斜刺或向外平刺 0.5~0.8 寸。深部为肺脏，不可深刺。可灸。"天溪（SP 18）"为足太阴脾经第 18 穴，在胸外侧部，当第四肋间隙，距前正中线 6 寸。主治胸胁疼痛，咳嗽，乳痛，乳汁少。斜刺或向外平刺 0.5~0.8 寸。深部为肺脏，不可深刺。可灸。

⑧胸乡周荣大包尽：说明本经"胸乡""周荣"和"大包"三穴。"胸乡（SP 19）"为足太阴脾经第 19 穴，在胸外侧部，当第三肋间隙，距前正中线 6 寸。主治胸胁胀痛。斜刺或向外平刺 0.5~0.8 寸。深部为肺脏，不可深刺。可灸。"周荣（SP 20）"为足太阴脾经第 20 穴，在胸外侧部，当第二肋间隙，距前正中线 6 寸。主治咳嗽，气逆，胸胁胀满。斜刺或向外平刺 0.5~0.8 寸。深部为肺脏，不可深刺。可灸。"大包（SP 21）"为足太阴脾经第 21 穴，脾之大络。在侧胸部，腋中线上，当第六肋间隙处。主治气喘，胸胁病，全身疼痛，四肢无力。斜刺或向后平刺 0.5~0.8 寸。可灸。

第五节　手少阴心经经穴歌

【指要】

手少阴心经左右各有经穴 9 个，起始于极泉穴，终止于少冲穴。其中有 8 穴在上肢掌侧面尺侧，1 穴在腋窝正中。手少阴心经腧穴主治心病、神志病及经脉和所过部位的病证，常用的穴位有极泉、通里、阴郄、神门、少府、少冲。

【歌赋】

<blockquote>
九穴心经手少阴，极泉青灵少海深[①]，
灵道通里阴郄邃[②]，神门少府少冲寻[③]。
</blockquote>

【诠释】

①极泉青灵少海深：说明本经"极泉""青灵"和"少海"三穴。"极泉（HT 1）"为手少阴心经第 1 穴，在腋窝顶点，腋动脉搏动处。主治心痛，咽干烦渴，胁肋疼痛，瘰疬，肩臂疼痛。避开腋动脉，直刺或斜刺 0.3~0.5 寸。可灸。"青灵（HT 2）"为手少阴心经第 2 穴，在臂内侧，当极泉与少海的连线上，肘横纹上 3 寸，肱二头肌的内侧沟中。

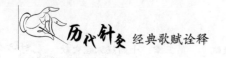

主治头痛振寒，目黄，胁痛，肩臂疼痛。直刺0.5～1寸。可灸。"少海（HT 3）"为手少阴心经第3穴，心经合穴。屈肘，当肘横纹内侧端与肱骨内上髁连线的中点处。主治心痛，肘臂挛痛，瘰疬，头项痛，腋胁痛。直刺0.5～1寸。可灸。

②灵道通里阴郄遂：说明本经"灵道""通里"和"阴郄"三穴。"灵道（HT 4）"为手少阴心经第4穴，心经经穴。在前臂掌侧，当尺侧腕屈肌腱的桡侧缘，腕横纹上1.5寸。主治心痛，暴喑，肘臂挛痛。直刺0.3～0.5寸。可灸。"通里（HT 5）"为手少阴心经第5穴，心经络穴。在前臂掌侧，当尺侧腕屈肌腱的桡侧缘，腕横纹上1寸。主治心悸，怔忡，暴喑，舌强不语，腕臂痛。直刺0.3～0.5寸。可灸。"阴郄（HT 6）"为手少阴心经第6穴，心经郄穴。在前臂掌侧，当尺侧腕屈肌腱的桡侧缘，腕横纹上0.5寸。主治心痛，惊悸，骨蒸盗汗，吐血，衄血，暴喑。直刺0.3～0.5寸。可灸。

③神门少府少冲寻：说明本经"神门""少府"和"少冲"三穴。"神门（HT 7）"为手少阴心经第7穴，心经输穴、原穴。在腕部，腕掌侧横纹尺侧端，尺侧腕屈肌腱的桡侧凹陷处。主治心病，心烦，惊悸，怔忡，健忘，失眠，癫狂痫，胸胁痛。直刺0.3～0.5寸。可灸。"少府（HT 8）"为手少阴心经第8穴，心经荥穴。在手掌面，第四、五掌骨之间，握拳时，当小指尖处。主治心悸，胸痛，小便不利，遗尿，阴痒痛，小指挛痛。直刺0.3～0.5寸。可灸。"少冲（HT 9）"为手少阴心经第9穴，心经井穴。在小指末节桡侧，距指甲角0.1寸。主治心悸，心痛，胸胁痛，癫狂，热病，昏迷。浅刺0.1寸或点刺出血。可灸。

第六节　手太阳小肠经经穴歌

【指要】

手太阳小肠经左右各有经穴19个，起始于少泽穴，终止于听宫穴，其中有8穴在上肢背面尺侧，11穴在肩颈、面部。手太阳小肠经腧穴主治头面五官病、热病、神志病及本经脉所过部位的病证。常用的穴位有少泽、后溪、腕骨、小海、肩贞、听宫。

【歌赋】

手太阳穴一十九，少泽前谷后溪数①，
腕骨阳谷养老绳②，支正小海外辅肘③，
肩贞臑俞接天宗④，髎外秉风曲垣首⑤，
肩外俞连肩中俞⑥，天窗乃与天容偶⑦，
锐骨之端上颧髎⑧，听宫耳前珠上走⑨。

【诠释】

①少泽前谷后溪数：说明本经"少泽""前谷"和"后溪"三穴。"少泽（SI 1）"为手太阳小肠经第 1 穴，小肠经井穴。在小指末节尺侧，距指甲角 0.1 寸。主治头痛，目翳，咽喉肿痛，乳痈，乳汁少，昏迷，热病。浅刺 0.1 寸或点刺出血。可灸。"前谷（SI 2）"为手太阳小肠经第 2 穴，小肠经荥穴。在手掌尺侧，微握拳，当小指本节（第五指掌关节）前的掌指横纹头赤白肉际。主治头痛，目痛，耳鸣，咽喉肿痛，乳少，热病。直刺0.3～0.5 寸。可灸。"后溪（SI 3）"为手太阳小肠经第 3 穴，小肠经输穴，八脉交会穴通督脉。在手掌尺侧，微握拳，当小指本节（第五指掌关节）后的远侧掌横纹头赤白肉际。主治头项强痛，目赤，耳聋，咽喉肿痛，腰背痛，癫狂痫，疟疾，手指及肘臂挛痛。直刺0.5～1 寸。可灸。

②腕骨阳谷养老绳：说明本经"腕骨""阳谷"和"养老"三穴。"腕骨（SI 4）"为手太阳小肠经第 4 穴，小肠经原穴。在手掌尺侧，当第五掌骨基底与钩骨之间的凹陷赤白肉际处。主治头项强痛，耳鸣，目翳，黄疸，热病，疟疾，指挛腕痛。直刺 0.3～0.5 寸。可灸。"阳谷（SI 5）"为手太阳小肠经第 5 穴，小肠经经穴。在手腕尺侧，当尺骨茎突与三角骨之间的凹陷处。主治头痛，目眩，耳鸣，耳聋，热病，癫狂痫，腕痛。直刺 0.3～0.5 寸。可灸。"养老（SI 6）"为手太阳小肠经第 6 穴，小肠经郄穴。在前臂背面尺侧，当尺骨小头近端桡侧凹缘中。主治目视不明，肩、背、肘、臂酸痛。直刺或斜刺0.5～0.8寸。可灸。

③支正小海外辅肘：说明本经"支正""小海"二穴。"支正（SI 7）"为手太阳小肠经第 7 穴，小肠经络穴。在前臂背面尺侧，当阳谷与小海的连线上，腕背横纹上 5 寸。主治头痛，目眩，热病，癫狂，项强，肘臂酸痛。直刺或斜刺 0.5～0.8 寸。可灸。"小海（SI 8）"为手太阳小肠经第 8 穴，小肠经合穴。在肘内侧，当尺骨鹰嘴与肱骨内上髁之间凹陷处。主治肘臂疼痛，癫痫。直刺 0.3～0.5 寸。可灸。

④肩贞臑俞接天宗：说明本经"肩贞""臑俞"和"天宗"三穴。"肩贞（SI 9）"为手太阳小肠经第 9 穴，在肩关节后下方，臂内收时，腋后纹头上 1 寸。主治肩臂疼痛，瘰疬，耳鸣。直刺 1～1.5 寸。可灸。"臑俞（SI 10）"为手太阳小肠经第 10 穴，手足太阳、阳维脉、阳跷脉交会穴。在肩部，当腋后纹头直上，肩胛冈下缘凹陷中。主治肩臂疼痛，瘰疬。直刺或斜刺 0.5～1.5 寸。可灸。"天宗（SI 11）"为手太阳小肠经第 11 穴，在肩胛部，当岗下窝中央凹陷处，与第四胸椎相平。主治肩胛疼痛，气喘，乳痈。直刺或斜刺 0.5～1 寸。可灸。

⑤髎外秉风曲垣首：说明本经"秉风""曲垣"二穴。"秉风（SI 12）"为手太阳小肠经第 12 穴，手三阳、足少阳经交会穴。在肩胛部，岗上窝中央，天宗直上，举臂有凹陷处。主治肩胛疼痛，上肢酸麻。直刺或斜刺 0.5～1 寸。可灸。"曲垣（SI 13）"为手太阳小肠经第 13 穴，在肩胛部，岗上窝内侧端，当臑俞与第二胸椎棘突连线的中点处。主治肩胛疼痛。直刺或斜刺 0.5～1 寸。可灸。

⑥肩外俞连肩中俞：说明本经"肩外俞""肩中俞"二穴。"肩外俞（SI 14）"为手太

阳小肠经第14穴，在背部，当第一胸椎棘突下，旁开3寸。主治肩背疼痛，颈项强急。斜刺0.5~0.8寸。可灸。"肩中俞（SI 15）"为手太阳小肠经第15穴，在背部，当第七颈椎棘突下，旁开2寸。主治咳嗽，气喘，肩背疼痛，目视不明。斜刺0.5~0.8寸。可灸。

⑦天窗乃与天容偶：说明本经"天窗""天容"二穴。"天窗（SI 16）"为手太阳小肠经第16穴，在颈外侧部，胸锁乳突肌的后缘，扶突后，与喉结相平。主治耳鸣，耳聋，咽喉肿痛，颈项强痛，暴喑。直刺0.5~1寸。可灸。"天容（SI 17）"为手太阳小肠经第17穴，在颈外侧部，当下颌角的后方，胸锁乳突肌的前缘凹陷中。主治耳鸣，耳聋，咽喉肿痛，颈项强痛。直刺0.5~1寸。可灸。

⑧锐骨之端上颧髎："锐骨"即"颧骨"，此处有本经"颧髎"一穴。"颧髎（SI 18）"为手太阳小肠经第18穴，手少阳、太阳经交会穴。在面部，当目外眦直下，颧骨下缘凹陷处。主治口眼㖞斜，眼睑瞤动，齿痛，颊肿。直刺0.3~0.5寸，斜刺或平刺0.5~1寸。禁灸。

⑨听宫耳前珠上走："耳前珠"即"耳屏"，此处有本经"听宫"一穴。"听宫（SI 19）"为手太阳小肠经第19穴，手少阳、足少阳、手太阳经交会穴。在面部，耳屏前，下颌骨髁状突的后方，张口时呈凹陷处。主治耳鸣，耳聋，聤耳，齿痛，癫狂痫。张口，直刺1~1.5寸。可灸。

第七节　足太阳膀胱经经穴歌

【指要】

足太阳膀胱经左右各有经穴67个，起始于睛明穴，终止于至阴穴。其中有10穴分布于头面项部，39穴分布于背腰部脊柱之侧，18穴分布于下肢后面及足部。足太阳膀胱经腧穴主治泌尿生殖系统、神经系统、呼吸系统、消化系统、循环系统病证、热病以及本经脉所经过部位的病证。常用的穴位有睛明、攒竹、天柱、风门、肺俞、心俞、膈俞、肝俞、胆俞、脾俞、胃俞、肾俞、次髎、膏肓俞、秩边、殷门、委中、承山、昆仑、至阴。

【歌赋】

六十七穴足太阳，睛明目内红肉藏①，
攒竹眉冲与曲差②，五处寸半上承光③，
通天络却玉枕昂④，天柱后际大筋旁⑤，
大杼挟脊第一行⑥，直下风门肺俞长⑦，
又厥阴俞与心俞⑧，督俞膈俞俱一行⑨。

【诠释】

①睛明目内红肉藏：说明目内眦红肉处"睛明"一穴。"睛明（BL 1）"为足太阳膀胱经第1穴，手太阳、足太阳、足阳明、阴跷、阳跷五脉交会穴。在面部，目内眦稍上方凹陷处。主治目赤肿痛，流泪，视物不明，目眩，近视，夜盲，色盲。闭目，左手轻推眼球向外侧固定，左手缓慢进针，紧靠眶缘直刺0.5~1寸。不捻转，不提插，出针后按压针孔片刻，以防出血。本穴禁灸。

②攒竹眉冲与曲差：说明本经"攒竹""眉冲"和"曲差"三穴。"攒竹（BL 2）"为足太阳膀胱经第2穴，在面部，当眉头陷中，眶上切迹处。主治头痛，口眼㖞斜，目视不明，流泪，目赤肿痛，眼睑瞤动，眉棱骨痛，眼睑下垂。平刺0.5~0.8寸。禁灸。"眉冲（BL 3）"为足太阳膀胱经第3穴，在头部，当攒竹直上入发际0.5寸，旁开1.5寸，神庭与曲差连线之间。主治头痛，眩晕，鼻塞，癫痫。平刺0.3~0.5寸。可灸。"曲差（BL 4）"为足太阳膀胱经第4穴，在头部，当前发际正中直上0.5寸，旁开1.5寸，即神庭与头维连线的内1/3与中1/3交点。主治头痛，鼻塞，鼽衄，目视不明。平刺0.5~0.8寸。可灸。

③五处寸半上承光：说明本经"五处""承光"二穴。"五处（BL 5）"为足太阳膀胱经第5穴，在头部，当前发际正中直上1寸，旁开1.5寸。主治头痛，目眩，癫痫。平刺0.5~0.8寸。可灸。"承光（BL 6）"为足太阳膀胱经第6穴，在头部，当前发际正中直上2.5寸，旁开1.5寸。主治头痛，目眩，鼻塞，热病。平刺0.3~0.5寸。可灸。

④通天络却玉枕昂：说明本经"通天""络却"和"玉枕"三穴。"通天（BL 7）"为足太阳膀胱经第7穴，在头部，当前发际正中直上4寸，旁开1.5寸。主治头痛，眩晕，鼻塞，鼻衄，鼻渊。平刺0.3~0.5寸。可灸。"络却（BL 8）"为足太阳膀胱经第8穴，在头部，当前发际正中直上5.5寸，旁开1.5寸。主治头晕，目视不明，耳鸣。平刺0.3~0.5寸。可灸。"玉枕（BL 9）"为足太阳膀胱经第9穴，在后头部，当后发际正中直上2.5寸，旁开1.3寸平枕外隆凸上缘的凹陷处。主治头项痛，目痛，鼻塞。平刺0.3~0.5寸。可灸。

⑤天柱后际大筋旁：说明本经项部大筋旁"天柱"一穴。"天柱（BL 10）"为足太阳膀胱经第10穴，在项部大筋（斜方肌）外缘之后发际凹陷中，约当后发际正中旁开1.3寸。主治头痛，项强，鼻塞，癫狂痫，肩背病，热病。直刺或斜刺0.5~0.8寸，不可向内上方深刺，以免伤及延髓。可灸。

⑥大杼挟脊第一行：说明本经挟脊直下第一侧线始于"大杼"穴。"大杼（BL 11）"为足太阳膀胱经第11穴，督脉和手、足太阳经交会穴，八会穴之骨会。在背部，当第一胸椎棘突下，旁开1.5寸。主治咳嗽，发热，项强，肩背痛。斜刺0.5~0.8寸。不宜深刺，以免伤及内部重要脏器。可灸。

⑦直下风门肺俞长：说明本经"风门""肺俞"二穴。"风门（BL 12）"为足太阳膀胱经第12穴，太阳、督脉交会穴。在背部，当第二胸椎棘突下，旁开1.5寸。主治伤风，咳嗽，发热头痛，项强，胸背痛。斜刺0.5~0.8寸。不宜深刺，以免伤及内部重要脏器。

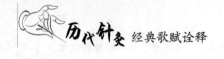

可灸。"肺俞（BL 13）"为足太阳膀胱经第 13 穴，肺脏背俞穴。在背部，当第三胸椎棘突下，旁开 1.5 寸。主治咳嗽，气喘，吐血，骨蒸，潮热，盗汗，鼻塞。斜刺 0.5～0.8 寸。不宜深刺，以免伤及内部重要脏器。可灸。

⑧又厥阴俞与心俞：说明本经"厥阴俞""心俞"二穴。"厥阴俞（BL 14）"为足太阳膀胱经第 14 穴，心包背俞穴。在背部，当第四胸椎棘突下，旁开 1.5 寸。主治咳嗽，心痛，胸闷，呕吐。斜刺 0.5～0.8 寸。不宜深刺。以免伤及内部重要脏器。可灸。"心俞（BL 15）"为足太阳膀胱经第 15 穴，心脏背俞穴。在背部，当第五胸椎棘突下，旁开 1.5 寸。主治心痛，惊悸，咳嗽，吐血，失眠，健忘，盗汗，梦遗，癫痫。斜刺 0.5～0.8 寸。不宜深刺。以免伤及内部重要脏器。可灸。

⑨督俞膈俞俱一行：说明本经"督俞""膈俞"二穴。"督俞（BL 16）"为足太阳膀胱经第 16 穴，在背部，当第六胸椎棘突下，旁开 1.5 寸。主治心痛，胸闷，腹痛，寒热、气喘。斜刺 0.5～0.8 寸。不宜深刺，以免伤及内部重要脏器。可灸。"膈俞（BL 17）"为足太阳膀胱经第 17 穴，八会穴之血会。在背部，当第七胸椎棘突下，旁开 1.5 寸。主治呕吐，呃逆，气喘，咳嗽，吐血，潮热，盗汗。斜刺 0.5～0.8 寸。不宜深刺，以免伤及内部重要脏器。可灸。

【歌赋】

肝胆脾胃接三焦①，肾俞气海大肠乡②，

关元小肠到膀胱③，中膂白环仔细量④，

上髎次髎中复下⑤，一空二空腰髁当⑥

会阳阴尾骨外取⑦，附分挟脊第二行⑧，

魄户膏肓神堂走⑨，譩譆膈关魂门当⑩。

【诠释】

①肝胆脾胃接三焦：说明本经"肝俞""胆俞""脾俞""胃俞"和"三焦俞"五穴。"肝俞（BL 18）"为足太阳膀胱经第 18 穴，肝脏背俞穴。在背部，当第九胸椎棘突下，旁开 1.5 寸。主治黄疸，胁痛，吐血，目赤，目眩，雀目，癫狂痫，脊背痛。斜刺 0.5～0.8 寸。不宜深刺，以免伤及内部重要脏器。可灸。"胆俞（BL 19）"为足太阳膀胱经第 19 穴，足太阳膀胱经穴，胆腑背俞穴。在背部，当第十胸椎棘突下，旁开 1.5 寸。主治黄疸，口苦，胁痛，肺痨，潮热。斜刺 0.5～0.8 寸。不宜深刺，以免伤及内部重要脏器。可灸。"脾俞（BL 20）"为足太阳膀胱经第 20 穴，脾脏背俞穴。在背部，当第十一胸椎棘突下，旁开 1.5 寸。主治腹胀，黄疸，呕吐，泄泻，痢疾，便血，水肿，背痛。斜刺 0.5～0.8 寸。不宜深刺，以免伤及内部重要脏器。可灸。"胃俞（BL 21）"为足太阳膀胱经第 21 穴，胃腑背俞穴。在背部，当第十二胸椎棘突下，旁开 1.5 寸。主治胸胁痛，胃脘痛，呕吐，腹胀，肠鸣。斜刺 0.5～0.8 寸。不宜深刺，以免伤及内部重要脏器。可灸。"三焦俞（BL 22）"为足太阳膀胱经第 22 穴，三焦背俞穴。在腰部，当第一腰椎棘突下，旁开

1.5寸。主治肠鸣，腹胀，呕吐，泄泻，痢疾，水肿，腰背强痛。直刺0.5~1寸。可灸。

②肾俞气海大肠乡：说明本经"肾俞""气海俞"和"大肠俞"三穴。"肾俞（BL 23）"为足太阳膀胱经第23穴，肾脏背俞穴。在腰部，当第二腰椎棘突下，旁开1.5寸。主治遗尿，遗精，阳痿，月经不调，白带，水肿，耳鸣，耳聋，腰痛。直刺0.5~1寸。可灸。"气海俞（BL 24）"为足太阳膀胱经第24穴，在腰部，当第三腰椎棘突下，旁开1.5寸。主治肠鸣腹胀，痔漏，痛经，腰痛。直刺0.5~1寸。可灸。"大肠俞（BL 25）"为足太阳膀胱经第25穴，大肠背俞穴。在腰部，当第四腰椎棘突下，旁开1.5寸。主治腹胀，泄泻，便秘，腰痛。直刺0.8~1.2寸。可灸。

③关元小肠到膀胱：说明本经"关元俞""小肠俞"和"膀胱俞"三穴。"关元俞（BL 26）"为足太阳膀胱经第26穴，在腰部，当第五腰椎棘突下，旁开1.5寸。主治腹胀、泄泻，小便频数或不利，遗尿，腰痛。直刺0.8~1.2寸。可灸。"小肠俞（BL 27）"为足太阳膀胱经第27穴，小肠背俞穴。在骶部，当骶正中嵴旁1.5寸，平第一骶后孔。主治遗精，遗尿，尿血，白带，小腹胀痛，泄泻，痢疾，疝气，腰腿疼。直刺或斜刺0.8~1寸，灸3~7壮。可灸。"膀胱俞（BL 28）"为足太阳膀胱经第28穴，膀胱背俞穴。在骶部，当骶正中嵴旁1.5寸，平第二骶后孔。主治小便不利，遗尿，泄泻，便秘，腰脊强痛。直刺或斜刺0.8~1.2寸。可灸。

④中膂白环仔细量：说明本经"中膂俞""白环俞"二穴。"中膂俞（BL 29）"为足太阳膀胱经第29穴，在骶部，当骶正中嵴旁1.5寸，平第三骶后孔。主治泄泻，疝气，腰脊强痛。直刺1~1.5寸。可灸。"白环俞（BL 30）"为足太阳膀胱经第30穴，在骶部，当骶正中嵴旁1.5寸，平第四骶后孔。主治遗尿，疝气，遗精，月经不调，白带，腰部疼痛。直刺1~1.5寸。可灸。

⑤上髎次髎中复下：说明本经"上髎""次髎""中髎"和"下髎"四穴。"上髎（BL 31）"为足太阳膀胱经第31穴，在骶部，当髂后上棘与中线之间，适对第一骶后孔处。主治二便不利，月经不调，带下，阴挺，遗精，阳痿，腰痛。直刺1~1.5寸。可灸。"次髎（BL 32）"为足太阳膀胱经第32穴，在骶部，当髂后上棘内下方，适对第二骶后孔处。主治疝气，月经不调，痛经，带下，小便不利，遗精，腰痛，下肢痿痹。直刺1~1.5寸。可灸。"中髎（BL 33）"为足太阳膀胱经第33穴，足太阳、足厥阴、足少阳三脉交会穴。在骶部，当次髎下内方，适对第三骶后孔处。主治便秘，泄泻，小便不利，月经不调，带下，腰痛。直刺1~1.5寸。可灸。"下髎（BL 34）"为足太阳膀胱经第34穴，足太阳、足太阴、足厥阴和足少阳四脉交会穴。在骶部，当中髎下内方，适对第四骶后孔处。主治腹痛，便秘，小便不利，带下，腰痛。直刺1~1.5寸。可灸。

⑥一空二空腰髁当："空"即"孔"，"髁"通"髁"，圆形骨隆起，指髂后上棘。指上髎、次髎、中髎、下髎四穴分别对应第一骶后孔处、第二骶后孔处、第三骶后孔处、第四骶后孔处。

⑦会阳阴尾骨外取：说明本经尾骨端旁"会阳"一穴。"会阳（BL 35）"为足太阳膀胱经第35穴，在骶部，尾骨端旁开0.5寸。主治泄泻，便血，痔疾，阳痿，带下。直刺1~1.5寸。可灸。

⑧附分挟脊第二行：说明本经挟脊直下第二侧线始于"附分"穴。按国家经穴定位标

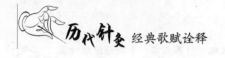
准，"会阳（BL 35）"之后足太阳经第一侧线直接下行到腘窝，经历承扶（BL 36）、殷门（BL 37）、浮郄（BL 38）、委阳（BL 39）、委中（BL 40），顺序再接挟脊直下第二侧线。"附分（BL 41）"为足太阳膀胱经第41穴，手、足太阳经交会穴。在背部，当第二胸椎棘突下，旁开3寸。主治颈项强痛，肩背拘急，肘臂麻木。斜刺0.5～0.8寸。不宜深刺，以免伤及内部重要脏器。可灸。

⑨魄户膏肓神堂走：说明本经"魄户""膏肓俞"和"神堂"三穴。"魄户（BL 42）"为足太阳膀胱经第42穴，在背部，当第三胸椎棘突下，旁开3寸。主治咳嗽，气喘，肺痨，项强，肩背痛。斜刺0.5～0.8寸。不宜深刺，以免伤及内部重要脏器。可灸。"膏肓俞（BL 43）"为足太阳膀胱经第43穴，在背部，当第四胸椎棘突下，旁开3寸。主治咳嗽，气喘，肺痨，健忘，遗精，完谷不化。斜刺0.5～0.8寸。不宜深刺，以免伤及内部重要脏器。可灸。"神堂（BL 44）"为足太阳膀胱经第44穴，在背部，当第五胸椎棘突下，旁开3寸。主治咳嗽，气喘，胸闷，脊背强痛。斜刺0.5～0.8寸。不宜深刺，以免伤及内部重要脏器。可灸。

⑩譩譆膈关魂门当：说明本经"譩譆""膈关"和"魂门"三穴。"譩譆（BL 45）"为足太阳膀胱经第45穴，在背部，当第六胸椎棘突下，旁开3寸。主治咳嗽，气喘，疟疾，热病，肩背痛。斜刺0.5～0.8寸。不宜深刺，以免伤及内部重要脏器。可灸。"膈关（BL 46）"为足太阳膀胱经第46穴，在背部，当第七胸椎棘突下，旁开3寸。主治胸闷，嗳气，呕吐，脊背强痛。斜刺0.5～0.8寸。不宜深刺，以免伤及内部重要脏器。可灸。"魂门（BL 47）"为足太阳膀胱经第47穴，在背部，当第九胸椎棘突下，旁开3寸。主治胸胁痛，呕吐，泄泻，背痛。斜刺0.5～0.8寸。不宜深刺，以免伤及内部重要脏器。可灸。

【歌赋】

阳纲意舍仍胃仓①，肓门志室续胞肓②，
二十一椎秩边场③，承扶臀后纹中央④，
殷门浮郄委阳到⑤，委中合阳承筋乡⑥，
承山飞扬踝跗阳⑦，昆仑仆参申脉忙⑧，
金门京骨束骨接⑨，通谷至阴小趾旁⑩。

【诠释】

①阳纲意舍仍胃仓：说明本经"阳纲""意舍"和"胃仓"三穴。"阳纲（BL 48）"为足太阳膀胱经第48穴，在背部，当第十胸椎棘突下，旁开3寸。主治肠鸣，腹痛，泄泻，黄疸，消渴。斜刺0.5～0.8寸。不宜深刺，以免伤及内部重要脏器。可灸。"意舍（BL 49）"为足太阳膀胱经第49穴，在背部，当第十一胸椎棘突下，旁开3寸。主治腹胀、肠鸣、呕吐、泄泻。斜刺0.5～0.8寸。不宜深刺，以免伤及内部重要脏器。可灸。"胃仓（BL 50）"为足太阳膀胱经第50穴，在背部，当第十二胸椎棘突下，旁开3寸。主

治胃脘痛，腹胀，小儿食积，水肿，背脊痛。斜刺0.5～0.8寸。不宜深刺，以免伤及内部重要脏器。可灸。

②肓门志室续胞肓：说明本经"肓门""志室"和"胞肓"三穴。"肓门（BL 51）"为足太阳膀胱经第51穴，在腰部，当第一腰椎棘突下，旁开3寸。主治腹痛，便秘，痞块，乳疾。斜刺0.5～0.8寸。可灸。"志室（BL 52）"为足太阳膀胱经第52穴，在腰部，当第二腰椎棘突下，旁开3寸。主治遗精，阳痿，小便不利，水肿，腰脊强痛。斜刺0.5～0.8寸。可灸。"胞肓（BL 53）"为足太阳膀胱经第53穴，在臀部，平第二骶后孔，骶正中嵴旁开3寸。主治肠鸣，腹胀，便秘，癃闭，腰脊强痛。直刺1～1.5寸。可灸。

③二十一椎秩边场：说明本经二十一椎（第四骶椎）旁"秩边"一穴。"秩边（BL 54）"为足太阳膀胱经第54穴，在臀部，平第四骶后孔，骶正中嵴旁开3寸。主治小便不利，便秘，痔疾，腰骶痛，下肢痿痹。直刺1.5～2寸。可灸。

④承扶臀后纹中央：说明本经臀后"承扶"一穴。按国家经穴定位标准，秩边（BL 54）为足太阳经第二侧线直下到臀部的最后一穴，下行到臀经"承扶"而走于股。"承扶（BL 36）"为足太阳膀胱经第36穴，在大腿后面，臀下横纹的中点。主治腰骶臀股部疼痛，痔疾。直刺1～2寸。可灸。

⑤殷门浮郄委阳到：说明本经"殷门""浮郄"和"委阳"三穴。"殷门（BL 37）"为足太阳膀胱经第37穴在大腿后面，当承扶与委中的连线上，承扶下6寸。主治腰痛，下肢痿痹。直刺1～2寸。可灸。"浮郄（BL 38）"为足太阳膀胱经第38穴，在腘横纹外侧端，委阳上1寸，股二头肌腱的内侧。主治便秘，膝腘部疼痛，麻木。直刺1～1.5寸。可灸。"委阳（BL 39）"为足太阳膀胱经第39穴，三焦下合穴。在腘横纹外侧端，当股二头肌腱的内侧。主治腹满，小便不利，腰脊强痛，腿足挛痛。直刺1～1.5寸。可灸。

⑥委中合阳承筋乡：说明本经"委中""合阳"和"承筋"三穴。"委中（BL 40）"为足太阳膀胱经第40穴，膀胱经合穴，膀胱下合穴。在腘横纹中点，当股二头肌腱与半腱肌肌腱的中间。主治腰痛，下肢痿痹，腹痛，吐泻，小便不利，遗尿，丹毒。直刺1～1.5寸，或用三棱针点刺腘静脉出血。因穴下血管丰富，又是较为粗大的血脉，不宜灸。按国家经穴定位标准，委中（BL 40）为足太阳经第一侧线直下到腘窝的最后一穴，承接足太阳经第二侧线的14个穴位后，两条侧线会合于腘中后下接"合阳"。"合阳（BL 55）"为足太阳膀胱经第55穴，在小腿后面，当委中与承山的连线上，委中下2寸。主治腰脊强痛，下肢痿痹，疝气，崩漏。直刺1～2寸。可灸。"承筋（BL 56）"为足太阳膀胱经第56穴，在小腿后面，当委中与承山的连线上，腓肠肌肌腹中央，委中下5寸。主治痔疾，腰腿拘急疼痛。直刺1～1.5寸。可灸。

⑦承山飞扬踝跗阳：说明本经"承山""飞扬"和"跗阳"三穴。"承山（BL 57）"为足太阳膀胱经第57穴，在小腿后面正中，委中与昆仑之间，当伸直小腿或足跟上提时，腓肠肌肌腹下出现尖角凹陷处。主治痔疾，脚气，便秘，腰腿拘急疼痛。直刺1～2寸。可灸。"飞扬（BL 58）"为足太阳膀胱经第58穴，膀胱经络穴。在小腿后面，外踝后，昆仑直上7寸，承山穴外下方1寸处。主治头痛，目眩，腰腿疼痛，痔疾。直刺1～1.5寸。可灸。"跗阳（BL 59）"为足太阳膀胱经第59穴，阳跷脉郄穴。在小腿后面，外踝后，昆仑穴直上3寸。主治头痛，腰骶痛，下肢痿痹，外踝肿痛。直刺0.8～1.2寸。

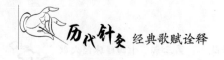

⑧昆仑仆参申脉忙：说明本经"昆仑""仆参"和"申脉"三穴。"昆仑（BL 60）"为足太阳膀胱经第60穴，膀胱经经穴。在足部外踝后方，当外踝尖与跟腱之间的凹陷处。主治头痛，项强，目眩，癫痫，难产，腰骶疼痛，脚跟肿痛。直刺0.5～0.8寸。可灸。孕妇禁针。"仆参（BL 61）"为足太阳膀胱经第61穴，在足外侧部，外踝后下方，昆仑直下，跟骨外侧，赤白肉际处。主治下肢痿痹，足跟痛，癫痫。直刺0.3～0.5寸。可灸。"申脉（BL 62）"为足太阳膀胱经第62穴，八脉交会穴通阳跷脉。在足外侧部，外踝直下方凹陷中。主治头痛，眩晕，癫狂痫，腰腿酸痛，目赤痛，失眠。直刺0.3～0.5寸。可灸。

⑨金门京骨束骨接：说明本经"金门""京骨"和"束骨"三穴。"金门（BL 63）"为足太阳膀胱经第63穴，膀胱经郄穴。在足外侧部，当外踝前缘直下，骰骨下缘处。主治头痛，癫痫，小儿惊风，腰痛，下肢痿痹，外踝痛。直刺0.3～0.5寸。可灸。"京骨（BL 64）"为足太阳膀胱经第64穴，膀胱经原穴。在足外侧部，第五跖骨粗隆下方，赤白肉际处。主治头痛，项强，目翳，癫痫，腰痛。直刺0.3～0.5寸。可灸。"束骨（BL 65）"为足太阳膀胱经第65穴，膀胱经输穴。在足外侧，足小趾本节（第五跖趾关节）的后方，赤白肉际处。主治头痛，项强，目眩，癫狂，腰腿痛。直刺0.3～0.5寸。可灸。

⑩通谷至阴小趾旁：说明本经"足通谷""至阴"二穴。"足通谷（BL 66）"为足太阳膀胱经第66穴，膀胱经荥穴。在足外侧，足小趾本节（第五跖趾关节）的前方，赤白肉际处。主治头痛，项强，目眩，鼻衄，癫狂。直刺0.2～0.3寸。可灸。"至阴（BL 67）"为足太阳膀胱经第67穴，膀胱经井穴。在足小趾末节外侧，距趾甲角0.1寸。主治头痛，目痛，鼻塞，鼻衄，胎位不正，难产。浅刺0.1寸。胎位不正用灸法。

第八节　足少阴肾经经穴歌

【指要】

足少阴肾经左右各有经穴27个，起始于涌泉穴，终止于俞府穴。其中有10穴分布于下肢内侧面，17穴分布在胸腹部。足少阴肾经腧穴主治泌尿生殖系统、神经精神方面病证，以及呼吸系统、消化系统、循环系统病证和本经脉所过病部位的病证。常用的经穴有涌泉、太溪、照海、复溜、阴谷。

【歌赋】

足少阴穴二十七，涌泉然谷太溪溢①，
大钟水泉通照海②，复溜交信筑宾接③，
阴谷膝内辅骨后④，以上从足走至膝，
横骨大赫连气穴⑤，四满中注肓俞集⑥，

商曲石关阴都密⑦，通谷幽门半寸辟⑧，
步廊神封又灵墟⑨，神藏或中俞府毕⑩。

【诠释】

①涌泉然谷太溪溢：说明本经"涌泉""然谷"和"太溪"三穴。"涌泉（KI 1）"为足少阴肾经第 1 穴，肾经井穴。在足底部，跷足时足前部凹陷处，约当第二、三趾趾缝纹头端与足跟连线的前 1/3 与后 2/3 交点上。主治头顶痛，头晕，眼花，咽喉痛，舌干，失音，小便不利，大便难，小儿惊风，足心热，癫疾，霍乱转筋，昏厥。直刺 0.5～0.8 寸。可灸。"然谷（KI 2）"为足少阴肾经第 2 穴，肾经荥穴。在足内侧缘，足舟骨粗隆下方，赤白肉际。主治月经不调，阴挺，阴痒，白浊，遗精，阳痿，小便不利，泄泻，胸胁胀痛，咳血，小儿脐风，口噤不开，消渴，黄疸，下肢痿痹，足跗痛。直刺 0.5～0.8 寸。可灸。"太溪（KI 3）"为足少阴肾经第 3 穴，肾经输穴、原穴。在足内侧，内踝后方，当内踝尖与跟腱之间的凹陷处。主治头痛目眩，咽喉肿痛，齿痛，耳聋，耳鸣，咳嗽，气喘，胸痛咳血，消渴，月经不调，失眠，健忘，遗精，阳痿，小便频数，腰脊痛，下肢厥冷，内踝肿痛。直刺 0.5～0.8 寸。可灸。

②大钟水泉通照海：说明本经"大钟""水泉"和"照海"三穴。"大钟（KI 4）"为足少阴肾经第 4 穴，肾经络穴。在足内侧，内踝下方，当跟腱附着部的内侧前方凹陷处。主治咳血，气喘，腰脊强痛，痴呆，嗜卧，足跟痛，二便不利，月经不调。直刺 0.3～0.5 寸。可灸。"水泉（KI 5）"为足少阴肾经第 5 穴，肾经郄穴。在足内侧，内踝后下方，当太溪直下 1 寸，跟骨结节的内侧凹陷处。主治月经不调，痛经，阴挺，小便不利，目昏花，腹痛。直刺 0.3～0.5 寸。可灸。"照海（KI 6）"为足少阴肾经第 6 穴，八脉交会穴通阴跷脉。在足内侧，内踝尖下方凹陷处。主治咽喉干燥，痫证，失眠，嗜卧，惊恐不宁，目赤肿痛，月经不调，痛经，赤白带下，阴挺，阴痒，疝气，小便频数，不寐，脚气。直刺 0.5～0.8 寸。可灸。

③复溜交信筑宾接：说明本经"复溜""交信"和"筑宾"三穴。"复溜（KI 7）"为足少阴肾经第 7 穴，肾经经穴。在小腿内侧，太溪直上 2 寸，跟腱的前方。主治泄泻，肠鸣，水肿，腹胀，腿肿，足痿，盗汗，脉微细时无，身热无汗，腰脊强痛。直刺 0.8～1 寸。可灸。"交信（KI 8）"为足少阴肾经第 8 穴，阴跷脉郄穴。在小腿内侧，当太溪直上 2 寸，复溜前 0.5 寸，胫骨内侧缘的后方。主治月经不调，崩漏，阴挺，泄泻，大便难，睾丸肿痛，五淋，疝气，阴痒，泻痢赤白，膝、股内廉痛。直刺 0.5～1 寸。可灸。"筑宾（KI 9）"为足少阴肾经第 9 穴，阴维脉郄穴。在小腿内侧，当太溪与阴谷的连线上，太溪上 5 寸，腓肠肌肌腹的内下方。主治癫狂，痫证，呕吐涎沫，疝痛，小儿脐疝，小腿内侧痛。直刺 0.5～0.8 寸。可灸。

④阴谷膝内辅骨后：说明本经膝内辅骨（胫骨内侧髁）处的"阴谷"一穴。"阴谷（KI 10）"为足少阴肾经第 10 穴，肾经合穴，在腘窝内侧，屈膝时，当半腱肌肌腱与半膜肌肌腱之间。主治阳痿，疝痛，月经不调，崩漏，小便难，阴中痛，癫狂，膝股内侧痛。直刺 0.8～1.2 寸。可灸。

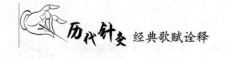

⑤横骨大赫连气穴：说明本经"横骨""大赫"和"气穴"三穴。"横骨（KI 11）"为足少阴肾经第 11 穴，足少阴、冲脉交会穴。在下腹部，当脐中下 5 寸，前正中线旁开 0.5 寸。主治阴部痛，少腹痛，遗精，阳痿，遗尿，小便不通，疝气。直刺 0.8 ~ 1.2 寸。可灸。"大赫（KI 12）"为足少阴肾经第 12 穴，足少阴、冲脉交会穴。在下腹部，当脐中下 4 寸，前正中线旁开 0.5 寸。主治阴部痛，子宫脱垂，遗精，带下，月经不调，痛经，不孕，泄泻，痢疾。直刺 0.8 ~ 1.2 寸。可灸。"气穴（KI 13）"为足少阴肾经第 13 穴，足少阴、冲脉交会穴。在下腹部，当脐中下 3 寸，前正中线旁开 0.5 寸。主治月经不调，白带，小便不通，泄泻，痢疾，腰脊痛，阳痿。直刺或斜刺 0.8 ~ 1.2 寸。可灸。

⑥四满中注肓俞集：说明本经"四满""中注"和"肓俞"三穴。"四满（KI 14）"为足少阴肾经第 14 穴，足少阴、冲脉交会穴。在下腹部，当脐中下 2 寸，前正中线旁开 0.5 寸。主治月经不调，崩漏，带下，不孕，产后恶露不净，小腹痛，遗精，遗尿，疝气，便秘，水肿。直刺 0.8 ~ 1.2 寸。可灸。"中注（KI 15）"为足少阴肾经第 15 穴，足少阴、冲脉交会穴。在下腹部，当脐中下 1 寸，前正中线旁开 0.5 寸。主治月经不调，腰腹疼痛，大便燥结，泄泻，痢疾。直刺 0.8 ~ 1.2 寸。可灸。"肓俞（KI 16）"为足少阴肾经第 16 穴，足少阴、冲脉交会穴。在腹中部，当脐中旁开 0.5 寸。主治腹痛绕脐，呕吐，腹胀，痢疾，泄泻，便秘，疝气，月经不调，腰脊痛。直刺 0.8 ~ 1.2 寸。可灸。

⑦商曲石关阴都密：说明本经"商曲""石关"和"阴都"三穴。"商曲（KI 17）"为足少阴肾经第 17 穴，足少阴、冲脉交会穴。在上腹部，当脐中上 2 寸，前正中线旁开 0.5 寸。主治腹痛，泄泻，便秘，腹中积聚。直刺 0.5 ~ 0.8 寸。可灸。"石关（KI 18）"为足少阴肾经第 18 穴，足少阴、冲脉交会穴。在上腹部，当脐中上 3 寸，前正中线旁开 0.5 寸。主治呕吐，腹痛，便秘，产后腹痛，妇人不孕。直刺 0.5 ~ 0.8 寸。可灸。"阴都（KI 19）"为足少阴肾经第 19 穴，足少阴、冲脉交会穴。在上腹部，当脐中上 4 寸，前正中线旁开 0.5 寸。主治腹胀，肠鸣，腹痛，便秘，妇人不孕，胸胁满，疟疾。直刺 0.5 ~ 0.8 寸。可灸。

⑧通谷幽门半寸辟：说明本经"腹通谷""幽门"二穴。"腹通谷（KI 20）"为足少阴肾经第 20 穴，足少阴、冲脉交会穴。在上腹部，当脐中上 5 寸，前正中线旁开 0.5 寸。主治腹痛，腹胀，呕吐，心痛，心悸，胸痛，暴喑。直刺或斜刺 0.5 ~ 0.8 寸。可灸。"幽门（KI 21）"为足少阴肾经第 21 穴，，足少阴、冲脉交会穴。在上腹部，当脐中上 6 寸，前正中线旁开 0.5 寸。主治腹痛，呕吐，善哕，消化不良，泄泻，痢疾。直刺 0.5 ~ 0.8 寸，不可深刺，以免伤及内脏。可灸。

⑨步廊神封又灵墟：说明本经"步廊""神封"和"灵墟"三穴。"步廊（KI 22）"为足少阴肾经第 22 穴，在胸部，当第五肋间隙，前正中线旁开 2 寸。主治胸痛，咳嗽，气喘，呕吐，不嗜食，乳痈。斜刺或平刺 0.5 ~ 0.8 寸，不可深刺，以免伤及内脏。可灸。"神封（KI 23）"为足少阴肾经第 23 穴，在胸部，当第四肋间隙，前正中线旁开 2 寸。主治咳嗽，气喘，胸胁支满，呕吐，不嗜食，乳痈。斜刺或平刺 0.5 ~ 0.8 寸。可灸。"灵墟（KI 24）"为足少阴肾经第 24 穴，在胸部，当第三肋间隙，前正中线旁开 2 寸。主治咳嗽，气喘，痰多，胸胁胀痛，呕吐，乳痈。斜刺或平刺 0.5 ~ 0.8 寸。可灸。

⑩神藏彧中俞府毕：说明本经"神藏""彧中"和"俞府"三穴。"神藏（KI 25）"为

足少阴肾经第25穴，在胸部，当第二肋间隙，前正中线旁开2寸。主治咳嗽，气喘，胸痛，烦满，呕吐，不嗜食。斜刺或平刺0.5～0.8寸。可灸。"彧中（KI 26）"为足少阴肾经第26穴，在胸部，当第一肋间隙，前正中线旁开2寸。主治咳嗽，气喘，痰壅，胸胁胀满，不嗜食。斜刺或平刺0.5～0.8寸。可灸。"俞府（KI 27）"为足少阴肾经第27穴，在胸部，当锁骨下缘，前正中线旁开2寸。主治咳嗽，气喘，胸痛，呕吐，不嗜食。斜刺或平刺0.5～0.8寸。可灸。

第九节 手厥阴心包经经穴歌

【指要】

手厥阴心包经左右各有经穴9个，起始于天池穴，终止于中冲穴，其中有8穴分布于上肢掌面正中，1穴在前胸上部。手厥阴心包经腧穴主治心胸循环系统病证、神经精神病证、胃腑病证及本经脉循行所过部位的病证。常用的穴位有曲泽、间使、内关、大陵、劳宫、中冲。

【歌赋】

<blockquote>
九穴心包手厥阴，天池天泉曲泽深[①]，
郄门间使内关对[②]，大陵劳宫中冲寻[③]。
</blockquote>

【诠释】

①天池天泉曲泽深：说明本经"天池""天泉"和"曲泽"三穴。"天池（PC 1）"为手厥阴心包经第1穴，手厥阴、足少阳之交会穴。在胸部，当第四肋间隙，乳头外1寸，前正中线旁开5寸。主治胸闷，心烦，咳嗽，痰多，气喘，胸痛，腋下肿痛，瘰疬，疟疾，乳痈。斜刺或平刺0.5～0.8寸。本穴正当胸腔，内容心、肺，不宜深刺。可灸。"天泉（PC 2）"为手厥阴心包经第2穴，在臂内侧，当腋前纹头下2寸，肱二头肌的长、短头之间。主治心痛，胸胁胀满，咳嗽，胸背及上臂内侧痛。直刺0.5～0.8寸。可灸。"曲泽（PC 3）"为手厥阴心包经第3穴，心包经合穴。在肘横纹中，当肱二头肌腱的尺侧缘。主治心痛，善惊，心悸，胃疼，呕吐，转筋，热病，烦躁，肘臂痛，上肢颤动，咳嗽。直刺0.8～1寸，或者用三棱针刺血。可灸。

②郄门间使内关对：说明本经"郄门""间使"和"内关"三穴。"郄门（PC 4）"为手厥阴心包经第4穴，心包经郄穴。在前臂掌侧，当曲泽与大陵的连线上，腕横纹上5寸。主治心痛，心悸，胸痛，心烦，咳血，呕血，衄血，疔疮，癫疾。直刺0.5～1寸。可灸。"间使（PC 5）"为手厥阴心包经第5穴，包经经穴。在前臂掌侧，当曲泽与大陵的连

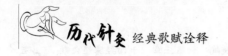

线上，腕横纹上3寸，掌长肌腱与桡侧腕屈肌腱之间。主治心痛，心悸，胃痛，呕吐，热病，烦躁，疟疾，癫狂，痫证，腋肿，肘挛，臂痛。直刺0.5~1寸。可灸。"内关（PC 6）"为手厥阴心包经第6穴，心包经络穴，八脉交会穴通阴维脉。在前臂掌侧，当曲泽与大陵的连线上，腕横纹上2寸，掌长肌腱与桡侧腕屈肌腱之间。主治心痛，心悸，胸痛，胃痛，呕吐，呃逆，失眠，癫狂，痫证，郁证，眩晕，中风，偏瘫，哮喘，偏头痛，热病，产后血晕，肘臂挛痛。直刺0.5~1寸。可灸。

③大陵劳宫中冲寻：说明本经"大陵""劳宫"和"中冲"三穴。"大陵（PC 7）"为手厥阴心包经第7穴，心包经输穴、原穴。在腕掌横纹的中点处，当掌长肌腱与桡侧腕屈肌腱之间。主治心痛，心悸，胃痛，呕吐，惊悸，癫狂，痫证，胸胁痛，腕关节疼痛，喜笑悲恐。直刺0.3~0.5寸。可灸。"劳宫（PC 8）"为手厥阴心包经第8穴，心包经荥穴。在手掌心，当第二、三掌骨之间偏于第3掌骨，握拳屈指的中指尖处。主治中风昏迷，中暑，心痛，癫狂，痫证，口疮，口臭，鹅掌风。直刺0.3~0.5寸。可灸。"中冲（PC 9）"为手厥阴心包经第9穴，心包经井穴。在手中指末节尖端中央。主治中风昏迷，舌强不语，中暑，昏厥，小儿惊风，热病，舌下肿痛。浅刺0.1寸，或用三棱针点刺出血。可灸。

第十节　手少阳三焦经经穴歌

【指要】

手少阳三焦经左右各有经穴23个，起始于关冲穴，终止于丝竹空穴，其中有13穴分布于上肢背面，10穴分布于颈部、侧头部。手少阳三焦经腧穴主治胸胁病证、热病、头目、耳部、咽喉病证及本经脉所经过的病证。常用的穴位有关冲、液门、中渚、外关、支沟、天井、翳风、角孙、丝竹空。

【歌赋】

二十三穴手少阳，关冲液门中渚旁①，
阳池外关支沟正②，会宗三阳四渎长③，
天井清冷渊消泺④，臑会肩髎天髎堂⑤，
天牖翳风瘈脉青⑥，颅息角孙耳门乡⑦，
和髎耳前锐发处⑧，丝竹眉梢不须量⑨。

【诠释】

①关冲液门中渚旁：说明本经"关冲""液门"和"中渚"三穴。"关冲（SJ 1）"为

手少阳三焦经第1穴，三焦经井穴。在手环指末节尺侧，距指甲角0.1寸。主治头痛，目赤，耳聋，耳鸣，喉痹，舌强，热病，心烦。浅刺0.1寸，或有三棱针点刺出血。可灸。"液门（SJ 2）"为手少阳三焦经第2穴，三焦经荥穴。在手背部，当第四、五指间，指蹼缘后方赤白肉际处。主治头痛，目赤，耳痛，耳鸣，耳聋，喉痹，疟疾，手臂痛。直刺0.3～0.5寸。可灸。"中渚（SJ 3）"为手少阳三焦经第3穴，三焦经输穴。在手背部，当环指本节（掌指关节）的后方，第四、五掌骨间凹陷处。主治头痛，目眩，目赤，目痛，耳聋，耳鸣，喉痹，肩背肘臂酸痛，手指不能屈伸，脊膂痛，热病。直刺0.3～0.5寸。可灸。

②阳池外关支沟正：说明本经"阳池""外关"和"支沟"三穴。"阳池（SJ 4）"为手少阳三焦经第4穴，三焦经原穴。在腕背横纹中，当指总伸肌腱的尺侧缘凹陷处。主治腕痛，肩臂痛，耳聋，疟疾，消渴，口干，喉痹。直刺0.3～0.5寸。可灸。"外关（SJ 5）"为手少阳三焦经第5穴，三焦经络穴，八脉交会穴通阳维脉。在前臂背侧，当阳池与肘尖的连线上，腕背横纹上2寸，尺骨与桡骨之间。主治热病，头痛，颊痛，耳聋，耳鸣，目赤肿痛，胁痛，肩背痛，肘臂屈伸不利，手指疼痛，手颤。直刺0.5～1寸。可灸。"支沟（SJ 6）"为手少阳三焦经第6穴，三焦经经穴。在前臂背侧，当阳池与肘尖的连线上，腕背横纹上3寸，尺骨与桡骨之间。主治暴喑，耳聋，耳鸣，肩背酸痛，胁肋痛，呕吐，便秘，热病。直刺0.5～1寸。可灸。

③会宗三阳四渎长：说明本经"会宗""三阳络"和"四渎"三穴。"会宗（SJ 7）"为手少阳三焦经第7穴，三焦经郄穴。在前臂背侧，当腕背横纹上3寸，支沟尺侧，尺骨的桡侧缘。主治耳聋，痫证，上肢肌肤痛。直刺0.5～1寸。可灸。"三阳络（SJ 8）"为手少阳三焦经第8穴，在前臂背侧，腕背横纹上4寸，尺骨与桡骨之间。主治暴喑，耳聋，手臂痛，龋齿痛。直刺0.5～1寸。可灸。"四渎（SJ 9）"为手少阳三焦经第9穴，在前臂背侧，当阳池与肘尖的连线上，肘尖下5寸，尺骨与桡骨之间。主治暴喑，暴聋，齿痛，呼吸气短，咽阻如梗，前臂痛。直刺0.5～1寸。可灸。

④天井清冷渊消泺：说明本经"天井""清冷渊"和"消泺"三穴。"天井（SJ 10）"为手少阳三焦经第10穴，三焦经合穴。在臂外侧，屈肘时，当肘尖直上1寸凹陷处。主治偏头痛，胁肋、颈项、肩臂痛，耳聋，瘰疬，瘿气，癫痫。直刺0.5～1寸。可灸。"清冷渊（SJ 11）"为手少阳三焦经第11穴，在臂外侧，屈肘时，当肘尖直上2寸，即天井上1寸。主治头痛，目黄，肩臂痛不能举。直刺0.5～1寸。可灸。"消泺（SJ 12）"为手少阳三焦经第12穴，在臂外侧，当清冷渊与臑会连线中点处。主治头痛，颈项强痛，臂痛，齿痛，癫疾。直刺0.8～1寸。可灸。

⑤臑会肩髎天髎堂：说明本经"臑会""肩髎"和"天髎"三穴。"臑会（SJ 13）"为手少阳三焦经第13穴，在臂外侧，当肘尖与肩髎的连线上，肩髎下3寸，三角肌的后下缘。主治肩臂痛，瘿气，瘰疬，目疾，肩胛肿痛。直刺0.5～1寸。可灸。"肩髎（SJ 14）"为手少阳三焦经第14穴，在肩部，肩髃后方，当臂外展时，于肩峰后下方呈现凹陷处。主治臂痛，肩重不能举。直刺0.5～1寸。可灸。"天髎（SJ 15）"为手少阳三焦经第15穴，在肩胛部，肩井与曲垣的中间，当肩胛骨上角处。主治肩臂痛，颈项强痛，胸中烦满。直刺0.5～0.8寸。可灸。

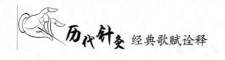

⑥天牖翳风瘈脉青：说明本经"天牖""翳风"和"瘈脉"三穴。"天牖（SJ 16）"为手少阳三焦经第16穴，在颈侧部，当乳突的后下方，平下颌角，胸锁乳突肌的后缘。主治头晕，头痛，面肿，目昏，暴聋，项强。直刺0.8~1寸。可灸。"翳风（SJ 17）"为手少阳三焦经第17穴，在耳垂后方，当乳突与下颌角之间的凹陷处。主治耳鸣，耳聋，口眼㖞斜，牙关紧闭，颊肿，瘰疬。直刺0.8~1寸。可灸，勿直接灸。"瘈脉（SJ 18）"为手少阳三焦经第18穴，在头部，耳后乳突中央，当角孙与翳风之间，沿耳轮连线的中、下1/3的交点处。主治头痛，耳聋，耳鸣，小儿惊痫，呕吐，泻痢。平刺0.3~0.5寸，或点刺出血。可灸。

⑦颅息角孙耳门乡：说明本经"颅息""角孙"和"耳门"三穴。"颅息（SJ 19）"为手少阳三焦经第19穴，在头部，当角孙与翳风之间，沿耳轮连线的上、中1/3的交点处。主治头痛、耳鸣、耳痛、小儿惊痫，呕吐涎沫。平刺0.2~0.5寸。可灸。"角孙（SJ 20）"为手少阳三焦经第20穴，在头部，折耳郭向前，当耳尖直上入发际处。主治耳部肿痛，目赤肿痛，目翳，齿痛，唇燥，项强，头痛。平刺0.3~0.5寸。可灸。"耳门（SJ 21）"为手少阳三焦经第21穴，在面部，当耳屏上切迹的前方，下颌骨髁状突后缘，张口有凹陷处。主治耳聋，耳鸣，聤耳，齿痛，颈颔痛，唇吻强。直刺0.5~1寸。可灸。

⑧和髎耳前锐发处：说明本经在耳前鬓发后缘的"耳和髎"一穴。"耳和髎（SJ 22）"为手少阳三焦经第22穴，手、足少阳与手太阳的交会穴。在头侧部，当鬓发后缘，平耳郭根之前方，颞浅动脉的后缘。主治头重痛，耳鸣，牙关拘急，颔肿，鼻准肿痛，口渴。斜刺0.3~0.5寸。可灸。

⑨丝竹眉梢不须量：说明本经在眉梢处的"丝竹空"一穴。"丝竹空（SJ 23）"为手少阳三焦经第23穴，在面部，当眉梢凹陷处。主治头痛，目眩，目赤痛，眼睑跳动，齿痛，癫痫。平刺0.5~1寸。不宜灸。

第十一节　足少阳胆经经穴歌

【指要】

足少阳胆经左右各有经穴44个，起始于瞳子髎穴，终止于足窍阴穴。其中有20穴分布于侧头及项后，9穴分布于胸胁臀髎部，15穴分布于下肢外侧面。足少阳胆经腧穴主治头面五官、胁肋病、热病、神志病、肝胆病及本经循行所过部位的病证。主要穴位有瞳子髎、听会、阳白、风池、肩井、日月、环跳、风市、阳陵泉、光明、悬钟、丘墟。

【歌赋】

足少阳经瞳子髎[①]，四十四穴行迢迢，

听会上关颔厌集②，悬颅悬厘曲鬓翘③，
率谷天冲浮白次④，窍阴完骨本神邈⑤，
阳白临泣目窗辟⑥，正营承灵脑空摇⑦。

【诠释】

①足少阳经瞳子髎：说明本经起始于"瞳子髎"穴。"瞳子髎（GB 1）"为足少阳胆经第1穴，手少阳、足少阳、手太阳交会穴。在面部，目外眦旁，当眶外侧缘处。主治头痛，目赤，目痛，怕光羞明，迎风流泪，远视不明，内障，目翳。向后刺或斜刺 0.3～0.5寸；或用三棱针点刺出血。不宜灸。

②听会上关颔厌集：说明本经"听会""上关"和"颔厌"三穴。"听会（GB 2）"为足少阳胆经第2穴，在面部，当耳屏间切迹的前方，下颌骨髁突的后缘，张口有凹陷处。主治耳鸣，耳聋，流脓，齿痛，下颌脱臼，口眼㖞斜，面痛，头痛。直刺 0.5～0.8寸。可灸。"上关（GB 3）"为足少阳胆经第3穴手足少阳、足阳明交会穴。在耳前，下关直上，当颧弓的上缘凹陷处。主治头痛，耳鸣，耳聋，聤耳，口眼㖞斜，面痛，齿痛，惊痫，瘛疭。直刺 0.5～0.8寸。可灸。"颔厌（GB 4）"为足少阳胆经第4穴，手足少阳、足阳明交会穴。在头部鬓发上，当头维与曲鬓弧形连线的上 1/4 与下 3/4 交点处。主治头痛，眩晕，目外眦痛，齿痛，耳鸣，惊痫。直刺 0.3～0.4寸。可灸。

③悬颅悬厘曲鬓翘：说明本经"悬颅""悬厘"和"曲鬓"三穴。"悬颅（GB 5）"为足少阳胆经第5穴，在头部鬓发上，当头维与曲鬓弧形连线的中点处。主治偏头痛，面肿，目外眦痛，齿痛。向后平刺 0.5～0.8寸。可灸。"悬厘（GB 6）"为足少阳胆经第6穴，手足少阳、足阳明交会穴。在头部鬓发上，当头维与曲鬓弧形连线的上 3/4 与下 1/4 交点处。主治偏头痛，面肿，目外眦痛，耳鸣，上齿痛。向后平刺 0.5～0.8寸。可灸。"曲鬓（GB 7）"为足少阳胆经第7穴，足太阳、少阳交会穴。在头部，当耳前鬓角发际后缘的垂线与耳尖水平线交点处。主治偏头痛，颔颊肿，牙关紧闭，呕吐，齿痛，目赤肿痛，项强不得顾。向后平刺 0.5～0.8寸。可灸。

④率谷天冲浮白次：说明本经"率谷""天冲"和"浮白"三穴。"率谷（GB 8）"为足少阳胆经第8穴，足太阳、少阳交会穴。在头部，当耳尖直上入发际 1.5寸，角孙直上方。主治头痛，眩晕，呕吐，小儿惊风。平刺 0.5～1寸。可灸。"天冲（GB 9）"为足少阳胆经第9穴，足太阳、少阳交会穴。在头部，当耳根后缘直上入发际 2寸，率谷后 0.5寸。主治头痛，齿龈肿痛，癫痫，惊恐，瘿气。平刺 0.5～1寸。可灸。"浮白（GB 10）"为足少阳胆经第10穴，足太阳、少阳交会穴。在头部，当耳后乳突的后上方，天冲与完骨的弧形连线的中 1/3 与上 1/3 交点处。主治头痛，颈项强痛，耳鸣，耳聋，齿痛，瘰疬，瘿气，臂痛不举，足痿不行。平刺 0.5～0.8寸。可灸。

⑤窍阴完骨本神邈：说明本经"头窍阴""完骨"和"本神"三穴。"头窍阴（GB 11）"为足少阳胆经第11穴，足太阳、少阳交会穴。在头部，当耳后乳突的后上方，天冲与完骨的弧形连线的中 1/3 与下 1/3 交点处。主治头痛，眩晕，颈项强痛，胸胁痛，口苦，耳鸣，耳聋，耳痛。平刺 0.5～0.8寸。可灸。"完骨（GB 12）"为足少阳胆经第12穴，

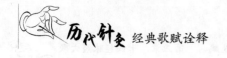

足太阳、少阳交会穴。在头部，当耳后乳突的后下方凹陷处。主治头痛，颈项强痛，颊肿，喉痹，龋齿，口眼㖞斜，癫痫，疟疾。斜刺0.5~0.8寸。可灸。"本神（GB 13）"为足少阳胆经第13穴，足少阳、阳维交会穴。在头部，当前发际上0.5寸，神庭旁开3寸，神庭与头维连线的内2/3与外1/3交点处。主治头痛，目眩，癫痫，小儿惊风，颈项强痛，胸胁痛，半身不遂。平刺0.5~0.8寸。可灸。

⑥阳白临泣目窗辟：说明本经"阳白""头临泣"和"目窗"三穴。"阳白（GB 14）"为足少阳胆经第14穴，足少阳、阳维交会穴。在前额部，当瞳孔直上，眉上1寸。主治头痛，目眩，目痛，外眦疼痛，雀目。平刺0.5~0.8寸。可灸。"头临泣（GB 15）"为足少阳胆经第15穴，足太阳、少阳与阳维交会穴。在头部，当瞳孔直上入前发际0.5寸，神庭与头维连线的中点处。主治头痛，目眩，目赤痛，流泪，目翳，鼻塞，鼻渊，耳聋，小儿惊痫，热病。平刺0.5~0.8寸。可灸。"目窗（GB 16）"为足少阳胆经第16穴，足少阳、阳维交会穴。在头部，当前发际上1.5寸，头正中线旁开2.25寸。主治头痛，目眩，目赤肿痛，远视，近视，面水肿，上齿龋肿，小儿惊痫。平刺0.5~0.8寸。可灸。

⑦正营承灵脑空摇：说明本经"正营""承灵"和"脑空"三穴。"正营（GB 17）"为足少阳胆经第17穴，足少阳、阳维交会穴。在头部，当前发际上2.5寸，头正中线旁开2.25寸。主治头痛，头晕，目眩，唇吻强急，齿痛。平刺0.5~0.8寸。可灸。"承灵（GB 18）"为足少阳胆经第18穴，足少阳、阳维交会穴。在头部，当前发际上4寸，头正中线旁开2.25寸。主治头晕，眩晕，目痛，鼻渊，鼻衄，鼻窒，多涕。平刺0.5~0.8寸。可灸。"脑空（GB 19）"为足少阳胆经第19穴，足少阳、阳维交会穴。在头部，当枕外隆凸的上缘外侧，头正中线旁开2.25寸，平脑户。主治头痛，颈项强痛，目眩，目赤肿痛，鼻痛，耳聋，癫痫，惊悸，热病。平刺0.5~0.8寸。可灸。

【歌赋】

风池肩井渊腋部①，辄筋日月京门标②，
带脉五枢维道续③，居髎环跳风市招④，
中渎阳关阳陵泉⑤，阳交外丘光明宵⑥，
阳辅悬钟丘墟外⑦，足临泣与地五会⑧，
侠溪窍阴四趾端⑨。

【诠释】

①风池肩井渊腋部：说明本经"风池""肩井"和"渊腋"三穴。"风池（GB 20）"为足少阳胆经第20穴，足少阳、阳维交会穴。在项部，当枕骨之下，与风府相平，胸锁乳突肌与斜方肌上端之间的凹陷处。主治头痛，眩晕，颈项强痛，目赤痛，目泪出，鼻渊，鼻衄，耳聋，气闭，中风，口眼㖞斜，疟疾，热病，感冒，瘿气。针尖微下，向鼻尖方向斜刺0.5~0.8寸，或平刺透风府穴。可灸。"肩井（GB 21）"为足少阳胆经第21穴，手足少阳、足阳明、阳维交会穴。在肩上，前直乳中，当大椎与肩峰端连线的中点上。主

治肩背痹痛，手臂不举，颈项强痛，乳痛，中风，瘰疬，难产，诸虚百损。直刺0.5～0.8寸，深部正当肺尖，慎不可深刺。可灸。"渊腋（GB 22）"为足少阳胆经第22穴，在侧胸部，举臂，当腋中线上，腋下3寸，第四肋间隙中。主治胸满，肋痛，腋下肿，臂痛不举。斜刺0.5～0.8寸。

②辄筋日月京门标：说明本经"辄筋""日月"和"京门"三穴。"辄筋（GB 23）"为足少阳胆经第23穴，在侧胸部，渊腋前1寸，平乳头，第四肋间隙中。主治胸肋痛，喘息，呕吐，吞酸，腋肿，肩臂痛。斜刺0.5～0.8寸，可灸。"日月（GB 24）"为足少阳胆经第24穴，足太阴、少阳交会穴，胆腑募穴。在上腹部，当乳头直下，第七肋间隙，前正中线旁开4寸。主治胁肋疼痛，胀满，呕吐，吞酸，呃逆，黄疸。斜刺0.5～0.8寸。可灸。"京门（GB 25）"为足少阳胆经第25穴，肾脏募穴。在侧腰部，章门后1.8寸，当第十二肋骨游离端的下方。主治肠鸣，泄泻，腹胀，腰胁痛。斜刺0.5～0.8寸。可灸。

③带脉五枢维道续：说明本经"带脉""五枢"和"维道"三穴。"带脉（GB 26）"为足少阳胆经第26穴，足少阳、带脉交会穴。在侧腹部，章门下1.8寸，当第十二肋骨游离端下方垂线与脐水平线的交点上。主治月经不调，赤白带下，疝气，腰胁痛。直刺0.5～0.8寸。可灸。"五枢（GB 27）"为足少阳胆经第27穴，足少阳、带脉交会穴。在侧腹部，当髂前上棘的前方，横平脐下3寸处。主治阴挺，赤白带下，月经不调，疝气，少腹痛，便秘，腰胯痛。直刺0.8～1.5寸。可灸。"维道（GB 28）"为足少阳胆经第28穴，足少阳、带脉交会穴。在侧腹部，当髂前上棘的前下方，五枢前下0.5寸。主治腰胯痛，少腹痛，阴挺，疝气，带下，月经不调，水肿。向前下方斜刺0.8～1.5寸。可灸。

④居髎环跳风市招：说明本经"居髎""环跳"和"风市"三穴。"居髎（GB 29）"为足少阳胆经第29穴，足少阳、阳跷交会穴。在髋部，当髂前上棘与股骨大转子最凸点连线的中点处。主治腰腿痹痛，瘫痪，足痿，疝气。直刺或斜刺1.5～2寸。可灸。"环跳（GB 30）"为足少阳胆经第30穴，足少阳、太阳交会穴。在股外侧部，侧卧屈股，当股骨大转子最凸点与骶管裂孔连线的外1/3与中1/3交点处。主治腰胯疼痛，半身不遂，下肢痿痹，遍身风疹，挫闪腰疼，膝踝肿痛不能转侧。直刺2～2.5寸。可灸。"风市（GB 31）"为足少阳胆经第31穴，在大腿外侧部的中线上，当腘横纹上7寸。或直立垂手时，中指尖处。主治中风半身不遂，下肢痿痹、麻木，遍身瘙痒，脚气。直刺1～1.5寸。可灸。

⑤中渎阳关阳陵泉：说明本经"中渎""膝阳关"和"阳陵泉"三穴。"中渎（GB 32）"为足少阳胆经第32穴，在大腿外侧，当风市下2寸，或腘横纹上5寸，股外肌与股二头肌之间。主治下肢痿痹、麻木，半身不遂。直刺1～1.5寸。可灸。"膝阳关（GB 33）"为足少阳胆经第33穴，在膝外侧，当股骨外上髁上方的凹陷处。主治膝膑肿痛，腘筋挛急，小腿麻木。直刺0.8～1寸。可灸。"阳陵泉（GB 34）"为足少阳胆经第34穴，胆经合穴，胆腑下合穴，八会穴之筋会。在小腿外侧，当腓骨小头前下方凹陷处。主治半身不遂，下肢痿痹、麻木，膝肿痛，脚气，胁肋痛，口苦，呕吐，黄疸，小儿惊风，破伤风。直刺或斜向下刺1～1.5寸。可灸。

⑥阳交外丘光明宵：说明本经"阳交""外丘"和"光明"三穴。"阳交（GB 35）"为足少阳胆经第35穴，阳维脉郄穴。在小腿外侧，当外踝尖上7寸，腓骨后缘。主治胸胁胀

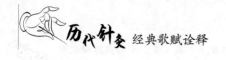

满疼痛，面肿，惊狂，癫疾，瘈疭，膝股痛，下肢痿痹。直刺 0.5～0.8 寸。可灸。"外丘（GB 36）"为足少阳胆经第 36 穴，胆经郄穴。在小腿外侧，当外踝尖上 7 寸，腓骨前缘，平阳交。主治颈项强痛，胸胁胀痛，疯犬伤毒不出，下肢痿痹，癫疾，小儿龟胸。直刺 0.5～0.8寸。可灸。"光明（GB 37）"为足少阳胆经第 37 穴，胆经络穴。在小腿外侧，当外踝尖上 5寸，腓骨前缘。主治目痛，夜盲，乳胀痛，膝痛，下肢痿痹，颊肿。直刺 0.5～0.8 寸。可灸。

⑦阳辅悬钟丘墟外：说明本经"阳辅""悬钟"和"丘墟"三穴。"阳辅（GB 38）"为足少阳胆经第 38 穴，胆经经穴。在小腿外侧，当外踝尖上 4 寸，腓骨前缘稍前方。主治偏头痛，目外眦痛，缺盆中痛，腋下痛，瘰疬，胸、胁、下肢外侧痛，疟疾，半身不遂。直刺0.5～0.8 寸。可灸。"悬钟（GB 39）"为足少阳胆经第 39 穴，八会穴之髓会。在小腿外侧，当外踝尖上 3 寸，腓骨前缘稍前方。主治半身不遂，颈项强痛，胸腹胀满，胁肋疼痛，膝腿痛，脚气，腋下肿。直刺 0.5～0.8 寸。可灸。"丘墟（GB 40）"为足少阳胆经第 40 穴，胆经原穴。在外踝的前下方，当趾长伸肌腱的外侧凹陷处。主治颈项痛，腋下肿，胸胁痛，下肢痿痹，外踝肿痛，疟疾，疝气，目赤肿痛，目生翳膜，中风偏瘫。直刺 0.5～0.8 寸。可灸。

⑧足临泣与地五会：说明本经"足临泣""地五会"二穴。"足临泣（GB 41）"为足少阳胆经第 41 穴，胆经输穴，八脉交会穴通带脉。在足背外侧，当足四趾本节（第四趾关节）的后方，小趾伸肌腱的外侧凹陷处。主治头痛，目外眦痛，目眩，乳痈，瘰疬，胁肋痛，疟疾，中风偏瘫，痹痛不仁，足跗肿痛。直刺 0.5～0.8 寸。可灸。"地五会（GB 42）"为足少阳胆经第 42 穴，在足背外侧，当足四趾本节（第四趾关节）的后方，第四、五趾骨之间，小趾伸肌腱的内侧缘。主治头痛，目赤痛，耳鸣，耳聋，胸满，胁痛，腋肿，乳痈，跗肿。直刺或斜刺 0.5～0.8 寸。可灸。

⑨侠溪窍阴四趾端：说明本经"侠溪""足窍阴"二穴。"侠溪（GB 43）"为足少阳胆经第 43 穴，胆经荥穴。在足背外侧，当第四、五趾间，趾蹼缘后方赤白肉际处。主治头痛，眩晕，惊悸，耳鸣，耳聋，目外眦赤痛，颊肿，胸胁痛，膝股痛，足跗肿痛，疟疾。直刺或斜刺 0.3～0.5 寸。可灸。"足窍阴（GB 44）"为足少阳胆经第 44 穴，胆经井穴。在第四趾末节外侧，距趾甲角 0.1 寸。主治偏头痛，目眩，目赤肿痛，耳聋，耳鸣，喉痹，胸胁痛，足跗肿痛，多梦，热病。直刺 0.1～0.2 寸。可灸。

第十二节　足厥阴肝经经穴歌

【指要】

足厥阴肝经左右各有经穴 14 个，起始于大敦穴，终止于期门穴。其中有 12穴分布于下肢内侧，2 穴在胁肋胸部。足厥阴肝经腧穴主治肝胆病证、泌尿生殖系统、神经系统、眼病和本经脉所经过的胸胁、少腹、前阴部位的病证。常用的穴位有大敦、行间、太冲、曲泉、章门、期门。

【歌赋】

一十四穴足厥阴，大敦行间太冲侵①，

中封蠡沟中都近②，膝关曲泉阴包临③，

五里阴廉急脉穴④，章门常对期门深⑤。

【诠释】

①大敦行间太冲侵：说明本经"大敦""行间"和"太冲"三穴。"大敦（LR 1）"为足厥阴肝经第1穴，肝经井穴。在足大指末节外侧，距趾甲角0.1寸。主治疝气，缩阴，阴中痛，月经不调，血崩，尿血，癃闭，遗尿，淋疾，癫狂，痫证，少腹痛。斜刺0.1～0.2寸，或用三棱针点刺出血。可灸。"行间（LR 2）"为足厥阴肝经第2穴，肝经荥穴。在足背侧，当第一、二趾间，趾蹼缘的后方赤白肉际处。主治月经过多，闭经，痛经，白带，阴中痛，遗尿，淋疾，疝气，胸胁满痛，呃逆，咳嗽，洞泄，头痛，眩晕，目赤痛，青盲，中风，癫痫，瘛疭，失眠，口㖞，膝肿，下肢内侧痛，足跗肿痛。直刺0.5～0.8寸。可灸。"太冲（LR 3）"为足厥阴肝经第3穴，肝经输穴、原穴。在足背侧，当第一跖骨间隙的后方凹陷处。主治头痛，眩晕，疝气，月经不调，癃闭，遗尿，小儿惊风，癫狂，痫证，胁痛，腹胀，黄疸，呕逆，咽痛嗌干，目赤肿痛，膝股内侧痛，足跗肿，下肢痿痹。直刺0.5～0.8寸。可灸。

②中封蠡沟中都近：说明本经"中封""蠡沟"和"中都"三穴。"中封（LR 4）"为足厥阴肝经第4穴，肝经经穴。在足背侧，当足内踝前，商丘与解溪连线之间，胫骨前肌腱的内侧凹陷处。主治疝气，阴茎痛，遗精，小便不利，黄疸，胸腹胀满，腰痛，足冷，内踝肿痛。直刺0.5～0.8寸。可灸。"蠡沟（LR 5）"为足厥阴肝经第5穴，肝经络穴。在小腿内侧，当足内踝尖上5寸，胫骨内侧面的中央。主治月经不调，赤白带下，阴挺，阴痒，疝气，小便不利，睾丸肿痛，小腹痛，腰背拘急不可俯仰，胫部酸痛。平刺0.5～0.8寸。可灸。"中都（LR 6）"为足厥阴肝经第6穴，肝经郄穴。在小腿内侧，当足内踝尖上7寸，胫骨内侧面的中央。主治胁痛，腹胀，泄泻，疝气，小腹痛，崩漏，恶露不净。平刺0.5～0.8寸。可灸。

③膝关曲泉阴包临：说明本经"膝关""曲泉"和"阴包"三穴。"膝关（LR 7）"为足厥阴肝经第7穴，在小腿内侧，当胫骨内髁的后下方，阴陵泉后1寸，腓肠肌内侧头的上部。主治膝膑肿痛，寒湿走注，历节风痛，下肢痿痹。直刺0.8～1寸。可灸。"曲泉（LR 8）"为足厥阴肝经第8穴，肝经合穴。在膝内侧，屈膝，当膝关节内侧端，股骨内侧髁的后缘，半腱肌、半膜肌止端的前缘凹陷处。主治月经不调，痛经，白带，阴挺，阴痒，产后腹痛，遗精，阳痿，疝气，小便不利，头痛，目眩，癫狂，膝膑肿痛，下肢痿痹。直刺1～1.5寸。可灸。"阴包（LR 9）"为足厥阴肝经第9穴，在大腿内侧，当股骨上髁上4寸，股内肌与缝匠肌之间。主治月经不调，遗尿，小便不利，腰骶痛引小腹。直刺0.8～1寸。可灸。

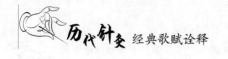

④五里阴廉急脉穴：说明本经"足五里""阴廉"和"急脉"三穴。"足五里（LR 10）"为足厥阴肝经第10穴，在大腿内侧，当气冲直下3寸，大腿根部，耻骨结节的下方，长收肌的外缘。主治少腹胀痛，小便不通，阴挺，睾丸肿痛，嗜卧，四肢倦怠。直刺0.5～0.8寸。可灸。"阴廉（LR 11）"为足厥阴肝经第11穴，在大腿内侧，当气冲直下2寸，大腿根部，耻骨结节的下方，长收肌的外缘。主治月经不调，赤白带下，少腹疼痛，股内侧痛，下肢挛急。直刺0.8～1寸。可灸。"急脉（LR 12）"为足厥阴肝经第12穴，在耻骨结节的外侧，当气冲外下腹股沟股动脉搏动处，前正中线旁开2.5寸。主治疝气，阴挺，阴茎痛，少腹痛，股内侧痛。直刺0.5～1寸。可灸。

⑤章门常对期门深：说明本经"章门""期门"二穴。"章门（LR 13）"为足厥阴肝经第13穴，足厥阴、足少阳经交会穴，脾脏募穴，八会穴之脏会。在侧腹部，当第十一肋游离端的下方。主治腹痛，腹胀，肠鸣，泄泻，呕吐，神疲肢倦，胸胁痛，黄疸，痞块，小儿疳积，腰脊痛。斜刺0.5～0.8寸。可灸。"期门（LR 14）"为足厥阴肝经第14穴，足厥阴、足太阴、阴维脉交会穴，肝脏募穴。在胸部，当乳头直下，第六肋间隙，前正中线旁开4寸。主治胸胁胀满疼痛，呕吐，呃逆，吞酸，腹胀，泄泻，饥不欲食，胸中热，咳喘，奔豚，疟疾，伤寒热入血室。斜刺0.5～0.8寸。可灸。

第十三节　督脉经穴歌

【指要】

督脉共有经穴28个（将"印堂"归入此脉则为29穴），起始于长强穴，终止于龈交穴。其中有14穴分布在背腰骶部后正中线，14穴分布在头项和面部正中，均为单穴，不左右对称排列。督脉经腧穴主治神经系统、呼吸系统、消化系统、泌尿生殖系统和本经脉所经过部位的病证。督脉总督全身阳经，以上部的穴位最为重要，常用的穴位有长强、命门、至阳、身柱、大椎、哑门、风府、百会、人中、龈交。

【歌赋】

督脉经穴行于脊①，长强腰俞阳关俞②，
命门悬枢接脊中③，中枢筋缩至阳逸④，
灵台神道身柱长⑤，陶道大椎平肩齐⑥。

【诠释】

①督脉经穴行于脊：督脉经的穴位主要分布于后正中线，沿脊柱上行，均为单穴，不

左右对称。

②长强腰俞阳关俞：说明本经"长强""腰俞"和"腰阳关"三穴。"长强（DU 1）"为督脉经第1穴，督脉络穴，督脉、足少阳、足少阴经交会穴。在尾骨端下，当尾骨端与肛门连线的中点处。主治泄泻，痢疾，便秘，便血，痔疾，癫狂，脊强反折，癃淋，阴部湿痒，腰脊、尾骶部疼痛。斜刺，针尖向上与骶骨平行刺入0.5～1寸，不得刺穿直肠，以防感染。不灸。"腰俞（DU 2）"为督脉经第2穴，在骶部，当后正中线上，适对骶管裂孔。主治腰脊强痛，腹泻，便秘，痔疾，脱肛，便血，癫痫，淋浊，月经不调，下肢痿痹。向上斜刺0.5～1寸。可灸。"腰阳关（DU 3）"为督脉经第3穴，在腰部，当后正中线上，第四腰椎棘突下凹陷中。主治腰骶疼痛，下肢痿痹，月经不调，赤白带下，遗精，阳痿，便血。直刺0.5～1寸。可灸。

③命门悬枢接脊中：说明本经"命门""悬枢"和"脊中"三穴。"命门（DU 4）"为督脉经第4穴，在腰部，当后正中线上，第二腰椎棘突下凹陷中。主治虚损腰痛，脊强反折，遗尿，尿频，泄泻，遗精，白浊，阳痿，早泄，赤白带下，胎屡坠，五劳七伤，头晕耳鸣，癫痫，惊恐，手足逆冷。直刺0.5～1寸。可灸。"悬枢（DU 5）"为督脉经第5穴，在腰部，当后正中线上，第一腰椎棘突下凹陷中。主治腰脊强痛，腹胀，腹痛，完谷不化，泄泻，痢疾。直刺0.5～1寸。可灸。"脊中（DU 6）"为督脉经第6穴，在背部，当后正中线上，第十一胸椎棘突下凹陷中。主治腰脊强痛，黄疸，腹泻，痢疾，小儿疳积，痔疾，脱肛，便血，癫痫。斜刺0.5～1寸。可灸。

④中枢筋缩至阳逸：说明本经"中枢""筋缩"和"至阳"三穴。"中枢（DU 7）"为督脉经第7穴，在背部，当后正中线上，第十胸椎棘突下凹陷中。主治黄疸，呕吐，腹满，胃痛，食欲减退，腰背痛斜刺0.5～1寸。可灸。"筋缩（DU 8）"为督脉经第8穴，在背部，当后正中线上，第九胸椎棘突下凹陷中。主治癫狂，惊痫，抽搐，脊强，背痛，胃痛，黄疸，四肢不收，筋挛拘急。斜刺0.5～1寸。可灸。"至阳（DU 9）"为督脉经第9穴，在背部，当后正中线上，第七胸椎棘突下凹陷中。主治胸胁胀痛，腹痛黄疸，咳嗽气喘，腰背疼痛，脊强，身热。斜刺0.5～1寸。可灸。

⑤灵台神道身柱长：说明本经"灵台""神道"和"身柱"三穴。"灵台（DU 10）"为督脉经第10穴，在背部，当后正中线上，第六胸椎棘突下凹陷中。主治咳嗽，气喘，项强，脊痛，身热，疔疮。斜刺0.5～1寸。可灸。"神道（DU 11）"为督脉经第11穴，在背部，当后正中线上，第五胸椎棘突下凹陷中。主治心痛，惊悸，怔忡，失眠健忘，中风不语，癫痫，腰脊强，肩背痛，咳嗽，气喘。斜刺0.5～1寸。可灸。"身柱（DU 12）"为督脉经第12穴，在背部，当后正中线上，第三胸椎棘突下凹陷中。主治身热头痛，咳嗽，气喘，惊厥，癫狂痫证，腰脊强痛，疔疮发背。斜刺0.5～1寸。可灸。

⑥陶道大椎平肩齐：说明本经"陶道""大椎"二穴。"陶道（DU 13）"为督脉经第13穴，督脉、足太阳经交会穴。在背部，当后正中线上，第一胸椎棘突下凹陷中。主治头痛项强，恶寒发热，咳嗽，气喘，骨蒸潮热，胸痛，脊背酸痛，疟疾，癫狂，角弓反张。斜刺0.5～1寸。可灸。"大椎（DU 14）"为督脉经第14穴，督脉、手三阳经、足三阳经交会穴。在后正中线上，第七颈椎棘突下凹陷中，与肩平齐。主治热病，疟疾，咳嗽，喘逆，骨蒸潮热，项强，肩背痛，腰脊强，角弓反张，小儿惊风，癫狂痫证，五劳虚损，七

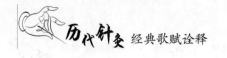
伤乏力，中暑，霍乱，呕吐，黄疸，风疹。斜刺0.5~1寸。可灸。

【歌赋】

哑门风府上脑户①，强间后顶百会率②，
前顶囟会下上星③，神庭素髎水沟系④，
兑端开口唇中央⑤，龈交唇内齿缝间⑥。

【诠释】

①哑门风府上脑户：说明本经"哑门""风府"和"脑户"三穴。"哑门（DU 15）"为督脉经第15穴，督脉、阳维脉交会穴。在项部，当后发际正中直上0.5寸，第一颈椎下。主治舌缓不语，音哑，头重，头痛，颈项强急，脊强反折，中风尸厥，癫狂，痫证，瘛症，衄血，重舌，呕吐。伏案正坐位，使头微前倾，项肌放松，向下颌方向缓慢刺入0.5~1寸。可灸。"风府（DU 16）"为督脉经第16穴，督脉、阳维脉交会穴。在项部，当后发际正中直上1寸，枕外隆凸直下，两侧斜方肌之间凹陷处。主治癫狂，痫证，瘛症，中风不语，悲恐惊悸，半身不遂，眩晕，颈项强痛，咽喉肿痛，目痛，鼻衄。伏案正坐位，使头微前倾，项肌放松，向下颌方向缓慢刺入0.5~1寸。针尖不可向上，以免刺入枕骨大孔，误伤延髓。可灸。"脑户（DU 17）"为督脉经第17穴，督脉、足太阳经交会穴。在头部，后发际正中直上2.5寸，风府上1.5寸，枕外隆凸的上缘凹陷处。主治头重，头痛，面赤，目黄，眩晕，面痛、音哑，项强，癫狂痫证，舌本出血，瘿瘤。平刺0.5~0.8寸。可灸。

②强间后顶百会率：说明本经"强间""后顶"和"百会"三穴。"强间（DU 18）"为督脉经第18穴，在头部，当后发际正中直上4寸（脑户上1.5寸）。主治头痛，目眩，颈项强痛，癫狂痫证，烦心，失眠。平刺0.5~0.8寸，不可深刺。可灸。"后顶（DU 19）"为督脉经第19穴，在头部，当后发际正中直上5.5寸（脑户上3寸）。主治头痛，眩晕，项强，癫狂痫证，烦心，失眠。平刺0.5~0.8寸。可灸。"百会（DU 20）"为督脉经第20穴，手足少阳、足太阳、督脉、足厥阴经交会穴。在头部，当前发际正中直上5寸，或两耳尖连线中点处。主治头痛，眩晕，惊悸，健忘，尸厥，中风不语，癫狂，痫证，瘛症，耳鸣，鼻塞，脱肛，痔疾，阴挺，泄泻。平刺0.5~0.8寸。可灸。

③前顶囟会下上星：说明本经"前顶""囟会"和"上星"三穴。"前顶（DU 21）"为督脉经第21穴，在头部，当前发际正中直上3.5寸（百会前1.5寸）。主治癫痫，头晕，目眩，头顶痛，鼻渊，目赤肿痛，小儿惊风。平刺0.3~0.5寸。可灸。"囟会（DU 22）"为督脉经第22穴，在头部，当前发际正中直上2寸（百会前3寸）。主治头痛，目眩，面赤暴肿，鼻渊，鼻衄，鼻痔，鼻痈，癫疾，嗜睡，小儿惊风。平刺0.3~0.5寸，小儿禁刺。可灸。"上星（DU 23）"为督脉经第23穴，在头部，当前发际正中直上1寸。主治头痛，眩晕，目赤肿痛，迎风流泪，面赤肿痛，鼻渊，鼻衄，鼻痔，鼻痈，癫狂，痫证，小儿惊风，疟疾，热病。平刺0.5~0.8寸。可灸。

④神庭素髎水沟系：说明本经"神庭""素髎"和"水沟"三穴。"神庭（DU 24）"为督脉经第24穴，督脉、足太阳、足阳明经交会穴。在头部，当前发际正中直上0.5寸。主治头痛，眩晕，目赤肿痛，泪出，目翳，雀目，鼻渊，鼻衄，癫狂，痫证，角弓反张。平刺0.3~0.5寸。可灸。"素髎（DU 25）"为督脉经第25穴，在面部，当鼻尖的正中央。主治鼻塞，鼻衄，鼻流清涕，鼻中肉，鼻渊，酒糟鼻，惊厥，昏迷，新生儿窒息。向上斜刺0.3~0.5寸，或点刺出血。不灸。"水沟（DU 26）"为督脉经第26穴，督脉、手足阳明经交会穴。在面部，当人中沟的上1/3与中1/3交点处。主治昏迷，晕厥，暑病，癫狂，痫证，急慢惊风，鼻塞，鼻衄，风水面肿，齿痛，牙关紧闭，黄疸，消渴，霍乱，瘟疫，脊臂强痛，挫闪腰疼。向上斜刺0.3~0.5寸，或用指甲掐按。不灸。

⑤兑端开口唇中央：说明本经在口唇中央"兑端"穴。"兑端（DU 27）"为督脉经第27穴，在面部，当上唇的尖端，人中沟下端的皮肤与唇的移行部。主治昏迷，晕厥，癫狂，癔症，消渴嗜饮，口疮臭秽，齿痛，口噤，鼻塞。斜刺0.2~0.3寸。不灸。

⑥龈交唇内齿缝间：说明本经在上唇系带处的"龈交"穴。"龈交（DU 28）"为督脉经第28穴，督脉、任脉、足阳明胃经交会穴。在上唇内，唇系带与上齿龈的相接处。主治齿龈肿痛，口臭，齿衄，鼻渊，面赤颊肿，唇吻强急，面部疮癣，两腮生疮，癫狂，项强。向上斜刺0.2~0.3寸。不灸。

第十四节　　任脉经穴歌

【指要】

任脉共有经穴24个，起始于会阴穴，终止于承浆穴。其中有22穴分布在胸腹前正中线，2穴分布在颈部和面部正中，均为单穴，不左右对称排列。任脉经腧穴主治神经系统、呼吸系统、消化系统、泌尿生殖系统和本经经脉所过部位的病证。任脉任受阴经，以下部的穴位最为重要，常用的穴位有中极、关元、气海、神阙、中脘、鸠尾、膻中、天突、廉泉、承浆。

【歌赋】

任脉经穴起会阴①，曲骨中极关元针②，
石门气海阴交生③，神阙一寸上水分④，
下脘建里中上脘⑤，巨阙鸠尾步中庭⑥，
膻中玉堂连紫官⑦，华盖璇玑天突逢⑧，
廉泉承浆任脉终⑨。

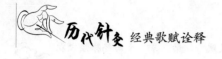

【诠释】

①任脉经穴起会阴：任脉经的穴位起始于"会阴"，沿胸腹上行，主要分布于前正中线，均为单穴，不左右对称。"会阴（RN 1）"为任脉经第1穴，任脉别络，任脉、督脉、冲脉交会穴。在会阴部，男性当阴囊根部与肛门连线的中点，女性当大阴唇后联合与肛门连线的中点。主治溺水窒息，昏迷，癫狂，惊痫，小便难，遗尿，阴痛，阴痒，阴部汗湿，脱肛，阴挺，疝气，痔疾，遗精，月经不调。直刺0.5~1寸。孕妇慎用。可灸。

②曲骨中极关元针：说明本经"曲骨""中极"和"关元"三穴。"曲骨（RN 2）"为任脉经第2穴，任脉、足厥阴交会穴。在下腹部，当前正中线上，耻骨联合上缘的中点处。主治少腹胀满，小便淋沥，遗尿，疝气，遗精阳痿，阴囊湿痒，月经不调，赤白带下，痛经。直刺0.5~1寸，内为膀胱，应在排尿后进行针刺。可灸。"中极（RN 3）"为任脉经第3穴，足三阴、任脉交会穴，膀胱募穴。在下腹部，前正中线上，当脐中下4寸。主治小便不利，遗溺不禁，阳痿，早泄，遗精，白浊，疝气偏坠，积聚疼痛，月经不调，阴痛，阴痒，痛经，带下，崩漏，阴挺，产后恶露不止，胞衣不下，水肿。直刺0.5~1寸。可灸。"关元（RN 4）"为任脉经第4穴，足三阴、任脉交会穴，小肠募穴。在下腹部，前正中线上，当脐中下3寸。主治中风脱证，虚劳冷惫，羸瘦无力，少腹疼痛，霍乱吐泻，痢疾，脱肛，疝气，便血，溺血，小便不利，尿频，尿闭，遗精，白浊，阳痿，早泄，月经不调，经闭，经痛，赤白带下，阴挺，崩漏，阴门瘙痒，恶露不止，胞衣不下，消渴，眩晕。直刺0.5~1寸。可灸。

③石门气海阴交生：说明本经"石门""气海"和"阴交"三穴。"石门（RN 5）"为任脉经第5穴，三焦募穴。在下腹部，前正中线上，当脐中下2寸。主治腹胀，泄利，绕脐疼痛，奔豚疝气，水肿，小便不利，遗精，阳痿，经闭，带下，崩漏，产后恶露不止。直刺0.5~1寸。可灸。孕妇慎用。"气海（RN 6）"为任脉经第6穴，肓之原穴。在下腹部，前正中线上，当脐中下1.5寸。主治绕脐腹痛，水肿臌胀，脘腹胀满，水谷不化，大便不通，泻痢不禁，癃淋，遗尿，遗精，阳痿，疝气，月经不调，痛经，经闭，崩漏，带下，阴挺，产后恶露不止，胞衣不下，脏气虚惫，形体羸瘦，四肢乏力。直刺0.5~1寸。可灸。孕妇慎用。"阴交（RN 7）"为任脉经第7穴，足少阴经、任脉、冲脉交会穴。在下腹部，前正中线上，当脐中下1寸。主治绕脐冷痛，腹满水肿，泄泻，疝气，阴痒，小便不利，奔豚，血崩，带下，产后恶露不止，小儿陷囟，腰膝拘挛。直刺0.5~1寸。可灸。孕妇慎用。

④神阙一寸上水分：说明本经"神阙""水分"二穴。"神阙（RN 8）"为任脉经第8穴，在腹中部，脐中央。主治中风虚脱，四肢厥冷，尸厥，风痫，形惫体乏，绕脐腹痛，水肿臌胀，脱肛，泄利，便秘，小便不禁，五淋，妇女不孕。禁刺。可灸。"水分（RN 9）"为任脉经第9穴，在上腹部，前正中线上，当脐中上1寸。主治腹痛，腹胀，肠鸣，泄泻，翻胃，水肿，小儿陷囟，腰脊强急。直刺0.5~1寸。可灸。

⑤下脘建里中上脘：说明本经"下脘""建里""中脘"和"上脘"四穴。"下脘（RN 10）"为任脉经第10穴，足太阴、任脉交会穴。在上腹部，前正中线上，当脐中上2

寸。主治脘痛，腹胀，呕吐，呃逆，食谷不化，肠鸣，泄泻，痞块，虚肿。直刺0.5～1寸。可灸。"建里（RN 11）"为任脉经第11穴，在上腹部，前正中线上，当脐中上3寸。主治胃脘疼痛，腹胀，呕吐，食欲减退，肠中切痛，水肿。直刺0.5～1寸。可灸。"中脘（RN 12）"为任脉经第12穴，胃腑募穴，八会穴之腑会，手太阳、手少阳、足阳明、任脉交会穴。在上腹部，前正中线上，当脐中上4寸。主治胃脘痛，腹胀，呕吐，呃逆，翻胃，吞酸，纳呆，饮食不化，疳积，膨胀，黄疸，肠鸣，泄利，便秘，便血，胁下坚痛，虚劳吐血，哮喘，头痛，失眠，惊悸，怔忡，脏燥，癫狂，痫证，尸厥，惊风，产后血晕。直刺0.5～1寸。可灸。"上脘（RN 13）"为任脉经第13穴，任脉、足阳明、手太阳交会穴。在上腹部，前正中线上，当脐中上5寸。主治胃脘疼痛，腹胀，呕吐，呃逆，纳呆，饮食不化，黄疸，泄利，虚劳吐血，咳嗽痰多，癫痫。直刺0.5～1寸。可灸。

⑥巨阙鸠尾步中庭：说明本经"巨阙""鸠尾"和"中庭"三穴。"巨阙（RN 14）"为任脉经第14穴，心脏募穴。在上腹部，前正中线上，当脐中上6寸。主治胸痛，心痛，心烦，惊悸，尸厥，癫狂，痫证，健忘，胸满气短，咳逆上气，腹胀暴痛，呕吐，呃逆，噎膈，吞酸，黄疸，泻痢。直刺0.5～1寸。可灸。"鸠尾（RN 15）"为任脉经第15穴，任脉络穴。在上腹部，前正中线上，当胸剑结合部下1寸。主治心痛，心悸，心烦，癫痫，惊狂，胸中满痛，咳嗽气喘，呕吐，呃逆，反胃，胃痛。斜向下刺0.5～1寸。可灸。"中庭（RN 16）"为任脉经第16穴，在胸部，当前正中线上，平第五肋间，即胸剑结合部。主治胸腹胀满，噎膈，呕吐，心痛，梅核气。平刺0.3～0.5寸。可灸。

⑦膻中玉堂连紫宫：说明本经"膻中""玉堂"和"紫宫"三穴。"膻中（RN 17）"为任脉经第17穴，心包募穴，八会穴之气会。在胸部，当前正中线上，平第四肋间，两乳头连线的中点。主治咳嗽，气喘，咯唾脓血，胸痹心痛，心悸，心烦，产妇少乳，噎膈，膨胀。平刺0.3～0.5寸。可灸。"玉堂（RN 18）"为任脉经第18穴，在胸部，当前正中线上，平第四肋间。主治膺胸疼痛，咳嗽，气短，喘息，喉痹咽肿，呕吐寒痰，两乳肿痛。平刺0.3～0.5寸。可灸。"紫宫（RN 19）"为任脉经第19穴，在胸部，当前正中线上，平第二肋间。主治咳嗽，气喘，胸胁支满，胸痛，喉痹，吐血，呕吐，饮食不下。平刺0.3～0.5寸。可灸。

⑧华盖璇玑天突逢：说明本经"华盖""璇玑"和"天突"三穴。"华盖（RN 20）"为任脉经第20穴，在胸部，当前正中线上，平第一肋间。主治咳嗽，气喘，胸痛，胁肋痛，喉痹，咽肿。平刺0.3～0.5寸。可灸。"璇玑（RN 21）"为任脉经第21穴，在胸部，当前正中线上，天突下1寸。主治咳嗽，气喘，胸满痛，喉痹咽肿，胃中有积。平刺0.3～0.5寸。可灸。"天突（RN 22）"为任脉经第22穴，阴维、任脉交会穴。在颈部，当前正中线上胸骨上窝中央。主治咳嗽，哮喘，胸中气逆，咯唾脓血，咽喉肿痛，舌下急，暴喑，瘿气，噎膈，梅核气。先直刺0.2～0.3寸，然后沿胸骨柄后缘，气管前缘缓慢向下刺入0.5～1寸。本穴针刺不能过深，也不宜向左右刺，以防刺伤锁骨下动脉及肺尖。如刺中气管壁，针下有硬而轻度弹性的感觉，患者出现喉痒欲咳等现象；若刺破气管壁，可引起剧烈的咳嗽及血痰等现象。如刺中无名静脉或主动脉弓时，针下可有柔软而有弹力的阻力或患者有疼痛感觉，应即退针。可灸。

⑨廉泉承浆任脉终：说明本经"廉泉""承浆"二穴。"廉泉（RN 23）"为任脉经第

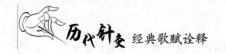

23 穴，阴维、任脉交会穴。在颈部，当前正中线上，结喉上方，舌骨上缘凹陷处。主治舌下肿痛，舌根急缩，舌纵涎出，舌强，中风失语，舌干口燥，口舌生疮，暴喑，喉痹，聋哑，咳嗽，哮喘，消渴，饮食不下。直刺 0.5~0.8 寸，不留针。可灸。"承浆（RN 24）"为任脉经第 24 穴，足阳明、任脉交会穴。在面部，当颏唇沟的正中凹陷处。主治口眼㖞斜，唇紧，面肿，齿痛，齿龋，龈肿，流涎，口舌生疮，暴喑不言，消渴嗜饮，小便不禁，癫痫。斜刺 0.3~0.5 寸。可灸。

第四章
特定穴歌诀

　　特定穴是十四经中若干类具有特殊性能和治疗作用，并有特定称号的腧穴。"特定穴"的名称是近代才提出来的，也是当前针灸界所通用的，古时曾把这部分穴位都称为"要穴"。特定穴是针灸腧穴理论的重要组成部分，是十四经中占有特殊地位、具有特殊性质和独特治疗作用、赋予特定的代表性称号的腧穴。由于分布部位和主治作用的不同，特定穴分为不同的种类，包括在四肢肘膝关节以下的五输穴、原穴、络穴、八脉交会穴、郄穴、下合穴；在胸腹部的募穴、背腰部的俞穴以及在躯干四肢部的八会穴。

　　特定穴治病范围很广，其效果也远远胜过其他一般腧穴。而且这部分穴位在四肢肘膝以下者居多，不但取穴简便，而且使用安全。各类特定穴共有129个，占全部经穴的1/3以上，堪称十四经穴中的"精华"，常被临床重用。掌握特定穴的意义、分类和主治特性，对于临床上正确选穴、用穴，具有相当重要的意义。

第一节　　井荥输原经合歌

【指要】

　　"井荥输原经合歌"原名"十二经井荥输原经合歌"，首载于明代刘纯编撰的《医经小学》，后《针灸大成》亦刊载，至《医宗金鉴》将五脏六腑分开叙说。现歌诀以《针灸大成》所载收录。

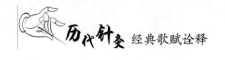

井、荥、输、经、合五穴合称"五输穴"，是十二经脉中分布在肘膝关节以下的五个特定穴位。人体十二经脉，无论手足三阴三阳经，都在肘膝关节以下有井、荥、输、经、合五个重要穴位。五输穴是经过长期实践经验积累所总结出来的，具有特殊性质和作用。十二经脉的井、荥、输、经、合穴，都是各经脏腑之气上下游行出入的处所，它们都存在于从肘关节起到上肢的末梢部位，或从膝关节起到下肢的末梢部位的十二经脉之中。

五输穴按井、荥、输、经、合的顺序，从肢端向肘膝依次排列，具有特殊意义。古人把人体气血在经脉中的运行情况，用自然界的水流现象作比喻，对经气运行流注的由小到大、由浅入深的变化过程，给予形象的命名，分别用井、荥、输、经、合五个名称，以说明经气渐走渐深，以及各穴所具有的特殊性质。《灵枢·九针十二原》中指出："经脉十二，络脉十五，凡二十七气以上下，所出为井，所溜为荥，所注为输，所行为经，所入为合。二十七气之所行，皆在五输也。"可以看出，井、荥、输、经、合每一个称号皆有不同的含义，即表明了各腧穴在经脉中的地位，又代表了它们的性质和作用。

在五输穴中，"井穴"即"所出为井"，泉水初出之源，为脉气始发之处，十二经的井穴大多位于手足末端；"荥穴"即"所溜为荥"，萦迂未成大流，为脉气尚微之处，十二经的荥穴大多位于掌指或跖趾关节之前；"输穴"即"所注为输"，水流转输灌注，为脉气渐盛之处，十二经的输穴大多位于掌指或跖趾关节之后；"经穴"即"所行为经"，江河畅行无阻，为脉气大盛之处，十二经的经穴大多位于腕、踝关节；"合穴"即"所入为合"，百川归海汇合，为脉气内入之处，十二经的合穴大多位于肘、膝关节。

从五输穴的排列可以看出，它从肢端到肘膝的依次分布和经脉之气流注的深浅，有着明显的规律性。古人在长期的临床实践中观察到，这些分别位于四肢指趾末端、掌指或跖趾关节前后、腕踝关节上下和肘膝关节附近的腧穴，在主治作用上有共同的规律可循。《灵枢·邪气脏腑病形》中说"荥输治外经，合治内腑"，概括了五输穴主治经络脏腑病证的特点。在肢体远端的穴位如荥穴、输穴，由于经脉气血运行得较浅，距离脏腑比较远，因此不以治疗脏腑疾患为主，而适合治疗经脉循行路线上的病证。如牙齿疼痛，可取足阳明经的荥穴内庭；项强不舒，可取手太阳经的输穴后溪；巅顶疼痛及两眼红肿，均可取足厥阴肝经的荥穴行间、输穴太冲等，这些都是"荥输治外经"。合穴在肘膝附近，是经脉气血汇合深入脏腑的部位，距离脏腑较近，以治疗内脏疾病为主。如胃脘部疾患取胃经合穴足三里，胆腑疾患取胆经合穴阳陵泉等，这些都是"合治内腑"。

由于五输穴可与五行相配，故又有"五行输"之称。六阴经的五输穴从

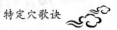

"木"开始，按五行相生顺序依次分配，即井穴属木、荥穴属火、输穴属土、经穴属金、合穴属水；六阳经的五输穴从"金"开始，按五行相生顺序依次分配，即井穴属金、荥穴属水、输穴属木、经穴属火、合穴属土。

在临床实际中，五输穴的应用还涉及很多方面，在全身腧穴中占有极为重要的位置。可以说五腧穴是特定穴中一组数目多、作用大、疗效高、主治规律性强、运用范围广的腧穴，值得重视应用。

在"井荥输原经合歌"中除介绍五输穴外，还提到十二经的原穴。由于十二经脉中六阴经"以输代原"不必另外提出，所以仅提及六阳经所专设的六个原穴，这六个阳经原穴排列在五输穴中"输穴"之后。十二经原穴的具体内容详见本章第二节"十二原穴歌"。十二经五输穴和原穴共为六十六穴，即《医学入门》所说的"周身三百六十穴，统于手足六十六穴"。六十六穴不但是主治十二经脉的重要穴位，也是子午流注针法的开穴基础。

【歌赋】

> 少商鱼际与太渊，经渠尺泽肺相连①，
> 商阳二三间合谷，阳溪曲池大肠牵②，
> 厉兑内庭陷谷胃，冲阳解溪三里连③，
> 隐白大都足太阴，太白商丘并阴陵④，
> 少冲少府属于心，神门灵道少海寻⑤，
> 少泽前谷后溪腕，阳谷小海小肠经⑥，
> 至阴通谷束京骨，昆仑委中膀胱焉⑦。

【诠释】

①少商鱼际与太渊，经渠尺泽肺相连：手太阴肺经的五输穴分别是井穴少商（木）、荥穴鱼际（火）、输穴太渊（土）、经穴经渠（金）、合穴尺泽（水）。井穴"少商"在手拇指桡侧指甲角旁0.1寸，主治咽喉肿痛、咳嗽、鼻衄、发热、昏迷、癫狂。荥穴"鱼际"在手拇指第一掌骨中点桡侧赤白肉际处，主治咳嗽、咳血、咽喉肿痛、失音、发热。输穴"太渊"在腕掌横纹桡动脉搏动处，主治咳嗽、气喘、咳血、胸痛、无脉症。经穴"经渠"在前臂掌面桡侧腕横纹上1寸，主治咳嗽气喘、胸痛、咽喉肿痛。合穴"尺泽"在肘横纹中肱二头肌腱桡侧凹陷处，主治咳嗽、气喘、咳血、潮热、胸部胀满、咽喉肿痛、小儿惊风、吐泻、肘臂挛痛。

②商阳二三间合谷，阳溪曲池大肠牵：手阳明大肠经的五输穴分别是井穴商阳（金）、荥穴二间（水）、输穴三间（木）、经穴阳溪（火）、合穴曲池（土），其原穴为合谷。井穴"商阳"在手食指桡侧指甲角旁0.1寸，主治齿痛、颌肿、耳聋、咽喉肿痛、热病、昏迷。荥穴"二间"在手食指掌指关节前桡侧凹陷中，主治目昏、鼻衄、齿痛、口喝、咽喉

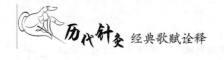

肿痛，热病。输穴"三间"在手食指掌指关节后桡侧凹陷中，主治咽喉肿痛，牙痛，腹胀，眼痛，肠泻，洞泄。经穴"阳溪"在腕背横纹桡侧两筋之间凹陷中，主治头痛，目赤肿痛，耳聋，耳鸣，齿痛，咽喉肿痛。合穴"曲池"在肘横纹尺泽与肱骨外上髁连线中点，主治热病、高血压、腹痛吐泻，咽喉肿痛，齿痛，目赤痛，瘰疬，瘾疹，上肢不遂，手臂肿痛。

③厉兑内庭陷谷胃，冲阳解溪三里连：足阳明胃经的五输穴分别是井穴厉兑（金）；荥穴内庭（水）；输穴陷谷（木）；经穴解溪（火）；合穴足三里（土），其原穴为冲阳。井穴"厉兑"在足第二趾外侧趾甲角0.1旁寸，主治鼻衄，齿痛，咽喉肿痛，多梦，癫狂。荥穴"内庭"在足背第二、三趾蹼缘后方赤白肉际处，主治齿痛，咽喉肿病，口㖞，鼻衄，胃病吐酸，腹胀，便秘。输穴"陷谷"在足背第二、三跖骨结合部前方凹陷处，主治面目水肿，肠鸣腹痛，足背肿痛。经穴"解溪"在足背踝关节横纹中央两筋之间，主治头痛，眩晕，癫狂，腹胀，便秘，下肢痿痹。合穴"足三里"在小腿前外侧犊鼻下3寸，主治胃痛，呕吐，噎膈，腹胀，泄泻，痢疾，便秘，虚劳羸瘦。

④隐白大都足太阴，太白商丘并阴陵：足太阴脾经的五输穴分别是井穴隐白（木）、荥穴大都（火）、输穴太白（土）、经穴商丘（金）、合穴阴陵泉（水）。井穴"隐白"在足大趾内侧趾甲角旁0.1寸，主治腹胀，便血，尿血，月经过多，崩漏，癫狂，多梦，惊风。荥穴"大都"在足内侧第一跖趾关节前下方凹陷处，主治腹胀，胃痛，呕吐，泄泻，便秘，热病。输穴"太白"在足内侧第一跖骨小头后下方凹陷处，主治胃痛，腹胀，肠鸣，泄泻，便秘，体重节痛。经穴"商丘"在足内踝前下方凹陷中，主治腹胀，泄泻，便秘，黄疸。合穴"阴陵泉"在小腿内侧胫骨内侧踝后下方凹陷处，主治腹胀，泄泻，水肿，黄疸，小便不利或失禁。

⑤少冲少府属于心，神门灵道少海寻：手少阴心经的五输穴分别是井穴少冲（木）、荥穴少府（火）、输穴神门（土）、经穴灵道（金）、合穴少海（水）。井穴"少冲"在手小指桡侧指甲角旁0.1寸，主治心悸，心痛，胸胁痛，癫狂，热病，昏迷。荥穴"少府"在手掌第四、五掌骨之间，主治心悸，胸痛，小便不利，遗尿，阴痒痛。输穴"神门"在手腕部掌侧横纹尺侧端，主治心病，心烦，惊悸，怔忡，健忘，失眠，癫狂痫。经穴"灵道"在前臂掌侧腕横纹上1.5寸，主治心痛，暴暗，肘臂挛痛。合穴"少海"在肘横纹内侧端与肱骨内上髁连线的中点处，主治心痛，肘臂挛痛，瘰疬，头项痛，腋胁痛。

⑥少泽前谷后溪腕，阳谷小海小肠经：手太阳小肠经的五输穴分别是井穴少泽（金）、荥穴前谷（水）、输穴后溪（木）、经穴阳谷（火）、合穴小海（土），其原穴为腕骨。井穴"少泽"在手小指尺侧指甲角旁0.1寸，主治头痛，目翳，咽喉肿痛，乳痈，乳汁少，昏迷，热病。荥穴"前谷"在手掌尺侧第五指掌关节前横纹头，主治头痛，目痛，耳鸣，咽喉肿痛。输穴"后溪"在手掌尺侧第五指掌关节后横纹头赤白肉际，主治头项强痛，目赤，耳聋，咽喉肿痛，腰背痛。经穴"阳谷"在手腕尺骨茎突与三角骨之间凹陷处，主治头痛，目眩，耳鸣，耳聋，热病。合穴"小海"在肘内侧尺骨鹰嘴与肱骨内上髁之间凹陷处，主治肘臂疼痛，癫痫。

⑦至阴通谷束京骨，昆仑委中膀胱焉：足太阳膀胱经的五输穴分别是井穴至阴（金）、荥穴通谷（水）、输穴束骨（木）、经穴昆仑（火）、合穴委中（土），其原穴为京骨。井穴"至阴"在足小趾外侧趾甲角旁0.1寸，主治头痛，目痛，鼻塞，鼻衄，胎位不正，难

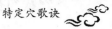

产。荥穴"通谷"在足外侧第五跖趾关节前方赤白肉际处，主治头痛，项强，目眩，鼻衄，癫狂。输穴"束骨"在足外侧第五跖趾关节后方赤白肉际处，主治头痛，项强，目眩，癫狂，腰腿痛。经穴"昆仑"在足部外踝尖与跟腱之间凹陷处，主治头痛，项强，目眩，癫痫，难产，腰骶疼痛。合穴"委中"在腘窝横纹中央，主治腰痛，下肢痿痹，腹痛，吐泻，小便不利，遗尿。

【歌赋】

涌泉然谷与太溪，复溜阴谷肾经传①，
中冲劳宫心包络，大陵间使曲泽联②，
关冲液门中渚焦，阳池支沟天井言③，
窍阴侠溪临泣胆，丘墟阳辅阳陵泉④，
大敦行间太冲看，中封曲泉属于肝⑤。

【诠释】

①涌泉然谷与太溪，复溜阴谷肾经传：足少阴肾经的五输穴分别是井穴涌泉（木）、荥穴然谷（火）、输穴太溪（土）、经穴复溜（金）、合穴阴谷（水）。井穴"涌泉"在足底部蹲足时足前部凹陷处，主治头顶痛，头晕，眼花，咽喉痛，舌干，失音，小便不利，小儿惊风，足心热，癫疾，昏厥。荥穴"然谷"在足内侧舟骨粗隆下方，主治月经不调，阴挺，阴痒，白浊，遗精，阳痿，小便不利，泄泻，消渴，黄疸。输穴"太溪"在足内踝尖与跟腱之间的凹陷处，主治头痛目眩，咽喉肿痛，齿痛，耳聋，耳鸣，咳嗽，气喘，胸痛咳血，消渴，月经不调，失眠，健忘，遗精，阳痿，小便频数，腰脊痛，下肢厥冷。经穴"复溜"在小腿内侧太溪直上2寸，主治泄泻，肠鸣，水肿，腹胀，腿肿，足痿，盗汗，身热无汗，腰脊强痛。合穴"阴谷"在腘窝内侧两筋之间，主治阳痿，疝痛，月经不调，崩漏，小便难，阴中痛。

②中冲劳宫心包络，大陵间使曲泽联：手厥阴心包经的五输穴分别是井穴中冲（木）；荥穴劳宫（火）；输穴大陵（土）；经穴间使（金）；合穴曲泽（水）。井穴"中冲"在手中指末节尖端中央，主治中风昏迷，舌强不语，中暑，昏厥，小儿惊风，热病，舌下肿痛。荥穴"劳宫"在手掌心第二、三掌骨之间，主治中风昏迷，中暑，心痛，癫狂，痫证，口疮，口臭。输穴"大陵"在腕掌横纹的中点两筋之间，主治心痛，心悸，胃痛，呕吐，惊悸，喜笑悲恐，癫狂，痫证，胸胁痛。经穴"间使"在前臂掌侧腕上3寸两筋之间，主治心痛，心悸，胃痛，呕吐，热病，疟疾，癫狂，痫证。合穴"曲泽"在肘横纹中当肱二头肌腱尺侧缘，主治心痛，善惊，心悸，胃疼，呕吐，转筋，热病，烦躁。

③关冲液门中渚焦，阳池支沟天井言：手少阳三焦经的五输穴分别是井穴关冲（金）；荥穴液门（水）；输穴中渚（木）；经穴支沟（火）；合穴天井（土），其原穴为阳池。井穴"关冲"在手无名指尺侧指甲角旁0.1寸，主治头痛，目赤，耳聋，耳鸣，喉痹，舌强，热病，心烦。荥穴"液门"在手背当第四、五指蹼缘上方赤白肉际处，主治头痛，目赤，耳痛，耳鸣，耳聋，喉痹，疟疾。输穴"中渚"在手背第四、五掌指关节后方凹陷处，主治头

81

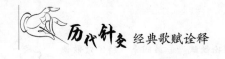

痛，目眩，目赤，目痛，耳聋，耳鸣，喉痹，肩背肘臂酸痛，手指不能屈伸。经穴"支沟"在前臂背侧腕上3寸两骨之间，主治耳聋，耳鸣，肩背酸痛，胁肋痛，呕吐，便秘，热病。合穴"天井"在肘尖直上1寸凹陷处，主治偏头痛，胁肋、颈项、肩臂痛，耳聋，瘰疬，瘿气，癫痫。

④窍阴侠溪临泣胆，丘墟阳辅阳陵泉：足少阳胆经的五输穴分别是井穴足窍阴（金）、荥穴侠溪（水）、输穴足临泣（木）、经穴阳辅（火）、合穴阳陵泉（土），其原穴为丘墟。井穴"足窍阴"在足第四趾外侧趾甲角旁0.1寸，主治偏头痛，目眩，目赤肿痛，耳聋，耳鸣，喉痹，胸胁痛，多梦，热病。荥穴"侠溪"在足背第四、五趾蹼缘上方赤白肉际处，主治头痛，眩晕，惊悸，耳鸣，耳聋，目外眦赤痛，颊肿，胸胁痛，疟疾。输穴"足临泣"在足第四趾关节后方，主治头痛，目外眦痛，目眩，乳痈，瘰疬，胁肋痛，疟疾，中风偏瘫，痹痛不仁。经穴"阳辅"在小腿外侧外踝尖上4寸腓骨前缘，主治偏头痛，目外眦痛，缺盆中痛，腋下痛，胸、胁、下肢外侧痛，疟疾，半身不遂。合穴"阳陵泉"在小腿外侧腓骨小头前下方凹陷处，主治胁肋痛，口苦，呕吐，黄疸，小儿惊风，破伤风，半身不遂，下肢痿痹，麻木，膝肿痛。

⑤大敦行间太冲看，中封曲泉属于肝：足厥阴肝经的五输穴分别是井穴大敦（木）；荥穴行间（火）；输穴太冲（土）；经穴中封（金）；合穴曲泉（水）。井穴"大敦"在足大趾外侧趾甲角旁0.1寸，主治疝气，缩阴，阴中痛，月经不调，血崩，尿血，癃闭，遗尿，淋疾，癫狂，痫证，少腹痛。荥穴"行间"在足背第一、二趾蹼缘后方赤白肉际处，主治月经过多，闭经，痛经，白带，阴中痛，遗尿，淋疾，疝气，胸胁满痛，头痛，眩晕，目赤痛，青盲，中风，癫痫，瘛疭，失眠。输穴"太冲"在足背侧第一跖骨间隙的后方凹陷处，主治头痛，眩晕，疝气，月经不调，癃闭，遗尿，小儿惊风，癫狂，痫证，胁痛，腹胀，黄疸，呕逆，咽痛嗌干，目赤肿痛。经穴"中封"在足背内踝前凹陷处，主治疝气，阴茎痛，遗精，小便不利，黄疸，胸腹胀满，腰痛。合穴"曲泉"在膝关节内侧端，主治月经不调，痛经，白带，阴挺，阴痒，产后腹痛，遗精，阳痿，疝气，小便不利，头痛，目眩，癫狂。

第二节　十二原穴歌

【指要】

"十二原穴歌"出自于《针灸聚英》，概括说明十二经原穴的具体名称。原穴即为经气源出之处，是脏腑原气注输、经过和留止的部位。原有"本源""原气"的含义，原气又称元气、真气、真元之气，禀受于先天，来源于父母，内藏之于肾，依赖后天水谷之气的充养，又借助三焦和经脉为通路布散全身，调和于内外，宣导上下，关系到人体的气化功能，特别是五脏六腑的功能活动，因而为人体生命活动的源泉。在人体，所有脏腑经络必得原气才能发挥各自的功能，维护人体正常的生命活动。原气愈是充沛，脏腑经络的功能就愈旺盛，身体也就健康少病；如果先天禀赋不足，或久病损伤原气，则脏腑经络气衰，体弱多病。原气既然在人体如此重要，它所注输、经过和留止的部位，也就是"原穴"的所在。

十二经脉各有一个原穴，《黄帝内经》载"十二原出于四关"，即指原穴主要分布在四肢腕踝关节附近。在十二经脉中"六阳经"脉气盛长，与三焦的气化关系密切，因此六阳经专有原穴；"六阴经"脉行较短，穴位较少，没有专门的原穴，其"输穴"即是原穴，称"以输代原"或"输原合一"。

原穴是人体原气作用汇聚的部位，针刺原穴能够调节脏腑功能，主治内脏疾病。因此十二原穴是各经主治所属脏腑疾患的主要穴位，尤其对于五脏发病取用原穴更有重要意义。原穴不仅能够祛邪除病，而且还有扶正补虚的特点。因为它可以使三焦原气通达，从而激发原气，维护正气，抗御病邪。临床上，凡是五脏疾病，都可以取相应的原穴针刺。如咳嗽气喘可取肺经原穴太渊；心悸失眠可取心经原穴神门；肠鸣泄泻可取脾经原穴太白。正如《灵枢·九针十二原》所说："五脏有疾，当取之十二原。十二原者，五脏之所以禀三百六十五节之气味者也。五脏有疾，出于十二原，而原各有所出。明知其原，睹其应，知五脏之害矣。"说明十二原穴不仅是主治五脏六腑疾病的重要穴位，也是各脏腑疾患反映于体表的主要部位。可以通过在原穴上切循触按，根据其压痛反应的不同诊断脏腑疾患。如肾小球肾炎、肾盂肾炎的患者在肾经原穴太溪上有明显的压痛反应；心肌炎的患者在心包经原穴大陵上有压痛反应。通过十二原穴的诊察，对协助诊断内脏病有一定意义。

【歌赋】

> 肺原太渊肾太溪[1]，心包大陵太白脾[2]，
> 心原神门肝太冲[3]，小肠腕骨焦阳池[4]，
> 膀胱京骨冲阳胃[5]，大肠合谷胆丘墟[6]。

【诠释】

①肺原太渊肾太溪：手太阴肺经原穴太渊；足少阴肾经原穴太溪。"太渊"在腕掌侧横纹桡动脉搏动处，主治咳嗽，气喘，咳血，胸痛，咽喉肿痛；"太溪"在足内踝尖与跟腱之间的凹陷处，主治遗精，阳痿，小便频数，腰脊痛、头痛目眩，齿痛，耳聋耳鸣，消渴，月经不调，失眠，健忘，下肢厥冷。

②心包大陵太白脾：手厥阴心包经原穴大陵；足太阴脾经原穴太白。"大陵"在腕掌横纹的中点处，主治惊悸，癫狂，痫证，喜笑悲恐，心痛，心悸，胃痛，呕吐；"太白"在足内侧第一跖骨关节后下方，主治腹胀，肠鸣，泄泻，便秘，胃痛，体重节痛。

83

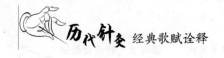

③心原神门肝太冲：手少阴心经原穴神门；足厥阴肝经原穴太冲。"神门"在腕掌侧横纹尺侧端，主治心病，心烦，惊悸，怔忡，健忘，失眠，癫狂痫；"太冲"在足背第一跖骨间隙后方凹陷处，主治胁痛，腹胀，黄疸，呕逆，疝气，月经不调，癃闭，遗尿，小儿惊风，癫狂，痫证，头痛，眩晕，目赤肿痛。

④小肠腕骨焦阳池：手太阳小肠经原穴腕骨；手少阳三焦经原穴阳池。"腕骨"在手掌尺侧赤白肉际处，主治黄疸，目翳，头项强痛，耳鸣，热病，疟疾；"阳池"在腕背指总伸肌腱尺侧缘凹陷处，主治腕痛，肩臂痛，耳聋，疟疾，消渴，口干，喉痹。

⑤膀胱京骨冲阳胃：足太阳膀胱经原穴京骨；足阳明胃经原穴冲阳。"京骨"在足外侧部第五跖骨粗隆下方，主治头痛，项强，目翳，癫痫，腰痛；"冲阳"在足背动脉搏动处，主治口眼㖞斜，面肿，齿痛，癫狂痫，足痿无力，胃病。

⑥大肠合谷胆丘墟：手阳明大肠经原穴合谷；足少阳胆经原穴丘墟。"合谷"在手背第一、二掌骨间，主治齿痛，牙关紧闭，口眼㖞斜，头痛，目赤肿痛，鼻衄，耳聋，痄腮，咽喉肿痛，热病无汗，多汗，腹痛，便秘；"丘墟"在外踝前下方，主治颈项痛，胸胁痛，腋下肿，疝气，目赤，下肢痿痹，外踝肿痛。

第三节　十五络穴歌

【指要】

"十五络穴歌"出自于《针灸聚英》，概括说明十二经络穴和任脉络穴、督脉络穴及脾之大络的具体名称。络有"联络"之义，络穴是表里两经联络的处所。络穴与络脉有密切关系，络脉在表里两经之间起纽带作用，以加强经脉之间的相互联系。络脉在由经脉别出的部位有一个穴位，即是"络穴"。因此络穴就是经脉与络脉彼此交通的枢纽，表里两经联系的孔道，也是气血汇聚与转输、分流的重要部位。

络脉有十五条，络穴也就十五个。十二经脉的络穴分布在手足肘膝关节以下，主要在腕踝关节部位；在躯干部也有三个络穴，任脉络穴在胸腹，督脉络穴在背腰，脾之络的穴位在胁肋。十五大络网络了周身各部的络脉，而络穴就成为表里两经之间相互联络的特殊部位。

络穴能够沟通表里两经，故古人有"一络通二经"之说，络穴在临床上是主治表里两经病证的重要穴位，不仅能够主治本经病证，也能治疗相表里脉的病证。《针经指南》中说："络穴正在两经中间，……若刺络穴，表里皆治。"如列缺为手太阴肺经的络穴，沟通肺与大肠两经，既治疗肺经病咳嗽气喘，又能治疗阳明经齿痛、颈肿等头项病，而有"头项寻列缺"之说被列入

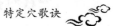

四总穴中。同样道理，内关为手厥经的络穴，不仅能治疗心、神疾病，还因其能沟通少阳调理气机治疗胃痛呕吐、胁疼腹痛等症。

【歌赋】

肺络列缺偏大肠①，脾络公孙胃丰隆②，

小肠支正心通里③，膀胱飞扬肾大钟④，

心包内关三焦外⑤，肝络蠡沟胆光明⑥，

脾之大络是大包⑦，任络鸠尾督长强⑧。

【诠释】

①肺络列缺偏大肠：手太阴肺经络穴列缺；手阳明大肠经络穴偏历。"列缺"在前臂桡骨茎突上方，主治咳嗽，气喘，咽喉肿痛，伤风，头痛项强，口眼㖞斜，齿痛；"偏历"在前臂背面桡侧腕上3寸，主治鼻衄，喉痛，目赤，耳鸣。

②脾络公孙胃丰隆：足太阴脾经络穴公孙；足阳明胃经络穴丰隆。"公孙"在足内侧第一跖骨基底部的前下方，主治胃痛，呕吐，腹痛，泄泻，痢疾；"丰隆"在小腿前外踝上8寸，胫骨前缘外侧二横指，主治头痛，眩晕，痰多咳嗽，呕吐，便秘，水肿，癫狂痫证。

③小肠支正心通里：手太阳小肠经络穴支正；手少阴心经络穴通里。"支正"在前臂背面腕上5寸，主治项强头痛，目眩，热病，癫狂。"通里"在前臂掌侧腕上1寸，主治心悸，怔忡，暴喑，舌强不语。

④膀胱飞扬肾大钟：足太阳膀胱经络穴飞扬；足少阴肾经络穴大钟。"飞扬"在小腿后面外踝后上7寸，主治头痛，目眩，腰腿疼痛，痔疾；"大钟"在足内踝下方凹陷处，主治咳血，气喘，二便不利，月经不调，痴呆，嗜卧，腰脊强痛，足跟痛。

⑤心包内关三焦外：手厥阴心包经络穴内关；手少阳三焦经络穴外关。"内关"在前臂掌侧正中腕上2寸两筋间，主治心胸痛，心悸，失眠，癫狂，痫证，郁证，胃痛，呕吐，呃逆；"外关"在前臂背侧腕上2寸两骨间，主治热病，头痛，颊痛，耳聋，耳鸣，目赤肿痛，胁痛。

⑥肝络蠡沟胆光明：足厥阴肝经络穴蠡沟；足少阳胆经络穴光明。"蠡沟"在小腿内侧内踝上5寸，主治月经不调，赤白带下，阴挺，阴痒，疝气，小便不利，睾丸肿痛，小腹痛，腰背拘急不可俯仰；"光明"在小腿外侧外踝上5寸，主治目痛，夜盲，颊肿，乳胀痛。

⑦脾之大络是大包：脾之大络大包。由脾直接分出的一条络脉，其循行径路是由脾发出，在侧胸壁的大包处穿出，散布在胸胁部。"大包"在侧胸部腋中线上第六肋间，主治气喘，胸胁病，全身疼痛，四肢无力。

⑧任络鸠尾督长强：任脉络穴鸠尾；督脉络穴长强。据《灵枢·经脉》"任脉之别，名曰尾翳，下鸠尾，散于腹"，尾翳即是鸠尾。"鸠尾"在上腹胸剑结合部下1寸，主治心

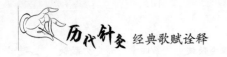

痛，心悸，心烦，癫痫，呕吐，呃逆，反胃，胃痛；"长强"在尾骨端与肛门的中点，主治癫狂，脊强反折，泄泻，痢疾，便秘，便血，痔疾，癃淋。

第四节　十二背俞穴歌

【指要】

　　"十二背俞穴歌"引自《针灸集锦》，原名"俞穴歌"，概括地说明十二脏腑背俞穴的具体名称和大致位置。俞有"转输""灌注"之义，背俞穴是脏腑经气输注于背腰部的腧穴，简称"俞穴"。五脏、心包络及六腑各有一个背俞穴，各脏腑背俞穴分别冠以脏腑之名，共有十二穴。因为十二正经中只有足太阳膀胱经循行于背腰部，因此所有的背俞穴均属于足太阳经脉。张介宾说："五脏居于腹中，其脉气俱出于背之足太阳经，是为五脏之俞。"背俞穴从背部至腰骶，位于足太阳经的第一条侧线上，距脊柱正中 1.5 寸，十二个脏腑背俞穴均左右对称。背俞穴上下排列顺序，与脏腑位置大体相当。肺居于胸腔上部，为五脏之华盖，故"肺俞"位置最高；膀胱居于下腹，为浊溺之聚胞，故"膀胱俞"位置最低。

　　对各个脏腑病证，可以取用相应的背俞穴治疗，尤以五脏病多取用背俞穴。如肺俞可治肺病咳嗽气喘；脾俞可治泄泻腹胀；肝俞可治胸胁支满等。五脏为阴，其病多用属阳的俞穴，即是《难经》所说的"阴病行阳"。俞穴和募穴互相配合应用，对脏腑疾患有更好的疗效。

　　由于背俞穴对五脏有较大的影响，因而针刺五脏背俞穴可以通过调整内脏的功能，而治疗与内脏相关的五官、九窍以及组织方面的病证。如肺俞穴用于治疗鼻炎，肝俞穴用于治疗目疾，肾俞穴用于治疗耳聋耳鸣，脾俞穴用于治疗四肢不举、肌肉萎软等。

　　背俞穴能反映内脏的病痛，《素问·举痛论》："寒气客于背俞之脉，则血脉泣（涩），脉泣则血虚，血虚则痛。其俞注于心，故相引而痛。"当脏腑器官发生病变时，在相应的背俞穴上可以表现出异常的变化，以作为协助诊断疾病的根据，如心俞穴处出现阳性反应，提示可能有心律不齐、冠心病。

【歌赋】

　　　　胸三肺俞四厥阴[①]，心五肝九胆十临[②]；
　　　　十一脾俞十二胃[③]，腰一三焦腰二肾[④]；

腰四骶一大小肠⑤，膀胱骶二椎外循⑥。

【诠释】

①胸三肺俞四厥阴："肺俞"为肺脏背俞穴，在背部第三胸椎棘突下旁开 1.5 寸；"厥阴俞"为心包背俞穴，在背部第四胸椎棘突下，旁开 1.5 寸。"肺俞"穴下正应肺脏，主治咳嗽，气喘，吐血，骨蒸，潮热，盗汗，鼻塞。"厥阴俞"穴下正应心包络，主治心痛，胸闷，呕吐。

②心五肝九胆十临："心俞"为心脏背俞穴，在背部第五胸椎棘突下旁开 1.5 寸；"肝俞"为肝脏背俞穴，在背部第九胸椎棘突下旁开 1.5 寸；"胆俞"为胆腑背俞穴，在背部第十胸椎棘突下旁开 1.5 寸。"心俞"穴下正应心脏，主治心痛，惊悸，咳嗽，吐血，失眠，健忘，盗汗，梦遗，癫痫。"肝俞"穴下正应肝脏，主治黄疸，胁痛，吐血，目赤，目眩，雀目，癫狂痫。"胆俞"穴下正应胆腑，主治黄疸，口苦，肋痛。

③十一脾俞十二胃："脾俞"为脾脏背俞穴，在背部第十一胸椎棘突下旁开 1.5 寸；"胃俞"为胃腑背俞穴，在背部第十二胸椎棘突下旁开 1.5 寸。"脾俞"穴下正应脾脏，主治腹胀，黄疸，呕吐，泄泻，痢疾，便血。"胃俞"穴下正应胃腑，主治胃脘痛，呕吐，腹胀，肠鸣。

④腰一三焦腰二肾："三焦俞"为三焦背俞穴，在腰部第一腰椎棘突下旁开 1.5 寸；"肾俞"为肾脏背俞穴，在腰部第二腰椎棘突下旁开 1.5 寸。"三焦俞"穴下对应三焦部位，主治腹胀，呕吐，肠鸣泄泻，水肿。"肾俞"穴下正应肾脏，主治遗尿，遗精，阳痿，月经不调，白带，水肿，耳鸣，耳聋，腰痛。

⑤腰四骶一大小肠："大肠俞"为大肠背俞穴，在腰部第四腰椎棘突下旁开 1.5 寸；"小肠俞"为小肠背俞穴，在骶部骶正中嵴旁 1.5 寸平第一骶后孔。"大肠俞"穴下正应大肠，主治腹胀，泄泻，便秘。"小肠俞"穴下正应小肠，主治小腹胀痛，泄泻，痢疾，疝气。

⑥膀胱骶二椎外循："膀胱俞"为膀胱背俞穴，在骶部骶正中嵴旁 1.5 寸平第二骶后孔。"膀胱俞"穴下正应膀胱，主治小便不利，遗尿，泄泻，便秘。

第五节　十二募穴歌

【指要】

"十二募穴歌"引自《针灸集锦》，原名"俞穴歌"，概括地说明十二脏腑募穴的具体名称。《难经》《针灸聚英》《针灸大成》仅记述了五脏募穴，后经诸医家不断补充，方全部完善十二募穴。募有"聚募""汇集"之义，滑寿注《难经》时说："募，犹募结之募，言经气之集于此也。"募穴

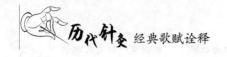

是脏腑经气汇聚于胸腹部的腧穴，也称"腹募穴"。五脏、心包络及六腑各有一个募穴，共十二个。胸腹部循行的经脉较多，所以募穴所在的经脉并不相同。有的分布于本经（如肺募中府、肝募期门），有的分布于他经（如脾募章门在肝经、肾募京门在胆经）；有的呈单穴分布（在正中任脉经上有胃募中脘、膀胱募中极、小肠募关元、三焦募石门、心募巨阙、心包募膻中等），有的呈双穴分布（如大肠募天枢、胆募日月）等。分布于阴经经脉的募穴较多，分布于阳经经脉的募穴较少（只有大肠募穴天枢分布在足阳明、胆募日月分布于足少阳）。

十二募穴的位置与脏腑位置高低基本一致，因其依据脏腑的部位而定募穴的位置。肺、心居于胸中，其募穴在横膈之上的胸膺；肝胆、脾胃居于上腹部，其募穴亦在脘腹、两胁；肾与膀胱、大肠、小肠居于少腹部，其募穴在脐以下。这种对应的分布正如《十四经发挥》所说，"阴阳经络，气相交贯；脏腑腹背，气相通应。"所以募穴也是主治脏腑疾患的有效孔穴，同俞穴一样前后相应，高下相当，可以近攻直取而收捷效。各个脏腑的病证可以取用相应的募穴治疗，尤以六腑病多取用募穴。如胃募"中脘"可治胃部疼痛；大肠募"天枢"可治腹泻便秘；膀胱募可治癃闭遗尿等。六腑为阳，其病多属阴的募穴，即是《难经》所说的"阳病行阴"。五脏病多取用背俞穴，六腑病多取用募穴，说明俞募穴在治疗脏腑疾病的侧重点不同。临证中可运用"俞募配穴法"，即取胸腹部募穴的同时，配以背部相应的俞穴，对脏腑疾患也有很好的疗效。

当脏腑发生病变时，常在相关的募穴上出现压痛或敏感等现象。如在中脘穴上出现压痛多见于胃病患者；期门穴有自发性痛感或压痛明显多见于肝炎患者，而慢性肝炎的患者该处还可能有条索状结节出现。近年来采用以皮肤电现象作为观察指标，发现内脏病变时距相应躯体较近的部位容易表现出异常变化，也证明了募穴反映内脏病变的敏感性。

【歌赋】

胃募中脘脾章门①，三焦募在石门穴②，

膻中气会何经募，心主厥阴心包络③，

大肠天枢肺中府④，小肠关元心巨阙⑤，

膀胱中极肾京门⑥，肝募期门胆日月⑦。

【诠释】

①胃募中脘脾章门：胃腑募穴为中脘；脾脏募穴为章门。"中脘"在腹部脐上4寸，

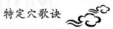

穴下正应胃腑，主治胃脘痛，腹胀，呕吐，呃逆，翻胃，吞酸，纳呆，饮食不化，痞积。"章门"在侧腹部第十一肋游离端下方，穴下正应脾脏，主治腹痛腹胀，肠鸣泄泻，呕吐，神疲肢倦，胸胁痛，痞块，小儿疳积。

②三焦募在石门穴：三焦募穴为石门。"石门"在腹部脐下 2 寸，穴下对应三焦部位，主治水肿，小便不利，遗精，阳痿，经闭，带下，崩漏，产后恶露不止。

③膻中气会何经募，心主厥阴心包络：心包募穴为膻中，亦为"气会"。"膻中"在胸部两乳头连线中点，穴下正应心包，主治胸痹心痛，心悸，心烦，咳嗽，气喘，产妇少乳。

④大肠天枢肺中府：大肠募穴为天枢；肺脏募穴为中府。"天枢"在腹中部脐旁 2 寸，穴下正应大肠，主治腹胀肠鸣，绕脐痛，便秘，泄泻，痢疾。"中府"在胸外侧上部平第一肋间隙处，穴下正应肺脏，主治咳嗽，气喘，肺胀满，胸痛。

⑤小肠关元心巨阙：小肠募穴为关元；心脏募穴为巨阙。"关元"在腹部脐下 3 寸，穴下正应小肠，主治中风脱证，虚劳冷惫，羸瘦无力，少腹疼痛，疝气，小便不利，尿频，尿闭，月经不调，经闭，经痛，崩漏，赤白带下。"巨阙"在腹部脐上 6 寸，穴下正应心脏，主治胸痛，心痛，心烦，惊悸，癫狂，痫证，健忘，胸满气短，咳逆上气。

⑥膀胱中极肾京门：膀胱募穴为中极；肾脏募穴为京门。"中极"在腹部脐中 4 寸，穴下正应膀胱，主治小便不利，遗溺不禁，水肿，月经不调，阴痛，阴痒，痛经，带下，崩漏，阴挺。"京门"在侧腰部第十二肋骨游离端下方，穴下正应肾脏，主治泄泻，腹胀，腰胁痛。

⑦肝募期门胆日月：肝脏募穴为期门，胆腑募穴为日月。"期门"在胸部乳头直下第六肋间，穴下正应肝脏，主治胸胁胀满疼痛，呕吐，呃逆，吞酸，胸中热，奔豚，疟疾。"日月"在上腹部乳头直下第七肋间，穴下正应胆腑，主治胁肋疼痛，胀满，呕吐，吞酸，呃逆，黄疸。

第六节 十六郄穴歌

【指要】

"郄穴"首见于《针灸甲乙经·卷三》，书中指出十六郄穴的名称和部位，后来《针灸经》据此撰写"十六郄穴歌"，来概括说明郄穴的基本概念和十六郄穴经的具体名称。郄有"隙"之义，即孔隙、空隙、间隙，用来形容经脉之气曲折汇聚的孔隙。经脉循行过程中，在四肢肘膝以下有曲折、迂回的部位，也是经脉汇聚、输注较深之处，此处的腧穴为之"郄穴"。因此，郄穴是经脉之气深集、汇聚的部位。十二经脉均在四肢循行，而奇经八脉中的阴维、阳维、阴跷、阳跷四脉也循行于下肢，均各有一个郄穴，合为十六

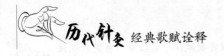
郄穴。

　　十六郄穴分布于四肢肘膝关节上下，表明在经脉中气血流注于肘膝遇到曲折、迂回，气血汇聚深集内藏，如水流灌注于孔隙之中，故郄穴的位置多在四肢肘膝关节以下筋骨间隙中。郄穴既是各经气血流注过程中曲折汇聚、深集内藏的孔隙，也是急性病证反应最明显的地方，对内脏和组织器官有缓急止痛的作用，临证应用颇为重要。

　　郄穴主治的病证大多为急性病，其运用规律大致是阴经的郄穴多治急性血证，阳经的郄穴多治急性痛证。如手太阴肺经郄穴"孔最"主治喘咳、咯血；手少阴心经郄穴"阴郄"主治吐血、衄血；足太阴脾经郄穴"地机"和足厥阴肝经郄穴"中都"主治痛经、崩漏淋漓及各种经血不调。而手太阳小肠经郄穴"养老"主治肩背腰痛；手阳明大肠经郄穴"温溜"主治头痛、面肿、大便不调；足阳明胃经郄穴"梁丘"主治急性胃痛、急性乳痈等。由此可见，郄穴对本经脉循行部位及其联属脏腑的急性病证，施以针灸输导经气、调整脏腑，常可收到显著效果。

　　脏腑经络功能失调发生疾病时，往往在四肢出现明显压痛等异常现象的部位。脏腑经络的有关病证亦可反映于郄穴，在郄穴上循扪切按有助于对疾病的诊断，如胸膜炎发生时，心包经的"郄门"穴可能出现压痛，在临床检查中具有特殊意义。

【歌赋】

　　　　　郄是孔隙义，本是气血聚，
　　　　　疾病反应点，临床能救急，
　　　　　阳维系阳交[①]，阴维筑宾居[②]，
　　　　　阳跷走跗阳[③]，阴跷交信毕[④]。

【诠释】

　　①阳维系阳交：阳维脉郄穴阳交。"阳交"为足少阳胆经穴，阳维脉起始于小腿外侧，上行与足少阳并行。本穴主治胸胁胀满疼痛，面肿，膝股痛，下肢痿痹。

　　②阴维筑宾居：阴维脉郄穴筑宾，"筑宾"为足少阴肾经穴，在小腿内侧太溪上5寸，阴维脉起始于小腿内侧，上行与足少阴并行。本穴主治癫狂，痫证，呕吐涎沫，疝痛，小儿脐疝。

　　③阳跷走跗阳：阳跷脉郄穴跗阳。"跗阳"为足太阳膀胱经穴，在小腿后面昆仑穴直上3寸，阳跷脉起始于足跟外侧，上行至小腿与足太阳并行。本穴主治头痛，腰骶痛，下肢痿痹，外踝肿痛。

　　④阴跷交信毕：阴跷脉郄穴交信。"交信"为足少阴肾经，在小腿内侧，当太溪直上

2寸，复溜前0.5寸，阴跷脉起始于足跟内侧，上行至小腿与足少阴并行。本穴主治月经不调，崩漏，阴挺，泄泻，大便难，睾丸肿痛，五淋，疝气，阴痒。

【歌赋】

> 肺郄孔最大温溜①，脾郄地机胃梁丘②，
> 心郄阴郄小养老③，膀胱金门肾水泉④，
> 心包郄门焦会宗⑤，胆郄外丘肝中都⑥。

【诠释】

　　①肺郄孔最大温溜：手太阴肺经郄穴孔最；手阳明大肠经郄穴温溜。"孔最"在前臂掌面腕上7寸，主治咳嗽，气喘，咳血，咽喉肿痛。"温溜"在前臂背面腕上5寸，主治头痛，面肿，咽喉肿痛，肩背酸痛，肠鸣腹痛。

　　②脾郄地机胃梁丘：足太阴脾经郄穴地机；足阳明胃经郄穴梁丘。"地机"在小腿内侧阴陵泉下3寸，主治月经不调，痛经，腹痛，泄泻，小便不利，水肿。"梁丘"在大腿前面膝外上2寸，主治胃痛，乳痛，膝肿痛，下肢不遂。

　　③心郄阴郄小养老：手少阴心经郄穴阴郄；手太阳小肠经郄穴养老。"阴郄"在前臂掌侧腕上0.5寸，主治吐血，衄血，骨蒸盗汗，心痛，惊悸。"养老"在前臂背面尺骨小头凹缘中，主治肩、背、肘、臂酸痛，目视不明。

　　④膀胱金门肾水泉：足太阳膀胱经郄穴金门；足少阴肾经郄穴水泉。"金门"在足外踝前缘直下，主治头痛，腰痛，下肢痿痹，外踝痛。"水泉"在足内踝后下方太溪直下1寸，主治月经不调，痛经，阴挺，小便不利。

　　⑤心包郄门焦会宗：手厥阴心包经郄门；手少阳三焦经郄穴会宗。"郄门"在前臂掌侧腕上5寸，主治咳血，呕血，衄血，心痛，心悸，胸痛，心烦，癫疾。"会宗"在前臂背侧腕上3寸，主治耳聋，痫证，上肢痛。

　　⑥胆郄外丘肝中都：足少阳胆经郄穴外丘；足厥阴肝经郄穴为中都。"外丘"在小腿外侧足外踝尖上7寸，主治颈项强痛，胸胁痛，下肢痿痹。"中都"在小腿内侧足内踝尖上7寸，主治崩漏，恶露不净，疝气，小腹痛，胁痛。

第七节　下合穴歌

【指要】

　　下合穴首见于《灵枢·本输》："六腑皆出足之三阳，上合于手者"，后来《针灸经》据此撰写"下合穴歌"，来概括说明下合穴的具体名称。下指

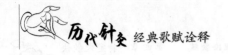

"下肢",合即"汇合"之义,下合穴是六腑相合于下肢阳经的六个腧穴。手足六阳经在下肢部各有一个腧穴与其经气相通,而六阳经内属六腑,所以下合穴又称"六腑下合穴"。因六腑中的大肠、小肠、三焦在上肢原有五输穴中的"合穴",而六腑的下合穴均在下肢,冠以"下合穴"为名以示区别。

六腑下合穴均分布在膝关节以下,除了足三阳经的胃、胆、膀胱与本经五输穴中的"合穴"相同外,而手三阳经均与本经五输穴中的"合穴"有所不同,特将手三阳经的下合穴分别设在下肢阳经。因为根据《灵枢·邪气脏腑病形》中五输穴"合治内腑"的原则,合穴主要用于六腑疾病。但在手三阳经,其大肠、小肠、三焦的经脉因循行于上肢,距离六腑较远,不直接深入六腑,所以对六腑病的影响不大,主要用于治疗经络病证,从而失去了"合治内腑"的意义。手三经的合穴要统治"腑"病,必须相合于下肢的足三阳经的经脉之上。

《灵枢·邪气脏腑病形》:"胃合于三里,大肠合入于巨虚上廉,小肠合入于巨虚下廉,三焦合入于委阳,膀胱合入于委中央,胆合入于阳陵。"手三阳经相合于下肢足三阳经,其分布排列是有一定理论依据的。由于大肠、小肠在生理上都是承受胃腑传化的水谷之气,上下相通,具有直接的联系,共同完成饮食物的消化、吸收、输布和排泄过程,病理上也相互影响,在《灵枢·本输》篇中说:"大肠、小肠皆属胃,足阳明胃脉也。"所以大肠、小肠的下合穴都设在了下肢的足阳明胃经上。而三焦为决渎之官,主疏通水道;膀胱为州都之官,主排泄水液,两者在生理上相互协调,病理上也相互影响,因此三焦经的下合穴便设在下肢足太阳膀胱经上。这样手三阳经分别在下肢有了各自的"下合穴",弥补了本经"合穴"不能主治内腑病的不足。而足三阳的经脉原本循行于下肢,直接深入腹内,距离六腑较近,其合穴能够主治六腑疾患,故足三阳经的"合穴"即为其"下合穴"。

下合穴可调整六腑,疏导经气,主治六腑疾病卓有奇效。《素问》中明确指出"治腑者治其合"。凡六腑本身疾患,可取用六腑各自的下合穴治疗。如肠痈、结肠炎系大肠腑病取大肠下合穴"上巨虚"有显著效果。疝气、小肠绞痛者取小肠下合穴"下巨虚"治疗。癃闭、小便不通属膀胱功能失调,三焦气化不利,可取膀胱下合穴"委中"或三焦下合穴"委阳"治疗。其他如胃脘疼痛取足三里、胆道疾患取阳陵泉等,均属下合穴主治六腑疾病的应用。

【歌赋】

> 胃经下合三里乡[①],上下巨虚大小肠[②],
> 膀胱委中胆阳陵[③],三焦下合是委阳[④]。

【诠释】

①胃经下合三里乡：胃腑下合穴足三里。"足三里"穴属足阳明胃经，在小腿前外侧犊鼻下 3 寸，主治胃痛，呕吐，噎膈，腹胀，泄泻，痢疾，便秘，虚劳羸瘦。

②上下巨虚大小肠：大肠下合穴上巨虚；小肠下合穴下巨虚。"上巨虚"穴属足阳明胃经而为大肠下合穴，在小腿前外侧犊鼻下 6 寸，主治肠鸣，腹痛，泄泻，便秘，肠痈。"下巨虚"穴属足阳明胃经而为小肠下合穴，在小腿前外侧犊鼻下 9 寸，主治小腹痛，小肠绞痛，疝气，泄泻，痢疾。

③膀胱委中胆阳陵：膀胱下合穴委中；胆腑下合穴阳陵泉。"委中"穴属足太阳膀胱经，在腘横纹中央，主治癃闭、小便不利，遗尿，吐泻，腰痛，腹痛，下肢痿痹。"阳陵泉"穴属足少阳胆经，在腓骨小头前下方凹陷处，主治胁肋痛，口苦，呕吐，黄疸，半身不遂，下肢痿痹，麻木，膝肿痛。

④三焦下合是委阳：三焦下合穴委阳。"委阳"穴属足太阳膀胱经而为三焦下合穴，在腘横纹外侧端，主治腹满，小便不利，腰脊强痛，腿足挛痛。

第八节　八会穴歌

【指要】

"八会穴歌"首见于《针灸聚英》，概括说明了八会穴的具体名称。会有"聚会"之义，八会穴是人体脏、腑、气、血、筋、脉、骨、髓八者精气所汇聚的部位。八会穴与人体的八种脏器、组织的生理功能密切相关，是脏、腑、气、血、筋、脉、骨、髓八者精气在运行过程中的汇聚点。八会穴首载于《难经·四十五难》："腑会太仓，脏会季胁，筋会阳陵泉，髓会绝骨，血会膈俞，骨会大杼，脉会太渊，气会三焦外一筋直两乳内也。热病在内者，取其会之气穴也。"

八会穴多分布于躯干部（如章门、中脘、膻中、膈俞、大杼），也有分布于四肢的（如阳陵泉、绝骨、太渊）。八会穴的确定有其理论根据，如五脏的会穴"章门"是脾脏募穴，为脾气结聚之处，由于"五脏皆禀气于脾"，即五脏的功能活动都要靠脾脏化生的精微作为物质基础，而脾为后天之本，气血生化之源，在五脏中占有举足轻重的地位，为"五脏之气出入交经之门"，可谓是"盛则同盛，衰则同衰"。将脾之募穴章门作为脏之会穴，以治五脏之疾。气的会穴为"膻中"，因膻中位居胸部两乳之中央，为上焦"宗气"所积聚的部位。宗气是由自然界吸入的清气和脾胃消化吸收得来的精微结合而

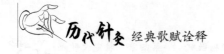

成的，"积于胸中，出于喉咙，以贯心脉，而行呼吸"，既可以助肺司呼吸，也能够助心行血脉，为诸气之本宗，古人称之为"上气海"。膻中的作用既然如此之重要，将其定为气会理所当然。

八会穴主治脏、腑、气、血、筋、脉、骨、髓八个方面的有关病证。运用时可以根据临床症候群，看属于哪一方面的病，而选用相应的会穴治疗。如筋脉挛缩痹痛、麻木不仁，关节屈伸不利的，属于"筋"方面的病，取筋会阳陵泉来治疗；气促、胸闷、咳喘气急的，属"气"方面的病，取气会膻中来治疗；血虚或慢性出血性疾患等诸般"血"证，取血会膈俞来治疗；骨节疼痛、小儿麻痹、上肢瘫痪等属于"骨"的疾病，取骨会大杼来治疗；而脑髓或骨髓疾患引起的一系列病证，以"髓"会绝骨为主穴治疗。临床上，常将八会穴与其他腧穴配合使用，调治八种精气逆乱的病证，效果显著而又可靠。

【歌赋】

腑会中脘脏章门[1]，筋会阳陵髓绝骨[2]，

骨会大杼血膈俞[3]，气会膻中脉太渊[4]。

【诠释】

①腑会中脘脏章门：腑会中脘；脏会章门。"中脘"为胃脏募穴，胃为太仓主受纳、腐熟水谷，而为水谷气血之海，六腑皆禀气于胃，故胃募中脘为腑之会穴。在腹部脐上4寸，主治胃脘痛，腹胀，呕吐，呃逆，翻胃，吞酸，纳呆，饮食不化，疳积，黄疸，肠鸣，泄利，便秘。"章门"为脾脏募穴，脾主运化水谷精微，五脏六腑、四肢百骸皆赖以养而为后天之本、气血生化之源，五脏皆禀于脾，故脾募章门为脏之会穴。在侧腹部第十一肋游离端下方，主治腹痛，腹胀，肠鸣，泄泻，呕吐，神疲肢倦，胸胁痛，黄疸，痞块，小儿疳积。

②筋会阳陵髓绝骨：筋会阳陵泉；髓会绝骨。"阳陵泉"为足少阳胆经之合穴，肝与胆相表里，而肝主筋，膝又为筋之府，故阳陵泉为筋之会穴。在腓骨小头前下方凹陷处，主治半身不遂，下肢痿痹、麻木，膝肿痛。"绝骨"即"悬钟"穴，属足少阳胆经，胆主骨所生病，诸髓皆属于骨，故绝骨为髓之会穴。在小腿外侧外踝尖上3寸，主治半身不遂，小儿麻痹，颈项强痛，胁肋疼痛，膝腿痛，脚气。

③骨会大杼血膈俞：骨会大杼；血会膈俞。"大杼"属足太阳膀胱经穴，膀胱与肾相表里，肾主骨，古称椎骨为杼骨，髓自脑注脊，下贯尾骶，渗诸骨节，故大杼为骨之会穴。在背部第一胸椎棘突下旁开1.5寸处，主治咳嗽，发热，项强，肩背痛。"膈俞"穴属足太阳，其上为心俞，其下为肝俞。心主血而肝藏血，故膈俞为血之会穴。在背部第七胸椎棘突下旁开1.5寸处，主治血虚、吐血，呕吐，呃逆，气喘，咳嗽，潮热，盗汗。

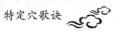

④气会膻中脉太渊：气会膻中；脉会太渊。"膻中"正当胸中为宗气积聚之处，亦为心包络募穴，故膻中为气之会穴。在胸部两乳头连线的中点，主治咳嗽，气喘，胸痹心痛，心悸，心烦，产妇少乳，噎膈，膨膜。"太渊"位于动脉搏动的寸口之处，为脉之大会，肺朝百脉，故太渊为脉之会穴。在腕掌侧横纹桡动脉搏动处，主治咳嗽，气喘，咳血，胸痛，无脉症。

第九节　八脉交会八穴歌

【指要】

"八脉交会八穴歌"原名"经脉交会八穴歌"，首载于明代刘纯编撰的《医经小学》，后徐凤《针灸大全》、高武《针灸聚英》、杨继洲《针灸大成》等书均加载录，"八脉交会八穴歌"概括说明了八脉交会穴的具体名称和八穴配合应用的关系，是研究奇经八穴的灵龟八法和重要资料。

"八脉"指奇经八脉，"交会"指经脉相交会合，八脉交会穴是奇经八脉与十二正经脉气相通的八个腧穴，均位于四肢的腕踝关节上下。八脉交会穴是根据奇经的理论提出来的，在四肢部应用的八个穴位。奇经八脉并不完全循行于四肢，尤其是督脉、任脉、冲脉、带脉均在躯干头面循行。奇经八脉既不内连脏腑，又无表里配合。但八脉错综于十二经脉之间，调节蓄溢正经的脉气，如同自然界的湖泊一样。由于八脉的功能作用和与经脉交会的关系，在四肢部皆有通向奇经的穴位，一般把这些穴位称为"八脉交会穴"，为人体气血迎合之处。

八脉交会穴共有八个，从经脉联通的穴位看，只有足少阴肾经的"照海"穴为阴跷脉的起始处，足太阳膀胱经"申脉"穴为阳跷脉的起始处，这两个穴位直接与奇经的阴阳脉交经汇聚。其余的六穴都没有直接与所在穴处的奇经交通，只是通过所属的经脉与奇经在躯干、头面等部位相交。如任脉上循喉咙，手太阴肺经也上循喉咙，奇正两经在喉部交通，故将手太阴肺经的"列缺"穴作为通于任脉的穴位；阴维脉上向胸膈，手厥阴包经起始于胸中，故将手厥阴包经的"内关"作为通于阴维的穴位。这种情况，是"经交而穴通"。因此将八脉交会穴叫做"交经八穴"，似乎更理通意顺。

奇经八脉的脉气在十二经所属的手足部八个腧穴上与正经的经气相通，因此八穴具有主治奇经病证的作用。如"后溪"穴通于督脉，后溪属手太阳小肠经穴，小肠经脉既不循行于背腰，也不入络于脑，但由于它与督脉之气相通，督脉行于背腰，入络于脑，为诸阳之所总汇，因此后溪穴不但

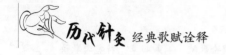

主治急性腰扭伤，也能主治癫疾等神志病，更能宣通阳气而解表邪、退实热、截疟疾。"内关"穴通于阴维脉，《难经》言"阴维为病苦心痛"，在治疗心胸病方面内关确实有显著效果，能够有效地缓解心绞痛，改善心肌的供血状况。内关不仅能治疗心动过速，也能治疗心动过缓，对心率起着双重良性调整作用。

八脉交会穴原本是正经穴位，也是主治本经病证的有效穴位。而且在这八个穴位中，有四个络穴，两个腧穴，两个阴阳跷脉所生处之穴。明代李梴在《医学入门》中说："周身三百六十穴，统于手足六十六穴，六十六穴又统于八穴。"说明八脉交会穴是正经、奇经气血集聚之处，具有调和诸经气血、疏通经络的作用，能够充分发挥行血止痛的功效。

【歌赋】

> 公孙冲脉胃心胸，内关阴维下总同[1]，
> 临泣胆经连带脉，阳维目锐外关逢[2]，
> 后溪督脉内眦项，申脉阳跷络亦通[3]，
> 列缺任脉行肺系，阴跷照海膈喉咙[4]。

【诠释】

①公孙冲脉胃心胸，内关阴维下总同：公孙穴通于奇经中的冲脉，内关穴通于奇经中的阴维脉。"公孙"穴属足太阴脾经而与冲脉相通，在足内侧第一跖骨基底部前下方，主治胃痛，呕吐，腹痛，泄泻，痢疾。"内关"穴属手厥阴心包经而与阴维脉相通，在前臂掌侧腕上2寸两筋之间，主治心痛，心悸，胸痛，胃痛，呕吐，呃逆，失眠，癫狂，痫证，郁证。窦汉卿《针经指南·八法交会八脉》中指出公孙、内关二穴"合于心、胸、胃"，即公孙（足太阴，冲脉）、内关（手厥阴，阴维脉）相互配合主治四条经脉循行线所联系的心、胸、胃病证。其中公孙在下肢足踝部为"父"，内关在上肢手腕部为"母"，两穴相配构成"父母"关系。

②临泣胆经连带脉，阳维目锐外关逢：足临泣穴通于奇经中的带脉，外关穴通于奇经中的阳维脉。"足临泣"穴属足少阳胆经而与带脉相通，在足背外侧第四趾关节后方，主治头痛，目外眦痛，目眩，颈项痛，胁肋痛，疟疾，中风偏瘫，痹痛不仁，足跗肿痛。"外关"穴属手少阳三焦经而与阳维脉相通，在前臂背侧腕上2寸两骨之间。主治热病，头痛，颊痛，耳聋，耳鸣，目赤肿痛，胁痛，肩背痛。窦汉卿《针经指南·八法交会八脉》中指出足临泣、外关二穴"合于目锐眦、耳后、颊、颈、肩"，即足临泣（足少阳，带脉）、外关（手少阳，阳维脉）相互配合主治四条经脉循行线所联系的目外眦、耳、颊、颈、肩病证。其中外关在上肢手腕部为"男"，足临泣在下肢足踝部为"女"，两穴相配构成"男女"关系。

③后溪督脉内眦项，申脉阳跷络亦通：后溪穴通于奇经中的督脉，申脉穴通于奇经中的阳脉。"后溪"穴属手太阳小肠经而与督脉相通，在手掌尺侧第五指掌关节后横纹头，主治头项强痛，目赤，耳聋，咽喉肿痛，腰背痛，癫狂痫，疟疾。"申脉"穴属足太阳膀胱经而与阳跷脉相通，在足部外踝直下方凹陷中，主治头痛，眩晕，目赤，内眦痛、癫狂痫，失眠，腰腿酸痛。窦汉卿《针经指南·八法交会八脉》中指出后溪、申脉二穴"合于目内眦、颈项、耳、肩膊、小肠、膀胱"，即后溪（手太阳，督脉）、申脉（足太阳，阳跷脉）相互配合主治四条经脉循行线所联系的目内眦、颈项、耳、肩、小肠、膀胱病证。其中后溪在上肢手腕部为"夫"，申脉在下肢踝足部为"妻"，两穴相配构成"夫妻"关系。

④列缺任脉行肺系，阴跷照海膈喉咙：列缺穴通于奇经中的任脉，照海穴通于奇经中的阴跷脉。"列缺"穴属手太阳肺经而与任脉相通，在前臂腕上 1.5 寸桡骨茎突处，主治伤风，头痛，项强，咳嗽，气喘，咽喉肿痛，口眼㖞斜，齿痛，遗精，水肿。"照海"穴属足少阴肾经而与阴跷脉相通，在足内踝尖下方凹陷处，主治咽喉干燥，痫证，失眠，嗜卧，惊恐不宁，目赤肿痛，月经不调，痛经，赤白带下，阴挺，疝气，小便频数。窦汉卿《针经指南·八法交会八脉》中指出列缺、照海二穴"合于肺系、咽喉、胸膈"，即列缺（手太阴，任脉）、照海（足少阴，阴跷脉）相互配合主治四条经脉循行线所联系的肺系、咽喉、胸膈病证。其中列缺在上肢手腕部为"主"，照海在下肢足踝部为"客"，两穴相配构成"主客"关系。

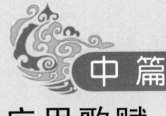

中 篇

临证应用歌赋

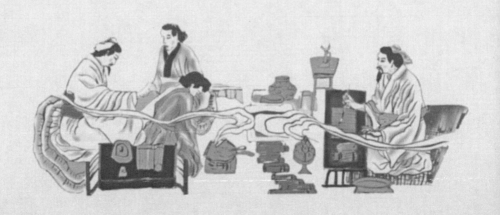

第一章
腧穴应用类歌赋

　　古代腧穴应用类歌赋包括四总穴歌、天星十一穴歌、马丹阳天星十二穴歌、八脉八穴治症歌等，是古代针灸医家在临床实践中对验穴、效穴应用的经验总结。人体上数以百计的穴位并不是彼此孤立的，不但在穴位与穴位之间存在有复杂联系，而且穴位与人体的内脏及器官也有着密切关系。腧穴的主治作用不仅在于局部，也会影响到较远部位的内脏、组织和器官，甚至会对全身产生特殊的作用。腧穴的"近治作用"指针灸后在穴位局部及其较小范围内产生的治疗作用，无论是经穴、奇穴、阿是穴都能够主治其所在部位和邻近组织的病证，这是它们的共同点。如睛明穴治眼红眼肿，听会穴治耳聋耳鸣，阳陵泉穴治膝痛膝冷，中脘穴治胃疼腹痛，每一关节、肌肉局部的穴位都可以治疗所在部位的疾病；每一内脏器官外在体表的穴位可治疗该内脏、器官的疾病。腧穴的"远治作用"指针灸某一穴位后在相距较远的部位所产生的治疗作用，以"经脉所过，主治所及"为依据，主要是十四经穴的基本主治规律。如中渚穴位于手背，却可以治落枕项强；委中穴位于腘窝，却可以治腰背扭伤；光明穴位于小腿，却可以治两眼昏花；涌泉穴位于足心，却可以治口烂舌疮。一般来说腧穴的远治作用，以四肢部肘、膝关节以下的穴位最为显著，针灸临证中所用的"上病下取""下病上取"及"左病右取""右病左取"，即是基于以经络为基础的腧穴远治作用，体现出"循经取穴"的特点，需要重点掌握。腧穴的"特殊作用"指一些穴位对某个脏腑器官或某些疾病的治疗具有特殊的治疗效果，主要体现在腧穴的"特异性"和"双重性"两个方面。"特异性"即穴位对某个脏腑甚至整个机体有功能上的特殊

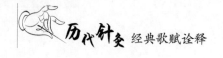

联系，有治疗上的特殊作用，如阑尾穴对阑尾炎有特殊作用，三阴交对月经病有特殊作用。临床上常用人中穴开窍苏厥，气海穴扶正补虚，至阴穴矫正胎位，其疗效非一般腧穴所能比及。"双重性"即在不同的状态下，同一个腧穴体现出两种完全相反的治疗作用，使特定的病理变化总是朝着有利于机体的方面发生转化。如天枢穴在便秘时可以泻下通便，在腹泻时可以固肠止泻；内关穴在心动过速时可以减缓心率，在心动过缓时又可加快心率。掌握腧穴的主治特性对正确选穴用穴具有指导性意义，杨继洲在《针灸大成》中说："不得其要，取穴虽多，亦无以济人。"每一个腧穴都有一定的主治作用，有的一个穴位能治好多病，像药物一样复杂。有的穴位治病的类型不一样，如合谷穴治牙痛是风火型的，太溪穴治牙痛是阴虚型的；委中穴治腰痛是实证；肾俞穴治腰痛是虚证，这些要一一记住实属不易。如何由博返约，抓住要领，掌握原则，执简驭繁，在针灸临证应用中得心应手，是个值得研究的问题。

《四总穴歌》短小精悍，所选的足三里、委中、列缺、合谷四个穴位针感强、疗效快、应用广，是远部取穴的典范，为历代医家所推崇，也为当今广大针灸工作者所熟知。将四穴编成简短的歌诀，既显示了它的重要性，又便于临床实践。《马丹阳天星十二穴歌》将位于四肢的足三里、内庭、曲池、合谷、委中、承山、太冲、昆仑、环跳、阳陵泉、通里、列缺十二个临床最为常用穴位主治范围详尽论述，以供学习者参考。《八脉八穴治症歌》将位于手足腕踝的公孙、内关、临泣、外关、后溪、申脉、列缺、照海八个穴位的主治性能按词牌写作要求进行编撰，作为治疗奇经八脉病证的代表穴位。

学习古代腧穴应用类歌赋，重在掌握常用穴位的主治性能，便于在针灸临证充分发挥它们的作用，在应用中加以揣摩发挥，结合个人临床经验，运用发散思维，进而发现新的有效穴位。

第一节　四总穴歌

【指要】

"四总穴歌"原载于明代朱权所编撰的《乾坤生意》，后在《针灸聚英》《针灸大成》等书中亦有刊载。四总穴指合谷、列缺、足三里、委中，歌诀由短短"肚腹三里留，腰背委中求，头项寻列缺，面口合谷收"四句话组成，是历代医家在长期临床实践中的经验总结。"总"即概括、总括之意，指将全身十四经经穴主要功能归纳于四个特效穴，在全身几百个经穴中，这四个穴位主治范围广泛，不仅具有全身性的主治功能，而且对头项、面口、肚腹、背腰等部位所出现的多种多样的症状，不论是虚、实、寒、热，也不论是急是缓，如将它们按部分类，总而为一，可以分别承担统治该部位一切疾患的任务。该四穴依据《灵枢·终始》"从腰以上者，手太阴阳明皆主之；从腰以下者，足太阳阳明皆主之"演变而来。四穴在实践中确有针感强、疗效快、治疗范围广等优点，同时也是"远部取穴"的典范。后人为了扩大临床应用，又增补了"心胸取内关，小腹三阴谋，酸痛取阿是，急救刺水沟"。新补四穴中"内关""三阴交"两穴仍为远部取穴，"阿是"穴则为根据病痛反应的灵活用穴方式，"水沟"穴则是对症取穴的应用典范。由于此四穴也有较大的临床实用价值，在此一并介绍。

【歌赋】

　　　　　肚腹三里留①，腰背委中求②，
　　　　　头项寻列缺③，面口合谷收④。

【诠释】

　　①肚腹三里留：三里，即足三里，为足阳明胃经的"合"穴，又为专治胃腑病的"下合"穴，因其位于膝下3寸，能够统治上、中、下三部的病证而名，别称为"下陵""胃管"。在小腿外侧，当犊鼻穴下3寸，距胫骨前缘一横指。足阳明胃经循行从头走足经腹，"下膈，属胃，络脾"，直行经脉"从缺盆下乳内廉，下挟脐，入气街中"，另有支脉"起于胃口，下循腹里，下至气街中而合"。根据"经脉所过，主治所及"，结合脾胃两经相表里，脾胃为后天之本，胃主受纳，脾主运化，足三里可主治"肚腹"诸疾，尤以脾胃功能失调者为佳。胃脘疼痛最为常用，无论肝气犯胃、饮食停滞、脾胃虚寒各种原因所导致的胃脘痛，针刺足三里均能达到理气止痛、消导止痛或散寒止痛的目的。一些急性胃痛，单刺足三里施以平补平泻手法即可止痛，若配合中脘则收效更佳。现代医学的消化道溃疡所表现的胃痛，因针刺足三里能够抑制胃酸分泌，促使溃疡面的修复和愈合，也有较好的治疗作用。胃下垂属中气下陷之病证，针刺足三里、三阴交、中脘、气海等穴对胃下垂有较好的疗效。对于脱肛患者，也可针刺足三里补益中气，升举下陷。足三里穴能够和胃降逆，用以治疗呕吐，为了加强降逆止呕的功效，常与内关穴配伍应用。《杂病穴法歌》："内伤食积针三里。"足三里穴可以调中气，健脾胃，消积滞，治疗消化不良、疳积等症，对小儿患者配合针刺泻内庭，加用点刺四缝则效果更好。由于足三里穴在人体至关重要，此处针感的灵敏迟钝程度有助于判断机体盛衰、疾病的轻重和转归。针感灵敏的，体质壮实，病情较轻，治疗效果也较好；针感迟钝，体质虚弱，病情较重，治疗时收效较差。足三里多用直刺法，为1.0~2.0寸，不可过深，酸胀麻电感可向下传至足背或趾端，也可向上扩散至膝部，或传至腹部。针刺足三里时体位很重要，坐位时应足部放平，或让患者仰卧后在膝腘部垫物，留针时仍保持这种体位，针感下可达足，上可至腹，患者有舒适感

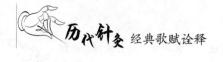
觉。如果仰卧后下肢伸直，膝后平贴于床上，既容易使患者疲劳，又因其小肠后外侧的肌肉紧绷而致穴窍不开，影响疗效。足三里也多用艾灸，尤其在防病保健时施用灸法较多。

②腰背委中求：委中为足太阳膀胱经"合"穴，位于腘窝横纹正中，当肌二头肌腱与半腱肌腱的中点，避开动脉取穴。足太阳膀胱经循行从头走足，直贯脊背及腰，其直行经脉是"挟脊，抵腰中，入循膂，络肾，属膀胱"，一条支脉"从腰中，下挟脊，贯臀，入腘中"。另有一条支脉"从膊内左右，别下贯胛，挟脊内，过髀枢，循髀外，从后廉下合腘中"。而委中穴在腘中，是两条支脉的会合之处，疏调经气的作用最强，对腰背部疼痛的治疗最有功效，是主治腰背疾患的主要穴位。《灵枢·终始》："病在腰者，取之腘。"腰背疼痛取用委中穴进行施治，是古人历经验证的总结。《肘后歌》："腰软如何去得根，神妙委中立见效。"《玉龙歌》："更有委中之一穴，腰间诸疾任君攻。"委中穴为太阳之合，可以通经活络，宣通气血，行血祛瘀，其所主治的腰痛一般是实证腰痛，对急性腰痛者采用刺血法效果更佳。腰部棘间韧带损伤，用毫针直刺委中穴，施以提插捻转泻法，具有较好的舒筋通络作用。如果腰部组织损伤日久，疼痛缠绵难愈，取委中穴针刺，以针感向足心放散为佳。由于委中穴以治疗实证腰痛为主，临床应当辨证施治，如果不论哪一种类型的腰痛都取用委中，其效果是不会令人满意的。如肾虚亏损所致的腰痛绵绵，隐隐作痛，应以太溪、肾俞益肾培元为主，配合委中疏调经脉。而椎间盘脱出、肥大性脊柱炎压迫腰骶神经所致的腰痛，一般不主张远道取用委中。妇女带下、男子遗精等疾病过程中出现的腰痛，应当以治疗原发病为主，如果带下、遗精治愈，腰痛也会随之而愈。委中穴在针刺操作时应直刺0.5～1寸，局部酸胀，有麻电感传至足踝及趾端，有时也可向上传至臀部。虽然委中穴在临证中多用刺血之法，但对精血不足、病久体虚或有出血性疾病者禁用放血。《圣济总录》："委中慎不可伤，伤即令人脚挛，行履不遂。"

③头项寻列缺：列缺为手太阴肺经"络"穴，八脉交会穴通于"任脉"。在前臂桡侧缘，桡骨茎突上方，腕横纹上1.5寸。手太阴经的络脉自此分出，别走阳明，犹如脉气由此别列而去，而此穴正在桡肌茎突的裂隙缺缝之间，故名列缺，别称"童玄""腕劳"。肺与大肠相表里，肺经有一条支脉"从腕后，直出次指内廉，出其端"，与手阳明大肠经相衔接。手阳明大肠经循行从手走头，列缺为肺经络穴，联络着表里两经，通过与阳经的属络关系，其疗效贯通阴阳之气，也同样影响到头面颈项部。肺主一身之皮毛，与肌表皮肤有着密切的关联，当人体感受外邪时表现为"脉浮，头项强痛而恶寒"，多取手太阴经穴位以解表祛邪、宣导气血，列缺因兼通肺与大肠，为联络二经的络穴，所以列缺可主治"头项"诸疾。因穴属肺经而肺主皮毛，当人体伤于风邪时，便会出现发热、头项强痛等症，取用列缺穴即可以疏风解表、宣肺通络，又能畅通阳明经脉之气，因而可以迅速缓解疼痛。偏头痛一证中医称之为"头风"，《医宗金鉴》中称此穴"偏正头痛治自痊"。临床上应用原络配穴法治疗属于大肠经的头面疼痛症状，即取大肠经原穴合谷，再配合肺经络穴列缺，可获佳效。列缺穴虽为治疗头痛、项强的主要穴位，但因其本身经脉的性质，并不是对所有的头痛项强都能够治疗。如果不分病理类型，不加辨证分析，其效果往往是不能令人满意的。列缺穴所治的头项痛多为风寒、风热和痰浊头痛，而对肝阳上亢、气血虚弱、肾精亏虚的头痛，效果不佳。在列缺穴的循经远刺，用于治疗口眼㖞斜、牙齿疼痛，因其联络于手阳明经，手阳明经脉通过颊部，走入下齿龈，复转出来环绕口唇。风邪

侵袭经络而发生的口眼㖞斜、牙齿疼痛，针泻列缺穴调节表里之经气，使祛风、宣窍、泄热的疗效，能够直接上达于口齿唇颊。列缺穴以主治头项、面口疾病为其特点，但此穴位于筋骨之侧，如果不能很好地得气，对头痛项强、口眼㖞斜的疗效不够理想。所以临床上在取穴之外更注重的是如何取气，一些容易定位而又容易掌握针感的穴常被临床重用，否则就少用。列缺穴定位简便，但穴位处的肌肉浅薄，接近桡肌和动脉，针刺不便，得气不易，针感传导也较难掌握，目前临床上多用其他穴位来取代：如头项强痛取用后溪，此穴进针方便，也容易掌握针感，而且穴属手太阳经，上达头项，更有直接的联系；口齿面部的病证取用合谷，针感能弱能强，容易向上感传，而且穴属手阳明经，直接联系面唇口齿，因此临床上要根据实际情况辨证施治，选取针对性较强的穴位。

④面口合谷收：合谷为手阳明大肠经原穴，在手背第一、二掌骨之间。手阳明经脉"从缺盆上颈，贯颊，入下齿中，还出挟口，交人中，左之右，右之左，上挟鼻孔"与足阳明胃经相衔接，手足阳明均挟口唇入于齿中。手阳明的络脉入于耳中，手阳明的经筋结于面额。由于经脉、络脉、经筋的联络，使头面部的眼、耳、鼻、口、唇、齿都是手足阳明经脉所能通及的部位，也是其治疗作用所能到达的部位，取用阳明经原穴合谷无疑会有突出的治疗作用，凡口鼻颜面疾患取合谷均可显效。合谷穴主治范围广，疗效佳，且穴居部位易取，操作方便，针刺感应亦好，所以是临床极为常用的穴位之一，以善治头面五官疾病见长，临床上屡用不爽。《玉龙歌》："头面纵有诸样症，一针合谷效通神。"合谷穴所主治的头痛，属于以外感风热邪火者为主，侧重于治疗前额头痛。对于三叉神经痛，尤其是有触发痛的即刻止痛效应甚佳。风热火邪上攻所致的目赤肿痛，取刺合谷可以清热泻火。热迫血行的鼻衄不止，取合谷可泻阳明上逆之火，凉血止血。耳聋耳鸣属于非器质性病变者刺合谷可以通络开窍，宣散郁热。尤其是合谷穴属手阳明，上接肺经，下接胃经，对于肺胃有热及外感风热所致的咽喉肿痛，均可能达到清热利咽、消肿止痛的作用。针刺合谷穴治疗牙齿痛效果最为显著，由于阳明经脉入于下齿，而阳明又多火多燥，合谷穴以治胃火、风火牙痛为主，施以泻法行针，往往下针立效，尤其是针感能够上至面颊口唇的，可使牙齿疼痛很快消失。阳明经脉上达面颊，合谷穴能够疏风清热，通调面部经气，在面瘫、口眼㖞斜的治疗中起着重要作用。面神经麻痹的治疗以局部地仓、颊车等穴为主，远端配取对侧合谷则效果更佳。"面口合谷收"说明合谷穴与面口有着密切的联系，针刺合谷穴对面部具有疏通经络、改善气血运行、促进功能恢复的作用。

【歌赋】

> 心胸取内关①，小腹三阴谋②，
> 酸痛取阿是③，急救刺水沟④。

【诠释】

①心胸取内关：内关为手厥阴心包经"络"穴，又是八脉交会穴之一，通于奇经八脉之"阴维脉"，故又别称"阴维"。在前臂掌侧，当腕横纹上2寸，掌长肌腱与桡侧腕屈肌腱之间，若用手指按其穴处酸痛感十分明显。内关能够开通胸内膈关阻塞，犹如内脏之关

陰，具有益心气，宁心神，宽胸膈，降逆浊的作用。心包经循行从胸走手，其循行路线"起于胸中，出属心包络，下膈，历络三焦"，它的一条支脉"循胸出胁，下腋三寸，上抵腋下"。心包经循行过心胸，系心包，同时心包经支脉"别掌中，循小指次指，出其端"，通于手少阳三焦经，可宽胸理气，和胃降逆。故用内关主治"心胸"诸疾。运用内关穴治疗心血管疾病是其明确而突出的功能，虽然手厥阴心包经肘以下的穴位都能够主治心痛、心悸，但尤以内关为显著。因为内关为心包之络穴，别走少阳三焦，疏调气机的作用尤为突出。同时它又是与奇经中阴维脉相通的部位，《难经》指出："阴维脉为病苦心痛。"因此凡是心痛、心悸、胸闷等心血管系统的疾病，都应该以内关作为主穴进行治疗。针刺内关穴治疗冠心病、心绞痛的实际效果，已被针灸医学界所公认。当心绞痛发作时，仅针内关穴就能得以缓解。对急性心肌梗死患者胸痛症状的缓解几乎全部有效。垂直进针1寸左右，小幅度缓慢提插捻转，使出现酸、麻、重感并激发向肘部、腋部和胸部传导，继续均匀行针，直到疼痛缓解、症状改善为止。应用的关键是行针时采取轻弱刺激，以激发经气，促进感传，务必使其循经朝病所方向传导。如果针感局限于穴位局部，可附加手指循按叩摄，再次行针，诱发感传。大量观察表明针刺内关穴能够调整左心室功能，使心肌收缩增强，射血时间延长，心输出量增加，而且能够降低心肌耗氧量，降低前负荷，使心室在舒张期能够充盈完全，改善冠状动脉的循环供应，从而缓解缺血、缺氧的病理状况。内关穴调整心律的作用非常显著，而且是双向性的良性调整作用，在治疗各种心律失常中十分重要。心律失常是指心脏搏动过快、过慢或节律不规则等，属中医"惊悸""怔忡"范畴。针刺内关穴对心律失常有双向良性调整作用，对心动过速的可以使之减缓，对心动过缓的可以使其恢复正常，对心律不齐的，也可抑制心脏性异位节律点，而出现正常的心律，并能消除室性早搏，促进正常窦性心律恢复。对临床上较为常见的阵发性心动过速，针刺内关收效颇佳，得气后大幅度捻转，直至心率降至正常时停止捻针而后留针，一般最长不超过3分钟，即可使心率恢复正常。这种方法不但简单方便，而且效果确切可靠，没有副作用，关键是能够在最短时间内控制心率，从而挽救长时间心动过速而招致的一切后果。内关穴治"心胸"诸疾多用直刺之法，深1.0~1.5寸，局部酸困沉胀，或向下传至中指、无名指，向上传至肘窝、上臂及胸胁。针刺内关穴时，不论有无感传，皆能调整内脏功能，但以气至病所效果最佳。感传可以被机械性压迫所阻滞，施术时要注意摆好体位。两臂不可过于合拢，肘部不可过分屈曲。不宜进针过深，且进针宜缓慢，穴位深处布有正中神经，如果刺伤正中神经，会损伤肌肉及神经组织，引起运动及感觉功能障碍，留下手指麻木、手肌痉挛等后遗症。针刺时应注意避开神经，缓慢进针，一般直刺1寸左右，注意刺中神经与激发循经感传现象之间的区别。如患者有触电感向指端发射，是刺中了正中神经，应立即将针上提少许，然后向尺侧倾斜，即可避开。

②小腹三阴谋：三阴交为足太阴脾经穴，足太阴、足少阴、足厥阴三经交会穴，别称"太阴""承命""下三里"。三阴交位于小腿内侧，当足内踝尖上3寸，胫骨内侧缘后方。此穴为足三阴经脉的共同交会处，足三阴经均循行于少腹，故三阴交主治"小腹"之疾。针刺该穴时，也往往有针感上行至腹部，用于治疗脾胃虚弱，胃寒虚胀，消化不良，便溏泄泻，完谷不化以及胃痛呕吐，病后体虚、食少、纳呆等症，可与足三里相提并论。三阴交穴在妇科疾病中尤其多用，被称为"妇科第一要穴"，有人将其比为"四物汤"。因妇

女的经、带、胎、产等生理现象，都与肝、脾、肾三脏的功能密切相关，脾胃化源不足，肝肾精血亏少，则冲任二脉不能充盈，经水无生成之源，胎孕无营养之本，而三阴交为肝、脾、肾三经之所会，凡肝、脾、肾三脏功能失常，影响冲任而发生的各种妇科病，均可取三阴交作为主要穴位进行治疗。许多妇女经常发生痛经，严重影响其工作和学习，而针刺三阴交往往有针到痛止之功。针刺时针尖稍偏向上方，快速进针找到针感后，拇指向后、食指向前捻转，使针感向上传导。对月经先后不定期，或月经量时多时少的患者，可取用三阴交穴配合中极、关元以调冲任而理经血。各种妇科炎症性疾病，如盆腔炎、附件炎及赤白带下等，三阴交穴用为主穴也不可少。带下病不外脾湿、肝郁或肾虚，三阴交为肝肾脾三经之所会，能够健脾利湿，疏肝行血，益肾固摄，在此穴或针或灸，自然会有较好的治疗效果。如果在三阴交穴出现压痛等阳性反应，可协助诊断功能性子宫出血、崩漏、痛经、闭经、带下、盆腔炎等妇科疾病。如痛经发作时，三阴交穴附近常有过敏压痛点，疼痛治愈后附近的压痛点也会随之消失。正因为三阴交穴在妇科月经病中运用较多，所以通常把它看做一个活血化瘀、通经止痛、调理血分的要穴，多与行气、补气的"合谷"穴配合，作为治疗各种气血瘀阻的首选穴位。如合谷穴能行气，三阴交能理血，两穴相配可以气血双调，用于通经、催产。《铜人腧穴针灸图经》载："昔有宋太子性善医术，出苑游，逢一怀娠妇人，太子诊之曰：'是一女也。'令徐文伯亦诊之。文伯曰：'是一男一女也。'太子性暴，欲剖腹视之。文伯止曰：'臣请针之。'于是泻足三阴交，补手阳明合谷。其胎应针而落，果如文伯之言。"因受孕期间母体以血为用，全身脏腑经络之气血，均流注于冲任以养胎，而人体处于血分不足、气分偏盛的状态，这时若针刺补合谷以增有余之气，泻三阴交以损不足之血，显然不利胎儿，容易造成流产。近代研究也证实针刺三阴交、合谷能够增强临产妇的子宫收缩，扩张宫口，临床上用于无痛分娩以及产妇子宫收缩无力造成的滞产十分有效。尽管针刺泻三阴交，补合谷能够催生、堕胎，但由于收缩子宫，扩张宫口的作用只在临产期才会出现，所以一般孕妇不会因此而出现伤胎动胎，造成流产。因足三阴经筋结聚于阴器，并与冲、任二脉有着密切的关系，古今医家常用三阴交为主要穴位，主治遗精阳痿等生殖系统的各种疾病，表明此穴不仅是妇科要穴，也为男科要穴。《百症赋》："针三阴与气海，专司白浊久遗精。"男子遗精、白浊，多为气虚下元不固之证，在治疗上应该固下元，促气化，敛阴精，止漏浊。气海穴可以振奋下焦元气，三阴交循经远取能够理三阴，调冲任，针刺多用补法，或重用温灸。针刺三阴交治疗阳痿也有较好的效果。因阳痿主要为肾阳亏虚、宗筋弛纵所致，足三阴经筋结聚于茎中，在三阴交针刺使针感向上放散，同时在关元穴处施用附子饼灸法，能使振奋肾阳，使宗筋得以温煦濡养而强劲有力。三阴交穴可以通过调理肾脏功能而治疗泌尿系统的各种病证，如癃闭、遗尿等，都有明显的治疗效果。肾阳不足、膀胱气化失常所致的尿少尿闭，可以针刺三阴交穴运转气机，开通水道，促使尿液顺利排出。三阴交对泌尿系统的调节作用是双向性的，可以调整膀胱括约肌，改善膀胱张力，松弛者可使其紧张，紧张者可使其松弛。因此既可运用于尿闭，也可运用于遗尿，尤其对小儿遗尿取效甚佳。

③酸痛取阿是：阿是穴是直接在全身各个部位上的痛点或压痛部位上选取的腧穴，又有"不定穴""天应穴""压痛点""打当穴"等不同名称，即《灵枢·经筋》中"以痛为输"的局部取穴法。凡既无具体名称，又无固定位置，而是以压痛或其他反应点作为刺灸

的部位，统称为"阿是穴"。就"阿"字而言，根据《汉书·东方朔传》颜师古所注，为"痛"之意。当按压到痛处的时候，患者由于疼痛难禁，会不由自主地"啊"一声，故把这个地方形象地称为"阿是穴"。阿是穴这个名字，最早见于唐代孙思邈的《千金方》："有阿是之法，言人有病痛，即令捏其上，若果当其处，不问孔穴，既得便快、或痛，即云阿是，灸刺皆验。"寻找压痛点的方法，是用拇指或食指的指腹进行按压、推移、搓循，指力的轻重要均匀，手法要轻快，使用的力量一般要以患者对压痛能忍受为度，切忌用力过猛，以免出现假象。同时要与邻近部位、对侧部位进行对照，以鉴别其压痛的不同程度。在确定阿是穴时，必须以选取最敏感的痛点为准。有些经穴、奇穴的定位亦可以压痛来取，如"合谷"和"肩井"，必须在掐按最酸胀的地方取穴。奇穴中的"阑尾""胆囊"，都是在一定的部位上施加按压，以最痛处或特殊感应处为准来定穴。因此说经穴或奇穴，亦可用阿是之法来取，但应与阿是穴相区别。阿是穴的分布多在病灶局部，但也可在与病变距离较远的部位。临床所见很多阿是穴是沿经脉线分布或者在经穴的附近。如胸痛可在心包经线上出现压痛点及条索状结节，或者在心俞穴附近出现痛点。尽管有些痛点位于经络线上或经穴周围，但治疗用穴仍不宜取经穴，而应遵循"以痛为输"的原则取用阿是穴。阿是穴的应用，是针灸医学的一项巨大进步。因为阿是穴没有具体部位，直接在痛处刺灸，往往比位置固定的腧穴效果更好。临床上主要用于治疗浅部筋肉的病痛，如疼痛、痉挛、强直、抽搐等，全身各部的痹证疼痛取用局部阿是穴往往强过经穴。这是因为浅部筋肉的病痛不比经络脏腑全身症候那样上下相通，左右相连，而是"无左无右，候病所在"。当然，现在对阿是穴的应用，已经不仅仅限于一些局部痛证，因其在一定程度上也反映了机体功能的障碍，故对某些内脏、全身疾病也有较好的疗效。疟疾患者在背部正中"至阳"或"脊中"穴上有明显压痛，若在发作前2小时针刺这些穴位，行提插捻转强刺激泻法，往往一次即可使疟疾发作停止。因此，阿是穴即是疾病的反应点，也是治疗时的最佳刺激点。临证时若能正确地应用，往往可收到事半功倍的效果。它是人体腧穴的重要组成部分，不能因为它无定名、无定位而忽略其重要治疗作用。

④急救刺水沟：水沟也称"人中"，为督脉经穴，督脉、手足阳明经交会穴。在鼻柱下方与上唇之间有一浅沟，此即"人中沟"，将此沟长度分为3等份，在上1/3与下2/3交点定穴。水沟是危重病症的急救首选要穴，对调整人体、平衡阴阳、运行气血起重要作用，被视为"救命穴"，不容小觑。在一些急性病症突然发作时，往往因为不能及时救治而给患者造成极大痛苦，甚至发生意外。危急之时刺激水沟穴醒神开窍、调和阴阳、镇静安神、解痉通脉，对中暑、中风、昏迷、惊风、晕厥、休克、一氧化碳中毒，以及全身麻醉过程中出现的呼吸停止，都将其作为急救首选要穴而应用于临床。督脉从项后入络于脑，脑为元神之府，水沟穴协调阴阳、醒脑开窍的作用十分突出，可用于各种原因引起的猝然昏倒、不省人事、牙关紧闭、呼吸微弱，尤以救治昏迷为特长。水沟穴针感灵敏，能够表现出特别强烈的反应，针刺水沟以剧痛为效，痛感越强，效果越好。患者如有抽鼻、皱眉、哭闹、喊叫、喷嚏或欲用手擦鼻、拔针等动作，是即将苏醒征兆，应继续施术促醒。一般轻型神志昏迷浅刺水沟即可，但阳实重症须向鼻中隔方向深刺1.0~1.5寸，重用泻法方能取效。休克是急性循环功能不全所引起的一系列综合征，属于中医"厥证""脱证"的范畴，表现为血压下降，四肢厥冷，鼻鼾息微，脉细欲绝，常为多种严重疾病

的并发症。水沟穴不仅可以开窍醒神，而且能回阳固脱，是临床上抗休克的重要穴位。无论是创伤性休克还是失血性休克，急刺水沟具有升压作用快、复苏时间短等优势。一般针刺水沟以雀啄手法重刺激后即可明显提升休克患者血压，减慢心率，特别在休克复苏早期效果明显。针刺水沟穴清神泄热，熄风止搐，小儿高烧时容易发生抽风，发作时患儿突然全身僵直、眼球上翻、手足抽搐、牙关紧闭、神志不清。让其静卧于床，用拇指掐按患儿水沟穴，多可缓解症状。针刺水沟治疗小儿高热惊厥具有奏效快、复发率低、副作用小等优势，进针不要太深，用捻转或提插等稍强的刺激手法。如针刺后抽搐痉挛未见缓解，加刺合谷施以同样手法，即可停止抽搐发作。或同时直刺足心涌泉穴，用捻转或提插等强刺激手法，绝大部分患儿在数分钟内惊厥得以控制。对中医"癫狂"病的治疗往往将水沟作为第一要穴。《席弘赋》中载："人中治癫功最高。"孙思邈"十三鬼穴"中首当其冲，而称之为"鬼宫"。现代医学中的精神分裂症、狂躁型精神病，多见狂躁叫喊、打人骂人、不避亲疏、甚至持刀毁物、弃衣裸体、越墙上屋。此时取用其他穴位往往力不能胜，而强刺激泻水沟可使狂力很快消失，甚至体软不支，熟睡醒来神志多见清爽，病情渐渐好转。饮酒过度所致的酒后狂躁症，表现为胡言乱语，手舞足蹈，哭笑无常，吵闹不休，一般在针刺水沟后即刻安静下来，神志逐渐清醒或很快进入睡眠状态。水沟穴应用范围广泛，针刺施术关键在于应用正确的针刺手法，常用毫针消毒后，针尖向上朝鼻中隔快速斜刺进针0.5~1.0寸，针感强烈，患者多有剧痛。行针多采用重刺激雀啄捣刺手法，节律均匀，动作敏捷，力度适宜，以患者鼻酸、流泪为佳。持续行针后停顿观察，再依前法行针施术。手指切掐水沟在急救时操作简单，应用方便，不受场合和条件限制。一般将大拇指屈曲成直角，指尖放在穴位上，指力内收，力贯指端，先从中间往上顶推，行强刺激，此时要注意不断活动大拇指，一紧一松地顿挫性按压，要求节律均匀，频率快则每秒2~3次，慢则每秒1~2次，由轻渐重，由浅入深。也可用食指、中指端置于拇指面，以增强拇指的指力。掐后应轻揉局部，以缓解疼痛，切不可用力过猛或用指甲去掐，被掐部位不能产生青紫现象，更不能掐破皮肤。水沟穴长期以来一直作为大家耳熟能详的急救穴位。每遇昏迷、高热惊厥、中暑、溺水、癫痫和突然出现的呼吸停止、低血压、休克、一氧化碳中毒、中风、过敏以及急性腰扭伤疼痛难忍等急性病症，现场无医护人员或缺乏有效抢救手段时，若及时在水沟穴施以针刺或用手指切掐刺激，可使一些轻度昏迷患者即刻苏醒；对重症昏迷患者也可起到促醒作用，为减轻痛苦、挽救患者生命争取时机，是一种简便易行、效果明显的中医急救方法。

第二节　马丹阳天星十二穴歌

【指要】

　　马丹阳，又名马钰，号丹阳，顺化真人，世以"马丹阳"相称，为北宗道教代表人物之一。马丹阳师从王嘉（号重阳子）学道，并精通针灸。此歌

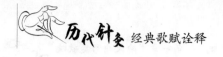

赋是马钰根据其临床经验编成，以传其弟子。首载于元代王国瑞的《扁鹊神应针灸玉龙经》中，原由足三里、内庭、曲池、合谷、委中、承山、昆仑、环跳、阳陵泉、通里、列缺十一个穴位组成，题为"天星十一穴歌"。其中"天星"是根据古代毫针"上应七星"的提法而来，《灵枢》经曾将九种不同针具用取类比象的方法与自然界的现象相比，并提出各有所应，将其中的第七种针（毫针）和自然界的星宿联系起来。《灵枢》说"七曰毫针，七者星也，星者人之七窍"，即天有七星，人有七窍之意。"天"亦指上部，而这十二个穴位都与头部或上焦有联系，以天星为名和这些理论上的认识有关。"天星十一穴歌"后刊在明代徐凤《针灸大全》时又增加太冲一穴，穴数为十二，题为"马丹阳天星十二穴治杂病歌"，《针灸聚英》亦予转载。在马丹阳提出这些穴位名称基础上，《针灸大成》又增补十二穴的具体部位、功效和刺灸操作方法。本歌赋在针灸医学史上占有重要地位，其特点是重用四肢穴位，安全方便，疗效可靠。其前段概要为马丹阳原著，后部十二穴注释为杨继洲增补。

【歌赋】

三里内庭穴①，曲池合谷接②，
委中配承山③，太冲昆仑穴④，
环跳与阳陵⑤，通里并列缺⑥。
合担用法担，合截用法截⑦，
三百六十穴，不出十二诀。
治病如神灵，浑如汤泼雪⑧，
北斗降真机，金锁教开彻⑨，
至人可传授，匪人莫浪说⑩。

【诠释】

①三里内庭穴：足三里为足阳明胃经"合"穴，胃腑"下合"穴，在小腿前外侧，当犊鼻下3寸，距胫骨前缘一横指。内庭为足阳明胃经"荥"穴，在足背当第二、三跖间，趾蹼缘后方赤白肉际处。

②曲池合谷接：曲池为手阳明大肠经"合"穴，在肘横纹外侧端，屈肘，当尺泽与肱骨外上髁连线中点。合谷为手阳明大肠经"原"穴，在手背第一、二掌骨间，当第二掌骨桡侧的中点处。

③委中配承山：委中为足太阳膀胱经"合"穴，膀胱"下合"穴，在腘横纹中点，当股二头肌腱与半腱肌肌腱的中间。承山为足太阳膀胱经穴，在小腿后面正中，委中与昆

仑之间。

④太冲昆仑穴：太冲为足厥阴肝经"输"穴、"原"穴，在足背侧，当第一跖骨间隙的后方凹陷处。昆仑为足太阳膀胱经"经"穴，在足部外踝后方，当外踝尖与跟腱之间的凹陷处。

⑤环跳与阳陵：环跳为足少阳胆经穴，在股外侧部，侧卧屈股，当股骨大转子最凸点与骶管裂孔连线的外1/3与中1/3交点处。阳陵泉为足少阳胆经"合"穴，胆腑"下合"穴，八会穴之"筋会"，在小腿外侧，当腓骨小头前下方凹陷处。

⑥通里并列缺：通里为手少阴心经"络"穴，在前臂掌侧，当尺侧腕屈肌腱的桡侧缘，腕横纹上1寸。列缺为手太阴肺经"络穴"，八脉交会穴通"任脉"，在前臂桡侧缘，桡骨茎突上方，腕横纹上1.5寸，当肱桡肌与拇长展肌腱之间。

⑦合担用法担，合截用法截：担，挑、成对。"担法"指病在中而上下取穴，并使上下两穴互相呼应以发挥针灸的效应，即在肢体的两侧各取一穴，或者上肢一穴、下肢一穴，使两穴互相呼应，加强疗效。截，截断、阻断，单一。"截法"指取某经中间部分某一穴，来激发经气的感传，使上下经气畅通，以泻病势，即单取肢体一侧的一个穴位，从中间独截，阻断病势。担截法作为临证选穴、配穴的一种特殊方法，其特点是在四肢的远端选取穴位，治疗胸腹及头面疾病。《针灸问对》："截用截穴，用一穴也；担者二穴，或手足二穴，或两手足各一穴也。"担截法可以单独使用，如上截、下截、上担、下担、上下担。其中"上截法"如头痛、牙痛、发热，独取单侧合谷穴；"下截法"如痔疮、便秘、腰痛，独取单侧承山穴；"上担法"如胸闷、心慌、气短，取双侧内关穴；"下担法"如腹痛、腹泻、腹胀，取双侧足三里穴；"上下担法"如胃痛、呕吐、气逆，上取双侧内关，下取双侧公孙。如果将担与截配合来用，便有上担下截、下担上截等配穴形式。其中"上担下截法"如胁痛、气郁，上取双侧外关，下取单侧阳陵泉；"下担上截法"如腹中疼痛、胀满，下取双侧足三里，上取单侧曲池。担截法选穴精要，处方严谨，配穴得力，具有简单、快捷、有效、安全的特点，临床应用广泛，主要用于治疗胸腹内脏和头面部疾病。除了常用的担截配穴形式外，对于肢体疾患，还可取用本经穴位相配，以两端取穴为"担"，中间取穴为"截"。如上肢疼痛麻木，取肩髃、合谷为担，独取曲池则为截；下肢疼痛，取环跳、丘墟为担，独取阳陵泉则为截。头面疾患也是如此，如偏头痛一证，取瞳子髎、足窍阴为担，独取风池则为截。担截法常在马丹阳天星十二要穴、八脉交会穴中运用，其他四肢穴位亦可取用。

⑧治病如神灵，浑如汤泼雪：汤，热水。如能掌握十二穴应用要诀，循经取穴，辨证处方，若用之熟练，得心应手，如同热水泼雪一样快捷，收效不凡。

⑨北斗降真机，金锁教开彻：北斗，是道教崇奉的北斗七星君的简称，此处意为北斗之神。北斗之神所传授的真机，依从此法连金锁都可以完全打开。

⑩至人可传授，匪人莫浪说：至人，古代用以指思想道德等某方面达到最高境界的人。《荀子·天论》："故明于天人之分，则可谓至人矣。"匪人，本指非亲信人而言，后指行为不正的人。《易·比》："六三，比之匪人。"王弼注："所与比者，皆非己亲，故曰比之匪人。"十二妙穴只可对至人传授，对一般人不要轻易妄言。

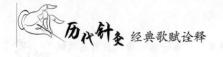

【歌赋】

> 其一，三里膝眼下，三寸两筋间[①]，
> 能通心腹胀，善治胃中寒[②]，
> 肠鸣并泄泻[③]，腿肿膝胻痠[④]，
> 伤寒羸瘦损[⑤]，气蛊及诸般[⑥]，
> 年过三旬后，针灸眼变宽[⑦]，
> 取穴当审的，八分三壮安[⑧]。

【诠释】

①三里膝眼下，三寸两筋间：三里，即足三里，为足阳明胃经的"合"穴，别称为"下陵""胃管"。膝眼，此指"外膝眼"，在膝部髌骨与髌韧带的外侧凹陷中，即"犊鼻"穴。足三里在小腿外侧，当犊鼻穴下3寸。正坐自然屈膝，以足掌放平为度，先在膝部髌骨与髌韧带的外侧凹陷中定取犊鼻穴，再由犊鼻穴向下比量四横指，距离约为3寸，在距胫骨前缘一横指处，正当胫骨前肌的隆起处定取足三里。简便取穴法为正坐屈膝，以本人的手按在膝盖上，掌心正对膝盖顶端，食指放在膝下胫骨的边缘，当中指尖所到达之处即是足三里穴。

②能通心腹胀，善治胃中寒：足三里穴属足阳明胃经，又为专治腑病的下合穴，是治疗胃腑病证效果最好的穴位，《四总穴》中概括为"肚腹三里留"。足三里对消化系统的影响十分明显，可以调整胃体蠕动和张力，当胃部弛缓蠕动减慢或消失时，针刺足三里可使胃的蠕动加快；而原来胃蠕动处于亢进状的，针刺足三里则可受到抑制。故凡有关脾胃、肠腑功能失调的消化系统疾病，都包括在它的主治范围之内。足三里治胃腑疾患不论虚实皆可应用，肝气犯胃者能理气，饮食停滞者能消导，脾胃虚寒者能散寒，故既用于"心腹胀"之实证，又可治"胃中寒"之虚证。

③肠鸣并泄泻：肠鸣主要为外受寒邪，内停湿滞，以致脾土失运，发生肠间有声如鸣。湿盛伴濡泄，寒盛伴洞泄，热盛伴里急后重，脾虚伴腹部胀满，均可发生肠鸣。对肠腑功能失调所致的泄泻，常取足三里、天枢等穴施治，急性泄泻用针刺泻法，慢性泄泻用针刺补法或针灸并用，均可达到止泻之目的。若是便秘之症，足三里也可通调肠腑，常与支沟、照海等穴配用。《杂病穴法歌》"大便虚秘补支沟，泻足三里效可拟"，尤其对津液缺乏、肠腑知润所致的习惯性便秘，取刺足三里必不可少。

④腿肿膝胻痠：《素问·痿论》："治痿独取阳明。"阳明经多气多血，主束筋骨，利关节，足三里为足阳明经合穴，也是土经中之土穴，因而为治疗下肢痿痹、疼痛最常运用之穴位。足三里穴主治下肢活动不遂，多与丰隆、解溪、悬钟、昆仑等穴相配；主治膝关节肿痛，多与阳陵泉、阴陵泉、膝眼等穴相配。《玉龙歌》："寒湿脚气不可熬，先针三里及阴交。"对于寒湿之邪侵袭经络，壅遏气血不得疏通的足胫肿大重着、软弱麻木无力、行动不便之症，中医称为"湿脚气"，也可取用足三里、三阴交以及绝骨等穴祛除寒湿，

行血散滞。因步行久远、劳累过度引起的下肢疲软，酸痛无力，甚至影响行走，在足三里穴施以雀啄手法后，留针片刻，可使患者顿觉下肢轻松，疼痛消失。

⑤伤寒赢瘦损：足三里穴善于扶助正气，主治诸虚百损，尤其在外邪侵袭尚未入里之时，针刺该穴可防患于未然，扶正祛邪。凡体质虚弱或病后气虚，卫外不固，极易受风感冒而且缠绵不愈，足三里穴有调中理气、扶正固表之功效，可以解除各种症状而使疾病痊愈。在出现感冒征兆时，可针刺或艾灸足三里穴益气固表，增强抗病能力，可防止感冒的发生。如果感冒没有及时治愈，病邪有向里传变的趋势，也可针刺足三里穴泄除在经之邪热，使热去病除。若病邪内传入里，引起发热、胃满、干呕、不欲饮食等症状，一般称之为"胃肠型感冒"，多因内有郁热，又复感风寒风热之邪，内外相合而发病，治疗时也应该清解合法，取刺足三里、合谷等穴，若能守法施治，灵活变通，往往可收到事半功倍的功效。

⑥气蛊及诸般：气蛊，泛指气机郁滞所致的胸腹胀满之症。足三里无论古今都被认为是"下气降逆"的要穴，常灸足三里能使胃中清阳之气上升，浊阴之气下降，以消除气机郁滞所致的胸腹胀满。长期灸足三里可以降低血脂，降低血液黏稠度，防止血管硬化，使血压保持在相对平稳的水平。对中风体质的患者，在血压过高，舌根发僵、言语不利、肢体麻木等先兆症状出现时，以小艾炷直接灸足三里可预防中风。

⑦年过三旬后，针灸眼变宽：三旬，指人年过三十以上。眼变宽，此指范围增加。足三里是人体一个非常重要的穴位，治病范围相当广泛，能够统治上、中、下三部的病证，以足三里作为主穴或配穴，可用于全身数十种疾病的治疗。足三里能通经活血，扶正培阳，温化寒湿，导痰下行，尤其对消化系统疾病当为首选穴位，除此之外还广泛应用于呼吸、泌尿、生殖等系统的病证。足三里穴也是保健防病、强壮机体的要穴，能够调节和改善人体的免疫功能，因此在整体疗法中本穴的应用也实不可少。唐代医家孙思邈曾说"若要安，三里常不干"，首先提出了足三里穴的保健作用，当今临床亦被证实。因此，足三里穴在防病保健方面的功效最为人们所称道，历来都将其作为强壮机体的保健名穴，并将灸足三里的方法称为"长寿灸""保健灸"。因胃为后天之本，胃气强盛，则气血化生之源充沛，五脏六腑、四肢百骸皆可得气血的荣养，人体精力旺盛，肌肉筋脉丰盛坚强，从而能够保持健康的机体。足三里为胃经之合穴，能健益脾胃，和中补气，扶正培阳，祛病强身，具有调整全身生理功能，增强机体免疫功能的重要作用。有人称足三里有"白术之强，黄芪之力，附桂之热，大黄之猛"。足三里通过调节人体消化系统的功能，发挥对全身各系统的强壮的作用，对一切慢性病，特别是在久病之后，身体虚弱、气血未复者，针灸足三里穴可以补中益气、健脾益胃以增强营养吸收。现在临床上对不少疾病都从调理脾胃入手，不断地在足三里穴上施以针刺或艾灸，并和关元、气海等其他保健穴位相互配合应用，对一些久治不愈的慢性疾病均能取得良好的效果，促使病体早日康复。《外治明堂》云："凡人年过三十以上，不灸足三里令气上冲目，所以三里下气也。"虽然常灸足三里有保健作用，但年龄在30岁以下的人，除必须艾灸治病外一般不主张长期施灸。因人在三十岁前气血未盛，灸足三里强令降逆泄火，会发生眼目不明。《类经图翼》："小儿忌灸三里，三十外方可灸，不尔反生疾。"

⑧取穴当审的，八分三壮安：足三里功效卓著，极其多用，取穴时应审明定位。足三

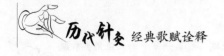

里穴在膝下 3 寸，胫骨粗隆的外下缘，取穴时亦可以此为标志。用手从膝盖正中向下循摸，至胫骨上端的隆起即是胫骨粗隆，在胫骨粗隆外下缘直下 1 寸处取穴。即由胫骨粗隆最高点向下量 1 寸，再外开一横指。针刺操作时应直刺 1.0~2.0 寸，酸胀麻电感可向下传至足背或趾端，也向上扩散至膝部，或传至腹部。针刺足三里穴不可过深，如针刺 2 寸以上，并针尖向胫骨方向，会刺中胫后神经或胫后动、静脉。针刺足三里穴多施用艾灸，尤其在防病保健时施用较多。现在一般不要求产生灸疮，用艾炷灸至 3 壮，或艾条灸至皮肤潮热红润即可。如果产生灸疮，应保护疮面，防止感染。化脓灸为局部组织烫伤后产生无菌性化脓，其脓色淡清稀，若转为黄绿色黏稠脓汁，则多为细菌感染，可以此鉴别。

【歌赋】

其二，内庭次趾外，本属足阳明[1]，

能治四肢厥[2]，善静恶闻声[3]，

瘾疹咽喉痛，数欠及牙疼[4]，

疟疾不能食，针着便惺惺[5]。（针三分、灸三壮[6]）

【诠释】

①内庭次趾外，本属足阳明：内庭为足阳明胃经"荥"穴，因其穴当足背第二、三趾间缝纹端，有似通于内部之庭堂而名。正坐垂足，在第二跖趾关节的前方，当次趾与中趾间趾蹼缘后方赤白肉际处取穴。内庭穴的主要作用是清降胃火，宣泄阳明经气，主治胃火炽盛的各种病证，尤其对阳明热盛、循经上扰的头面诸证，以及胃腑实热、邪火内结的脘腹病证，具有较好的清热、泻火、通经、降逆作用。

②能治四肢厥：寒湿之邪侵袭经络，壅遏气血不得疏通的下肢冷痛、软弱麻木无力、足胫肿，取刺内庭祛除寒湿。单纯脚趾关节红肿疼痛而不明原因的痛风，也可取刺内庭消肿止痛。

③善静恶闻声：足阳明胃经病证之一，即《灵枢·经脉》："闻木音则惕然而惊，欲独闭户塞牖而处。"《铜人》注云："胃，土也，木能克土，故闻木音则惕然而惊"，"处居阴阳相薄，阳尽阴盛，故欲独闭户牖而居，以其恶喧尔"。内庭为足阳明经穴，而治足阳明经病。足三里、内庭都是足阳明经的主要穴位。但足三里为合穴，偏于治疗胃腑病；内庭为荥穴，偏于治疗胃经病。

④瘾疹咽喉痛，数欠及牙疼：内庭为足阳明胃经的荥穴，"荥输治外经"，取泻本穴能清泻胃火、清降阳明热邪，而治疗阳明热盛、循经上扰的头面诸证。瘾疹为血分有热受风、郁于肌肤不得外泄的皮肤疾患，刺内庭以泄阳明实热。急性咽喉炎、扁桃腺炎所引起的咽喉肿痛诸症，针刺内庭泻热镇痛较为理想。循经上攻的胃火牙痛，灼热痛剧，遇凉得减，兼见齿龈红肿溃烂或出血，当清泻胃火以治其根本，多取内庭施以泻法。如果见有齿中衄血，出血量较多，口气臭秽，应取用内庭穴、三阴交穴以清胃凉血。临证应用中内庭穴以治下牙肿痛为主，若属上牙疾病，当循经配用手阳明经穴。

⑤疟疾不能食，针着便惺惺：惺惺，觉醒、清醒，此处指病症减轻或消失。内庭是清热解表的重要穴位，可治寒热疟疾，凡三阳热盛者一般刺大椎穴泻太阳之热，刺外关穴泻少阳之热，刺内庭穴泻阳明之热。同时内庭穴也能清泻胃肠实热，主治阳明燥热里实诸证，对肠功能也有较好的调节作用。因此，凡食滞胃肠所致的疳积不化、燥热内攻所致的大便秘结，均可取用内庭穴清利胃肠积热，祛邪化滞。《玉龙歌》"小腹胀满气攻心，内庭二穴要先针"，对于少腹胀满疼痛，属肝胆火旺或胃热炽盛者可取刺内庭穴清胃泄热、和中利气。

⑥针三分、灸三壮：内庭穴处肌肤浅薄，直刺 0.3~0.5 寸，或向上斜刺 0.5~1.0 寸，针感可循经向上传导到大腿及腹部，甚至上至前额面部。肌肤浅薄处施灸壮数宜少，不宜直接灸。

【歌赋】

其三，曲池拱手取，屈肘骨边求①，
善治肘中痛，偏风手不收②，
挽弓开不得，筋缓莫梳头③，
喉闭促欲死④，发热更无休⑤，
遍身风癣癫，针着即时瘳⑦。（针五分、灸三壮⑦）

【诠释】

①曲池拱手取，屈肘骨边求：曲池为手阳明大肠经"合穴"，因其在肘部凹陷处如池之处，取穴时又须屈曲肘臂故名，亦称"阳泽"。正坐肘部屈曲，肘部关节桡侧有一高骨突起即肱骨外上髁，以此作为定取穴位的标志，在肘窝部肱二头肌腱桡侧的"尺泽"穴与肱骨外上髁之间一连线，在其中点定穴。若将肘部屈曲成直角，此穴即在肘横纹的纹端尽头。

②善治肘中痛，偏风手不收：曲池是治疗上肢疾病的重要穴位，对局部肘关节的疼痛，如"肘劳（网球肘）"取曲池可向肱骨外上髁方向刺入 1.0~1.5 寸，使局部有酸胀感，症状可以立即缓解，加用温针则更为理想。曲池穴最常用于治疗上肢不遂、手臂肿痛，具有较强的通络作用，而且为阳明合土之穴，最能调理气血。《素问·痿论》"治痿独取阳明"。在治疗中风偏瘫、上肢活动不遂等疾病中，常取曲池与本经的肩髃、合谷等穴相配，以通经活络，舒理筋骨，祛除风邪。

③挽弓开不得，筋缓莫梳头：曲池穴善治关节病，除了局部肘部病证外，对于肩关节病变也有较好治疗效果。肩关节周围炎是肩关节软组织发生的无菌性炎症，又称"肩凝症"，早期以肩关节疼痛为主，夜间加重，活动后稍有减轻；晚期因组织粘连而以功能障碍为主，不能将手后背屈伸、上举梳头取曲池穴强刺激使针感上传至肩，也可使疼痛减轻，活动自如。即便对膝关节疼痛、膝关节扭伤，取用同侧的曲池穴直刺 1.5 寸，泻法行针，效果极佳。因膝关节为足阳明经脉所过，膝部的疼痛、扭伤导致气滞血瘀，阳明多气

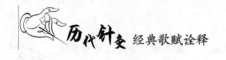

多血，取手阳明曲池穴，为"同名经取穴"或"接经取穴"法，能够疏导膝部经气，达到止痛目的。

④喉闭促欲死：曲池穴善清阳明之热，对阳明经脉所联系的咽喉、口齿、眼目等所患的火热病都有较好的作用。急性咽炎在双侧曲池穴针刺后用强刺激泻法行针，同时让患者做吞咽动作，多可一次见效。麦粒肿患者在曲池穴点刺放血，施治三次后也多可使局部红肿消退。

⑤发热更无休：曲池穴是手阳明经的重要穴位，能够清泻阳明之热，在治疗外感热病中最为常用。对于各种热病，配合大椎、外关、合谷、风池等穴，可以疏卫通阳，开泄腠理，驱邪从皮毛而出，使汗出热解。因此，无论是风热、风寒的外感表证，还是阳明热盛的里实热证，曲池穴的应用必不可少。小儿热极生风导致的惊厥，针刺双侧曲池穴，得气后用强刺激手法，一般在进针数分钟后，症状便可缓解。由于曲池穴具有较好的清热泻火的作用，临床上还可用于心火旺盛、上扰神明所致的癫狂病证，被列为"十三鬼穴"之一，别称"鬼腿"。

⑥遍身风癣癞，针着即时瘳：风癣，因于风邪所致的癣病。病变部位皮肤瘙痒，搔之脱落白屑。癞，皮肤病患，此证之初起水疱作痒或疮破流脂水，奇痒彻骨，或出血如疥，或干或湿，似虫非虫，久则成片，延及遍身，多因感受风湿，内有血热，蕴结于皮肤而致。曲池有清热祛风止痒的作用，而且曲池为手阳明大肠经之合穴属土，补曲池又有凉血润燥作用，故对癣和癞都有一定疗效。曲池穴属阳明大肠经，与肺相为表里，针刺曲池可以借助肺的宣发之气，使清热祛风的疗效，通达肌表，遍及全身，故曲池穴有祛除周身风邪的特殊作用，成为治疗皮肤疾病的要穴。曲池穴治疗皮肤疾病常配血海、三阴交等穴，增强清除血分之热、凉血润燥的功能，如对急性荨麻疹，一般取双侧的曲池、血海进针得气后，以捻转提插泻法强刺激行针，患者多在针刺时皮肤瘙痒的症状减轻，皮疹逐渐消退。因病属于中医"风疹""瘾疹"范畴，多为风邪侵袭，与热相搏，内不能疏泄，外不能透达，郁于肌表，邪正相争而发病，取曲池以祛风透邪，配血海以调和营血，契合病机，疗效卓然。湿疹多为湿热之邪蕴阻肌肤所致，局部出现红斑及密集的小水疱，搔破后有黄色液体渗出。针刺治疗时多取用曲池、血海、合谷、足三里、三阴交等穴，祛风除湿，清热凉血，能够缓解瘙痒，减轻渗出，促使结痂脱落。

⑦针五分、灸三壮：曲池穴处肌肉较为丰厚，针刺时可不拘于"五分"，一般直刺1.0~2.0寸，透向肘关节内侧少海穴，针感多为局部酸胀。若针尖略向肘关节曲面斜刺，针感多达于前臂部；略向下斜刺，针感可达指端；略向上斜刺，针感可传至上臂、肩部。曲池穴在治疗肘关节病时多用灸法，以艾条灸或温针灸为主，因穴在关节活动处而不宜瘢痕灸。

【歌赋】

其四，合谷在虎口，两指歧骨间①，
头疼并面肿②，疟疾热还寒③，
齿龋鼻衄血，口噤不开言④，

针入五分深，令人即便安⑤。（灸三壮⑥）

【诠释】

①合谷在虎口，两指歧骨间：合谷为手阳明大肠经之原穴，在手背第一、二掌骨之间，因两骨相互交合，其间空如峡谷，故名"合谷"或"合骨"，而手张之状，其形口大如虎口，又称之为"虎口"。正坐横肘立掌，先确定第一掌骨和第二掌骨，在第二掌骨桡侧中点用手指按压有明显的酸胀感处是穴。合谷穴的简便取穴法，是将手的拇、食二指张开呈八字形，虎口指蹼缘拉紧，另一手拇指关节横纹压在虎口，拇指关节向前弯曲压向手背掌骨间，拇指尖所到达之处是穴。

②头疼并面肿：合谷穴以善治头面五官疾病见长，所主治的头痛，属于以外感风热邪火者为主，侧重于治疗前额头痛。对于三叉神经痛，尤其是有触发痛的即刻止痛效应甚佳。阳明经脉上达面颊，合谷穴能够疏风清热，通调面部经气，在面瘫、口眼㖞斜的治疗中起着非常重要的作用。面神经麻痹的治疗以局部地仓、颊车等穴为主，远端配取对侧合谷则效果更佳。发生于面部的风疹、剥脱性皮炎以及过敏性颜面水肿，合谷穴施灸可以迅速消除面部水肿等现象。

③疟疾热还寒：指"温疟"先发热后恶寒。《素问·疟论》："先伤于风而后伤于寒，故先热而后寒也，亦以时作，名曰温疟。"用合谷穴治疗外感热病，是临床应用的一个重要方面。因为合谷为手阳明经的原穴，其作用能升能降，可以宣通气血，促进阳气的升发，而奏扶正祛邪之效。同时因肺与大肠相表里，外合皮毛，针刺合谷能够开发腠理，对寒热疟疾、流行性感冒、流行性腮腺炎、扁桃体炎、阑尾炎等引起的发热诸证，临床能收良效。感冒是最常见的外感病证，由人体正气不足，外邪侵袭而发病。无论其属风寒、风热，均可针刺合谷，配以大椎、外关、风池、列缺等穴，共同发挥疏风解表、祛邪退热的作用。中医辨证中的暑温、瘟疫，相当于现在的"流脑"等病。出现壮热、烦躁者，可取泻合谷穴，配用曲泽穴点刺出血，以清热疏卫，解毒透邪。若高热不退，甚至神昏谵语，需配泻太冲、神门穴，清营泻热，熄风开窍。小儿高热导致的热盛动风，出现急惊风的症状，针泻合谷、人中、太冲等穴，配合十二井穴点刺出血，亦能收清热、平肝、熄风之效。针刺后可使神志清醒，抽搐烦躁停止，故以合谷穴为主，治疗各种热性病证，其作用显而易见。尤其是合谷穴具有发汗、止汗的双重作用，既可用于热病无汗，又可用于汗出不止。《拦江赋》："伤寒无汗泻合谷，补复溜；若汗出不止，补合谷，泻复溜。"合谷穴发汗、止汗的不同作用通过不同的补泻手法实现，欲发其汗，必须泻合谷，以通经络、宣毛窍，托邪外出；欲止其汗，必须补合谷，以实腠理、固毛窍，增强人体的气化功能。

④齿龋鼻衄血，口噤不开言：口噤，牙关紧闭，口不能张的症状。合谷穴治疗头面五官病，可广泛用于牙齿红肿疼痛、口噤不开、鼻中衄血、耳聋耳鸣、咽喉肿痛等各种疾病。手阳明经脉入于下齿，而阳明又多火多燥，合谷穴治疗胃火、风火牙痛，表现为下齿部疼痛剧烈、牙床红肿，甚至止痛片也不能缓解。取刺合谷穴施以泻法行针，往往下针立效，尤其是针感能够上至面颊口唇的，可使牙痛很快消失。对于急性智齿冠周炎所致的口噤不开、张口困难，针刺双侧合谷穴用强刺激泻法，使针感沿手臂向上传导，同时令患者

117

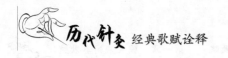

做张口动作。一直到症状改善后留针。热迫血行的鼻衄不止，取合谷可泻阳明上逆之火，凉血止血，如《百症赋》中说："鼻中衄血，天府合谷直追。"

⑤针入五分深，令人即便安：合谷穴对多种疾病都有显著效果，特别是镇痛作用常受到重视。当针刺合谷穴得气后，只要气至病所，诸症明显改善，疼痛立即消失，因此常用于头痛、面痛、牙痛、胃痛、腹痛、痛经等多种痛证。合谷穴主治范围广，疗效佳，且穴居部位易取，操作方便，针刺感应亦好，一般用毫针直刺0.5～1.0寸，局部酸胀，针感可向下传到指端，也可以向上通过腕、肘，甚至传到肩部、唇部。施术时对远端感应不宜强求，否则刺激太过会增加患者的不快感。合谷穴的针感比较强烈，个别患者针后拇、食二指留有残余针感，可不做处理，一两天即可自行消失。

⑥灸三壮：合谷穴可采用灸法，但因穴在关节和肌腱附近，不宜用瘢痕灸。

【歌赋】

> 其五，委中曲㲍里，横纹脉中央①，
> 腰痛不能举，沉沉引脊梁②，
> 痠疼筋莫展，风痹复无常③，
> 膝头难伸屈，针入即安康④。（针五分、禁灸⑤）

【诠释】

①委中曲㲍里，横纹脉中央：曲㲍，指腘窝处。委中位于腘窝横纹正中，需委曲而取之，如果猝然触及此穴，令下肢委顿，立即跪倒，故名"委中"，别称"腘中"。此处血络丰富，视而可见，临床上常以放血法治病，故有"血郄"之称。在腘横纹中点，当股二头肌腱与半腱肌腱的中点。俯卧位，微屈膝，找到腘窝最凹陷处，在左右两条大筋之间，即股二头肌腱与半腱肌腱之间，避开动脉取穴。

②腰痛不能举，沉沉引脊梁：足太阳经循行于背腰、挟脊下行的两条支脉均在腘窝部会合，其处的委中穴疏调经气的作用最强，对腰背脊梁疼痛的治疗最有功效。《四总穴歌》中将其总结为"腰背委中求"，《肘后歌》："腰软如何去得根，神妙委中立见效。"《素问·刺腰痛论》中说："足太阳脉令人腰痛，引项脊尻痛如重，刺其郄中，太阳正经出血。"委中穴放血治疗腰痛，实质上就是泻瘀血，祛实邪，疏通经络，畅行气血，所以对闪挫扭伤所致的腰部脉络的瘀血凝滞，收效非常显著。

③痠疼筋莫展，风痹复无常：委中穴位于腘窝部位，是整个下肢的连接枢纽，用于治疗风湿痿痹的腰腿疼痛，难以转侧或行走，髋关节屈伸不利，膝腘部疼痛挛急以及下肢部的各种病证。坐骨神经痛取用委中、环跳，针刺施行手法，使针感向下肢走窜，可以迅速缓解止痛。委中穴虽在下，但以疏调背腰为主；环跳穴虽在上，却以疏通下肢为要，两穴相配，能够祛除风湿，强健腰膝，行气活血，宣痹止痛，关键是令针感直达病所，才能针到痛止。对下肢胀痛难以忍受的，一般都可见到腘窝处络脉充盈，有瘀血征象，触诊时患肢小腿比健肢有硬胀感，若在委中穴施以点刺出血，当即会使胀感消失，疼痛大减，应用

时要注意掌握时机，必见下肢络脉充盈，胀感较重者，刺之显效。

④膝头难伸屈，针入即安康：委中穴舒筋活络，凡湿邪留注关节所致的痹痛重着、屈伸不利，湿邪留滞筋肉之间所致的疼痛拘急、运动不遂，均可取用本穴施治，尤其对膝关节痹证及膝部红肿疼痛难以屈伸者，取委中无不适宜，配用膝部阴陵泉、阳陵泉等穴，可以增强清热利湿、舒筋活络、消肿止痛的功效。

⑤针五分、禁灸：委中穴在针刺操作时应直刺0.5～1.0寸，局部酸胀，有麻电感传至足踝及趾端，有时也可向上传至臀部。本穴浅刺即可得气，不必过深针刺或捣动。以防伤及内部神经及血管。委中穴处血管丰富，又是较为粗大的血脉，如果施灸恐伤血脉，故一般不主张在本穴用灸。但对寒痹关节之证，必要时可施以温和灸。

【歌赋】

其六，承山名鱼腹，腨肠分肉间①，
善治腰疼痛②，痔疾大便难③，
脚气并膝肿，辗转战疼痠④，
霍乱及转筋，穴中刺便安⑤。（针七分、灸五壮⑥）

【诠释】

①承山名鱼腹，腨肠分肉间：承山为足太阳膀胱经位穴，小腿肚肌肉丰满隆厚，此处能够承受全身重量，如负山之重而名，别称"鱼腹""玉柱"。腨肠，指腘窝下胫骨后肌肉隆起处，因其中似有肠在内，现代称之为"腓肠肌"，俗称"小腿肚"。承山取穴时多以体表解剖标志为依据，一般不拘于分寸，自《扁鹊心书》言明此穴取法"挺脚趾取之"后，历代也多为遵循。直立，两手上举按着墙，足尖点地，足跟用力上提，在小腿肚正中，腓肠肌下部两肌腹之间因肌肉紧张而出现人字形，在人字尖端交合之处。在人字纹不明显的情况下，可从腘窝中央至足跟上平齐外踝尖处作一连线，在连线的中央点定穴。即将委中至外踝尖折为16寸，承山穴当其中央，在委中穴下8寸处。

②善治腰疼痛：足太阳经脉挟脊而行，下至腰骶，针刺承山穴能够激发太阳经气，祛瘀行血，缓解痉挛，对肩背疼痛、腰脊痛具有较好治疗效果，可使剧痛迅速解除。

③痔疾大便难：承山穴的突出功效是清利下焦湿热，行瘀止痛，主治肛门部的各种疾病，如痔疮、肛裂、下血、便秘、脱肛等。因足太阳的经别自小腿上行至腘窝，"下尻五寸，别入于肛"，由于经别的特殊联系，使肛门部成为足太阳经脉所能联系的部位，也使足太阳经位于下肢的穴位具有治疗肛门疾病的作用，而以承山穴最为突出。《玉龙歌》"九般痔漏最伤人，必刺承山效如神"，说明此穴对痔疮疼痛具有显著的缓解止痛功效。痔疮主要由于经络阻滞，气血壅塞，致静脉丛发生曲张，针刺承山穴快速进针1.5寸左右，做强刺激捻转，以酸胀样针感向腘窝、小腿、足底部放散，或局部胀痛为度。在痔疮肿痛发作时，针刺承山穴缓解症状奏效甚捷，关键是要求刺穴准确，针感明显，一般针尖稍向上方，施行手法使针感向上传导，止痛效果更佳。针刺后疼痛可立即减轻。并维持止痛数小

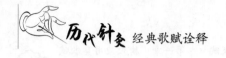

时。但针刺承山穴仅对痔疮疼痛有效，并不能使痔疮彻底消除。对习惯性便秘，承山穴也有较好的通便作用，可在双侧穴位上垂直进针2.0～3.0寸，得气后反复提插捻转，刺激强度因人而异，针刺数次即可显效。

④脚气并膝肿，辗转战疼痠：承山穴治疗下肢、膝关节及足踝疾病，临床运用最多而且行之有效。如下肢痿痹、脚气无力等，都可取承山舒筋活络，行气活血。远涉劳累后下肢酸软无力，用艾条双侧承山穴即能使酸痛皆消，行动自如。腓肠肌萎缩多见于小儿麻痹后遗症，刺承山处络脉放血可以逐渐改善症状。跟腱挛缩出现的足下垂，可以针泻承山以舒畅经筋，通经活络。

⑤霍乱及转筋，穴中刺便安：霍乱转筋俗称"小腿抽筋"，即腓肠肌痉挛。多见于成年人，是小腿横纹肌随意、突发性、疼痛性收缩而引起的，常于晚上睡眠时发作。小腿肌肉痉挛收缩呈条状隆起，疼痛剧烈，可持续数分钟至一两个小时。轻则伸展或按摩局部则痉挛疼痛可以缓解，重则发作频繁，影响正常的生活和工作。承山穴属太阳经穴，足太阳"主筋所生病"，故承山穴有舒筋活络的作用，早在针灸医籍中有治疗此病的记载，如《胜玉歌》中"两股转筋承山治"。目前应用此穴，亦屡屡应验。承山穴治腓肠肌痉挛的方法很多，用毫针直刺2寸左右，具体深度根据患者体质而定，配合拔罐、走罐等法效果更佳，发作时刺络放血效果亦佳，1～3次即止。承山穴位于腓肠肌两肌腹之间的凹陷顶端，这里恰好是疼痛痉挛最严重的部位，刺之则祛瘀舒筋，局部气血通畅而疼痛即止。

⑥针七分、灸五壮：直刺0.5～1.0寸，局部酸胀，或有麻电样针感向腘窝、小腿及足底部放射。由于小腿部肌肉丰满，本穴也可适当深刺2.0～3.0寸，一般治疗肛门部疾病针尖略向上斜刺；治疗足踝病或脚气，针尖略向下斜刺；而治疗肚腿转筋多采用直刺。但本穴针刺过深，可刺中深部胫神经，自小腿肚到足跟的胫神经分布路线出现灼疼、麻木、运动障碍等异常病况。轻者局部按摩后即可消失。重者症状可持续数天。此时若针刺委中穴，少用泻法久留针，使舒适的针感达足跟部，往往一两次即可缓解而愈。承山穴下肢、膝关节及足踝病时，多以灸法配合应用。

【歌赋】

> 其七，太冲足大趾，节后二寸中①，
> 动脉知生死②，能医惊痫风③，
> 咽喉并心胀④，两足不能行⑤，
> 七疝偏坠肿⑥，眼目似云朦⑦，
> 亦能疗腰痛，针下有神功⑧。（针三分、灸三壮⑨）

【诠释】

①太冲足大趾，节后二寸中：太冲为足厥阴肝经"输"穴、"原"穴，经脉之气在此盛大冲突，此穴又善调太冲之脉而理月事而名，别称"大冲"。在足背侧，当第一跖骨间隙的后方凹陷处。正坐垂足，于第一、二趾缝纹头上2寸，行间穴后约1.5寸处取穴。但

取穴时不拘于尺寸，多以骨性标志为据，在足背第一、二跖骨结合部前方凹陷处定取。用手指沿第一、二趾的趾缝向上循推，推到骨叉前停止不动，即为第一、二跖骨结合部，手指下陷中即是太冲穴。

②动脉知生死：太冲穴有动脉应手，可从太冲脉盛衰以判断生死。《素问·气交变大论》："岁金太过，燥气流行，肝木受邪……咳逆甚而血溢，太冲绝者，死不治。"

③能医惊痫风：足厥阴肝经与督脉在头部相合，太冲穴能够清脑醒神，同时又因肝为风木之脏，最易化火生风，上扰神明，对于癫痫、中风、小儿惊风等证，取泻太冲穴收效甚好。太冲穴治疗惊痫气厥之证，可向足跟斜刺0.5～1.0寸，得气后用强刺激泻法捻转至症状明显减轻，神志清醒之后留针。因太冲为肝经原穴，对内脏功能有重要的调节作用，能够通调气机，平肝降逆，醒脑开窍。此穴又非常敏感，凡气厥急证无法施以针刺，而指掐人中穴又不能苏醒者，可用手指重掐太冲穴，促使神志转为清醒。急惊风是小儿常见的中枢神经系统功能异常的紧急症状，发作时四肢抽搐，目睛直视，刺泻太冲穴能够平肝息风，缓解痉挛抽搐。至于中风闭证，急救时也应首选本穴息风开窍，清热豁痰，配合人中、内关、劳宫、丰隆及十二井穴共同应用。研究表明，针刺太冲穴、风池穴可使脑血容量增加，脑血管弹性得以改善，因而能全面地改善脑血管功能，适用于各种脑血管意外病证的治疗。太冲穴在治疗癫狂、惊痫、失眠等病证中，多采用透刺涌泉穴的方法，即针尖由太冲穴向足心方向缓缓刺入。对急性、实证者，刺激强度大而强；慢性、虚证者，刺激强度小而弱。此法不但针感强，开窍苏厥的功效大，而且对失眠病证每获良效。太冲穴透涌泉穴，一针刺两穴，可调节气血阴阳的升降，滋养肾阴，特别适宜于阴虚阳亢、心肾不交的失眠证，但在施术时应注重手法，一般先用泻法以疏泄肝气，后用补法以滋养肾阴，方可获取较好的效应。

④咽喉并心胀：心胀，指心下处胀满，即胃胀不舒。足厥阴经脉上行"颃颡"，颃颡俗称"嗓子"，即咽之上部通于鼻者，为分气所泄之处，现代称为"鼻咽腔"。太冲穴镇痛效果显著，可广泛应用于各种疼痛，如咽喉肿痛、风火牙痛、三叉神经痛、眶上神经痛等，可取患侧太冲穴，直刺0.5寸左右，得气后用震颤法行针，以出现足痛方向的感传为佳。痛止则已，痛不止者再针健侧太冲穴，多在1～4次缓解疼痛。太冲为足厥阴肝经原穴，能够通达原气，调整内脏功能。《灵枢·九针十二原》："五脏有病，取之十二原。"足厥阴经脉属肝络胆，挟胃而行，若肝胆失于疏泄，横逆克犯脾胃，表现出胃痛、呕逆、腹胀、泄泻等证，虽然病在胃肠，但病因为木失条达，气机阻滞，取太冲穴能够疏理肝脏，调整气机。肝失疏泄，胆汁外溢所出现的黄疸，也可取用太冲穴疏肝利湿，清热退黄。太冲穴治疗消化系统疾病运用较多，常与足三里穴相配，足三里穴能够健脾和胃，侧重于补；太冲穴能够疏利肝胆，侧重于泻。两穴相互制约，共同为用，培土抑木，疏肝和胃。

⑤两足不能行：足厥阴经脉循行于下肢内侧，其经筋也结聚于膝腿部位。肝主筋，筋赖血以濡养，太冲又是肝经气血汇聚之原穴，对肝血不能滋养筋脉所致的下肢痿弱、挛急、疼痛、行动困难等症状，能够益血养筋，舒筋通络。《通玄指要赋》："且如行步难移，太冲最奇。"《玉龙歌》："行步艰难疾转加，太冲二穴效堪夸。"寒邪留滞而致关节屈伸不利的痛痹之证，用艾条熏灸太冲穴每获捷效。施灸时使穴位所在处有温热或灼痛感，以皮

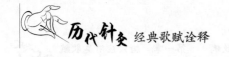

肤红晕为度。若灸感能循经上传，患处温热轻松，可尽解寒痛使人行走如常。

⑥七疝偏坠肿：七疝为冲疝、狐疝、颓疝、厥疝、瘕疝、溃疝、癃疝。其中少腹上冲心而痛，不得前后为"冲疝"；睾丸偏小偏大、时上时下为"狐疝"；阴囊少腹肿大控急而痛为"颓疝"；厥气上冲心腹而痛为"厥疝"；少腹闷痛结形如瓜为"瘕疝"；睾丸肿痛，甚至溃脓为"溃疝"；睾丸肿大小溲不行为"癃疝"。足厥阴经脉"入毛中，过阴器"，其筋脉又结聚于阴器，故对前阴部的联系最为密切。一般前阴病的病变，都是从肝经取穴施治，循经远刺取用太冲，能够使疗效通过经脉迅速上达于阴器，消除气血凝滞，行瘀止痛，治疗所有疝病。施术前先将脱出物还纳原位，抵住疝口不动，然后取刺太冲穴，在所要求的深度内，不断分层捻针，具有较好效应。如果属于阴寒内盛的寒疝，只在太冲穴施灸即可。

⑦眼目似云朦：指两目昏花，如云雾蔽日，多由肝肾阴虚或两目生云翳所致。足厥阴经脉连于目系，对肝火随经上扰所致的目赤肿痛，取刺太冲穴可清泻肝火，除热明目，一般在感传上达眼部时，患者即感觉眼部明亮，视物清晰。研究发现针刺太冲穴能使眼球结膜微血管口径明显改变，血流速度明显增加，从而证实肝脉确实与"目系"相连，而且这种联系有相对特异性。因此针刺太冲穴理肝经、治目疾，实际上就是通过改善眼部微循环，增加眼部血运而实现的。太冲为肝经之原穴，可补可泻，如因肝火上炎的目赤肿痛可泻，肝肾阴虚的目昏云蔽可补。

⑧亦能疗腰痛，针下有神功：腰痛病因有多种，足厥阴肝经脉并不循行于腰部，太冲穴所治的"腰痛"，多为泌尿、生殖系统疾病及妇科病证所表现的腰部疼痛。足厥阴经抵少腹，过阴器，和生殖、泌尿器官相联系，肝经原穴太冲可以广泛应用于泌尿和生殖系统的各种疾病。尿液的正常排泄，主要取决于肾的气化和膀胱的制约功能，但肝与肾同源相生，膀胱的制约功能又与肝脏的疏泄相关。因此在治疗癃闭、遗尿等泌尿系统疾病时，太冲可调节气化，通达原气，加强膀胱的约束功能。肝主藏血，主疏泄，妇女以血为本，太冲作为调经理血的重要穴位，用于各种妇科疾病的治疗，可根据疾病的虚实酌施补泻手法。如太冲配关元、血海、隐白治疗崩漏，子宫出血；太冲配合中极、三阴交、次髎治痛经，在临床上极为多用。泌尿、生殖系统疾病及妇科病得以治愈，腰痛即随之而愈。

⑨针三分，灸三壮：直刺0.5～1.0寸，或向上斜刺1.0～1.5寸，局部酸胀疼痛，可向足背及足心放射。可与灸法配合应用。

【歌赋】

其八，昆仑足外踝，跟骨上边寻①，

转筋腰尻痛②，暴喘满冲心③，

举步行不得，一动即呻吟④，

若欲求安乐，须于此穴针⑤。（针五分、灸三壮⑥）

【诠释】

①昆仑足外踝，跟骨上边寻：昆仑为足太阳膀胱经之"经"穴，在足部跟骨之上、外

踝后方，外踝尖高突如昆仑之山，穴在其后而名。正坐垂足，在外踝尖与跟腱之中点的凹陷中取穴。

②转筋腰尻痛：足太阳经脉挟脊而行，贯穿肩胛，下至腰骶，针刺昆仑疏通太阳经气，对肩背疼痛、腰脊痛具有较好治疗效果。如急性菱形肌功能紊乱，是引起肩背痛的主要原因，多因颈部突然后伸而上肢突然上举等动作致伤。伤后多为单侧颈部酸痛，有负重感，疼痛由背向颈部放散，每于颈部旋转或后伸时疼痛加重，颈部呈强直状，往往以躯干代替颈部扭转，患侧肩胛骨内侧缘和肩胛下角处有明显压痛。此病与睡眠姿势不正所致的落枕有所区别，病在太阳而不在少阳，当取太阳经穴为主治之。根据循经"远道取穴"的法则，以取足太阳经昆仑穴和手太阳经后溪穴为主，行强刺激泻法，同时嘱患者做主动与被动活动。配以三棱针在患处阿是穴点刺，火罐拔之出血，以助针刺疏通经气，活血通络，经络畅通，疼痛自去。昆仑穴治疗腰痛非常效验，自古运用。《医学入门》："松阳周汉卿善针灸，治一人苦背曲，杖而行，人以风治之。公曰：'非风也，血涩不行也。'为针两足昆仑穴。倾之，投杖而去。"昆仑穴可激发经气，祛瘀行血，是治腰背疼痛效果十分显著的穴位。因腰部扭伤造成的腰骶小关节滑膜嵌顿，扭伤后立即发生剧烈疼痛，其程度远远超过一般的扭伤，腰肌紧张、板硬，深吸气或咳嗽时疼痛加重，后伸时亦加重。因此患者对腰部活动和增加腹压如吸气、咳嗽等动作深感恐惧，前倾侧卧位时疼痛略有减轻。针刺昆仑穴快速进针，快速捻转，患者自感腰部剧痛消失或大减。一般腰骶部板硬、微痛者，刺双侧昆仑可使症状消失。

③暴喘满冲心：昆仑穴针感反应较强，功专降下，凡气逆暴喘、冲气攻心之证，皆可刺昆仑降逆破气。妇人气血瘀滞而引起的难产、胞衣不下，刺昆仑亦可动胎催生。

④举步行不得，一动即呻吟：昆仑在足踝之后，可治疗足跟、足踝疼痛呻吟，甚则不能举步行走。跟腘挛缩出现的足下垂，可以针泻昆仑、太溪、承山等穴以舒畅经筋，通经活络。足外侧经筋弛缓而内侧经筋拘急出现的足内翻，应取足踝外侧昆仑、绝骨、申脉穴、丘墟穴施以补法，足踝内侧太溪、三阴交、照海、商丘穴施以泻法。足内侧经筋弛缓而外侧经筋拘急出现的足外翻，取穴虽相同，但补泻手法相反。外踝关节软组织损伤、跟踝肿痛，用三棱针点刺昆仑及肿痛青紫处的阿是穴，排出紫黑色血液，可很快使肿消痛减。若病久局部漫肿，活动时痛胀，可改用毫针泻法宣通气血。

⑤若欲求安乐，须于此穴针：昆仑具有较强的通行气血、疏经活络作用，常用于治疗足太阳经体表循行通路上的头项、腰背、膝股等处病变。头痛在后部下连于项者，昆仑穴通畅太阳之气，往往下针后头感轻松，疼痛明显减轻，能够转颈自如。眉棱骨疼痛、酸楚，掣及目睛，闭目流泪，畏光，重则神昏、心烦、恶心、呕吐，痛势发作常有定时，单刺患侧昆仑穴，务求得气取，往往可使疼痛即时减轻。牙龈持续疼痛、充血、肿胀者用昆仑穴，实证施以泻法，虚证施经补法，可即时减轻控制疼痛。

⑥针五分，灸三壮：直刺0.5~1.0寸，头项、腰背、下肢疾病略向上方斜刺，其针感循经走向膝、股、臀部，少数走向骶部，甚至上至头项，其感应传导路线与足太阳经相一致；治疗足外侧疾病，宜向前下方刺入，其针感循经走向小趾；治疗踝关节疾病，宜向关节方向刺入，其针感循经扩散关节内。根据古医书记载此穴其性主降，调气行血，"妊妇刺之胎落，主妇人孕难，胞衣不出"，将本穴列为孕妇禁针穴。但在临床中对孕妇针刺

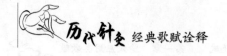

本穴，并没有引起流产的情况。下肢足踝疾病，可用灸法。

【歌赋】

其九，环跳在髀枢，侧卧屈足取①，

折腰莫能顾②，冷风并湿痹③，

腰胯连腿痛，转侧重欷歔④，

若人针灸后，顷刻病消除⑤。（针二分、灸五壮⑥）

【诠释】

①环跳在髀枢，侧卧屈足取：环跳为足少阳经穴，居于髀枢，髀枢之骨如环状，人之下肢的屈伸、跳跃运动，全仗此骨为之枢纽。下肢屈膝跳跃时，足跟可抵住此穴。取此穴须侧卧体位，伸下腿，屈上腿，如单足跳跃之状，故名"环跳"，别称"髀枢""髀厌"。环跳穴在股骨大转子最凸点与骶管裂连线的外1/3与中1/3交点处。侧卧屈股，侧卧体位，下面的腿屈膝成90°，身体稍向前倾，以上面腿的膝关节接触床面为宜，此种体位不但患者舒适，取穴方便，而且针刺时容易有较好的针感向下传导。在股骨最上端可以摸到一高骨，此骨能随下肢活动而转动，即是股骨大转子，或称"砚子骨"。然后在尾骶处脊柱最下端摸到有黄豆大小的圆骨突起，此为"骶管裂孔"或称"骶角"。若肥胖之人触摸不明显时，亦可取尾骶骨。由股骨大转子的最凸点至骶管裂孔作一连线，在此连线的外1/3与内2/3交点处取穴。

②折腰莫能顾：针刺环跳穴治疗腰及腰骶部软组织损伤而致的腰痛，具有良好效果。患者侧卧屈腿，取环跳穴快速刺入1.0寸左右，强刺激以患者耐受力为度，行针1~2次即可痊愈，留有余痛不解者可加刺委中穴放血如绿豆大，大多余痛即可消除。腰骶部软组织损伤后，可致局部气滞血瘀，故会出现疼痛、活动不利。环跳穴为足少阳胆经与足太阳膀胱经的交会穴，足太阳经两条支脉都夹脊过腰，针刺环跳穴可疏调二经，通气血之壅滞、活络止痛，临床运用可配委中、昆仑等穴用泻法，但对肾虚腰痛不宜取环跳穴。髋关节为邪气所客所致的疼痛，针刺环跳穴直达病所，祛邪愈病，是不可缺少的主要穴位。施术时可以从环跳穴向髋关节直刺2.0~3.0寸，必须将针刺到关节腔内才能获效，局部出现酸胀感，并可根据病情加配其他局部穴位宣通气血，驱邪散滞，必要时加用艾灸温经散寒。

③冷风并湿痹：环跳为足少阳、足太阳两经之交会穴，足太阳分布于腰臀及下肢后侧，足少阳经分布于骶髂及下肢外侧，两者经筋均结聚于骶髂、腰臀、腘窝、膝部与足踝。而足太阳主"筋"所生病，足少阳主"骨"所生病，筋骨是人体结构的主体，关系着人的运动功能，根据经筋的分布和经络主治病候，结合环跳位处"髀枢"，为下肢运动的枢纽，所以该穴具有疏通经络，调和气血，祛风散寒，强健筋骨之功效，是治疗下肢痿痹瘫痪的主要穴位。《天桑君天星秘诀歌》："冷风湿痹针何处，先取环跳次阳陵。"针刺环跳穴对中风后半身不遂效果较好，多与风市、阳陵泉、足三里、委中、绝骨、昆仑等穴

相配伍应用。如果属于痉挛性瘫痪，施用泻法以疏通经络，舒利筋骨；如果属于弛缓性瘫痪，施用补法以益气行血，营养全身。无论属于哪种类型的偏瘫不遂，初次在环跳穴施针不宜过重，否则会使疼痛加重，后遗症久久不能消除。截瘫患者开始针刺时针感并不明显，以后可随着治疗的好转而针感逐渐增强，并能出现传导感觉，切不可因针感差而放弃针灸治疗。至于癔症性瘫痪，也多取环跳穴施以提插泻法，使麻电感向下肢放射。外踝部疼痛无论是外伤或病因不明所致，外踝前下方有明显压痛，因其部位为足少阳经循行所过之处，独取环跳穴强刺激，不留针，要求针感传至足踝。一次施术即可使疼痛大减，有事半功倍之功效。

④腰胯连腨痛，转侧重欷歔（xī xū）：欷歔，指叹气声，抽噎声。"转侧重欷歔"即转动身体时使疼痛加重，痛苦不堪而发出叹气声。环跳穴功善通经活络，用于各种原因引起经络气血不畅所致的腰臀下肢痛，临床上最常见的是坐骨神经痛，表现为"腰胯连腨痛"。因环跳为足少阳、太阳两经之所会，故不论坐骨神经痛表现为下肢外侧的少阳型疼痛或下肢后侧的太阳型疼痛，都必须取之为主穴。《玉龙歌》："环跳能治腿股风，居髎二穴认真攻。"环跳穴治疗坐骨神经痛时应适当刺得深些，进针3.0~4.0寸乃至5.0~6.0寸，其深度主要根据患者的体型肥瘦决定，但必须触及坐骨神经干上的感觉神经，出现触电样感觉沿坐骨神经的分布路线向下走至小腿或足趾部，并加以反复刺激，对坐骨神经痛方能收效。因为环跳刺得深一些，对浅部、深部的经络都有疏通作用，从而达到通经活络、促进深部组织血运、改善新陈代谢的功能。由于环跳穴所在的位置近于坐骨神经，所以在治疗上有其独特的作用，可以通过刺激深部的末梢感觉器来调节中枢神经，抑制疼痛，恢复功能，有利于关节及肢体的活动。如疼痛在下肢外侧属少阳经者，加配风市、阳陵泉、丘墟穴；疼痛在下肢后侧属太阳经者，加配殷门、委中、昆仑穴。针刺环跳穴对原发性坐骨神经痛及外伤所致的坐骨神经痛效果较好，对椎间盘突出或腰椎骨质增生而压迫坐骨神经所致的疼痛，虽然针刺后可以得到缓解，但容易复发，难以彻底根治。因臀部注射药物而造成的坐骨神经损伤，表现为腰臀及下肢麻木、疼痛，不能行走，触摸时疼痛加剧，可用三棱针点刺环跳穴处的细小络脉，或直接点刺穴位皮肤后拔罐出血，对坐骨神经损伤效果较好。

⑤若人针灸后，顷刻病消除：环跳穴主要用于治疗腰臀下肢病证，针刺时只要感应能够下传至足，有立竿见影之功效。对前阴少腹部的一些疾病，尤其是泌尿生殖系统及妇科病证，取环跳穴施治也有良效。因足少阳经脉出于气街，绕毛际而过，其经别也入于毛际之中，交合于足厥阴经。在环跳穴施以针刺偏向前阴部或少腹部刺入，则针刺感应能够走达前阴及少腹部，治疗妇女白带有极好的效果，产后尿潴留一般取刺少腹部的中极、关元等穴，但需要谨慎操作，应用不便，而针刺环跳施以提插强刺激手法，使针感传至会阴部，多数患者针刺后小便即能自解。

⑥针二分、灸五壮：环跳穴在臀部肌肉丰满之处，"针二分"实属过浅，难以得气。一般进针较深，多在2.0~3.0寸或3.0~4.0寸，应根据患者体型胖瘦决定具体深度。用指切押手固定穴位，稳住肌肉不得紧张和动弹，直刺进针到一定深度后，寻求针感，使局部酸胀麻木并沿下肢向腘窝、小腿、足跟及趾端传导。针感下传是获取疗效的关键，若无此针感可将针上提并向四周稍改不同方向慢慢探找，以求闪电样放射至足部。深刺至坐骨神经干所引

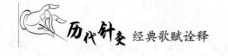

起的触电样放射感，有利于神经组织重新兴奋，但不宜长期反复刺激神经干，以免损伤神经干，造成末梢神经炎等后遗症。如果沿坐骨神经干出现灼热疼痛感，轻者加以揉按即可消失，重者遗留数天。在针刺较深的情况下，移动下肢容易造成弯针、断针，因此留针期间不可变动体位。环跳穴还多用灸法、温针，并可用刺血、火罐等多种施术方法。

【歌赋】

其十，阳陵居膝下，外廉一寸中[①]，
膝肿并麻木，冷痹及偏风[②]，
举足不能起，坐卧似衰翁[③]，
针入六分止，神功妙不同[④]。（灸三壮[⑤]）

【诠释】

①阳陵居膝下，外廉一寸中：阳陵泉为足少阳胆经"合"穴，胆腑"下合"穴，八会穴中之"筋会"。因其在膝关节外侧，腓骨小头突起如丘陵，穴在骨突隆起的前下凹陷处，与膝内阴陵泉穴相对，故名"阳陵泉"，别称"阳陵""筋会"。在小腿外侧，当腓骨头前下方凹陷处。正坐屈膝成90°，将足自然放平，在膝关节的外下方可以摸到一个蚕豆大小的圆形骨头突起，即腓骨小头。从腓骨小头用手指向前下方推按，在离腓骨小头最高点约0.5寸有一凹陷，在凹陷处定穴。阳陵泉穴在伸膝时，在膝下1寸胫骨的外侧缘即"外廉一寸中"，正身蹲坐恰在腓骨小头前下方。

②膝肿并麻木，冷痹及偏风：阳陵泉为筋之会穴，具有舒筋活络的作用，经筋主约束骨骼，利于关节的屈伸活动，故阳陵泉主要用于筋骨关节的疼痛、痹证的治疗。足三阴的经筋都结聚于膝，对膝关节疼痛针刺本穴最为显效，常与对侧阴陵泉穴配用，相互透刺。《玉龙歌》曰："膝盖红肿鹤膝风，阳陵二穴亦堪攻，阴陵针透尤收效，红肿全消见异功。"阴陵泉位于膝关节的内侧，阳陵泉位于膝关节的外侧，两穴都是舒筋活络、消肿止痛的有效穴位，不论膝关节疼痛属于寒痹、热痹，均可选取阴陵泉穴、阳陵泉穴相互透刺，针灸并施。根据临床应用体会，对膝关节红肿疼痛、屈伸不利之证，若是膝以上肿痛为甚者，以曲泉、膝阳关等穴为主；若是膝以上肿痛为甚者，以阴陵泉、阳陵泉等穴为主。若整个膝关节上下漫肿，两组穴位可以合并使用，也可相互透刺，再酌情配用膝眼、犊鼻、足三里等穴。当然阳陵泉既为人体"筋"之会穴，就不仅局限于只能治疗膝关节的疼痛，对于颈、肩、肘、腕、腰、背、髋、踝等全身各个关节部位的软组织损伤，针刺阳陵泉穴都能够行气导滞，调畅气血，促进气经的运转，而达到通则不痛之功效。故凡属足少阳经气闭阻，经筋受累的病证，均当取阳陵泉穴施治。一般全身各个部位的软组织损伤，在患侧阳陵泉穴下方均有明显的压痛点，为机体在病理状态下经络穴位的反应点，取刺阳陵泉及其附近的压痛点，行强刺激手法，在行针的同时患部做主动或被动运动，活动范围逐步扩大，并根据患部寒热辨证酌加配穴，或施以艾灸、拔罐之法，均可不同程度显效，使疼痛减轻，功能恢复。如因用力过猛所致的肘关节疼痛，不能屈伸，在针刺阳陵泉

行针的同时，让患者活动肘关节，往往可使疼痛大减，肘部伸屈自如。肩关节病特别是急性发作期的肩周炎因疼痛无法抬举者，针刺阳陵泉穴也颇有立竿见影之功效。针刺阳陵泉穴后通过不断的捻转行针，患者局部多有"解冻"之感，让患者活动肩关节，活动范围逐渐增大，但要缓缓用力，不可用力过猛，否则有伤筋之虑。如此针刺配合运动，可使疼痛缓解，肩部活动受限得以改善。针刺阳陵泉穴治疗颈部扭伤、落枕也有非常理想之效果，在得气后反复交替使用紧提慢按的提插手法及龙虎交战手法，同时活动颈部，多可一次治愈。因颈部为足少阳经循行所过之处，针刺阳陵泉穴能够疏通经气、活血止痛而获良效。

③举足不能起，坐卧似衰翁：阳陵泉穴在治疗半身活动不遂、痿痹等疾病中有重要应用价值，能够疏通经络、强壮筋骨，常作为主穴选用。《百症赋》："半身不遂，阳陵远达于曲池。"曲池穴位于肘部，阳陵泉穴位于膝部，两穴相配合可以宣通上下，开关节，止疼痛，恢复肢体的运动功能，尤其是取用双侧穴位，采用同步针灸方法，颇有加速气血循行、平衡阴阳之功效，故对半身不遂的治疗取效神速。下肢瘫痪若属于弛缓性者，针刺阳陵泉穴起初针感不明显，若针感后来转为明显或针感逐渐走达远处，则表明病情好转。若属痉挛性瘫痪，针刺阳陵泉穴当施用泻法操作，不宜误施补法而使筋脉拘挛更甚。阳陵泉穴善治下肢痿痹诸证，尤其是对坐骨神经痛表现为下肢外侧疼痛不已，行走不便，屈伸不利者，针刺阳陵泉、环跳穴，当刺入一定深度后，施用提插捻转手法，使针感传至足底，具有较好的舒筋利节、缓急止痛的功效。药物注射所致的腓神经损伤，症见下肢乏力，垂足，跛行，足趾不能伸展及外转，足背感觉障碍，属于中医"筋痿"范畴，应浅刺阳陵泉穴1寸，连续捻转行针，使针感向上传至大腿，向下传至足踝，并配合艾灸、热敷等外治方法，能够舒筋活络，通利关节，恢复肢体功能。小腿肚抽搐转筋，发作频繁，每遇阴雨、感寒、劳累而加重，属于中医"筋痹"之症，也应取刺阳陵泉穴舒筋通络，并于针下加灸以散寒除痹，临床运用也多收奇效。对于下肢痿软无力、活动不遂以及小儿麻痹后遗症，在取用阳陵泉穴的同时，应注意加配悬钟穴。因悬钟为全身骨髓精气会聚之所，具有通经络、祛风湿、壮筋骨、利关节之功效，临床应用中常以阳陵泉穴治疗筋病，悬钟穴治疗髓病，两穴又同属于足少阳经，合用更有珠联璧合、通经接气之妙，使舒筋活络、益精填髓、强壮筋骨的功效更加显著。

④针入六分止，神功妙不同：阳陵泉穴的针刺深度，"针入六分止"颇有较浅之感，常直刺1.0~2.0寸，深刺可透向阴陵泉穴，局部酸胀，或有麻电感向下放散。若针尖稍向上方斜刺，针感可向上传至大腿、胁肋和颈部。阳陵泉是临床应用范围较为广泛的重要穴位，无论对于胆腑病证，或足少阳经脉循行所过的颈项、胁肋、下肢病证，都有较好的治疗作用。阳陵泉为足少阳胆经的下合穴，《素问·咳论》指出"治腑者，治其合"，故为治疗各种胆腑疾病的重要穴位。湿热蕴结于胆腑，肝胆失于疏泄而发生的口苦、恶心、呕吐、黄疸等症，取用阳陵泉穴可以疏利胆腑，清化湿热。临床应用中对于胆囊炎、胆结石、胆道蛔虫等病，均常取阳陵泉作为主穴，配合胆俞、日月、太冲等穴共同应用。临床证明阳陵泉穴对胆道功能有特异的影响，针刺本穴一旦得气，即可出现胆囊收缩，胆总管也出现规律性的收缩，而且这种作用在针刺10分钟后最为明显。针刺阳陵泉穴也可以促进胆汁分泌，对奥狄氏括约肌有明显的解痉作用及良好的镇痛作用。临床上用阳陵泉穴治疗急性胆囊炎，施以捻转泻法，即时止痛效果较好。特别是胆绞痛发作时出现右上腹疼痛

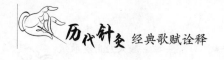

剧烈且放射至右侧肩背、呕吐、呻吟等症状，可在阳陵泉穴深刺2.0～3.0寸，行大幅度捻转泻法，使得气感上达至胆囊区，疼痛往往大减。《素问·奇病论》指出："有病口苦，取阳陵泉。"临床上无论对单纯的口苦一证，或是胆腑疾病中的口中作苦，或足少阳病证的口苦咽干，只要在诸症以口苦为明显症状，都可单取阳陵泉穴，一般1次治疗后症状即可消失。取一侧阳陵泉穴，直刺后行缓慢提插捻转手法，同时让患者配合深呼吸，口不苦时即起针。如果仍有口苦的感觉，再加刺另一侧阳陵泉穴。肝胆同为风木之脏，最易化火动风，而出现痉挛、抽搐、震颤等各种动风症候。阳陵泉穴能够疏泄肝胆、息风舒筋、解痉止搐，对中风昏迷、热病抽搐、小儿惊风、舞蹈病、痉证、破伤风等证的治疗均有较好的效果，常被临床重用。舞蹈病以不自主肢体舞动为特征，多由外受风邪引动肝风所致，治当疏散风邪、息风舒筋，取刺阳陵泉、太冲，并加刺合谷、复溜、三阴交穴养阴柔肝。风中于经络所致的面瘫，在远端取刺阳陵泉穴不但施术方便，痛苦较小，而且有显著的疏风散邪的功效，针刺时应使针尖略向下斜刺，要求针感传至足趾，临床若能重视选用，可以缩短疗程，提高治疗效果。足少阳经脉循胁里，过季胁，阳陵泉穴具有较好的理气、活血、舒筋功能，可以疏通少阳经气，治疗气滞血瘀、湿热郁阻或肝胆疾病中所出现的胁肋诸证。《通玄指要赋》："胁下胁边者，刺阳陵而即止。"临床运用此穴治疗肋间神经痛、胸肋挫伤、妇女经前乳胀、带状疱疹后胸胁痛等，效果迅速而显著。但阳陵泉穴针感强烈，提插捻转时注意不要用力太猛，以免晕针。在深刺或透刺阴陵泉时，一定要注意针尖的方向的感觉，遇针尖受到阻碍时，应稍稍改变方向，勿使刺中血管及神经。

⑤灸三壮：阳陵泉穴常用灸法，尤其在治疗膝关节病变时多用温针灸法。

【歌赋】

其十一，通里腕侧后，去腕一寸中①，

欲言声不出②，懊恼及怔忡③，

实则四肢重，头腮面颊红④，

虚则不能食，暴瘖面无容⑤，

毫针微微刺，方信有神功⑥。（针三分、灸三壮⑦）

【诠释】

①通里腕侧后，去腕一寸中：通里为手少阴心经"络"穴，络脉由此处别出通经上行，入于心中之里，故名"通里"。在前臂掌侧，当尺侧腕屈肌腱的桡侧缘，腕横纹上1寸。仰掌屈肘，掌心向上，当手小指与无名指外旋时，在前臂内面尺侧有一根大筋隆起即尺侧腕屈肌腱，在肌腱的桡侧缘，由腕横纹向上量取1寸取穴。或在前臂背面尺骨小头中点引一水平线，至尺侧腕屈肌腱桡侧定取本穴。

②欲言声不出："欲言声不出"是指患者想说话却发不出声音，虽然意识清楚，但自觉舌体麻木，心中烦躁难过，舌根有向后牵拉的不适感觉。如果仅取用能够治疗瘖哑的廉泉、哑门穴，效果往往不够理想，而通里穴专治胸廓内脏声带之疾，对"欲言声不出"功

效卓著。因为手少阴经脉由心系而上肺，其支脉也从心系上行挟咽，其经别更能上达咽喉，所以通里穴不但能畅通心脉，而且能宣肺通闭，使惊悸得平，窍道开启，而语言自复。

③懊恼及怔忡（zhèng chōng）：懊恼，懊即烦懊，恼为恼怒，即心烦不欲止的症状。怔忡，为心悸、惊惧不安之状。《素问玄机原病式》"心胸躁动，谓之怔忡"。属心悸一类，跳动往往上至心胸，下达脐腹。是由心阴虚损，心阳不足所致。通里穴具有疏通心络的作用，心主血脉，在心气的鼓动下血液能够周流全身，营养机体，维持各脏腑组织器官的功能活动。因此凡是与心有关的病证，尤其是心络瘀阻的心血管疾病，均属于通里穴的主治范围，尤其是对心悸怔忡效果显著。《玉龙歌》："连日虚烦面赤妆，心悸怔忡亦难当，若将通里穴寻得，一用金针体便康。"因通里为手少阴心经的络穴，别走手太阳，能调和手少阴、手太阳两经的气血。手太阳经从手上头，连系眼目，在内抵达胃腑。除了心中慌乱、烦躁不安、胸闷难以忍受等症状以外，还往往伴有头痛、眩晕、眼花、胃部有重压感，这时候取用通里穴最为适宜。由于通里穴的主治范围包括了这些头面症状，与取用神门穴仅以镇静安神为主有所不同，故治心悸、怔忡十分显效。通里常配内关、心俞等穴，共同调理气血，清心除烦，消除心悸、怔忡发病时的所有症状。

④实则四肢重，头腮面颊红：心经实则脉络阻滞不通，肢体疼痛沉重。心火炽盛则上炎，头、腮、面颊、舌部红肿疼痛。通里穴以疏通脉络为主要功效，用于治疗四肢病痛。病痛在下肢外侧的少阳经坐骨神经痛，通里穴有很好的即刻止痛或减轻疼痛的作用，左侧疼痛取右侧通里穴，右侧疼痛取左侧通里穴，进针得到针感后，拇指向前、食指向后地单方向捻针至针身不能转动时，感应最强，令患者活动患侧肢体收效显著。通里穴位于腕背，能够疏通局部的脉络而治手背疼痛、手指挛缩、手腕下垂等，尤其不论何种原因导致的腕臂内侧筋脉挛急和腕下垂，在患处取通里穴，配合大陵、列缺等穴，可以舒畅筋脉，通经活络，调节经筋功能，使其恢复平衡。心开窍于舌，舌为心之苗，手少阴心经的经脉直接联系于舌根部，而通里也是治疗舌病的主要穴位，对于心火炽盛，熏蒸口舌所致的舌疮，能够清泻心火；对于热毒上炎所致的舌体肿大、运转不灵等症，也能疏通舌络。通常在治疗舌部的各种疾病时，配用喉舌部的廉泉穴，并点刺舌下的金津、玉液等穴出血，共奏清热解毒之功效。通里为手少阴络穴，与手太阳经脉相通，手太阳经脉循颈上颊，针刺该穴也能通过经脉使疗效上达于面颊。取用双侧通里穴进针得气后，边捻转针体，边嘱患者做张口动作，多可张口自如，一般不需加用其他配穴，若病情较重者，可加刺患侧的太阳穴、下关穴配合治疗。

⑤虚则不能食，暴瘖面无容：心与小肠相表里，心虚则会影响及小肠而难以受盛，故不能食。通里为心经的络穴而别走手太阳小肠，小肠经脉循咽而过，下穿横膈，抵于胃腑，可以调理食道胃管，恢复消化功能。瘖，哑。暴瘖指突然发作，声音嘶哑，不能出声。暴瘖是指突然不能说话，多由外邪袭肺，闭阻气道呼吸所致。其病得之突然，多有精神刺激因素，相当于现代医学的"癔症性失语"。可取双侧通里穴，提插得气后，用拇指向前、食指向后的动作朝一个方向轻轻捻针，至轻捻不动时将针柄扳倒，使针尖向上，针感传及肘部及上臂，持针静待片刻后诱导患者说话，恢复语言功能。本穴感觉比较敏锐，常在针刺时患者能呼出声来，一般一次即可见效。运用通里穴治疗暴瘖，这是本穴的特殊

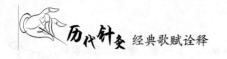

作用，是其他心经穴位所不具备的。因而成为主司人体发音的三大穴位之一，它与哑门、廉泉等穴比较，具有取穴容易、操作简单、安全性强、疗效可靠的特点。

⑥毫针微微刺，方信有神功：通里穴善于通经活络，其作用一是通心络治疗惊悸、怔忡，二是通舌络治疗暴瘖不语，三是通脉络治疗腕痛指挛。马丹阳将通里列为"天星十二穴"之一，足见该穴地位重要，故而能有"毫针微微刺，方信有神功"之说。通里穴若出现的压痛、结节等阳性反应，也可作为心动过缓的定性诊断。

⑦针三分、灸三壮：通里穴处肌肉浅薄，直刺0.3～0.5寸，局部或前臂出现胀感，一般可下传至无名指及小指，少数人也可上传至前臂、肘窝及胸部。针刺本穴如果出现触电样或灼热样的放射感走达手指，是刺中尺神经的缘故，应立刻将针提起，向另一方向刺入。若继续捻转，会出现麻木、灼痛或运动障碍等，轻者数小时自行消失，重者可持续数天。通里穴虽可用灸，但在腕关节附近不能用直接灸法。

【歌赋】

其十二，列缺腕侧上，次指手交叉[①]，
善疗偏头患[②]，遍身风痹麻[③]，
痰涎频壅上[④]，口噤不开牙[⑤]，
若能明补泻，应手即如拿[⑥]。（针三分、灸五壮[⑦]）

【诠释】

①列缺腕侧上，次指手交叉：腕侧，前臂桡侧茎突处。列缺为手太阴肺经"络"穴，在桡肌基突的裂隙缺缝之间。前臂平放，握拳，掌心向内，手腕微微下垂，在前臂下端桡侧缘上有一高骨突起，即是桡骨茎突。如果握拳时，桡骨突上出现一个凹陷，以爪甲切之有裂缝，即肱桡肌腱与拇长伸肌腱形成的凹陷，在前臂桡侧腕横纹上1.5寸处定穴。列缺穴的简便取穴法是，两手虎口自然伸直交叉，一手食指按在另一手桡骨茎突上，指尖下凹陷中是穴。

②善疗偏头患：列缺为手太阴肺经"络"穴而别走阳明，手阳明大肠经循行从手走头，列缺联络着表里两经，善于治疗头面及颈项病证。偏头痛属中医之"头风"，列缺穴即可以疏风解表、宣肺通络，又能畅通阳明经脉之气，因而可以迅速缓解疼痛。列缺穴所治的头项痛多为风寒、风热和痰浊头痛，而对肝阳上亢、气血虚弱、肾精亏虚的头痛，效果不佳。

③遍身风痹麻：列缺穴位于前臂部，可治风痹之疾，多用于桡骨茎突部狭窄性腱鞘炎，中医称之为"筋痹"或"筋凝症"，多由外伤或劳损引起，损伤性炎症使腱鞘增厚而发病，表现为腕部疼痛逐渐加重，握拳、外展时桡骨茎突剧痛，并向手指或前臂放射，拇指运动无力，活动时疼痛且有摩擦感或弹响，取刺列缺配其他阿是穴，舒筋活络。因跌仆、劳动过度或直接暴力所导致的腕关节桡侧副韧带损伤，腕关节向尺侧偏倾时桡侧患部痛重，也可取泻列缺及周围阿是穴舒筋活血、消肿止痛。

④痰涎频壅上：列缺有宣肺理气之功，为止咳平喘的要穴，《玉龙歌》"寒痰咳嗽更兼风，列缺二穴最可攻"，说明列缺穴所主治的咳喘主要为寒邪侵袭、痰涎壅阻、肺失宣降所致，运用时可配取合谷穴，以疏内解表，散寒通阳，利肺化痰。列缺适用于咳嗽声重、吐痰清稀、鼻流清涕、周身酸楚的风寒型感冒或咳嗽；若寒邪不除，郁久化热，应加刺曲池、鱼际穴；痰湿性咳嗽加刺丰隆、中脘穴，根据辨证加以适当的配穴，明确补泻手法，以取得较好的治疗效果。临床实验表明，针刺列缺穴可以使肺通气量得到改善。呼吸道的阻力下降，支气管平滑肌痉挛得到缓解，使支气管哮喘平复。

⑤口噤不开牙：列缺穴循经远刺治疗牙齿疼痛、口眼喎斜有较好疗效，因列缺穴为手太阴络穴而联系手阳明经，手阳明经脉通过颊部，走入下齿龈，复转出来环绕口唇。风邪侵袭经络而发生的牙齿疼痛、口噤不开及口眼喎斜，针泻列缺穴调节表里经气，使祛风、宣窍、泄热的疗效能够直接上达于口齿唇颊。

⑥若能明补泻，应手即如拿：列缺穴治症较广，要想取得较好的疗效，针尖方向和针感甚为重要。如治头面、咳喘等疾病时，针尖应向上，针感达到肘部和肩部，甚至头面及胸部，效果理想。治泌尿生殖系疾病针尖宜向上肢外侧中间手少阳经方向，以调达三焦之气，对遗尿等病证用热补手法，以升阳举陷；对尿血等病证用泻法或刺血，以泻热通淋。若治疗手掌发热、鹅掌风，针尖应向下，使针感达到患部。

⑦针三分、灸五壮：列缺穴处的肌肉浅薄，接近桡肌和动脉，针刺不慎则易刺骨伤脉。一般采用斜刺，针尖斜向肘部，刺入 0.3~0.5 寸，宜用指切手法，避开动脉，缓慢进针。在桡骨茎突中央有一个纵向的小沟，若从此沟进针，较为顺利，针感亦较强，针感多为局部酸困，针下有沉紧感。进针或捻针时若出现剧痛或刺痛，提示刺伤骨壁或血管壁应慢慢提针改变针刺的方向和深度，再缓慢刺入。因穴位所在处的肌肉浅薄，穴下有桡动脉，不宜用灸法，更不能用化脓灸、直接灸，以防艾灸灼伤血管，产生不良后果。

第三节　八脉八穴治症歌

【指要】

"八脉八穴治症歌"是明代高武根据窦汉卿载于《针经指南》中八脉交会穴的主治证内容，按词牌西江月的写作要求编写而成，又称"八脉西江月"。徐凤在此基础上有所发挥，《针灸大成》在收录徐氏的治证外又增加"杨氏治证"，并附有人像图，更名为"八脉图并治症穴"。八脉八穴在针灸临证中作用显要，古今皆对八穴十分重用，近代针灸医家承淡安有云：八脉八穴能统治人身一切病苦，故每有以此八穴应诊者。普通针医则先取八脉穴，再及其他要穴，收效较单取八脉为便捷。考公孙内关二穴专治胸部与少腹之疾，后溪申脉专治手足腰背诸疾，临泣外关专治手足面部诸疾，列缺照海专

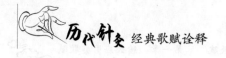

治少腹咽喉胸部诸疾。本歌诀仅录"八脉西江月"，主要对八脉交会的八个穴位主治病进行详细论证，全面介绍。

【歌赋】

公孙乾六冲脉①

九种心疼延闷②，结胸翻胃难停③，

酒食积聚胃肠鸣④，水食气疾膈病⑤。

脐痛腹疼胁胀⑥，肠风疟疾心疼⑦，

胎衣不下血迷心⑧，泄泻公孙立应⑨。

【诠释】

①公孙乾六冲脉：公孙穴在八卦为"乾"，在九宫数为"六"，通于奇经之"冲脉"。

②九种心疼延闷：九种心疼，即胃脘痛、痰饮痛、食痛、冷痛、悸痛、热痛、虫痛、注痛（山岚瘴气而致）、去来痛（时痛时止）、风痛。又一说为气痛、血痛、寒痛、热痛、食痛、饮痛、虫痛、疰痛、悸痛九种。公孙穴为脾经络穴而联系脾、胃两经，脾脉又上注心中，既可以助脾调理运化、助胃消导积滞，又可以平冲降逆，调心气，化痰浊，为治疗消化系统和心脏疾病的一个主要穴位，对"九种心疼延闷"有并效。公孙穴在常与内关穴相互配合作为八脉交会穴中上下相合的一对特定配穴，具有理气降逆，通肠和胃，宣通上下的功效。因公孙通于冲脉，以调理脾胃气机，使清阳之气升举为主；内关通于阴维，以清泄心胸郁热，使上逆之气下降为要。内关专走上焦，公孙专行下焦，两穴相合可以直通上下，调理气机，合于心、胸、胃腑，统治一切气机紊乱、升降功能失常的各种病证。

③结胸翻胃难停：结胸，胸满硬痛俱备，分大、小结胸。大结胸从心下至少腹硬而痛，小结胸仅在心下，此处指痰热互结引起的小结胸。翻胃，朝食暮吐，暮食朝吐，食入即吐，食难停胃即为"翻胃"。公孙穴的突出作用在于平冲降逆，因其通于冲脉，冲脉起于小腹胞中，挟脐而行，至胸中而散，在循行过程中与胃、心、胸等部位联系。《难经》："冲脉为病，逆气而里急。"冲脉之气失调，逆气而里急，结于胸中而冲逆攻痛，须刺公孙穴以调冲脉、降逆气。针刺公孙穴具有较好的降逆止呕作用，无论饮食停积、痰饮内阻、肝气犯胃或肝胃虚寒、浊阴上逆的呕吐，均可取刺公孙穴和胃降逆。

④酒食积聚胃肠鸣：伤酒为饮酒过多所伤，伤食指饮食不节而伤，积滞为肠胃所伤，食滞不化胃肠雷鸣，漉漉转物之声。诸症主要与脾、胃有关，亦多为冲脉受病之症候。公孙为治疗脾胃疾病之要穴，因其通于"冲脉"，有平冲降逆的功效，所主治的病证多为实证，常用泻法针刺。

⑤水食气疾膈病：公孙为足太阴脾经的络穴，由此分支的络脉别走于足阳明胃经，故公孙穴为治疗脾胃疾病的要穴。因公孙通于奇经中的冲脉，具有平冲降逆的功效，凡水、食、气、膈之病为实证者，取公孙施以泻法针刺，皆有显著功效。

⑥脐痛腹疼胁胀：公孙穴对腹部疼痛具有较好的缓急止痛作用，《席弘赋》："肚疼须

是公孙妙。"用于胃肠运化和传导功能异常引起的胃痛、腹胀、绕脐痛等，现代治疗急性胃痛多可一次止痛，尤以实证最佳。急性肠梗阻所致的腹部剧烈绞痛，公孙穴向涌泉透刺可以扩大刺激面，增强刺激量，以诱发肠蠕动，迅速解除梗阻现象。公孙穴还可以诊断腹痛是功能性器质性病变，针刺后用提插捻转泻法，持续行针15分钟即出针。若出针后疼痛消失者为功能性病变，疼痛减轻但不消失或疼痛复起者多为器质性病变，再结合疼痛的部位，其性质便可进一步予以确定。

⑦肠风疟疾心疼：肠风，即肠风下血，肠胃湿热所致的赤白下痢。公孙为脾经络穴可以清泄胃肠之热，又因其通于冲脉调理血分，故用之治肠风、疟疾、心疼甚妙。

⑧胎衣不下血迷心：血迷心，指妇女产后血晕。公孙通于冲脉，冲脉起始于胞宫，具有涵蓄十二经气血的作用，为"十二经脉之海"。因此针刺公孙穴不但能通调冲脉，而且对通行十二经气血都会有良好效应，能够行瘀止痛，适宜于治疗妇女因气滞血瘀而致的痛经、胎衣不下的难产及产后血晕诸证。一般对于痛经的妇女，在公孙穴处有显著的压痛反应。痛经发作特别严重时，取双侧公孙穴针刺1寸施以强刺激，可使小腹疼痛逐渐缓解。妇女因精神因素或药物造成的溢乳症，也可针刺双侧公孙、三阴交穴用平补平泻手法，溢乳消失即停针。

⑨泄泻公孙立应：针刺公孙穴对小肠的分泌和吸收功能具有一定特异性，可使小肠液分泌明显增加，并可使小肠蠕动增强，对调节小肠运动起重要作用。临床上广泛应用于肠鸣、泄泻等肠腑疾病。《灵枢·经脉》："足太阴之别，名曰公孙，……其病厥气上逆则霍乱，实则肠中切痛，虚则鼓胀。"霍乱上吐下泻应注重取用公孙通调肠腑，急性胃肠炎所致的腹痛呕吐、肠鸣泄泻，针刺公孙穴用较强的刺激手法可以通过调节胃肠功能，达到止痛、止泻之目的。

【歌赋】

内关艮八阴维①
中满心胸痞胀②，肠鸣泄泻脱肛③，
食难下膈酒来伤④，积块坚横胁抢⑤。
妇女胁疼心痛⑥，结胸里急难当⑦，
伤寒不解结胸膛⑧，疟疾内关独当⑨。

【诠释】

①内关艮八阴维：内关穴在八卦为"艮"，在九宫数为"八"，通于奇经之"阴维脉"。

②中满心胸痞胀：内关能够开通胸内膈关阻塞，犹如内脏之关隘。内关穴疏调气机作用突出，与奇经中阴维脉相通，《难经》"阴维脉为病苦心痛"，凡心痛、心悸、胸闷等病都应以内关为主穴施治。冠心病心绞痛发作时，仅针内关穴就能得以缓解。垂直进针后小幅度缓慢提插捻转，使出现酸、麻、重感并激发向肘部、腋部和胸部传导，继续均匀行针，直到疼痛缓解、症状改善为止。应用时关键是行针时采取轻弱刺激，以激发经气，促

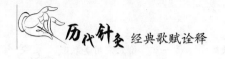

进感传，务必循经使其朝病所方向传导。

③肠鸣泄泻脱肛：肠鸣泄泻即暴泻，或合并脱肛，与小肠有关，亦多为阴维脉受病之证候。内关穴不但主治心脏、胸腔疾病，也是腹腔内诸病的要穴。因内关为手厥阴经的络穴，别走少阳，直接联系心包、三焦两经，可以疏通三焦气机，降逆和胃，调理脏腑，对胃痛呕吐、肠鸣泄泻等多种疾病适用。

④食难下膈酒来伤：因酒所伤，引起呕吐、食不能下，多与三焦气机逆乱有关。内关穴疏通三焦，调理气机，降逆止呕作用突出，是各种疾病出现呕吐现象对症治疗的首选穴位。一般神经性呕吐，针刺内关穴可以通过调节自主神经功能而达到止呕目的。因剧烈呕吐而不能服药的患者，应先针刺内关，待呕吐停止后再进行服药。指掐内关穴止呕，可用大拇指对准内关穴，食指放在对侧外关穴处，两面对压及轻度揉动，紧压的程度以患者有明显酸胀感，或上下传导为度，持续数分钟后，若未能控制则在间歇片刻之后再度施术，一旦控制症状再持续半分钟停止掐按。此法容易掌握，效果显著。患者容易接受，可多次重复使用，是一种较为理想的止呕方法。呃逆患者针刺内关穴也每获其效，一般下针得气后，施行强刺激手法数分钟呃逆即止。

⑤积块坚横胁抢：上腹部积聚坚硬有块，多由气滞血瘀、肝气郁结，阴寒内盛，寒邪内结而致。《玉龙歌》："腹中气块痛难当，穴法直向内关访，八法有名阴维穴，腹中之疾永安康。"表明内关穴对腹腔内各种脏器失调所产生的病理现象，具有行气活血散结、消积软坚、平冲降逆、缓解疼痛的功效。

⑥妇女胁疼心痛：内关穴对各种妇科病证应用较为普遍，妇女产后肝气郁结所致的胁痛，乳络受阻及乳汁不行化生所致的缺乳，只要辨证属于实证，必刺内关疏解肝郁畅行气机。急性乳腺炎针刺内关穴，通过经络的传导疏利三焦气机，调达上下升降，能够活血化瘀、消炎止痛，但刺激量必须强，使患者产生明显的酸、麻、胀感，否则效果不佳。严重痛经在行经时腹痛如绞，甚至卒然昏厥，可取刺内关穴行气活血，通经止痛，必要时加配三阴交、中极、关元、次髎、太冲等穴。

⑦结胸里急难当：结胸里急，指胸胁疼痛。手厥阴之脉循胸出胁，因扭伤、跌仆闪挫致使气血瘀滞，脉络受阻的胸胁疼痛，表现为咳嗽连胁，深呼吸或转侧时疼痛加剧，活动受限，取刺内关配合三阴交穴，行气活血，祛瘀止痛，效果甚佳。留针时令患者咳嗽、深呼吸、活动患部，至疼痛减轻或消失后起针。

⑧伤寒不解结胸膛：伤寒后误下或早下，伤及阴维脉所致胸满硬痛症候。内关与奇经之"阴维脉"相通，调阴维通奇经而改善胸下痞满、硬痛的症状。

⑨疟疾内关独当：疟疾多为外邪侵入人体，伏于半表半里，营卫不和，阴阳相搏而发为疟疾，寒热往来时时交替。厥阴与少阳相为表里，少阳主气属阳，厥阴主血属里，内关是治疗疟疾的常用的有效穴，因内关为手厥阴"络穴"而别走少阳，可调少阳、厥阴两经之气，宣通气血，调和阴阳，由里达表，驱邪解疟。运用时需加用大椎宣通一身之阳气，并配后溪、外关疏泄邪热。若能掌握治疗时机，在疟疾发作之前施以针刺，不仅有治疟之力，而且还有截疟之功，取得事半功倍的功效。

【歌赋】

后溪兑七督脉[①]

134

手足拘挛战掉②，中风不语痫癫③，

头疼眼肿泪涟涟④，腿膝背腰痛遍⑤。

项强伤寒不解⑥，牙齿腮肿喉咽⑦，

手麻足麻破伤牵⑧，盗汗后溪先砭⑨。

【诠释】

①后溪兑七督脉：后溪穴在八卦为"兑"，在九宫数为"七"，通于奇经之"督脉"。

②手足拘挛战掉：战掉，肢体震颤的状态。后溪穴常用来治疗手腕关节尺侧筋脉失常所出现的弛缓或拘急。若筋脉拘急者，针用泻法；筋脉弛缓者，针用补法，同时配用腕骨、合谷、阳溪等穴，以舒筋活络，通利关节，使筋脉功能得以平衡协调。对于中风后遗症的五指挛急，手握不开，进针得气后再施以强刺激手法，使针感放散至五指，往往能即刻见效。

③中风不语痫癫：后溪穴通于奇经督脉，而督脉入络于脑，脑为元神之府，后溪穴能醒脑开窍，是治疗神志性疾病的有效穴位。中风不语、癫狂、痫证皆因神明被扰所致，《兰江赋》"后溪专治督脉病，癫狂此穴治还轻"，《通玄指要赋》："痫发癫狂兮，凭后溪而疗理。"痫证在发作时，泻后溪通督脉醒志，息风清脑，多与大椎、腰奇、鸠尾、神门等穴配合应用，或与辨证取穴同时或交替施治。对癔症所表现的心烦意乱，精神失常，时哭时笑，神志不清者，针刺后溪穴可使患者感到胸中开朗，神志清爽。

④头疼眼肿泪涟涟：后溪穴是治疗头面五官病证的重要穴位。因为手太阳小肠的经脉循经项后，联系眼目与耳窍，对于头项强痛、目赤肿痛、耳聋、喉痛等证具有较好的治疗效果。头项痛若为肝阳上亢所致者，常发于头后枕痛，痛时有沉重感，头脑不清，针刺后溪穴后亦会感到头脑轻松，疼痛减轻。对目赤肿痛、目生云翳、角膜炎、目眦烂等疾病，能够清宣太阳，泻热明目。

⑤腿膝背腰痛遍：后溪穴具有显著的通络作用，能够疏通督脉及太阳经气，主治经脉循行所过部位的急性疼痛、强直不舒及功能活动障碍。后溪穴治后背冷痛每获良效，快速刺入后轻轻捻转，热感向上扩散即可消除症状。急性腰扭伤由腰部突然扭闪所致，多见于青壮年，常发生于搬抬重物时腰部姿势不正，以使腰肌和韧带受到强力牵拉损伤，引起局部气血瘀滞。临床上以一侧或两侧腰部突然有炸裂或闪断的感觉，随即发生疼痛，而且痛势较剧烈，不敢俯仰或转侧，动则痛甚，局部有明显压痛。对大多数患者针刺后溪穴一次见效，不断捻针加强刺激，并反复旋转活动腰部，以促使患部被阻滞的经脉得以疏通，达到治愈的目的。对于因劳累过度引起的腿膝疼痛、下肢肌肉肿胀行走困难，针刺后溪穴随之捻转行针，同时跺脚、屈伸下肢及行走活动，可使肌肉肿痛消失，行走自如。

⑥项强伤寒不解：后溪穴属太阳经，又与督脉相通，太阳为一身之藩篱，督脉流一身之阳气。对伤寒不解、头项强痛，后溪可宣通诸阳之气，解表除邪。《通玄指要赋》："头项痛，拟后溪以安然。"对疟疾、寒热往来诸证，可以宣阳驱邪，使疟疾由太阳而解。后溪穴有明显的祛邪退热作用，用于各种热性病证的治疗，尤其是小儿发热，大幅度捻转泻法强刺激后溪穴，降温退热效果显著。小儿高热所致的惊厥，针泻后溪穴亦可使高热减

退，抽搐停止。

⑦牙齿腮肿喉咽：后溪对牙齿肿痛、腮颊肿痛、咽喉肿痛诸般火热循经上扰之症皆能祛邪退热，消肿止痛。手太阳经脉循颈上颊，后溪治颊肿功效卓著。急性扁桃体炎所表现的咽喉肿痛，后溪刺血多可在短时间内逐渐解除痛苦，咽部疼痛减轻，体温下降至正常。小儿发生在头面部的"黄水疮"，后溪穴刺血效如桴鼓。

⑧手麻足麻破伤牵：破伤，即破伤风，又称"金疮痉"。凡因外伤跌仆，以及金刃竹木刺伤等致皮肤破伤，风邪从创伤处直袭经络，致发生面唇青紫，苦笑面容，牙关紧闭，四肢抽搐，角弓反张，颈项强直，面现苦笑，呼吸困难，痰鸣，脉弦数或弦紧等危证，谓之破伤风。若见患者在受伤短时间内，疮口周围燥起白痂，疮不甚肿或疮口平而流汁，牙关微紧，活动异常，即为破伤风的先兆，宜及早治疗。后溪穴能够通畅督脉和太阳经气，驱邪解痉，从而主治痉证、破伤风等所表现的项痛强急，角弓反张，四肢抽搐等筋脉拘急的症候。针刺后溪，配合大椎、人中、百会、筋缩、肝俞、太冲、合谷等穴，宣畅经气，缓解筋脉拘急，有相得益彰之功效。采用泻法强刺激，多取穴，久留针，对解除痉挛状态有良好的效果。因素体气血亏虚，或汗、下、失血太过，不能营养筋脉所致的痉病挛急，应整体调治而不可一意祛邪解痉。属于温病邪热内传营血，引起肝风内动而发的痉挛抽搐，不主张取刺后溪。

⑨盗汗后溪先砭：盗汗，是指夜间入睡后出汗、醒后即止的一种症状，多因阴虚内热、迫汗外泄所致。砭，即砭石，古代石针，在此引申为针灸治疗。后溪为敛汗要穴，适用于自汗、盗汗诸证，多与阴郄、合谷、复溜合用以增强疗效。

【歌赋】

申脉坎一阳跷①
腰背屈强腿肿②，恶风自汗头疼③，
雷头赤目痛眉棱④，手足麻挛臂冷⑤。
吹乳耳聋鼻衄⑥，痫癫肢节烦憎⑦，
遍身肿满汗头淋，申脉先针有应⑧。

【诠释】

①申脉坎一阳跷：申脉穴在八卦为"坎"，在九宫数为"一"，通于奇经之"阳跷脉"。

②腰背屈强腿肿："经脉所过，主治所及"，申脉穴是主治足太阳经体表循行通路上的腰背、膝腿等处疾病的常用穴，功能通络止痛，活血理气。足太阳经脉挟脊而行，贯穿肩胛，下至腰骶，针刺昆仑疏通太阳经气，对腰脊强痛、肩背疼痛具有较好治疗效果。还用于治疗风湿痿痹的腰腿疼痛、难以转侧或行走，以及膝腘部疼痛挛急等病证。

③恶风自汗头疼：风寒外邪侵袭太阳之表，而见恶风、自汗、头疼诸症，太阳为一身之藩篱，申脉穴属足太阳之经，可宣通阳气，有显著的解表祛邪、祛风退热作用。

④雷头赤目痛眉棱：雷头，即"雷头风"，头痛伴有耳鸣如雷的一种病症。头部肿痛、

暴发火眼、眉棱骨痛等为风热内侵，是阳跷脉受病之症候。用申脉治头面病证属于"上病下取"之法，对后头痛的止痛效果较好。痛在头后部下连于项者，属太阳之经，用申脉穴通畅太阳之气，往往下针后头感轻松，疼痛明显减轻。眉棱骨痛常为肝火、风热郁结所致，表现为一侧或双侧的眉棱骨疼痛、酸楚，掣及目睛，闭目流泪，畏光，重则神昏，心烦、恶心、呕吐。痛势发作常有定时。刺患侧申脉穴务求得气，往往可使疼痛即时减轻。

⑤手足麻挛臂冷：阳跷脉起于足跟之外，能交通一身阴阳之气，调节肢体运动的功能，与之相通的申脉穴通阳行气，治四肢麻木挛缩及手足冷痛。

⑥吹乳耳聋鼻衄：吹乳，古病名，也叫"吹乳痈"，为胎前及产后乳痈的统称。其中将妊娠期所患的乳痈为"内吹乳痈"；将哺乳期所患的乳痈称为"外吹乳痈"。申脉通阳跷之脉，泻诸阳之热，对乳痈红肿热痛、耳聋耳鸣、鼻中衄血诸般火热症候皆用之显效。

⑦痫癫肢节烦憎：癫痫、肢节痛苦难忍并烦恼不安，为阴虚阳亢化为风邪所致之阳跷脉症候。申脉为十三鬼穴之一，别称"鬼路"，针刺有宁志安神之功，常配照海治疗失眠、嗜睡、癫痫等神志失常病证。申脉为膀胱经腧穴，也是阳跷脉气始发之处；照海为肾经腧穴，也是阴跷脉气始发之处。两穴互为表里，分居内踝与外踝之下，对沟通阴阳起到特殊作用，能够调和阴阳，促使阴平阳秘，对阴阳失调的神志异常病证，自然会有较好疗效。照海、申脉作为治疗癫痫的特效穴位，治疗时以灸法为主。一般认为癫痫昼日发作属于阳证，应取申脉穴予以施灸；癫痫夜晚发作属于阴证，应取照海穴予以施灸。根据不同病情灸取申脉、照海两穴是古代针灸家的治疗经验，二穴同为治疗癫痫的名穴，目前临床仍有重要的应用价值。

⑧遍身肿满汗头淋，申脉先针有应：遍身肿满，头面部出汗淋漓，多为阳盛实热所致。只要辨证属于实证，病情脉象全无虚象的，针刺申脉穴疏利阳跷之脉，通达全身各处，使脏腑实热得泻，津液敷布正常，而遍身肿满、头面汗出可止。

【歌赋】

足临泣巽四带脉①
手足中风不举②，痛麻发热拘挛③，
头风痛肿项腮连④，眼肿赤疼头旋⑤。
齿痛耳聋咽肿⑥，浮风瘙痒筋牵⑦，
腿疼胁胀肋肢偏，临泣针时有验⑧。

【诠释】

①足临泣巽四带脉：足临泣穴在八卦为"巽"，在九宫数为"四"，通于奇经之"带脉"。

②手足中风不举：足临泣在治疗中风半身运动不遂、肢体痿痹、手足失用不举等疾病中有重要应用价值，能够疏通经络，强壮筋骨，常作为主穴选用。《针灸大全》："中风者，有五不治也，开口、闭眼、散尿、遗矢、喉中雷鸣，皆恶候也。且中风者，为百病之长，

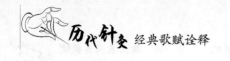

至其变化各不同焉。或中于脏，或中于腑，或痰，或气，或怒，或喜，逐其隙而害成也。中于脏者，则令人不省人事，痰涎壅塞，喉中雷鸣，四肢瘫痪，不知疼痛，语言謇涩，故难治也。中于腑者，则令人半身不遂，口眼㖞斜，知痒痛，能言语，形色不变，故易治也。治之先审其证，而后刺之……"

③痛麻发热拘挛：足临泣常用于治疗肢体病证，如经络气血痹阻的疼痛，血脉阻滞的麻木，阳气内阻的发热，经脉失养的拘挛，能够调理气血，疏通经络，常为必取的主要穴位。下肢偏瘫的患者由于长期失于活动，造成了足趾僵直、挛缩，足临泣向上方透刺，强刺激捻转行针，可舒筋活络，消除僵直挛缩状态。

④头风痛肿项腮连：足临泣善治头痛，有较好的通络止痛功效，对因感冒、神经衰弱、脑动脉硬化、高血压各种原因引起的各种头痛，效果胜过其他常规穴位。血管性偏头痛取足临泣顺趾间骨缝向上刺入，施以捻转手法使针感上传，可以达到基本止痛或完全消除疼痛的效果。偏头痛越是剧烈者，疗效越佳。对肝郁化火、上扰清窍所致的肝火头痛及高血压头痛连于后项者，可加刺风池、百会、行间、太冲，共奏清肝泻火、熄风潜阳之功。

⑤眼肿赤疼头旋：足少阳经分布于侧头，联系于眼耳，对肝胆之火循经上扰所引起的头痛眩晕，发作时天旋地转，刺足临泣既能收循经取穴、清宣少阳之效，又可收辨证取穴、清降胆火之功。目赤肿痛属热火上攻者，针刺足临泣清热泻火为主，酌情加配其他穴位。

⑥齿痛耳聋咽肿：足临泣适用于肝胆之火循经上扰的火热病证，对牙齿肿痛、耳聋耳鸣、咽喉肿痛多效。突发性耳聋以及不明原因的耳中持续轰鸣作响，针刺足临泣穴功效尤为突出。因足少阳经脉"从耳后，入耳中，出走耳前"，与耳部有着密切联系。耳聋堵闷不聪，往往与足少阳经气闭阻有关。足临泣能够疏通少阳经络，主治经气闭阻所致的耳窍失聪、耳聋耳鸣收效良好。外耳道疖肿多因少阳之火挟热毒循经上攻所致，针泻足临泣、丘墟、中渚，加配耳背静脉放血，可以清热泻火，清散热毒。

⑦浮风瘙痒筋牵：足临泣属于足少阳胆经，肝胆最易化火生风，对风邪侵袭肌肤引起的风疹瘾疹，周身瘙痒，以及感受风湿之邪所致的脚气，都可取足临泣或针或灸，祛风湿，行气血。治荨麻疹时可加配曲池、血海、合谷、足三里、三阴交、太冲等穴，以加强祛风活血的功能。

⑧腿疼胁胀肋肢偏，临泣针时有验：足临泣善于通经活络理气止痛，主治膝腿、胸胁、下肢足踝疼痛及足痿无力。足少阳经脉循胁里，过季胁，足临泣不但能通达少阳之经气，而且能使肝胆脏气流通，对各种原因引起的胸胁疼痛效果可靠。脑血管病所致的足踝关节病变，取刺足临泣、丘墟、绝骨及局部阿是穴祛瘀行血，舒筋活络。足临泣与外关都是八脉交会穴，足临泣通于带脉，外关通于阳维脉，二脉又通合于目锐眦、耳后、颈项、肩，故二穴都可以治疗耳目、颈项及肩部疾患，但外关又可疏利三焦，治疗三焦功能失常的病变，而足临泣则能疏利肝胆，治疗肝胆功能失常的疾病。

【歌赋】

　　　　外关震三阳维①

　　　　肢节肿疼膝冷②，四肢不遂头风③，

背胯内外骨筋攻④，头项眉棱皆痛⑤。
手足热麻盗汗⑥，破伤眼肿睛红⑦，
伤寒自汗表烘烘，独会外关为重⑧。

【诠释】

①外关震三阳维：外关穴在八卦为"震"，在九宫数为"三"，通于奇经之"阳维脉"。

②肢节肿疼膝冷：外关穴虽然位于前臂，但能借三焦引导原气通达周身，对全身各部位的疼痛均有较好的缓解止痛作用。肩关节病变一般取对侧外关穴，膝关节冷痛一般取同侧外关穴，刺入后持续捻针，配合患者活动患肢关节，活动量逐渐增大，直至最大限度为止。轻者数次可愈，重者缠绵难治，务需坚持治疗，方能收效。

③四肢不遂头风：外关穴是治疗上肢痿痹、麻木、疼痛、瘫痪的重要穴位，常配肩髃、曲池、合谷等穴，用于中风偏瘫，上肢不遂。肱骨外上髁炎所出现的肘部疼痛取刺外关，配合局部痛点，轻用刺法，重用温灸，有驱邪散滞、通络止痛之功效。各种原因所致的手腕下垂、手指疼痛不能屈伸，可取用外关配合局部其他穴位舒畅经脉恢复其功能活动。三焦经脉上于头部因邪热上攻，循经上扰所致的少阳头痛，取泻外关，配合丘墟、太阳、风池，共同宣解少阳，通络止痛。

④背胯内外骨筋攻：脊、背、腰、胯、筋、骨疼痛，为邪在太阳和传经阳明，相对应的阳维脉受病症候出现，以外关穴为主治之。外关通于奇经之"阳维脉"，能够维系、联络全身诸阳之经，为阳气运行的关隘。外关有疏通经脉，理气活血，充实三焦之气，引导原气出纳运化周身的作用，脊、背、腰、胯、筋、骨及全身各个部位的疼痛皆可取用。如坐骨神经痛虽按其分布区域属足太阳、足少阳两经病变，但由于外关通于阳维，阳维脉又联系于足太阳、少阳两经，针刺外关穴亦可通过阳维脉来调节两经的气血，解除气血的阻滞，从而达到"通则不痛"的治疗目的。

⑤头项眉棱皆痛：头项、眉棱骨疼痛，为邪在太阳和传经阳明，相对应的阳维脉受病而出现的症候。外关与奇经之"阳维脉"相通，调阳维通奇经而消除头项、眉棱骨疼痛的症状。

⑥手足热麻盗汗：外关穴充实三焦之气，对手足热麻、盗汗者，除热止汗功能十分显著。自汗属卫阳不固，灸外关益阳固表，使三焦之气充实，腠理致密。盗汗属阴虚失敛，针刺外关清热除烦，益气扶正，但不能施用灸法，以防助热伤阴。

⑦破伤眼肿睛红：三焦经脉上于头部联系耳、眼，外关穴可以疏通三焦的经络阻滞而治目赤肿痛、耳聋耳鸣。肝胆火旺所致的目赤肿痛，眼干目涩，盖明怕光，针刺外关能使头目甚感清楚，而消除各种火热上攻的症状。针刺外关对青少年近视眼有效，可以提高视力，并能改善屈光度。在耳聋耳鸣的远道取穴中，外关也是极为常用的，不但取穴方便，而且针刺容易，若能配合中渚，则收效更佳。

⑧伤寒自汗表烘烘，独会外关为重：伤寒阳虚自汗、热蒸烘烘，为邪在太阳和传经阳明，相对应的阳维脉受病症候出现，以外关穴为主治之。外关为手少阳经穴，可以清解少

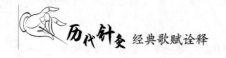

阳，驱邪于半表半里，更因它通于阳维之脉，《难经》："阳维为病苦寒热。"奇经阳维脉能够维系全身的阳经，并会于督脉，在循行过程中与足太阳、足少阳的依附更为密切。如果阳维失于维系，督脉、太阳、少阳均会受到影响，太阳主一身之表，其病恶寒发热；少阳主半表半里，其病寒热往来。通于阳维之脉的外关穴既能调理阳维，又能清宣太阳，和解少阳，因而能够治疗外感风热、风寒的表证，以及伴有恶寒发热、寒热往来的一切疾病。

【歌赋】

> 列缺离九任脉①
> 痔疟变肿泄痢②，唾红溺血咳痰③，
> 牙疼喉肿小便难④，心胸腹疼噎咽⑤。
> 产后发强不语⑥，腰痛血疾脐寒⑦，
> 死胎不下膈中寒⑧，列缺乳痈多散⑨。

【诠释】

①列缺离九任脉：列缺穴在八卦为"离"，在九宫数为"九"，通于奇经之"任脉"。

②痔疟变肿泄痢：痔，古代有五种痔疾，指牡痔、牝痔、肠痔、脉痔和血痔等五种痔疾。列缺为手太阴络穴，联络于手阳明经大肠，故用于治疗大肠腑病之泄痢、直肠肛病之痔疾。

③唾红溺血咳痰：唾红溺血，即咳血尿血之证。咳血多责之于肺络受伤，针刺列缺泻肺热，除火邪，宁络止血，可配取肺经郄穴孔最，来迅速达到止血效果。列缺穴能够收缩尿道部的血管，可用于治血尿。《玉龙歌》："寒痰咳嗽更兼风，列缺二穴最可攻。"列缺穴有宣肺理气之功，为止咳平喘的要穴，用于咳嗽声重，吐痰清稀，鼻流清涕，周身酸楚的风寒感冒或咳嗽。若寒邪不除，郁久化热，应加刺曲池、鱼际；痰湿性咳嗽加刺丰隆、中脘。

④牙疼喉肿小便难：列缺穴联络于手阳明经，阳明经脉过颊部入下齿，复转出来环绕口唇，针泻列缺穴，调节表里之经气，使祛风、宣窍、泄热的疗效能够直接上达于口齿唇颊。咽喉连系于肺，为肺之通道，也是呼吸之门户，手太阴的经脉与经别均循行于咽喉。对于外感风寒，郁而化热，或风热袭肺，肺失清肃，邪热上壅所致的咽喉疼痛，用列缺穴可收清热宣肺、通利咽喉之功。针刺列缺宣肺降逆，通调水道，兼调任脉而制约膀胱。张介宾说："水虽制于肾，而肾上连肺，若肺气无权，则肾水终不能摄。"膀胱气化功能失常的小便热痛，或清长，或遗数，或尿血，也是列缺穴的应用范围。针刺列缺穴，可引起膀胱收缩反应，使排尿量增加，而治"小便难"。

⑤心胸腹疼噎咽：手太阴肺经"始于中焦，下络大肠，还循胃口"，针刺列缺不但可以调整肺胃的升降功能，同时可以舒畅三焦气机，使气机通顺，升降有度，对于胃气上攻之心胸腹疼，以及气逆噎咽、呕吐呃逆均有较好的治疗效果。

⑥产后发强不语：列缺属肺经，咽喉连系于肺；列缺通任脉，任脉上咽喉。妇女产后舌体发强，不能言语，为邪气乘虚袭肺，金不能鸣，针刺列缺穴通利咽喉，多与照海穴配用增强疗效，如古人所谓"列缺任脉行肺系，阴跷照海膈喉咙"。

⑦腰痛血疾脐寒：列缺穴通于奇经中的任脉，任脉起于肾下精系，上循阴器，故可用列缺穴治疗男子遗精腰痛，或白浊精出，或血疾脐寒。

⑧死胎不下膈中寒：列缺通调任脉，主治奇经任脉病证。"任主胞胎"，死胎不下、膈中寒证属任脉病候，应刺以列缺施治。

⑨列缺乳痈多散：乳痈多由肝气郁滞或胃热壅盛，复感外邪，以致经络阻滞或乳汁不通、壅滞结毒而成，表现为乳房局部的红、肿、热、痛。针刺列缺穴清热散结，宣畅乳络，疏通乳腺闭塞，使气行血活，肿毒自消。属肝气郁结者配太冲、内关、期门以疏理肝气，通乳散结；属胃热壅盛者配梁丘、内庭、曲池以清泄胃热，消肿解毒。

【歌赋】

照海阴跷坤二五①
喉塞小便淋涩②，膀胱气痛肠鸣③，
食黄酒积腹脐并④，呕泻胃番便紧⑤。
难产昏迷积块⑥，肠风下血常频⑦，
膈中快气气痃侵，照海有功必定⑧。

【诠释】

①照海阴跷坤二五：照海穴在八卦为"坤"，在九宫数为"二"和"五"，通于奇经之"阴跷脉"。

②喉塞小便淋涩：足少阴肾经循喉咙挟舌本，阴跷脉也由胸腹上至咽喉，所以对咽喉干燥、疼痛，用照海穴滋阴润燥，导火下行，最为适宜。各种病证中出现的咽喉肿痛，影响吞咽、语言功能，都可取照海穴予以针刺，不断捻转针体，最好行针至咽喉部有蚁行感时为止。实证用泻法，虚证用补法。对减轻疼痛、缓解除症状收效甚好。对单纯性急性咽喉炎用三棱针点刺放血，喉炎发生在哪一侧或哪侧较重，该侧照海穴处络脉色泽较为侧为重，多暗紫暗色，经点刺放血后，咽喉立感轻松。若咽喉肿烂，应取照海、太冲予以强刺激，并加配少商点刺出血。照海穴对肾脏功能有重要调节作用，可促进肾脏的泌尿功能，使尿液的分泌量显著增加、输尿管的蠕动增强，对小便淋涩等泌尿道病变有显著功效，多配用中极、关元调理膀胱气化，配列缺、太渊宣利肺气开通水道。

③膀胱气痛肠鸣：照海属足少阴肾经，又为阴跷脉气始生之处，功能滋阴调经，主治肝肾阴虚所致的月经不调、带下、多梦遗精、阴痒诸病。但临床实际应用不偏重于治疗生殖系统疾病，而以癃闭、小便不利等泌尿系统病证为主。《灵枢·热病》"癃，取之阴跷及三毛上血络出血"，目前仍以照海穴作为治疗泌尿系统疾病的主要穴位，主要用于癃闭、小便不通，遗尿、尿频等症。如治疗癃闭可先快速针刺照海穴，用强刺激手法，再缓慢针

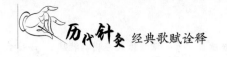
刺中极，针尖斜向下方，以患者有尿意为佳，取效十分迅速。

④食黄酒积腹脐并：因酒食所伤，引起食积不能下、脐腹疼痛之症。足少阴肾经联系多个脏腑，与冲脉相并挟脐而上行经过腹部，可平冲降逆，消积化滞，理气止痛。

⑤呕泻胃番便紧：胃番，即翻胃。便紧，大便难，便秘塞结。照海穴对便秘闭结也有较好的通便作用，适宜于津血亏虚的便秘。因照海属于足少阴肾经，又是阴跷脉的起始点。对滋养阴血作用很大，常配合支沟穴疏调三焦气机，通腑降浊。

⑥难产昏迷积块：照海穴通于奇经中的阴跷脉，可以调节阴跷脉气，主治一些因阴跷脉功能异常的病证。常配申脉穴治疗神志失常病证，如昏迷、癫痫、嗜睡、失眠等，阴跷、阳跷两脉交合于目，并入于脑，两穴对沟通阴阳起到特殊作用，能够调和阴阳，促使阴平阳秘。阵发性的肢体抽搐，夜间加剧，应取刺照海穴，加配太冲平肝息风，适当延长留针时间，可以逐渐成轻发作程度，乃至痊愈。

⑦肠风下血常频：照海调理二便，对肠风下血之痢疾、肠道失润之便结有效，因照海为肾经腧穴，也是阴跷脉气始发之处，可滋阴血，润肠道。

⑧膈中快气气痃侵，照海有功必定：气痃，即"痃气"，古病名，泛指腹内弦索状痞块。针刺照海治膈中快气，气痃痞块，为窦氏《针经指南》中照海穴主治二十九证之一。照海常与内关相配，以行气活血，消积散结，软坚降逆，缓解疼痛。

第二章
古代刺法灸法类歌赋

古代刺法灸法类歌赋包括金针赋、补泻雪心歌、针法歌、八法手诀歌、行针总要歌、禁针穴歌、禁灸穴歌等，是古代针灸医家对其取穴经验、手法操作、针灸禁忌等方面的总结。

针灸治病，全凭一根针、一炷艾，所以手法的奥妙，历来备受重视。《黄帝内经》指出："夫九针者，小之则无内，大之则无外，深不可为下，高不可为盖，恍惚无穷，流溢无极。"说明针道虽小，但施术亦非易事！清代李守先在论针灸之难时曾十分感慨地说道："难不在穴，在手法耳。明于穴而不明手法，终生不医一疾。"此言真可谓切中肯綮，一语中的。

针刺手法，始于岐黄，历代相继阐发，各臻玄妙。自《黄帝内经》以来，东汉有华佗，魏晋有皇甫谧，南北朝有徐文伯，隋唐有甄权、孙思邈等，代代不乏传人，出现过许多杰出的针灸名家。宋、金、元、明四朝，是针刺手法发展的鼎盛时期，针灸流派纷呈，其中尤以宋代席弘，金元窦汉卿、何若愚，明代徐凤、杨继洲等最负盛名。由于各个医家所处的年代不同，对针刺手法既有继承又有发挥，虽然认识、体会各异，主张见解不一，施术操作有别，但均具有一定的特色，反映了针刺手法历史发展的重大成就，也是古代针刺手法中的精华。总结历代的针刺手法，大致分为两类。一类是单式针刺手法，如揣、爪、切、循、搓、捻、弹、拨等，它们简洁实用，操作方便，容易掌握；另一类是复式针刺手法，如烧山火、透天凉、阴中隐阳、阳中隐阴、青龙摆尾、白虎摇头、苍龟探穴、赤凤迎源等，它们技巧性强，操作复杂，功效显著。在后来的发展中，由于诸家师承不同，经验各异，所以同一

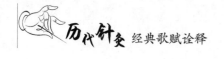

手法的操作也不尽相同。

《金针赋》主要论述针刺方法，包括下针之法、出针之法、催气之法、行气之法，提出"动、推、搓、进、盘、摇、弹、捻、循、扪、摄、按、爪、切"十四字手法，并重点介绍烧山火、透天凉、阴中隐阳、阳中隐阴、子午捣臼、进针之诀、留气之诀、抽添之诀等复式手法，统称之为"治病八法"。并对通经接气的"青龙摆尾""白虎摇头""苍龟探穴""赤凤迎源"等针法作了概述。现存针灸古籍中所载的针刺手法多源于《金针赋》，此赋奠定了针刺手法的理论基础，为针灸史上影响最大的一篇针刺手法专论。《补泻雪心歌》结合针刺手法中提插的轻重、捻转的左右、针尖的方向、呼吸的次数以及进出针的快慢等因素，对捻转补泻、提插补泻、徐疾补泻、迎随补泻、呼吸补泻、开阖补泻等补泻手法论述详尽。《八法手诀歌》主要论述针刺公孙、内关、临泣、外关、后溪、申脉、列缺、照海等奇经八脉八穴时运用针术手法的一些要领，按八法交会关系将八穴分为四组，针刺时可应用呼吸补泻、九六补泻、徐疾补泻等手法。《禁针穴歌》和《禁灸穴歌》是古人在临床实践中总结出来的经验教训，分别对二十三个穴位告诫后人不宜针刺，对四十五个穴位禁用灼灸之法。

学习古代刺法灸法类歌赋，重在根据文献记载的操作方法及要领，进行手法训练，仔细揣摩其手法操作机理和适应证，将历代医家有关针刺手法的论述撷其要，汲其真，选其精，不但能够掌握各种手法的渊源、机理及操作要领，也能够深入了解手技之精巧，并从古代针灸流派的学术争鸣中探索真理，以指导临床实践，更好地发挥针法的作用。同时在实践中善于总结，形成有个人特色的针刺技法。

第一节　金针赋

【指要】

"金针赋"首见于《针灸大全》一书，亦名"梓岐风谷飞经走气撮要金针赋"，相传为一位隐居西河号称泉石老人所著。金针赋专题论述法，包括"爪而切之，下针之法；摇而退之，出针之法；动而进之，催气之法；循而摄之，行气之法"，并重点介绍治病八法：烧山火、透天凉、阳中隐阴、阴中隐

阳、子午捣臼、进气之诀、留气之诀和抽添之诀。此外金针赋对通经接气的
"白虎摇头""青龙摆尾""苍龟探穴""赤凤逢源"等针法也作了叙述。现存
针灸书籍中所载之针术手法，多源于此赋。因而金针赋成为我国针灸史上影
响最大的一部针刺手法专著。

【歌赋】

观夫针道，捷法最奇①。
须要明夫补泻，方可起于倾危②。
先分病之上下，次定穴之高低③。
头有病而足取之④，左有病而右取之⑤，
男子之气，早在上而晚在下，取之必明其理⑥；
女子之气，早在下而晚在上，用之必识此时⑦。
午前为早属阳，午后为晚属阴⑧。
男女上下，凭腰分之⑨。

【诠释】

①观夫针道，捷法最奇：捷，快速，此指针法简便，收效迅速。针刺之道中，以《金
针赋》中论述的捷效之法最为奇妙。

②须要明夫补泻，方可起于倾危：倾，顷刻之间。危，危难，指病情严重。针道捷效
的关键在于明辨疾病虚实而及时施行补泻手法，方可收迅捷良效，救患者于倾危之际。说
明补虚泻实的原则不能违反，治病不分虚实，不明补泻，必定失败。特别是治疗内脏疾病
及严重病证，若不分补泻地乱针乱刺，往往可使病情恶化，轻病转成痼疾，沉疴导致不
救。临床上不少病证虚实盛衰交相混杂，实难辨明，若不明细洞察，应用时又不明补泻之
理，会犯"虚者更虚，实者更实"之弊误。因此要想达到针刺治病的疗效，必须通晓补泻
的道理，善于使用不同的补泻手法。

③先分病之上下，次定穴之高低："上下"和"高低"，均指"部位"而言。施针之
时须先辨明疾病所在病位的上下，在何经何部，再循经选穴，注意选穴的高低分寸，确保
选穴的准确性，并明晰病位所在与穴位前后上下的关系。

④头有病而足取之：即《内经》"九刺法"中之"远道刺"，即远离病灶的取穴方法，
是一种病患在上、取穴在下、上病下治、引而竭之，以治疗腑病的配穴刺法。因其取穴在
相隔甚远之处，故名"远道刺"。《灵枢·官针》："远道刺者，病在上取之下，刺府输
也。"腧穴的远治作用，以四肢部肘、膝关节以下的穴位最为显著。五脏六腑居于胸腹体
腔内，四肢肘膝关节以下的穴位虽然相距脏腑较远，但有很好的治疗作用。基于"经脉所

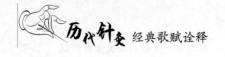

过，主治所及"的理论和腧穴远治作用的特性，临床广泛采用"上病下取"的远端取穴方法。《标幽赋》："泻络远针，头有病而脚上针。"

⑤左有病而右取之：由于经络在人体存在着左右交叉关系，所以两侧相应经络的腧穴也可以相互影响而发挥治疗作用，如左侧的面瘫可以取右侧的合谷，右侧的胁痛可以取左侧的阳陵泉，此为"左病右取""右病左取"，也是以经络为基础的腧穴远治作用。古代针法中有邪深、刺大经而深的"巨刺"和邪在表浅、刺其浅络的"缪刺"。"巨刺"是一种左病取右、右病取左、左右交叉取穴治疗疾病的方法，以刺经为主。应用时根据经脉左右贯通的理论，主要选用病痛对侧的穴位进行针刺。"缪刺"法也是一种左右交叉的互取配穴法，以刺络为主，凡身形有病痛，脉象无显著变化，邪客在络脉而未传入经者，皆可用缪刺之法。在取刺部位上，主要以四肢末端的井穴为主，浅行点刺，使其出血。《标幽赋》："交经缪刺，左有病而右畔取。"

⑥男子之气，早在上而晚在下，取之必明其理：男子之气，上午在腰部以上，下午在腰部以下。针刺之前需先明其上下区分之理、早晚分别之时。

⑦女子之气，早在下而晚在上，用之必识此时：男女之气，早晚上下各不相同。女子之气，上午在腰部以下，下午在腰部以上。根据《内经》有相关论述，荣气运行于脉中，一昼夜行五十周，到平旦之时与卫气会于手太阴之脉。卫气运行于脉外，昼行二十五周，夜行二十五周，至平旦之时与荣气会于手太阴之脉。关于气血运行分昼夜、上下、男女、早晚，杨继洲《针灸大成》认为脏腑、经络气血往来没有什么不同，男女分上下、早晚没有依据。现代针灸医家陆瘦燕认为"男女上下""午前午后"气之不同，是盛行于宋金时期理学派《河图》《洛书》阴阳思想的衍化，为学术渗透之产物，有一定的道理，不可轻弃。

⑧午前为早属阳，午后为晚属阴：早，指午时之前，属"阳"；晚，指午时之后，属"阴"。午时为日中 11 ~ 13 点，午前午后是阴阳转化的起点和界线。

⑨男女上下，凭腰分之：男女上下之分，是以腰为界。腰部以上者为"上"，腰部以下者为"下"。

【歌赋】

手足三阳，手走头而头走足①；
手足三阴，足走腹而胸走手②。
阴升阳降，出入之机③，
逆之者为泻为迎，顺之者为补为随④。
春夏刺浅者以瘦，秋冬刺深者以肥⑤。
更观元气厚薄，浅深之刺犹宜⑥。

【诠释】

①手足三阳，手走头而头走足：十二经脉循行路线虽各不同，但有一定规律可循。手三阴、手三阳、足三阴、足三阳均按其规律，由一定部位发起，然后走向另一部位，构成了一个连贯的通路。《灵枢·逆顺肥瘦》"手之三阳从手走头"，手阳明大肠、手少阳三焦、手太阳小肠三条经脉，一律从上肢手端发起，走向头面部位。"足之三阳从头走足"，足阳明胃、足少阳胆、足太阳膀胱三条经脉，一律从头面部位发起，走向下肢足端。

②手足三阴，足走腹而胸走手：《灵枢·逆顺肥瘦》"足之三阴从足走腹"，足太阴脾、足厥阴肝、足少阴肾三条经脉，一律从下肢足端发起，走向腹胸部位。"手之三阴从藏走手"，其中"藏"通"脏"，手太阴肺、手厥阴心包、手少阴心三条经脉，一律从胸腔内脏发起，走向上肢手端。

③阴升阳降，出入之机：十二经脉的循行有逆顺之分，有的由四肢走向躯干而呈向心性循行，有的由躯干走向四肢呈离心性循行。若将两手上举，则所有阴经皆向上行（足三阴经由足走腹，手三阴经由胸走手），此为"阴升"；所有阳经皆向下行（手三阳经由手走头，足三阳经由头走足），此为"阳降"。只要记住"阴升阳降"，十二经脉的循行走向就基本可以掌握。"出入"是从升降而言，气血按一定规律，在体内升降出入，循环不已，上下内外，无所不至。

④逆之者为泻为迎，顺之者为补为随：此指针刺补泻手法中的"迎随补泻"，主要根据人体营卫气血流行和经脉走向，以针尖逆顺经脉循行方向来区分补泻的方法。此法在《灵枢·九针十二原》提出的针刺补泻的原则性论述中，逐渐发展、演变出来。进针时针尖逆着经脉循行方向刺入的，为"迎而夺之"，可以牵制气血的运行而泻邪气，此为泻法；进针时针尖顺着经脉循行方向刺入的，为"随而济之"，可以推动气血的运行而扶正气，此为补法。迎随补泻法能调和营卫运行的有余或不足，用来治疗血气壅滞、经脉不通的病证。与《标幽赋》中"要识迎随，须明逆顺"意义相同。

⑤春夏刺浅者以瘦，秋冬刺深者以肥：即春夏季节及瘦弱之人宜浅刺；秋冬季节及肥壮之人宜深刺，《标幽赋》中说："春夏瘦而刺浅，秋冬肥而刺深。"人体与季节时令息息相关，人的生理状况受自然气候条件的影响，针刺深浅亦要与天地阴阳相应。春夏时节人体阳气行于上，在皮毛之间，故应刺浅；秋冬时节，人体阳气行于下，在分肉筋骨之间，故应刺深。针刺深浅结合季节时令的变异而有所不同，对提高针刺疗效有一定作用。

⑥更观元气厚薄，浅深之刺犹宜：指根据患者的气血充盈和运行情况来定针刺的深浅，人的体质有强弱、肥瘦的不同，针刺的深浅也就不能一样。《灵枢·终始》说："凡刺之法，必察其形气。"形体强盛者多气血旺盛，可以适当深刺，形体虚弱者多气血亏损，应当相应浅刺。体胖之人肌肉肥厚，需要刺深；体瘦之人肌肉削薄，需要刺浅。本源于《素问·刺要论》和《灵枢·逆顺肥瘦》。

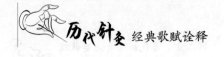

【歌赋】

原夫补泻之法，妙在呼吸手指①。
男子者大指进前左转，呼之为补②，
退后右转，吸之为泻③，
提针为热，插针为寒④；
女子者大指退后右转，吸之为补⑤，
进前左转，呼之为泻⑥，
插针为热，提针为寒⑦。
左与右各异，胸与背不同⑧，
午前者如此，午后者反之⑨。

【诠释】

①补泻之法，妙在呼吸手指：指针刺补泻与呼吸和手指操作有密切的关系。《素问·离合真邪论》："吸则内针，无令气忤；静以久留，无令邪布；吸则转针，以得气为故；候呼引针，呼尽乃去；大气皆出，故命曰泻。""呼尽内针，静以久留，以气至为故，如待所贵，不知日暮，其气以至，适而自护，候吸引针，气不得出，各在其处，推阖其门，令神气存，大气留止，故命曰补。"强调调整呼吸、针刺操作两者与补泻的关系，后世医家多沿袭此观点。《标幽赋》中"留吸母而坚长"和"疾呼子而嘘短"，即是继承这一观点的代表。此处强调呼吸与手法操作并重，是当时重视手法的针灸学派的理论支柱，有一定道理。

②男子者大指进前左转，呼之为补：男子为阳体，大指向前捻动使针左转，并在呼气时施以针刺操作，此为"阳遇阳相顺为补"，阴阳属性都属阳，与男子属阳相顺，则为补法。

③退后右转，吸之为泻：男子施针时，大指向后捻动使针右转，并在吸气时施以针刺操作，此为"阳遇阴相逆为泻"，阴阳属性都属阴，与男子属阳相逆，则为泻法。

④提针为热，插针为寒：男子施针时，向上提针操作属阳，阴阳属性相顺为热补；向下插针操作属阴，阴阳属性相逆为寒泻。

⑤女子者大指退后右转，吸之为补：女子为阴体，大指向后捻动使针右转，并在吸气时施以针刺操作，此为"阴遇阴相顺为补"，阴阳属性都属阴，与女子属阴相顺，则为补法。

⑥进前左转，呼之为泻：女子施针时，大指向前捻动使针左转，并在呼气时施以针刺操作，此为"阴遇阳相逆为泻"，阴阳属性都属阳，与女子属阴相逆，则为泻法。

⑦插针为热，提针为寒：女子施针时，向下插针操作属阴，阴阳属性相顺为热补；向上提针操作属阳，阴阳属性相逆为寒泻。

⑧左与右各异，胸与背不同：指左与右、胸与背的阴阳属性不同。男性患者胸腹部照前法操作为反作用，女性为正作用；男子背腰部照前法操作为正作用，女子为反作用。

⑨午前者如此，午后者反之：指午前属阳，午后属阴，道理同前。午前男性患者照前法操作为正作用，女性为反作用；午后男子照前法操作为反作用，女子为正作用。此处所论捻转、提插的针刺操作与男女、呼吸、寒热、胸背、午前午后的补泻关系，都是秉承阴阳之理推衍而来。按阴阳属性，左为阳，右为阴；男为阳，女为阴；提针外出为阳，插针内入为阴；呼气为阳，吸气为阴；热为阳，寒为阴；背腰为阳，胸腹为阴，午前属阳，午后属阴。阴阳与补泻的原则为"阳遇阳相顺为补，阳遇阴相逆为泻；阴遇阴相顺为补，阴遇阳相逆为泻"。

【歌赋】

是故爪而切之，下针之法①；

摇而退之，出针之法②；

动而进之，催针之法③；

循而摄之，行气之法④。

搓而去病，弹则补虚⑤；

肚腹盘旋，扪为穴闭⑥。

重沉豆许曰按⑦；轻浮豆许曰提⑧。

一十四法，针要所备⑨。

【诠释】

①爪而切之，下针之法：爪，即指之甲，并有抓之义。切，切掐，切按。"爪法"和"切法"均为针刺之前的辅助手法。爪法是揣定好穴位以后，以爪甲在穴位上切一印痕或做一记号，而定位进针的辅助手法。《针经指南》指出："爪者，凡下针用手指作力置穴，方有准也。"切法同爪法一样，也是揣定穴位后用指甲按掐以辅助进针的一种手法。《针灸问对》中指出："凡欲下针之时，用两手大指甲于穴旁上下左右四周掐而动之，如刀割之状，令气血宣散。"后人将"爪""切"合二为一，称为"爪切"，近代也常称为"爪切押手"。两者的区别是，"爪法"用指甲在穴位上直接掐按，主要以辅助定穴和协助进针为目的；"切法"用指甲在穴位周围切掐，主要以宣散气血和减轻疼痛为目的。爪法与切法都是用在进针之前，多配合使用，故称"爪而切之，下针之法"。

②摇而退之，出针之法：摇，摇动。退，退出。"摇法"和"退法"均为出针之时所用的辅助手法。摇法是出针时用手持针摇动针体，以泻实行气的一种针刺辅助方法。《针

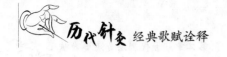

经指南》说："摇者，凡泻时，欲出针必须动摇而后出。"退法是将针由深而浅的出针法，还是出针时配合补泻的一种方法。《针经指南》中说："退者，为补泻欲出针时，各先退针一豆许，然后却留针，方可出之，此为退也。"出针时常用"摇法"摇大针孔，而后结合"退法"边摇边退，以引导邪气外出。故称"摇而退之，出针之法"。

③动而进之，催针之法：动，摇动。进，纳入。"动法"和"进法"均为催气而至的辅助手法。动法是运用摇、提、按、转等动作，使针体振动、摇动，从而推动经络之气的一种催气手法，通过连续不断地按、提、摇、转，使针体振动和摇动，在微动之中达到推动经络之气的目的。《针灸问对》："下针之时，如气不行，将针摇之，如摇铃之状，动而振之。"进法是由浅至深、渐次而进，获取针刺感应，使针能适应进深度的一种针刺方法，利用针体的由浅入深以促使气至。《针灸内篇》中说："凡针入穴，宜渐次从容而进，攻病者知酸、知麻、知痛，或似麻、似痛不可忍者即止。"动摇针身若与依次而进结合，按照一定的分寸，边动边进，可以加强针刺的得气感应，不得气者更可催气。若横卧针身而动摇，可以催气向针尖所指方向行进，故曰"动而进之，催气之法"。

④循而摄之，行气之法：循，沿循经络抚摩。摄，按切之意。"循法"和"摄法"均为以行气而用的辅助手法。循法是在进针前或针刺后用手指沿针刺穴位所属的经脉，或在穴位上下左右进行按揉、叩打，以促使针下气至并循经传导的辅助手法。《针经指南》说："循者，凡下针，于穴部分经络之处，用手上下循之，使气血往来而已。"摄法是在进针以后，用手指在针刺穴位所属经脉上下按切的辅助手法。《针经指南》中说："摄者，下针如气涩滞，随经络上下用大指甲上下切，其气血自得通也。"循揉抚摩与摄切按压结合同用，可使气血随经往来流行，故曰"循而摄之，行气之法"。

⑤搓而去病，弹则补虚：搓，搓转。弹，弹叩。"搓法"和"弹法"是一为除病、一为补虚的辅助手法。搓法是持针后如搓线状地单向搓转针柄，使肌肉纤维适度地缠绕针体，利用其牵拉作用以激发经气，加强针感和补泻作用的手法。《针灸大成》中说："指搓者，凡转针如搓线之状，勿转太紧，随其气而用之。"一般向左搓针属阳，为补为热，可治寒证，向右搓针属阴，为泻为寒，可治热证。补虚泻实、祛寒除热均为针刺治病之大法，故称"搓以去病"。弹法是在进针得气后，用手指弹叩针柄以增强针感的辅助手法。《医学入门》："弹者，补也，以大指与次指爪相交而迭。病在上，大指爪轻弹向上；病在下，次指轻弹向上，使气速行，则气易至也。"《针经指南》："弹者，凡用补时，可用大指甲轻弹针，使气疾行。如泻，不可用也。"弹针使气疾行，常用于虚证得气感不明显时，多于补法结合使用，故云"弹则补虚"。

⑥肚腹盘旋，扪为穴闭：盘旋，也称"盘法"，是专为肚腹等肌肉丰盈的部位而设的辅助手法。盘法是针刺提气后，将针倾斜做圆形盘旋环转的一种行气补泻手法。《针经指南》："盘者，为如针腹部，于穴内轻盘摇而已。"将针刺入腧穴深部，得气后提针至浅部或皮下，将针搬倒倾斜，向一个方向"如循环之状"地盘旋针体，反复施行，盘法可使针下气至而调和，有维持和加强针感的作用，从而提高针刺疗效。扪，抚按，触压。扪法是

出针后用手指揉按穴位的辅助手法。《针灸问对》："扪，补时出针，用手指掩闭其穴，无令气泄。"一般在施行开阖补法时，出针后用手指按摩针穴，使针孔闭合，穴闭气存。即《素问·离合真邪论》所谓"推阖其门，令神气存，大气留止"。

⑦重沉豆许曰按：豆，古代重量的计量单位。《说苑·辨物》："十六黍为一豆，六豆为一铢。"豆许，形容幅度和力度不可大，稍许即可。按，插按。按法是向下插针豆许，以增强针刺感应的方法。《医学入门》："按者，插也。"按就是向下插针，可以激发感应，临床常用此法来加强针感，补气助气。"重沉豆许曰按"即将针刺入后轻提起如黄豆那样大的距离，再把针按插下去。提插幅度和力度不要太大，具体距离要视临床需要而定。

⑧轻浮豆许曰提：提，上提，提起。提法是轻轻用力稍稍向上提针豆许，以减弱或消除针刺感应的方法。将针刺入深部行针得气后，慢慢向上轻轻提起，渐提渐浅。不宜提得太快，幅度不能过大，而应轻提浮起，幅度要小，提的时候也不要捻转针体，如此操作可使气随针起，感应减小。如《金针梅花诗钞》所言："将针刺入穴至一定深度得气后，将针在针孔内不断轻轻向外提起，渐提渐浅，则气自至于针下。"提法的作用主要是"提以抽气"，就是吸引针下之气使其上升，随针的提起使针下之气由深部到浅部，有引气上升、引邪外出的作用。对于针感过于强烈者，提法能减轻针感，使其恰到好处。

⑨一十四法，针要所备：自《素问·离合真邪论》提出"必先扪而循之，切而散之，推而按之，弹而怒之，抓而下之，通而取之，外引其门，以闭其神"，其中所提及的"扪""循""切""推""按""弹""怒""抓""引"等辅助手法，《黄帝内经》中称之为"辅针"。金元时期著名针灸家窦汉卿在此基础上，将辅助手法逐一阐释，提出了"动、推、搓、进、盘、摇、弹、捻、循、扪、摄、按、爪、切"十四字手法，简洁而实用，是继《内经》《难经》之后对针刺手法的又一大总结，实为系统研究手法的先驱，后世多有沿袭。其后虽然琼瑶真人在十四法的基础上又提出"琼瑶真人秘传神针手法"有二十四种之多，但似乎过于繁杂，流传不如十四法广。《金针赋》总结成"下针十四法"，评价为"一十四法，针要所备"。

【歌赋】

补者一退三飞，真气自归①；

泻者一飞三退，邪气自避②。

补则补其不足，泻则泻其有余③，

有余者为肿为痛曰实，不足者为痒为麻曰虚④。

气速效速，气迟效迟⑤，

死生贵贱，针下皆知⑥。

贱者硬而贵者脆，生者涩而死者虚⑦，

候之不至，必死无疑⑧。

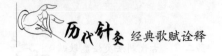

【诠释】

①补者一退三飞，真气自归：飞，进，《针灸问对》曰："飞，进也。""一退三飞"即"一退三进"。按穴位深度分为"天、地、人"三部，施行三进一退的补法操作，即徐疾补法时三进一退的操作方法。《灵枢·小针解》云："徐而疾则实者，徐内而疾出针也。"徐疾补泻的进退针原则是补法时进针慢而退针快，"一退三飞"的操作符合徐进疾退的原则，故为补，补则真气归聚。

②泻者一飞三退，邪气自避："一飞三退"即"一进三退"。按穴位深度分为"天、地、人"三部，施行一进三退的泻法操作，即徐疾泻法时一进三退的操作方法。《灵枢·小针解》云："疾而徐则虚者，疾内而徐出针也。"徐疾补泻的进退针原则是泻法时进针快而退针慢，"一飞三退"的操作符合疾进徐退的原则，故为泻，泻则邪气避消。

③补则补其不足，泻则泻其有余：指针灸治病的基本治则，即《灵枢·经脉》："盛则泻之，虚则补之。"补法有助于正气的恢复，凡是能鼓舞人体正气，使低下的功能恢复正常的方法就是补法；泻法有助于病邪的祛除，凡是能疏泄病邪，使亢进的功能恢复正常的方法就是泻法。通过补虚泻实，可以使机体偏盛偏衰的现象得以调整，阴平阳秘，相互协调，疾病便可治愈。

④有余者为肿为痛曰实，不足者为痒为麻曰虚：指邪气有余者，经络之气壅滞，表现为肿、为痛，属实证；正气不足者，经络之气枯涩，表现为痒、为麻，属虚证。

⑤气速效速，气迟效迟：指针刺后若得气迅速至则显效亦较快，若得气迟缓则获效较慢。《标幽赋》："气速至而速效，气迟至而不治。"针刺得气是人体正气、真气的反映，得气的快慢能够测知机体正气的盛衰，从而判断疗效快慢。一般得气迅速多为人体正气充沛、经气旺盛的表现，正气足，机体反应快，收效也快，疾病易于痊愈；经气迟迟不至者，多为人体正气虚弱衰退的表现，正气虚，机体反应迟缓，收效缓慢，病不易向愈。

⑥死生贵贱，针下皆知：贵贱，旧指人之地位高低。病情的轻重、患者的贫富贵贱，都能在针刺后依针感而判定。

⑦贱者硬而贵者脆，生者涩而死者虚：贱者硬，劳作之人腠理致密，形体丰满坚硬，针难进入；贵者脆，王公贵人腠理不密，形体脆弱，针易刺入。《灵枢·根结》"王公大人，血食之君，身体柔脆，肌肉软弱，血气剽悍滑利"引申而来。生死，此言病情轻重，病轻易治者为生，病重不治者为死。生者针下沉涩气易至，死者针下空虚而气不至。

⑧候之不至，必死无疑：候，静候气至的方法，也称"候气"。《素问·离合真邪论》："静以久留，以气至为故。"一般在用过催气手法后，经气仍然不至的，以"留针候气"之法，将针留置在穴内不动，以等候经气到来。久候气仍不至者，则必死无疑。此为患者体质极度虚弱，正气欲脱，不能应针，因此预后不良。《难经·七十八难》："不得气，是谓十死九不治。"如果针刺后反复施用手法而患者始终无感应，则收效极为困难。

【歌赋】

且夫下针之先，须爪按重而切之①，
次令咳嗽一声，随咳下针②。
凡补者呼气，初针刺至皮内，乃曰天才③；
少停进针，刺入肉内，是曰人才④；
又停进针，刺至筋骨之间，名曰地才⑤。
此为极处，就当补之⑥，
再停良久，却须退针至人之分⑦，
待气沉紧，倒针朝病，进退往来⑧，
飞经走气，尽在其中矣⑨。

【诠释】

①下针之先，须爪按重而切之：下针之先，在此处即为针刺开始之前。爪按重而切之，即下针十四法中的"爪切"法，在穴位上重切一个"十字缝纹"使取穴准确，并可使经络气血宣散通达，减轻患者恐惧心理，减少肌肤紧张度。爪切法还可分筋别骨，拨开血管，以易进针，不致损伤筋骨、血脉和脏器。

②次令咳嗽一声，随咳下针：进针前令患者咳嗽一声，随咳破皮进针，以免损伤神气。"随咳下针"是古代通用的进针法，令患者咳嗽一使注意力分散，能减轻针刺疼痛和恐惧，此法目前仍在民间应用。

③凡补者呼气，初针刺至皮内，乃曰天才：天才，三才之一，"三才"即天才、人才、地才，此处指针刺时腧穴深度的分层。将腧穴深度分为三层，上1/3为"天才"，中1/3为"人才"，下1/3为"地才"。"天才"即是初针至皮内，在腧穴深度的浅层。据《素问·离合真邪论》，进针时当配合呼气之法。《针灸大成》："随咳进针，长呼气一口，刺入皮三分，针手经络者，效春夏停二十四息。针足经络者，效秋冬停三十六息。催气针沉，行九阳数，捻九撅九（撅，提插），号曰天才。"

④少停进针，刺入肉内，是曰人才：按腧穴深度分层，中1/3为"人才"，即再将针刺入肌肉之间，在腧穴深度的中层。《针灸大成》："少停呼气三口，徐徐刺入肉三分，如前息数足，又觉针沉涩，再以生数行之，号曰人才。"

⑤又停进针，刺至筋骨之间，名曰地才：按腧穴深度分层，下1/3为"地才"，即最后将针刺至筋骨之间，在腧穴深度的深层。《针灸大成》："少停呼气二口，徐徐插筋骨之间，如前息数足，复觉针沉涩，再以生数行之，号曰地才。"

⑥此为极处，就当补之：指针至"地才"为最底部，此前的操作就是"三才"补法

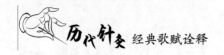

的操作过程。《针灸大成》："再推进一豆许，谓之按，为截，为随也，此为极处。"

⑦再停良久，却须退针至人之分：将针在最底部"地才"处静留一段时间，再将针上提退针到中层"人部"，以便施行进一步的手法操作。

⑧待气沉紧，倒针朝病，进退往来：待气至沉紧时，转针头向病所，自觉针下热，虚羸痒麻，病势各散。自觉针下微沉之后，转针头向上，插进一豆许，动（横卧针身而摇动，即"动而进之，催气之法"）而停之，吸之乃去，徐入疾出（徐疾补法的原则，用以总结补法的全过程操作），其穴急扪之（开阖补法）。此种操作即是飞经走气、行气至病所的全部手法。

⑨飞经走气，尽在其中矣：指以上操作中包括"飞经走气"的操作，适用于施术穴位在病所下方者。先在施术穴位行补法，待真气已补而实，再施飞经走气之法引导经气上行病所，弥补其不足，若直接在病所施术，则可不用飞经走气之法。

【歌赋】

凡泻者吸气，初针至天①，
少停进针，直至于地②，
得气泻之，再停良久③，
即须退针，复至于人④，
待气沉紧，倒针朝病，法同前矣⑤。
其或晕针者，神气虚也⑥，
以针补之，以袖掩之⑦，
口鼻气回，热汤与之⑧，
略停少顷，依前再施⑨。

【诠释】

①泻者吸气，初针至天："三才"泻法的针刺操作，与前"三才补法"相对。据《素问·离合真邪论》，进针时当配合吸气之法，按"一进三退"的层次，也有"飞经走气"调气之法。三才泻法操作时要吸气，初进针时刺至天部。《针灸大成》："泻法之针，插入三分，刺入天部。"

②少停进针，直至于地：在天部稍停顿后，将针直刺入地部，即筋骨之间，在腧穴深度的深层。

③得气泻之，再停良久：良久，很长一段时间。针在地部得气沉紧、捻搓不动之时，如前停针一段时间。《针灸大成》："提退一豆许，得气沉紧，捻搓不动，如前息数足。"

④即须退针，复至于人：此句省略了一些操作步骤，杨继洲注解较为详备。《针灸大

154

成》："行六阴之数，捻六撅六，吸气三口回针，提出至人部，号曰地才。又待气至针沉，如前息数足，以成数行之，吸气二口，回针提出至天部，号曰人才。又待气至针沉，如前息数足，以成数行之，吸气回针，提出至皮间，号曰天才。退针一豆许，谓之提，为担、为迎也，此为极处。静以久留，仍推进人部。"此为"三才"泻法操作的全过程。

⑤待气沉紧，倒针朝病，法同前矣：即"三才"泻法结合"飞经走气"使病所邪实之气，下针退至针下疏泄的针刺操作。《针灸大成》："待针沉紧气至，转针头向病所，自觉针下冷，寒热肿痛，病势各退。针下微松，提针一豆许（此为提插行气法，提针使邪气退流至针下），摇而停之，呼之乃去，疾入徐出（徐疾泻法），其穴不闭也（开阖泻法）。""三才"泻法适用于施术穴位在病所下方。先在施术穴行泻法，待经络中邪气已泻而虚后，再施飞经走气之法，引导邪气从病所下行至针下。同样，若直接在病所施术，可不用飞经走气之法。

⑥其或晕针者，神气虚也：晕针，由针刺而引起晕厥现象，往往在针刺过程中突然发生，是一种最为常见的针刺不良反应。古人认为晕针是神气虚，不能上承于脑所致。很多晕针患者往往可从体质上找到原因，在过度劳累或大出汗、大吐大泻的情况下，身体消耗比较严重，容易发生晕针。体质虚弱、常患慢性疾病的人也容易晕针。晕针不仅可由"神气虚"所致，亦可因"胆怯"而生，《针灸大成》："晕从心生，心不惧怕，晕从何生？"

⑦以针补之，以袖掩之：以针补之，对晕针可施以针刺补法予以救治。《针灸大成》："如针肝经之穴晕，即补肝之合，针入即苏，余仿此。或有投针气晕者，即补足三里，或补人中。"肝经合穴曲泉为肝经之母穴，此即针某经晕，则针该经母穴即可。足三里为胃经合穴，胃是五脏六腑之海，乃生化气血之所在，补足三里即补胃气，使胃气行于周身，亦犹海之行云于天下，气血周行，则无晕针之虑。人中是任督二脉交接之处，任脉为"阴血之海"，督脉为"阳气之海"，人中乃阴阳之气交贯出入之所，善能醒神宁厥。故人中、足三里二穴相配可治"气晕"之晕针。以袖掩之，为晕针患者加盖衣被。患者晕针后多出冷汗，四肢冰凉，应加盖衣被注意保暖。

⑧口鼻气回，热汤与之：口鼻气回，指患者呼吸转为平稳。热汤，温水。晕针后因全身出汗，机体津液过分消耗，饮用温水不但可以补充津液损失，而且能兴奋机体，帮助血液循环，以助恢复常态。

⑨略停少顷，依前再施：少顷，片刻。稍停休息片刻后，方可按其治法继续施术。

【歌赋】

及夫调气之法，下针至地之后，复人之分①，
欲气上行，将针右捻；欲气下行，将针左捻②；
欲补先呼后吸，欲泻先吸后呼③。
气不至者，以手循摄，以爪切掐，

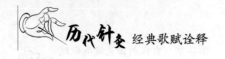

以针摇动，进捻搓弹，直待气至④。
以龙虎升腾之法⑤，
按之在前，使气在后；按之在后，
使气在前，运气走至疼痛之所⑥。
以纳气之法，扶针直插，复向下纳，使气不回⑦。
若关节阻涩，气不过者，以龙虎龟凤通经接气⑧，
大段之法，驱而运之⑨，
仍以循摄爪切，无不应矣，此通仙之妙⑩。

【诠释】

①调气之法，下针至地之后，复人之分：调气之法，即行气之法，即欲气行向所针穴位之上下感应，多在病所邻近或远处取穴时应用，包括针向行气、捻转行气、提插行气等，此处主要指捻转行气法。"下针至地之后，复人之分"指在下针至地部之后，再提至人部，然后行调气之法。以天部应皮肉之气，地部应筋骨之气，人部应血脉之气。

②欲气上行，将针右捻；欲气下行，将针左捻：根据《素问·五运行大论》"上者右行，下者左行"的道理，如欲使针感上行，则将针向右捻转；欲使针感下行，则将针向左捻转。

③欲补先呼后吸，欲泻先吸后呼：即呼吸补泻的操作方法。呼吸补泻是患者在呼气与吸气时，根据进针、出针的不同来分补泻的。在呼气时将针刺入穴位、吸气将尽时把针提出为补法，在吸气时将针刺入穴位、呼气将尽时把针提出为泻法。因呼气时进针，气出而针入，使气与针不相遇，以益正气之不足；吸气时出针，可不使真气外出，如此呼进吸出，而起到"补"的作用。而在吸气时进针，气随针入，针重与邪气相逢，以泻其有余；呼气时出针，可使邪气随针外出，如此吸进呼出，而起到"泻"的作用。一般运用呼吸补泻，患者应采用自然、深而缓慢的腹式呼吸。欲行补法，则先呼气后吸气；欲行泻法，则先吸气后呼气。

④气不至者，以手循摄，以爪切掐，以针摇动，进捻搓弹，直待气至：指调气之法必须在得气的基础上完成，若不得气就要先施用行针催气法。行针催气法是在针刺入穴位后，通过相应的手法，促使经气流行，气至针下的方法。催气作为促使得气的施术手法，常在针刺未得气时使用。"以手循摄，以爪切掐，以针摇动，进捻搓弹"即是"下针十四法"中的"爪切""摇动""进捻""搓弹"等法，通过行针的动作来达到催气、行气目的。

⑤以龙虎升腾之法：龙虎升腾，又称"龙虎飞腾"、"龙虎升降"，是以捻转、提插补泻手法与行气法相结合而形成的针刺手法。在进针后，先在天部左盘一圈，紧按至人部，在提至天部，再右盘一圈；按至人部，提至天部，然后用中指按住针身，微向下插，边捻

边推针入内。如此反复9次，并配合弹针法，称为"青龙纯阳之数"。其作用可引天部的阳气深入，又名"龙降"。然后进针地部，先右盘一圈，提至人部，再按至地部，左盘一圈，提至人部，再按至地部，然后用拇、中二指夹住针身，微向上提，边捻边提针向外。如此反复6次，并配合弹针法，称为"白虎纯阴之数"，其作用可引地部的阴气浅出，又名"虎升"。龙为阳应降；虎为阴应升，两者配合而称"龙虎升降"。此法以盘为主，并应用九六、提插补泻法，补泻兼施，龙降虎升，目的在于引导阴阳之气，调和营卫，纠正阴出阳位，阳入阴分，阴阳易居，气血以并的病理矛盾，故可治疗各种气血营卫虚实失调的疾病，尤其适宜于各种疼痛、发痒、麻木以及痹证、痿证、瘫痪等。

⑥按之在前，使气在后；按之在后，使气在前，运气走至疼痛之所："按之在前，使气在后"，即用手按住穴位的前方，使针感向后传导；"按之在后，使气在前"，即用手按住穴位的后方，使针感向前传导。此种操作为"按压关闭"法或"按压行气"法，目的是更好地控制针感传导方向，用手按压可使一端的经脉关闭，让经气沿经脉向另一端传运行，直达病所。

⑦以纳气之法，扶针直插，复向下纳，使气不回：纳气之法，即"纳气法"，是以提插为主，或结合呼吸、捻转施行的补泻手法。因本法操作时要浅、深、上、下提插搜寻，一提再提，一按再按，所以也名"抽添法"，是一种重要的调气之法。

⑧若关节阻涩，气不过者，以龙虎龟凤通经接气：龙虎龟凤，即"青龙摆尾""白虎摇头""苍龟探穴""赤凤迎源"四法，合称为"通经接气四法"。如果遇到关节及气血阻滞、凝涩不通之处，用一般调气法仍不得过者，可运用青龙摆尾、白虎摇头、苍龟探穴、赤凤迎源等具有通经接气作用的方法。

⑨大段之法，驱而运之：段，远。大段之法指龙、虎、龟、凤四法，有向远处病所行气的作用，可作通经接气之用。

⑩仍以循摄爪切，无不应矣，此通仙之妙：应用通经接气之法时，可以并用循、摄、爪、切等辅助手法，则无有不应效，这是非同一般的玄妙之法。

【歌赋】

况夫出针之法，病势既退，针气微松①，

病未退者，针气始根，推之不动，转之不移②，

此为邪气吸拔其针，乃真气未至，不可出之③；

出之者其病即复，再须补泻④，

停以待之，直候微松，方可出针豆许，摇而停之⑤。

补者吸之去疾，其穴急扪⑥；

泻者呼之去徐，其穴不闭⑦。

欲令腠密，然后吸气⑧，

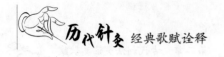

故曰：下针贵迟，太急伤血^⑨；
出针贵缓，太急伤气^⑩。
已上总要，于斯尽矣。

【诠释】

①出针之法，病势既退，针气微松：出针，亦叫"起针""退针"，是在针刺达到目的或经过留针后，将针从人体穴位处取下来，是针刺过程中的最后一个操作步骤。《针灸大成》："拔针一法最为良，浮沉滑涩任推详，势如取虎身中尾，此诀谁知蕴锦囊。"在针刺补泻之后，必须辨别针下感觉，不可莽出。已补而实，要使针下原来空虚松滑的感觉转为沉重而若有所得；已泻而虚，要使针下原来紧涩的感应转为松滑而若有所失。《灵枢·终始》"邪气来也紧而疾，谷气来也徐而和"，邪气与真气的到来，在针下可以感知区别。如果病势已退，则针下会有稍许松动之感。《医经小学》："出针不猛出，须作三四次徐转出之则可无血，若猛出必见血也。"《素问·补遗》："动气至而即出针，此猛出也。然与此不同，大抵经络有凝血，欲大泻者，当猛出，若寻常补泻，当依此可也，亦不可不辨。"

②病未退者，针气始根，推之不动，转之不移：始，《针灸大成》中作"如"。邪气未退，针下沉紧涩滞，即有"推之不动，转之不移"之感。

③邪气吸拔其针，乃真气未至，不可出之：病未退者邪气吸拔针体，是真气未至，不能出针。

④出之者其病即复，再须补泻：复，复发。如果鲁莽操作，猛出针，则患者的病情就会复发。正确的方法是再施行补泻操作，祛除病邪。

⑤停以待之，直候微松，方可出针豆许，摇而停之：再次施行补泻操作后停针等待，直到达到针下松动时才可出针，且出针亦不可快，要先试着出针"豆许"，再摇动针体感知针下感觉，然后出针。

⑥补者吸之去疾，其穴急扪：欲施以补法者，吸气时疾出针并急扪其穴，此为呼吸补泻、徐疾补泻与开阖补泻三者出针"补法"的操作。

⑦泻者呼之去徐，其穴不闭：欲施以泻法者，呼气时慢出针不按压穴位，此为呼吸补泻、徐疾补泻与开阖补泻三者出针"泻法"的操作。

⑧欲令腠密，然后吸气：若想让皮肤腠理紧密，出针之后要吸气。"吸气"在某些注文中作"调气"，从文义看更为适宜。

⑨下针贵迟，太急伤血：针入之后要徐徐进针，太急易伤血，视为总结进针的操作要领。何若愚《流注指微赋》："针入贵速，既入徐进。"

⑩出针贵缓，太急伤气：出针要区别针下之感，不可猛出针，猛出易伤气，视为总结出针的操作要领。何若愚《流注指微赋》："出针贵缓，急则多伤。"

【歌赋】

考夫治病，其治有八①：

一曰烧山火，治顽麻冷痹②。

先浅后深，凡九阳而三进三退，慢提紧按③，

热至，紧闭插针，除寒之有准④。

二曰透天凉，治肌热骨蒸⑤，

先深后浅，用六阴而三出三入，紧提慢按⑥，

徐徐举针，退热之可凭⑦。

皆细细搓之，去病准绳⑧。

【诠释】

①考夫治病，其治有八：明代针灸医家徐凤重视针刺手法，特地列出烧山火、透天凉、阳中隐阴、阴中隐阳、子午捣臼、龙虎交战、进气法与留气法、抽添法等八种（实为九种）复式手法，奠定了针刺手法的理论基础。这八种手法在复式针刺手法中占有相当重要的地位，统称之为"治病八法"。

②一曰烧山火，治顽麻冷痹：烧山火，针刺"治病八法"之第一法，善治顽麻冷痹。烧山火是纯补法（徐疾补泻之补法、提插补泻之补法、九六补泻之补法、开阖补泻之补法）结合应用的综合操作手法，因在施术时患者常有针下温热的感觉，故名"烧山火"。《素问·针解》："刺虚则实之者，针下热也，气实乃热也。"烧山火操作时先将针刺部位深度等分为浅、中、深三层，即天、人、地三部。呼气进针，由天至地分三部进针，每部紧按慢提九次，然后由地部直退至皮下，称之为一度，这样反复三次为三度，此时患者自觉局部或全身有温热感，施术结束后，出针时吸气，并揉闭其孔。若无热感，不宜再次使用此法。《针灸大成》："烧山火能除寒，三进一退热涌涌。"

③先浅后深，凡九阳而三进三退，慢提紧按："先浅后深"即"补者一退三飞（进）"，指进针后由皮下至腧穴一定深度的进退针操作，烧山火进针时要按补的原则"徐而疾"，由浅入深，逐层引导阳气下入。"九阳"指操作中用"九六补泻"的九阳数，操作9次，即"烧山火"在"三进"时，必须分别在天、人、地三部依次用提插补法，"慢提紧按"9次。"三进三退"，即烧山火的"三进一退"，可以反复三次而成为一个操作程序。"慢提紧按"中"提""按"是指提针与插针时用力的轻重，由《难经·七十八难》中"推而内之"为补化裁而来，主要说明烧山火应用提插补法。

④热至，紧闭插针，除寒之有准：插，此处应是"出"之误。烧山火手法后的出针法，为疾出针而扪闭其穴，是"开阖补泻"中补法的操作使用。《灵枢·官针》："补必用方，外引其皮，令当其门，左引其枢，右推其肤，微旋而徐推之，必端以正，安以静，坚

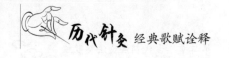

心无解，欲微以留，气下而疾出之，推其皮，盖其外门。"

⑤二曰透天凉，治肌热骨蒸：透天凉，针刺"治病八法"之第二法，善治顽麻冷痹。透天凉是纯泻法（徐疾补泻之泻法、提插补泻之泻法、九六补泻之泻法、开阖补泻之泻法）结合应用的综合操作手法，因在施术时患者常有针下寒凉的感觉，故名"透天凉"。《素问·针解》："满而泄之者，针下寒也，气虚乃寒也。"透天凉操作时亦先将针刺部位等分为天、人、地三层。吸气进针，行针得气后，直插地部，分三部退针，每部紧提慢按6次，退至皮下，称为一度，这样反复三次为三度，此时患者自觉局部或全身有寒凉感，出针时呼气，不闭其孔。若无凉感，不宜再次使用此法。《针灸大成》："透天凉能除热，三退一进冷冰冰。"

⑥先深后浅，用六阴而三出三入，紧提慢按："先深后浅"即"泻者一飞（进）三退"，指进针后由皮下至腧穴一定深度的进退针操作，透天凉出针时要按泻的原则"疾而徐"，由深出浅，逐层引导阴气上出。"六阴"指操作中用"九六补泻"的六阴数，操作6次，即"透天凉"在"三退"时，必须也在地、人、天三部依次用提插泻法，"紧提慢按"6次。"三出三入"，即指透天凉的"一进三退"反复操作三次而成为一个操作程序。"紧提慢按"由《难经·七十八难》中"动而伸之"为泻化裁而来，主要说明透天凉应用提插泻法。

⑦徐徐举针，退热之可凭：举，即"出"之义。透天凉手法后的出针法，为徐出针，摇大其孔，而不闭其穴，是"开阖补泻"中泻法的操作使用。《灵枢·官针》："泻必用圆，切而转之，其气乃行，疾而徐出，邪气乃出，伸而迎之，摇大其穴。"

⑧皆用细搓之，去病准绳：指在烧山火、透天凉之后，也可结合捻转补泻搓针操作，即在烧山火时"紧按"可结合左转，左转常可产生热感；透天凉时"紧提"可结合右转，右转常可产生凉感。

【歌赋】

三曰阳中隐阴，先寒后热①，
浅而深，以九六之法，则先补后泻也②。
四曰阴中隐阳，先热后寒③，
深而浅，以六九之方，则先泻后补也④。
补者直须热至，泻者务待寒侵⑤，
犹如搓线，慢慢转针⑥，
法浅则用浅，法深则用深，二者不可兼而紊之也⑦。

【诠释】

①三曰阳中隐阴，先寒后热：阳中隐阴，针刺"治病八法"之第三法，是一种寒热交

错、虚实夹杂、补泻兼施的手法，由徐疾、提插、九六等基本补泻法中的补法组成，因本法以补为主，补中有泻，故名"阳中隐阴"。目前常以"二进一退"的方法操作，以徐疾补泻和提插补泻法组合而成"二补一泻"的形式。操作时先将针刺部位深度分成二等分，先在浅层施提插补法，紧按慢提，行9次；再插至深层施提插泻法，紧提慢按，行6次，退至皮下，称为一度。继续反复施术至适度而止。阳中隐阴是一种多补少泻、以补为主、先补后泻、补中有泻的手法，受术者感到先热后凉，适用虚中夹实，或先寒后热之证。

②浅而深，以九六之法，则先补后泻也："阳中隐阴"针刺操作中，先进针五分，行九阳之数的手法，此为"一进"；后进至一寸，行六阴之数的手法，这是徐疾补泻的"二进"；手法完毕后从一寸处退至皮下，这是"一退"。"二进一退"即先浅后深的"徐而疾"补法。"九六之法"指阴中隐阳先行9数而后行6数，故称九六之法。但九与六均为数量代词，不包括具体的操作方法。

③四曰阴中隐阳，先热后寒：阴中隐阳，针刺"治病八法"之第四法，亦是一种寒热交错、虚实夹杂、补泻兼施的手法，由徐疾、提插、九六等基本补泻法中的泻法组成，因本法是以泻为主，泻中有补，故名"阴中隐阳"。目前常以"一进二退"的方法操作，以徐疾补泻和提插补泻法组合而成"二泻一补"的形式。操作时先将针刺部位深度二等分，先插至深层行提插泻法，紧提慢按，行6次，退至皮下；再在浅层行提插补法，紧按慢提，行9次，称为一度。继续反复施术至适度而止。阴中隐阳是一种多泻少补、以泻为主、先泻后补、泻中有补的手法，受术者感到先凉后热，适用实中夹虚，或先热后寒之证。

④深而浅，以六九之方，则先泻后补也："阴中隐阳"针刺操作中，先进针直刺一寸，这是一进；在深部施行六阴数后，从一寸处退至五分处，行九阳数手法，这是"二退"。"一进二退"即先深后浅的"疾而徐"泻法。"六九之方"指阴中隐阳先行6数而后行9数，故称六九之法。

⑤补者直须热至，泻者务待寒侵：施用九阳数补时，须与能产生热感的手法结合；施用六阴数泻时，应和能产生凉感的手法合用。"提插补泻"若与"九六补泻"结合，是产生寒热感的关键。施行九阳数时应"慢提紧按"，行六阴数时应"紧提慢按"。

⑥犹如搓线，慢慢转针："阳中隐阴""阴中隐阳"与"烧山火""透天凉"一样，可在"紧按"时结合左转针，在"紧提"时并施右转针，以加强产生寒热感的效应。

⑦法浅则用浅，法深则用深，二者不可兼而紊之也：紊，乱。强调手法的关键是要操作时层次分明，阳中隐阴应"先在浅层行补法，后在深层行泻法"；阴中隐阳应"先在深层行泻法，后在浅层行补法"。"阳中隐阴"和"阴中隐阳"二法不能同时兼用，不能含糊不清而致紊乱。

【歌赋】

　　　　　　　五曰子午捣臼，水蛊膈气①，
　　　　　　　落穴之后，调气均匀，针行上下②，

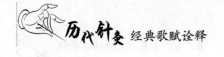

九入六出，左右转之，十遭自平③。

六曰进气之诀，腰背肘膝痛，浑身走注疼④，

刺九分，行九补⑤，

卧针五七吸，待气上下⑥，

亦可龙虎交战，左捻九而右捻六⑦，是亦住痛之针⑧。

【诠释】

①五曰子午捣臼，水蛊膈气：子午捣臼，针刺"治病八法"之第五法，是一种以捻转、提插为主，并结合徐疾补泻而组成的复式手法，善治阳虚阴盛、水蛊膈气之病。阳生于"子"时，阴生于"午"时，古代炼丹家常在子、午这两个时辰，捣和药物于窝臼之中，欲诸药调匀，以杵捣之，故称"子午捣臼"。水蛊膈气多由阴阳失和所致，针刺入穴内调摄阴阳二气，使气血匀调，而水蛊膈气自可治愈。子午捣臼在进针得气后，插针用紧按慢提，左转九次，提针用紧提慢按，右转六次，如此反复操作。本法能导引阴阳之气，壮阳以制水，补阳兼泻阴，通利经气，用治阳气不行、水湿泛滥所致的水肿、膨胀。

②落穴之后，调气均匀，针行上下：指针刺操作时，针入穴后，为调摄阴阳二气，上下提插，如杵捣臼，反复操作，使气调匀。捣臼是古代用杵在臼内舂米之状，并不完全与提插相同。捣臼的动作，上提的速度较慢，下捣之时速度较快，力量也大于提，故向下插按时的针感应较向上提针。而且子午捣臼法不论进还是退，都在不停地进行捻转操作，即《针灸大成》所说的"左右转之不已"。这主要是由于组织摩擦的阻力不可能直捣穴区，必须带有一定的捻转动作，捻转不但便于进捣，还可使针感保持连续性，如此便可使"调气均匀"。故本法是一种缓和操作的刺激方法，虽然"针捻千遭"，但针感并不强烈，能使患者从容自在，安然接受。《针灸聚英》："子午捣臼达者稀，九入六出莫更移，万病自然合天数，故教病者笑微微。"对于针感不敏感者施用此法操作，属于补的作用；而对于针感过于敏感者，则具有泻的作用。

③九入六出，左右转之，十遭自平："十遭自平"中的"十"，为"千"之误。"九入六出"是"三才进退"针法中"三进二退"为补之法，反复操作三度的操作方法。"左右转之"是指提插补泻中可结合捻转补泻，左右操作。《针灸大成》："子午捣臼，上下针行，九入六出，左右不停。且如下针之时，调气得匀，以针行上下，九入六出，左右转之不已，必按阴阳之道，其症即愈。"子午捣臼的操作是进针后，将腧穴深度分为三层，先在天部施"慢提紧按"三次，每次行针二十七数，三次行针而成八十一数，并在"紧按"时结合左转；次进至人部提插、捻转亦如前；最后进至地部，在操作如前。这是"三进"的过程。然后将腧穴分为二层，先在深部施"紧提慢按"二次，每次一十八数，二次行针而成三十六数，并在"紧提"时结合右转，再退至浅部，施术同前。这是"二退"的过程。"三进二退"是为一度，如此三度，为"九进六退"，即"九入六出"。每度中"慢提

紧按"兼"左转"行针 81×3＝243 次，"紧提慢按"兼"右转"行针 36×2＝72 次，计 315 次。三度行针则为 315×3＝945 次，接近"针捻千遭"之数，故曰"千遭自平"。由于提插补泻与左右转针均是依据阴阳顺逆的关系发展而来，善能调整阴阳之偏胜与偏衰，手法的结构是综合了三度三进二退（徐疾补法），计九度提插、捻转补法及六度提插、捻转泻法而成，补多泻少，是以补为主、补中有泻、补阳泻阴的方法。

④六曰进气之诀，腰背肘膝痛，浑身走注疼：进气之诀，即"进气法"，又称"运气法"，针刺"治病八法"之第六法，是一种在穴位深层行提插补法，并配合针尖方向与吸气，以调节针感走向的手法。本法能运进经气，可促使气至病所，是补泻手法与行气法的结合，而名"进气法"。由九六、提插等基本补泻手法组成，有宣通经气，止痛作用，善治腰背肘膝或浑身走注疼痛等。

⑤刺九分，行九补：指针刺操作中刺入九分，即"天部"，然后行"九阳之数"，以引天部之阳气入。操作时将针刺入穴位深层九分处，得气后在该处行提插补法，即紧按慢提手法 9 次，或 27 次、49 次、81 次，具体次数和幅度可根据病证轻重而定。

⑥卧针五七吸，待气上下：卧针，扳倒针身横卧。指待针下气满，阳气隆至之时，稍提针二、三分许，向病所卧倒针身，即针尖向病所处斜刺，并嘱患者连续有意识地用鼻吸气 5~7 次，留针片刻，催气上行，待气至病所后，再缓慢出针，疾速按闭针孔。这是为了加强针感促使传导，采用针尖向病所、将针身横卧扳倒压在皮肤上的方法。由于针尖翘起牵拉组织，使针感增强；而针柄倒向一侧，针体的压迫可以阻断针感的反向传导，更易传至病所。在扳倒针柄后，令患者深呼吸，让呼吸运动参与针感的传导。因为深呼吸时，全身不少肌肉参与运动，并在吸气时压迫胸腹腔的血管，使其他部位的血流增加。这种深呼吸运动，会使针感缓慢地增强，对针感向病所传导有促进作用。此法的针感传导缓慢而隐现，患者感觉舒适，易于接受，对肌肉、关节疼痛有良好的治疗效果，实属优良的导气法。

⑦龙虎交战，左捻九而右捻六：龙，指左转；虎，指右转。左转、右转两法反复交替进行，称为"交战"。"龙虎交战"是一种补泻兼施的综合手法，以捻转为主，配以九六法而组成。通过反复交替捻转，以镇痛止疼。《针灸大成》："凡用针时，先行左龙而右捻，凡得九数，阳奇需；却行右虎则右捻，凡得六数，阴偶对也。乃先龙后虎而战之，以得气补之，故阳中隐阴，阴中隐阳，左捻九而右捻六，是住痛之针，乃得返复之道，号曰龙虎交战。"进针至适当深度，并促使针下得气后，先用拇指向前左转 9 次以行龙，使九阳数足；再用拇指向后右转 6 次以行虎，使六阴数足。如此左转、右转交替，反复施行操作，先龙后虎交替往复，促使气血运行。如欲先补后泻，可先左转、后右转；如欲先泻后补，可先右转、后左转。本法亦可分层操作，在天、人、地三部俱一补一泻，施行龙虎交战手法。

⑧是亦住痛之针：指"龙虎交战"之法与"进气之诀"同为住痛之法，但"龙虎交战"以疏通局部壅塞之气为目的，宜于病所局部或邻近施术时应用；"进气法"以行气至

病所为目的，故宜于病所远处施术应用。龙虎交战是针刺手法中一种最强烈的刺激方法，历来将它用于镇痛有良好的效果。临床实践证明镇痛的作用与捻针的方向无关，主要在于捻转的次数、捻转的角度。当针刺入穴位时，朝一个方向（无论左或右）捻到一定次数，都会产生组织纤维缠绕针体、扯拉针感组织的现象，从而发生强烈的针刺感应。捻的角度愈大、次数愈多，针感则愈强。如果单用捻转达不到所要求的强度时，可加以提和插动作以增强针感。龙虎交战的每一步骤，都需要多次且反复的操作，这种较长时间的强烈刺激，也是其镇痛作用的主要因素。龙虎交战具有疏通经气、止痛之功，对一切疼痛较剧的病证，使用疗效最佳。

【歌赋】

七曰留气之诀，痃癖癥瘕①，
刺七分，用纯阳②，
然后乃直插针，气来深刺，提针再停③。
八曰抽添之诀，瘫痪疮癞④，
取其要穴，使九阳得气⑤，
提按搜寻，大要运气周遍⑥，
扶针直插，复向下纳，回阳倒阴⑦，
指下玄微，胸中活法，一有未应，反复再施⑧。

【诠释】

①七曰留气之诀，痃癖癥瘕：留气之诀，即"留气法"，又称"流气法"，针刺"治病八法"之第七法，是由提插、九六、疾徐等基本补泻手法组成的复式手法。"痃"是形容脐的两旁有条状筋块隆起，大小不一，伏若弓弦；"癖"即两胁部有积块，痛时触之可见，不痛时隐于两胁。癖分为食癖、饮癖、寒癖、痰癖、血癖等。多因暴怒伤肝，忧思伤脾，饮食失节，脾胃受伤，气滞不宣，血涩不利，寒痰结聚，气血搏结而成。痃与癖虽是两种症候，但习惯上统称为痃癖。"癥"指腹内痞结聚散无常，痛无定处者；"瘕"指坚硬不移，痛有定处者，癥瘕指腹中结硬块的病。"痃癖癥瘕"，统指腹内肿块的疾病如卵巢囊肿、子宫肌瘤、脾大、肝硬化、腹腔内肿瘤及癌肿等。留气法的操作特点是将腧穴深度按七三分层，先七后三。在七分中用补，提插幅度较大，是谓"大补"；在三分中用泻，提插幅度较小，是谓"小泻"。用大补以助阳气，施小泻以散阴邪，气行则血行，气温则血滑，阳气布而阴霾自散，故有行气消瘀散积的作用，主治痃癖癥瘕之疾。

②刺七分，用纯阳：指进针七分后，紧按慢提，行九阳（纯阳）之数。操作时先运针内入7分，行九阳数，紧按慢提9次，也可18次、27次、49次。这里先刺入的七分深，是总深度的7/10，并非具体尺寸，因为肿块生长的位置不同，患者的胖瘦不一，刺针的深

度是不可能固定的。进针七分深时，与行九阳之数是一致的，即在此深度给予较强的刺激后再深入。七分深度是靠近肿块的部位，属于肿块的外围组织，如果用左手固定肿块进针七分深左右，多在腹膜部位有较强的针感出现，肿块的表面也多发生针感。

③然后乃直插针，气来深刺，提针再停：指行纯阳之数气至之后，继续进针至1寸处，行纯阴之数，再微提微插，如此为一度。《针灸大成》："凡用针之时，先运入七分之中，行纯阳之数，若得气，便深刺1寸中，微伸提之，却退原处；若未得气，依前法再行，可治癥瘕气块之疾。"操作时在七分处行九阳数针下气至后，便深入1寸之中，行六阴数，慢按紧提6次，也可12次、18次，微微退至原处。如不得气，可依前法再施。向下刺入1寸即是将针直插进入肿块内，行六阴之数即给予较弱的刺激，并留针一段时间。然后提针至原处行针，使针感进一步扩散。如此反复10～15次，方可产生治疗作用。此法为专治疝癖癥瘕之法，应根据肿块选穴，即肿块部的穴位，或是按肿块的形状来决定刺激部位，不一定都在穴位上。操作时先浅刺得气，得气后随之深刺至肿块内或肿块的表面，再将针提至浅部，再得气，再深刺，反复进行多次，将浅层所得之气送入肿块内。

④八曰抽添之诀，瘫痪疮癞：抽，上提；添，按纳。抽添之诀，即"抽添法"，又称"中气法""纳气法"，针刺"治病八法"之最后一法，是以提插运气为基础，由九六、提插、针芒行气等基本补泻手法组成的复式手法。《针灸问对》："抽添即抽按出纳之状。抽者，提而数拔也；添者，按而数推也。"因本法操作时要浅、深、上、下提插搜寻，一提再提，一按再按，所以名为"抽添"。抽添法在施术穴位上先行运气法，据病情虚实，或用九阳数紧按慢提先补，或用六阴数慢按紧提先泻，待已补而实，或已泻而虚，真气大至之时，即卧倒针身，指向病所，催送经气上行，然后扶针直插，静留片刻。如此反复施术，可促使经气流行，疏通经络，行气除积，达到气至病所的目的，故常以此法行气。更为重要的是抽添法作为一种补泻手法，有补虚泻实的作用。"抽气"法用以泻实，"添气"法用以补虚，分别可用于实证和虚证，有时还能引起针下寒热感，则效果更好。多用以治疗中风半身不遂，对一切痿痹、偏枯、积聚之证效佳。

⑤取其要穴，使九阳得气：指取穴施以提插运气之法后，施用九阳之数，使之得气。先将针刺入穴内，行九阳之数，待针下气至后，慢慢转换手法，"按以添气"，"提以抽气"。随呼气向下插针，并用手紧捻针柄，一插再插，此为"添气"；随吸气向上提针，勿得转动，一提再提，此为"抽气"。如此一按一提，反复行之，就是抽添。

⑥提按搜寻，大要运气周遍：进针后先提插或捻转九阳数促使其得气，再向周围做多向提插，然后再向下直插按纳。得气后用"紧按慢提"先补或"慢按紧提"先泻，待已补而实，或已泻而虚，真气大至之时，再"扶针直插，复向下纳"，只在穴位中行提插法，并配合针尖方向与吸气，以调节针感方向，促使气至病所。应用时根据腧穴深浅掌握分寸，提针或插针时幅度要小，要用力着意于针尖，使经气聚于针下。

⑦扶针直插，复向下纳，回阳倒阴：《针灸大成》："凡用针之时，先行运气之法，或阳或阴，便卧其针，向外至疼痛，立起其针，不与内气回也。"施行运气法补泻后，卧倒

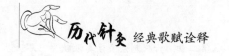

针身，针尖指向病所，使气行运至病所，所以要"扶针直插，复向下纳"，目的在于使上行之气不复返回，有催气逼气的作用。

⑧指下玄微，胸中活法，一有未应，反复再施：针刺"治病八法"无论烧山火、透天凉、阳中隐阴、阴中隐阳、子午捣臼、龙虎交战、进气法与留气法、抽添法，其要旨在于手指玄妙微细之力，以及心神之灵活运用。如果一度行针未能见效，可以反复操作，至针后效验为止。

【歌赋】

<blockquote>

若夫过关过节催运气①，以飞经走气②，其法有四：

一曰青龙摆尾③，

如扶船舵，不进不退，一左一右，慢慢拨动④。

二曰白虎摇头⑤，

似手摇铃，退方进圆，兼之左右，摇而振之⑥。

</blockquote>

【诠释】

①过关过节催运气：过关过节，即经过关节，关节是针刺时经气不易通过的部位。催运气，即针刺催气、运气手法。对于关节阻涩、经络气血壅滞、痹闭不通的病症，或针刺感应不能通达关节者，应当运用具有通行血气、去壅决滞作用的催气运气方法。

②飞经走气：即"通经接气四法"，是青龙摆尾、白虎摇头、苍龟探穴、赤凤迎源四种复式刺法的合称，简称"龙虎龟凤"。四法均由针刺补泻和行气法相互组合而成，在操作形式上一是浅部摆动，一是深部振摇，一是四周钻剔，一是上下飞旋，各不相同，又独具特色。

③青龙摆尾："飞经走气"之第一法，其法操作以摆动针柄为主，犹似龙尾摆动之状，故称之为"青龙摆尾"，又称"苍龙摆尾"。青龙摆尾法以行气为主，兼能补虚，有温通气血、推动气血流行的作用。因其比较容易掌握针感的刺激量，可以操作补法，也可以操作泻法，虽对各种病证都适用，但主要偏于"补"的作用，侧重于治疗虚证，主要用于中风偏瘫、关节痹痛、症瘕积聚、瘿瘤瘰疬等，以经气痹阻、气滞血瘀者为宜。《针灸聚英》："苍龙摆尾气交流，血气奋飞遍体周，任君疼痛诸般疾，一插须臾万病休。"

④如扶船舵，不进不退，一左一右，慢慢拨动：《医学入门》："以两指扳倒针头，朝病所如扶船舵，执之不转，一左一右，慢慢拨动九数，甚或二十七数，其气过经交流。"青龙摆尾的操作，主要是在进针得气后，将针从深层提至浅层，即停留在浅部的层次，执住针柄不进也不退。然后扳倒针身，以针尖指向病所，执之不转，向左右（在45°以内）或前后慢慢拨动，一左一右往返拨针，如扶船舵或左或右以正航向一样。摇摆拨针的次数，一般是9数，甚或27数，使针刺的感应逐渐扩散。手法完毕后，缓缓将针拔出，揉

按闭合针孔。本法的操作像掌舵一样，针尖在针感组织层中不进也不退，一左一右地慢慢拨动，其目的是缓和地激发针感，达到一定的刺激量，并推动气血向远端传导。关于"拨动""摇摆"的含义，在历代各家的记载中多用"拨动"来形容，很少用"摇"或"摆"。因为"摆尾"是形容舵板在水中的动作，而"拨动"则是操纵舵柄经过枢纽使舵板动作的过程。施术时应当是手持针柄左右慢慢地拨动，经过皮肤部位的枢纽作用，使针尖在体内摆动，而不仅仅是左右摆动针柄而已，这样就要使用指力，才能达到针尖在体内左右慢慢地摆动。至于拨动次数少则9次，多则拨动27次，主要与其敏感程度有关。

⑤白虎摇头："飞经走气"之第二法，其法操作以提插、捻转并摇动针柄为基本术式，犹如老虎摇头之状，故称之为"白虎摇头"，又称"赤凤摇头"。白虎摇头法以行气行血为主，兼能清热泻火、祛风化痰，适用于一切实热证，如高热神昏、烦躁癫狂、痉挛项强等。但在临床上许多病症都可以采用此法，只需根据病症不同施以相应的刺激方法，以达到要求的刺激量，即可起到或补或泻的效果。从针法施用来看，能够通关过节，促使针感传导，对气血阻滞、针感传导迟缓者，尤为适宜。《针灸聚英》："下水船中一舵游，犹如赤凤上摇头，迎随顺逆须明辨，休得劳心苦外求。"

⑥似手摇铃，退方进圆，兼之左右，摇而振之：退方进圆，指的是退为泻，进为补，即左摇为圆，右摇为方。《医学入门》："以两手扶起针尾，以肉内针头轻转，如下水船中之橹，振摇六数，或三六一十八数。"白虎摇头的操作，主要是将针刺入后，直刺进达穴位的深部，得气后用手指拨动针体，使针体快速地左右摇动，犹如用手摇铃一般，或同摇橹一样。摇动的次数，一般是6数，甚或18数，使针刺的感应逐渐扩散。此法一般不需留针，达到刺激要求后即可直出退针。白虎摇头在操作上主要在于下针到深层后进行针体的摇动，通过振摇来加强针刺感应。白虎摇头手法应用分为"摇铃法""摇橹法"两种，虽然都是摇，但动作不同，对针感组织的刺激形式也不一样。"摇铃法"的操作主要是缓慢地左右摇动，摇动时由左至右或由右至左都是均匀的动作，一般摇的速度为每秒钟1~2次，摇铃法可以拨动针感区的组织，增强或控制针感。"摇橹法"的操作是用食指和拇指捏住针柄的尾部，由左至右或由右至左呈弧形左右摆动，很像划船时用手摇橹、摇桨。如此操作的用意，是针体在皮下的脂肪层或是软结缔组织内拨动和带动针感区的组织范围较大，易于激发针感。摇橹法最大特点是针呈弧形左右摆动，刺激强度比较大，而且容易控制。实际操作时应采用哪一种"摇"法，要根据针感而定。在针感产生后，可以用两种方法试探，哪一种便于掌握针感则采用哪一种方法。依据临床经验，在穴位上浅刺，"摇铃法"比较方便；在穴位上深刺，特别是刺到肌肉间的针感组织时，用"摇橹法"便于控制针感。白虎摇头的摇针与青龙摆尾摇针不同，青龙摆尾是扳倒针柄横卧而摇，白虎摇头则在摇针时针体直立，而且摇的速度也比较快。在每个穴位施术的时间，可根据病证轻重的针感放散的具体情况决定，一般以"六阴"之数计算，如振摇6次、18次，乃至64次。

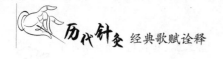

【歌赋】

三曰苍龟探穴①，
如入土之象，一退三进，钻剔四方②。
四曰赤凤迎源③，
展翅之仪，入针至地，提针至天，
候针自摇，复进其原，
上下左右，四围飞旋④。
病在上吸而退之，病在下呼而进之⑤。

【诠释】

　①苍龟探穴："飞经走气"之第三法，其法操作犹如乌龟入土之状，缓缓进退，四处钻剔探穴，故名"苍龟探穴"。苍龟探穴作为一种大面积的刺激方法，对治疗局部病灶效果较好，能够行气和探索针刺感应，使感应由浅入深并扩散四周，疏通经络，推动经气，既可用于针刺尚未取得感应之时，又可用于针刺得气后需加强刺激感应者。临床常用此法治疗各种疼痛病证，如四肢关节痹痛、肌肉损伤性的慢性炎症、肌肉劳损、淋巴结核、腱鞘囊肿等。苍龟探穴古代只作为一种刺激方法，其目的是寻找最佳针刺感应，加大刺激量以增强得气感，而不列入补泻范围。故苍龟探穴与前二法中青龙摆尾为"补"、白虎摇头为"泻"者不相类同。

　②如入土之象，一退三进，钻剔四方：《医学入门》："以两指扳倒针头，一退三进，向上钻剔一下，向下钻剔一下，向左钻剔一下，向右钻剔一下，先上而下，自左而右，如入土之象。"苍龟探穴的操作，主要是在直刺进针行气后，自穴位深层（地部）一次退针至穴位浅层（天部），两手指扳倒针身，依先上后下、自左而右的顺序斜刺进针，更换针尖方向，如苍龟四处钻剔探穴一般。向每一方针刺，都必须由浅入深，分三部徐徐而进，待针刺得到新的感应时，则一次退至穴位浅层，然后改换方向，依法再刺。苍龟探穴法的组合形式是以针向行气法为主，结合徐疾补泻法中"三进一退"的操作方式而成。针向上下左右四方钻剔，目的在于探索得气感应，增强刺激的强度和面积，使其扩散于四周，并结合"分部三进"以使感应由浅入深，经脉深居，引气入深，故有行经脉之气的作用。

　③赤凤迎源："飞经走气"之最后一法，其法操作犹如赤凤展翅飞旋之状，故名"赤凤迎源"，又称"凤凰展翅"。赤凤迎源法可维持和加强针感，并能促使针感扩散，疏经络，通气血，行气泻实。临床可用于气血阻滞的痹痛、拘挛、瘫痪、痿证。

　④展翅之仪，入针至地，提针至天，候针自摇，复进其原，上下左右，四围飞旋：复进其元，此指再次进针至人部。《医学入门》："以两指扶起针，插入地部，复提至天部，候针自摇，复进至人部，上下左右，四围飞旋，如展翅之象。"赤凤迎源的操作，主要是先进针刺入穴位深层（地部），再退针至穴位浅层（天部），待针下得气、针体摇动时，

即插针至穴位中层（人部），然后用提插、捻转法施术，边提插边捻转。必须每捻一次，离针柄一次，一捻一放，两指展开，施以飞法行气，似凤凰展翅之状。注意应用时必须在提至穴位浅层（天部）得气后，才能插至中层（人部）施行飞法操作。赤凤迎源法的组合以辅助手法中的"飞法"为主，其操作关键在于用拇、食二指捻针时，一捻一放，如凤凰冲风，展开翅翼上下左右滑翔，在四周盘旋摇动，如此大幅度的捻转，可使针感扩散。同时配合提插手法，达到通行经气的目的。

⑤病在上吸而退之，病在下呼而进之：赤凤迎源配合呼吸，用"吸退呼进"之法，对针感较敏感者有缓冲作用，对针感较迟钝者有增强作用。如果病所在施术穴位的上方，可在吸气时提退针身，开启门户，以使气上行至病所；如果病所在施术穴位的下方，可在呼气时插进针体，关闭其路，使气反流至病所。

【歌赋】

> 至夫久患偏枯，通经接气之法，有定息寸数①。
> 手足三阳，上九而下十四，过经四寸②；
> 手足三阴，上七而下十二，过经五寸③，
> 在乎摇动出纳，呼吸同法④，
> 驱运气血。顷刻周流，上下通接⑤，
> 可使寒者暖而热者凉，痛者止而胀者消⑥。
> 若开渠之决水，立时见功⑦，何倾危之不起哉⑧？

【诠释】

①久患偏枯，通经接气之法，有定息寸数：对痿痹偏枯患病日久者，针刺时可行"通经接气"之法，使气血流通，上下相接。"通经接气"法按一定的呼吸次数要求而施用。

②手足三阳，上九而下十四，过经四寸：指手三阳呼吸九息，足三阳呼吸十四息。人一呼一吸，经气在脉中行六寸。手三阳脉长五尺，九息行五尺四寸；足三阳脉长八尺，十四息行八尺四寸，皆过四寸。

③手足三阴，上七而下十二，过经五寸：过经五寸，应为"过经七寸"，《针灸问对》："谨按生成息数者。一呼一吸为一息，气行六寸。手足三阳，手九呼而足十四呼，以行卫气，过经四寸；手足三阴，手七吸而足十二吸，以行荣血，过经七寸。"原"过经五寸"与计算结果不符，据《针灸问对》而改"五"为"七"。手三阴呼吸七息，足三阴呼吸十二息。手三阴脉长三尺五寸，七息行四尺二寸；足三阴脉长六尺五寸，十二息行七尺二寸，皆过七寸。

④摇动出纳，呼吸同法：施用"通经接气"之法时，呼吸足数后，仍须按虚实施行诸般手法，如摇动出纳等，呼吸也要遵"通经接气"的呼吸方法。

⑤驱运气血，顷刻周流，上下通接：指"摇动出纳，呼吸同法"才能驱动气血周流运

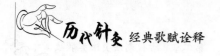

转，上下贯通衔接。

⑥寒者暖而热者凉，痛者止而胀者消：指上下气血贯通衔接后，才能使寒证回温，热证转凉，痛者立止，胀者速消。

⑦开渠之决水，立时见功：指前文所述之方法，其功效犹如开掘渠道而决洪水，登时即可见效。

⑧何倾危之不起哉：施用如此好的针刺方法，还惧怕什么沉疴痼疾倾危之病不好转呢？以此说明赋中针刺操作手法之神妙。

【歌赋】

> 虽然病有三因，皆从气血①，
> 针分八法，不离阴阳②。
> 盖经脉昼夜之循环，呼吸往来之不息③，
> 和则身体康健，否则疾病竟生④。
> 譬如天下国家地方，山海田园，江河溪谷，
> 值岁时⑤风雨均调，则水道疏利，民安物阜。
> 其或一方一所⑥，风雨不均，遭以旱涝，
> 使水道涌竭⑦不通，灾忧遂至。
> 人之气血受病三因，亦犹方所之于旱涝也。
> 盖针砭所以通经脉，均气血，蠲邪扶正，
> 故曰捷法最奇者哉⑧！

【诠释】

①病有三因，皆从气血：人所患病之因，有"内因、外因、不内外因"三种，其发病机制均由气血失于调和所致。

②针分八法，不离阴阳：针刺治病的方法分为八种，施以针刺总不离"调理阴阳"。

③经脉昼夜之循环，呼吸往来之不息：在人体正常的生理状态下，经脉气血是昼夜循环、如环无端地运转不息，其动力来源于呼吸出入不断推送。

④和则身体康健，否则疾病竟生：和，畅和，通行。否，同"痞"，闭塞。体内气血和畅通顺则身体健康，气血壅滞闭塞则疾病丛生。

⑤岁时：指年岁和时令。

⑥一方一所：代指某些地方。

⑦涌竭：即"枯竭"之义。

⑧针砭所以通经脉，均气血，蠲邪扶正，故曰捷法最奇者哉：针砭，泛指刺法。均，

调和，均衡。针刺有疏通经络、调匀气血、蠲邪扶正的作用，故曰针刺"捷效最奇"。

【歌赋】

嗟夫！轩岐古远，卢扁久亡[①]，

此道幽深，非一言而可尽，

斯文细密，在久习而能通，

岂世上之常辞，庸流之泛术，

得之者若科之及第[②]，而悦于心；

用之者如射之发中[③]，而应于目。

述自先圣，传之后学[④]，

用针之士，有志于斯，

果能洞造玄微[⑤]，而尽其精妙，

则世之伏枕之疴[⑥]，有缘者遇针，

其病皆随手而愈矣。

【诠释】

①轩岐古远，卢扁久亡：轩岐，指黄帝、岐伯。卢扁，卢医是扁鹊的别称，后以卢扁泛指良医。感叹古代医之圣人黄帝、岐伯离今日越来越远，战国时期的卢医扁鹊早已亡故。

②科之及第：指科举考试中状元及第。赋文晦涩难懂，如能通晓其意，加以运用，则如获至宝。

③射之发中：将施针诸法应用于临证，能像射箭一样，百发百中，屡试屡效。

④述自先圣，传之后学：赋文中所列各种针刺之法，都是秉承先圣贤者之传授，目的在于传授给后世学者。

⑤洞造玄微：后世学者深入理解、探讨其中玄奥幽微之处的绝佳状态。

⑥伏枕之疴：代指长期俯伏床榻、枕席之上的重病患者。

第二节　补泻雪心歌

【指要】

"补泻雪心歌"始载于高武的《针灸聚英》，著者不详，应为席弘一派所

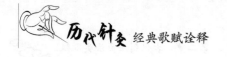

传。杨继洲引入《针灸大成》增补了"此诀出自梓桑君，我今授汝心已雪，正是补泻玄中玄，莫向人前轻易说"。歌中所述寒热、迎随、男女、左右、呼吸、开阖、徐疾、大指向前向后及捻针时向内向外等九种补泻手法，均属席弘家传手法。"雪心"指内心晶明透彻而言，说明了解此歌后，对补泻之法就能一清二楚了。歌中关于迎随、呼吸、开阖补泻等内容，与《金针赋》中类似。

《补泻雪心歌》所论的补泻手法主要是"单式补泻手法"。针刺的"补泻"手法通常是由针刺的基本手法结合其他方法组成的，如提插的轻重、捻转的左右、针尖的方向、运针的次数以及进出针的快慢等。从《黄帝内经》到后世医家，补泻手法不断演变，由简单到复杂，内容十分烦琐。这些手法大致上可分为单式、复式两大种类。单式补泻手法是基本手法的简单组合，也就是将操作形式完全相反的手法结合在一起，如用力下插为补，用力上提为泻；左转为补，右转为泻；针尖顺经为补，逆经为泻等，从而达到"补泻"的目的。单式补泻手法多源于《内经》《难经》，简单实用，施术方式也比较稳定。一般有捻转补泻、提插补泻、徐疾补泻、迎随补泻、呼吸补泻、开阖补泻、平补平泻几种形式。至宋、金、元后，医学家不断完善形成了多种复式补泻手法，复式补泻手法是单式补泻手法的进一步组合，或是和某些辅助手法的综合使用。复式补泻手法是前人的实践经验总结，但不容易掌握和操作，目前临床应用较多的是烧山火、透天凉。

【歌赋】

行针补泻分寒热，泻寒补热须分明①，
拈指向外泻之方，拈指向内补之诀②。
泻左须向大指前，泻右大指当后拽③，
补左次指向前搓，补右大指往上拽④。
如何补泻右两般，盖是经从两边发⑤，
补泻又要识迎随，随则为补迎为泻⑥，
古人补泻左右分，今人仍为男女别⑦。
男女经脉一般生，昼夜循环无暂歇⑧，
两手阳经上走头，阴经胸走手指辍⑨，
两足阳经头走足，阴经上走腹中结⑩。

【诠释】

①行针补泻分寒热，泻寒补热须分明：指针刺操作中，补泻手法的操作要根据病情的寒热虚实而定，泻法用于泻实证、热证；补法用于补虚证、寒证，这是必须分明的问题。所谓针刺补泻，就是通过刺激腧穴，采用与机体功能状态和疾病性质相适应的施术方式和手法，以激发经气，起到补益正气、疏泄病邪，从而调整人体脏腑经络的功能，促使阴阳平衡，气血和调，治愈疾病，恢复健康。从广义上讲，针刺补泻包括从进针到出针的全过程，可以认为是各种针刺手法的统称；从狭义上讲，针刺补泻是指在针刺得气以后，医者适当地掌握时机，针对疾病的不同和患者的具体情况实施的一些具体针刺操作手法，是决定针刺疗效的一个重要因素。疾病有虚有实，治法上就会有补有泻。针刺治病的特点就是讲究补泻，古往今来人们对这个问题都非常重视，《黄帝内经》"虚实之要，九针最妙，补泻之时，以针为之"，说明疾病有虚实，治疗就必须分补泻。补泻是毫针刺法中一个非常重要、非常关键的环节，在临床中占有举足轻重的地位。补法有助于正气的恢复，凡是能鼓舞人体正气，使低下的功能恢复正常的方法就是补法；泻法有助于病邪的祛除，凡是能疏泄病邪，使亢进的功能恢复正常的方法就是泻法。通过补虚泻实，可以使机体偏盛偏衰的现象得以调整，阴平阳秘，相互协调，疾病便可治愈。因此无论是对于中医还是对针灸来说，补泻都是治疗上的一个根本大法，舍此之外，别无其他。针刺补泻是根据《灵枢·经脉》"盛者泻之，虚则补之"的原则确立的。通常所说的针刺补泻，一般指具体的手法操作，即根据虚实不同而施用的相应方法。补泻作为中医理论指导下的立法原则，是非常重要的。它决定着用什么药，取什么穴，用什么样的治疗方法。《金针赋》指出："观夫针道，捷法最奇，须要明夫补泻，方可起于倾危。"说明补虚泻实的原则是不能违反的。特别是在治疗内脏疾病及严重病证，若不分补泻地乱针乱刺，往往可使病情恶化。因此治病不分虚实，不明补泻，必定造成治疗失败。还有些病证虚实盛衰交相混杂实难辨明，若不明细洞察，应用时又不明补泻之理，也难免犯"虚者更虚，实者更实"之弊，轻病转成痼疾，沉疴导致不救。因此要想达到针刺治病的疗效，必须通晓补泻的道理，并善于使用不同的补泻手法，才能显示出针刺的重要作用。

②拈指向外泻之方，拈指向内补之诀：拈，捻。针刺补泻操作中，向外捻指为泻，向内捻指为补。捻转补泻主要是根据针刺时捻转的动作来区分补泻的方法。在《黄帝内经》中尽管有捻转一法的记载，但较为少见，也不作专题论述，其原因可能是因为当时的针柄为方形，操作时不便于捻转的缘故。金元以后随着针具的改革，给捻转法的应用提供了必要的条件，以至于现代捻转法已成为毫针操作中最基本的方法，任何手法都脱离不开捻转的操作，适合于各种疾病的治疗、每个穴位的刺激，以及不同粗细毫针的使用。由于捻转是最容易控制针感的行针方法，历代均受重视，而将其逐渐发展成为一种补泻手法。正因为捻转补泻法易于掌握针感，疗效明显，操作简单，因此从捻转补泻形成开始就掺入了很多复杂的色彩。所以古代文献中对捻转补泻法的操作记述很不一致，有的以捻转针体的幅

度与快慢分补泻，有的以捻转针体的方向分补泻，更有的以男女之别、时间前后、身体左右、经脉顺逆而分补泻。根据针体左右捻转的方向来分补泻是一种常见的方法，向内捻指即是将针左转，向外捻指即是将针右转。左转时角度大、用力重者，可顺人体生发之阳气而为"补"法；右转时角度大、用力重者，可逆经脉而牵掣气血而为"泻"法。那么怎样才算左转，怎样才算右转呢？这就要看拇、食二指捻转时的位置前后了。现在临床上所用的，是拇指向前、食指向后为"左转"，拇指向后、食指向前为"右转"。左转为补法，右转为泻法。一般认为，拇指向前将针左转的力量，比拇指向后将针右转的力量大，刺激作用明显。捻转补泻法的作用主要是补虚泻实，通调营卫气血。捻转补泻运用于四肢部腧穴效果较好，尤其在治疗运动系统疾病时多用。临床上凡是邪盛有余而表现为疼痛、痉挛者，用捻转泻法；正虚不足而表现为麻木、痿软者，用捻转补法。对于痹证，因属经气为邪所闭、痹阻不通而致的疾患，用捻转补泻法可疏调营卫，使经脉气血运行通畅。一般痹证初起时属实证，可用泻法；若久病虚证，兼有肌肉枯萎，则宜泻法中兼用补法，或单用补法。

③泻左须向大指前，泻右大指当后拽：拽，拖、拉，指捻转毫针的操作手法。在施行捻转泻法的针刺操作方法中，对"左"侧穴位施以泻法要大指向前捻转操作；对"右"侧穴位施以泻法要大指向后捻转操作，这是根据人体左右对大指捻针向前或向后的手法要求。

④补左次指向前搓，补右大指往上拽：在施行捻转补法的针刺操作方法中，对"左"侧穴位施以补法要次指向前捻搓操作；对"右"侧穴位施以补法要次指向后捻搓操作，这是根据人体左右对次指捻针向前或向后的手法要求。

⑤如何补泻右两般，盖是经从两边发：右，上，前，指前文"泻左须向大指前，泻右大指当后拽；补左次指向前搓，补右大指往上拽"两种左右穴位的不同补泻手法。为什么补泻操作有如此不同呢？是因为经脉在两侧肢体都存在，由经脉循行方向的不同而决定。

⑥补泻又要识迎随，随则为补迎为泻：补泻还要注意分迎随，针刺时针尖斜向顺经脉走行的方向为补，逆着经脉走行的方向为泻。迎随补泻主要是在《灵枢·九针十二原》提出的针刺补泻的原则性论述中，逐渐发展、演变而来的，广义的"迎随"是补泻手法的统称，包括有十二经脉顺逆方向的迎随、流注时刻的迎随、针刺深浅度数的迎随以及针刺顺序的迎随等。狭义的迎随补泻是以针尖逆顺经脉循行方向来区分补泻的方法，主要根据人体营卫气血的流行和经脉走行的顺逆，即单纯的针向迎随补泻法，"顺经为补，逆经为泻"即针尖顺经而刺，随而济之而为"补"法；针尖逆经而刺，迎而夺之而为"泻"法。迎随补泻法的作用，主要是能调和营卫运行的有余或不足，故用来治疗血气壅滞、经脉不通的病证。

⑦古人补泻左右分，今人仍为男女别：古人补泻操作分左右，现在的针刺补泻操作有男女之别。如《金针赋》载有"男子者大指进前左转，呼之为补，退后右转，吸之为泻，提针为热，插针为寒；女子者大指退后右转，吸之为补，进前左转，呼之为泻，插针为热，提针为寒。左与右各异，胸与背不同"。

⑧男女经脉一般生，昼夜循环无暂歇：指经脉经气的生发无男女之分，都是按十二经脉经气循行流注次序，从手太阴肺经开始，顺次传至手阳明大肠经，以后各条经脉递相流

注，如环无端。十二经流注顺序为"一肺、二大肠、三胃、四脾、五心、六小肠、七膀胱、八肾、九心包、十三焦、十一胆、十二肝"，逐经相传，昼夜不息，循环往复，一经接一经地在人体川流不息，没有停息的时候，也没有终止的地方。

⑨两手阳经上走头，阴经胸走手指辍：辍，停止，终止。在左右两手上肢，手之三阳经（手阳明大肠经、手少阳三焦经、手太阳小肠经）从手走头，手之三阴经（手太阴肺经、手厥阴心包经、手少阴心经）从胸走手。源自于《灵枢·逆顺肥瘦》："手之三阳从手走头，足之三阳从头走足。"

⑩两足阳经头走足，阴经上走腹中结：结，聚结。在左右两足下肢，足之三阳经（足阳明胃经、足少阳胆经、足太阳膀胱经）从头走足，足之三阴经（足太阴脾经、足厥阴肝经、足少阴肾经）从足走腹。源自于《灵枢·逆顺肥瘦》："手之三阴从藏走手，足之三阴从足走腹。"

【歌赋】

随则针头随经行，迎则针头迎经夺①，
更为补泻定呼吸，吸泻呼补真奇绝②。
补则呼出却入针，要知针用三飞法，
气至出针吸气入，疾而一退急扪穴③。
泻则吸气方入针，要知阻气通身达，
气至出针呼气出，徐而三退穴开禁④。
此诀出自梓桑君，我今授汝心已雪⑤，
正是补泻玄中玄，莫向人前轻易说⑥。

【诠释】

①随则针头随经行，迎则针头迎经夺：针向迎随补泻主要依据人体经脉循行的逆顺而区分的，进针时针尖顺着经脉循行方向刺入的，为"随而济之"，可以推动气血的运行而扶正气，此为补法；进针时针尖逆着经脉循行方向刺入的，为"迎而夺之"，可以牵制气血的运行而泻邪气，此为泻法。但单纯的迎随补泻法往往有针刺感应不太强，或出现针感后很快消失的弊端，许多人对这种方法持怀疑态度，认为它没有什么实际临床意义。而且这种方法本身还有许多自相矛盾之处，如任脉经的"天突"穴针刺时应该针尖向下，而"廉泉"穴则应针尖向上朝舌根方向刺入。任脉循行自下而上，如果以迎随顺逆来解释，就意味着天突穴只有泻而没有补，而廉泉穴只有补而没有泻。类似这种固定针刺方向的经穴是不少的，但用迎随补泻的道理却不能解释清楚。所以对于迎随补泻，不应该单纯地看做"顺经为补，逆经为泻"，主要的还应该把针尖方向作为针感传导的重要因素。因为在临床上，针尖所指的方向就是针感传导的方向，两者毕竟是一致的。掌握好针尖的刺入方

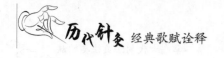

向，对于控制经气的运行和针感的传导，有着重要的临床指导意义。即使运用迎随补泻法，也要在针刺得气的基础上，再将针尖的方向予以调整，并与提插动作相配合，可以收到调和营卫流行、协调阴阳虚实的双重作用。

②更为补泻定呼吸，吸泻呼补真奇绝：根据补泻的需要配合施行呼吸补泻操作，吸气进针，呼气出针为泻；呼气进针，吸气出针为补的呼吸补泻操作真是奇妙。呼吸补泻主要是根据患者的呼吸而进出针之间的关系来区分补泻的方法，是根据古人"呼则因阳出，吸则随阴入"的理论提出来的。呼气时进针、吸气时出针，可以使"大气留止"；吸气时进针、呼气时出针，可以使"大气皆出"。因为呼气时进针，气出而针入，使气与针不相遇，以益正气之不足；吸气时出针，可不使真气外出，如此呼进吸出，而起到"补"的作用。而在吸气时进针，气随针入，针重与邪气相逢，以泻其有余；呼气时出针，可使邪气随针外出，如此吸进呼出，而起到"泻"的作用。呼吸补泻在临床一般不单独使用，而常配合提插、捻转、徐疾、开阖等共同运用。本法主要用于调理气机，以扶助真气，散除邪气，从而使针刺达到调和阴阳的目的。对一些慢性疾病，在施行提插、迎随等补泻法时，所出现的效果一般都比较微弱和短暂，此时若能配合呼吸，则可提高治疗效果。即便在行针时，配合深沉而缓慢的腹式呼吸，也可以促使针刺感应的传导，病痛在所取腧穴的上方时，要在患者吸气时向上提针，以使针感向上传导；病痛在所取腧穴的下方时，要在患者呼气时向下插针，以使针感向下传导。在烧山火、透天凉的复式补泻手法中，配合呼吸补泻，可以提高热感或凉感的出现率。所以说，呼吸补泻是一种能够加强针灸疗效的操作，若能在针刺的同时适当配合患者的呼吸运气，既可以促使得气与针刺感应，又可以提高冷、热手法的阳性率，对加强或提高针刺疗效有一定的积极作用。

③补则呼出却入针，要知针用三飞法，气至出针吸气入，疾而一退急扪穴：飞，进。针刺徐疾补泻法的手法操作，"补法"是呼气时将针进入皮下，施以"三进一退"手法，气至得气后退针，吸气时出针，出针时要快速退针并急扪穴孔。徐疾补泻是《黄帝内经》中最原始的一种补泻方法，出自于《灵枢·九针十二原》"徐而疾则实，疾而徐则虚，"即徐缓地进针、疾速地出针可以令正气充实而为补；疾速地进针、徐缓地出针可以令邪气祛除而为泻。施用"补法"时，先在穴位浅部候气，得气后将针缓慢地向内刺入到一定深度，出针时不过分捻转而疾速提至皮下。补法的"徐入而疾出"，重点在"徐入"上，因为缓慢地进针，可以将浅部之气引入深部，这是一种追求热感的有效方法，当然属于补法。而出针时将针一退即去，目的在于使已经深入之气不致随针外逸。根据临床经验，慢进针易于得气，在得气后快速出针，而快速出针的感应较小，出针后原来的针感还未消失，故可认为能使其气不易损失而有所"得"，这是补法的操作用意。但这样的手法过去简单，补的作用不明显。因为全部操作过程仅仅是进出针的快慢，即"慢进速退"这么简单地进行一次，得气尚难达到，更不要说能收到补的效果了。所以席弘根据《黄帝内经》理论的阐述，规定出适合于实际需要的徐疾补法，即除了进、出针的快慢外，更强调针体在穴位内"三进一退"上下往来的动作，即把徐疾补法看成以针体在穴位内浅部、深部上

下往来动作的快慢。如此即是徐疾补法应缓慢进针，针体进入穴位后，由浅部徐徐轻微捻针插入深部，再由深部急速捻针提至浅部，上下往来，三进一退，配合呼吸之法以气调为度，如此数次之后快速出针。这样操作可导致正气内交，起到"补"的作用。

④泻则吸气方入针，要知阻气通身达，气至出针呼气出，徐而三退穴开禁：针刺徐疾补泻法的手法操作，"泻法"即"一进三退"，吸气时进针入皮下，施行一飞法，以使阻滞的气血通达全身，气至得气后退针，呼气时出针，退针时要慢慢操作不扪闭穴孔。徐疾补泻在施用"泻法"时，进针要快，一次就进到应刺的深度候气，得气后应引气向外，缓慢捻转，分层退针，直至皮下。泻法的"疾入而徐出"，重点在"徐出"上，因为缓慢地出针，可以使深于体内之气逐步引导外出，这是一种追求凉感的有效方法，当然属于泻法。而进针时一插到底，目的是避免浅部之气随针内入。快速进针的得气不如缓慢进针那样显著，针感的时间也较短，有了针感后慢慢地出针，针感可在此过程中慢慢地随之减轻或消失，故可认为气随针出而有所"失"，这是泻法的操作用意。席弘所规定的适合于实际需要的徐疾泻法，即除了进、出针的快慢外，更强调针体在穴位内"一进三退"上下往来的动作，即把徐疾泻法看成以针体在穴位内浅部、深部上下往来动作的快慢。如此即是徐疾泻法应疾速进体针体进入穴位后，由浅部快速捻插至深部，再由深部缓缓捻针提至浅部，上下往来，一进三退，配合呼吸之法以气调为度，如此数次之后缓慢出针。这样操作可以引导邪气外出，起到"泻"的作用。因此说，"徐疾补泻"法应该分开层次和先后，只有分开层次，才能有浅有深，否则一针贯底，就无深浅可言了。而在操作顺序上，应当明辨先后，补法是"先浅后深"，泻法是"先深后浅"。其中补法的先浅后深，关键在于"先浅"，这是"徐入"的一种表现形式；泻法的"先深后浅"，关键是"后浅"，这是"徐出"的一种表现形式。其他的"先深""后深"则是属于从属地位的动作，只有这样，才能保证针体的上下往来。由此看来，徐疾补泻应当有其完整的操作内容，不应当把它简单化。

⑤此诀出自梓桑君，我今授汝心已雪：梓桑君，即席弘，宋代著名针灸医家。心已雪，内心如雪一样晶明透彻。寓意为"补泻雪心歌"是由先贤梓桑君所作，我今天将此诀传授给你，以使你心中对补泻操作明白如雪。

⑥正是补泻玄中玄，莫向人前轻易说："补泻雪心歌"所论的针刺补泻妙诀，是补泻中玄之又玄的内容，不要轻易在一般不明针道的人面前评说。此似如《黄帝内经》之言："恶于针石者，不可与言之巧。"

第三节　八法手诀歌

【指要】

"八法手诀歌"首载于明代高武《针灸聚英》，在《针灸大成》等针灸医

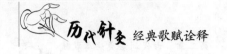

籍中都有引载，主要论述针刺奇经八脉八穴时运用针术手法的一些要领。首先对奇经八穴进行针刺时要考虑时间、季节，春夏先深后浅，秋冬先浅后深；其次针刺时可应用呼吸补泻手法；接着把奇经八穴按八法交会关系分为四组，对这些腧穴可用"九六"补泻手法或指飞手法；最后针刺时亦可用徐疾补泻手法。同时"八法手诀歌"还强调指出八穴的主治病证，作为临床经验的总结，效果显著，可直接借鉴应用。

【歌赋】

> 春夏先深而后浅，秋冬先浅而后深①。
> 随处按之呼吸轻②，迎而吸之寻内关③。
> 补虚泻实公孙是④，列缺次当照海深⑤。
> 临泣外关和上下⑥，后溪申脉用金针⑦。
> 先深后浅行阴数，前三后二却是阴⑧，
> 先浅后深阳数法，前二后三阳数定⑨。

【诠释】

①春夏先深而后浅，秋冬先浅而后深：《素问·四气调神大论》所谓"春夏养阳，秋冬养阴"，《素问·阴阳应象大论》也有"从阴引阳，从阳引阴"。根据《难经·七十难》："春夏各致一阴，秋冬各致一阳者，何谓也？然春夏温，必致一阴者，初下针，沉之至肾肝之部，得气，引持之阴也。秋冬寒，必致一阳者，初内针，浅而浮之至心肺之部，得气，推内之阳也。"春夏的具体操作方法是，首先深刺，得气后再将针上提，以引导深部的肝肾之气上达阳分；秋冬的具体操作方法是，首先浅刺，得气后再深刺，以便将浅部的肺之阳气送至筋骨部位。

②随处按之呼吸轻：指呼吸与开阖相配合的一种补泻方法，应用补法时要在呼气时进针，吸气时出针，出针后迅速按闭针孔；应用泻法时要在吸气时进针，呼气时出针，出针后缓按或不按针孔。

③迎而吸之寻内关："迎而吸之"指呼吸迎随补泻法。吸气时进针、呼气时出针为迎为泻；呼气时进针、吸气时出针为随为补。"内关"为手厥阴心包经"络穴"，八脉交会穴中通于"阴维脉"，在前臂掌侧腕横纹上2寸，掌长肌腱与桡侧腕屈肌腱之间。此穴能够开通胸内膈关阻塞，犹如内脏之关隘，具有益心气、宁心神、宽胸膈、降逆浊的作用，无论主治心血管疾病、胃脘病证、神志疾病都有显著效果。对于急腹疼痛，内关穴深刺后反复施行雀啄术提插手法，强刺激，以患者能够耐受为度，在反复提插过程中，嘱患者做较长而均匀的深呼吸5~7次。重复捣针和做深呼吸，直至腹痛消失。注意施行针刺手法配合患者的深呼吸，如果单纯针刺内关穴，不配合深呼吸，镇痛效果会明显降低，往往不易彻底止痛。

④补虚泻实公孙是：《灵枢·经脉》曰："足太阴之别，名曰公孙，……其病厥气上逆则霍乱，实则肠中切痛，虚则鼓胀。"针刺公孙穴具有较好的降逆止呕的作用，无论饮食停积、痰饮内阻、肝气犯胃，或肝胃虚寒，浊阴上逆的呕吐，均可取刺公孙穴和胃降逆，若属于实证，可配中脘消积化滞，配丰隆祛痰除湿，配太冲疏肝理气；若属于虚证，在取用公孙穴的同时，还需艾灸中脘，温胃散寒。对于呃逆之证，在治疗上也以理气和胃、降逆平呃为主，除虚证呃逆不宜用公孙通降之外，其他各种病理类型的呃逆均可取用公孙，配合内关共奏理气降逆之功效。根据前人的运用经验，公孙穴常与内关穴相互配合，作为八脉交会穴中上下相合的上对特定配穴，具有理气降逆、通肠和胃、宣通上下的功效。古人说："公孙冲脉胃心胸，内关阴维下总同。"公孙通于冲脉，以调理脾胃气机，使清阳之气升举为主；内关通于阴维，以清泄心胸郁热，使上逆之气下降为要。内关专走上焦，公孙专行下焦，两穴相合可以直通上下，调理气机，合于心、胸、胃腑，统治一切气机紊乱、失降功能升常的病证。

⑤列缺次当照海深：列缺为肺经穴位，通于奇经"任脉"；照海为肾经穴位，通于奇经"阴跷"。根据前人的用穴经验，在治疗咽喉、咳喘等肺系疾病时，列缺穴多与照海穴相配，故有"列缺任脉行肺系，阴跷照海膈喉咙"之说。因列缺通于任脉，照海通于阴跷，两脉均与肺系、喉咙有密切联系，两穴上下呼应，善于调理上焦，以宣肺利窍，理气降逆，清利咽喉。对于外感风寒，郁而化热，或风热袭肺，肺失清肃，邪热上壅所致的咽喉疼痛，取刺列缺、照海穴可收清热宣肺、通利咽喉的功效。

⑥临泣外关和上下：足临泣为足少阳胆经穴位，通于奇经之"带脉"；外关为手少阳三焦经穴位，通于奇经之"阳维脉"。两穴相互配合主治足少阳、手少阳、带脉、阳维脉四条经脉循行线所联系的目外眦、耳、颊、颈、肩病证。"和上下"指奇经八穴有八个，上下互相配合（即八法交会）时可分为四组，内关与公孙为一组；外关与足临泣为一组；列缺与照海是一组；后溪与申脉是一组。其配穴规律是上下相合，即"和上下"之意。

⑦后溪申脉用金针：后溪穴属手太阳小肠经而与"督脉"相通，申脉穴属足太阳膀胱经而与"阳跷脉"相通，两穴均为太阳之经，太阳行于人身之后，施以针刺对头项强痛、腰背疼痛，可以宣通太阳经气而止痛。《通玄指要赋》中说："头项痛，拟后溪以安然。"

⑧先深后浅行阴数，前三后二却是阴："先深后浅"为进针后先刺至地部，得气后将针上提至天部，以引导一阴之气，然后行六阴之数，为针刺泻法。"前三后二"指"指飞"手法，拇指向前飞针三次（拇食指一捻一松为一次），再向后两次为阴数。

⑨先浅后深阳数法，前二后三阳数定："先浅后深"为进针后先刺至天部，得气后再将针深刺至地部，以将天部的阳气送至地部，然后行九阳数手法，为针刺补法。"前二后三"指"指飞"手法，拇指向前两次，再向后三次为阳数。

【歌赋】

临泣公孙肠中病①，脊头腰背申脉攻②。

照海咽喉并小腹③，内关行处治心疼④。

后溪前上外肩背⑤，列缺针时脉气通⑥。

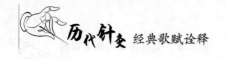
急按慢提阴气升，急提慢按阳气降⑦。

取阳取阴皆六数⑧，达人刺处有奇效。

【诠释】

①临泣公孙肠中病：足临泣为足少阳胆经"输"穴，八脉交会穴通于"带脉"，在足背外侧；公孙为足太阴脾经"络"穴，八脉交会穴通于"冲脉"，在足背内侧。两穴在足部内外相对，足临泣疏利胆腑，公孙调和脾胃，两穴既可以助脾调理运化，又可以助胃消导积滞，胃肠运化和传导功能异常引起的胃痛、呕吐、肠鸣、泄泻、痢疾等，均可取用足临泣、公孙穴治疗。肠胃湿热所致的赤白下痢、肠风下血，公孙为脾经络穴可以清泄胃肠之热，又因其通于冲脉调理血分，故用之甚妙。

②脊头腰背申脉攻：申脉为足太阳膀胱经穴，八脉交会穴通于"阳跷脉"，具有较好的通行气血、疏经活络作用，主治太阳经体表循行通路上的头项、腰背等处病变，根据"经脉所过，主治所及"的理论，用此穴治脊头腰背病证，属于上病下取之法。足太阳经脉挟脊而行，贯穿肩胛，下至腰骶，针刺申脉疏通太阳经气，对肩背疼痛、腰脊痛具有较好疗效。

③照海咽喉并小腹：照海为足少阴肾经穴，八脉交会穴通于"阴跷脉"，足少阴肾经循喉咙挟舌本，阴跷脉也由胸腹上至咽喉，所以对咽喉干燥、疼痛，用照海穴滋阴润燥，导火下行，最为适宜。实证用泻法，虚证用补法，对减轻疼痛、缓解症状收效甚好。单纯性急性咽喉炎用三棱针点刺放血，喉炎发生在哪一侧或哪侧较重，该侧照海穴处络脉色泽较对侧为重，多暗紫暗色，经点刺放血后，咽喉立感轻松。照海为阴跷脉气始生之处，功能滋阴调经，主治肝肾阴虚所致的月经不调、带下、多梦遗精、阴痒诸病。实际应用不偏重于治疗生殖系统疾病，而以癃闭、小便不利等泌尿系统病证为主。

④内关行处治心疼：运用内关穴治疗心血管疾病，是其明确而突出的功能，故被人们总结为"心胸内关谋"。因为内关为心包之络穴，别走少阴三焦，疏调气机的作用突出。而且内关是与奇经中阴维脉相通的部位，《难经》指出："阴维脉为病苦心痛。"凡是心痛、心悸、胸闷等心血管系统的疾病，都应以内关作为主穴进行治疗。针刺内关穴治疗冠心病、心绞痛的实际效果，已被针灸医学界所公认。当心绞痛发作时，仅针内关穴就能得以缓解，对急性心肌梗死患者胸痛症状的缓解几乎全部有效。施针的关键是采取轻弱刺激，以激发经气，促进感传，务必循经使其朝病所方向传导。

⑤后溪前上外肩背：后溪穴为手太阳经输穴，用于治疗经脉循行所过部位的病证。手太阳小肠的经脉循经项后，上达面颊、颧部，连系眼目与耳窍，对于头项强痛、目赤肿痛、耳聋、喉痛等证，具有较好的治疗效果。后溪穴具有显著的通络作用，能够疏通督脉及足太阳的经气，对落枕、胸胁挫伤、腰扭伤等急性疼痛、强直不舒及功能活动障碍功效卓著。后溪穴治后背冷痛，每每获得良效。刺入后轻轻捻转数下，得气后用烧山火的手法，患者即可感到整个督脉发热，并扩散到整个背部。对肩关节周围炎，其解痉止痛效果甚好。针略向上斜刺，使针感向肩部放散，缓解肩背症状。

⑥列缺针时脉气通：列缺为手太阴肺经"络穴"，与手阳明的经脉相联络，手阳明经"从手走头"，循经颈项，所以该穴能够通表里两经的脉气，对头项病卓有成效。穴属肺经，肺主皮毛，当人体伤于风邪时，便会出现发热、头项强痛等症，取用列缺穴即可以疏风解表，宣畅通络，又能畅通阳明经脉之气，因而可以迅速缓解疼痛。一般采用斜刺，针法斜向肘部，刺入0.3～0.5寸，在桡骨茎突中央有一个纵向的小沟，若从此沟进针，较为顺利，针感亦较强，针感多为局部酸困，针下有沉紧感。此穴接近桡骨及桡动脉，进针1寸，宜用指切手法，避开动脉，缓慢进针。针刺不慎的话，则易刺骨伤脉。在进针或捻针时，若出现剧痛或刺痛，提示刺伤骨壁或血管壁应慢慢提针改变针刺的方向和深度，再缓慢刺入。

⑦急按慢提阴气升，急提慢按阳气降："阴气生"和"阳气降"的手法是以阴阳出入为理论基础的。此处之"急按慢提"即指"疾而徐则虚"，也就是快进针、慢出针的手法，可引导阴气外出，是一种泻法；"急提慢按"即指"徐而疾则实"，也就是慢进针、快出针的手法，可引导阳气内交，是一种补法。

⑧取阳取阴皆六数：句中"皆"疑为"九"之误，从文意可知此处指"九六"补泻之法。"九六"来源于《易经》象数哲理中的九数为阳、六数为阴，针术手法中的"九六"，是指进针后在天地人三部各向前捻九次为阳，为补；每部各向后捻六次为阴，为泻。亦有认为是提按九次或六次的。这种九六补泻由于反复操作次数不同，还可分成老阳、少阳与老阴、少阴之数。

第四节　禁针穴歌

【指要】

"禁针穴歌"在《针灸大成》《针灸聚英》《针灸大全》《医宗金鉴》等皆有记载，是古人在临床实践中总结出来的经验教训。禁针穴是指针刺某些穴位时发生医疗事故，以及古人根据穴位所在部位的重要器官而告诫后人不宜针刺。本歌所记载的禁针穴，因为古人所用针具比现代毫针较粗且做工不精，对于内部有重要神经、血管、脑髓、脊髓等组织器官的穴位，容易刺伤，故而禁针。通过近代临床实践证明，除神阙、乳中等穴绝对不能针刺外，其余各穴使用现在的针具都是可针的。头后部为延髓所在之处，不宜深针。背部自腰以上，胸部自脐以上肋骨所蔽之部，悉勿过深，以不伤及内脏为要，关键在于医者是否认真负责、谨慎用针，手法熟练及是否正确掌握针刺深浅和进针方向。歌诀中对某些穴位持谨慎态度，是十分必要的，如胸、背大血管及深部有重要脏器的穴位以及孕妇的合谷、三阴交等穴。本篇"禁针穴歌"

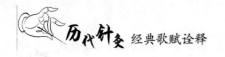

先介绍了 23 个禁针穴，接着说明了在特殊情况下禁针的穴位。

【歌赋】

禁针穴道①要先明，脑户聪会及神庭②，

络却角孙玉枕穴③，颅息承泣随承灵④，

神道灵台膻中忌⑤，水分神阙并会阴⑥，

横骨气冲手五里⑦，箕门承筋及青灵⑧，

乳中上臂三阳络⑨，二十三穴不可针。

【诠释】

①禁针穴道：指人体禁止施用针刺的穴位，误犯刺禁将会导致针灸意外事故。对于针灸意外事故，无论古今医家都十分重视，不仅记载了不少教训，还积累了大量的预防和处理经验。从现存的医学文献来看最早提出针灸不当，导致人体损伤乃至死亡的是《黄帝内经》。为了防止针刺事故的发生，《素问》特设专篇"刺禁论"论述针灸禁忌的内容。整部《黄帝内经》中论及针灸禁忌的有 20 多篇，内容十分丰富。当然由于古代的针具粗糙，解剖学不发达，救治手段落后，针刺事故不仅出现得多，而且往往很严重。但古代医家在大量的临床实践中，对针灸意外事故已经有了比较深入而全面的认识，并把重点放在预防上，这无疑是正确的。正因为如此，避免了大量可能造成严重后果的针灸意外。从这个意义上说，它对针灸学术的不断发展和广泛的流传起到了某种保证作用。近代针灸医家承淡安注云："前人所用之针，与今之毫针较，其粗数倍。故对于内部有重要神经或血管，脑髓、脊髓易于针伤，发生其他疾患，乃有禁针之避忌。以今所用之毫针刺之，固无甚妨碍也。虽然亦当有所避忌，以慎为要……总之在经验上，胸部自脐以上肋骨所蔽之部，悉勿过深，不伤及内脏为要。手足诸部，虽毋须避忌，但针宜清洁，若有锈污等物，遣入血管之中，即发生危险，有不堪设想者，当三注意焉。"

②脑户聪会及神庭：说明"脑户""聪会"和"神庭"三穴禁用针刺。"脑户"为督脉经穴，督脉、足太阳经交会穴，穴下深部为脑髓，针刺不当会导致失音。《铜人腧穴针灸图经》："禁不可针，针之令人哑不能言。可灸七壮，亦不可妄灸，令人失瘖。""聪会"即督脉经"囟会"穴，小儿囟门未闭合者禁针，若针刺会导致早夭。大脑为颅骨所保护，对成年人来说针刺不易直接伤及，但小儿囟门没有闭合之时，就有刺中的可能。古代针灸医书上谆谆告诫："若八岁以下，不得针，缘囟门未合，刺之不幸，令人夭。"针刺囟门没有闭合的小儿出现过刺伤大脑、造成死亡的事故，过去的人已有过这方面的教训。故小儿八岁以下，囟门未合之际，头顶部的腧穴不宜针刺，尤其是对脑积水的患儿更应注意。"神庭"为督脉经穴，督脉、足太阳、足阳明经交会穴，针刺不当偶致失明或精神失常等，临床须谨慎操作。《针灸甲乙经》："禁不可刺，令人癫疾，目失精，灸三壮。"现多用平刺之法。

③络却角孙玉枕穴：说明"络却""玉枕"和"角孙"三穴禁用针刺。"络却""玉

枕"均为足太阳膀胱经穴,二穴穴下深部为脑髓,浅层有枕大神经,枕动、静脉等,针刺时须注意,现多平刺。"角孙"为手少阳三焦经穴,适当络脉之上,穴下布有耳颞神经的分支,颞浅动、静脉耳前支等,针刺时须注意。现多用平刺。

④颅息承泣随承灵:说明"颅息""承泣"和"承灵"三穴禁用针刺。"颅息"为手少阳三焦经穴,穴下分布有丰富的血管,针刺不当会出血不止,故针刺要注意按压,不能使之出血过多,出血多者会导致患者晕厥。《针灸甲乙经》:"刺入一分,出血多则杀人。""承泣"为足阳明胃经穴,足阳明经、阳跷脉、任脉交会穴,穴下有血管分布,针刺不当则会导致眼周瘀血而影响容貌。施术前先要注意避开眼球,用左手将眼球推开固定。进针时一定要缓慢,轻轻刺入,禁止提插,也少用捻转手法。尽管针下手感疏松,但针感仍然很好。若针感不明显,宜停针候气或施用刮柄手法,确因治疗需要加强感应的只可做轻微的捻转,但严禁提插,以免损伤血管,尤其是年龄超过40岁以上,动脉有一定程度硬化的人,要特别注意。眼区穴位针刺时要紧的是体会针下的阻力。由于眼周组织比较疏松,进针时比较容易。如果觉得针尖遇有阻力,可将针轻轻晃动。若针下触及坚硬组织,这是刺及眶骨;若针下触及的组织坚韧,患者呼痛的,为刺及眼球。出现这些现象时,均需将针提至皮下,调整角度后再进针。若针下似紧、触及组织的阻力略大,常为刺及血管,切忌再进针,否则出针后易引起出血,若不采取压迫止血措施,可使血液至眼胞的疏松组织中,片刻之内即可使眼肿如桃,数日始能消肿,半个月才能吸收。眼部血肿虽然不算严重意外事故,但患者的当时症状严重,且影响美观。针刺时不但进针要缓慢,出针亦要缓慢,以分阶段退针为好。出针后,不管是否有出血,都要用消毒干棉球揉按半分钟,防止内出血。"承灵"足少阳胆经穴,足少阳、阳维交会穴。穴下深部为脑髓,布有枕大神经和枕动、静脉的分支,针刺时须注意,现多用平刺。

⑤神道灵台膻中忌:说明"神道""灵台"和"膻中"三穴禁用针刺。"神道""灵台"皆为督脉经穴,因位于棘突下,穴下即为脊髓,针刺不当易伤及脊髓,现多用斜刺。尽管脊髓刺伤后造成严重后果的不多,但给患者带来的痛苦较大。能够造成脊髓刺伤的穴位,主要是第一腰椎以上的大椎、身柱、神道、灵台、至阳、筋缩等棘突间穴位,一般用毫针轻刺脊髓不会发生严重后果,但如果刺激过重,强刺乱捣,使脊髓及椎间组织遭到损伤,轻者患者可出现短暂的肢体瘫痪,重者引起脊髓压迫症状,出现运动障碍、感觉障碍。因此椎间穴位在针刺时不能过深,一般不能穿过硬脊膜。如果穿过硬脊膜,针下突然出现落空感,应迅速将针提起。患者出现全身震颤感时,也应立即退针,不可施行任何手法,更不能为了盲目追求"触电感"而深刺、猛刺。"膻中"为任脉经穴,心包经之募穴,八会穴之气会,因其位于胸骨柄正中,肌肉浅薄,不宜直刺,否则会导致气机逆乱而死亡。现多用平刺,一般沿皮向上或向下平刺0.5~1寸,针达骨膜后提插捻转以加强刺激,局部酸胀,可扩散至前胸部,或胸部有沉闷感。

⑥水分神阙并会阴:说明"水分""神阙"和"会阴"三穴禁用针刺。"水分"为任脉经穴,在脐上1寸,不可深刺。古人认为针之水尽即死,故禁针,现直刺0.5~1寸。"神阙"为任脉经穴,古今文献中记载均禁针,因本穴位于脐中,由于解剖上的特点,表皮向腹壁凹入,多有皱折,容易藏污纳垢,很难清洁消毒,细菌可由针体直接带入腹腔。

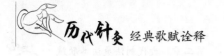

而且该处的组织致密,一般的针具难以刺入,由于本穴是人体腹壁最薄的地方,强力针刺会突破腹腔,有可能刺穿小肠,造成肠穿孔,使肠内容物逸出,导致严重感染,脐部发炎、溃烂,伤口久不愈合。所以长期以来,人们严格遵守古训,对神阙穴禁用针刺。但由于神阙穴功用重要,针刺本穴可治疗急性腹痛、慢性腹泻、小儿遗尿、前列腺炎、附件炎等多种疾病,而且神阙穴下并无特殊的重要脏器,随着现代针具的改进,穴位解剖位置的明确,消毒观念的加强和针刺方法的进步,现已逐步打破了神阙穴禁针,而有专以针刺神阙穴取效者。针刺神阙穴的关键是严格消毒和正确掌握针刺方法,应注意严格消毒,先以碘酒消毒,再用酒精脱碘,直至肚脐所有皱折处污垢擦尽,而且针刺后还要再用碘酒消毒针眼一次。由于肚脐皮肤较硬较厚,选用针具时也应该细、短、直、硬,一般宜用 28 号针或 26 号针,不宜过粗。施术前要用左手固定脐部,进针不宜过深,以免刺穿小肠,成年人的深度一般为 1~1.5 寸,同时进针要缓慢,针尖一旦碰及小肠时,能使小肠有时间进行反射性回避。针刺施行手法时可以捻转,但不宜大幅度提插;严禁在针刺之后再于此处拔罐,以免扩大创口,吸出腹腔内液体。艾灸神阙穴是临床的主要应用方法,以艾条温和灸、艾炷隔盐灸为多,《针灸大成》:"针之使人脐中恶疡溃,屎出者死,灸三壮。""会阴"为任脉经穴,穴下血管神经分布丰富,古代由于针具原因,不宜针刺,承淡安注云:"会阴、乳中之禁针,殆避嫌也。"现可直刺 0.5~1 寸,但孕妇慎用。

⑦横骨气冲手五里:说明"横骨""气冲"和"手五里"三穴禁用针刺。"横骨"为足少阴肾经穴,穴下分布精囊、卵巢等生殖系统器官,不宜针刺过深。"气冲"为足阳明胃经穴,穴下有重要的神经、血管、淋巴结和精索分布,针刺须注意,若针刺不当易致疝气等生殖系统疾病,如《素问·刺禁论》:"刺气街,中脉,血不出为肿,鼠仆。""手五里"为手阳明大肠经穴,穴下分布有丰富的血管,古代针具制作不精,针刺不当时易刺中血管,导致出血不止。《针灸甲乙经》:"禁不可刺。"现避开血管,直刺 0.5~0.8 寸。

⑧箕门承筋及青灵:说明"箕门""承筋"和"青灵"三穴禁用针刺。"箕门"为足太阴脾经穴,穴下分布有丰富的血管,针刺不当时易刺中血管,导致出血不止。《素问·刺禁论》:"刺阴股中大脉,血出不止,死。"现避开动脉,直刺 0.3~0.5 寸。"承筋"为足太阳膀胱经穴,穴下有血管分布,肌肉丰富,针刺不当会导致出血、肿胀久不消除或腓肠肌肌肉痉挛的现象。"青灵"为手少阴心经穴,穴下分布有血管、神经,不宜深刺,针刺时须谨慎操作。现可直刺 0.3~0.5 寸。

⑨乳中上臂三阳络:说明"乳中"和"三阳络"二穴禁用针刺。"乳中"为足阳明胃经穴,仅做体表标志,不针不灸,针刺会导致乳房肿胀溃烂等病症,如《针灸甲乙经》:"禁不可灸刺,灸刺之,不幸生蚀疮,疮中有脓血清汁者可治。疮中有息肉,若蚀疮者死。""三阳络"为手少阳三焦经穴,穴下分布有血管,针刺时须注意,不宜深刺,现直刺 0.5~1 寸。

【歌赋】

孕妇不宜针合谷,三阴交内亦通论[①],

石门针灸应须忌,女子终身无妊娠[②];

外有云门并鸠尾，缺盆客主人莫深③，
肩井深时入闷倒，三里急补人还原④，

【诠释】

①孕妇不宜针合谷，三阴交内亦通论：说明"合谷"和"三阴交"二穴禁用针刺。"合谷"为手阳明大肠经原穴，阳明经多气多血，妇女以血为本，气行则血行。合谷穴善于调气、止痛，用于气滞血瘀，或瘀血闭阻、气不能行所致的妇科疾病。"三阴交"为足太阴脾经穴，也为"妇科第一要穴"，具有活血化瘀、通经止痛、调理血分的功效。合谷能利气调气，三阴交能行血活血，二穴相配，对妇女由于气滞血瘀所导致的痛经、经闭、小腹疼痛是最为合适的。古人在南北朝时期曾经有用针刺合谷、三阴交堕胎的经验，更说明了这两个穴位调理气机、活血行瘀的显著功效。受孕期间母体以血为用，全身脏腑经络之气血，均流注于冲任以养胎，而人体处于血分不足、气分偏盛的状态，这时若再针刺补合谷以增有余之气，泻三阴交以损不足之血，显然不利胎儿，容易造成流产。因此合谷、三阴交皆为行气活血之要穴，对孕妇不宜使用，以免导致堕胎、流产等不良后果。

②石门针灸应须忌，女子终身无妊娠："石门"为任脉经穴，此处犹如石门不开、闭门不受，历代将石门作为妇人禁针之处，误针此穴，可令人终生绝育。妇女生育、绝育的关键在于冲、任二脉的盛衰，任脉和冲脉同起于胞宫，出于会阴，上至阴部。任脉为全身"阴脉之海"，也是人体妊养之本，具有荣养胞胎的作用；冲脉为血海，妇女以血为本。若任脉通，太冲脉盛，月事以时下，故能有子。因石门穴内应子宫精室，在石门穴施以深刺、重刺则毁其精室之门，可导致任脉虚，冲脉衰，冲任二脉不能协调，尽管男女阴阳相合，两神相搏，但孤阴独阳，不能成形，故不能受孕。现代以针刺之法避孕，一般以行经完毕后第 1~2 天为最佳的针刺时间，仰卧两下肢伸直，要腹正中线脐下 2 寸选准石门穴，用 2 寸毫针快速刺入皮下，斜向下方缓缓进针 1.0~1.5 寸，直至针下得气时停止进针，受术者即感腹部胀痛，然后左右捻转泻法行针半分钟，使胀痛感由腹部至腰部、骶骨方可有效。留针 30 分钟，中间按上法行针 1 次。若能针后加灸 3~5 壮，收效会更快。每隔 3~5 天针灸 1 次，4~6 次即可达到避孕效果。也可以每月针灸 1 次，连续针刺 3 个月。

③外有云门并鸠尾，缺盆客主人莫深：说明"云门""鸠尾"、"缺盆"和"客主人"四穴禁用针刺。"云门"为手太阴肺经穴，穴下深层即为肺脏，针刺过深会刺中肺脏导致气胸。《铜人腧穴针灸图经》："刺深使人气逆，故不宜深刺。"现向外斜刺 0.5~0.8 寸。"鸠尾"为任脉络穴。针刺时恐刺破隔膜，针刺时需注意，必须使患者两手直举，方可下针。鸠尾穴上方膈肌而对应胸腔内的心脏，刺此穴必须仔细，针尖仍须向下斜刺，绝对不能向上斜刺。在针刺内脏损伤事故中，心脏刺伤的发生率虽然不高，但后果最严重，不可掉以轻心。心脏表面光滑，质地坚韧又处于搏动状态，一般不易刺伤。鸠尾虽然不在心脏投影区内，但针刺方向错误，针尖稍偏向上，也会刺伤心脏。针刺损伤心脏一是刺伤心脏上的主要大血管引起大出血；二是直接刺破心壁引起心功能损害。常在针刺损伤后即刻或

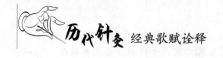

不久，出现胸前区剧烈疼痛，高度气急，发绀，短暂性昏厥。昏厥发作时可出现四肢抽搐，呼吸暂停，以致发生休克，甚则心脏骤停。《铜人》谆谆告诫："此穴大难针，大好手方可此穴下针，不然取气多，不幸令人夭。"由于心脏在人体中具有特别重要的生理功能，关系重大，千万不能大意。针刺时最好令患者两臂上举，并用力吸气，就在做吸气举臂动作的一刹那间，快速针刺，这实际上是要让膈肌上抬，相对提高心脏的位置。"缺盆"为足阳明胃经穴，穴下即为肺尖和迷走神经，针刺过深会导致气胸或引起胃的反应性呕吐等。《素问·禁刺论》："刺缺盆中内陷，气泄，令人喘咳逆。""客主人"即上关穴，为足少阳胆经穴，手足少阳、足阳明交会穴，穴下有神经分支，不可深刺以免伤及神经。若针刺不当会使人出现耳聋。《针灸甲乙经》："刺太深，令人耳无闻。"

④肩井深时人闷倒，三里急补人还原："肩井"为足少阳胆经穴，手足少阳、阳维交会穴。穴下亦为肺尖，针刺过深会刺中肺脏导致气胸。本穴正当肩上，适对胸腔内之肺尖，故针刺时应十分小心，百倍谨慎，不可刺入胸腔，伤及肺脏，造成气胸。肩井穴的深度比较难掌握，该穴位与胸膜壁脏层有纤维小梁，活动范围极小。尤其是右胸膜前界与右肺之间的间隙很小。胸膜囊最上部的胸膜顶高出锁骨内侧端以上1~3厘米，所以针刺右侧肩井穴要十分注意，不可针刺过深，并反复体会手感。选择针具时宜细、宜短，押手使用尽量要轻，针刺时从上而下直刺0.3~0.5寸，要做到针不离手，手不离针，分层进针，渐进渐深，一有针感，不必再进，得气之后，立即退针，如需留针时将针提至皮下和肌层，再向后下方刺入肌层0.5~1.0寸，不允许向前方刺入，更不允许直刺过深。肩井穴的针感反应较强，局部出现特别强烈的酸困感，并向前胸、后背放射。突然强烈的刺激可引起晕针，因此要因人而异，注意针的刺激量，不可过猛，因本穴其性主降，可调气行血，故对孕妇一般不取该穴针刺，以免有动胎之害。《席弘赋》："若针肩井须三里，不刺之时气未调。"一般针刺肩井刺激强烈引起晕针后，应急补足三里穴，升阳益气，促使恢复常态。

【歌赋】

刺中五脏胆皆死①，冲阳血出投幽冥②；
海泉颧髎乳头上③，脊间中髓伛偻形④，
手鱼腹陷阴股内⑤，膝髌筋会及肾经⑥，
腋股之下各三寸⑦，目眶关节皆通评⑧。

【诠释】

①刺中五脏胆皆死：刺中五脏、胆腑皆可致人于死。《黄帝内经》中就明确指出"脏有要害，不可不察"，"凡刺胸腹者，必避五脏"，这些指导性原则对后世应用针刺至今仍有重要影响。在前人总结的针刺经验中，有"胸背薄如饼，肚腹深如井"之说，近几十年来有人主张腹部深刺，甚至主张进针至腹腔。实际上针刺腹部过深，并非安全无害。腹腔内的脏器虽然正常状态时不易遭受损伤，但在病理状态下如肝脏肿大、胆囊肿大、肠粘连

或肠梗阻、膀胱尿潴留等疾病发生时，时针过深，或大幅度地提插捣针，很可能误伤这些脏器。内脏损伤是针刺意外中最常见、后果也较严重的一种事故，大多是在内脏病变时，医者未能认真进行腹部检查，滥施针刺造成的。内脏损伤，是针刺意外中最常见、后果也比较严重的事故。据统计，因针刺不当造成的内脏损伤事故，几乎涉及全身各个系统，包括有心脏、肺脏、脾脏、肝脏、肾脏、胆囊、胃肠道、膀胱等所有的内脏器官有遭到损伤，其后果最严重的还是死亡不救。古人很早就将针刺损伤内脏作为预防重点。在针刺损伤内脏事故中，刺胸部主要是刺伤肺脏出现气胸和刺伤心脏，腹部主要是刺伤人体肝脏、脾脏这些实质性的重要器官。脾为腹腔中的实质性脏器，脆性很高，极易破裂，尽管正常的脾脏被肋骨所覆盖，在体表的投影区并无经穴分布，但刺伤脾脏造成破裂出血的情况，并不罕见。多在病理情况下，如疟疾、黑热病、血吸虫病、门静脉高压等疾病发生时，常可导致脾脏肿大，又易被人们误作"痞块"予以针刺。肿大的脾脏游动度低，脆性明显增近，这时不仅邻近脾脏的左侧章门、京门穴可导致损伤，还可涉及其他更多的腹部穴位。肝脏是人体最大的实质性脏器，也是一个比较脆弱的娇嫩器官。虽然大部分被肋骨、肋软骨覆盖，不易被刺中，但在各种原因所导致的肝脏肿大，随着肿大程度的增加，涉及体表的穴位增多，这时针刺前正中线的中脘等穴即可损伤肝脏。针刺腹部穴位还容易刺伤肠道，肠道属空腔器官，表面光滑坚韧，富有弹性，活动度大，且可以自动躲避针尖，不易被刺中。万一刺中肠壁，因针孔细小，也往往能自行闭合，不至于发生严重事故。但在某些病理状态下，用粗针、长针无止境地深刺、乱捣，亦可刺伤肠道，导致肠穿孔。尤其是急性肠梗阻、肠扭转等肠管高度膨胀的患者，危险性更大。因为这些患者的肠道充气，肠壁变薄，失去正常的韧性，所以进针时很容易刺中。而且高度充气，积液的肠管紧贴于腹膜下，活动度小，不能像正常肠管那样躲避针尖，一旦被刺伤，又往往缺乏正常肠管所具有的收缩力，针眼不易闭合而使肠内容物外溢，致使肠道穿孔。一般而言，胆囊所在的部位较深，体积较小，表面圆滑而有一定的张力，胆囊的前面还有肝脏所覆盖，针刺通常不易伤及。但在胆道梗阻或胆囊本身的病变如结石、异物、炎症、肿瘤的时候，胆囊内胆汁充盈，体积明显肿大，而且此时又缺乏应有的弹力和张力。如果深刺其表面的日月、期门等穴位，或用针过粗过长，或反复提插捣动，容易招致刺破胆囊。此例患者患有胆石症及胆道蛔虫症，结石与蛔虫将总胆道堵塞，胆囊内胆汁充盈、淤积，而使胆囊肿大如拳头，表面粗糙，缺乏弹力和张力，而且肿大、淤积的胆囊由于其内压较高，刺破即可促使胆汁外流，穿孔不易闭合。《灵枢·本输》曰："胆者，中精之府。"内贮胆汁，刺中胆，胆汁外溢，则同中脏一样，属死症。

②冲阳血出投幽冥：幽冥，旧时指时间，此处指昏暗。冲阳为足阳明胃经之原穴，此处有动脉搏动，古时多在此诊脉以候胃气。针刺冲阳出血，则引起头晕、目眩等症状表现。即便刺络放血时所刺的"血络"，一般都是浅表静脉，而且出血量小、呈滴状。对有动脉分布的部位应谨慎行刺，切勿伤及动脉。如果刺得过深，伤及动脉，会呈喷射状大出血，且不易止。如果刺中动脉，应用消毒干棉球进行压迫，持续一段时间后再松开。刺血部发生血肿的，可用手指挤压出血，或用火罐吸拔。若仍不消退，需用热敷促使消散。

③海泉颧髎乳头上：海泉为经外奇穴，位于舌系韧带静脉中，舌下为口腔津液丛生之

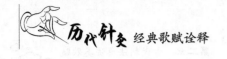

处。古时认为口腔内难以清洁消毒而列为禁刺之穴。令患者张口伸舌，用左手持手帕或纱布挟舌，食、中指在上，拇指在下，向上翻卷舌体，暴露穴位。右手持三棱针，速刺舌下静脉出血，待血色由黑变红时自止。让患者吐出血液，用温盐水漱口即可。颧髎为手太阳小肠经穴，位于面颧部，承淡安注云："颧髎中非静脉即为动脉，前人恐出血不止，故列入禁穴，在今日毋须避忌。"乳头为胸腹取用诸穴之标志，禁施针刺。

④脊间中髓伛偻形：脊间，指在背腰正中棘突间的穴位。伛偻（yǔ lǚ），即驼背。《素问·刺禁论》"刺脊间中髓为伛"，说明脊椎穴位针刺过深，深中至脊髓，可致伛偻，令人踡曲不能伸。在内有脊髓背腰正中棘突间的穴位针刺，应顺棘突间隙的方向缓慢进针，针刺经过皮肤、浅筋膜、深筋膜、棘上韧带及棘间韧带等组织较疏松，阻力不大，但深部的黄韧带坚厚，阻力较大。故针下后碰到阻力感，不可再进针，以防刺伤脊髓。当针尖穿透黄韧带时，阻力可突然消失，针下有空脱感，说明针尖已进入椎管内，如果再行进针，就会刺伤脊髓。针刺时如发现患者出现肢体抖动等异常现象，应立即退针。刺得太深或手法过重，出现四肢一时性瘫软现象比较多见，刺伤脊髓的程度较轻，称为"脊髓震荡"。脊髓震荡为脊髓功能暂性或一过性传导障碍，病理组织上无任何器质性损伤，表现为暂时的节段性感觉障碍和运动障碍（肢体弛缓性瘫痪，四肢瘫或截瘫），各种反射消失。不需要特殊治疗，在平板床上静卧休息，经过数分钟、数小时或数日，其功能障碍可完全恢复。如果到"脊髓刺伤"的程度，各种症状逐渐加重，意识丧失，感觉障碍和运动障碍的水平不断上升，需采用救治措施。

⑤手鱼腹陷阴股内：手鱼腹，手掌内拇指的指掌关节之后有肌肉隆起，状如鱼腹，亦称"手鱼"。手掌侧皮肤神经末梢分布丰富，针刺时疼痛感较为明显，常会导致晕针。《圣济总录》："手心不可伤，伤即令人闷倒。"年老体弱患者，应慎用此处穴位。阴股，大腿内侧，其处有动脉搏动，针刺切勿勿伤及。

⑥膝膑筋会及肾经：筋会，"八会"中筋之会穴，即阳陵泉。在膝膑关节处针刺，禁刺出液，出液则跛。阳陵泉穴深处为腓神经，腓神经刺伤可见下肢乏力，垂足，跛行，足趾不能伸展及外转，足背感觉障碍。阳陵泉穴针感强烈，提插捻转时注意不要用力太猛，以免晕针。在深刺或透刺阴陵泉时，一注意针尖的方向和感觉，遇针尖受到阻碍时，应稍稍改变方向，勿使刺中血管及神经。肾经，指足少阴肾经合穴"阴谷"，在腘窝内侧两筋间如深谷之处，深藏而不露，施针时应微屈膝，先用左手压按分开两筋，再以右手持针进入穴位，不可向内侧斜刺过深，以防伤及腘中央的动、静脉及胫神经。

⑦腋股之下各三寸：腋窝股窝之下，皆有动脉静脉，针刺后不要用力提插，如不慎刺破血管，会造成血肿。腋窝处极泉不能向胸壁方向进针，以防刺进胸腔，损伤肺脏，造成气胸。

⑧目眶关节皆通评：眼眶部位的穴位针刺操作时应特别注意，先要用左手将眼球推移固定，右手持针从眼球与眶缘的中点紧贴眼球壁刺入，深约 1 寸左右，不可超过 1.5 寸，禁止提插和捻转，以防刺破血管引起血肿。眼部血管丰富，组织疏松，比较容易出血，退针后可用干棉球轻压针孔。关节是气血聚会之处，也是邪气易于侵袭的部位，经络失畅气血壅滞，则易于在关节发出痹阻。如果针体直接刺入关节腔内，注意不可再移动肢体，以

防弯针或折针。

第五节　禁灸穴歌

【指要】

"禁灸穴歌"在《针灸大成》《针灸聚英》《针灸大全》《医宗金鉴》《针灸全书》中皆有记载，内容基本相同。禁灸穴和禁针穴一样，是古人在施灸治疗的实践中总结出来的经验，共45穴。古代灸法较盛行，多做直接瘢痕灸法，因此在面部、大动脉等要害部位不宜施灸，故名"禁灸穴歌"。现代临床由于灸法的改进，除了一些特殊穴位和特殊情况外，只要选好适应证，选择适宜的施灸方法，大多数穴位都可以施灸，且可获良效，不必泥于古说。

【歌赋】

> 哑门风府天柱擎[①]，承光临泣头维平[②]，
> 丝竹攒竹睛明穴[③]，素髎禾髎迎香程[④]，
> 颧髎下关人迎去[⑤]，天牖天府到周荣[⑥]，
> 渊腋乳中鸠尾下[⑦]，腹哀臂后寻肩贞[⑧]。

【诠释】

①哑门风府天柱擎：哑门、风府二穴皆属督脉，为督脉、阳维之会。项后近髓区的穴位，如果操作失慎，即会造成事故，而且凶险较大，故历来视为禁针、禁灸之穴。延髓是主司人体运动、感觉、呼吸、循环的中枢，具有至关重要的作用，这就决定了延髓虽有轻微损伤，也足以造成不可恢复的致命性后果。针刺直接损伤延髓，生命中枢瘫痪致死。《针灸甲乙经》中言及此二穴皆为"禁不可灸，灸之令人喑"，故也禁用灸法，以免助热上扰，热伤延髓，损伤音窍而发生声音嘶哑，或出现头昏脑涨。天柱为足太阳膀胱经穴，穴下浅层有第三颈神经后支的内侧支和皮下静脉通过，深层有枕大神经，不宜直接灸。

②承光临泣头维平：承光、头临泣皆为足太阳膀胱经穴，头维是足阳明胃经穴，三穴皆位于头部，穴下分布着丰富的血管和神经，不可直接灸。头为诸阳之会、百脉之宗，一般应多刺少灸。如果不明察病机而妄用灸法，以火助阳，难免会出现头昏脑涨、目视昏花一类不良反应。为了防止热毒内攻，灸后最好用三棱针点刺出血以泄除热毒，或在灸后针泻足三里穴以引灸火下行。

③丝竹攒竹睛明穴：丝竹空为手少阳三焦经穴，攒竹、睛明皆属足太阳膀胱经。此三穴因邻近眼睛，易灼伤眼球导致失明，故不宜直接灸。《针灸甲乙经》："丝竹空……不宜

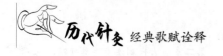

灸，灸之不幸令人目小及盲。"

④素髎禾髎迎香程：素髎为督脉经穴，位于鼻尖正中央。口禾髎、迎香为手阳明大肠经穴，分别在鼻下及鼻旁。鼻病之因多为风寒侵袭，内热上攻，痰浊壅塞，湿热蕴蒸，治宜宣通鼻窍，宣散郁热为主素髎、禾髎、迎香诸穴多用泻法，少用补法，一般不主张施用艾灸，尤其不能直接灸。

⑤颧髎下关人迎去：颧髎、下关皆属手太阳小肠经位于面颧部之穴，颜面处多不宜用灸，尤其不能用直接灸法，避免留有灸痕，妨碍美观。人迎为足阳明胃经穴，足阳明、足少阳经交会穴。《针灸甲乙经》："禁不可灸。"因人迎穴位于颈总动脉搏动处，动脉血管处不宜用灸，防止损伤血管，造成气血瘀滞阻塞的现象。

⑥天牖天府到周荣：天牖为手少阳三焦经穴，在颈侧部，当乳突的后下方，平下颌角，胸锁乳突肌的后缘，穴下有血管和神经分布，不宜直接灸。天府为手太阴肺经穴，在臂内侧面，肱二头肌桡侧缘，腋前纹头下3寸处，穴下有臂外侧皮神经和头静脉经过，不宜直接灸。周荣为足太阴脾经穴，穴下有胸外侧动静脉、第二肋间动静脉、第一肋间神经分布，不宜直接灸。

⑦渊腋乳中鸠尾下：渊腋为足少阳胆经穴，穴下有第五肋间神经外侧皮支、胸长神经分支、胸腹壁静脉和胸外侧动、静脉分布，不宜直接灸。乳头部位最为敏感，承受不住温热的刺激，也不能用灸。鸠尾为任脉"络"穴，古人认为"灸之令人毕世少心力"，影响人的正常生理功能。《针灸甲乙经》："不可灸刺。"今无此禁，但灸之不可过量。

⑧腹哀臂后寻肩贞：腹哀为足太阴脾经穴，足太阴、阴维脉交会穴，穴下有第八肋间动、静脉和第八肋间神经分布，故不宜直接灸。肩贞为手太阳小肠经穴，位于肩部正气所居之处，不容外邪干犯，现多用艾条温和灸或温针灸主治肩关节痛、肩臂疼痛、手臂痛麻不能上举等各种风寒湿邪痹阻之证。

【歌赋】

阳池中冲少商穴①，鱼际经渠一顺行②，
地五阳关脊中主③，隐白漏谷通阴陵④，
条口犊鼻上阴市⑤，伏兔髀关申脉迎⑥，
委中殷门承扶上⑦，白环心俞同一经⑧，
灸而勿针针勿灸⑨，针经为此尝叮咛，
庸医针灸一齐用，徒施患者炮烙刑⑩。

【诠释】

①阳池中冲少商穴：阳池为手少阳三焦经穴，在关节和肌腱附近，不宜用瘢痕灸。中冲为手厥阴心包经穴，少商为手太阴肺经穴，二穴皆位于手部指端，穴下分布有丰富的神经血管，且施灸时较为疼痛，易造成损伤，或引起脏器异常活动，故不宜直接灸。

②鱼际经渠一顺行：鱼际、经渠皆为手太阴肺经穴，鱼际穴所在处肌肉浅薄，施灸时痛感较强。经渠穴接近桡动脉，不宜用灸法，更不能用化脓灸、直接灸，以防艾灸灼伤血

管，产生不良后果。

③地五阳关脊中主："地五"即地五会，为足少阴胆经穴，穴下有丰富的血管，直接灸易伤及血管，故禁灸。《针灸甲乙经》："不可灸，灸之令人瘦，不出三年死。"若用隔物灸或艾条灸则无此禁。"阳关"即腰阳关，腰阳关与脊中皆为督脉经穴，因穴下正当脊柱，故不宜直接灸。《针灸甲乙经》"不可灸，灸则令人痿"，"禁灸，灸令人偻"。

④隐白漏谷通阴陵：隐白、漏谷、阴陵泉三穴皆为足太阴脾经穴，隐白因位于足部趾端，直接灸时较为疼痛，然而《针灸大成》有言："月经过时不止，隐白灸之。"目前常用艾条灸隐白治妇女崩漏，不会造成灼痛及烫伤，患者可随时自行操作。将艾条点燃后，悬在一侧隐白穴施灸，以隐白穴周围皮色转红、有热灼感为止。施灸时，患者常会感到小腹部原有的绷紧拘急感或空虚感消失，出血量往往在施灸后不久即明显减少。漏谷、阴陵泉穴下皆有大隐静脉通行，漏谷穴下还有皮神经、胫神经通过，阴陵泉下有隐神经分布，故不宜直接灸。但阴陵泉穴既能祛湿除邪，又能舒筋活络，凡湿邪留注关节所致的痹痛重着、屈伸不利，湿邪留滞筋肉之间所致的疼痛拘急、运动不遂，均可取用阴陵泉施治。属寒证者，针灸并施；属热证者，只针不灸。

⑤条口犊鼻上阴市：条口、犊鼻、阴市三穴皆为足阳明胃经穴，穴下有血管神经通行，不宜直接灸，现已无此禁。

⑥伏兔髀关申脉迎：伏兔、髀关二穴皆为足阳明胃经穴，穴下有血管神经通行，不宜直接灸。申脉为足太阳膀胱经穴，在足踝之下，关节活动处不宜有瘢痕灸，防止化脓、溃烂、不易愈合。

⑦委中殷门承扶上：委中、殷门、承扶三穴皆为足太阳膀胱经穴，穴下均有神经血管分布，不宜直接灸，现无此禁。

⑧白环心俞同一经："白环"即白环俞。白环俞、心俞皆为足太阳膀胱经穴，背部属阳，不宜多壮大灸，以防热燥上火。应从上往下施灸，循序不乱。

⑨灸而勿针针勿灸：古代一再强调"灸不再针，针不再灸"，因施灸后肌肤表皮破溃，复以粗劣之针刺入，污物易于传入，致红肿溃脓。若针而再灸，则针孔未闭，火气同污物亦易直入，故针灸不能并施。

⑩徒施患者炮烙刑：徒，指古代五刑之一，即徒刑。炮烙，旧时作"炮格"，殷商时代所用的一种酷刑，用铜柱加炭使热，令有罪者行其上。此喻在不该施灸之处硬行强灸，患者如施徒刑，白白受罪，增加痛苦。

第三章
古代针灸证治类歌赋

古代针灸证治类歌赋包括百症赋、玉龙歌、长桑君天星秘诀歌、灵光赋、席弘赋、治病十一证歌、孙思邈十三鬼穴歌、玉龙赋、兰江赋、肘后歌、行针指要歌、回阳九针歌、杂病穴位歌、十二经母子补泻歌、胜玉歌、铜人指要赋等，多是历代针灸医家在长期临床实践中对个人及前人临床诊断、辨证论治、配方取穴、施针手法、行针手法、灸治手法等经验及心得体会的总结，切合临床实际。

针灸作为亘古不衰的医疗技术，不但要明医理以遵循规律，还要精施术以灵活多变。知术不知理，不能成为高明的医生，而知理不知术，也不能做到应针取效。针灸治则建立在整体观念和辨证论治基础理论之上，对临床具有极为重要的指导意义，是立法、选穴、处方以及针灸手法选用的依据。《灵枢·九针十二原》："凡用针者，虚则实之，满则泻之，宛陈则除之，邪盛则虚之。"《灵枢·经脉》："盛则泄之，虚则补之，热则疾之，寒则留之，陷下则灸之，不盛不虚，以经取之。"疾病所表现的症状多种多样，病理变化复杂，病情演变有轻重缓急之分，临证中需要从复杂多变的病理现象中通过分析，抓住疾病的本质，做出有针对性的治疗。针灸处方作为针灸临证治疗的实施方案，直接关系到治疗效果的好坏。如果针灸处方散乱无章，辨证思想很难得以贯彻，治疗措施也就难臻完善。唐代医学家孙思邈在《千金要方》中说："良医之道，必先诊脉处方，次即针灸。"

腧穴的选取是组成针灸处方的前提，首先通过辨证明确病变所在，选择针对病情的经穴，即所谓"辨证归经，按经取穴"。其次根据腧穴的主治作用，选择对病情针对性强的腧穴，严密组织，制定处方，随证制宜，灵活多变，即所谓"权衡法度，消息在人"。具体取穴的方法有近部取穴、远部取穴、随证取穴三种。近部取穴是指在病变的局部或邻近部位取穴，全身各个部位的病变，都可以在其所在的范围内取穴治疗。对于体表部位明显和比较局限的症状，最适宜用近部取穴。近部取穴属于最简单、也最方便的取穴方法。在实际应用时不能单纯依靠这种方法，如果只会用局部穴位，难免犯"头痛治头，脚痛治脚"的弊病。远部取穴是指在距离病变部位较远的部位取穴，理论基础是"经络所通，主治所及"，主要以四肢肘膝以下的穴位为主。凡是经脉所过之处，包括脏腑、器官和体表等部位发生病变，都可选取远距病变部位的本经腧穴，是已被多数人认可的获得疗效最好的方法。远部取穴和近部取穴在治疗作用上各有特点，只要运用恰当都能收到良好的效果。近部取穴的即时效果较快，而远部取穴对巩固疗效的作用较好，在多数情况下是把两者结合运用，以增强疗效。临床应用时应掌握其特点，使其恰到好处。但近部取穴和远部取穴都是针对病痛部位的，并不能包括所有的取穴法。因为有许多全身性疾病如原因不明的发热、失眠、盗汗、自汗，以及血液病、全身性皮肤病、虚脱、抽风、昏迷等危重病，都无法明确其具体部位，也就没有什么近取、远取可言。只有抛开病位不谈，针对全身症状辨证定穴。随证取穴主要是根据腧穴的相对特异性，或根据临床经验和习惯来选择穴位，如外感发热取大椎，昏迷晕厥取人中，阴虚盗汗取阴郄，失眠不寐取神门，虚脱休克取关元，乳汁不通取少泽等，属于"辨证取穴"。配穴法是在选穴原则的基础上，根据不同病证的需要，将两个或两个以上的主治作用相同或相近的穴位，按照一定规律和一定要求配合应用的方法。配穴是针灸处方中最基本的方法，是处方的最小单位或最基本的组成。根据穴位所属经脉、所处位置、所具有的作用和特长，将穴位最有效地组合起来，以发挥协同作用，使其相得益彰，形成针灸处方的主体。经过配伍后的穴位，应用起来远比单个穴位的作用强。处方配穴有本经配穴法、表里经配穴法、上下配穴法、前后配穴法、左右配穴法等具体形式，运用各种配穴法组成针灸处方时，应重视腧穴在处方中的加减变化，注意穴位之间的协同性与拮抗性，掌握处方中的穴位数量，抓住主要矛盾，选择行之有效、少而精的配穴方法。处方经过配穴组织之后，还必须结合刺灸方法的特点，进行灵活化裁，才能在临证中左右逢源。刺灸法是使针灸处方达到治疗目的的重要手段，能把看起来静止不动的穴位变得生气勃勃，从而具有不同的治疗能力。没有刺灸法的正确配合，就会使处方达不到预期目的，甚至出现逆反作用。因此针灸处方是辨证论治思想指导下的最佳穴位组合，具有明确的组方法则、明确的刺灸方法和明确的使用范围，是针灸理论与临床治疗之间的桥梁。制定针灸处方必须简

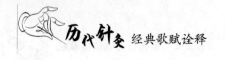

单实用，结构严谨，主次分明，刺灸操作方法正确。

针灸证治类歌赋占针灸歌赋的大部分。《百症赋》概括病种繁多，介绍了近百种病症的针灸治病的取穴法则、配穴规律，按头面、躯干、四肢及出现于全身的疾患，自上而下，顺序排列，用穴大多偏重于井、荥、输、经、合、原、募、络、郄及母子穴方面，例举多种配穴法，多为作者的临床经验，流传较广。《玉龙歌》相传是宋代杨氏所著，首见于王国瑞的《扁鹊神应针灸玉龙经》，重点介绍了近一百二十个腧穴分治八十余种病证，重视经络理论，强调辨证论治，按病之寒热虚实分别施针或灸或针灸并用，注重沿皮卧针透刺或出血针法等，具有极大的临床应用价值，在当时产生了深远的影响，为针灸从业及学习者所推崇。但《玉龙歌》篇幅较长，后世医家多有精简：明代针灸医家高武撷取歌中精华，"参博以为要，辑简而舍繁"，编成《玉龙赋》不但易于记诵，而且范围更广，几乎概括说明了一般疾病的治疗，其处方取穴疗效卓越，切合实际，为历代医家所推崇，成为临证准绳。明代针灸大家杨继洲将家传经验结合自己多年的临床实践心得，编成简明扼要的《胜玉歌》，以彰显其实用价值和写作方式颇有胜过《玉龙歌》之处，歌赋中灸法应用较多，有很大实用价值。《通玄指要赋》将经脉的分布、腧穴的作用以及营卫、气血、脏腑、阴阳、表里、虚实与治则治法等深奥难懂的针灸理论与临床实践融会贯通，由博返约，深入浅出，指出其中的关键所在。它将五十多种疾病的有效治例，与针灸理论相互贯通，用赋的体例加以阐述，便于透彻领悟，达到举一反三的效果。只要能从这些验案中去体会，就不难理解博大精深的医学理论核心，掌握处方取穴的规律，从而有效地指导临床实践。《肘后歌》为明代针灸家高武编著，是将作者多年临床经验总结，为了便于读者诵读而编著成歌，相当于一部临证取穴手册，随时可供读者查考和研究。它不但重视循经取穴，注重五输、八会等特定穴位，而且强调针刺和药物相互配合治疗某些疾病，与其他针灸歌赋从不提及药物有所不同。《席弘赋》以江西针灸医家席弘为题名，主要介绍了他针灸治病的经验，内容包括各种病症的针灸配穴和补泻手法，以及作者对配穴选穴和使用经外奇穴的经验，集中体现了当时江西地区针灸发展特点及其家学特点。《行针指要歌》是针灸歌赋中具有较大影响的一篇重要文献，明确总结了针灸治风病、水病、结病、劳病、虚病、气病、嗽病、痰病、吐病等九种常见证的有效治疗穴位，这些用穴经验至今仍有重要的临床价值。《孙真人十三鬼穴歌》是唐代著名医家孙思邈将治百邪癫狂鬼神作祟的人中、少商、隐白、大陵、申脉、风府、颊车、承浆、间使、上星、会阴、曲池、舌缝等十三个穴位进行总结，分称鬼宫、鬼信、鬼垒、鬼心、鬼路、鬼枕、鬼床、鬼市、鬼窟、鬼堂、鬼藏、鬼臣、鬼封，并按其顺序先后施以针刺。《十二经母子补泻歌》以《难经·六十九难》确定的"虚则补其母，实则泻其子"原则为指导，根据五行生克制化理论，结合脏腑经络的五行属性和疾病虚实，说明十二经脉出现邪盛正衰的各种疾患时取刺母穴或子穴，补虚泻实，来调整其有余和不足的现象。

　　学习古代针灸证治类歌赋，重在透彻领悟，注重辨证论治，掌握古代医家运用针灸治疗各种疾病的取穴和配穴方法，并能举一反三地指导临床，同时也应多加揣摩，总结用穴经验。

第一节　百症赋

【指要】

　　《百症赋》首载于明代高武的《针灸聚英》。《针灸聚英》按语说："百症，不知谁氏所作，辞颇不及于《指微》《标幽》，曰百症者，宜其曲尽百般病症针刺也。"百症，言其此篇概括病种繁多，症状千变万化，错综复杂，百症赋介绍了近百种病症的针灸治病的取穴法则、配穴规律，按头面、躯干、四肢及出现于全身的疾患，自上而下，顺序排列，不仅容易掌握每一个穴位的主治要点，同时对局部和循经取穴的治疗原则得到一个明确认识。《百症赋》列举了九十六症的主治穴位，其中包括头面五官二十八症、咽喉颈项六症、肩背腰腿六症、妇科经带胎产七症、儿科一症、诸风伤寒五症、其他四十三症。诸症用穴大多偏重于井、荥、输、经、合、原、募、络、郄及母子穴方面，例举多种配穴法，这些大都是作者的临床经验，因而流传较广，深受临床工作者欢迎，是针灸歌赋中比较重要的一篇。

　　《百症赋》对经络病的辨证取穴，以头痛取强间、丰隆；偏头痛取悬颅、颔厌；头风取囟会、玉枕；面肿虚浮取水沟、前顶；面上虫行取迎香；目眩取支正、飞扬；目黄取阳纲、胆俞；胬肉攀睛取少泽、肝俞；泪出取头临泣、头维；目中漠漠取攒竹、三间；目视目䀮䀮取养老、天柱；雀目肝气取睛明、行间；目瞤动取颧髎、大迎；耳聋气闭取听会、翳风；耳内蝉鸣取听会；鼻衄血取天府、合谷；鼻内无闻取通天；鼻痔取龈交；口喎取颊车、地仓；唇喎取太冲；颔肿口噤取阳谷、侠溪；舌干口燥取复溜；舌下肿痛取廉泉、中冲；牙疼取耳门、丝竹空；齿疼取承浆；喉痛取液门、鱼际；脊强取水道、筋缩；背连腰痛取白环俞、委中；胁肋疼痛取气户、华盖；腋肿取委阳、天池；两臂顽麻取少海、手三里；半身不遂取阳陵泉、曲池；腿疼取后溪、环

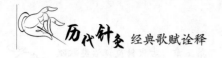

跳；转筋取金门、丘墟。《百症赋》对脏腑病的辨证取穴，以癫狂取后溪；发狂奔走取上脘、神门；癫疾取身柱、本神；风痫取神道、心俞；痨瘵传尸取魄户、膏肓；咳嗽连声取肺俞、天突；惊悸怔忡取阳交、解溪；舌缓不语取哑门、关冲；失音嗫嚅取天鼎、间使；倦言嗜卧取通里、大钟；盗汗取阴郄、后溪；烦心呕吐取幽门、玉堂；血虚口渴取少商、曲泽；胸中苦闷取建里、内关；心下悲悽取听宫、脾俞；胸胁支满取章门；膈痛饮蓄取膻中、巨阙；胸满噎塞取中府、意舍；胸膈停留瘀血取肾俞、巨髎；胸满项强取神藏、璇玑；脾虚谷不消取脾俞、膀胱俞；胃冷食不化取魂门、胃俞；腹内肠鸣取下脘、陷谷；黄疸取后溪、劳宫；中邪霍乱取阴谷、足三里；梦魇不安取厉兑、隐白；消渴肾竭取行间、涌泉；水肿脐盈取阴陵泉、水分；痓病取颅息；项强恶风取束骨、天柱；项强伤寒取温溜、期门；寒栗恶寒取二间、阴郄；寒疟取商阳、太溪；厥寒厥热取涌泉；湿寒湿热取下髎；热病汗不出取大都、经渠；发热取少冲、曲池；岁热时行取陶道、肺俞；肠风新下血取长强、承山；积痢取中脘；寒疝取大敦、照海；小便赤涩取兑端、小海；白浊遗精取三阴交、气海；五淋久积取肓俞、横骨；痔瘤取商丘；脱肛取百会、尾翳；大肠不收取外丘；疝癖取冲门、血海；瘾风取肩髃、阳溪；瘿气取浮白；瘰疬取五里、臂臑；痒疾疼多取至阴、屋翳；乳痈取肩井；经事改常取地机、血海；少气漏血取交信、合阳；带下产崩取冲门、气冲；月潮违限取天枢、水泉；无子取阴交、石关；小儿反张悲哭取关冲、大横；小儿脐风取然谷。

【歌赋】

<blockquote>
百症俞穴，再三用心①。
囟会连于玉枕，头风疗以金针②。
悬颅颔厌之中，偏头痛止③；
强间丰隆之际，头痛难禁④。
原夫面肿虚浮，须仗水沟前顶⑤；
耳聋气闭，全凭听会翳风⑥。
面上虫行有验，迎香可取⑦；
耳中蝉噪有声，听会堪攻⑧。
目眩兮支正飞扬⑨；
目黄兮阳纲胆俞⑩。
</blockquote>

【诠释】

①百症俞穴，再三用心：俞穴，泛指分布在全身的孔穴。在古文献里，"俞"与

"输""腧"三字相通，均为"流注转输"之意。"穴"当"孔隙"讲，《说文解字》"穴者，土室也"，表明有低陷之意，反映出穴是人体上的有孔之点。因此穴位既是脏腑经气注输出入的处所，其位置又多在骨解肌肉的会缝宛陷中。目前看来"腧穴""俞穴"与"输穴"这三个名称既然各不相同，也应当各有所指。一般说来，"腧"字从肉从俞，可以泛指全身所有的穴位，因为穴位在人体的表皮分肉之间，用"腧"似乎表明已是穴位的专用字。另外两个字所表示的"输穴""俞穴"，都是"腧穴"的一部分，其中"俞穴"是各个脏腑在背部相应的穴位，如心俞、肺俞、肝俞、胆俞等；而"输穴"则是指在四肢部上不过肘、下不过膝的五输穴，如后溪、少商、行间、支沟、曲池等，属于腧穴中"特定穴"的范围。但此处的"俞穴"应是全身穴位，承淡安注云："昔贤谓穴之在于背后者名俞穴，俞者注也，输也，言经络之气输注于此也。故人身之穴，皆得名之曰俞穴。不必专指背部而言。经凡十二，络凡十五，奇经凡八，穴有三百六十五穴。纵横贯注，宜熟志之。"腧穴与脏腑经络有着极为密切的关系，腧穴是络经之气输注、散发的部位，也是反映经气功能变化的部位。腧穴隶属于经络，而经络又内通于脏腑。经络中运行的"经气"，来源于脏腑，又反过来调节脏腑的功能。当脏腑有病变时，可以通过经络反映于一定的体表部位，此时的"腧穴"就可以作为疾病的反应点，根据腧穴所反映的疾病症候，来诊断某些疾病。腧穴既是疾病的反应点，也是针灸治疗疾病的刺激点。通过各种手段和方法刺激腧穴，以通其经脉、调其气血，宣导其出入顺逆之气，使脏腑功能趋于和调，达到防治疾病的目的。因此不能把腧穴看成静止的、孤立于体表的孔隙，而应把它看成与人体内部组织器官有一定联系的、互为通道的特定部位。由于疾病在临证中千变万化，如何准确地对症取穴，来治疗全身的病症，是一个繁复且细致的问题，必须从多方面细心地结合研究，才能运用适当，获得一定的疗效，所以要"再三用心"。

②囟会连于玉枕，头风疗以金针：头风，头痛病经久不愈者，以其痛作止无常，发作则持续不已，愈后遇触复发为主要表现的疾病，多由痰涎风火，郁遏经络，气血壅滞及血虚等所致。囟会，督脉经穴，在前头骨与颅顶缝合部，百会前3寸；玉枕，足太阳膀胱经穴，在后头部，当后发际正中直上2.5寸，旁开1.3寸，平枕外隆凸上缘的凹陷处。囟会、玉枕二穴都是主治头部疼痛昏重、眩晕等症的要穴，施以灸法可以旺盛血行而镇痛。《针灸歌》："脑热脑寒并脑溜，囟会穴中宜著灸"，"偏正头疼及目眩，囟会神庭最亲切。"但囟会与玉枕均为禁针之穴，仅适用于灸治，此处宜改针为灸。取囟会与玉枕二穴用以灸治头痛者，当属血虚头痛之类。所谓"头风疗以金针"，如无丰富的经验与熟练的技法，切不可轻率针刺。对于痰涎或风热上攻，或头部充血、瘀血等属于实证的头痛，又不适宜在头部直接施灸。《行针总要歌》："囟会顶前寸五深，八岁儿童不可针，囟门未合那堪灸，二者须当记在心。"

③悬颅颔厌之中，偏头痛止：清代尤在泾《金匮翼》："偏头痛者，由风邪客于阳经，其经偏虚者，邪气凑于一边，痛连额角，久而不已，故谓之偏头痛也。"悬颅，足少阳胆经穴，在头部鬓发上，当头维与曲鬓弧形连线的中点处；颔厌，足少阳胆经穴，在头部鬓发上，当头维与曲鬓弧形连线的上1/4与下3/4交点处。由于偏头痛为肝胆风热，邪袭少阳所致，根据经络系统，按部取穴的直接疗法，以足少阳胆经的悬颅、颔厌二穴配合治疗，使针感直达患部，自可发挥宣泄风邪、清热、开郁而止痛的疗效。临证中肝胆风热之

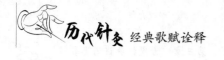

头痛，悬颅、颔厌宜刺之微出血，更刺风池，其效甚佳。

④强间丰隆之际，头痛难禁：所谓"头痛难禁"，是指脾胃功能失调，津液不得宣化，积液为痰，痰火循阳明之经上攻头脑而引起的痰厥头痛，治疗应着重于涤痰化湿。取强间、丰隆二穴，是从局部和远导相结合的标本兼顾的疗法。强间，督脉经穴，在头部，当后发际正中直上 4 寸，有缓解剧烈头痛，消除烦心呕吐之功。丰隆，足阳明胃经穴，在小腿前外侧中央，为足阳明胃经的络穴，别走入足太阴脾经，联络脾胃二经。丰隆是专治各种痰湿为患的要穴，《玉龙歌》："痰多须向丰隆泻。"在上病下治的原则中，丰隆穴能发挥化湿涤痰、降逆镇痛的主要作用，再配合督脉的强间穴，上下呼应，更能获得治疗痰厥头痛的效果。承淡安："头痛由于痰火上炎者，宜刺丰隆以降其痰火，强间不易刺入，可刺风府。"

⑤面肿虚浮，须仗水沟前顶：面肿虚浮，指头面浮肿之风水证。《素问·平人气象论》："面肿曰风，足胫肿曰水。"多因脾肾气虚，肺气失于肃降，通调水道的功能障碍，以致水气不行而致。《金匮要略》将水气病分为风水、皮水、正水、石水四类，在治疗上提出的治则为"诸有水者，腰以下肿当利小便，腰以上肿当发汗乃愈"。取水沟、前顶二穴，即是以疏风发汗为主的治疗方法。水沟即人中，在鼻柱下唇沟中央，属于督脉，是手阳明大肠经、足阳明胃经和督脉三脉的会穴。针刺水沟可贯通胃与大肠二经，解表发汗，加强脾胃健运，宣泄水分，以利水、行湿、消肿。故《景岳全书》曰："水沟主一切水肿。"《类经图翼》也载："若风水面肿，针此一穴，出水尽即顿愈。"前顶亦属督脉，在头部前发际正中直上 3.5 寸，百会前 1.5 寸。水沟、前顶同有开窍作用，在疏散风邪与急救方面均为常用的有效穴位，二穴同用治疗风水面肿，可获显效。承淡安："脾虚面浮肿或风水面浮肿，刺水沟流泄其浮肿之水颇效。前顶则宜灸，属虚肿者，加灸脾俞三里等。属风水病者，则大椎风门等穴加刺为不可少。"

⑥耳聋气闭，全凭听会翳风：耳聋气闭是由于突然大怒，肝胆风火上攻或肝肾阴虚所致的两耳无闻，或耳内闭塞、重听等症状。在治疗上不论属虚属实，循经取穴多以手少阳三焦经、足少阳胆经的经脉为主，因少阳经脉分布于耳部上下前后，尤其是胆经的听会穴和三焦经的翳风穴，更是疏泄与通调胆经及三焦经经气必需的重要穴位。《通玄指要赋》"耳闭须听会而治也"，《玉龙歌》："耳聋气闭痛难言，须刺翳风穴始痊。"听会穴在面部耳屏间切迹的前方，下颌骨髁状突的后缘，张口有凹陷处。翳风在耳垂后方，乳突与下颌角之间的凹陷处。听会、翳风穴善治一切耳病，是因为手足少阳经脉均"从耳后，入耳中，出走耳前"的分支之处，而且此二穴分别在于耳之前后，能够直达病所，疏解耳内郁热，清宣耳窍，通利耳络，主治耳聋、耳鸣等各种耳部疾病。耳聋、耳鸣的病因和病理类型较为复杂，听会、翳风穴适用于属热、属实者，即风热火邪随经上扰，清窍蒙蔽，耳道失濡所导致的耳中轰鸣，听力减退诸症，常作为主要穴位取用。

⑦面上虫行有验，迎香可取：面上虫行，是血分有热而致的面部发痒，如同皮肤内有小虫爬行一般，属面部的一种自觉症状。因属血热而致痒，其治疗大多以清热凉血为主。迎香在鼻根的外端，鼻唇沟之上部，属于手阳明大肠经，也是大肠经与足阳明胃经的会穴，是主治各种鼻病的有效穴。在双侧迎香穴施用泻法，直刺 1～2 分，使患者感到局部酸感，不留针，出针后开大针孔，多可一次治愈，因为迎香穴为手足阳明经交会之处，大

肠和胃经都多气多血，同属阳明燥金，对于热盛血炽的各种症候，具有清热、泻火、解燥的作用，迎香穴贯通二经，故可以治疗由于血热引起的面痒，从而发挥其清热、凉血、止血的功效。

⑧耳中蝉噪有声，听会堪攻：耳鸣是自觉耳内鸣响，或如蝉叫，或如潮声，或如飞机轰鸣，但周围并无相应的声音，而且愈安静时，患者感觉鸣音愈大。耳中蝉噪主要是情欲妄动，激动肝胆之火；或劳伤过度，水竭火盛、风火痰气上乘，邪正相传，颤动鼓膜，致耳内发生如有蝉声的噪鸣。其中属痰火者，其鸣甚，肾虚者，其鸣微。耳鸣与耳聋虽然表现不同，但发病机理基本相同，耳鸣常常是耳聋的先兆，若治疗不及时可发展成为耳聋，故耳鸣耳聋在治疗方法上别无二致。听会穴在耳之前方，属足少阳胆经，能够消散耳内郁热，宣通耳络，清宣耳窍，主治属热、属实的耳聋、耳鸣。由于经络的联通及耳部直接刺激作用，泻肝胆之火的上逆，消除耳中蝉鸣属痰火者。《玉龙歌》："耳聋之症不闻声，痛痒蝉鸣不快情，红肿生疮须用泻，宜从听会用针行。"耳鸣患者在听会穴进针后，患者即感到耳鸣降低，减轻了耳鸣对听力的干扰，此时听力更为清晰。属肝胆火旺的配太冲、行间、丘墟以清泻肝胆之火；属温热上攻的配中渚、外关以泻热通窍；属痰火内扰的配丰隆、内庭以清降痰火。对于虚证应加刺肝俞、肾俞、太溪等穴，以补肝肾之不足，标本兼顾，攻补兼施，更可获良效。

⑨目眩兮支正飞扬：支正在前臂尺侧，外尺骨肌之中央部，是手太阳小肠经的络穴，小肠经循行上达眼区，故支正可治疗目疾。飞扬在足之外踝上方7寸处，当腓肠肌的外缘，是足太阳膀胱经的络穴，膀胱经起于目内眦，故飞扬也是治疗目疾的有效穴。《针灸歌》："醉饱俱伤面目黄，但灸飞扬及库房。"络穴大多用于清热开郁，支正、飞扬二穴的经脉俱萦绕于目，是主治头部充血、瘀血及热病的要穴。上病取下的远导针法，取刺络穴以泻其血以去炎上之热。因此支正、飞扬二穴所主治的目眩症，属于血热上攻所引起的实证之类。

⑩目黄兮阳纲胆俞：目黄是黄疸病的特有见证，眼部是黄疸形成中最早发现的部位，染色也最为明显，多为胆热夹湿，湿热熏蒸，血热上行或脾肾虚寒所致。阳纲在背部第十胸椎棘突下旁开3寸，胆俞在背部第十胸椎棘突下旁开1.5寸，二穴同属足太阳膀胱经。阳纲穴是主治肝胆脾胃疾患，包括身热目黄、四肢怠惰、食欲减退、腹满膜胀、肠鸣腹痛等症的显效穴。胆俞是胆的背俞穴，也是胆腑精气输注聚集之处，是治疗一切肝胆疾患必不可少的特效穴。故黄疸症见目黄时，针刺此二穴可疏通胆道，调整脾胃，清热化湿而祛黄。临证时需加以辨证，目黄而深者名阳黄，宜针之；淡而晦暗者为阴黄，宜灸之。背部正中第七胸椎棘突下有"至阳"一穴，为治疸不可少者，亦宜加针之或灸之，收效更捷。

【歌赋】

攀睛攻少泽肝俞之所①，
泪出刺临泣头维之处②。
目中漠漠，即寻攒竹三间③；
目觉眈眈，急取养老天柱④。

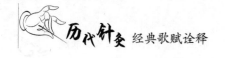

观其雀目肝气，睛明行间而细推⑤；

审他项强伤寒，温溜期门而主之⑥。

廉泉中冲，舌下肿疼堪取⑦；

天府合谷，鼻中衄血宜追⑧。

耳门丝竹空，住牙疼于顷刻⑨；

颊车地仓穴，正口㖞于片时⑩。

【诠释】

①攀睛攻少泽肝俞之所：攀睛是从眼角瘀肉内生出赤脉缕缕，横侵黑睛，也叫"胬肉攀睛"。攀睛是常见的眼病。眼科著作《审视瑶函》指出："凡性躁暴悖，嗜辛热，劳心劳力之人，患者居多。"其病因为"脾胃热毒，脾受肝邪"。《医宗金鉴》进一步说明："目中胬肉心火成。"少泽位于小指之外侧爪根部，是手太阳小肠经的井穴，也是泻热要穴。小肠经脉循行围绕眼区，故少泽穴可以治疗目内外眦的病变。心与小肠相表里，对于由心火血热所致的胬肉攀睛症状，针刺少泽穴泻热，疏通经络，疗效可直达患部，使炎赤的胬肉逐渐消除。肝俞为肝脏精气输注之处，与肝脏直接联系，具有和肝、清热、调血及补虚等作用，是治疗目疾必不可少的要穴，《玉龙赋》："目昏血溢，肝俞辩其实虚；"《针灸歌》："胁痛肝俞目翳除。"少泽、肝俞二穴相配治疗胬肉攀睛，泻心肝上炎之火，若攀睛已久，火炎已平，宜灸治之。

②泪出刺临泣头维之处：泪出包括迎风流泪、目泪自流。迎风流泪者老年妇女多发，主要是由于老年人的泪腺硬化，伸缩力减退，或泪腺弛张，不能收制，遇到风寒的刺激，泪即外流。目泪自流者多是由于感受热邪，或肝热上激泪腺，泪液分泌过多而向外溢出所致。头临泣属于足少阳胆经，在瞳孔直上入前发际0.5寸处，也是胆经、膀胱经、阳维脉三脉的交会穴。肝与胆相为表里，目为肝之窍，与头临泣相通的经脉多与目有关，故头临泣为主治目疾的要穴，《通玄指要赋》："眵蒻冷泪，临泣尤准。"头维在额角发际，当前头骨与颅顶骨缝之结合部，属于足阳明胃经，也是胃经与胆经的交会穴，胃经与胆经的循行都与目系相关，故头维也是治疗目疾的常用有效穴，《玉龙歌》："若是眼昏皆可治，更针头维即安康。"头维与头临泣配合使用，具有疏风清热、祛寒止泪及收敛等功效，对各种泪出现象皆可适用。临证应用可同取大、小骨空穴各灸7壮，慎避风寒，戒食腥酒辛辣。

③目中漠漠，即寻攒竹三间：目中漠漠，形容两目如有烟尘密布，以致视物不清，此指由于风热而成的目生翳膜之类。因巩膜上似有白膜遮盖，近代名之曰"气膜"。攒竹在眉头陷中，眶上切迹处，属足太阳膀胱经，别称明光、夜光、始光，是治疗风热火郁等属于实证之目疾的常用有效穴，《针灸歌》："眼昏目赤攒竹穿。"三间在手食指本节后，桡侧凹陷处，属手阳明大肠经，有清热、镇痛、去翳、明目等作用，主治发作急骤的目疾。故攒竹与三间二穴相配，来治疗由风热而致目生外翳的症状，可疗效直达病所，以泄局部血热所致目生外翳的症状，同时取手部三间穴间接刺激，疏风散热，尤可消除外翳，恢复视觉。对病程较久者，须注意攻邪与扶正兼顾，酌选配穴，方能获显效。

④目觉䀮䀮（huāng，慌），急取养老天柱：目觉䀮䀮，是视觉异常的一种病变，可

见眼前有黑影、视物不真、视正反斜、视定反动、视物颠倒、视大为小、视一为二及眼前蝇蝇黄黑等现象，多为损伤真元，血气不足所致。《证治准绳》："此乃阴阳偏胜，神光欲散之候。"治疗上须从整体观点出发，着重于培本扶元，可选用养老、天柱二穴以益阴、补肾、壮水涵木。养老在手腕尺侧，当尺骨茎突与三角骨之间的凹陷处，是手太阳小肠经的郄穴，也是临床治疗因气血亏虚而致视物不明的常用有效穴。天柱在项部斜方肌外缘之后发际凹陷中，属于足太阳膀胱经，治疗目疾有卓效。肾与膀胱相表里，肾为五脏六腑精气聚藏之处，补天柱穴，可壮水涵木，促进脏腑的精气上灌于目，借以增强视觉。同时，因小肠经与膀胱经的循行都经过眼部，故针刺养老、天柱二穴，从循经选穴的作用上，调整视觉异常的病变，更可获显效。

⑤观其雀目肝气，睛明行间而细推：雀目亦称"夜盲症"，指在夜间或光线不足时，视力衰弱，不能见物，如同鸟雀在夜间不能视物一样。《圣济总录》："夫卫气昼行于阳，夜行于阴，阴血受邪，肝气不能上荣于目，肝受血而能视，今邪在于肝，阴血涩滞，至暮则甚，故遇夜目睛昏，不能睹物，世谓之雀目。"雀目是肝热、肾虚所致，取睛明、行间二穴上下配合，即是以补虚泻热为主的疗法。目为肝之窍，肝藏血，目得血而能视，如血虚则生内热，热邪入肝，阻碍肝血的濡养作用，则可见阴血亏虚的现象。睛明在目内眦稍上方凹陷处，属于足太阳膀胱经，也是膀胱经、小肠经、胃经、阴跷脉和阳跷脉五脉的交会穴，具有消翳、明目、镇痛、消肿、去赤、止泪止痒等功效，是局部疗法中主治各种目疾的要穴。雀目为肾虚证者，里虚而表实，实者宜泻，针泻睛明治疗雀目可补肾虚，泻表实。行间在足背侧拇趾与二趾之间，趾蹼缘的后方赤白肉际处，是足厥阴肝经的荥穴，也是肝经的子穴。根据"实者泻其子"的原则，凡肝经一切实证，针泻行间皆有卓效。针泻行间治疗雀目，可获泻除肝热实证之目的。

⑥审他项强伤寒，温溜期门而主之：项强伤寒指外感寒邪侵袭肌表，所出现的头项强痛而恶寒等症状，属于伤寒太阳病范畴。温溜在前臂背面桡侧，屈肘，当阳溪与曲池连线上，腕横纹上5寸处，属手阳明大肠经，是大肠经的郄穴，具有解表退热的作用。对于伤寒太阳表实证，针刺温溜穴，可疏卫通阳，开泄腠理，驱邪随汗出而解。期门在胸部乳头直下，第六肋间隙，前正中线旁开4寸处，属于足厥阴肝经，是肝经、脾经和阴维脉三脉交会穴，也是肝之募穴，有疏肝、清热、宽胸、泻瘀、通结等功效。《伤寒论·辨太阳病脉证并治中第六》："伤寒腹满谵语，寸口脉浮而紧，此肝乘脾也，名曰纵，刺期门"；"伤寒发热，啬啬恶寒，大渴欲饮水，其腹必满，自汗出，小便利，其病欲解，此肝乘肺也，名曰横，刺期门。"此二条皆为取用期门，以泻除肝经之盛气，《玉龙歌》："伤寒过经尤未解，须向期门穴上针。"临床中取用温溜与期门治疗项强伤寒，虽各有一定疗效，但其作用不同，须辨证论治，才能各尽其宜，发挥妙用。

⑦廉泉中冲，舌下肿疼堪取：心开窍于舌，舌为心之苗，舌体肿胀疼痛主要是心经火盛血壅所致，并见言语謇涩，含混不清，理解力下降，舌体挛缩及流涎等症。针刺应以活血通络为主，对舌体局部施以强刺激泻法。舌体部位是心包经、肾经、脾经及任脉所过之处，多气多血，针刺泻其邪实可使局部血脉通畅，脉络得以濡养，增加了舌体活动度，促使语言功能恢复。针刺取用廉泉、中冲二穴，即是局部与治本相结合的治疗方法。廉泉穴又称"舌本""结本""本池"，在前颈部之正中线，喉结上方凹陷中，属于任脉，也是任

脉与阴维脉的会穴。《灵枢·根结》指出："少阴根于涌泉，结于廉泉。"针刺廉泉疗效可直达患部，是局部疗法中治疗舌下肿、舌根急缩等症的有效穴。从历代文献记载来看，廉泉多用于治疗"舌下肿，难言，舌根缩急不食，舌纵涎出"等症，与现代基本一致。施术时针尖向舌根方向刺入皮下，再直刺1.0~1.5寸，行快速提插泻法；然后将针提至皮下，分别向左右斜刺入舌根方向，再行提插泻法，以患者的下颌及舌体、舌根部有强烈酸胀感或放射感为宜，流涎多者为好。因心不受邪而以心包络代之，则心之症候多为心包络的证候，中冲在中指指端，是手厥阴心包经的井穴，也是心包经的母穴。根据"虚者补其母"的原则，针刺中冲治疗舌下肿疼可获补虚强心、泻火开郁、清热凉血、消肿止痛的功效。通常配用舌下金津、玉液等穴，共同消散瘀热，通络消肿，凉血止痛，应用确有特效。

⑧天府合谷，鼻中衄血宜追：鼻中衄血多因风热壅盛，由外感或劳伤、阴虚动火等所致，取用天府、合谷即是针对病因的治本疗法。天府在腋下3寸，臂臑内廉动脉中，属手太阴肺经，为肺脏精气聚藏之处，天府穴治疗急性发作的鼻衄有显效，如《灵枢·寒热》："暴瘅内逆，肝肺相搏，血溢鼻口，取天府。"合谷穴为手阳明大肠经的原穴，根据大肠经的循行规律，合谷穴的疗效可上达鼻部，热迫血行的鼻衄不止，取合谷可泻阳明上逆之火，凉血止血，《杂病穴法歌》："鼻塞鼻痔及鼻渊，合谷太冲随手取。"合谷与天府穴相配，治疗由风热壅盛所致的鼻衄，可获泻热止血之效。刺后如仍出血不止，刺上星或灸风府之部，必可收效。

⑨耳门丝竹空，住牙疼于顷刻：耳门在耳珠之前上方凹陷处，属手少阳三焦经，是主治风火上攻之耳病的有效穴。丝竹空在眉之外侧，属手少阳三焦经，是主治风火上攻之眼病的有效穴。两穴位于面部，同属少阳，可清泻三焦之火，对火热上攻的牙齿痛、下颌关节炎等面口疾病也有特殊功效。针刺耳门穴以泻火，再按经脉部位主要治疗上下颚最内侧的大臼齿痛。丝竹空有疏风清热之功，可泄头面邪热而治风助火郁等症。进针后轻轻捻转数分钟后疼痛一般可以缓解，留针至疼痛消失后出针。若病程长或疼痛剧烈，可留针数小时。运用耳门、丝竹空穴治疗火热牙齿痛，选穴少，止痛效果明显，尤其是对病程较短者取效尤佳。

⑩颊车地仓穴，正口㖞于片时：口㖞指风寒侵袭络脉所引起的口眼㖞斜等症状，发作时口角倾斜，下眼睑弛缓下垂，眼闭合不全，言语与咀嚼均有妨碍，不能做皱眉蹙额、鼓腮、吹口哨等动作。颊车在耳垂下曲颊之端陷中。地仓在口角之旁，去赤肉0.4寸，两穴均属足阳明胃经，具有调和气血的作用。在局部疗法中，颊车、地仓均为治疗面瘫口㖞的有效穴，《玉龙歌》："口眼㖞斜最可嗟，地仓妙穴连颊车，㖞左泻右依师正，㖞右泻左莫令斜。"施治时应根据症候的轻重、病程的久暂、病变的部位等来施术，如㖞在左者，病变部位在右，施术要重在右面；轻症及新病者宜先针病侧，即㖞左治右，㖞右治左，并使针刺的酸麻感觉通上达下向旁放散，针后在颊车和地仓再隔姜灸3~5壮：重症及病程长者，针刺健侧，即㖞左治左，㖞右治右，施以轻微的雀啄针法，后针刺对侧，施以间歇的旋捻术，针后仍隔姜灸3~5壮。颊车、地仓穴治疗口眼㖞斜，以周围性面瘫效果较好，尤其对面瘫筋脉拘急的实证运用最宜。但在颊车透刺地仓时，不宜做大幅度的提插捻转。更不能猛刺乱捣。因面神经纤维在腮腺内分布成网状，极易刺穿神经鞘膜。当神经再生

时，新生的面神经较易长入邻近的神经通路中，极易使神经冲动传导异常而诱发面肌痉挛。

【歌赋】

喉痛兮液门鱼际去疗[①]；

转筋兮金门丘墟来医[②]。

阳谷侠溪，颊肿口噤并治[③]；

少商曲泽，血虚口渴同施[④]。

通天去鼻内无闻之苦[⑤]，

复溜祛舌干口燥之悲[⑥]。

哑门关冲，舌缓不语而要紧[⑦]；

天鼎间使，失音嗫嚅而休迟[⑧]。

太冲泻唇㖞以速愈[⑨]，

承浆泻牙疼而即移[⑩]。

【诠释】

①喉痛兮液门鱼际去疗：喉痛的病因较为复杂，有虚、实、寒、热各种类型，治法亦各不相同。这里主要是指肺胃之火上炽，咽中痒痛，燥灼红肿；或阳明积热，咽喉大红大肿，疼痛如烧如炽；或痰火上涌，咽喉肿塞疼痛，痰声如锯等属实属热的喉痛。液门在手背第四、五指间，指蹼缘后方赤白肉际处，是手少阳三焦经的荥穴，其作用类似于井穴关冲，以清泻三焦邪热为主，对由于上焦中焦壅热所导致头面五官咽喉部的疾患，具有清火散热的显著功效。鱼际在大指本节后内侧，约当第1掌骨中点桡侧，赤白肉际处，是手太阴肺经的荥穴，主治与肺经有关的热病，还可作为放血泻热之用。故取手少阳三焦经、手太阴肺经的两个荥穴治疗属实属热的喉痛，可获显效。

②转筋兮金门丘墟来医：转筋俗称"抽筋"，多由运动过劳，气血不足，风冷或寒湿侵袭所致，症见肢体筋脉牵掣拘挛，常见者为小腿肚转筋。《灵枢·阴阳二十五人》："血气皆少，则善转筋。"也有因各种中毒及吐血病脱水所致的霍乱转筋，发作急骤，病情严重。金门在足外侧部，当外踝前缘直下，骰骨下缘处，是足太阳膀胱经的郄穴，也是阳维脉的起点，膀胱经循行经过腓肠肌及跟部，阳经郄穴主治经脉所过部位的急性痛证，故金门穴是主治霍乱转筋的常用有效穴。丘墟在外踝的前下方，当趾长伸肌腱的外侧凹陷处，是足少阳胆经的原穴，无论胆经虚证、实证皆可取用，尤其是腿胫酸疼、转筋痉挛及各种肿胀疼痛的足病等，有舒筋活络、镇痛消肿之效。腿肚转筋疼痛痉挛除刺金门、丘墟二穴外，加刺承山更为有效。

③阳谷侠溪，颊肿口噤并治：颊肿口噤又有"发颐""颐毒""痄腮""腮肿""时毒"等多个名称，在颐颌间发生红肿疼痛，皮肤灼热，口腔稍动时疼痛更为剧烈，致不能张口，咀嚼和言语也会感到困难，如同口噤一般。其中有一时流行者，在冬春季以儿童患

203

者为多发，为内有湿疾，外感湿热，或湿毒侵袭所致；也有症状较严重者，是由于伤寒发汗未尽，或病邪未透，壅积而成。阳谷在在手腕尺侧，当尺骨茎突与三角骨之间的凹陷处，是手太阳小肠经的经穴，针泻阳谷有退热作用，一般热证皆可治疗。侠溪在足背外侧，当第四、五趾间，趾蹼缘后方赤白肉际处，是足少阳胆经的荥穴，荥主身热，针刺侠溪有疏风发汗之效，临床上常用来治疗热病汗不出的症状。取阳谷、侠溪是以祛风清热、解毒消肿为主的一种远导针法，二穴上下相配，能消除由风热壅积之发病主因，并能循经通达病灶，发挥清热、解毒、消肿、散结的作用。运用时还应加配合谷、颊车与病灶局部穴位针刺，则更易收功。

④少商曲泽，血虚口渴同施：血虚口渴是一种内有伏邪、血虚生热、化燥灼阴的温热病现象，也是三焦热病中上焦病的症状。根据经络的连通，取用少商、曲泽治疗邪在上焦的热病，确是最为适当的有效穴。少商在手拇指末节桡侧，距指甲角0.1寸，是手太阴肺经的"井"穴，可泄诸脏之热，统治一切肺经热病。曲泽在肘窝之中，肱二头肌腱的尺侧缘，是手厥阴心包经的"合"穴，是常用于治疗心痛、身热、烦渴、逆气等症的要穴，可以开窍启闭，凉血泄热。针泻少商、曲泽二穴来治疗热盛伤津，血虚口渴的病变，可使疗效直达上焦，曲泽以清里邪为主，少商以散表邪为要，可消除邪热上犯咽喉口舌，以获清热养津而解口渴之效。对热耗津伤者，应加合谷、复溜益气养阴；对烦躁口渴者，应点刺舌下金津、玉液止渴。

⑤通天去鼻内无闻之苦：鼻内无闻主要为风寒客邪所侵，致有呼吸不利、鼻塞多涕、嗅觉减退等症状。足太阳膀胱经在头项部的承光、通天、络却、玉枕、天柱等穴，虽然居于头顶后项，但都可以治疗头面五官部病症，而且各有侧重。承光穴治目眩，通天穴治鼻塞，络却穴治耳鸣，玉枕穴治口疮，天柱穴治咽痛。其中"通天"在前发际正中直上4寸，旁开1.5寸处，属足太阳膀胱经，是宣通鼻窍的要穴。此穴名为通天，乃取"天气通于肺""肺气通于鼻"之意，说明通天是专治各种鼻病的要穴。尤其是治疗肺气被风寒侵袭，出现鼻流清涕、不闻香臭的症状时，效果尤佳。如对急性鼻炎可用毫针向前下平刺，局部出现酸胀感后，快速小幅度捻转，强刺激行针使酸胀感扩散到整个鼻根部，大多数急性鼻炎的患者针刺后鼻部症状消失。临床应用时，可再加刺迎香一穴以疏利鼻窍，通其气机。

⑥复溜祛舌干口燥之悲：口干舌燥多见于心中有热者，而肾虚者亦可见。心属火，肾属水，水火须互济，肾阴亏虚而心火上炎，或肾阴不足，水不涵木，引起肝火亢盛，都会导致舌干口燥。复溜在足内踝后上方2寸处，是足少阴肾经的经穴，也是肾经的母穴。根据"虚者补其母"的原则，凡一切属于肾虚的病症，都宜取用复溜穴。足少阴肾经循喉咙，挟舌本，在复溜穴上施以补法，对肾阴亏虚引起的舌干、口燥之症，可收滋阴降火、生津止渴之效。临床上对于慢性咽炎、声音嘶哑的治疗，也多配取复溜、太渊等穴滋补肺肾，使金水相生，水源不竭，能够上充于咽喉。

⑦哑门关冲，舌缓不语而要紧：哑门在项后第一、二颈椎之间，入发际0.5寸处，是督脉和阳维脉的会穴，可泻诸阳盛热，是主治各种舌病、言语涩滞及哑病的必用穴，《玉龙歌》："偶尔失音言语难，哑一穴两筋间，若知浅针莫深刺，言语音和照旧安。"关冲在第四指小指侧爪甲根部，是手少阳三焦经的井穴，有泻三焦热邪的卓效，可治头面五官

部热证，《玉龙赋》："壅热盛乎三焦，关冲最宜。"舌缓不语，是指三焦壅热上冲舌本，舌根无力鼓动，语言难出。取哑门、关冲二穴治疗舌缓不语，其疗效可直达舌根，以恢复舌的运动力，使言语如常；也可从治本疗法中，消除三焦热邪。二穴相配，是以远导和局部相结合的疗法，标本兼顾，对舌缓不语的治疗，有重要的作用。如感染性脑病等急性热病中因邪热阻于气道所致的暴喑失语，治宜清热通窍。取哑门、关冲可以清热通络，宣利窍道。尤其是对声带麻痹所致的喑哑效果显著。针刺哑门为病所取穴，再循经配取关冲，可以疏通经络瘀阻，解散三焦郁热，而开窍增音之功效益彰。如果病程较短，针刺可以迅速获效。针刺哑门治疗各种失语时，用2.5寸毫针在第二颈椎棘突上凹陷处向舌根部刺入，将针刺进1.0寸左右时，不可捻转提插，徐徐向内刺针；待刺入1.5寸时患者感到沉胀，继而出现沿脊柱方向的麻胀感；当进至2.0寸左右时，针下有落空感，患者出现单侧或双侧的肢体触电感，立即将针退出。应用时具体针刺深度可根据患者体质状态而定，一般身体强壮者，或新得之病，深刺哑门穴至全身发颤效果较好；如患者体质较差，病程日久，哑门穴当浅刺，配合足三里等强壮穴位，托里达邪，耐心施治，方可获效。

⑧天鼎间使，失音嗫嚅（niè rú，聂孺）而休迟："失音"是指风寒所袭突然发作的失音现象，"嗫嚅"即风痰缠绕清道所致的言语謇涩，欲言而不能猝言之。失音嗫嚅主要是咽喉与舌肌的病变，多由外邪袭肺，闭阻气道呼吸所致。取天鼎、间使二穴，是局部与远导针法相结合的治本疗法。天鼎在颈外侧部，锁骨上窝之上部中央，胸锁乳突肌后缘，当结喉旁，扶突与缺盆连线中点，属于手阳明大肠经，主治暴喑、气梗、喉痹、咽肿等症，为局部疗法中的一个要穴。间使在腕横纹正中直上3寸两筋间，是手厥阴心包经的经穴，也是心包经脉与肺脏直接相通的穴位，可以宣肺通闭，使窍道开启，而语言自复。天鼎、间使二穴相配，远近结合，不仅有清热、祛寒之效，还可消除风寒侵袭而导致的喉瘖舌瘖的主因，迅速恢复发音功能，从而治疗瘖不能言，咽中如梗等咽喉及舌根部的疾患。应用时若加天突以降其痰，合谷以驱其风，其效倍速。

⑨太冲泻唇喎以速愈：唇喎即口唇歪斜的现象，既可为风邪侵袭面部经络、筋脉弛缓而表现面瘫之证，又可为肝阳暴逆、血气偏亢，属于中风症状。其前者为周围性面瘫，后者为中枢性面瘫，针灸治疗以周围性面瘫效果较好，中枢性则收效较差。太冲穴在足背部第一二跖骨连接部之前方，是足厥阴肝经的输穴、原穴，是主治本经虚实病症，可补可泻的重要穴位。因肝主风、肝藏血，肝脉又环绕口唇，对面神经麻痹所表现的口歪、眼斜，在局部取颊车、地仓等穴治疗的同时，加配太冲穴平肝息风，调和气血，疏通面部经络，效果更为显著。尤其是中枢性面瘫，刺太冲熄风降逆，是肝阳偏亢之中风的必选之穴。

⑩承浆泻牙疼而即移：承浆穴为任脉与手足阳明所会之所，手足阳明经皆行于面部，入于齿中；任脉循经咽喉，上至颏部，环绕口唇。故对头面口齿诸疾，承浆穴常被取用。牙疼的原因和症状很多，此处是指一种由阳明郁热而引起的牙疼，发作时红肿疼痛，舌黄口渴，多兼有发热现象。针刺承浆可宣泄口齿部的郁热，对牙齿疼痛尤其是下门牙痛之症，针效可直达病所而镇痛，即便上颚牙痛承浆也是必不可少的要穴。《玉龙歌》："头项强痛难回顾，牙疼并作一般看，先向承浆明补泻，后针风府即时安。"在承浆穴刺血治疗反复发作的口腔溃疡、舌炎、小儿流涎，用三棱针点刺穴位皮肤后挤出数毫升血液，数次即可治愈。

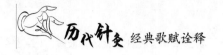
【歌赋】

项强多恶风，束骨相连于天柱①；
热病汗不出，大都更接于经渠②。
且如两臂顽麻，少海就傍于三里③；
半身不遂，阳陵远达于曲池④。
建里内关，扫尽胸中之苦闷⑤；
听宫脾俞，祛残心下之悲凄⑥。
久知胁肋疼痛，气户华盖有灵⑦；
腹中肠鸣，下脘陷谷能平⑧。
胸胁支满何疗，章门不容细寻⑨；
膈疼饮蓄难禁，膻中巨阙便针⑩。

【诠释】

①项强多恶风，束骨相连于天柱：项强多恶风，是伤寒太阳病的一种症候。太阳为一身之表，邪束太阳经脉，血液滞涩，故头项强痛；风属温化，促进汗腺的排泄，故汗出；由于汗腺弛张，毛孔不闭，肌腠疏松，不耐风袭，所以表现出恶风的现象。取束骨、天柱治疗项强恶风，是以通阳疏卫为主的一种疗法。束骨在足外侧，足小趾外侧本节之后凹陷中，赤白肉际处。束骨是足太阳膀胱经的输穴，"输主体重节痛"，能主治膀胱经所过之处的疼痛及背生疗疮痈疽等症，对身热恶寒者更有祛风解肌的功效。天柱在项后斜方肌外缘之后发际凹陷中，约当后发际旁开1.3寸，亦属足太阳膀胱经。因人体以头为天，颈项犹如擎天之柱，穴在项后斜方肌起始部，天柱骨之两旁，故名天柱。天柱穴能疏卫通阳，宣导气血，使气血畅行，功能活动恢复，在治疗颈项强直不舒等局部病证中有重要作用，是疏散头部风邪，宣导气血，以缓解头项强痛常用要穴。取束骨、天柱二穴，上下相配，天柱舒筋活络，束骨穴引血下行，以局部与远导相结合的针法，来消除太阳病初期项强多恶风的现象，可获良效。

②热病汗不出，大都更接于经渠：热病有表热、里热、表里俱热、血虚发热及潮热等多种类型，其治法亦各不相同。对热病汗不出的治疗，应采取滋阴与发汗并进的疗法，才不致津液耗竭或黏滞外邪。大都在足内侧缘，当足大趾本节（第一跖趾关节）前下方赤白肉际凹陷处，是足太阴脾经的荥穴，也是脾经的母穴，有增强健运的作用。因"荥主身热"，对于元气不足者，须邪正兼顾，大都又为脾经母穴，针之可治脾经虚证。经渠在前臂掌面桡侧，桡骨茎突与桡动脉之间凹陷处，腕横纹上1寸，是手太阴肺经的经穴，有发汗退热之效，《杂病十一穴歌》："鱼际经渠并通里，一分针泻汗淋漓。"经云"经主喘咳寒热"，经渠还为定喘止咳之要穴。经渠与大都二穴，上下相配，治疗热病汗不出尤可显效，若再刺间使、合谷、三阴交则收效更速。

③两臂顽麻，少海就傍于三里：两臂顽麻是指因五脏有热，消烁津液皮肉，热伤元气

所引起的两臂顽钝麻木，不能动弹，或不知痛痒的现象。依其病因，取少海与手三里以标本兼治，针灸并施。少海在肘横纹内侧端与肱骨内上髁连线的中点处，是手少阴心经的合穴，主治一切有关血热的病变。手三里在前臂背面桡侧，当阳溪与曲池连线上，肘横纹下2寸处，属手阳明大肠经，是主治前臂疾患常用有效穴。少海与手三里，阴阳相配，在局部疗法中可调经活络，消除两臂顽麻。临床中须注意，本病热势尚存时，只宜先泻其热，暂不用灸，待热势已退，则针灸并用，以补其虚。

④半身不遂，阳陵远达于曲池：半身不遂是中风后遗症瘫痪的常见症状，其病因主要为正气不足，虚邪贼风侵袭，致使荣卫气血不能畅流而枯萎不用。针灸治疗半身不遂，上肢多选用手阳明大肠经的穴位，下肢常选用足少阳胆经的穴位。其中曲池与阳陵泉二穴必不可少。阳陵泉在小腿外侧，当腓骨小头前下方凹陷处，是足少阳胆经的合穴，也是八会穴之筋会。肝胆相为表里，肝藏血、肝主筋，四肢及关节的屈伸运动，都与筋的活动有一定的关联，所以有关四肢运动障碍的病变，都可在胆经取用阳陵泉，来调和荣卫气血，有统治一切筋病恢复运动的功效。曲池在肘横纹外侧端，当尺泽与肱骨外上髁连线中点，是手阳明大肠经的合穴，也是大肠经的母穴。在局部疗法中，可舒筋活络，主治一切上肢疾患。针补此穴，可补其不足，辅助正气；针泻此穴，亦可损其有余，逐邪外出。曲池穴位于肘部，阳陵泉位于膝部，两穴相配合可以宣通上下，开关节，止疼痛，恢复肢体的运动功能，尤其是取用双侧穴位，采用同步针灸方法，颇有加速气血循行，平衡阴阳之功效，故对半身不遂的治疗取效神速。根据临床运用经验，针刺二穴宜同时提插，艾灸二穴宜同时燃火。

⑤建里内关，扫尽胸中之苦闷：胸中之苦闷，即胸膈间气塞满闷，常见于痞满病，主要为脾胃虚弱，运化失常，痰凝食积，忧思郁结，气滞不宣，或湿热太盛等原因所致。建里位于上腹部，在前正中线上，脐中上3寸，属于任脉，具有健运、和中、调气、攻积的功效，是主治胸膈痞满的常用穴。内关在前臂掌侧正中，腕横纹上2寸，掌长肌腱与桡侧腕屈肌腱之间，是手厥阴心包经的络穴，八脉交会穴通于"阴维脉"。因心包经与阴维脉的循行皆过胸腹，故内关为主治胸腔一切疾病的要穴，有宽胸、利膈、行气、散郁的特效。在远导针法中，内关能够开通胸内膈关阻塞，犹如内脏之关隘，《补泻雪心歌》："内关行处治心疼。"《兰江赋》："胸中之病内关担。"建里、内关二穴相配治疗胸中满闷，相互呼应，可获显效。

⑥听宫脾俞，祛残心下之悲凄："心下之悲凄"即悲愁不乐，精神不愉快，似觉心下酸楚，背间寒凛，是因思虑过度而伤神，导致心气虚怯，表现出悲哀、忧愁、颓废、消极等精神上的不安情绪。患此病之人多有失眠、多梦、心悸、怔忡、记忆力减退、多愁善感的现象，精神上稍受刺激，即悲哀动中，惊惧不安。脾在志为思，思虑过度亦能伤脾，影响到消化机能，使食欲减退，精神困顿。脾俞穴属足太阳膀胱经，是脾脏之"俞"穴，在背部，当第十一胸椎棘突下，旁开1.5寸。病取脾俞穴是以养血健脾为主的治本疗法，中气振作，则虚劳诸证皆可逐渐改善。听宫在面部耳屏前，下颌骨髁状突的后方，张口时呈凹陷处，属手太阳小肠经，是手少阳三焦经、足少阳胆经、手太阳小肠经三脉的交会穴。心与小肠相表里，心为君主之官，全身精神活动和脑的一部分病变，都与心脏有关，则听宫可治一般癫狂病及智力衰退等症。脾俞、听宫二穴相配，治疗由于心虚病而引起的心下

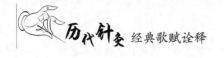

悲凄，标本兼治，自可发挥其宁心安神之效。

⑦胁肋疼痛，气户华盖有灵：胁肋疼痛的病因很多，大多是肝胆之气抑郁而引起。外伤瘀血、内伤痰积流注于胁，与血相结、暴怒感触等因素亦可发生疼痛。肺脏疾病反映于胸廓体表而表现为胸胁疼痛，肩背痛，或咳引作痛，胸痛连背，背痛连胸。气户是足阳明胃经穴，在胸部锁骨中点下缘，距前正中线4寸，是主治有关肺脏及呼吸障碍等疾患的常用穴。华盖是任脉经穴，在胸部前正中线上，胸骨柄与胸骨体之接合部，平第一肋间，也是主治肺脏疾患及喉痹、咽肿等症的常用穴。针刺气户、华盖二穴所治疗的胁肋疼痛，主要是由于肺脏疾患直接影响胁肋而引发，局部取刺能够开胸、宣肺、行气而缓解疼痛。气户、华盖二穴为局部直接针刺，不及远道刺法之灵效，应加阳陵泉一穴以增强远部效应。若属因肝胆之气所导致的胁肋疼痛，须以期门、章门、阳陵泉等肝胆经穴位为主，疏肝通络而止痛。

⑧腹中肠鸣，下脘陷谷能平："腹中肠鸣"指肠间有声，且不但患者能自觉肠间咕噜之声，旁人有时亦可听见，是肠胃虚寒所致的腹泻的一个主要症状。近取下脘、远取陷谷穴治疗腹内肠鸣，是以温中化湿为主的一种方法。下脘是任脉经穴，任脉与足太阴脾经的交会穴，在上腹部前正中线上，当脐中上2寸。任脉位于上腹部的上脘、中脘、下脘三穴的作用基本相同，都是治疗胃肠疾病的常用穴。但上脘偏于降逆和胃，治疗胃气上逆之呕吐、呃逆；中脘则长于健运脾胃，治疗脾胃失调之纳差、腹胀；而下脘偏于调理肠腑，治疗肠胃不和之肠鸣、泄泻。腹内肠鸣，中有水气，故取用下脘针灸并施，主要治六腑寒气、谷不转化、腹痛、肠鸣之症。陷谷是足阳明胃经"输"穴，在足背第二、三跖骨结合部前方凹陷处，有化湿利湿、止腹痛、消水及发汗的作用。下脘、陷谷二穴相配，局部与远导针法相结合，针刺与灼灸并施，调节脾胃功能，自可平复腹内肠鸣。应用之时，更宜加灸左右天枢二穴。

⑨胸胁支满何疗，章门不容细寻："胸胁支满"即胸胁满闷、肋间撑支不舒的现象，大多属于肝胆的病变。章门别称"季胁"，在侧腹部第十一肋骨前端的下际，属于足厥阴肝经，为脾脏的募穴，也是五脏的"会穴"，可统治五脏之疾，为脏腑之气周流彰盛、交经出入的门户。根据经脉循行规律，胸胁部是肝胆二经的循行所过之处，而章门是肝胆二经的会穴，且位于季胁，有疏肝行气之功，故章门是治疗肝胆抑郁而出现胸胁支满现象必不可缺少的有效穴。对肝气郁滞，胁络受阻或跌仆闪挫，瘀血阻络所致的胸胁疼痛，刺章门可收理气通络，散郁止痛之效。不容在腹部脐中上6寸，距前正中线2寸，属足阳明胃经，有宽胸止痛之功，可主治腹满、疢癖、胸背胁牵引痛、心痛等症。章门、不容二穴相配治疗胸胁支满及疼痛，为辨证取穴和患部取穴结合之法。

⑩膈疼饮蓄难禁，膻中巨阙便针："饮"指水分，"膈疼饮蓄"即是胸膈有水停滞而发疼痛。胸膈之间有水饮停滞，施治当以攻逐停滞的水气为主，取膻中、巨阙二穴就是清肃肺气、运化水湿以缓解胸膈疼痛为目的的一种疗法。膻中、巨阙均属任脉，两穴分别是心、心包"募"穴。其中膻中在胸部，前正中线上，平第4肋间，两乳头连线的中点。膻中不仅是心包经之募穴，也是八会穴之"气会"，亦称"上气海"，可治疗有关上焦的气机不利等症。"巨阙"在上腹部，前正中线上，脐中上6寸处，作为心脏之募穴，可主治一切心痛、胸满、咳逆、腹胀、腹痛等症。膻中与巨阙二穴相配治疗膈疼饮蓄，可使疗

效直达病所，以缓解疼痛，还可宣肺降气、止咳停喘，促进肺的宣发和传布水谷精气，而饮蓄得散，疼痛得止。应用时还当配合针刺期门疏利气机，再灸脾俞与中脘，加强脾胃运化水湿的功能。

【歌赋】

胸满更加噎塞，中府意舍所行①；
胸膈停留瘀血，肾俞巨髎宜征②。
胸满项强，神藏璇玑已试③；
背连腰痛，白环委中曾经④。
脊强兮水道筋缩⑤；
目瞤兮颧髎大迎⑥。
痉病非颅息而不愈⑦，
脐风须然谷而易醒⑧。
委阳天池，腋肿针而速散⑨；
后溪环跳，腿疼刺而即轻⑩。

【诠释】

①胸满更加噎塞，中府意舍所行："噎塞"指饮食入咽，不得顺利通下。肺气失于肃降，胃气即上逆而为噎塞胸满，取中府、意舍二穴对胸满噎塞，可以标本兼治。中府为肺脏"募穴"，也手太阴肺经与足太阴脾经的交会穴，因肺、脾二经在此交会，中焦之气，上归于肺，聚结于此，故为中气聚集之府。中府在胸外侧上部，云门下1寸，平第一肋间隙处，距前正中线6寸，有利气散郁、清热祛痰、止呕等功效，宜于治疗脾虚气逆引起的胸满噎塞。意舍为足太阳膀胱经穴，在背部当第十一胸椎棘突下旁开3寸。此处与"脾俞"相平，可治疗腹胀虚满、呕吐食不下等属脾病之症。中府、意舍二穴相配，胸背一前一后两面夹击，治疗脾虚所致的胸满噎塞，可充分发挥健脾补虚、豁痰利膈、养血、止吐等作用。应用时宜加刺足三里穴，以降胃气而平胸满。

②胸膈停留瘀血，肾俞巨髎宜征："瘀血"即血气壅结不行，瘀血阻滞部位不同，临床表现也不同。如果瘀血阻滞上焦，是元气本虚、阳盛阴虚之鼻衄患者，误用寒凉止涩，致瘀停胸膈不散，而见胸满烦躁、漱水不欲咽等症状。肾俞为肾脏"俞"穴，在腰部，当第二腰椎棘突下，旁开1.5寸，属足太阳膀胱经，是滋阴补虚治疗肾气不足的必选穴。针刺肾俞施以补法，可滋补肾水、复元活血，通过滋阴液以清热降火，润养津血，达到化瘀、利气之目的。巨髎为足阳明胃经穴，是足阳明经、阳跷脉的交会穴，在面部瞳孔直下，平鼻翼下缘处，鼻唇沟外侧，也是主治目生障翳、泪出、鼻衄、齿痛等症的有效穴，还有清热、止衄的作用。对于鼻衄未尽、瘀血在上焦的症状，可发挥行血化瘀调气的作用。近代针灸医家承淡安认为"胸膈停留瘀血，而取巨髎，理不可得，亦未经试验，恐系巨阙之误"，可谓一家之言。

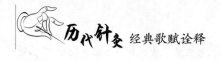

③胸满项强，神藏璇玑已试："胸满项强"指因风寒郁于肺脏，不得发散，以致出现咳嗽气喘、胸膈满闷、头痛项强等现象。神藏是足少阴肾经穴，在胸部第2肋间隙，前正中线旁开2寸，是主治咳嗽气喘、胸痛烦满、呕吐等症的要穴。璇玑是任脉经穴，在胸部前正中线上，天突下1寸，是主治咳嗽气喘、胸胁满痛、喉痹咽肿等症的要穴，《玉龙歌》："气喘急急不可眠，何当日夜苦忧煎，若得璇玑针泻动，更取气海自安然。"神藏、璇玑二穴相配，治疗胸满着重在宣肺降气、止咳定喘，使肺气清肃，恢复气机运化，既能治愈气机不得疏利所致局部胸满，又能缓解因气血郁滞所致的远端项强。为了增强驱散风寒的功效，加刺大椎、风池等穴也必不可少。

④背连腰痛，白环委中曾经：背连腰痛的发病原因很多，如风湿、湿热、寒湿等侵入腰背，或肾气不足，或挫闪跌仆等外伤，皆可引起背连腰痛，此处指由于肾虚引起的腰背痛。白环即"白环俞"，又名玉环俞、玉房俞，在骶部正中嵴旁1.5寸，平第四骶后孔，属足太阳膀胱经，常用于治疗遗尿遗精、白浊、带下、月经不调、疝气、腰部疼痛等症。委中为足太阳膀胱经的合穴，在腘横纹中点，当股二头肌腱与半腱肌腱的中点。《肘后歌》："腰软如何去得根，神妙委中立见效。"委中穴以疏利太阳经气为主，临床上多用于治疗实证腰痛，而肾虚亏损所致的腰痛绵绵，隐隐作痛，应以太溪、肾俞益肾培元为主，配合委中疏调经脉。白环俞、委中二穴相配，即是治疗此类肾虚腰痛。因白环俞和委中皆属禁灸穴，故临床以针刺为宜。一般妇女带下、男子遗精等疾病过程中出现的腰痛，应当以治疗原发病为主，若带下遗精治愈，则腰痛也会随之而愈。

⑤脊强兮水道筋缩："脊强"即脊柱强直，不利于前俯甚则后仰，呈角弓反张的反折状态，是督脉的主要病变。水道在下腹部脐中下3寸，距前正中线2寸，属足阳明胃经，是主治三焦膀胱肾气结、大小便不利、小腹胀满、痛经、不孕、疝气等症的有效穴。筋缩穴因善治痉挛之症而得名，位于背部后正中线上，第九胸椎棘突下凹陷中，穴属督脉，左右为肝俞穴，肝主筋，其脉气相通，筋缩与肝俞的这种关系，即决定了筋缩可以消除强直，恢复正常活动，治疗各种原因引起的筋脉挛急、脊柱强直等症。临床上以筋缩穴为主治疗各种痉挛性疾病，每每能收立竿见影之效，可见筋缩穴解痉之灵验。《素问·骨空论》："督脉有病，治督脉，治在骨上，甚者在脐下。"督脉病脊柱强如兼有大小便不利、小腹胀满、气攻胸腹等症时，取脐下之穴水道和骨上之穴筋缩，前后呼应，自可获显效。

⑥目瞤兮颧髎大迎："目瞤"指眼睑瞤动的症状，常发于一侧的眼区，眼睑时时震颤瞬霎，开阖甚快，发作与停止仅在一瞬间，有时会波及一侧或全部面部。眼睑瞤动治疗上多在面部直接取穴，其中颧髎、大迎二穴必不可缺。颧髎是手太阳小肠经穴，手少阳、太阳经之交会穴，位于面部，当目外眦直下，颧骨下缘凹陷处。针刺颧髎穴的疗效可直达眼区，是治疗眼睑瞤动的要穴。大迎是足阳明胃经穴，手、足阳明二经之交会穴，位于下颌角前下方，闭口鼓腮时下颌角边缘出现的沟形凹陷处，常用于治疗口噤不开、口眼㖞斜、颊肿、牙痛等症。颧髎、大迎二穴相配，对眼睑瞤动兼有咀嚼肌及口肌痉挛者收效更佳。

⑦痉病非颅息而不愈：痉是一种不柔和的背强反张的症状，其致病原因有很多，《金匮要略》中指出太阳病发汗太多、疮家汗后、风病误下等均可成痉。痉属于热性病范畴，主要是高热致津血枯燥，不能营养筋脉所致，在治疗上以退热为主。头部颅息一穴属手少阳三焦经，在耳后乳突中央，当角孙与翳风之间，沿耳轮连线的上、中1/3的交点处。颅

息以针微刺放血泻热，可以治疗身热、头痛等热病，亦可治高热所致的痉病。但针灸治痉病还应配刺风府、大椎、曲池、合谷、昆仑等穴，方收全效。

⑧脐风须然谷而易醒："脐风"即新生儿破伤风，多在出生后数天发生，又称"四六风""七日风""七朝风"或"撮口"。多因断脐时风寒水湿之气侵袭，或污物混入血中所致。肝风、心火交争，血乱气并，关窍不通，风气无所发泄，以致出现抽搐及角弓反张，乏力，头痛，舌根发硬，吞咽不便，头颈转动不自如。小儿脐风取然谷施治，可散风调气、清热开窍。《通玄指要赋》："固知腕骨祛黄，然骨泻肾。"然谷在足内侧缘，足舟骨粗隆下方，赤白肉际处，属足少阴肾经，是肾经的荥穴。根据"荥主身热"的原则，然谷主泻肾脏之热，还可在然谷前的小静脉放血泻热。同时因肾经循行联络的脏腑有心、肺、肝、肾、膀胱，则然谷的泻热作用，可以通达诸多脏腑，故针刺然谷穴可熄风开窍、引热下行，来消除脐风的所有心热积惊、肝风抽搐的主因。但应用时须同时在脐的周围及青筋处施用灸法，口噤者加针颊车、地仓，获效更佳。

⑨委阳天池，腋肿针而速散：腋窝部肿胀疼痛的病变，取用委阳、天池二穴，是一种局部和上病下取的有效配穴法。委阳在腘横纹外侧端，股二头肌腱的内侧，虽属足太阳膀胱经，但作为三焦的下合穴，也是上病下取的要穴。三焦与心包相表里，故在心包经循行路线上，出现的腋窝部肿胀的病变，可取三焦下合穴委阳以治之。天池在胸部第四肋间隙，乳头外1寸，前正中线旁开5寸处，穴属手厥阴心包经，心包经循行经过腋窝部，故治疗各种原因所致的腋肿，天池穴必不可少。委阳与天池相配，二穴上下呼应，能消肿散瘀而迅速获效。

⑩后溪环跳，腿疼刺而即轻：下肢腿部的疼痛病变，取用后溪、环跳二穴，是一种下病上取的有效配穴法。后溪在手掌尺侧，微握拳，当小指本节后的远侧掌横纹头赤白肉际，属手太阳小肠经，也是八脉交会穴之一，通于督脉。根据《素问·骨空论》中督脉的循行可知，督脉的主治作用可贯通到背腰、胁肋和下肢腿部，故后溪穴可治腰腿疼痛，《肘后歌》："胁肋腿痛后溪妙。"劳累过度引起的下肢肌肉肿胀，行走困难，如远途跋涉、登山后引起的小腿肌肉疲劳，针刺后溪穴配合反复屈伸下肢及行走活动，可使肌肉肿痛消失，行走自如。环跳在股外侧部，侧卧屈股，当股骨大转子最凸点与骶管裂孔连线的外1/3与中1/3交点处，属足少阳胆经穴，也是胆经与膀胱经的交会穴。在针灸临床上，环跳是主治腰胯痛、脚膝冷、风湿痹、半身不遂等下肢病症的必需穴，《杂病穴法歌》："腰连脚痛怎生医？环跳行间与风市。"后溪、环跳二穴相配，可上下呼应，治疗腰腿疼痛而获显效。

【歌赋】

梦魇不宁，厉兑相谐于隐白[①]；
发狂奔走，上脘同起于神门[②]。
惊悸怔忡，取阳交解溪勿误[③]；
反张悲哭，仗天冲大横须精[④]。
癫疾必身柱本神之令[⑤]，

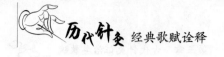

发热仗少冲曲池之津⑥。
岁热时行，陶道复求肺俞理⑦；
风痫常发，神道还须心俞宁⑧。
湿寒湿热下髎定⑨，
厥寒厥热涌泉清⑩。

【诠释】

　　①梦魇（yǎn，彦）不宁，厉兑相谐于隐白：梦魇或称"魇梦"，在梦中想惊叫而不能发声或觉得有什么东西压住不能动叫"魇"。梦魇不宁，即在睡梦中遇见可怕的事情而突然发出的惊吓、尖叫、呻吟。其病因复杂，如痰火扰乱，心神不宁，或思虑伤脾，火炽痰郁，或肾水不足，心阳独亢，或因过劳精血衰弱等都可发生，而以痰火壅盛所致者为多。厉兑属足阳明胃经井穴，在足第二趾末节外侧，距趾甲角 0.1 寸处，也是胃经的子穴。《素问·逆调论》："胃不和，则卧不安，"痰火壅盛所致的梦魇可通过调理脾胃而获效，而"实者泻其子"，凡胃经实热针刺厉兑施以泻法，有引火下行、宁神开郁的功效。隐白属足太阴脾经井穴，在足大趾末节内侧，距趾甲角 0.1 寸处。因脾脉注心中，隐白是心脾急性病的常用有效穴，能够调和气血，清心定志，镇静安神，开窍启闭，对癫狂不安、失眠多梦等神志失常的疾病均能适用。厉兑、隐白均位于趾端，针感强烈，二穴相配在远导针法中能调和阴阳，引火下行。足阳明井穴厉兑清泻胃火，足太阴井穴隐白安神定志，厉兑以泻为主，隐白以补为要，共同调理脾胃，清心定志，治疗痰火扰乱而致的梦魇不宁，可从根本上泻其有余，而有较好的治疗作用。

　　②发狂奔走，上脘同起于神门："发狂奔走"是偏于阳性的癫狂病，本病大多为七情所伤，或热病而致发狂，或伤寒阳明热盛而发狂，也有言其癫由心气虚而致，狂由心脏热而致，狂病尤与胃、肾有关，多挟痰挟热，致狂妄暴厉，躁扰不安。取上脘、神门二穴治疗本病，是一种以清热化痰、镇静安神为目的的治本疗法。上脘穴在上腹部前正中线上，当脐中上 5 寸，属任脉，是任脉、小肠经、胃经三脉的交会穴，也是治疗各种胃部疾患、上焦心病的常用有效穴。用上脘穴治疗癫狂病，可化痰滞、开心窍，以降上冲之痰热，达到安神定志之目的。神门穴在手腕部掌侧横纹尺侧端，尺侧腕屈肌腱的桡侧凹陷处，属手少阴心经，是心经的输原穴，也是心经的子穴，主治一切心脏疾患，是治疗各种原因所致癫狂病的必选穴。根据"实者泻其子"的治则，针泻神门有清热宁心的功效，可治疗心经火热引起的心痛心烦、癫狂失眠等症。对于肝郁痰火上扰所致的癫狂痫证，针刺上脘、神门二穴，还多配伍太冲、行间、大椎、丰隆穴镇静安神，泻火涤痰。

　　③惊悸怔忡，取阳交解溪勿误："惊悸"与"怔忡"同为惊恐不安与心跳加快的现象，凡突然受到外来刺激而心跳加速叫做"惊"；因内脏衰弱，经常感到恐怖心跳，或微有声响即心跳不宁的叫"悸"。惊悸怔忡的患者，除动辄心跳加快，还可兼有心脏与胸背部轻度疼痛，或胸与头部压迫感，气闷，或伴头痛、眩晕、眼花、胃部压痛、四肢无力等症状。惊悸怔忡在治疗上当以养阴补血、宁心安神为主，取阳交、解溪二穴针刺。阳交在小腿外侧腓骨后缘，外踝尖上 7 寸，属足少阳胆经，是胆经与阳维脉的会穴，也是阳维脉

的郄穴，主治面肿、喉痹、胸满、膝痛，以及属于肝胆疾患的惊狂虚劳等证。解溪在足背与小腿交界处的横纹中央凹陷处，当拇长伸肌腱与趾长伸肌腱之间，属足阳明胃经，是胃经的经穴，五行属火，也是胃经的母穴。根据"虚则补其母"的原则，可主治胃经的虚证；又因其五行属火，针泻此穴治疗胃经实证，又有泻火之用，治疗头痛、头风、头面水肿、腹胀、癫狂等症的常用有效穴。阳交、解溪二穴相配，不但能安神宁心，在治疗惊悸怔忡的同时，还可以缓解所兼有的头、目、胸腹的其他全身症状。

④反张悲哭，仗天冲大横须精："反张悲哭"是类似于惊风的一种儿科疾患，旧称"内钓"。《医学入门》："有胎寒及衣被过凉，以致脏寒盘肠，内钓肚腹胀痛，啼则眼目上视，手足搐掣……内钓内脏抽掣痛，原因胎惊胎风动，眼有红筋身反张，唇黑偃啼外肾肿。"婴儿患病，以角弓反张，手足搐掣，腹中极痛，啼哭不休为特征。针取天冲、大横二穴，即是根据本病特征所用的上下配穴法。天冲在耳根后缘直上入发际 2 寸，率谷后 0.5 寸处，属足少阳胆经，是胆经与膀胱经的会穴，主治头痛、癫疾、风痉，更能缓解角弓反张。大横在腹中部，距脐中 4 寸，属足太阴脾经，是脾经与阴维脉的交会穴，是主治下痢、便秘、小腹寒痛等症的常用有效穴，可用于止腹痛，以治疗因肚腹胀痛引起的啼哭不休。天冲、大横二穴相配可获显效，但须详细辨证，审慎操作。大横当施用灸法，以温补脾胃虚寒，振奋脾阳，缓解疼痛；针泻天冲，须沿皮刺入。

⑤癫疾必身柱本神之令："癫疾"即发作时神志昏迷、肌肉抽搐的癫痫病，多因肝风痰火而致，施治应重在平肝、化痰、清火。身柱为督脉位于脊背的穴位，第三胸椎棘突下凹陷中，有清降痰火、退热开窍的作用，对癫痫发作时角弓反张、脊柱强痛等，可消除腰脊强痛，肌肉抽搐。因身柱之旁为肺俞穴所在，故身柱又能定喘止咳、清热泻火，可治疗上焦热病及痰火上扰等现象。本神穴属足少阳胆经，是胆经和阳维脉的会穴，在头部前发际上 0.5 寸，神庭旁开 3 寸。因肝与胆相表里，本神穴有直接在头部祛风醒脑的作用，可治疗一切肝风内动引起的疾患，也是治疗头顶急痛、目眩、惊痫、癫疾等症的常用有效穴。对癫痫者常取身柱清心定志，配合本神镇痫止痉。若用于精神分裂症，身柱穴以深刺效果较好，顺棘突间隙的方向缓慢进针，针尖触及脊髓时患者会出现触电感向下放射、肢体抖动等异常现象，应立即退针。

⑥发热仗少冲曲池之津：发热的原因很多，有伏邪发热、外感发热、气虚发热、血虚发热等。少冲在小指末节桡侧，距指甲角 0.1 寸处，属手少阴心经，是心经的井穴，五行属木，也是心经的母穴，针补此穴，可使木盛火炎，有补虚强心之效；针泻此穴，可削弱木势，使火焰自消，有清热泻火之效。故少冲是治疗一切心脏疾患的要穴，不论虚实，皆可取用。少冲穴治疗急性热病，可泻血祛瘀；对于掌心发热、舌干口燥、脉数面赤或心中烦热、或谵语如狂的热证，还有退热之功。曲池在肘横纹外侧端，尺泽与肱骨外上髁连线中点处，属手阳明大肠经，是大肠经的合穴，能够清泄阳明之热，在治疗外感热病中最为常用。对于各种热病，配合大椎、外关，合谷、风池等穴，可以疏卫通阳，开泄腠理，驱邪从皮毛而出，使汗出热解。因此不论是风热、风寒的外感表证，还是阳明热盛的里实热证，曲池穴的应用都必不可少。曲池穴的疗效可贯通上下，遍及全身，能退周身之邪热，临床上治疗热病发狂、伤寒余热不退等症，可获显效。

⑦岁热时行，陶道复求肺俞理：岁热时行，指一年中的某些季节发生的时令性热病而

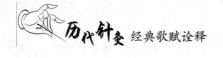

言，即流行性热性病。因其主要病变为肺脏疾患，而属陶道、肺俞穴的主治范围。陶道在背部后正中线上，第一胸椎棘突下凹陷中，属督脉，是督脉与膀胱经的交会穴，具有退热的功效，主治热病引起的头痛、项强、脊强等证，是治疗各种热病必不可少的要穴。肺俞在背部第三胸椎棘突下，旁开 1.5 寸处，属足太阳膀胱经，是肺脏精气输注出入、聚结于体表的所在，具有内外相应的作用，主治一切肺脏疾患。针刺肺俞可降低吸气、呼气时的气道阻力，尤其对降低呼气阻力更为明显，多用于治疗支气管炎，支气管哮喘。陶道、肺俞二穴相配治疗岁热时行，属对症治疗，标本兼治，自可获显效。若为流行风温之热，除刺陶道、肺俞外，合谷、曲池亦当针刺。

⑧风痫常发，神道还须心俞宁："风痫"为痫病的一种，外感风邪所致之抽搐叫风痫。《圣济总录》："风痫病者，由心气不足，胸中蓄热，而又风邪乘之病间作也，其候多惊，目瞳子大，手足颤掉，梦中叫乎，身热瘛疭，摇头口噤，多吐涎沫，无所觉知是也。"风痫多因肝风心火热甚风燥，涎溢胸膈而引起。神道、心俞二穴治疗风痫以镇静为主，有平肝清心开窍之功。神道穴属督脉，在背部后正中线第 5 胸椎棘突下凹陷中。同神道旁开 1.5 寸处即为心俞穴，属足太阳膀胱经。神道位于左右心俞之间，心主神明，凡有关神志的疾患都与心脏有关，也都可选神道穴以治之。《卫生宝鉴》："黄帝灸法，疗中风，眼戴上不能视者，灸第二椎，并第五椎上各七壮，一齐下火，炷如半枣核大，立愈。"由此可知，神道穴治疗风痫常发的症状，有恢复神志、镇静之功。心俞是心之背俞穴，为心脏精气转输之所在，有疏通心络，调理气血，宁心安神、清心泻开窍之效，可统治一切心病。神道、心俞二穴相配，内外相应以治本为主，对心神疾患有较好的治疗效应。

⑨湿寒湿热下髎定："湿寒"是指素有湿邪而复感风寒之症，证见肢肿腰酸、大便泄泻。"湿热"是指因内热郁遏，不能宣行水道以致停滞而生湿。形盛气弱之人最易患之。下焦湿寒湿热，是指湿邪在下而出现的淋浊不止、小腹急痛、肠鸣泄利、大便下血、小便不利等症状，下髎穴即为主治此类寒湿湿热病症的要穴。下髎为足太阳膀胱经位于腰骶部、适对第四骶后孔的穴位。因骶椎骨互相融合，有明显的骶后孔标志，古时称其为"髎骨"。在四个骶后孔各有一穴，从上到下分别为上髎、次髎、中髎、下髎，两侧穴位合称为"八髎"，即八个骶后孔之所在。八髎穴作为一组穴位，主治范围大致相同。下髎穴位于腰骶，是支配盆腔内脏器官的神经、血管集中之处，可祛除盆腔部内脏的瘀血，消除炎症，针之可行气活血，灸之可温阳散寒，对内脏疾病效果明显。下髎祛除下焦湿邪，主治妇科疾病、泌尿生殖系统疾病，并较多应用于腰骶疼痛、下肢痿痹等经络病变。临床上须注意辨证论治，湿热宜针，寒湿则针后加灸，或专以灸治为主。

⑩厥寒厥热涌泉清：厥寒厥热，是阴阳失调，气血上逆的现象。《素问·厥论》："阳气衰于下则为寒厥，阴气衰于下则为热厥。"厥寒即寒厥，因阳气虚微，阴气过盛而引起；热厥为阴气衰微，阳气过盛所致。《医学入门》："肾移寒于脾则为寒厥，心移热于肾则为热厥。"厥病与肾脏有很大关联，故依远导针法，针取涌泉穴治疗厥寒厥热。涌泉在足底部，卷足时足前部凹陷处，约当足底第二、三足趾缝纹头端与足跟连线的前 1/3 与后 2/3 的交点上。涌泉穴为足少阴肾经的井穴，为全身阴阳脉气交接之处，泻之可清热泻火，补之可滋肾养阴。而且由于涌泉位置特殊，不在趾端而在足心，使用方便，故临床极为常用，既为苏厥开窍的急救穴位，也是滋阴潜阳的主要穴位，能够调理阴阳，镇静安神，平

肝息风，行气理血，用于治疗肾、肝、心、肺等相关脏器的病变。涌泉穴位于足心底部，此处最为敏感，施用针刺时能够表现出特别强烈的反应。因此具有开窍苏厥、回阳醒脑的特殊作用，主治神志突变、意识昏迷等阳实闭郁之症，前人把它列为回阳九针穴之一，用于昏迷不醒患者的急救。寒厥者在涌泉穴施灸，有温中散寒、补暖下元的作用，若加灸神阙、气海、关元等穴，还可直接温暖中下二焦之寒。

【歌赋】

寒栗恶寒，二间疏通阴郄暗[①]；
烦心呕吐，幽门开彻玉堂明[②]。
行间涌泉，主消渴之肾竭[③]；
阴陵水分，去水肿之脐盈[④]。
痨瘵传尸，趋魄户膏肓之路[⑤]；
中邪霍乱，寻阴谷三里之程[⑥]。
治疸消黄，谐后溪劳宫而看[⑦]；
倦言嗜卧，往通里大钟而明[⑧]。
咳嗽连声，肺俞须迎天突穴[⑨]；
小便赤涩，兑端独泻太阳经[⑩]。

【诠释】

①寒栗恶寒，二间疏通阴郄暗：寒栗恶寒，主要为表邪未解，或阳微阴盛，或阳气内陷等原因所致，往往与热病有关。"寒栗"又称"振寒""寒战"，自觉发冷且有躯体颤抖，多指内热壅遏、阳气郁而不发，属里热外寒。二间在手食指本节前桡侧凹陷中，属手阳明大肠经，是大肠经的荥穴，可以开发腠理，有很强的清热泻火作用。阴郄在前臂掌侧尺侧腕屈肌腱的桡侧缘，腕横纹上 0.5 寸处，属手少阴心经，是心经的郄穴，经脉之气深集内藏的部位。阴郄是主治心病的要穴，有补虚清热之功，可治有关心经的虚证、热证及阴虚发热的病症。针刺阴郄治疗热病而致的寒栗恶寒，是为了清除内热壅遏，以治其本，治疗其暗藏在内的真热；配合二间以宣通郁阳为主，以治其表，治疗表现在外的寒栗恶寒。

②烦心呕吐，幽门开彻玉堂明："烦心"指心神不定、心烦意乱之症，"呕吐"是胃病的主要见症，可分为胃阳不足、寒气偏胜的胃寒证和胃有郁热、火势上炎、胃气不能下降或怒激肝气横逆所致的胃热证。幽门在脐中上 6 寸，前正中线旁开 0.5 寸处，属足少阴肾经，是肾经与冲脉的会穴，可治疗属于气逆上冲的病变。因幽门穴下深部左侧应胃，右侧应肝，针刺幽门穴可使针感直达病所，可治一切胃部疾患，对呕吐吞酸及心下烦闷等症更可获显效。玉堂在胸部前正中线上，平第三肋间处，属任脉，是主治喘息咳逆、胸膺满痛、呕吐烦心等症的常用有效穴。在病变部位直接取幽门、玉堂二穴，只要掌握寒证宜灸、热证宜针的施治原则，即可发挥清热、驱寒而止吐的疗效。

215

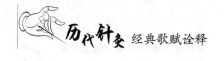

③行间涌泉，主消渴之肾竭：消渴多为阳热盛，阴液亏，水液不下交于肾，燥热伤阴所致，有上、中、下三消之分。上消主肺，肺热津伤，渴饮无度，为消渴；中消主胃，胃热太盛，使人易饥饿，饮食增加，形体反而消瘦，为消谷；下消主肾，口渴多饮，饮一溲一，小便增多，混浊如膏，为肾消。肾竭即肾消，主要是因肾阳虚馁所致，肾阳虚馁不能使津液上润而口渴，不能布化水液而溲多。若小便浮如猪脂浊泪，则更是谷气与肾气并竭的现象。行间在足背侧第一、二趾间，是足厥阴肝经的荥穴，五行属火，也是肝经的子穴，其主要作用是清肝热、泻肝火，主治肝经实证、热证。涌泉在足底部前方凹陷处，是足少阴肾经的井穴，全身阴阳脉气交接之处，可以滋水涵木，潜肝阳，降逆火。行间、涌泉二穴相配，对上、中、下消渴病证皆可适用，而肾热病所致之肾消疗效更佳。

④阴陵水分，去水肿之脐盈："水肿之脐盈"是指水湿内停、腹部皮肤紧张、脐窝消失甚至突出的现象，即以腹大脐盈为特征的水肿。水肿病的治疗多以通利水道、利尿泻下为主，依此法则按局部与远导配穴法选穴，取阴陵泉、水分治疗水肿可获特效。"阴陵"即阴陵泉，在小腿胫骨内侧踝后下方凹陷处，属足太阴脾经，是脾经的合穴，五行属水，与肾脏相通。水肿主要为脾肾阳虚衰，脾不运化，肾不分利，水郁于内而不泄所致，针刺阴陵泉能兼筹并顾，有理气养脾、宣泄水液、通利小便之功，是利尿疗法中必不可少的要穴，《通玄指要赋》"阴陵开通于水道"，《杂病穴法歌》："小便不通阴陵泉，三里泻下溺如注。"水分穴也是临床上治疗各种水病公认的必选穴，水分穴在腹部前正中线上，当脐中上1寸处，属任脉，有泌别清浊、宣通水液的重要作用，《行针指要歌》"或针水，水分侠脐上边取"，《灵光赋》："水肿水分灸即安。"用水分穴治疗水肿病时仅宜灸治，不宜针刺。在水分穴连续施灸多壮，温补脾阳，常可迅速使小便通畅。

⑤痨瘵（zhài，斋）传尸，趋魄户膏肓之路：痨瘵传尸又称"劳极""传尸病""传尸""尸注"，是一种能普遍传染的痨瘵病。《济生方》："夫痨瘵一症，为人之大患，凡患此病者，传变不一，积年染症甚至灭门。"痨瘵传尸是由于劳伤正气，正不胜邪所致，其病程缓慢。证见恶寒、潮热、咳嗽、咯血、饮食减少、肌肉消瘦、疲乏无力、自汗、盗汗、舌红无苔、脉细数等。对痨瘵传尸的治疗，应以补虚益气、恢复强壮为目的。魄户在背部第三胸椎棘突下，旁开3寸处，属足太阳膀胱经。《素问·宣明五气》"肺藏魄"，魄户因与肺脏有密切的关系而得名，是主治肺脏疾患的要穴，《标幽赋》："体热劳嗽而泻魄户。"膏肓在背部第四胸椎棘突下，旁开3寸处，属足太阳膀胱经。膏指脂膏，肓指肓膜，若有脂膏削脱、肓膜瘦薄的情况，在此穴施灸可使阳气旺盛、营养丰富、恢复强壮，故膏肓穴是主治各种虚劳证和一切慢性疾病的必选穴。《灵光赋》："膏肓岂止治百病，灸得玄功病须愈"，《玉龙歌》："膏肓二穴治病强，此穴原来难度量，斯穴禁针多着艾，二十一壮亦无妨。"魄户、膏肓二穴治疗痨瘵传尸，治之宜早，皆宜以灸治为主，且在灸膏肓穴之后，要加灸足三里以引火下行，以免发生目赤、喉肿、火郁于上的不良反应。

⑥中邪霍乱，寻阴谷三里之程："中邪霍乱"指突然发生以腹部绞痛、上吐下泻、腿肚转筋为特征的病症，多为肠胃虚寒，运化失职，邪蕴于内，清浊混淆，乱于肠胃而成。针灸取阴谷、足三里治疗中邪霍乱，是以调和中焦、下焦，缓解腹痛及吐泻为目的的一种疗法。阴谷在腘窝内侧，屈膝时，当半腱肌肌腱与半膜肌肌腱之间，为足少阴肾经合穴。足少阴肾经属水，阴经合穴在五行属水，阴谷即为水经水穴，《通玄指要赋》："连脐腹痛，

泻足少阴之水。"阴谷穴能消除肾脏水寒之邪的上逆，理下焦之虚寒，振作元阳，缓解腹痛，止吐止泻。三里即足三里，在小腿前外侧，当犊鼻下3寸，距胫骨前缘一横指处，为足阳明胃经合穴。足阳明胃经属土，阳经合穴在五行属土，足三里即为土经土穴，《通玄指要赋》："冷痹肾败，取足阳明之土。"足三里为回阳九针穴之一，寒湿之邪侵袭，壅遏气机阳气不得宣通所致霍乱，可调和中焦，发挥荡涤肠胃积垢的功效。肾经于十天干属癸水，胃经于十天干属戊土，戊刚癸柔，戊癸相合。阴谷、足三里相配，即属刚柔配穴法，以燥土与寒水相配，各尽其用。

⑦治疸消黄，谐后溪劳宫而看：黄疸多为湿热酝酿熏蒸，血热上行，致使面目、身体、爪甲皆现黄色。黄疸的症状不同，取穴治法也不同，临床必须辨证论治，方可获效。针灸劳宫、后溪所治的黄疸，主要是指属于实热证的阳黄。后溪在手掌尺侧，第五掌指关节后缘的凹陷处，不但是手太阳经的输穴，也是八脉交会穴中通于"督脉"的穴位。太阳为一身之藩篱，督脉通一身之阳气，由于这种互通作用，后溪穴可以宣通诸阳之气，有明显的祛邪退热作用，用于各种热性病证的治疗。劳宫在手掌心，当第二、三掌骨之间偏于第三掌骨，握拳屈指的中指尖处，属手厥阴心包经，是心包经的荥穴。心包在五行属火，荥穴在五行也属火，故劳宫为火经中之火穴，针刺劳宫施以泻法可迅速获得发汗与退热的功效。后溪、劳宫二穴相配治疗身热烦渴的阳黄证，可排除湿热熏蒸的主要因素，待热象消退后，黄疸自可获愈。

⑧倦言嗜卧，往通里大钟而明：倦言嗜卧，属于气虚的症状，多为脾土虚弱，运化失常，水谷精微不能供养全身，致少气懒言，倦怠嗜卧，动作喘促，面白无华或萎黄等虚弱现象。由于脾土健运的减退与心火衰微及肾阳虚弱不能温运脾土，有密切的联系，故倦怠嗜卧多联系到心肾二经。通里在前臂掌侧，尺侧腕屈肌腱的桡侧缘，腕横纹上1寸处，属手少阴心经，是心经的络穴，其脉气可循经入于心中。舌为心之苗，言为心之声，正气不足则倦言，故针补通里穴可治心气虚怯的病症，也可消除少气懒言，甚至不能言语的现象。大钟在足内侧，内踝下方，当跟腱附着部的内侧前方凹陷处，属足少阴肾经，是肾经的络穴，其脉气可循经上走心包，故大钟是主治心、肾诸病的要穴。因肾属水，心属火，心肾不交即会引起各种衰弱现象，心火能生脾土，火虚则土亦虚，会影响到脾土健运的功能。肾阳不足，不能温运脾土，会使脾脏对水谷的运化失常，以致体内得不到水谷精微的供养，则体力日衰，而致懒于言语行动，倦怠嗜卧。取心、肾二经的络穴，相互配合，也是对本病的治本疗法。临床上针刺通里、大钟二穴，对嗜睡难醒的遗尿亦有一定疗效。因遗尿患者精神往往苦闷，而且多在昏睡不醒时发病，故治疗遗尿在调理肾脏的同时，亦当清心醒神而取用心经穴位。针刺通里、大钟二穴能够交通心肾，约束膀胱，使患者能够在夜间自醒，而遗尿之证能够治愈。

⑨咳嗽连声，肺俞须迎天突穴：咳嗽连声，泛指热郁肺燥的干咳、风伏肺底的顿咳、火炎水涸的夜咳等病症，应从治肺入手，标本兼治。肺俞在背部第三胸椎棘突下，旁开1.5寸处，属足太阳膀胱经，因其直接联系肺脏，又有内外相应的关系而得名，是肺系疾病反映在体表最主要的穴位。肺主周身之气，任何咳嗽病，不论内感外伤，都与肺脏有关，故而肺俞也就成为治疗一切咳嗽病的必需穴。天突在颈部前正中线上胸骨上窝中央处，属任脉，是任脉与阴维脉的交会穴，主治气管咽喉疾患，也是治疗各种原因所致的咳

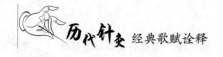

嗽、气喘病症的常用有效穴。因天突位于胸廓之上，是气机升降的重要通道，急则治其标，通利气道，化痰降逆。肺俞、天突二穴相配，以肺俞治其本，天突治其标，标本兼顾，治疗属于郁热与火炎而引起的咳嗽连声，有养肺调气、开郁润燥之效。肺俞、天突二穴都宜针刺，但应注意天突穴的规范操作，操作时采用泻法，以咽喉部有发紧样阻塞感觉为佳，刺后不留针。

⑩小便赤涩，兑端独泻太阳经：在脏腑关系中，心与小肠相表里，心经有热，常会影响到小肠，小便赤涩就是心热下移于小肠所致。兑端在面部上唇的尖端，人中沟下端的皮肤与唇的移行部，属督脉。督脉为阳脉之海，可泻诸阳之热，根据督脉的循行通路，对于心经有热而发生的小便赤涩症状，下病上取针刺兑端穴，有清热利尿的功效。"独泻太阳经"，是指独泻手太阳小肠经的子穴小海穴，小海在肘内侧，当尺骨鹰嘴与肱骨内上髁之间凹陷处，属手太阳小肠经，是小肠经的合穴，五行属土，故小海为小肠经的子穴。根据"实者泻其子"的原则，凡小肠经的实热证，均可循经取穴，针泻小海穴，清热泻火以治本。因小便赤涩不利属小肠膀胱结热，还宜加刺阴陵泉、三焦俞、膀胱俞等穴清利湿热。

【歌赋】

> 刺长强与承山，善主肠风新下血[①]；
> 针三阴与气海，专司白浊久遗精[②]。
> 且如盲俞横骨，泻五淋之久积[③]；
> 阴郄后溪，治盗汗之多出[④]。
> 脾虚谷以不消，脾俞膀胱俞觅[⑤]；
> 胃冷食而难化，魂门胃俞堪责[⑥]。
> 鼻痔必取龈交[⑦]，瘿气须求浮白[⑧]。
> 大敦照海，患寒疝而善蠲[⑨]；
> 五里臂臑，生疬疮而能治[⑩]。

【诠释】

①刺长强与承山，善主肠风新下血："肠风新下血"即肠出血、便血，是由风热客于肠胃，或湿热蓄积于肠、损伤阴络而致，特征是纯下清血，其急如箭，肛门不肿痛，肠内鸣响，或先血后便。便血以新病居多，其治疗也以清火息风养血为主。长强在尾骨端与肛门连线的中点处，属督脉，是督脉的络穴，也是督脉、胆经、肾经的交会穴。根据按部取穴的原则，长强的疗效可直达肛门，有镇静肠管、通便止血的功用，主治肠风下血、痔漏及一切肛门疾患，《胜玉歌》："痔疾肠风长强欺。"承山在小腿后面正中，委中与昆仑之间，当伸直小腿或足跟上提时，腓肠肌肌腹下出现尖角凹陷处，属太阳膀胱经。因膀胱经的一条支脉入于肛门，故承山穴的疗效也可通达肛门，是主治痔疾及一切肛门疾患的特效穴。《肘后歌》："五痔原因热血作，承山须下病无踪。"承山有清热凉血的作用，火清则

血宁，风亦自熄，故对于风客大肠、湿热郁结所引起的肠风下血的症状，配取疗效直达患部的长强，共同发挥清热散瘀、凉血止血的功效。

②针三阴与气海，专司白浊久遗精：白浊多为湿热内蕴，或色欲过度，真元不固，致阴中热痛，时流浊液，秽浊如脓，色白如米泔，小便时有涩痛，尿混浊或不混浊。遗精指在睡眠时精液外泄的一种疾病，与肝肾二脏有密切的联系，肾阴亏虚、肝阳过强都可发病，如心有妄思，相火随心火而动，亦会遗精。男子遗精、白浊，多为气虚下元不固之证，在治疗上应该固下元，促气化，敛阴精，止漏浊。三阴即三阴交，是足三阴经脉的共同交会处，足三阴经均循行于少腹，其经筋结聚于阴器，并与冲、任二脉有着密切关系。古今医家常用三阴交为主要穴位，主治遗精阳痿等生殖系统的各种疾病，表明此穴不仅是妇科要穴，也为男科要穴。气海穴居于人之下焦，具有调气机、益元气、补肾虚、固精血之功能，多用于下焦泌尿生殖系统病证，是真气不足及各种脏腑虚证的要穴。三阴交、气海二穴相配来治疗男子遗精、白浊，是一种有效的治本疗法，以气海振奋下焦元气，三阴交循经远取理三阴、调冲任，针刺多用补法，或重用温灸。

③肓俞横骨，泻五淋之久积：五淋即气、血、劳、热、石五种淋证，其共同特征是小便频数，排尿困难而涩痛，淋漓不断。五淋的病因多为脾湿郁热、心移热于小肠，肾阴虚而膀胱生热，小肠与膀胱的郁热不化而成。肓俞在腹部脐中旁开 0.5 寸处，属足少阴肾经，是肾经、冲脉的交会穴，在局部疗法中有缓解腹满切痛的功效，对于淋病中的气滞不通、少腹满痛等现象，有理气镇痛、化结通淋的功用。横骨在腹部脐中下 5 寸，前正中线旁开 0.5 寸处，属足少阴肾经，是肾经和冲脉的交会穴，可宣通气化，治疗少腹满痛；鼓舞下焦，清热养阴，还有疏通小便的功效。肓俞、横骨二穴相配，治疗肾与膀胱的邪热郁结不化所引起的各种淋病，有清热开郁、利水止痛的功效。在郁热未清之前，肓俞、横骨二穴皆宜针治，但对于五淋之久积，应针灸并用，且须根据不同的症状，随症酌情选加配穴，方可获佳效。

④阴郄后溪，治盗汗之多出：汗为心之液，盗汗多由心气虚弱，阴虚生内热，迫液外泄所致，治疗以补血养心为主。若兼有发热心烦者，当偏重于滋阴清热。阴郄穴在前臂掌侧，当尺侧腕屈肌腱的桡侧缘，腕横纹上 0.5 寸处，属手少阴心经，是心经的郄穴，有清热泻火及镇静的功效。针刺手少阴心经的郄穴阴郄，能够激发心经经气，调阴清热，治疗阴虚内热上扰、心液不能收敛所致的骨蒸盗汗，《标幽赋》：“泻阴郄止盗汗，治小儿骨蒸。”《针灸歌》：“阴郄盗汗却堪闻。”后溪穴在手掌尺侧，第五掌指关节后远侧横纹头赤白肉际，为手太阳小肠经的“输穴”，也是八脉交会穴中通于“督脉”的穴位。针刺后溪能宣通诸阳之气，有明显的祛邪退热作用，又为敛汗要穴，适用于自汗、盗汗诸证，是常用于解除全身发热症状的有效穴，《八脉八穴治症歌》：“盗汗后溪先砭。”阴郄与后溪二穴，表里配合，有退热养阴的功效，适宜于治疗阴分火盛、热象较甚的盗汗证。为了增强治疗效果，可加取大椎，以固表止汗；加取关元，以培元固本；加取肺俞、百劳，以退热益阴。针刺治疗盗汗，一般采用补法，进针后施中等刺激强度的捻转，待患者感觉酸麻到掌侧和指端时即出针，不需留针。

⑤脾虚谷以不消，脾俞膀胱俞觅：“脾虚谷以不消”即脾土虚弱健运失常而致饮食减少、食后不消等现象，此指脾虚完谷不化而引起的泄泻，其特征是大便溏薄，泄下不消化

的食物，腹不痛或微痛，神瘁，面色暗黑，脉沉细无力，泄时多在清晨，经久缠绵难愈，与肾阳不足、缺乏温化水气的作用也有一定关联。脾俞是脾脏之"俞"穴，为脾脏精气输注出入、聚结于体表的所在，在背部第十一胸椎棘突下旁开 1.5 寸，穴属足太阳膀胱经。灸脾俞可补益中气、振奋脾阳，恢复健运及蒸腐水谷功能，加强消化，增进食欲。膀胱俞是膀胱之"俞"穴，在骶部，当骶正中嵴旁 1.5 寸，平第二骶后孔，灸膀胱俞亦可行湿化浊，以消除胀满。同时因肾脏与膀胱相表里，灸膀胱俞也可扶补下元之气，能激浊扬清，收敛肾气而止泄。脾俞、膀胱俞二穴俱当多灸，并宜加刺足三里、三阴交以调和脾胃，利水渗湿。

⑥胃冷食而难化，魂门胃俞堪责：胃冷食而难化，指胃气虚弱，胃阳不足，寒气偏胜，不能腐熟水谷，使食物难以消化，出现脘腹痞闷、时作嗳气，或胃脘胀满疼痛，绵绵不止，或宿谷不化、朝食暮吐、暮食朝吐等反胃的症状。魂门在背部第九胸椎棘突下，旁开 3 寸处，属足太阳膀胱经。肝藏魂，名为魂门，说明此穴为肝脏精气所寄托之处。根据五行生克规律，木克土，则肝病常影响脾胃，出现肝木侮脾土的现象。魂门穴因直接联系肝脏，故其主治范围包括胸胁胀满、呕吐、饮食不下、腹中雷鸣、大便不节等症。胃俞在背部第十二胸椎棘突下，旁开 1.5 寸处，是背部俞穴中直接与胃腑相联系的穴位，不论是虚实寒热的各种胃病，针灸此穴都可起到调和中焦、扶正祛邪的卓效。灸胃俞治疗胃冷食而难化之症，可温运中焦，逐胃腑之寒凝，获得补脾胃而助消化的效果。魂门、胃俞均为足太阳膀胱经在背部之穴，背部为阳，灸此二穴可以振胃阳而健运，对胃脘寒冷、饮食难化不消是一种以宽胸和胃、增强运化相结合的治本疗法，有柔肝和胃、温通气血、宽胸膈、消痞胀、制止翻吐、促进脾胃运化等功用，临证应用时可取腹部中脘一穴，亦不可少灸。

⑦鼻痔必取龈交：鼻痔又称"鼻息肉"，在鼻腔内生的赘肉肿块，统称"鼻痔"，多为肺经风湿热郁，蕴热凝滞于鼻内而成。鼻痔至赘肉渐大下垂时，能阻塞鼻道，碍通气息。龈交在上唇内，唇系带与上齿龈的相接处，是督脉、任脉、胃经三脉之会穴，有清热泻火的功用。针刺龈交穴的疗效可直达鼻内，清除鼻内的蕴热，驱风湿之邪，以消除形成鼻痔的主因。若属初起者针刺显效，日久者需加刺迎香，灸上星，坚持长期施治方能取效。

⑧瘿气须求浮白：瘿气即指"瘿"而言。《说文解字》："瘿，颈瘤也。"瘿有五种，《圣济总录》中载为石瘿、泥瘿、劳瘿、忧瘿、气瘿，而《三因方》中载为石瘿、肉瘿、筋瘿、血瘿、气瘿。发病与水土、七情有关，证见颈前生小肿物，色红而高突，或蒂小而下垂，有如"瘿络"形状。瘿病多因内伤七情，或山岚水气偏胜所致，发病初期，应用针灸适当治疗，确有一定疗效。浮白属足少阳胆经穴，在头部，当耳后乳突的后上方，天冲与完骨的弧形连线的中 1/3 与上 1/3 交点处，是膀胱经与胆经的交会穴。根据足少阳胆经和足太阳膀胱经的经脉循行规律，浮白穴的疗效能到达眼区及颈部，以消除项肿、目突的现象。针刺浮白泻法可清热凉血、消炎镇静，治疗瘿气证，自可获调和气血而消肿的功效。临证时应注意局部针刺和对症疗法相结合，辨证取穴，则获效更佳。

⑨大敦照海，患寒疝而善颤：寒疝指小腹拘急，绕脐疼痛，出冷汗，恶寒肢冷，甚则手足麻木，周身疼痛之症，多因寒气袭留下焦，厥气阻逆，肝肾之气不调，冲任脉气壅滞

所致。以阴囊冷痛为主的疝症，也叫寒疝。若寒热湿气侵袭，致气血壅阻肝、肾二经，就会在其循行通路上，发生气机乖错及疼痛等疝病的症候。针灸治疗本病，也偏重于取肝、肾二经的穴位。《通玄指要赋》："大敦去七疝之偏坠。"大敦在足大指末节外侧，距趾甲角0.1寸处，属足厥阴肝经，是肝经的井穴，五行属木，即为木经木穴，有较强的疏泄肝气的作用，治疗寒疝可温经散寒，循其经脉通路以解肝气之郁结，使肝气下行，肝得疏泄，疼痛的症状即可消失。《席弘赋》："若是七疝小腹痛，照海阴交曲泉针。"照海在足内侧，内踝尖下方凹陷处，属足少阴肾经，是八脉交会穴之一，通阴跷脉，也是阴跷脉的脉气所生之处，有疏调气血、消滞止痛的作用，故照海穴是治疗少腹疼痛之疝病的常用有效穴。大敦、照海二穴相配，循经远刺，古代医家常用以治疗寒疝每获良效。但若疝气一再偏坠复发，甚至嵌顿不能回复者，应早期手术治疗，以免贻误病情。

⑩五里臂臑，生疬疮而能治：疬疮即瘰疬，多发生在颈项部，大小不等，其结块少者一两个，多者三五个，甚至十余个，皮色不变，按之坚硬，推之能动，小者为瘰，大者为疬。若破溃后脓液稀薄，久不收口，名疬疮，又名鼠疮。因其为一种慢性顽固性疾病，须长期施治，随证酌选配穴，方可获卓效。五里即手五里，在臂外侧，当曲池与肩髃连线上，曲池上3寸处。臂臑在臂外侧，三角肌止点处，当曲池与肩髃连线上，曲池上7寸处，因在上臂肱骨桡侧而名臂臑。两穴属手阳明大肠经，阳明经为多气多血之经，五里、臂臑穴疏通阳明经气，能促使气血流畅，具有理气消痰、清热明目的功效，二穴的疗效可以上达颈部，故可治疗瘰疬。但手五里是古代禁针穴之一，臂臑穴也不可深刺，故临床上以灸治为主，若需针刺，操作必须谨慎。

【歌赋】

至阴屏翳，疗痒疾之疼多①；
肩髃阳溪，消瘾风之热极②。
抑又论妇人经事改常，自有地机血海③；
女子少气漏血，不无交信合阳④。
带下产崩，冲门气冲宜审⑤；
月潮违限，天枢水泉细详⑥。
肩井乳痈而极效⑦，
商丘痔瘤而最良⑧。
脱肛趋百会尾翠之所⑨，
无子搜阴交石关之乡⑩。

【诠释】

①至阴屏翳，疗痒疾之疼多："痒"与"疼"是疮疡及皮肤病常见的症候，不论属虚属实，大多与血热及火盛有关。一般来说，皮肤病的痒痛多属阳证，宜在阳经取穴以治之。足太阳膀胱经主一身之表，为多血少气之经，故在膀胱经取穴能治疗体表皮肤有痒痛

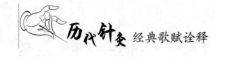

的病症。至阴在足小趾末节外侧，距趾甲角0.1寸处，属足太阳膀胱经，是膀胱经的井穴，为膀胱经脉气所发的根部，五行属金，也是膀胱经的母穴，有壮水补虚之功，可统治膀胱经的各种虚证。《肘后歌》："头面之疾针至阴。"按远导针法针刺至阴可使疗效上达头面，影响全身，并可通过膀胱与肾的表里关系，滋补肾阴，间接地控制心火，发挥凉血润燥、清热泻火的功效，来消除痒痛。屏翳即"屋翳"穴，在胸部第二肋间隙，距前正中线4寸处，属足阳明胃经。阳明经为多气多血之经，凡一切属于血热的病变，都宜在该经取穴以调和气血。屋翳穴有止痛的作用，能消除皮肤不可近衣的疼痛。在按部取穴的疗法中，屋翳穴还主治上焦心肺疾患。至阴、屋翳二穴上下配合，清心火，泻血热，自可治疗皮肤痒痛。

②肩髃阳溪，消瘾风之热极："瘾"是瘾疹，即荨麻疹；"风之热极"乃指瘾疹之病因属于风热者，皮肤上出现大小不等的风团，成块成片，疹色鲜红，灼热剧痒，发无定处，来得急去得快，消退后不留任何痕迹。瘾疹多由外感风邪，或内在热极生风、血虚生风，风和血分之热相搏于皮肤肌肉之间所致。因肺与大肠相表里，肺主一身之皮毛，故肌表皮肤的热病，一般都宜在手阳明大肠经取穴。肩髃在臂外侧三角肌上，臂外展或向前平伸时，当肩峰前下方凹陷处，属手阳明大肠经，是大肠经、小肠经和阳跷脉三脉的交会穴，主治偏风、风瘫、风痿、肩中热等症，治疗风热引起的瘾疹，有疏风清热之效。阳溪在腕背横纹桡侧，手拇指向上翘时，当拇短伸肌腱与拇长伸肌腱之间的凹陷中，属手阳明大肠经，是大肠经的经穴，五行属火，有清热散风、通经活络之功，在临床上主要用于治疗经脉循行部位的头面火热病证，是解表泻热的要穴。阳明风热已极，属于实热证的瘾疹在治疗时针泻肩髃、阳溪二穴，使泻热的作用循大肠经的循行上下贯通，更可发挥疏风清热、托疹的作用，若能加刺曲池、血海，则立可收效。

③妇人经事改常，自有地机血海：妇人经事改常，指妇女的月经生理状态发生改变，致出现痛经、闭经、经期紊乱等一切病态现象。脾统血，月经病多与脾脏有关，治疗上也偏重于在脾经取穴。地机、血海二穴均属足太阴脾经，可治脾不能统摄血液所致妇科病症。地机在小腿内侧，当内踝尖与阴陵泉的连线上，阴陵泉下3寸，是脾经的郄穴。郄穴为气血汇聚之处，针灸脾经郄穴地机，则更能发挥调气养血、引血归脾、补脾摄血的功效。血海在大腿内侧，屈膝，髌底内侧端上2寸，当股四头肌内侧头的隆起处。血海具有调理血分的作用，为气血归聚之处所，可以导血归海，促进血液运行，改善微循环，因而具有活血化瘀的功效，血分杂证常用此穴。地机、血海二穴相配治疗妇人经事改常，实证热证宜针，虚证寒证可灸，辨证施治，皆可获效。

④女子少气漏血，不无交信合阳：女子少气漏血，是气虚不能摄血，冲任不固，或忧思郁结、气滞不宣而致漏经的症状，常兼有全身虚弱的现象。针灸治疗少气漏血，不能缺少取交信、合阳二穴。交信在小腿内侧太溪直上2寸，复溜前0.5寸，胫骨内侧缘的后方，属足少阴肾经，是阴跷脉郄穴。灸交信穴可滋肾阴壮肾阳，培养元气，使气旺而能摄血，还可消除肾虚引起的各种虚弱现象。交信作为阴跷脉的郄穴，根据阴跷脉的分布规律，还有疏通气血、固血止漏、调经益气及镇痛的效用。合阳在小腿后面，当委中与承山的连线上，委中下2寸处，属足太阳膀胱经。从膀胱经循行之所通及肾与膀胱的表里关系来看，合阳穴有缓解腰脊强引腹痛、调和气血的作用。交信、合阳二穴表里相配，标本兼

顾，对女子少气漏血更有补虚止漏的效能。漏血本为虚证，应以灸治为主，若加灸百会、气海、关元、命门等穴，下病上取，腰背配合，则效果更佳。

⑤带下产崩，冲门气冲宜审：带下是指妇女阴道排出的液汁，似水似脓，或稀或稠，绵绵如带而下，故称带下，多为冷入胞宫、湿热、痰湿、脾虚、气虚、脾胃两虚等所致。产崩是指妇女产后胞宫突然大量出血之症，是产后危证之一，主要是劳伤冲任，脾胃虚损，不能摄血；或暴怒伤肝，肝经有火，迫血妄行；或内有瘀滞，脾经郁结，血不归经而成。针灸治疗带下产崩取冲门、气冲二穴，是根据本病与脾胃及冲脉有关的病理，按部取穴的治本疗法。冲门在腹股沟外侧，距耻骨联合上缘中点 3.5 寸，当髂外动脉搏动处的外侧，属足太阴脾经，是脾经、肝经的交会穴，可缓解腹部疼痛，还可加强脾土的统血之权，有调和气血、固摄收敛的作用。气冲在腹股沟稍上方，脐中下 5 寸，距前正中线 2 寸处，属足阳明胃经，是冲脉所起之穴，有平冲止痛、益气摄血、行瘀消滞、培元固本的功用。气冲、冲门二穴都接近子宫，疗效能直达病所，故为主治妇科疾患的要穴。临证要审查病因，辨证施治，则收效更佳。

⑥月潮违限，天枢水泉细详：月潮违限，即月经周期失常，经期或早或迟的现象，多为血热过甚，冲任之脉失调，气虚不能摄血，或血室虚寒，或气滞瘀阻等因所致。天枢在腹中部，平脐中，距脐中 2 寸，属足阳明胃经，是大肠的募穴，也是胃经、肾经、冲脉三脉的交会穴，主治下焦肾与膀胱及前后二阴属虚属实的各种疾患。妇女以血为本，脾胃为气血生化之源，关系到经血的盈亏，阳明经多气多血，其经穴天枢为调节气血的枢纽。而天枢又是足阳明与冲脉、足少阴的交会穴，因冲脉为血海，起于胞中，出于阳明之气街，并足少阴经而上行。天枢穴又邻近胞宫，显然是调理胞宫，治疗妇科病的重要穴位。胞宫血虚，可补天枢以助生化之源；胞宫血滞，可泻天枢以引血化滞，调理月经，祛除癥瘕。针刺天枢穴有活血破血的作用，多数患者在针刺后次日出现经血增多的情况；而艾灸天枢有凝血止血的作用，即在施灸后经血量明显减少。因此取用天枢穴治疗月经病，应根据病情适用不同的刺灸方法。崩漏、月经过多者，尽量少用针刺，多用艾灸；闭经、月经量少者，则重用针刺之法。水泉在足内踝后下方，当太溪直下 1 寸，跟骨结节的内侧凹陷处，属足少阴肾经，是肾经的郄穴，有清热养阴、益气固血、行瘀痛经及止痛的作用，是主治月经不调、少腹痛、崩漏淋漓的常用有效穴。天枢、水泉二穴相配，利用郄穴和募穴的特殊功效，来消除各种原因所致的经期失常的病变，对月潮违限不论虚实，皆可适用。临症要辨证施治，兼筹并顾，月潮前期宜刺宜泻，月潮后期宜补宜灸，随证酌选配穴，收效更佳。

⑦肩井乳痈而极效：乳痈即急性乳腺炎，是指发生于乳房部的痈，此证多由肝气郁结，胃热郁滞或因乳汁积滞而成。取足少阳胆经的肩井穴治疗乳痈，是消除肝胆风热及胃经热毒壅盛的病因、循经取穴的一种治本疗法。肩井穴是胆经、三焦经、胃经、阳维脉的交会穴，在肩部前直乳中，对应乳房，针刺肩井可以作用于多条经脉，既能疏泄肝胆之郁结，又能清泻胃经之积热，发挥清热散结、消肿止痛的功效，成为治疗乳痈的特效穴，很多乳痈患者针刺肩井后疼痛即刻得以缓解。应用肩井穴治疗急性乳腺炎，既不损害腺叶细胞的分泌，也能保持乳腺管的通畅，对消除病症、继续哺乳有独特的优势，其效果也强于药物及手术治疗。但对本病应尽早治疗，一般以初、中期效果较好，不可延误时机，病至

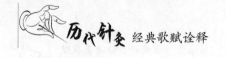

晚期则需外科排脓。针刺肩井时注意不可深刺，以免引起气胸、出血等不良后果。

⑧商丘痔瘤而最良：痔瘤指"肛瘘"，是因痔久不瘥，在肛门部形成瘘管的病变，亦称"痔漏"。肛瘘病因复杂，内伤七情，或元气不足，或痔疮既溃之后，治疗不当等都可发病，主要因湿热及热毒下注而成。商丘在足内踝前下方凹陷中，当舟骨结节与内踝尖连线的中点处，属足太阴脾经，是脾经的经穴，五行属金，也是脾经的子穴。根据"实者泻其子"的治则，商丘穴可统治脾经属热属实的病症。又因湿邪引起的各种疾患，多与脾土有关，故针泻商丘可清热凉血、化湿润燥，以消除湿热及热毒下注而生痔漏的病因，还可充实脾胃的元气，使肌肉得以新生。商丘为脾经中属金的穴位，直接与肺相联系，肺与大肠相表里，肛门为大肠的门户，故商丘的凉血生肌的功效，可通过肺与大肠的表里关系直达肛门，而成为治疗痔漏的要穴。各种肛门诸疾取刺商丘之外，还须加用承山、长强等穴。

⑨脱肛趋百会尾翠之所：脱肛是由于气血衰弱，或小儿气血未壮，或生产及久痢时用力过度等，致肛门脱出不收的现象。《席弘赋》："小儿脱肛患多时，先灸百会次鸠尾。"取百会、鸠尾治疗脱肛，就是一种下病上取、下者举之的治疗方法。百会为督脉的位于头顶部的穴位，因其贯通诸经，能治百病，又为手少阳、足少阳、足太阳、足厥阴、督脉五经的交会穴，犹如百脉朝会，故名百会。督脉是人体诸阳经脉的总会，统摄全血阳气。百会穴能够贯通诸阳各经，更具有升下陷之清阳、举一身之气的特殊作用，凡中气不足、气虚下陷引起的病证，都应取用百会穴升阳举陷，益气固脱。刺激百会穴可以促使直肠蠕动明显增强，故在脱肛病的治疗中有特殊作用。"尾翠"又称"尾翳"，即鸠尾的别称。鸠尾为任脉位于上腹部的经穴，为膏之原穴，也是任脉的络穴。因穴在剑突下方，左右两肋似鸟翼，而胸骨剑突形似斑鸠之尾，故名鸠尾。针刺鸠尾可提高腹肌张力，增强胃肠蠕动，从而起到升提阳气，培补中土的作用，故对脱肛有较好疗效。近代承淡安有言："大气陷下，脱肛久不愈，百会宜灸之，尾翳与长强宜刺。"

⑩无子搜阴交石关之乡：无子，即妇人不能受孕。妇人不孕的原因有很多，除生理畸形之外，大多为子宫虚寒、月经不调、气血亏损等原因所致。阴交、石关相配治疗不孕症，是一种循经取穴的治本疗法。阴交穴属任脉，在下腹部前正中线上，当脐中下 1 寸处，是肾经、任脉、冲脉三脉的交会穴，也是主治崩漏带下、月事不调、绕脐冷痛等症的常用有效穴。石关穴属足少阴肾经，在腹部脐中上 3 寸，前正中线旁开 0.5 寸处，是肾经与冲脉的交会穴，有止痛、降逆、通便作用，可主治疗呕逆腹痛、恶血上冲腹痛、大便不通等症。凡妇女子宫之虚寒不孕兼有腹痛，特别是子宫虚寒的患者，循经灸取阴交、石关二穴，有温补下焦、培养真元、调和气血之效，可消除不孕的主要因素。运用时宜加灸中极、关元，以增温阳暖宫、调血除寒之力。

【歌赋】

中脘主乎积痢①，
外丘收乎大肠②。
寒疟兮，商阳太溪验③，

疢癖兮，冲门血海强④。

夫医乃人之司命，非志士而莫为；

针乃理之渊微，须至人之指教⑤。

先究其病源，后攻其穴道，

随手见功，应针取效，

方知玄里之玄，始达妙中之妙⑥。

此篇不尽，略举其要⑦。

【诠释】

①中脘主乎积痢："积痢"是积久未愈，反复发作的慢性痢疾，多由痢疾调治失宜，或失于通利，积浊未净，脾肾已伤所致，时发时愈，常伴见腹部隐痛、里急后重等症。中脘在腹部前正中线上，当脐中上4寸，属于任脉经穴，是小肠经、三焦经、胃经、任脉四脉的交会穴。中脘为胃之募穴可调理胃腑，同时又是八会穴之"腑会"，能通调大肠之腑。凡有关中焦脾胃、肠脏的一切疾患，不论虚实，皆可取中脘施治。针刺中脘可调节肠道蠕动，灸中脘可温中暖腑、益火生土、补益脾胃、促进食欲，改善患者久病的衰弱现象。同时因中脘之脉气能通达三焦，故有调整三焦气机升降的功能，可消除肠胃之积滞，治疗积痢证必不可少。

②外丘收乎大肠：临床上凡腹泻、便秘、痢疾、痔疮、脱肛等均属大肠疾患，针灸施治当取外丘收之，因而"外丘收乎大肠"。外丘穴属足少阳胆经，位于小腿外侧，当外踝尖上7寸，腓骨前缘，是足少阳胆经的郄穴。根据《灵枢·经筋》，足少阳的经筋结于"尻"部，尻部即脊骨的尾端。针灸外丘可直接影响到肛门部，使具有直接调理大肠之功能，它能收缩肛门括约肌，抑制肠蠕动，延长排便时间，故对各种腹泻能够在短时间内收到良好的止泻效果。临证应用若加取肛门局部长强一穴，同时针刺，使局部和远导针法相结合，则收效更佳。

③寒疟兮，商阳太溪验：因寒气内伏、秋凉再感疟邪为"寒疟"，常发于秋冬季节，症见先寒后热，寒多热少，但寒不热，无汗，脉弦紧。针灸治疗寒疟取刺商阳、太溪，是以宣阳和阴为主的一种有效配穴法。商阳在手食指末节桡侧，距指甲角0.1寸处，属手阳明大肠经，是大肠经的井穴。肺与大肠相表里，肺主一身之皮毛，针泻商阳穴或点刺放血，有发汗解表、清热开郁的功用。针刺取商阳穴治疗寒疟，可开发皮肤毛窍，疏泄外卫之阳，放散郁结之热毒，对于久疟不愈者，尤为适宜。太溪在足内踝后方，当内踝尖与跟腱之间的凹陷处，属足少阴肾经，是肾经的输穴、原穴，既能壮元阳以补命火，又能滋肾阴以填真精，主治因肾脏功能减退而出现的一系列机能活动异常的病变。因输主体重节痛，针灸太溪穴可缓解寒疟发作时伴见的头项腰背疼痛。肌表皮肤是人体外卫阳气所输布的地方，当寒邪侵袭，气血不能畅流，卫阳被束时，多可取肾经穴位，泻其阴邪，振奋肾阳的温煦作用。针刺取肾经原穴太溪治疗寒疟，以调和阴阳，助正祛邪，使邪从枢机转出而寒疟可愈。若在本病发作前，加灸大椎、间使等穴，以截疟而解表寒，则收效更佳。

④疢癖兮，冲门血海强："疢癖"为脐腹偏侧或胁肋部时有筋脉攻撑急痛的病症，由

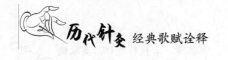

气血不和、经络阻滞、食积寒凝所致。"痃"者，在腹内近脐左右，各有一条筋脉急痛，大者如臂，次者如指，因气而成，如弦之状，名曰痃气也；"癖"者，在两肋间，有时而僻，故曰癖。针灸治疗痃癖取冲门、血海二穴，是调和气血、标本兼治的一种疗法。冲门在腹股沟外侧，是脾经和肝经的会穴，在该穴施用针灸，可调整由血行失常而引起的各种病变，并可缓解腹部积聚疼痛。血海位于大腿内侧，为足太阴脾经穴位，具有调理血分的作用，为气血归聚之处所，可以导血归海，统治一切血病。冲门与血海相配治疗痃癖，主要就是配合攻邪的疗法，缓解腹痛，补虚健脾养血，条达经脉，使营卫畅通，逐渐消除积聚，故对于兼有虚弱现象的患者，尤为适用。因痃癖之成，多为血瘀气聚，冲门血海宜多灸，于局部必加以刺灸，乃易消散。临证须辨证施治，随证酌选配穴，攻补兼施，长期治疗，方可显效。

⑤夫医乃人之司命，非志士而莫为；针乃理之渊微，须至人之指教：志士，指立志从医坚定不移的人。至人，指学识经验都很高深渊博的人。医道为拯救人类生命的仁义之术，业医者应全面掌握中医阴阳、五行、四诊、八纲等基本原理，在临证中正确辨证，依法施治。学习医学必须具有坚定不移的信心、刻苦钻研的精神，才能融会贯通、得心应手，如果不是有志之士，难以达到此种境地。应精通针灸经络穴理论，并作为指导实践的准绳，同时还要熟练操作手法，掌握实际的临床经验。因此在学习过程中一定要按照步骤，循序渐进，并接受专家的指导，才不至于茫无头绪。

⑥先究其病源，后攻其穴道，随手见功，应针取效，方知玄里之玄，始达妙中之妙：针灸治病主要取决于"辨症识病"和"处方选穴"两个方面是否正确。临证时应先通过望、闻、问、切来辨别疾病的阴阳、寒热、表里、虚实，以求其病源和性质，并着重从经络分布和主病方面认识它对人体生理、病理的影响，领会它与诊断和治病的关系，从症状表现中去辨别分析其发病原因，从而决定宜补宜泻，或针或灸，方可运用自如，所以在治病过程中必须"先究其病源"。在此基础上进一步研究经穴的意义及特性，对每一个经穴的位置和主治作用、治病功效和配穴组合等详细了解，熟记在心，即是"后攻其穴道"。同时熟练运用针刺技巧和补泻手法，结合临床从症经验，自可发挥高度的针灸治疗效能，达到"随手见功，应针取效"。如能掌握针灸处方的运用规律和取穴、配穴纲要，进一步再去体验针灸治病的原理，深入钻研，达到融会贯通，也就会不断地产生奇效的治绩，即所谓"方知玄里之玄，始达妙中之妙"。

⑦此篇不尽，略举其要：《百症赋》的主要内容，就是从多种多样的病症中指出处方取穴的规律，虽然它还不足以称为全面的介绍，但可以通过它举一反三，也可作为针灸治疗的准则来灵活运用。

第二节　玉龙歌

【指要】

《玉龙歌》首载于元代王国瑞的《扁鹊神应针灸玉龙歌》，托名扁鹊所授，从此乃得以广泛流传。"玉龙"之说虽有多种，但以唐代段成式《酉阳杂俎》所载："杨光欣获玉龙一枚，长一尺二寸，高五寸，雕镂精妙，不似人作，"符合本歌之意。本歌名之"玉龙"，一则取其贵而得之不易，二取其一百二十穴合玉龙长一尺二寸。本歌首先强调了"玉龙歌"的应用价值，介绍了一百二十穴分治八十余种病症的临床疗效，以及何时应针应灸，何时当补当泻等，在针刺方法上注重透针法。历代将《玉龙歌》推崇为富有指导性的针灸文献，直到现在临证取穴仍不出此范围，可作为治疗的准绳。

《玉龙歌》对经络病的辨证取穴，以头风眼痛取上星；头风呕吐眼昏花取神庭；偏正头风痛难医取丝竹空沿皮透率谷；偏正头风有痰饮者取风池；无痰饮者取合谷；强痛脊背挫闪腰酸取人中；口眼㖞斜取地仓、颊车；鼻渊取上星；不闻香臭取迎香；耳聋气闭、项上瘰疬取翳风；耳聋、痛痒蝉鸣、红肿生疮取听会；眉间疼痛取攒竹；眉间疼痛并眼昏取攒竹、头维；眼红肿痛、怕日羞明取睛明、鱼尾、太阳刺血；眼痛血贯睛取太阳刺血；暴赤眼肿取迎香内刺搐出血；头面诸疾取合谷；口苦舌干取关冲刺血；牙疼取二间；风眩目烂、泪出汪汪取大小骨空；目昏花取肝俞、足三里；口臭之疾取大陵、人中；乳蛾取少商点刺出血；伛取曲池、人中；偻取风池、绝骨；头项强痛并牙疼取承浆、风府；腰间诸疾取委中；肾弱腰痛灸肾俞；肩背风气连臂疼伴腰间痛取背缝、五枢；肩端红肿疼痛取肩髃；急疼两臂气攻胸取肩井；筋急不开手难伸取尺泽；腿股风取环跳、居髎、委中；膝腿无力身立难取风市、阴市；腿疼膝头红肿取髋骨、内外膝眼、膝关；寒湿脚气取足三里、三阴交、绝骨；肿红腿足草鞋风取昆仑、申脉、太溪；脚背疼取丘墟、解溪、商丘；行步艰难取太冲、中封、足三里；膝盖红肿鹤膝风取阳陵泉、阴陵泉；腕中无力、疼痛、难持物取腕骨；两肘拘挛筋骨连取曲池、尺泽；手臂红肿连腕疼取液门、中渚。《玉龙歌》对脏腑病的辨证取穴，以中风之症取中冲、人中；中风不语取囟门、百会；慢惊风取印堂；五般痫取鸠尾；痴呆取神门；偶尔失音言语难取哑门；九种心痛及脾疼取上脘，伴脾败者加中脘；腹中气块痛难当取内关；腹中之疾取内关；腹中疼痛取大陵、外关；胁疼并闭结取支沟；脾家之症取间使；胆寒心虚取少冲；胆寒惊心取心俞；翻胃并吐食取中魁；小腹胀满气攻心取内庭，两足有水者泻足临泣；心胸之病、气攻胸腹说取大陵；水病腹满虚胀取水分、水道、足三里、三阴交；黄疸取至阳；脾虚黄疸伴反胃吐食难取腕骨、中脘；脾泄之症取天枢；寒痰咳嗽更兼风取列缺、太渊；吐血风痰稠似胶取少泽；忽然咳嗽腰背痛灸身柱；咳嗽、喷嚏取风门；痰多取丰隆；气喘取丹田；哮喘取天突、膻中；气喘取璇玑、气海；吼喘嗽痰取俞府、乳根；忽然气喘攻胸膈取足三里；伤寒无汗取复溜；汗多

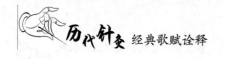

取合谷；伤寒过经取期门；时行疟疾取后溪；连日虚烦面赤妆、心中惊悸取通里；浑身发热痛为虚取百劳、椎骨；盗汗淋淋取百劳、椎骨；肾败腰虚小便频取命门、肾俞；劳嗽肾虚取肺俞，痰多加丰隆；各种虚劳证慢性病取膏肓；肾气冲心取关元、带脉；传中劳病取涌泉；痔漏之疾取二白；九般痔漏取承山、长强；遗精白浊取心俞、白环俞；大便秘结取照海、支沟；七般疝气取大敦；肾强痛气，气上攻心取关元、大敦；肾气冲心取关元、带脉；浑身疼痛取不定穴；瘾疹、瘰疬取天井；满手生疮取劳宫；妇人吹乳取少泽；赤白带下取中极。

【歌赋】

扁鹊授我玉龙歌，玉龙一试绝沉疴①。
玉龙之歌真罕得，流传千载无差讹②。
我今歌此五龙诀，玉龙一百二十穴③。
医者行针殊妙绝，但恐时人自差别④。
补泻分明指中施，金针一刺显明医⑤。
伛者立伸偻者起，从此名扬天下知⑥。

【诠释】

①扁鹊授我玉龙歌，玉龙一试绝沉疴：扁鹊是战国时期杰出的医学家，本名"秦越人"，学医于长桑君，具有丰富的医疗实践经验，反对巫术治病，遍游各地行医，擅长各科，医名甚著。《玉龙歌》原本是宋代杨氏所著，托名于扁鹊，乃是仰慕先贤，使世人重视而能够得以广泛流传。沉疴，久治不愈的疾病，《玉龙歌》所载诸方诸穴应验不虚，能救沉疴，起生死，说明其功效非凡。

②玉龙之歌真罕得，流传千载无差讹：差讹，差错、讹误。《玉龙歌》是前人的经验结晶，总结了许多治疗方法和有效穴位，内容极其丰富，得之实属不易。自元代王国瑞的《扁鹊神应针灸玉龙经》问世以来，流传世间多年，明代针灸医家高武为了进一步推广它的内容，选辑精华，参博为要，舍繁从简而改成《玉龙赋》，使其更易记诵。依照《玉龙歌》所列之方施治，流传千年而不衰，从未有过任何差讹。故玉龙之法能普遍地在针灸临床实践中得以应用，提高世人对针刺治病的认识，使其在医疗保健事业中发挥更大的作用。

③我今歌此五龙诀，玉龙一百二十穴：虽然《玉龙歌》以"一百二十穴"合玉龙"长一尺二寸"，但实际上它所提及的穴位总数并不足一百二十个。全歌提及腧穴一百三十一次，除去重复者十八次（如"三里"前后共出现五次），再除去异名同穴者二次（如"丹田"与"关元"同名，"内关"与"阴维"同名），加上一名两穴者一次（如"二市"指"风市""阴市"两穴），实有穴位一百一十二个。

④医者行针殊妙绝，但恐时人自差别：殊妙绝，很高超，非常绝妙。针刺手法始于岐黄，历代相继阐发，各臻玄妙。由于各个医家所处的年代不同，对针刺手法既有继承，又有发挥。历代针刺手法以宋代席弘，金元窦汉卿、何若愚，明代徐凤、杨继洲等最负盛名。虽然他们认识体会各异，主张见解不一，施术操作有别，但均具有一定的特色，反映了针刺手法历史发展的重大成就。

⑤补泻分明指中施，金针一刺显明医：针灸治病取效的关键在于明辨疾病虚实而及时施行补泻手法，要想达到针刺治病的疗效，必须通晓补泻的道理，善于使用不同的补泻手法。各种补泻方法的运用，其要旨在于手指玄妙微细之力，以及心神之灵活运用，如此方能"达人刺处有奇效"。

⑥伛者立伸偻者起，从此名扬天下知："伛"即痿伛，指肌肉筋脉枯痿，以背脊弯曲为特征的一种病变，治疗上宜取阳明经穴为主，行气血，调筋骨，利关节，加强脊柱与筋脉的活动力。偻，狭则指伛偻，泛则指由于筋脉拘急，阳气失其濡养，而致背曲身俯难以伸直的形态，是肝脏精气衰弱的现象，治疗上宜取少阳经穴为主，以贯通上下、通阳濡筋，则身形可起。

【歌赋】

中风不语最难医，发际顶门穴要知，
更向百会明补泻，即时苏醒免灾危①。
鼻流清涕名鼻渊，先泻后补疾可痊，
若是头风并眼痛，上星穴内刺无偏②。
头风呕吐眼昏花，穴取神庭始不差③，
孩子慢惊何可治，印堂刺入艾还加④。
头项强痛难回顾，牙疼并作一般看，
先向承浆明补泻，后针风府即时安⑤。
偏正头风痛难医，丝竹金针亦可施，
沿皮向后透率谷，一针两穴世间稀⑥。
偏正头风有两般，有无痰饮细推观，
若然痰饮风池刺，倘无痰饮合谷安⑦。
口眼㖞斜最可嗟，地仓妙穴连颊车，
㖞左泻右依师正，㖞右泻左莫令斜⑧。
不闻香臭从何治？迎香两穴可堪攻，
先补后泻分明效，一针未出气先通⑨。

【诠释】

①中风不语最难医，发际顶门穴要知，更向百会明补泻，即时苏醒免灾危：中风不

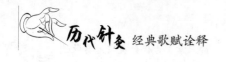

语主要指中风突然发作,昏倒不省人事,不能言语的症状,多属脱证,应取用督脉经穴施灸予以急救,挽回虚脱之阳。"发际顶会"即前发际正中上2寸之囟会穴,属督脉经穴,也为禁针之穴,灸之有强壮兴奋的作用。百会穴在头顶部,后发际正中直上7寸,两耳尖连线的中点处。百会为三阳五会,能够贯穿诸经,主治百病,其特点是能升清,能降逆,能泻实,能补虚,不仅治疗头面部各种疾病,尚可用于高热惊厥,昏迷休克,中风失语,失眠癫痫以及脱肛、阴挺等疾病,具有苏厥逆、清神志、息肝风、升清阳等多种功效。因百会为督脉与足厥阴所交会之处,针刺百会穴可以平肝息风,开窍醒志,故在治疗中风时多被取用。高血压患者如果有中风先兆发生,可在百会穴点刺出血,以清泄头部之热,预防中风。又因百会为督脉之极,诸阳之会,属回阳九针穴之一,中风发生后灸百会有回阳固脱、醒脑开窍之功。囟会、百会二穴皆以灸治为主,救治中风虚脱可不计壮数,以苏醒为度。

②鼻流清涕名鼻渊,先泻后补疾可痊,若是头风并眼痛,上星穴内刺无偏:"鼻渊"一病的主症为鼻流浊涕不止,常兼有头晕头痛、目眩、发热等症状,重证名为"脑漏"。"头风"指时发时止、起伏不一的习惯性头痛。《胜玉歌》"头风眼痛上星专",上星是督脉经位于前额部的一个重要穴位,位于前发际正中直上1寸,上星穴的主要功效是疏调督脉之气,宣泄诸阳之热,祛风散邪,通关开窍。督脉的循行从巅顶经前额下至鼻柱,所以上星穴激发督脉经气,清泄上扰邪热,尤以宣通鼻窍而见长,对各种鼻部疾患的治疗最为显效。一般用毫针向前下平刺,进针0.5~0.8寸,局部出现酸胀感,然后快速小幅度捻转使针感扩散到整个鼻根部,反复行针均用较强的刺激。施以"先泻后补"的针刺,即针刺古法中"阴中隐阳"的操作手法。急性鼻炎发作时,经1~2次治疗可使鼻部症状消失,有立竿见影之效。慢性鼻炎还应加配迎香、通天、合谷、肺俞、足三里等穴,虽然针刺过程中病情时有反复,但应坚持治疗,切勿半途而废。《针灸歌》:"鼻中息肉气难通,灸取上星辨香臭。"因风寒侵袭、清窍壅塞不通所致的鼻流清涕,伴有前额空痛,头晕脑涨等症,可在上星、囟会等头部穴位施灸,连续灸治可使鼻涕渐渐减少,鼻塞得以通畅,头顶部逐渐温暖,怕风怕凉等症状明显好转。

③头风呕吐眼昏花,穴取神庭始不差:头风呕吐指习惯性头痛伴见眩晕眼花、呕吐、耳鸣、健忘等症状,属血虚头痛。神庭在头部前发际正中直上0.5寸处,属督脉,是足太阳膀胱经、足阳明胃经、督脉的交会穴,也是主治头风头痛、偏正头痛的有效穴位,常与头部上星穴配用。《行针总要歌》:"上星会前一寸斟,神庭星前发际寻,诸风灸庭为最妙,庭星宜灸不宜针。"灸取神庭、上星等穴治疗头风、呕吐、目眩,有养血醒脑、促进血行畅旺、止痛止眩的功效。临床可加灸百会、风池、合谷、关元、脾俞、肝俞等穴,则收效更佳。

④孩子慢惊何可治,印堂刺入艾还加:"慢惊"即慢惊风,为小儿常见病证,表现为抽搐缓慢无力,时发时止,多由于气血不足、肝盛脾弱所致。印堂在前额部,当两眉头连线与前正中线之交点处。因其在督脉的循行路线上,督脉通于脑,又为阳气聚集之处,具有通督脉、调肝气、理脾胃、养心神及疏风活络、调理气血、镇静安神之功,用于治疗小儿急慢惊风、产后血晕、子痫、失眠等神志疾病。而且印堂穴通于督脉,督脉与任脉相通,任督二脉对十二经脉起着维系与沟通作用,故对全身均起着调整作用,不但能通调十

二经的脉气，且穴居头部，具有较好的镇惊止眩、通窍苏厥及镇静安神功效。印堂历来是主治小儿急慢惊风的有效穴位，小儿急惊风属实证，针刺用泻法或三棱针点刺出血，调理督脉，清神宁志，若刺后患儿有哭声，即可奏效。小儿慢惊风属虚证，先用针尖向下轻刺，而后加灸，或专以灸治为主。

⑤头项强痛难回顾，牙疼并作一般看，先向承浆明补泻，后针风府即时安：颈项部肌肤薄弱，倘若防护不当，或阳气素虚之人，每遇剽悍之风邪，则极易在此感受，入侵体内而为害。邪风内郁化热，出现头项强痛兼见牙疼等属伤寒太阳病的症候。承浆穴在面部颏唇沟的正中凹陷处，具有良好的镇痛作用，可以明显提高人体痛阈，常用来治疗头面五官科病证、颈项强痛等症。《胜玉歌》："头项强急承浆保"；《百症赋》："承浆泻牙疼而即移。"风府为祛风要穴，具有较强的疏风散邪作用，适用于外感风寒所致的身重恶寒，头痛项强，《通玄指要赋》："风伤项急，始求于风府。"取承浆、风府二穴，前后相合，标本兼治，疏风通络，调和气血，则疼痛可缓。

⑥偏正头风痛难医，丝竹金针亦可施，沿皮向后透率谷，一针两穴世间稀："偏正头风"即偏正头痛，是临床上常见的一种病证，其治疗以通经活络、疏风止痛为总的原则。局部选取丝竹空透率谷，由丝竹空向率谷透刺2.0～3.0寸，使针感扩散到整个颞颥部。丝竹空在眉梢凹陷处，为手少阳经脉的终止点，也是足少阳经气所发之处，有清热明目、疏通经气、活血止痛之功效。穴位本身就可以治疗偏头痛，沿皮透至率谷，更加强了疏通手足少阳经脉的作用。这是因为率谷位于耳尖直上入发际1.5寸处，不仅是足少阳经主治偏头痛的穴位，而且是足少阳、足太阳二经的交会穴，具有疏散少阳风热，使其循太阳经脉达表的主穴。是治疗一切偏头痛的有效主穴。元代王国瑞《针灸神应玉龙经》首载这一透穴针刺法治疗偏头痛，临床实践证明这一总结的正确性，在偏正头风的治疗中胜过单用一穴，可以获得卓越的治疗效果。

⑦偏正头风有两般，有无痰饮细推观，若然痰饮风池刺，倘无痰饮合谷安：偏正头风的治疗，局部当针刺丝竹空透率谷以通经活络、疏风止痛，还应辨别有无痰饮，有痰饮者加刺风池，无痰饮者加刺合谷。痰饮指体内过量水液不得输化、停留或渗注于某一部位，也是诸饮证的总称，多因肺、脾、肾功能失调，水液输化失常所致。风池穴位于项后，功擅通络止痛，无论外风、内火、痰湿等病理变化所致的头痛均可取刺。对各种偏正头痛挟痰饮者，一般针刺风池穴后头痛即止或明显减轻，头晕头沉随之消失，感到头清目明，不但即时止痛效果显著，而且很少有复发。合谷穴为手阳明经的原穴，可以宣通气血，促进阳气的升发，而奏扶正祛邪之效。合谷所主治的头痛以外感风热邪火者为主，侧重于治疗前额头痛，一般取对侧穴位，针刺后行使轻缓的提插捻转手法，至疼痛明显减轻或消失时为止。

⑧口眼㖞斜最可嗟，地仓妙穴连颊车，㖞左泻右依师正，㖞右泻左莫令斜：足阳明经脉循行于面部，足阳明经筋也上行结于㖞，风邪侵袭面部经络，筋脉弛缓而表现为口㖞、眼斜等面瘫之证，在治疗上当以阳明经为主。地仓穴属足阳明经，又位于面颊部，可以疏通经脉，畅行气血，使面部受阻的经络功能恢复正常，因而为治疗面瘫的要穴。尤其对颊部肌肉瘫痪、鼓颊困难者，针刺地仓使针感走达面颊，或配合灸法热熨，往往可收舒筋活络、驱邪散滞之效。地仓穴在用于治疗口㖞时，最常与颊车穴相互配合，《百症赋》："颊

车地仓穴，正口㖞于片时。"一般取颊车等穴横刺肌层，向地仓穴透刺1.0~2.0寸。而地仓穴处肌浅肉薄，开通于口，直刺难以把握方向和深度，也常采用透穴针法。即用左手持针由地仓向颊车透刺1.0~2.0寸。施术时应注意透刺的角度不宜过大，刺得也不能太深，防止穿透面颊，一般以面颊部肌层看到针体逐段推进为度。颊车与地仓穴的相互透刺，刺激面广，舒筋活络的功效强。应用时应注意，口眼向左侧㖞斜，说明右侧的面部神经麻痹，肌肉张力降低，而左侧肌力正常以至于牵拉到一边，所以应取刺右侧的颊车、地仓穴。反之口眼向右侧㖞斜，则取刺左侧穴位。但在临床应用时，并不是所以的面瘫都取颊车、地仓穴施用针刺泻法，当根据具体情况分别采用或补或泻的手法，一般筋脉拘紧或伴有轻度痉挛者用泻法，而筋脉弛缓者用补法。若不考虑病理分类，不论初病久患，一概取刺面部穴位施用强刺激泻法，或机械地配合艾灸及通电对症治疗，往往收效甚微，临证时应特别注意。

⑨不闻香臭从何治？迎香两穴可堪攻，先补后泻分明效，一针未出气先通：不闻香臭，指肺气被风寒侵袭，出现鼻流清涕、不闻香臭的症状。迎香在鼻翼外缘中点旁，当鼻唇沟中，属于手阳明大肠经，也是大肠经与足阳明胃经的交会穴，是主治各种鼻病的有效穴。《通玄指要赋》："鼻窒无闻，迎香可引。"由于导致鼻病的原因多为风寒侵袭，内热上攻，痰浊壅塞，湿热蕴蒸所致，治疗以宣通鼻窍、疏散郁热为主。因此多重用泻法，很少使用补法。对感冒引起的鼻塞，不闻香臭，一般下针后即可感觉鼻中通畅，呼吸顺利。用食指沿鼻唇沟上下搓揉，使穴位局部发热，也可以宣通鼻窍，疏散风寒。慢性鼻炎中医称之为"鼻渊"，以鼻塞不通、嗅觉减退为特征，治疗上必须以迎香为主穴，刺0.5~1.0寸，局部产生酸、麻、胀、重的感觉。针刺迎香穴可使鼻部组织的毛细组织血管扩张，通透性增高，血液循环改善，代谢加强，不仅有利于鼻分泌物的排出，而且可以消除水肿的炎症。

【歌赋】

耳聋气闭痛难言，须刺翳风穴始瘥，
亦治项上生瘰疬，下针泻动即安然[①]。
耳聋之症不闻声，痛痒蝉鸣不快情，
红肿生疮须用泻，宜从听会用针行[②]。
偶尔失音言语难，哑门一穴两筋间，
若知浅针莫深刺，言语音和照旧安[③]。
眉间疼痛苦难当，攒竹沿皮刺不妨，
若是眼昏皆可治，更针头维即安康[④]。
两眼红肿痛难熬，怕日羞明心自焦，
只刺睛明鱼尾穴，太阳出血自然消[⑤]。
眼痛忽然血贯睛，羞明更涩最难睁，
须得太阳针血出，不用金刀疾自平[⑥]。
心血炎上两眼红，迎香穴内刺为通，

若将毒血搐出后，目内清凉始见功⑦。

强痛脊背泻人中，挫闪腰酸亦可攻，

更有委中之一穴，腰间诸疾任君攻⑧。

肾弱腰疼不可当，施为行止甚非常，

若知肾俞二穴处，艾火频加体自康⑨。

环跳能治腿股风，居髎二穴认真攻，

委中毒血更出尽，愈见医科神圣功⑩。

【诠释】

①耳聋气闭痛难言，须刺翳风穴始痊，亦治项上生瘰疬，下针泻动即安然：耳聋气闭是由于突然大怒，肝胆风火上攻或肝肾阴虚所致的两耳无闻，或耳内闭塞、重听。翳风为手少阳三焦经位于耳部的穴位，在耳垂后方，当乳突与下颌角之间的凹陷处。因其前有耳屏犹如屏障以蔽挡风邪，而本穴又善于祛风之用，故名翳风。翳风穴善治一切耳病，是因为该穴为手少阳经脉"从耳后，入耳中，出走耳前"的分支之处，而且此穴在于耳后，能够直达病所，疏解耳内郁热。清宣耳窍，通利耳络，主治耳聋、耳鸣等各种耳部疾病。耳聋、耳鸣的病因和病理类型较为复杂，翳风穴适用于属热、属实者，即风热火邪的随经上扰，清窍蒙蔽，耳道失窍所导致的耳中轰鸣，听力减退诸症，常作为主要穴位取用。临证时多配耳前的听宫、耳门诸穴，以疏风清热，宣通耳窍，《百症赋》："耳聋气闭，全凭听会翳风。"邪热壅闭的耳聋、耳鸣，若能在出针后不闭穴孔，令其出血数豆许，则更为理想。对于湿热郁蒸所致的"聤耳"，表现为耳痛发热，不断有脓汁流出，时轻时重，或听力稍有障碍，可用艾条在翳风穴上施以悬灸，等穴位皮肤红润、有烙热感时即止，局部受热而产生舒畅感觉，收效甚捷，可使脓性分泌物停止，肿痛皆消。"项上瘰疬"即颈部淋巴结结核，证属气血凝滞，痰湿聚结，治疗时必须调理气血，消肿散结。翳风属手少阳三焦经穴，是手足少阳经的交会穴，三焦是气机升降、水液输布的通道，其经脉循行通过项部，故针泻翳风可通利三焦气机、疏调少阳经气、宣通经络气血之壅滞，获清热消肿散结之功，而瘰疬可消。针刺翳风时应张口进针，针尖斜向前上方进针，深度为 1.5～2 寸，耳内沉胀。因其下神经分布较多，不可深至 2 寸以上，以免刺中深部的迷走神经，造成突然休克。如属必要，也要少提插，多捻转。

②耳聋之症不闻声，痛痒蝉鸣不快情，红肿生疮须用泻，宜从听会用针行：耳聋是指听力减退或丧失，其轻者耳失聪敏，其重者全不闻声。《杂病十一穴歌》："听会兼之与听宫，七分针泻耳中聋。"听会穴主治耳聋，以突发性的暴聋效果最为显著。此病得之突然，原因不明，耳中有堵塞之感，针刺听会穴后往往会感到堵塞感突然失落而豁亮，有异常轻松的感觉。可先用左手爪切按压穴位，右手持针垂直刺入，同时嘱患者用手捏紧两鼻孔，感觉两耳内腔鼓膜有响声为度，小幅度捻转针体，使患者自觉耳内有针感放散至耳即可。《玉龙赋》："耳聋腮肿，听会偏高。"对风热毒邪循经入耳、热搏气血所致的外耳道炎，耳中疼痛，也可取听会配合翳风、曲池、丘墟等穴疏风清热，泻火散结。如耳壳疼痛，有的全耳壳痛，亦有半耳壳痛，痛苦非常，不能触摸，遇冷不减轻。在穴位刺络放血，有泻

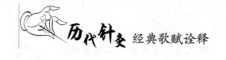

热止痛的作用。

③偶尔失音言语难，哑门一穴两筋间，若知浅针莫深刺，言语音和照旧安：哑门在项部，当后发际正中直上0.5寸，第一颈椎下，为督脉与阳维脉的交会穴，开瘖治哑之门户。哑门穴下深部为延髓，是主司语言的中枢所在，而且本穴入系舌本，与舌根相对应。瘖哑失语，主要与延髓、喉、舌的机能障碍有关，取刺哑门可以开瘖宣窍，对瘖哑、聋哑、中风失语、癔症性失语都有一定的治疗效果。《百症赋》："哑门关冲，舌缓不语而要紧。"从实际应用来看，针刺哑门对先天性聋哑获效者甚少，即便有效也难以持久，但对功能性失语则每治必验。因先天性聋哑多属器质性病变，目前尚无法医治，而功能性失语原本能语，仅为一时性舌本经气痹阻而致瘖哑失语，即所谓"偶尔失音言语难"，刺哑门可立见收效。癔症性失语多由恼怒生气而得，针刺哑门穴既可清大脑以治癔症之本，又可开音以治失语之标。如果再配合语言暗示，更可增强疗效，一刺即愈。哑门穴主要侧重于脑病瘖哑失语，至于舌肌运转失灵所致的言语不利，当以廉泉穴为主，配合哑门施治。在古今医学文献中，哑门穴均提倡浅刺。患者俯卧坐位，头稍低，针尖向下对鼻尖或口部斜刺0.5~1.0寸，不宜提插、捻转。针感为局部发胀，深部刺及脊髓时，可有触电样向四肢放射。针刺时不可针尖向上，使针刺入枕骨大孔而进入颅脑，损伤延髓和血管。直刺也不可过深，直刺过深可从第一、二颈椎之间刺入椎管损伤脊髓，造成严重后果。针刺哑门穴，除注意掌握针刺的方向和深度外，还应仔细体会手下针感。深刺本穴大致有两个阻力感，第一个阻力是针尖透过皮肤及皮下组织后，到达项韧带时的阻力感。这个阻力感过后，紧接着是落空感。第二个阻力感是针尖已经到达硬脊膜外，至此不能再深，否则穿过硬脊膜即易进入枕骨大孔，损伤中枢组织。因此，当针尖穿过第一个阻力后，患者如有皱眉、眨眼、或大叫呼痛、或全身冷汗、或出现震颤反应、或诉说有触电样感觉向四肢放射，都说明针尖已刺至硬脊膜外腔，这是哑门穴的极限深度，必须退针。若针刺造成延髓损伤，根据损伤程度不同而表现为头痛、呼吸浅快而不规律、血压降低、脉搏频数、肢体瘫痪，并可进入深昏迷状态，严重者常可导致生命中枢瘫痪，呼吸、心跳先后停止而死亡，腰椎穿刺时压力多不高，脑脊液可呈血性。《甲乙经》"哑门禁不可灸，灸之令人瘖"，故本穴禁用灸法，以免助热上扰，热伤延髓，损伤音窍而发生声音嘶哑，或出现头昏脑涨。

④眉间疼痛苦难当，攒竹沿皮刺不妨，若是眼昏皆可治，更针头维即安康：攒竹为足太阳膀胱经的穴位，因其位于眉头内侧凹陷处，而眉头似攒聚之竹叶，故名攒竹。攒竹穴有疏风清热，通络明目的作用，是主治穴位所在局部病变的常用穴位，如前额头痛、三叉神经痛、面神经麻痹及眼睑痉挛等各种眼周疾病。攒竹治疗眼病与睛明穴相似，但睛明穴长于治疗内眼病，攒竹穴则长于治疗外眼病，适合于眼睑下垂，眼睑痉挛，内外斜视等眼周疾病。眉间疼痛以前额头痛、眉棱骨痛及眶上神经痛为主，局部取用攒竹，以手提起眉端肌皮，从眉端向鱼腰横针透刺，而不刺进肌肉，深度为1.0~1.5寸，可有麻电感向前额放散。头维在额角发际，当前头骨与颅顶骨缝之接合部，属于足阳明胃经，也是胃经与胆经的会穴，胃经与胆经的循行都与目系相关，故头维也是治疗目疾的常用有效穴。《玉龙赋》："攒竹头维，治目疼头痛。"对头痛兼见目疾者，攒竹、头维二穴并用，可迅速获效。针刺操作时应注意，攒竹穴处有额动、静脉分布，虽浅刺不出血，但深刺则可刺中血

管，引起严重出血或血液流放眼球，造成眼球内瘀血及眼球胀大突出，损伤目系功能，发生视物不清，或导致一时性失明。因此攒竹穴不可粗针深刺，进针时不要过急过猛，也不能为寻求针感而大幅度提插。出针时以缓慢分段退出为好，即退一段后略作停顿，再继续外退。出针后用干棉球揉按针孔片刻，若针孔有出血，应延长按压时间，这样可以减轻出血程度，不至于造成眼周血肿。

⑤两眼红肿痛难熬，怕日羞明心自焦，只刺睛明鱼尾穴，太阳出血自然消：两眼红肿疼痛难熬、怕日羞明，是因风热上攻，或火郁于上所致的实证，相当于"急性结膜炎"，是由病毒引起的暴发性、流行性、出血性眼病，属于祖国医学的"天行赤眼"，俗称"红眼病"。发病急剧，传染性强，表现为结膜充血，眼痛不适，羞明流泪，分泌物增多。睛明是治疗眼部疾病的重要穴位，它不但位于眼眶，而且为手足太阳，阴阳跷脉和足阳明五条经脉的交会穴。太阳在主外，可以清散风热而明目；阳明多气多血，可以调补气血以养目；阴跷、阳跷脉均上达于目，主同睛睑开阖。睛明穴是五脉所会之处，而五条经脉均与眼目有密切联系。因此能够疏散风热，调和气血，直接疏导眼部的脉络，而成为临床上治疗各种眼目疾病最常用的穴位，尤其以目赤肿痛显效。睛明穴通络明目，消肿止痛，最适宜治疗属实、属热的眼病，常规依法刺入即可，不必施用任何手法，针刺后球结膜膨胀的血管急剧收缩，充血状态得减，患者会自觉两眼轻松，视物清楚。鱼尾、太阳均为位于眼区附近的经外奇穴，鱼尾在目外眦外头，能够疏通局部的经脉气血，长于治疗外眼疾患。太阳在颞部眉梢外端与目外眦连线的中点向外开 1 寸，以手触按有一较大松软的凹陷处，以治疗阳经实热证为主。《玉龙赋》"睛明太阳鱼尾，目症凭兹"，因睛明、鱼尾、太阳三穴在局部疗法中皆主治眼部疾患，其中睛明属禁灸穴，仅宜针刺；三棱针点刺太阳出血，仅适宜于实证。三穴相互配合在患部眼区直接刺激，对目疾实证自可获清热泻火、止痛消肿的功效。临床上鱼尾穴应用较少，古代医家提出针鱼尾时要透刺瞳子髎穴，但若无熟练的操作手法，需谨慎操作，也可改刺攒竹、丝竹空、瞳子髎等穴，亦有同样效果。

⑥眼痛忽然血贯睛，羞明更涩最难睁，须得太阳针血出，不用金刀疾自平："血贯睛"为眼外部充血的症状，多为风热火郁或肝胆之火上越所致，治疗上以清热泻火为主。太阳是位于头颞部的奇穴，在眉梢与目外眦之间，向后约一横指的凹陷中。因头为诸阳之会，阳气充盛，主治阳经实热之症，又居于"太阳"之位而名。临床上凡风热、风寒、风湿、瘀血、痰火、肝阳上亢之证，以及感冒、高血压等病因或病变所导致的偏正头痛、目赤肿痛、牙痛、面痛、口眼㖞斜，只要辨证属热、属实者，均可取刺太阳穴治疗。若用三棱针点刺放血，则有泄血清热、祛瘀散邪、通络止痛之效。经外奇穴太阳是治疗偏头痛及一切目疾的要穴，治疗目赤红肿尤为适宜，《玉龙赋》："左右太阳，医目疼善除血翳。"眼病的各种改变无不与微循环障碍有关，太阳穴邻近眼部，针刺太阳出血直接改善眼球及其附属器官的血液供应，消除炎症，迅速发挥其疏风散热、泻火镇痛的疗效。尤其对于反复发作、迁延不愈、顽固难治的眼病，采用刺血疗法疏通眼部组织的血液循环，更有利于疾病的恢复。三棱针点刺太阳穴出血时可让患者咬紧牙关，使颞部肌肉紧张隆起，太阳穴处紫脉显现，以三棱针对准静脉迅速点刺半分许，随即退出，以出血为度。但不要放血过多，注意穴下组织松软，避免形成皮下血肿。

⑦心血炎上两眼红，迎香穴内刺为通，若将毒血搐出后，目内清凉始见功：两眼红，

指因心火上炎所引起的眼目红赤的眼疾实证，治疗上应以清泄血热为主。杨继洲："内迎香二穴，在鼻孔中，用芦叶或竹叶，搐入鼻内，出血为妙。""内迎香"穴位于鼻孔内的上部外侧，当鼻翼软骨与鼻甲交界处的黏膜上。让患者正坐仰靠，在鼻孔内与鼻唇沟上端尽头相对处的鼻黏膜上取穴。内迎香搐出血是以长三棱针刺入鼻内，搐刺放血的特殊而又有卓效的泻热法，对急性发作暴赤肿痛的眼疾，尤为适宜。若患者怕用针刺，亦可改用草茎或芦管、竹叶等搐刺出血，使血热放散。内迎香刺血的方法来自于民间秘传，取一支长2~3厘米的竹签，将其一端削成三棱针一样的尖端，制成竹针。从竹针尖端起，向下量取相当于患者中指一同身寸长，做一标记，即是刺入鼻孔中的长度。针刺时令患者正坐，背及头的后枕部靠于墙上，以免针刺时移动位置。将竹针尖端向上，伸入鼻孔中达到标记位置，此时针尖所到之处即是穴位。让患者咳嗽一声，借以转移其注意力，针尖旋即向上弹刺，迅速刺破鼻黏膜，遂即拔出。让患者低头，少时，血即自鼻孔中溢出，暗黑之血遂涌流不止，嘱患者不必担心，任其自流，待黑血流完，鲜红血出者自行可止。如出血过多，用消毒棉球塞入鼻孔压迫止血亦可。眼目、咽喉疾患者，一侧患病只针患侧，两侧患病可取双侧。每3天刺血1次，一般不超过5次。病情较重者，可酌选配穴加强功效。此法有清热疏风、宣窍止痛的作用，临床上凡遇充血性头痛者，在内迎香刺血往往解痛于顷刻之间；两目暴赤肿痛、羞明滞涩难睁者，刺血后也随之消散而清爽；各种急慢性扁桃体炎和咽喉炎，急性发作者一般刺血1~2次即可明显好转或痊愈；特别是对慢性疾患属痰热火毒瘀阻、久治迁延不愈者，刺血3~5次后，大都可以痊愈，而且不再复发。在内迎香穴处刺血，其清热泻火、疏风明目、宣窍止痛之效若桴鼓，但高血压患者及有出血倾向的人忌用。

⑧强痛脊背泻人中，挫闪腰酸亦可攻，更有委中之一穴，腰间诸疾任君攻：强痛脊背，即项背强直疼痛，往往在背部第五胸椎正中有压痛，虽然局部无红肿，但疼痛多牵掣头部而不能前后左右转动。脊背强痛多为风寒侵袭经络，或局部劳损，以致气血不和，筋脉拘急而发病。人中为手、足阳明经与督脉的会穴，也是任、督二脉交接相会之处，有较强的疏通经络、舒筋利脊的作用，为止痹痛的有效穴之一，用于脊背强痛、腰酸疼痛及外伤性挫闪所引起的腰背酸痛的病证，常有立竿见影之功效。《通玄指要赋》："人中除脊膂之强痛"，脊背强直疼痛者针刺人中穴予以中等强度刺激，同时让患者活动颈部，能够舒筋活络、除风止痛，可迅速获效，出针后可配大椎穴拔罐，以加强其除风寒、利经脉、止疼痛的功效。急性腰扭伤其部位在督脉，取人中通调督脉之气逆，有疏通气血、散结化瘀和解痉镇痛的作用，尤其适宜于功能障碍严重而卧床不起者。针刺人中穴主要在于疏调督脉经气，对于伤于脊柱正中部位者效果显著，伤于脊柱两侧部位者效果较差。委中为足太阳膀胱经"合"穴，位于腘窝横纹正中，是主治腰背疾患的主要穴位，《肘后歌》："腰软如何去得根，神妙委中立见效。"委中穴为太阳之合，可以通经活络、宣通气血、行血祛瘀，其所主治的腰痛一般是实证腰痛，对急性腰痛者采用刺血法效果更佳。肾虚亏损所致的腰痛绵绵、隐隐作痛，应以太溪、肾俞益肾培元为主，配合委中疏调经脉。

⑨肾弱腰疼不可当，施为行止甚非常，若知肾俞二穴处，艾火频加体自康："肾弱腰疼"即肾虚腰痛，多由于先天禀赋不足，或后天劳欲过度，或久病体衰，致使肾阳不足不能温煦，肾阴不足筋脉失养，腰部经脉气血失其温养而发生腰痛。《胜玉歌》："肾败腰疼

小便频，督脉两旁肾俞除。"因腰为肾之府，肾脉"贯脊属肾"，故腰脊痛与肾的关系最为密切。肾俞在第二腰椎棘突下旁开 1.5 寸，为肾脏之气输注于背腰部的穴位，有益肾固精、温下调经、强筋壮骨以及清利下焦湿热的作用，艾灸肾俞则其温阳补虚的功用更加突出，治疗肾虚腰痛疗效更佳。

⑩环跳能治腿股风，居髎二穴认真攻，委中毒血更出尽，愈见医科神圣功：腿股风又称腿风湿痛、腰腿痛，是按其疼痛的部位而定名的，相当于坐骨神经痛。疼痛大多从上而下放散，甚则痛至足底，如灼、如裂、如绞，不堪忍受，步行或直立时，疼痛多加重。环跳穴在股外侧部，侧卧屈股，当股骨大转子最凸点与骶管裂连线的外 1/3 与中 1/3 交点处。环跳穴功善通经活络，用于各种原因引起经络气血不畅所致的下肢疼痛。不论坐骨神经痛表现为下肢外侧痛（少阳型）或下肢后侧痛（太阳型），因环跳为足少阳、太阳两经之所会，故为必须取用之主穴。施术时环跳穴应适当刺得深些，进针 3.0 ~ 4.0 寸乃至 5.0 ~ 6.0 寸，根据患者的体型而决定针刺深浅，但必须触及坐骨神经痛干上的感觉神经，出现触电样感觉沿坐骨神经的分布路线向下走至小腿或足趾部，并加以反复刺激，对坐骨神经痛方能收效。因为环跳穴针刺进得深一些，对浅部、深部的经络都有疏通作用，从而达到通经活络，促进深部组织血运，改善新陈代谢的功能。由于环跳穴所在的位置近于坐骨神经，所以在治疗上有其独特的作用，可以通过刺激深部的末梢感觉器来调节中枢神经，抑制疼痛，恢复功能，有利于关节及肢体的活动。针刺环跳穴对原发性坐骨神经及外伤所致的效果较好，对椎间盘突出或腰椎骨质增生而压迫坐骨神经所致的疼痛，虽然针刺后可以得到缓解，但容易复发，难以根治。居髎属足少阳胆经，在髋部，当髂前上棘与股骨大转子最凸点连线的中点处，是胆经和阳跷脉的交会穴，常与环跳穴配合治疗一切腿臀下肢疾患，《玉龙赋》："腿风湿痛，居髎兼环跳于委中。"委中穴位于腘窝中，此处血络丰隆，视而可见，临床上常施以放血之法。委中在临床上是治疗急性腰背疼痛、热病吐泻以及各种疮疡疔毒的主要穴位，对于火热、气结、血瘀及一切壅闭有余的实证现象，用三棱针点刺委中放血，更有清热泻火、缓解疼痛的疗效。环跳、居髎、委中三穴相配治疗腰腿疼痛，而神功更显。

【歌赋】

膝腿无力身立难，原因风湿致伤残，
倘知二市穴能灸，步履悠然渐自安①。
髋骨能医两腿疼，膝头红肿不能行，
必针膝眼膝关穴，功效须臾病不生②。
寒湿脚气不可熬，先针三里及阴交，
再将绝骨穴兼刺，肿痛顿时立见消③。
肿红腿足草鞋风，须把昆仑二穴攻，
申脉太溪如再刺，神医妙诀起疲癃④。
脚背疼起丘墟穴，斜针出血即时轻，

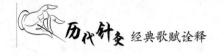

解溪再与商丘识，补泻行针要辨明⑤。
行步艰难疾转加，太冲二穴效堪夸，
更针三里中封穴，去病如同用手拿⑥；
膝盖红肿鹤膝风，阳陵二穴亦堪攻，
阴陵针透尤收效，红肿全消见异功⑦。
腕中无力痛艰难，握物难移体不安，
腕骨一针虽见效，莫将补泻等闲看⑧。
急疼两臂气攻胸，肩井分明穴可攻，
此穴原来真气聚，补多泻少应其中⑨。

【诠释】

①膝腿无力身立难，原因风湿致伤残，倘知二市穴能灸，步履悠然渐自安：膝腿无力身立难，是由于感受风寒湿邪所引起的股膝麻痹、足不能提的症状。主要表现为直立时大腿不能提起，坐卧时起立困难，下腿不能屈伸，行步难移等，针灸治疗主要采用局部取穴。《针灸大成》："二市者，风市，阴市也。"风市在大腿外侧部的中线上，当腘横纹上7寸处，属足少阳胆经，是主治一切风痹冷痛的要穴。阴市在大腿前面，当髂前上棘与髌底外侧端的连线上，髌底上3寸，属足阳明胃经，是专用于祛除腰股足寒湿的要穴。《胜玉歌》："腿股转痠难移步，妙穴说与后人知，环跳风市及阴市，泻却金针病自除。"风市、阴市二穴相配，以祛除风寒湿邪为目的，凡中风偏枯、膝腿无力、麻木疼痛之类的病证，均可选用此二穴疏通经络，祛风行血。风市、阴市既可以舒筋活络，以祛风邪之实证；又可以调和气血，治疗日久不愈的下肢痿痹。施术可先针后灸，若专用灸法则疗效更佳。

②髋骨能医两腿疼，膝头红肿不能行，必针膝眼膝关穴，功效须臾病不生："膝头红肿"指膝关节风湿病，主要表现为膝关节周围肿胀，肌肤有光泽，潮红灼热，疼痛不可屈伸，治疗上宜局部取穴为主，以消炎镇痛。髋骨属奇穴，位于大腿前外侧，梁丘穴外开1寸凹陷处，是治疗下肢疼痛的有效穴，《通玄指要赋》"髋骨将腿痛以祛残"，《杂病十一穴歌》："腿胯腰疼痞气攻，髋骨穴内七分穷。"膝关属足厥阴肝经，在小腿内侧胫骨内髁的后下方，阴陵泉后1寸，腓肠肌内侧头的上部，是治疗膝关节各种疾患的常用有效穴。膝眼也属经外奇穴，在膝部髌韧带两侧凹陷处，内侧的为"内膝眼"，外侧的为"外膝眼"，主要功用在于通经络、活气血、除寒湿、利腿膝，为治疗膝关节病变的常用穴。关节是气血聚会之处，阴阳气血内外出入的要道，也是邪气易于侵袭的部位。外邪侵袭，阴阳失调，经络失畅，气血壅滞，则关节易于发生痹阻。针刺髋骨、膝关、膝眼等穴，直接作用于膝部，可驱逐稽留于关节的风寒湿邪，疏通经络气血的瘀滞，使邪气无所留止，从而直达病所，通利关节，祛邪愈病。

③寒湿脚气不可熬，先针三里及阴交，再将绝骨穴兼刺，肿痛顿时立见消：寒湿脚气以水肿为主要特征，兼见恶寒足冷，多先发于足部，软弱光亮，渐次延及膝股，酸重难动。多为寒湿之邪侵袭经络，壅遏气血不得疏通所致，中医称为"湿脚气"，针灸主要取

足三里、三阴交、绝骨等穴祛除寒湿、行血散滞。"三里"即足三里，属足阳明胃经。"阴交"即三阴交，属足太阴脾经的穴。足三里、三阴交都是治疗下肢病证的主要穴位，可以通行气血，健脾利湿，搜风定痛，疏利筋骨。"绝骨"即悬钟穴，属足少阳胆经，是八会穴之髓会，有通经活络的功用，是主治一切骨髓病证，下肢痿厥疾患的要穴。足三里、三阴交、悬钟三穴相配，针后加灸或专施灸法，对寒湿脚气标本兼治，可获显效。

④肿红腿足草鞋风，须把昆仑二穴攻，申脉太溪如再刺，神医妙诀起疲癃："肿红腿足"指腿足部肿痛而导致运动障碍的现象，"草鞋风"又名托跟风，为肾经受病，初见足跟及两胯下生水疱，疱破则或生小疮，或生肿茧，既痛又痒，久则疮面扩展，疱破则可延至足底。"疲癃"指经久不愈的腰弯背癃的症状。昆仑、申脉均为足太阳膀胱经穴，分别位于足部外踝的后方和外踝的正下方，是主治足踝部疾患的常用有效穴。其中昆仑是膀胱经的经穴，五行属火，有清热泻火、消肿止痛的功用。申脉是阳跷脉的起点，有散瘀开郁、行血理气之功。太溪为足少阴肾经原穴，位于足部内踝的后方，有较强的补益肾气的功效，常用于治疗肾虚所致的各种病症。《玉龙赋》"太溪昆仑申脉，最疗足肿之迍"，昆仑、申脉、太溪三穴相配，属肾与膀胱经穴的表里配穴法，可治疗各种原因所致的腿足部肿痛疾患，可以舒畅经筋，通经活络，宣导气血壅滞，进而消除腿足部的肿痛。

⑤脚背疼起丘墟穴，斜针出血即时轻，解溪再与商丘识，补泻行针要辨明：脚背疼指足背部关节附近疼痛，包括外伤扭挫，或因风湿所引起的足背肿胀灼热，剧烈疼痛，其治疗以局部取穴为主，《玉龙赋》："商丘解溪丘墟，脚痛堪追。"丘墟在外踝的前下方，当趾长伸肌腱的外侧凹陷处，是足少阳胆经的原穴，可治疗胆经的一切病证和与肝经有关的病变，对足部脚背肿胀疼痛有舒筋活络、镇痛消肿之效，在踝关节病变中运用最多，如外踝部韧带损伤可以取泻丘墟祛瘀行血，舒筋活络。若局部血肿明显，可用三棱针刺丘墟出血以消肿。解溪在足背与小腿交界处的横纹中央凹陷处，当拇长伸肌腱与趾长伸肌腱之间，属足阳明胃经。商丘在足内踝前下方凹陷中，当舟骨结节与内踝尖连线的中点处，属足太阴脾经。解溪、商丘均有祛风行湿、清热消肿的功用，与丘墟相配治疗足背肿胀疼痛，可迅速获得止痛效果。

⑥行步艰难疾转加，太冲二穴效堪夸，更针三里中封穴，去病如同用手拿：行步艰难，指由于下肢及足踝部发生肿痛，而出现的行步艰难的症状。太冲穴位于足背第一跖骨间隙的后方凹陷处，为足厥阴肝经的输穴，在治疗下肢痹痛及足踝病证方面运用较多。因足厥阴经脉循行于下肢内侧，其经筋也结聚于膝腿部位。肝主筋，筋赖血以濡养，太冲又是肝经气血汇聚之原穴，对肝血不能滋养筋脉所致的下肢痿弱、挛急、疼痛、行动困难等症状，能够益血养筋，舒筋通络。《通玄指要赋》："行步难移，太冲最奇。"三里即足三里穴，位于膝下3寸小腿前面，属足阳明胃经，阳明经多气多血，主束筋骨，利关节。中封在足背内踝前1寸，商丘与解溪连线之间，胫骨前肌腱的内侧凹陷处，也为肝经要穴，《胜玉歌》："若人行步苦艰难，中封太冲针便痊。"针刺太冲、足三里、中封等穴，可直接疏通患部周围的气血，达到消肿止痛、恢复步行的目的。

⑦膝盖红肿鹤膝风，阳陵二穴亦堪攻，阴陵针透尤收效，红肿全消见异功："膝盖红肿鹤膝风"指膝关节周围灼热肿胀，剧烈疼痛，运动障碍，屈伸不得，上下腿肌肉萎缩枯细，膝关节肿大成畸形，状如鹤膝而得名。膝关节病多因三阴亏损，或风寒湿热侵袭所

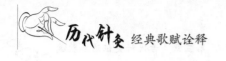

致。阳陵泉在膝关节外侧，腓骨头前下方凹陷处，为足少阳胆经合穴，也是筋之会穴。阳陵泉具有舒筋活络的作用，经筋主约束骨骼，利于关节的屈伸活动，故可用于治疗筋骨关节的疼痛及各种痹证。阴陵泉在膝关节内侧，胫骨内侧髁后下方凹陷处，为足太阴脾经的合穴，因其位于膝部内侧，既能祛湿除邪，又能舒筋活络，凡湿邪留注关节所致的痹痛重着、屈伸不利，湿邪留滞筋肉之间所致的疼痛拘急、运动不遂，均可取用刺阴陵泉，尤其对膝关节痹证及膝部红肿疼痛，取阴陵泉或针或灸无不适宜。《玉龙赋》："阴陵阳陵，除膝肿之难熬"，阴陵泉位于膝关节的内侧，阳陵泉位于膝关节的外侧，两穴都是舒筋活络、消肿止痛的有效穴位，不论膝关节疼痛属于寒痹、热痹，均可取刺阴陵泉、阳陵泉相互透刺，针灸并施。根据临床应用体会，对膝关节红肿疼痛，屈伸不利之证，若是膝以上肿痛为甚者，以曲泉、膝阳关等穴为主；若是膝以下肿痛为甚者，以阴陵泉、阳陵泉等穴为主。若整个膝关节上下漫肿，两组穴位可以合并使用，也可相互透刺，再酌情配用膝眼、犊鼻、足三里等穴，则收效更佳。

⑧腕中无力痛艰难，握物难移体不安，腕骨一针虽见效，莫将补泻等闲看：腕骨为手太阳小肠经的原穴，在手掌尺侧，当第五掌骨基底与钩骨之间的凹陷处，赤白肉际。因其位于手外侧腕前，此处有一小骨，手屈伸转侧时此骨宛转，故名"腕骨"。腕骨穴主治病证虽广，但临床多用于对关节疼痛病证的治疗，以通经活络、疏利筋骨为主要功效。《玉龙赋》"腕骨疗手腕之难移"，临床上腕骨常与肩髃、曲池及手腕骨局部的其他穴位相配，治疗上臂不遂，肘臂不能屈伸，指挛臂痛，手腕无力等证。根据手太阳小肠经的循行通路，从手小指外侧，沿手外侧至手腕，直上，沿前臂下缘、肘后内侧及上臂外侧的后缘等处发生的疼痛，其效果更为显著。中风后遗症或小儿麻痹症所致的握拳无力，用针垂直刺入骨隙后，以活动患部作为辅助措施，能够逐渐改善病情，恢复握力。由于腕骨为小肠经原穴，是经气流注聚集于四肢的特殊部位，所以对于关节病证的治疗，除了局部指、腕关节外，对肩背、腰、膝、腘部位的关节疼痛，也有较好的治疗作用。凡疼痛在左侧关节的，取右侧腕骨穴；凡疼痛在右侧关节的，取左侧腕骨穴；疼痛在双侧或正中部位的，取双侧腕骨穴，其中左侧疼痛严重先取右侧穴，右侧疼痛严重者先取左侧穴。针刺深度以刺入皮肤0.3~0.5寸为宜，过深则疗效不佳。不断捻针以加强针感，留针时间宜长，过短则影响疗效。"莫将补泻等闲看"，指本病病因复杂，治疗时须辨证论治，掌握病情的虚实寒热，灵活运用补泻方法，方可获得一定疗效。《类经图翼》对腕骨穴补泻有具体记载："凡心与小肠火盛者，当泻此，浑身热盛，先补后泻，肩背冷痛，先泻后补。"先补后泻即先浅入针，进行提插捻转，得气后再行深入，并再行提插捻转手法，为"阳中隐阴"，可治先寒后热之证。先泻后补即先深入针，进行提插捻转，得气后将针提起，再行提插捻转手法，为"阴中隐阳"，可治先热后寒之证。

⑨急疼两臂气攻胸，肩井分明穴可攻，此穴原来真气聚，补多泻少应其中：急疼两臂气攻胸，指正气虚弱，外邪侵袭或风痰内积等原因致两肩疼痛，伴见肝气上逆致逆气上冲胸膈。肩井位于肩上，前直乳中，当大椎与肩峰端连线的中点，是足少阳胆经穴位，也是手足少阳、足阳明、阳维交会穴。肩井其性主降，以通经活络、平降逆气为用，对于外邪侵袭、经络阻滞所引起的颈项强痛，肩背痛、手臂不举，取用肩井穴散风祛邪，通络止痛，多能奏效，《通玄指要赋》："肩井除两臂难任。"由于肩井是胆经、三焦经、胃经、阳

维脉四脉的交会穴，三焦根于肾而主气，胃为水谷之海而生血，故《针灸大成》认为"乃五脏真气所聚之处"，针刺时应多施补法，少用泻法。泻法刺激强烈可引起晕针，因此注意针的刺激量，不可过于猛烈。《席弘赋》"若针肩井须三里，不刺之时气未调"，《禁针穴歌》"肩井深时入闷倒，三里急补人还原"，均指出针刺肩井引起晕针后，应急补足三里穴，升阳益气，促使恢复常态。

【歌赋】

肩背风气连臂疼，背缝二穴用针明①。
五枢亦治腰间痛，得穴方知疾顿轻②。
两肘拘挛筋骨连，艰难动作欠安然，
只将曲池针泻动，尺泽兼行见圣传③。
肩端红肿痛难当，寒湿相争气血狂，
若向肩髃明补泻，管君多灸自安康④。
筋急不开手难伸，尺泽从来要认真⑤，
头面纵有诸般症，一针合谷效通神⑥。
腹中气块痛难当，穴法宜向内关访，
八法有名阴维穴，腹中之疾永安康⑦。
腹中疼痛亦难当，大陵外关可消详，
若是胁疼并闭结，支沟奇妙效非常⑧。
脾家之症最可怜，有寒有热两相煎，
间使二穴针泻动，热泻寒补病俱痊⑨。
九种心痛及脾疼，上脘穴内用神针，
若还脾败中脘补，两针神效免灾侵⑩。

【诠释】

①肩背风气连臂疼，背缝二穴用针明："肩背风气连臂疼"，指肩胛下端背部一带连及臂部的疼痛。背缝穴亦名"胛缝"穴，属经外奇穴，医籍中鲜见记载，《针灸大成》"背缝二穴，在背肩端骨下，直腋缝尖，针二寸，灸七壮"，《针灸集成》："胛缝二穴，在背肩端骨下，直腋缝尖及臂，主肩背痛连胛。"肩胛部最易受风邪的侵袭，背缝穴能清热散风、舒筋活络、消肿止痛，而且功专力强，效果显著，常用来治疗肩胛疼痛、肘臂后外侧痛、上肢酸麻不举等疾病。背缝穴的针刺感应强烈，能穿过肩胛部传导至手指，若在此穴处由中央进针向四周斜刺，更能扩大针刺感应，而收舒筋活络、消肿止痛的特殊功效。

②五枢亦治腰间痛，得穴方知疾顿轻：五枢穴在侧腹部髂前上棘的前方，横平脐下3寸处，属足少阳胆经。足少阳经分布于骶髂腰臀及下肢外侧，其经筋结聚于骶髂、腰臀、腘窝、膝部与足踝。足少阳主"骨"所生病，筋骨是人体结构的主体，关系着人的运

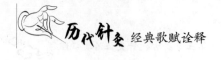

动功能，根据经筋的分布和经络主治病候，五枢穴具有疏通经络，调和气血，祛风散寒，强健筋骨之功效，治疗腰部、侧腹部、下腹部所发生的疼痛可获显效。急性腰脊软组织损伤，针刺五枢穴强刺激，以患者能耐受为度，若刺后仍有余痛或疼痛不减者，用三棱针点刺委中出血如绿豆大，疼痛即可缓解。

③两肘拘挛筋骨连，艰难动作欠安然，只将曲池针泻动，尺泽兼行见圣传：两肘拘挛筋骨连，指因风、寒、湿、热等邪的侵袭，发生在肘关节周围，筋肉挛急，屈伸不利，并有肿胀疼痛的现象。曲池属手阳明大肠经，是大肠经的合穴，五行属土，为大肠经的母穴，有解表清热、搜除风邪的功用。尺泽属手太阴肺经，是肺经的合穴，五行属水，为肺经的子穴，能泻上焦的瘀血及郁热，并有舒筋活络的卓效。《玉龙赋》："肘挛痛兮，尺泽合于曲池。"肺与大肠相表里，曲池、尺泽二穴相配为表里配穴法或母子配穴法，且曲池、尺泽二穴皆在肘部，在局部疗法中是治疗肘臂各种疾患的要穴，故对于肘臂挛疼的症状，不论是哪种原因引起，二穴相配都可发挥舒筋镇痛的功效。尺泽穴以泻热舒筋为主，宜泻不宜补，宜针不宜灸。且肘窝部是关节活动部位，又有大血管分布，所以一般不宜施灸。

④肩端红肿痛难当，寒湿相争气血狂，若向肩髃明补泻，管君多灸自安康：肩端红肿痛难当，指因风寒湿邪侵袭两肩，出现关节部肿胀疼痛的病症。关节是气血聚会之处，也是邪气易于侵袭的部位。经络失畅，气血壅滞，则易于在关节处痹阻。尤其肩关节活动范围最大，是全身最为灵活的关节，而且关节盂小而浅，肱骨头大，关节束松弛，如肩部劳损、外伤，或露肩着凉、汗出当风，容易发生各种病变。肩髃穴位于肩端的两骨陷中，主治肩部疾患，一方面针刺本穴可以直达病所，祛邪愈病；另一方面它是手阳明与阳跷脉的交会穴，阳跷脉主司运动，所以肩髃穴就成为治疗肩部疾患一个不可缺少的穴位。《玉龙赋》"风湿传于两肩，肩髃可疗"，《长桑君天星秘诀歌》："手臂挛痹取肩髃。"肩关节周围炎，又称"肩凝症""露肩风""五十肩"，是肩关节软组织发生的无菌性炎症。早期以肩关节疼痛为主，夜间加重，活动后稍有减轻；晚期因组织粘连而以功能障碍为主。肩髃穴可以用来舒筋活络，驱邪散滞，针刺时最好采用肩髃深刺的方法，先垂直刺入 1.0 寸，待患者产生酸重感觉后，再用重刺激手法向腋窝方向刺入 3.0～4.0 寸，然后在固定的位置上，不断加强提插捻转，使患者的酸重感从上臂透过肘关节，再从前臂透过腕关节，达手五指。传导敏感的患者，可以立刻感觉到整个上肢发热出汗。进针的具体深度，应根据患者的胖瘦强弱而定，刺激的强度也要以患者的耐受程度确定。但必须使酸重感达到五指。一般不必配其他穴位，若肩臂部有顽固性压痛点，可再刺压痛部位，直到压痛消失时出针。肩髃穴除治肩关节周围炎外，对中风半身不遂，或因长期卧床不能活动所形成的肩关节僵直、疼痛，也以该穴为主通利关节，消肿镇痛。《针灸歌》："肩髃相对主瘘留，壮数灸之宜推求。"肩髃穴常用艾灸，尤其温针灸为多，必要时可配合拔罐。一般急性发作者宜用针法，慢性发作者针后可兼用灸法。

⑤筋急不开手难伸，尺泽从来要认真：手三阴经的经筋都结于肘，经筋拘急所出现的肘臂挛痛，屈而不伸，针泻尺泽穴可以舒筋活络，驱邪散滞。尺泽在肘横纹中，肱二头肌腱桡侧凹陷处，为手太阴肺经"合"穴，也是主治肘臂筋脉疾病的常用有效穴，《胜玉歌》"尺泽能医筋拘挛"，《通玄指要赋》："尺泽去肘疼筋紧。"目前常用尺泽穴针刺中风后遗症之肘臂挛痛，以及在尺泽穴的络脉放血治疗臂丛神经痛及桡神经痛等。

"尺泽从来要认真"，言其针刺施术时应按操作规范，掌握针刺深度。用左手固定肱二头肌，右手持针直刺0.5～1.0寸，针感为局部酸胀麻木，或有触电样感向前臂放散。《素问·刺禁论》："刺肘中内陷，气归之，为不屈伸。"针刺深度不要超过1寸，深刺时非但不能泻其邪，反而邪袭于内，结聚于局部，气不得出，血不得散，以致手臂肿痛不能屈伸，久久不能恢复。

⑥头面纵有诸般症，一针合谷效应神：合谷是手阳明大肠经位于手部的穴位，易取易用，操作方便，针刺感应好，临床极为常用，尤以治疗头面五官疾病而著称。手阳明大肠经上颈贯颊，入于下齿中，环绕口唇，挟行于鼻孔两侧。手阳明大肠经和足阳明胃经相接，并进一步借助该条经脉与眼部发生联系。如果再加上手阳明的络脉和经筋，其联系范围更加广泛，手阳明的络脉入于耳中，手阳明的经筋结于面额。由于各方面的联络，使头面部的眼、耳、鼻、口、唇、齿都是阳明经脉所能通及的部位，也是其治疗作用所能到达的部位，取用阳明经的原穴合谷，无疑会有突出的治疗作用。临床上主治前额头痛、目赤肿痛、鼻中衄血、耳聋耳鸣、咽喉肿痛、火热牙痛、面瘫口眼㖞斜等各种头面五官病症，均能疏通经络，改善气血运行，促进功能恢复。

⑦腹中气块痛难当，穴法宜向内关访，八法有名阴维穴，腹中之疾永安康："腹中气块"指气血痰浊在腹内凝结而成的痞块之类，因其形态和部位的不同，可分为阴阳脏腑、五积、六聚、七癥、八瘕等多种类别。其中有积块牢固不移，按之应手，或游走无定，上下攻冲，或聚或散，或痛或胀等不同的现象。内关属手厥阴心包经，是八脉交会穴之一，通于阴维脉，别称"阴维"，故"八法有名阴维穴"。阴维脉是维络手足各条阴经经脉的联络线，经脉循行经过胸腹部，故胸腹部如有胀痛，痞气游走，痞块攻冲等症状，内关有宽胸平冲、缓解胀痛的功效。同时内关也是心包经的络穴，别走手少阳三焦经，联络着三焦与心包络的表里关系，古人把三焦称为阳气之父，心包经称为阴血之母，认为此表里二经有通调全身气血之功。《标幽赋》"胸满腹痛刺内关"，表明内关穴对腹腔内各种脏器失调所产生的病理现象，具有行气活血散结、消积软坚、平冲降逆、缓解疼痛的功效。但本病非一朝一夕所成，短期内也难以痊愈，要根据病情长短及邪正盛衰，酌选配穴，针灸并用，攻补同施，坚持长期施治。

⑧腹中疼痛亦难当，大陵外关可消详，若是胁疼并闭结，支沟奇妙效非常：腹中疼痛的原因很多，如外感寒邪、脾虚气滞、食滞、血滞、湿热阴寒等皆可引起。大陵属手厥阴心包经，是心包经的原穴，心包络与心有密切的关系，心主血脉，凡与血行有关的各种病变，都可选用心包经的穴位，特别是原穴大陵，可补可泻，适用范围广。外关属手少阳三焦经，是三焦经的络穴，心包与三焦二经相表里，外关联络着二经的表里关系。三焦有导引原气出纳运化于一身之中的功能，所以外关有很好的调理气机运行的作用。大陵与外关相配属原络配穴法，是着重调和气血的一种治本疗法，对血凝气滞引起的腹痛，有显著的缓解疼痛的作用。胸胁疼痛既可由肝气不舒、经脉阻滞而致，也可由脾湿不运、水停胁下而致，并可因肺气不宣，咳嗽牵掣而引起胁痛。由于这些脏器均与三焦有联系，所以三焦经穴支沟可以治疗各种原因引起的胁痛，是较常取用的穴位。闭结即大便燥结坚硬，排便困难，常有腹部压重、膨满、紧胀的感觉，支沟也是治疗便秘不可少的穴位。因支沟属手少阳三焦经，是三焦经的经穴，五行属火，是火经火穴，对于相火炽盛、水虚火实的病

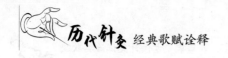

证，针刺支沟清热泻火特别有效。《类经图翼》："凡三焦相火炽盛，及大便不通，胁肋疼痛者，俱宜泻支沟。"

⑨脾家之症最可怜，有寒有热两相煎，间使二穴针泻动，热泻寒补病俱痊："脾家之症"在此处指疟疾而言，多由病邪蕴扰于半表半里，营卫不和，阴阳相搏所致，主要表现为寒热相间而发。《通玄指要赋》"疟生寒热兮，仗间使以扶持"，《胜玉歌》："五疟寒多热更多，间使大杼真妙穴。"间使属手厥阴心包经，心包属相火，该经的许多穴位也是以治疗热性病为主，又心包经与三焦经相表里，针刺间使穴，能够由里达表地通调厥阴与少阳之经气，使气血运行正常、三焦气机和畅，借以清热除烦、解表截疟，是治疗疟疾的常用的有效穴，可用于治疗任何类型的疟疾。

⑩九种心痛及脾疼，上脘穴内用神针，若还脾败中脘补，两针神效免灾侵："九种心痛"指胃脘痛的九种分类，即痰饮痛、食痛、冷痛、悸痛、热痛、虫痛、注痛（山岚瘴气而致）、去来痛（时痛时止）、风痛。又一说为气痛、血痛、寒痛、热痛、食痛、饮痛、虫痛、疰痛、悸痛九种。按其不同的病因性质，九种心痛其实是包括了心、腹、胸、胁部各种疼痛的症状。"脾疼"即中焦胃脘部的疼痛，属实证。上脘穴在上腹部前正中线上，当脐中上5寸，属任脉，是任脉、小肠经、胃经三脉的交会穴。上脘是治疗各种胃部疾患、上焦心病的常用有效穴，以理气、清热、化痰、除滞、开窍、降逆为主，多用于治中焦和上焦的实证，《胜玉歌》："心疼脾痛上脘先。""脾败"即脾气虚衰，健运失调的症状，属虚证。中脘属任脉，是小肠经、三焦经、胃经、任脉四经的交会穴，也是胃经的募穴，以健运脾胃、补中调气、益气升阳为主，多用于治中焦的一切疾患，特别适用于病后体虚、食少纳呆、中气不足者。《针灸歌》："霍乱吐泻精神脱，艾灸中脘人当活。"取刺上脘、中脘二穴，可使功效直达患部，对于九种心痛，不论虚实寒热，以及各种原因引起的心、腹、胸、胁部疼痛皆可适用。临证时要辨证论治，酌选配穴，属实属热者用针法，属虚属寒者以灸法为主，自可获显效。

【歌赋】

> 痔漏之疾亦可憎，表里急重最难禁，
> 或痛或痒或下血，二白穴在掌后寻①。
> 三焦热气壅上焦，口苦舌干岂易调，
> 针刺关冲出毒血，口生津液病俱消②。
> 手臂红肿连腕疼，液门穴内用针明，
> 更将一穴名中渚，多泻中间疾自轻③。
> 中风之症症非轻，中冲二穴可安宁，
> 先补后泻如无应，再刺人中立便轻④。
> 胆寒心虚病如何，少冲二穴功最多，
> 刺入三分不着艾，金针用后自平和⑤。
> 时行疟疾最难禁，穴法由来未审明，

若把后溪穴寻得，多加艾火即时轻⑥。
牙疼阵阵苦相煎，穴在二间要得传⑦，
若患翻胃并吐食，中魁奇穴莫教偏⑧。
乳蛾之症少人医，必用金针疾始除，
如若少商出血后，即时安稳免灾危⑨。
如今瘾疹疾多般，好手医人治亦难，
天井二穴多着艾，纵生瘰疬灸皆安⑩。

【诠释】

①痔漏之疾亦可憎，表里急重最难禁，或痛或痒或下血，二白穴在掌后寻："痔漏"主要表现为肛门周围红肿疼痛，瘙痒发胀，或生小核，时有脓水样分泌物流出，或兼有血水。二白出自于明代《针灸聚英》《医学纲目》等书，是位于前臂部的奇穴，因其二穴善治肛肠疾患，大肠之腑连通于"肺"而应白色，故名"二白"。二白穴在前臂掌侧，腕横纹上4寸，桡侧腕屈肌腱的两侧，一手二穴，其中一穴在掌长肌腱与桡侧腕屈肌腱之间，一穴在桡侧腕屈肌腱的桡侧。二白穴历代被认为是治疗痔疮的经验穴位，对痔核疼痛、大便带血者，临床证实确有较好的疗效。施术时穴位一定要取准，直刺0.5～1.0寸，施以捻转泻法，务求针下得气，患者自觉两臂发麻，向下放散直达指端，方能见效。二白穴对内痔效果较好，外痔虽亦有效但不如内痔。痔疮出血者，针刺二白有明显的止血消肿作用。痔瘘术后疼痛者，取二白配用百会、承山、合谷施以针刺泻法，多在下针后即可缓解疼痛。

②三焦热气壅上焦，口苦舌干岂易调，针刺关冲出毒血，口生津液病俱消：三焦热气壅上焦，是三焦热病中逆传心包的现象。三焦热病的传变过程，一般由上焦手太阴肺开始，传入中焦足阳明胃者称"顺传"；若不传中焦而传入上焦的心包络者称"逆传"。逆传心包者多表现为舌色绛赤，烦躁口渴，神昏谵语，夜寐不安等现象。三焦经与心包经相表里，在心包经循行通路上，对因热邪侵袭所致的各种病变，都可取三焦经的井穴关冲来清热祛邪。《灵枢·热病》："喉痹舌卷，口中干，烦心，心痛，臂内廉痛，不可以头，取手小指次指爪甲下，去端如韭叶。"《玉龙赋》中也说"壅热盛乎三焦，关冲最宜"，即说明了这种以表经穴治里经病的治病取穴法。

③手臂红肿连腕疼，液门穴内用针明，更将一穴名中渚，多泻中间疾自轻：邪气阻滞经脉，气血运行不畅，或经筋弛缓拘急所致的手臂红肿疼痛、手腕下垂、手指屈伸不利等症，在局部取用液门、中渚等穴，可舒筋活络，行气止痛。液门为手少阳三焦经的荥穴，位于手背第四、五指间，在指蹼缘后方赤白肉际处。中渚为手少阳三焦经的输穴，位于第四、五指间掌指关节的后方，掌骨之间的凹陷处。液门、中渚二穴同在手背，穴位间距不远，可采取"液门透中渚"的刺法，一针贯通二穴，同刺荥与输，以加强疏通少阳经气的功效。偏瘫患者如出现上肢肿胀，刺液门、中渚可行气泄热，通经活血，使肿胀青紫消失。各种脑病后遗症中的手握不开，或手指不能分开伸展，运用液门透中渚穴收效良好，如能把握治疗时机，只要不变形，针刺的同时辅助患者将手指伸开，坚持治疗，在1～3

245

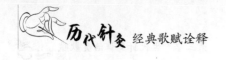

个疗程可以恢复。

④中风之症症非轻，中冲二穴可安宁，先补后泻如无应，再刺人中立便轻：心热极盛，热极生风，风火相斥，蒙蔽清窍可导致中风急性发作，症见突然昏倒，不省人事，牙关紧闭，两手握固。中冲为心包经的井穴，是阴阳经的交接之处，针泻中冲可纠正阴阳离决，调整阴阳平衡，用于急症昏迷、中风实证，常配合人中以开窍苏厥。临床也可根据病情酌加太冲、百会、丰隆等穴，以泻热熄风，豁痰开窍，从而达到醒神苏厥之目的。

⑤胆寒心虚病如何，少冲二穴功最多，刺入三分不着艾，金针用后自平和："胆寒心虚"指胆气不足、心虚气怯而言，症见虚烦不得眠，心悸心慌，易惊恐等。心藏神，心主血，心为君火，凡有关神志与血液的疾患，以及各种热病，多与心脏有密切的关系。根据不同的症状，一般可分为心虚与心热两种类型。少冲在小指末节桡侧，距指甲角0.1寸处，属手少阴心经，是心经的井穴，五行属木，也是心经的母穴，针补此穴，可使木盛火炎，有补虚强心之效；针泻此穴，可消弱木势，使火焰自消，有清热泻火之效。在手指末端的六个井穴中，少商、商阳、中冲、关冲、少泽、少冲都为阴阳经脉气交通之处，针感灵敏，反应强烈，故开窍苏厥为其共同作用。临证应用六穴各有运用特点，少商清利咽喉，商阳解表退热，中冲醒神开窍，关冲清宣郁热，少泽宣通乳络，而少冲穴能清心火，除虚烦，是治疗一切心脏疾患的要穴，不论虚实，皆可取用。

⑥时行疟疾最难禁，穴法由来未审明，若把后溪穴寻得，多加艾火即时轻：时行疟疾古人亦称"疫疟"，是感受了时行不正之气，致寒热往来，一日发作二三次不等。后溪穴为手太阳小肠经的输穴，也是八脉交会穴中通于督脉的穴位。六阳经腧穴皆可治热病，而尤以后溪效果显著，因后溪穴属太阳经，又与督脉相通，太阳为一身之藩篱，督脉流一身之阳气，由于这种互通作用，后溪穴可以宣通诸阳之气，有明显的清热解表作用，适用于各种热性病证的治疗，也是截疟的要穴之一。后溪穴对疟疾、寒热往来诸证，可以宣阳驱邪，使疟疾由太阳而解。"多加艾火"即针后加灸，因为针灸并用治疗的疟疾主要是寒多热少或先寒后热的寒疟，在后溪穴先针后灸不但可解表寒，同时对于头项腰背疼痛者更有缓解疼痛之效。临床上治疟多用大椎、陶道、间使、后溪等穴宣阳疏表，和解少阳，祛邪止疟，扶正达表。发热者多用针刺，恶寒重者，可针后加灸，或行温针法。一般在疟疾发作前2个小时左右开始针刺，并留针1个小时左右，可使疟疾不再发作。

⑦牙疼阵阵苦相煎，穴在二间要得传：手阳明大肠经脉循行通过颊部，入下齿中，阳明又多火多燥，对于经脉郁热而致的牙痛，表现为下齿部疼痛剧烈，牙床红肿，阵阵发作难以忍受，常取手阳明经穴以泻热、消肿、止痛。二间穴在手食指本节前桡侧凹陷中，属手阳明大肠经，是大肠经的荥穴，具有较强的清热泻火作用。《长桑君天星秘诀歌》"牙疼头痛兼喉痹，先刺二间后三里"，《席弘赋》："牙齿肿痛并咽痹，二间阳溪疾怎逃。"针刺二间穴施以泻法，能够泻除阳明经之郁热，尤其是针感能够上至面颊口唇的，可使牙齿疼痛很快消失。若属下颌齿痛者，则收效更佳。

⑧若患翻胃并吐食，中魁奇穴莫教偏：中魁属于奇穴，因其在手中指背侧，为其他四指之魁首，故名中魁。中魁在手中指背侧，近端指关节横纹之中点，屈指取穴。中魁虽位于中指，但对内在脏腑器官有重要的调整作用，能疏通经络，通调三焦之气，降逆和胃，历代医家多用于治疗噎膈、反胃、吐食、鼻衄之证。呃逆乃由胃气上逆，使胸膈气机逆乱

246

所致，对呃声连续不断者，甚则数日不停者，针刺中魁穴可疏导三焦之气，降逆止呃。宜在两手中魁穴同时垂直进针，深约 0.2～0.3 寸，用捻转手法强刺激。同时嘱患者从鼻深吸一口气，做最大限度的憋气动作，行针时也要让患者连续憋气数次，一旦呃逆停止即让患者做腹式深呼吸运动。肺癌晚期因胸水刺激，或癌细胞转移膈肌，或肿瘤压迫膈肌而常并发呃逆，如持续或反复发作，可影响饮食及休息，使病情迅速恶化。在中魁穴处放置麦粒大小艾炷点燃，连续灸 5～7 壮，对肺癌晚期所并发的呃逆，一般灸 1～2 次即可见效。因此症属危急之候，须采取积极的治疗措施，灸中魁穴消除呃逆，有利于病情的缓解。

⑨乳蛾之症少人医，必用金针疾始除，如若少商出血后，即时安稳免灾危：乳蛾即"喉蛾"，相当于现代急性扁桃体肿大。少商在手拇指末节桡侧，距指甲角 0.1 寸，为手太阴肺经之井穴。无论古今医家都公认少商为治疗咽喉肿痛效果最佳的穴位，《胜玉歌》："颔肿喉闭少商前。"因少商为太阴井穴，肺气之根，能够清肺热，利咽喉，疏卫解表，消散郁热，对于肺胃积热，痰火蕴结，风热火邪上乘所致的咽喉肿痛，都必须以少商穴为主。在少商穴点刺放血，不仅可使疗效上达咽喉肿痛，同时可以疏通经脉中的气血凝滞，开郁泄热，往往有下针立效之功。历代文献中有许多病例记载，如《铜人腧穴针灸图经》："唐刺史成君绰忽颔大如升，喉中闭塞，水粒不下三日。甄权以三棱针刺少商，微出血，立愈。"对于急性扁桃体炎、急性咽喉炎，针刺越早效果越好。尤其是扁桃体发红、肿大，导致喉中剧痛，咽水即感困难。阻塞不通者，针刺出血后可以立即减轻症状，能进饮食。喉头上出血疱的"抢喉风"，刺双侧少商出血后，也能使血泡吸收萎缩，自觉症状解除，如果病症较为严重，也可在少商穴的周围继续点刺出血。少商穴多用三棱针点刺出血，操作时可先揉搓拇指数次，将血推至指端，使其充盈，然后紧捏指端或用细线捆扎，消毒后用三棱针对准穴位迅速刺入，出针后挤出数滴血液，使血由紫黑转淡即可。

⑩如今瘾疹疾多般，好手医人治亦难，天井二穴多着艾，纵生瘰疬灸皆安："瘾疹"俗称"风斑""风疹块"，亦即现代之荨麻疹。多为内有血热、外感风湿所致，突发剧烈瘙痒，周身有赤色或淡赤色的硬疹隆起，随起随消，来也速，退也快，不遗留任何瘢痕，治宜清热泻火凉血为主。瘰疬的病因复杂，发病部位不同，治疗方法也多种多样，《胜玉歌》："瘰疬少海天井边。"天井在臂外侧肘尖直上 1 寸凹陷处，为手少阳三焦经合穴，五行属土，也是三焦经的子穴，可统治三焦经的一切实证。天井穴能够通调三焦，使全身气机通畅，邪热可得以清散，故用于荨麻疹等邪热郁于皮肤的各种疾病。同时胆经与三焦经循行相接，脉气互通，天井穴的功效可上达胆腑。故针泻天井穴，治疗因三焦气机不宣、肝胆火郁、痰湿流窜经络、气液蕴结不化所致的瘰疬，有疏泄三焦气滞、清除胆火郁遏、调和经络、流通气血之功，可使三焦升降正常，水道通畅，胆火得除，痰湿得化，而瘰疬自可消除。对于瘰疬患病日久的体质虚弱的患者，取用天井偏重于灸疗，将艾灶直接置于穴位施灸，左病灸右，右病灸左。如果在病灶局部火针灼刺，直取捷攻，软坚散结，更能提高治疗效果。

【歌赋】

寒痰咳嗽更兼风，列缺二穴最可攻，
先把太渊一穴泻，多加艾火即收功①。

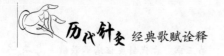

痴呆之症不堪亲，不识尊卑枉骂人，
神门独治痴呆病，转手骨开得穴真②。
连日虚烦面赤妆，心中惊悸亦难当，
若将通里穴寻得，一用金针体便康③。
风眩目烂最堪怜，泪出汪汪不可言，
大小骨空皆妙穴，多加艾火疾应痊④。
妇人吹乳痛难消，吐血风痰稠似胶，
少泽穴内明补泻，应时神效气能调⑤。
满身发热痛为虚，盗汗淋淋渐损躯，
须得百劳椎骨穴，金针一刺疾俱除⑥。
忽然咳嗽腰背疼，身柱由来灸便轻⑦，
至阳亦治黄疸病，先补后泻效分明⑧。
肾败腰虚小便频，夜间起止苦劳神，
命门若得金针助，肾俞艾灸起遭迍⑨。
九般痔漏最伤人，必刺承山效若神，
更有长强一穴是，呻吟大痛穴为真⑩。

【诠释】

①寒痰咳嗽更兼风，列缺二穴最可攻，先把太渊一穴泻，多加艾火即收功："寒痰咳嗽"指外感风寒引起的咳嗽而多痰浊，风寒乘于肌表，毛孔闭塞，致肺气不宣，就会出现咳嗽喘满等现象。《通玄指要赋》："咳嗽寒痰，列缺堪治。"列缺穴在前臂桡侧缘，桡骨茎突上方，腕横纹上1.5寸，是手太阴肺经络穴，有散寒解表、宣肺理气之功，亦为止咳平喘的要穴。针刺列缺穴可以使肺通气量得到改善。呼吸道的阻力下降，支气管平滑肌痉挛得到缓解，使咳喘平复。太渊穴在掌后腕横纹桡侧端，桡动脉搏动处的桡侧凹陷中，亦属手太阴肺经，是肺经的原穴。针刺原穴能使三焦原气通达，从而发挥其维护正气、抗御病邪的作用。太渊穴是双肺经五输穴中的输穴，配五行属土，土能生金，故亦为本经的母穴，可以改善肺脏功能，凡一切肺虚的症候皆可取用太渊，对肺脏虚弱为风寒侵袭而致的感冒咳嗽之类，尤能发挥其散邪清肺之功。列缺、太渊二穴相配对外感发热、无汗、咳嗽、气喘等症状，有宣通肺气、解表发汗的功效，使邪气从皮毛外出，汗出表解后，咳嗽之症自可消除。

②痴呆之症不堪亲，不识尊卑枉骂人，神门独治痴呆病，转手骨开得穴真：痴呆是精神障碍的症状，患者如醉如痴，语言颠倒，情志失常，秽洁不知，或歌或笑，或悲或泣。痴呆多是心、肝、胃、脾、肾各经的病变，针灸治疗以取刺心经穴位为主。因"心藏神"，生理上一切精神意识思维都是心经的功能表现，针刺神门穴，就是根据病因循经取穴的治法，《通玄指要赋》："神门去心性之呆痴。"神门为手少阴心经的原穴，心经五输穴中的输穴，也是心经的子穴，其宁心、安神作用最为人们注重。神门穴能补能泻，无论各种虚

证、实证均宜取刺。临床上凡温邪逆传，热传心包，湿痰蒙心，痰火扰心，痰迷心窍以及心气不足，心血不足等各种原因引起的神志病，无论表现为心烦、健忘、失眠、多梦，或是癫狂、痫证、癔症、痴呆等神志失常病候，神门穴均能发挥开郁、宁神、养阴的功效。神门穴在腕部掌横纹尺侧端，尺侧腕屈肌腱的桡侧凹陷处，取此穴时仰掌，手臂半屈，在手掌鱼际尺侧上角有一个突起的圆骨，即"掌后锐骨"，现为"豌豆骨"。由豌豆骨向上可摸到一条大筋，为尺侧腕屈肌腱。神门穴即在腕掌横纹的尺侧，豌豆骨与大筋桡侧缘共同形成凹陷处。如果掌心向上，小指与无名指外旋时，在小指侧的手掌后出现一个凹陷，当腕掌横纹外，在大筋的桡侧缘定穴，即"转手骨开得穴真"。

③连日虚烦面赤妆，心中惊悸亦难当，若将通里穴寻得，一用金针体便康："连日虚烦面赤妆"指血不养心的虚烦不安，面色潮红；"心中惊悸"指心气不宁、心旌摇撼等各种惊悸症状，多因七情所伤，或阴虚火盛，营血不足，或过劳衰弱所致。通里在前臂掌侧，尺侧腕屈肌腱的桡侧缘，腕横纹上1寸处，是手少阴心经的络穴。通里穴具有疏通心络的作用，心主血脉，在心气的鼓动下，血液能够周流全身，营养机体，维持各脏腑组织器官的功能活动。因此凡是与心有关的病证，尤其是心络瘀阻的心血管疾病，如寒凝血脉的胸痹，血不养心的虚烦不安，以及心神不宁、善笑不休等，均属于通里穴的主治范围，尤其是对心悸怔忡效果显著，《玉龙赋》："通里疗心惊而即瘥。"因为通里为手少阴心经的络穴，别走手太阳，能调和手少阴、手太阳两经的气血。手太阳经从手上头，连系眼目，在内抵达胃腑。所以惊悸怔忡一证，患者动辄有心跳现象，惊恐不安，心中慌乱烦躁，胸闷难以忍受，往往还伴有头痛、眩晕、眼花，胃部有重压感。通里是手少阴心经的络穴，其脉气可别走手太阳小肠经，有调和二经气血、清心宁神之功用。根据小肠经的循行规律，通里穴的主治范围实际上也包括了头痛、眩晕、眼花这些头面症状，比取用神门穴仅以镇静安神为主更有所不同，故取用通里穴尤为适宜。临床上常以通里配内关、心俞等穴，共同调理气血，清心除烦，从而消除心悸怔忡发病时的所有症状。

④风眩目烂最堪怜，泪出汪汪不可言，大小骨空皆妙穴，多加艾火疾应痊：风眩目烂又名"风弦赤烂"，即睑膜炎，多因脾胃湿热、外感风邪所致。发病时可见睑缘红赤溃烂，痒痛时作，重者甚至可见睫毛脱落，睑弦变形。大骨空、小骨空二穴皆属经外奇穴，大骨空在拇指背侧中节关节中央，小骨空在小指背侧第一、二节的关节中央。大、小骨空二穴皆可主治一切目疾，尤其对眼烂及一般迎风流泪者，《玉龙赋》："大小骨空，治眼烂能止冷泪。"取大、小骨空二穴来消除赤烂，调整局部血行，收敛冷泪，常可获显效。《针灸大成》："大、小骨空不针，俱灸七壮，吹之。"大、小骨空多用直接灸法，以小艾炷灸5~7壮，疾吹其火使其速燃，增加火热刺激。必要时可在眼睑边缘用针尖点刺放血，以加强消炎止泪的功效。

⑤妇人吹乳痛难消，吐血风痰稠似胶，少泽穴内明补泻，应时神效气能调：吹乳即"乳痈"的别称，现为急性乳腺炎，多由肝气郁滞或胃热壅盛，复感外邪，以致经络阻滞或乳汁不通，壅滞结毒而成。多见于初产妇，以产后2~4周发病最多，乳房内生硬结，焮热潮红、肿胀疼痛，甚则化脓外溃，呈恶寒高热的现象。少泽穴在手小指末节尺侧，距指甲角0.1寸，是手太阳小肠经的井穴，也为泻热的要穴。针刺少泽穴，可以清热散结，宣畅乳络，疏通乳腺闭塞，使气行血活，肿毒自消。《玉龙赋》："妇人乳肿，少泽与太阳

之可推。"施术时针尖向上横刺0.1~0.3寸，穴下肌肤浅薄，反应性强，不宜施行补泻手法。乳痈病在肝、胃二经，而病因又多与肝气郁滞、胃热壅盛有关，故施治时多配用肝、胃二经的穴位。对肝气郁结者配太冲、内关、期门以疏肝理气，通乳散结；对胃热壅盛者配梁丘、内庭、曲池以清泄胃热，消肿解毒。但临床治疗乳痈，初期针灸最为见效，中期需配合药物，后期成脓则应转外科切开排脓。少泽穴主治乳房病证，又是治疗乳汁缺少的有效穴位，可以通畅乳汁和促进乳汁分泌。因小肠主液，乳汁为津液所化；心主血脉，乳汁来源于气血的化生。少泽为小肠与心经交接之穴，既可以调心气、通血脉，又能够调小肠、化生精微，因此无论对精血亏虚、化生无源的缺乳，或是经脉壅滞、乳汁不通的缺乳，都具有治疗作用。临床上许多产妇乳汁缺少，难以满足哺乳需要，经服用药物效果不显著，取少泽、膻中、乳根作为主穴对症治疗，都能收到一定效果。

⑥满身发热痛为虚，盗汗淋淋渐损躯，须得百劳椎骨穴，金针一刺疾俱除：汗为心之液，盗汗是心虚的症状之一，心虚多因于肾虚，满身发热、盗汗淋淋等症状即是心肾两虚的表现。阴虚者，阴分火盛，必有发热，大病之后，阴气未复，遗热尚留，或劳役、七情、色欲之火消耗阴液，或因饮食药物，积成内热，都足以损其真阴，耗伤阴气，成为盗汗的主因。出汗是由于腠理疏松，肌表不固。"百劳椎骨"指督脉的大椎穴，"百劳"是其别名。大椎穴是六阳脉与督脉的会穴，能泻胸中之热，是治疗诸虚劳损的名穴。大椎穴属总督一身之阳的督脉，又为诸阳之会，能够治劳益损，宣肺止咳，调和气血，顺接阴阳。大椎穴的疗效可以通达手足各阳经，既能泻阳火之有余，又能泻胸中之热，是主治一切烦热、五劳七伤的有效穴。针刺大椎穴适用于一般有热象的虚劳证，有清热除烦、益气固表的显著功效，《玉龙赋》"百劳止虚汗"，《行针指要歌》："或针劳，须向膏肓及百劳。"因五脏六腑之俞皆连于背，而足太阳与督脉并行于脊，对自汗属卫阳不固者，灸大椎益阳固表，使卫阳充足，腠理固密。对骨蒸潮热盗汗，属阴虚失敛者，针刺大椎穴亦能清热除烦，益气扶正，热清则不致迫液外泄，卫气和则肌表固，表固则腠理致密，自可获得止汗的功效。但大椎止盗汗不能施用灸法，以防助热伤阴。

⑦忽然咳嗽腰背疼，身柱由来灸便轻：咳嗽的原因很多，主要是肺脏的病变。在剧烈咳嗽时，往往可影响到肺部周围的脏腑组织，产生疼痛。身柱在背部正中第三胸椎棘突下，位于两肺俞之间，其气通于肺，肺主一身皮毛，故身柱有清热解表、宣通肺气、平喘止咳之功效。肺脏有病时，也往往在身柱穴附近会出现压痛、坚硬、麻木等异常感觉。各种原因所致的咳嗽，针灸身柱可以宣通肺气，而达到止咳的作用。同时因身柱穴属督脉，疗效可直接影响到整个脊柱，凡咳嗽而有肩背或肩膂疼痛者，即可取身柱穴以止咳来消除疼痛，临床以灸治为主。对哮喘、支气管炎和小儿百日咳，在身柱穴灸治更有激发督脉经气，调整气血的特殊作用，从而增加机体的抗病能力，达到宣肺止咳之目的。

⑧至阳亦治黄疸病，先补后泻效分明：黄疸的发病原因很多，发病过程也有急性和慢性之分，因而治法也各有不同。此处是指一般慢性发生的，或长期不愈，机体衰弱，表现食欲减退，精神沉郁，耳鸣脚软，神思困倦等虚象的黄疸。至阳穴属督脉，位于背部第七胸椎棘突下，内应膈肌，为阴阳交会的处所。膈肌在体腔之内，将人体分为上下两部，界定阴阳。十二经脉除足太阳过脊膂入体腔之外，其余各经皆纵贯横膈，故膈肌有动，诸经必应，对全身阴阳气血的升降流通有明显的制导作用。至阳穴能够宽胸利膈，通达阴阳，

调理十二经气血升降，和调脏腑，主治虚劳羸瘦、食欲减退、消化不良等脾胃虚弱疾患及黄疸病证，其应用范围之广泛也为诸穴少有。凡营卫不和，气血失调，升降失司，虚实错杂等内脏之疾，无论病在胸腔、腹腔，用至阳穴斩关破巢，实为开路之先锋。《胜玉歌》："黄疸至阳便能离。"因至阳穴有健全脾胃、振奋精神的功效，所以对于慢性虚证黄疸最为适宜，同时又有清热退黄的作用，对其他类型的黄疸病，也是必要的配穴。可根据实证宜针，虚证宜灸的原则，灵活应用。

⑨肾败腰虚小便频，夜间起止苦劳神，命门若得金针助，肾俞艾灸起遭迍（zhān zhūn，詹淳）：肾败腰虚小便频，即肾之精气过于亏耗引起的一系列病证，本病多因肾气虚弱、气虚不摄及下焦虚寒、不能温化水液所致。遭迍，原意为形容难行不进的状态，此处用以比喻疾病缠绵不愈。命门穴在腰部第二腰椎棘突下凹陷中，为肾间动气所在之处，有维系人体生存的重要作用，古人认为此处为"五脏六腑之本，十二经之根，呼吸之门，三焦之原，守邪之神"。五脏六腑的功能活动，无不借命门而得以温养。而真气通于肾，命门真火的功能与肾阳作用有密切关系，肾阳一衰，人体各种机能活动就会衰减，诸病丛生。命门穴具有温肾培元、壮命门之火的功效，多施用补法和灸法，治疗肾阳虚衰、下元虚寒所出现的各种病理证候，尤以泌尿生殖系统病证为主。肾俞在第二腰椎棘突下旁开1.5寸，为肾脏之气输注于背腰部的穴位，具有益肾固精、温下元、调经带、壮筋骨、利腰脊以及清利下焦湿热的作用，可治疗一切与肾脏有关的疾病。命门、肾俞二穴相配治疗肾虚不固，是一种临床上常用而有效的治本疗法。又因其病属于虚寒证，命门、肾俞二穴均应以灸治为主。

⑩九般痔漏最伤人，必刺承山效若神，更有长强一穴是，呻吟大痛穴为真："九般痔漏"形容痔疾的种类较多，一般是多种肛门疾患的总称。痔疾多为湿热蕴结于大肠或阴虚火旺等所致的肛门生疮，大便时肛门紧张或疼痛，时流黄水清液、大便不利的症状。承山是足太阳膀胱经位于小腿后正中的穴位，在小腿后面正中，腓肠肌两肌腹之间凹陷的顶端。承山属足太阳膀胱经，通过一条支脉连于肛门，具有清热凉血、消痔止痛的特殊作用，主治肛门部的各种疾病，如痔疮、肛裂、下血、便秘、脱肛等，《肘后歌》："五痔原因热血作，承山须下病无踪。"长强是督脉的络穴，在尾骨端下，当尾骨端与肛门连线的中点处。针刺长强可使针感直达肛门，有消炎祛毒、散瘀镇痛之效，是治疗一切痔疾的特效穴，《胜玉歌》："痔疾肠风长强欺。"长强、承山二穴同时配用，是治疗痔疾最妙的配伍方法。承山为循经远取，长强为病所近取，两者远近相配，共收通络散瘀、疏理肠道、清热止血、缓解痔疮疼痛的功效。

【歌赋】

伤风不解嗽频频，久不医时劳便成，
咳嗽须针肺俞穴，痰多宜向丰隆寻[①]。
膏肓二穴治病强，此穴原来难度量，
斯穴禁针多着艾，二十一壮亦无妨[②]。
腠理不密咳嗽频，鼻流清涕气昏沉，

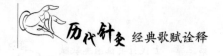
须知喷嚏风门穴，咳嗽宜加艾火深③。

胆寒由是怕惊心，遗精白浊实难禁，

夜梦鬼交心俞治，白环俞治一般针④。

肝家血少目昏花，宜补肝俞力便加，

更把三里频泻动，还光益血自无差⑤。

脾家之症有多般，致成翻胃吐食难，

黄疸亦须寻腕骨，金针必定夺中脘⑥。

无汗伤寒泻复溜，汗多宜将合谷收，

若然六脉皆微细，金针一补脉还浮⑦。

大便闭结不能通，照海分明在足中，

更把支沟来泻动，方知妙穴有神功⑧。

小腹胀满气攻心，内庭二穴要先针⑨，

两足有水临泣泻，无水方能病不侵⑩。

【诠释】

①伤风不解嗽频频，久不医时劳便成，咳嗽须针肺俞穴，痰多宜向丰隆寻：肺为五脏之华盖，肺主皮毛，外邪侵入肌表皮肤时，可以使肺气不宣而生咳嗽。若咳嗽缠绵未能及时治愈，肺脏之疾累及于肾，而致肾虚咳嗽，以致"久不医时劳便成"。《玉龙赋》"丰隆肺俞，痰嗽称奇"，肺俞穴在第三胸椎棘突下旁开 1.5 寸，属足太阳膀胱经，为肺脏的背俞穴，直接与肺脏相联系，内外相应，为肺之精气转输出入，聚结于体表之所。肺俞具有宣肺理气、止咳平喘的作用，是主治肺脏疾病的要穴，对于咳嗽气喘有特效。《医宗金鉴》："肺俞内伤数吐红，兼治肺痿与肺俞，小儿龟背亦堪灸，肺气舒通背自平。"当肺脏有病时，肺俞会出现一种压痛、坚硬、麻木的感觉，所以肺俞是治疗一切肺脏疾患的必选穴。咳嗽气喘在病理上大都与痰有关，一般咳喘有痰者居多，而祛痰也能够止咳、平喘。故呼吸系统的疾病凡因痰湿所致者，多选取具有祛痰作用的丰隆穴。丰隆在小腿前外侧，当外踝尖上 8 寸，距胫骨前缘二横指处，属足阳明胃经，是胃经的络穴，联络着脾与胃的表里关系，有清胃热、涤痰浊、化湿降逆的功效，是治疗一切痰病的常用有效穴。咳嗽以肺俞为主穴，配丰隆治疗咳嗽兼见多痰者，如此根据不同病情选择适宜配穴，运用适当，可获良效。

②膏肓二穴治病强，此穴原来难度量，斯穴禁针多着艾，二十一壮亦无妨：《灵光赋》"膏肓岂止治百病，灸得玄功病须愈"，《行针指要歌》："或针劳，须向膏肓及百劳。"在古代针灸文献中，膏肓穴是足太阳经位于背部的重要穴位，位于心膈之间，为膏脂、肓膜之气所转输之处所，主治各种虚劳症和一切慢性疾病。因膏生于脾，肓根于肾，本穴又内应心膈，与肺脏相对，故常用于心、肺、脾、肾等脏器久病致虚之证，是虚损劳伤的大补之穴。如心劳的失眠健忘，狂惑妄误；肺劳的咳喘咯血，骨蒸盗汗；脾劳的消瘦食减，完谷不化；肾劳的遗精滑泄、阴虚潮热等，均可取膏肓穴施治。历代治疗虚劳之症禁用针

刺，重用灸法，可灸至三七壮（即二十一壮）以上，《医宗金鉴》："此穴禁针惟宜艾，千金百壮效非常。"临床实践证明，灸膏肓穴可以扶阳固卫、济阴安营，调和全身气血，促进恢复强壮。

③腠理不密咳嗽频，鼻流清涕气昏沉，须知喷嚏风门穴，咳嗽宜加艾火深：肺主皮毛，开窍于鼻，若腠理不密，外邪侵入肌表，可出现咳嗽喷嚏、鼻流清涕、头脑昏沉等一系列外感症状，当以解表散邪、宣肺止咳为治。风门穴在第二胸椎棘突下旁开 1.5 寸，因疏风效捷而得名。风门是足太阳膀胱经与督脉的交会穴，足太阳主一身之表，督脉总督诸阳，故历来此穴被认为是风邪侵袭之门户，具有疏散风寒、宣泄诸阳之热的作用，特别擅长祛风，凡外感风寒或风热，皆可取风门施治，《行针指要歌》："或针嗽，风门肺俞须用灸。"常灸风门既可治疗感冒，也可预防感冒。如果发现项背发冷，似有感冒先兆，艾灸风门穴后就会觉得脊背发暖，预防感冒发生。感冒既已发生，灸风门也可以治疗，患者正坐，两手前臂于胸前交叉抱肩，使肩胛骨尽量外展，暴露背部，头微低。医者手持点燃的艾条，在风门穴或其他附近部位施灸，燃点与皮肤间的距离根据患者对热感的耐受情况而定，为 3～5 厘米，灸烤的热度以患者感觉舒适为宜，灸至皮肤紫红色，一般灸 20～30 分钟。常见一些人感冒迁延时日，灸风门则可使之痊愈。感冒虽病不大，但为百病之源，灸风门防治感冒是一项重要的保健措施。风门穴虽多用灸法，但对于邪热乘肺的咳喘施用艾灸会加重病情，甚则灼伤血络引起咳血。

④胆寒由是怕惊心，遗精白浊实难禁，夜梦鬼交心俞治，白环俞治一般针："胆寒由是怕惊心"，是心肾不交引起胆怯、心惊。遗精指在睡眠时精液外泄的一种疾病，与肝、肾二脏有密切的联系，肾阴亏虚、肝阳过强都可发病，如心有妄思，相火随心火而动，亦会遗精。其中因相火过旺，心肾不交，有梦而遗的，叫梦遗；因肾关不固，精窍松弛，无梦而遗的，叫滑精。白浊多为湿热内蕴，或色欲过度，真元不固，致阴中热痛，时流浊液，秽浊如脓，色白如米泔，小便时有涩痛，尿混浊或不混浊。心俞为心脏气血之直接输注于背部的穴位，内应心脏，主治心脏病症，并包括心质失调的各种病症，如心肾不交引起的盗汗、遗精、白浊、夜梦鬼交等，《胜玉歌》："遗精白浊心俞治。"白环俞又名"玉环俞""玉房俞"，在骶部正中嵴旁 1.5 寸，平第四骶后孔，属足太阳膀胱经，常用于治疗遗尿、遗精、白浊、带下、月经不调、疝气、腰部疼痛等症。心俞、白环俞二穴相配，心俞以调心为主，白环俞以调肾为主，共同调理心肾，使水火既济，是一种有效的治本疗法。

⑤肝家血少目昏花，宜补肝俞力便加，更把三里频泻动，还光益血自无差："目昏花"即视力减退，视物昏花，如在云雾中，甚至黑花飞舞，物成二体等，多由七情太过、六欲之伤，使肝肾不足、血虚气衰所致，属于虚证。肝俞在第九胸椎棘突下旁开 1.5 寸，为肝脏直接输注于背部的穴位，内应肝脏。背俞穴对五脏有较大的影响，因而针刺五脏背俞穴可以通过调整内脏的功能，而治疗与内脏相关的五官、九窍及组织方面的病证。肝开窍于目，肝俞穴对眼目疾患，无论虚实皆可适用。但肝俞偏于养肝阴而潜阳，用于"肝家血少目昏花"最为适宜。因病属虚，宜用灸法补益肝脏，同时配泻足三里，以引气血下行，共收补益肝肾之功，使眼目清明。

⑥脾家之症有多般，致成翻胃吐食难，黄疸亦须寻腕骨，金针必定夺中脘："脾家之症"在此指脾虚黄疸，"翻胃吐食"黄疸病所伴发的呕吐不止，食入即出现象。脾虚黄疸

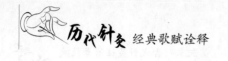

一般为湿多热少，或脾肾虚寒，寒湿困脾所致，多呈慢性发作，长期不愈属阴黄。其主要表现为皮肤黄色暗淡无光，身寒、胸痞、腹满、呕吐、四肢乏力等现象。《玉龙赋》："脾虚黄疸，腕骨中脘何疑。"腕骨在手掌尺侧，当第五掌骨基底与钩骨之间的凹陷处，赤白肉际。腕骨为手太阳小肠经的原穴，可补可泻，对小肠病变无论属虚、属实皆可适用，对各种黄疸病有泌别清浊，疏通血行、清热散瘀祛黄，清除胃肠湿热的功用，因而为治疗黄疸病的主要穴位。中脘穴在腹部前正中线上，脐中上4寸，属于任脉，中脘是胃腑募穴，可调和中焦，增强食欲，恢复强壮。同时中脘还是八会穴之腑会，与六腑的生理功能均有密切的联系，统治六腑之疾，尤以胃腑、肠腑、胆腑病证为主。胆为六腑之一，其功能是贮藏、排泄胆汁，若湿热熏蒸，胆汁不能循常道而外泄病发黄疸，可取中脘疏利胆腑，除湿热，祛黄疸。腕骨、中脘二穴相配治脾虚黄疸，不但可宽胸和中，化脾胃之湿热，更有补中、益气、升阳益胃之妙用。二穴标本兼治，自可补虚祛黄。

⑦无汗伤寒泻复溜，汗多宜将合谷收，若然六脉皆微细，金针一补脉还浮："无汗伤寒"是指各种感冒风寒，外邪初犯肌表，腠理收缩，毛孔闭塞，汗不得出的症状，属表实证。复溜属足少阴肾经，是肾经的经穴，五行属金，是肾经中与肺相通的穴位。《玉龙赋》："伤寒无汗，攻复溜宜泻。"肌表皮肤是人体外卫阳气所敷布的地方，如果寒邪侵入肌表，卫阳被束，出现恶寒无汗的症候，即可取肾经复溜穴泻其阴邪，以振奋肾阳的温煦作用，特别是取用与肺脏相通的复溜穴，根据表实的情况，用泻法，使宣散的疗效直达肌表，进而发挥开发皮肤毛窍之功，疏泻外卫之阳，祛邪从皮肤外出，汗出表解而症状自可消除。但泻复溜恐有伤阴液之弊，不可妄施。对于汗出过多症，必须补合谷，以实腠理，固毛窍，增强人体的气化功能。《兰江赋》："倘若汗多流不绝，合谷收补效如神。""六脉皆微细"是指脉沉浮细微，当机体处于阴盛阳虚，病从寒化，精神极度疲惫的状态时，无论内感外伤，都可出现这种脉象。《玉龙赋》："要起六脉之沉匿，复溜称神。"复溜为肾经母穴，可统治肾阴或肾阳虚弱所引起的各种病证，有振奋肾阳的功用，可祛除寒邪，使气血畅行。对于阴盛阳虚，血气困滞而致的六脉沉伏，复溜更有温中回阳、起六脉之沉伏的功效。

⑧大便闭结不能通，照海分明在足中，更把支沟来泻动，方知妙穴有神功：大便闭结此处主要指"虚秘"，由于阴虚血耗，津液不足，肠的蠕动机能减退，传导失职，渐成燥结所致。在足内踝尖下方凹陷处有"照海"一穴，对虚秘之症卓有功效。因照海属足少阴肾经，也是阴跷脉的起点，有很好的滋阴养血、缓解肠痛的作用。对阴虚血耗、大便燥结，兼有少腹胀满等现象的虚秘，针刺照海能滋阴润肠，补虚而通便。支沟穴在前臂背侧腕上3寸，尺骨与桡骨之间，为三焦火经中的经火穴，善于疏调三焦气机，通腑降浊。《玉龙赋》："照海支沟，通大便之秘。"照海、支沟二穴上下配合应用，是以调血顺气为主的治本疗法，也是补虚与泻火相结合的一种疗法。支沟以清以通为主，照海穴以润以降为要。两穴伍用，清润相资，通降相依，可使气血调和，传导能力得以恢复，大便亦随之而畅通。

⑨小腹胀满气攻心，内庭二穴要先针："小腹胀满气攻心"，即腹部胀满疼痛，逆气上冲攻于心胸，多有腹胀坚硬、大便秘结、小便赤涩、行动呆滞等表现，其发作较为急骤。《通玄指要赋》："腹膨而胀，夺内庭以休迟。"内庭穴在足背当第二、三跖间，趾蹼缘后

方赤白肉际处，为足阳明胃经荥穴，主治经脉循行所过部位病证如阳明头痛、胃火牙痛、口臭咽干、烦渴引饮，同时也能清泄胃肠实热，主治胃肠燥热里实诸证。腹部胀满疼痛有虚实之分，若属肝胆火旺或胃热炽盛者，当取刺内庭穴调理胃肠气机，清热利湿、通利大便。因足阳明胃经由腹腔通过内行支脉直接下至气街，针刺内庭可以疏通经脉气血的痹阻，清利湿热，达到治愈疾病之目的。若辨证属于虚寒，当另取其他穴位重用灸法以温中散寒。

⑩两足有水临泣泻，无水方能病不侵：两足有水，此指中风后下肢运动不遂所致的足部失用肿胀，或湿滞四肢引起的足跗肿痛。足临泣在足背外侧，当足四趾本节（第四趾关节）的后方，小趾伸肌腱的外侧凹陷处，为足少阳胆经的输穴，又是八脉交会穴通于带脉。足临泣能够调理气血，疏通经络，强壮筋骨，在治疗中风半身不遂、肢体痿痹、手足失用不举等疾病中有重要应用价值，常作为主穴选用。下肢偏瘫的患者由于长期失于活动，造成了足趾僵直、挛缩，足临泣向上方透刺，强刺激捻转行针，可舒筋活络，消除僵直挛缩状态。《八脉八穴治症歌》："手足中风不举，痛麻发热拘挛，头风痛肿项腮连，眼肿赤疼头旋。齿痛耳聋咽肿，浮风瘙痒筋牵，腿疼胁胀肋肢偏，临泣针时有验。"针刺足临泣后经络得以疏通，气血得以调和，消除了肿胀现象，从而达到"无水方能病不侵"的目的。

【歌赋】

七般疝气取大敦，穴法由来指侧间①，
肾气冲心何所治，关元带脉莫等闲②。
传中劳病最难医，涌泉出血免灾危③，
痰多须向丰隆泻，气喘丹田亦可施④。
浑身疼痛疾非常，不定穴中细审详，
有筋有骨须浅刺，灼艾临时要度量⑤。
劳宫穴在掌中寻，满手生疮痛不禁⑥，
心胸之病大陵泻，气攻胸腹一般针⑦。
哮喘之症最难当，夜间不睡气遑遑，
天突妙穴宜寻得，膻中着艾便安康⑧。
鸠尾独治五般痫，此穴须当仔细观，
若然着艾宜七壮，多则伤人针亦难⑨。
气喘急急不可眠，何当日夜苦忧煎，
若得璇玑针泻动，更取气海自安然⑩。

【诠释】

①七般疝气取大敦，穴法由来指侧间："七般疝气"的说法不一，《素问·骨空论》

指冲疝、狐疝、颓疝、厥疝、瘕疝、溃疝、㿗疝七种，而《儒门事亲》则指寒疝、水疝、筋疝、血疝、气疝、狐疝、颓疝等七疝。疝气多因肝经受寒湿之邪侵袭，血凝气滞，肝不条达所致。足厥阴经脉"入毛中，过阴器"，其筋脉又结聚于阴器，故与前阴部的联系最为密切。一般前阴部的病变，都是从肝经取穴施治，其中尤其以大敦穴最为突出，《通玄指要赋》"大敦去七疝之偏坠"，《胜玉歌》："灸罢大敦除疝气。"因大敦穴为肝经木穴，疏泄肝气的作用很强，在循经远刺上，能够使疗效通过经脉迅速上达于阴器，消除气血凝滞，行瘀止痛，尤其对于一切疝气的治疗，大敦是一个不可缺少的必用穴位。"穴法由来指侧间"指大敦穴的位置在足大趾末节外侧，距趾甲角 0.1 寸。但从历代文献的记载来看，大敦穴定位差异较大，一说是"在足大趾去爪甲如韭叶"，一说是"在足大趾端聚毛中"。因足厥阴肝经始于大趾丛毛之际，大敦为足厥阴经的起始点，应在足大趾爪甲之后的趾背丛毛部位。古代许多文献都曾提到取"三毛"中的足厥阴井穴救治急证，表明"三毛"具有临床治疗作用。因而以此处作为足厥阴的经穴所在，既符合井穴的经脉之处始发的要求，也为实践应用依据。按照"足大趾端聚毛中"的定位方法，大敦穴的位置应在足拇趾末节的外侧趾背上，当外侧爪甲根与趾关节之前，即如前人所言："诸经俱载三毛处，不遇师傅如隔山。"

②肾气冲心何所治，关元带脉莫等闲："肾气冲心"指肾气虚衰不能纳气，气逆攻心所致的肾虚病症，可见两足厥冷、气逆喘息等症状。《玉龙赋》："带脉关元多灸，肾败堪攻。"关元在脐下 3 寸，属于任脉，是脾经、肾经、肝经、任脉四经的交会穴。肾为输精之所在，也是真阴之根源，其中又蕴含着命门的真阳，如肾气泄露亏耗，则诸病丛生。关元又为藏精之所，故对于各种肾虚病，都有益肾补虚、充实下元、恢复强壮的作用。带脉属足少阳胆经，在侧腹部，当第十二肋骨游离端下方垂线与脐水平线的交点上，是胆经、带脉的交会穴，在局部疗法中是主治腰部、下腹部、侧腹部诸疾患的要穴，有止痛消胀、化湿散寒的功效。关元、带脉二穴相配，则益肾补虚之效更为显著。在《玉龙歌》中，另有"肾气冲心得几时，须用金针疾自除，若得关元并带脉，四海谁不仰明医"一语，与此同义。

③传中劳病最难医，涌泉出血免灾危：传中劳病亦称"传尸劳""痨瘵传尸""尸注""鬼注"，是因患者死后尸虫传注他人而成的具有普遍传染性的痨瘵病。病程缓慢，而见恶寒、潮热、咳嗽、咯血、食欲减退、肌肉消瘦、疲乏无力、自汗、盗汗、舌红无苔、脉细数等。对传中劳病的治疗多以滋阴养肺、健胃益气，促进水旺气复为目的。涌泉位于足底部前方凹陷处，是肾经的井穴，为足少阴肾经脉气始发之处，有补肾益精、清热养阴、滋水涵木的功效，对实火炽盛者能釜底抽薪，虚火上炎者可壮水制火。至于"涌泉出血"一法，临床并不多用。因肾脏多虚，针刺时多用补法以培其不足，不可轻易施用泻法，不可攻伐有余，不宜深刺或用过于强烈的刺激手法，更不可刺之见血。《素问·刺禁论》："刺足少阴脉，为舌难以言。"因足心部血管较多而浅表，刺之不当易于出血，若出血过多，会导致舌肌痉挛或麻痹，发生舌体僵硬失灵、难以言语的弊病，临床应予以注意。

④痰多须向丰隆泻，气喘丹田亦可施："痰多须向丰隆泻"，此言丰隆为祛痰要穴，善治各种痰疾。丰隆穴在小腿前外侧，当外踝尖上 8 寸，条口穴外，距胫骨前缘二横指处。

丰隆为足阳明络穴，别走太阴，联系着脾、胃二经。痰饮的形成，多由脾失健运，水湿内聚，又遇阳明火气的煎熬而成。丰隆穴既能调太阴以运化，又能泻阳明以清热，故有调理脾胃、祛除痰浊的功能。"百病皆由痰作祟"，临证中虽然头痛眩晕、痰多咳嗽、胃痛呕吐、胸痹痞满、水肿泄泻、咽喉不适、癫狂痫证等病理表现不同，但根本原因都是内有痰湿所致，丰隆穴能够祛痰，因而也就能够治疗由痰饮所致的各种病证。痰浊犯肺、痰浊阻肺、痰火犯肺致使肺失清肃宣降而发的咳嗽和喘证，取用丰隆更为适宜。丰隆健运脾胃，清降痰浊，可以使宣降合法，理气和中，而显化痰祛饮之功。但对肺虚气无所主和肾虚气不摄纳的虚喘均不宜取用，泻之无痰无降，补之功不能及。"气喘丹田亦可施"，此言丹田为强壮要穴，善治肾虚失纳之虚喘。丹田即关元穴，在小腹部脐下 3 寸，此为人体元阴、元阳交关出入之所，乃男子藏精、女子蓄血之处，元气之关隘，三焦之气所出，脐下肾间动气所在。关元乃十二经之根，元气之所系，生气之源，五脏六腑之本，又因其为小肠募穴，可以源源不断地吸收后天营养以充实机体，在历代的各种针灸文献中皆载关元主治"诸虚百损，虚劳羸瘦"。关元为任脉经穴，其上有气海，其下通玉泉，是呼吸之根，与人的呼吸关系至为密切，对肾虚失纳之虚喘的治疗具有重要价值。

⑤浑身疼痛疾非常，不定穴中细审详，有筋有骨须浅刺，灼艾临时要度量："浑身疼痛"即全身各部的痹证疼痛，痛无定处，游走不定。不定穴，即"阿是穴"，是《灵枢·经筋》中"以痛为输"的局部取穴法。阿是穴既无具体名称，又无固定位置，而是以压痛或其他反应点作为刺灸的部位。唐代孙思邈的《千金方》："有阿是之法，言人有病痛，即令捏其上，若果当其处，不问孔穴，既得便快、或痛，即云阿是，灸刺皆验。"阿是穴没有具体部位，直接在痛处刺灸，往往比位置固定的腧穴效果更好，临床上主要用于治疗全身各部的痹证疼痛、痉挛、强直、抽搐。阿是穴既是疾病的反应点，也是治疗时的最佳刺激点，若能正确应用，往往事半功倍。临床上要根据穴位的部位和疾病的性质等特点来决定或针或灸，刺深刺浅。

⑥劳宫穴在掌中寻，满手生疮痛不禁：《素问》："诸痛痒疮，皆属于心"，故"满手生疮"者应属心火热病，火热内盛是一般疮疡的发病原因。劳宫位于手掌心内，属手厥阴心包经的荥穴，心包在五行属火，荥穴在五行也属火，故劳宫为火经中之火穴，其特性在于清心热、泻心火，治疗心火上炎所出现的各种病理症候。劳宫治疗满手生疮，是局部疗法与治本疗法的极好应用。如鹅掌风多由血分燥热，兼受风毒凝滞，使血脉不荣肌肤、燥而生风所致。掌面皮肤干枯燥裂，重则红肉外现，疼痛难忍，缠绵日久，针灸治疗当以祛风通络、养血润燥为大法。劳宫穴位于掌心，为手厥阴经脉所过之处，可以清心之热，去血分之燥。再配合其他手部穴位，如鱼际、少府、大陵、八邪及指端井穴放血，轮番交替使用，使肌肤得以血脉濡养，新皮外现，皮肤柔嫩红润，从而逐渐治愈。

⑦心胸之病大陵泻，气攻胸腹一般针：大陵为手厥阴心包经原穴，在腕掌横纹的中点处，当掌长肌腱与桡侧腕屈肌腱之间的凹陷中。原穴是主治五脏病的重要穴位，大陵穴能够清营凉血，疏通心络，对心悸、心痛等心胸疾患有较好的治疗作用。在冠心病心绞痛发作时，针刺大陵可以协合升降，畅行气血，强心止痛。根据对心功能的影响研究，针刺大陵穴后可以引起心肌的收缩加强，使心功能增强。因此在治疗心胸各种病证中，大陵常作为主穴选用，《通玄指要赋》："心胸病，求掌后之大陵。"大陵穴不但主治胸腔疾病，也

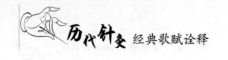

能治疗腹腔内诸病。因为大陵穴属手厥阴心包经，与手少阳三焦经相表里，可以疏通三焦气机，降逆和胃，调理脏腑，适用于治疗气攻胸腹所致的胃痛、腹痛、呕吐等多种疾病。

⑧哮喘之症最难当，夜间不睡气遑遑，天突妙穴宜寻得，膻中着便安康：遑，急，急迫。遑遑，形容急迫和心神不宁的状态。哮喘又称"气喘"或"吼病"，是一种常见的反复发作而不易根治的慢性顽固性呼吸系统疾病，其主要症状是突然发作，胸闷，气促，张口抬肩，鼻翼煽动，呼吸困难，喉中痰鸣，甚则口唇爪甲发绀，不能平卧。哮喘不分季节，一年四季均可发生，但以寒冷季节或气候急剧变化时发病较多，且不分男女老幼皆可发病。《针灸歌》："天突结喉两旁间，能愈痰涎并咳嗽。"天突在颈部，当前正中线上，胸骨上窝正中，穴属任脉，为任脉、阴维脉的交会穴，是治疗气管咽喉疾患、咳嗽气喘病的常用穴。天突位于胸廓之上，是气机升降的重要通道，故以止咳平喘为其特点，具有缓解支气管平滑肌痉挛的显著作用。天突穴治疗咳嗽气喘，主要用于风寒犯肺、邪热伤肺、痰浊阻肺的"实证"，急则治其标，通利气道，化痰降逆。操作时采用泻法，以咽喉部有发紧样阻塞感觉为佳，刺后不留针。天突降逆破气之功甚大，尤其是祛痰作用最佳，对痰涎壅盛、阻塞呼吸的病证见效快，收效好，胜过其他穴位。根据临床体会，中脘穴虽治脏腑之痰，但不如天突效果迅速；丰隆穴虽治全身之痰，但不如天突效果优越。临床上以天突豁痰降逆为主配合其他穴位，可应用于咳嗽、气喘、呛咳、百日咳、气管炎、支气管炎扩张等多种呼吸系统疾病的治疗。膻中在胸部，前正中线上，平第四肋间隙，亦属任脉经穴，是心包募穴，气之会穴，对全身气机的调畅有重要作用，善于治疗气机失调所引起的一切病证，《行针指要歌》："或针气，膻中一穴分明记。"膻中穴有理气宽胸、止咳定喘、清肺化痰之功，主治咳嗽、气喘等呼吸系统病证。从解剖部位来看，膻中穴位于脊髓的胸四节段支配的部位，该节段又与气管、肺有密切的联系。在此处施以针刺，向下斜刺或向左右平刺，均可以刺激穴位而调节神经，改善呼吸系统的病理状态，对咳嗽气喘有良好的治疗效果。天突、膻中二穴相配，标本兼治，可速获止咳、平气、定喘的疗效。但应注意此二穴的主要功效是豁痰降逆、宽胸利气，临床上一般只用于实证，不治虚证。对元气虚弱、肾失主纳的喘证，均不适宜。哮喘日久，必致肺、脾、肾三脏俱虚，即便病发哮喘而取天突穴，不可过分地捻泻，以免伤其正气。临床上见到一些素体中气不足和肺肾气虚的哮喘患者，针刺后大幅度捻泻，虽然哮喘能很快缓解，但会出现气不接续、心悸心慌，或面色苍白、头晕眼花、全身无力，此类情况需特别加以注意。

⑨鸠尾独治五般痫，此穴须当仔细观，若然着艾宜七壮，多则伤人针亦难："五般痫"即马、羊、鹅、猪、牛五种痫病，发作时突然晕倒，不知人事，手足抽搐，两目上视，喉内发出五畜的声音。痫症多由痰多火盛、肝风胆火上逆，或心肾虚弱、气血不足，因惊因怒、神不守舍等而引起。痫症治疗重在清火豁痰、镇心安神，针灸取穴以鸠尾为主，《席弘赋》："鸠尾能治五般痫，若下涌泉人不死。"鸠尾在上腹部，前正中线上，当胸剑结合部下1寸。因鸠尾穴正当剑突下方，邻近于心，鸠尾为膏之原穴，也是任脉的络穴，此穴可"一络通二经"，有宁心安神、宽胸豁痰之功，善治各种痫症。痫证其病属阴，病位较深，非深刺不能奏效，故鸠尾穴针刺深度达 1.5～2.5 寸，体质肥胖者还应适当加深，以中病得气为度。鸠尾穴以治疗心中惊悸，神气耗散，癫痫狂病为主，特别是治郁证、抑郁性精神病效果良好。鸠尾穴上方对应胸腔心脏，刺此穴针尖须向下斜刺，令患者双臂上举

或两手抱头，并用力吸气提高心脏的位置，刹那间快速针刺，禁止大幅度捻转和提插。若刺入胸腔损伤心脏，则出现胸前区剧烈疼痛，高度气急，发绀，短暂性昏厥。昏厥发作时可出现四肢抽搐，呼吸暂停，以至发生休克，甚则心脏骤停。"若然着艾宜七壮"，指鸠尾施灸以七壮为宜，壮数不可过多，即《铜人腧穴针灸图经》所谓"不可灸，即令人毕世少心力"。

⑩气喘急急不可眠，何当日夜苦忧煎，若得璇玑针泻动，更取气海自安然："气喘急急不可眠"，形容呼吸困难、气出急促的现象，多见于患喘病年久不愈，或虚损瘦弱伴见呼吸困难者。虚证喘促气急，针刺取璇玑和气海有平气定喘的功效，《玉龙赋》："尪羸喘促，璇玑气海当知。"璇玑是任脉经穴，在胸部前正中线上，天突下 1 寸，是主治喘逆上气、喘不得言的有效穴，《百症赋》："胸满项强，神藏璇玑已试。"气海是任脉经穴，在下腹部前正中线上，脐下 1.5 寸。气海为肓之原穴，人体元气之所汇，具有大补元气、总调下焦气机的作用，临床上常用于治疗脏腑功能低下的病证。《金针梅花诗抄》："气海脐下一寸五，百损诸虚无不主，一切气疾久不瘥，阴盛阳虚功效著。"尤其对脏虚气急，一切真气不足，久病不愈，属于虚证的喘促、咳逆、上气等，在气海穴施灸，多能获得降逆平气而定喘的效果。璇玑、气海二穴相配，则平气定喘之效倍增。

【歌赋】

肾强痛气发甚频，气上攻心似死人，
关元兼刺大敦穴，此法亲传始得真①。
水病之疾最难熬，腹满虚胀不肯消，
先灸水分并水道，后针三里及阴交②。
肾气冲心得几时，须用金针疾自除，
若得关元并带脉，四海谁不仰名医③。
赤白妇人带下难，只因虚败不能安，
中极补多宜泻少，灼艾还须着意看④。
吼喘之症嗽痰多，若用金针疾自和，
俞府乳根一样刺，气喘风痰渐渐磨⑤。
伤寒过经尤未解，须向期门穴上针⑥，
忽然气喘攻胸膈，三里泻多须用心⑦。
脾泄之症别无他，天枢二穴刺休差，
此是五脏脾虚疾，艾火多添病不加⑧。
口臭之疾最可憎，劳心只为苦多情，
大陵穴内人中泻，心得清凉气自平⑨。
穴法深浅在指中，治病须臾见效功，
劝君要治诸般疾，何不当初记玉龙⑩。

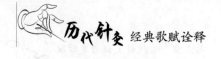

【诠释】

①肾强痛气发甚频，气上攻心似死人，关元兼刺大敦穴，此法亲传始得真："肾强痛气"指腹内疝气攻冲，游走无定，痛引心胸的症状。关元为任脉与足三阴的交会穴，乃男子藏精、女子蓄血之处。针灸关元穴可温肾壮阳、填补精血，若施以"烧山火"手法，要求针感传至龟头，两睾丸及会阴部有温热感。大敦属足厥阴肝经，是肝经的井穴，五行属木，也是肝经脉气首发的穴位，有很强的宣疏肝气的作用，是治疗疝病的要穴。大敦穴循经远刺有疏泄肝气、引导肝气下行、散寒镇痛的功效。施以针法时，通常取大敦穴刺入趾关节缝纹中，使有麻电感向阴部传递。

②水病之疾最难熬，腹满虚胀不肯消，先灸水分并水道，后针三里及阴交：水病之疾，主要因脾肾阳衰，脾不运输，肾不分利，水郁于内而不得泄，溢于腹部所致。水分穴是治疗各种水病公认的必选穴，《行针指要歌》："或针水，水分侠脐上边取。"水分属于任脉，在脐上 1 寸处，别名分水，可宣泄水液，分利小便。水道穴属于足阳明胃经，在下腹部，当脐中下 3 寸，距前正中线 2 寸，具有通行水道、促进利尿之功效，在治疗水病之疾时有其特殊价值。配以足阳明胃经的足三里穴、足太阴脾经的三阴交穴，表里相配以调整脾胃，运化水液，加强吸收与输布的功能，实属必要。

③肾气冲心得几时，须用金针疾自除，若得关元并带脉，四海谁不仰名医："肾气冲心"指肾气虚衰不能纳气，气逆攻心所致的肾虚病症，可见两足厥冷、气逆喘息等症状。关元为人体强壮要穴，是因其位于三焦之气所出的部位，脐下肾间动气之处，古称"丹田"，此乃十二经之根，元气之所系，生气之源，五脏六腑之本，又因其为小肠募穴，可以源源不断地吸收后天营养以充实机体。在历代的各种针灸文献中，皆记载关元主治"诸虚百损，虚劳羸瘦"，目前以此穴防病强身，对于真阳虚衰、脏腑虚惫的病证，具有一定的功效。带脉属足少阳胆经，在局部疗法中是主治腰部、下腹部、侧腹部诸疾患的要穴，有止痛消胀、化湿散寒的功效。《玉龙赋》："带脉关元多灸，肾败堪攻。"关元、带脉二穴相配，则益肾补虚之效更为显著。在《玉龙歌》中，另有"肾气冲心何所治，关元带脉莫等闲"一语，与此同义。

④赤白妇人带下难，只因虚败不能安，中极补多宜泻少，灼艾还须着意看：妇人赤白带下的病因较为复杂，虚热、虚寒、风冷、气郁、脾虚、肾虚、痰湿等都可致病。中极在小腹部前正中线上，脐中下 4 寸，属任脉，既是膀胱募穴，又是足三阴与任脉的交会穴。任脉与冲脉同起于胞中，中极穴可调理冲任，同时又可调理三阴之经。因中极穴下深部为膀胱、胞宫、精室的所在，足三阴循少腹，经筋结于阴器，故中极治疗各种妇科病、前阴病，效果显著。对各种原因所致的赤带、白带，在中极穴施用不同的手法，湿热者可清热化湿，气郁者可疏肝解郁，风冷虚寒者能温下驱寒，虚热者能滋阴清热，脾肾虚者能健脾补肾。临床要根据病情的虚实寒热，分别施行针灸及补泻手法，即属热者宜针，属寒者宜灸，属实者宜泻，属虚者宜补，辨证论治，灵活运用，自可获显效。

⑤吼喘之症嗽痰多，若用金针疾自和，俞府乳根一样刺，气喘风痰渐渐磨："吼喘"泛指喘病，因痰在结喉间与气相击以致有声，多为痰热内郁，风寒外束，或惊忧气郁，或

胃络不和，或肾气虚损等所致。针灸治疗可取俞府、乳根等胸部穴位，《玉龙赋》："乳根俞府，疗气嗽痰哮。"俞府属足少阴肾经，在胸部锁骨下缘，前正中线旁开2寸处。乳根属足阳明胃经。在胸部乳头直下，乳房根部，当第五肋间隙，距前正中线4寸处。俞府、乳根二穴相配，不仅可增强脾胃与肾气，同时发挥局部治疗作用，标本兼顾，能强心健脾、补肺益肾、化痰定喘。临床要根据病情的虚实寒热和病程的长短，灵活应用，或针或灸，但对乳根穴，因穴下为心脏，且不可深刺，亦不可多灸，以免伤及内脏。

⑥伤寒过经尤未解，须向期门穴上针：肝为血脏，职司贮藏和调节血液，期门穴在胸部乳头直下，第六肋间隙，前正中线旁开4寸处，属于足厥阴肝经，是肝经、脾经和阴维脉三脉交会穴，也是肝之募穴，具有泻肝经实邪、清血室邪热之功效，治疗伤寒病中的肝木克脾，肝邪乘肺，热入血室及伤寒过经不解等症。《席弘赋》"期门穴主伤寒患，六日过经尤未汗"，对于外感伤寒，六七日后过经不解，或误用汗下之法使邪热入里而出现谵语、腹满等症状，针刺期门穴疏泄散热，以解伤寒里邪。《伤寒论》中关于期门治疗伤寒病的记载共有五条，第一条为"伤寒、腹满、谵语，寸口脉浮而紧，此肝乘脾也，名曰纵，刺期门"。第二条为"伤寒发热，啬啬恶寒，大渴欲饮水，其腹必满，自汗出，小便利，其病欲解，此肝乘肺也，名曰横，刺期门"。第一、二条取用期门的主要目的是泻肝经之盛气。第三条为"太阳与少阳并病，头项强痛，或眩晕，时如结胸，心下痞硬者，当刺大椎第一间、肺俞、肝俞，慎不可发汗，发汗则谵语，脉弦，五六日，谵语不止，当刺期门"。这是由于误汗而津伤，阳邪乘燥入胃，热结发谵语，且兼有弦脉，为土病见木脉的现象，刺期门就是直泻肝木的疗法。第四条为"妇人中风，发热恶寒，经水适来，得之七八日，热除而脉迟身凉，胸胁下满，如结胸状，谵语者，此为热入血室也，当刺期门，随其实而泻之"。第五条为"阳明病，下血谵语者，此为热入血室；但头汗出者，刺期门，随其实而泻之，濈然汗出则愈"。第四、五条都是用期门来泄瘀通结，或清除血热郁蒸的疗法。由此可见，期门用于伤寒病都以泻法为主，以发挥其疏肝、清热、宽胸、泄瘀、通结的功效。

⑦忽然气喘攻胸膈，三里泻多须用心："气喘攻胸膈"指胃腹部胀满不舒，气逆上壅，攻冲胸膈，多是胃腹部气分郁滞，属于脾胃功能失常的一种表现。脾胃运化功能失常，会聚湿生痰，而痰又为产生多种疾病的原因之一。足三里属足阳明胃经，是胃经的合穴，可以通过健运中焦，增强水湿运化，达到消除痰饮的目的。痰湿聚于中焦所致的胸膈满闷不舒，足三里宽中理气、行湿化痰，对"气喘攻胸膈"者尤为适宜。实践证明，针刺足三里可以缓解支气管痉挛，增加肺的通气量，对改善气喘症状具有较好的作用，治疗肺中痰聚引起的咳嗽气喘、呼吸不畅。临床上凡遇气机不通或呃气上逆之症，皆可针刺双侧足三里化痰行气、和胃降逆。

⑧脾泄之症别无他，天枢二穴刺休差，此是五脏脾虚疾，艾火多添病不加："脾泄"即因脾胃虚弱，消化不良所引起的泄泻，主要表现为腹胀满，食入即吐，一日数泻，排出稀薄恶臭的大便，常兼见肢体重着，脘腹不适，面色虚黄等，如失于调治，会缠绵难愈，引起全身虚弱的现象。天枢属足阳明胃经，在腹中部，距脐中2寸。天枢是大肠之募穴，也是足阳明胃经与冲脉、足少阴的交会穴，因其位于脐旁，为上腹下腹之分界，对应天地相交之气，斡旋上下，职司升降，是分理清浊之枢纽。天枢穴居腹部，内应大肠之腑，具

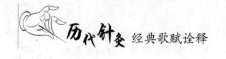
有疏调大肠、调中和胃、理气健脾、扶土化湿之功效，主治各种肠胃疾患，尤其是一切腹泻的病症。针灸天枢穴，既可以祛肠胃之寒、化脾胃之湿，也可以攻逐积滞而清肠胃之热。无论泄泻属寒属热，属虚属实，只要辨证施治，或针或灸无不适宜，《胜玉歌》："肠鸣大便时泄泻，脐旁两寸灸天枢。"脾泄为虚证，当以灸治为主，对久病者可配灸脾俞、大肠俞、小肠俞、足三里、气海等穴，多可获良效。

⑨口臭之疾最可憎，劳心只为苦多情，大陵穴内人中泻，心得清凉气自平：口臭指口中有臭气，或口舌生疮而发出臭气，大多为心脾之火上逆，熏蒸于口舌所致。心开窍于舌，脾开窍于口，若脏腑热盛，热乘心脾，气冲于口舌而发口舌生疮、口气臭秽的现象，治疗上当以清心脾之热为主。大陵穴在腕掌横纹的中点，属手厥阴心包经，是心包经的输穴、原穴，五行属土，也是心包经的子穴，主要用于泻实邪，清心火，治疗心火炽盛的各种病证，《胜玉歌》："心热口臭大陵驱。"又因大陵为土穴，直接联系属土的脾胃二经，故其清热泻火之功可自达脾胃二经。人中即督脉之水沟穴，位于鼻之下方，口之上方，是大肠经、胃经、督脉三经的交会穴，也是十三鬼穴之一，为急救之要穴，统治一切热病，属治疗口臭的局部取穴之法，其泻热之功，可直达患部。大陵、人中二穴局部与远端作用配伍使用，清热泻火之功倍增，心脾之火得清，则口臭自可渐愈。

⑩穴法深浅在指中，治病须臾见效功，劝君要治诸般疾，何不当初记玉龙：穴位因其部位解剖结构的不同，穴位深浅也不同。针刺时施术者要注意针下感觉，掌握针刺的深浅，判断得气，施行补泻操作，在治病中有一丝差别都会影响疗效。奉劝大家习诵《玉龙歌》，对今后临床治病大有裨益。

第三节　胜玉歌

【指要】

《胜玉歌》选自《针灸大成》，是杨继洲家传配穴处方的经验总结。在杨继洲行医时，元代王国瑞编撰的《扁鹊神应针灸玉龙经》已流行一时，尤其是其中的《玉龙歌》更为针灸医师及初学者推崇。但《玉龙歌》的原文太长，不易记诵，杨氏有鉴于此特将他的家传秘录，结合自己的临床心得，简明扼要地编成这篇《胜玉歌》。为了表达本篇内容、临床上的实用价值和写作方式的精简，颇有胜过《玉龙歌》之处，所以定名为《胜玉歌》，借以引起读者的重视。本歌共七十六句、三十八韵，强调了六十六穴的应用。其内容是以各部疼痛为主，其他主要病证也多有涉及。其中用灸之处较多，也为《胜玉歌》的一大特点。

《胜玉歌》对经络病的辨证取穴，以头痛眩晕取百会；头风头痛取风池；头风眼痛取上星；头项强急取承浆；眼痛取清冷渊；目内红肿取丝竹空、攒竹；耳闭取听会；牙腮疼紧取大迎；颔肿喉闭取少商；腰痛取中空；脾疼背痛取中渚；臂疼背痛取手三里；筋拘挛取尺泽；两手酸疼难执物取曲池、合谷、肩髃；髀疼取肩井；膝肿取行间；两股转筋取承山；两膝肿取膝眼、足三里；腿股转酸难移步取环跳、风市、阴市；行步艰难取中封、太冲；脚气取复溜；脚风缠取委中；踝跟骨痛取昆仑、绝骨、丘墟；脚背痛取商丘；瘰疬取少海、天井；臁疮取血海。《胜玉歌》对脏腑病的辨证取穴，以中风吐沫取人中、颊车；五痫取后溪、鸠尾、神门；诸般气症取气海；五疟取间使、大杼；疟母取章门；痰涎咳嗽取肺俞；心疼脾痛取上脘；脾心痛急取公孙；霍乱心疼吐痰涎取巨阙；心热口臭取大陵；胃冷取下脘；黄疸取至阳；肝血盛取肝俞；噫气吞酸食不投取膻中；腹胀取水分；痔疾肠风取长强；肠鸣泄泻取天枢；腹痛便闭取支沟；肾败腰疼小便频取命门、肾俞；遗精白浊取心俞；疝气取大敦；小肠气痛取归来；下胎衣取三阴交；小儿喉痹取天突、筋缩。

【歌赋】

胜玉歌兮不虚言，此是杨家真秘传①。
或针或灸依法语，补泻迎随随手捻②。
头痛眩晕百会好③，心疼脾痛上脘先④。
后溪鸠尾及神门，治疗五痫立便痊⑤。
脾疼要针肩井穴⑥，耳闭听会莫迟延⑦。
胃冷下脘却为良⑧，眼痛须觅清冷渊⑨。

【诠释】

①胜玉歌兮不虚言，此是杨家真秘传：《胜玉歌》所言的全部内容，都是通过实践之后的经验总结，它所提供的针灸处方取穴规律，不但杨继洲个人在临床上应用已久，也是所有杨氏祖先从经验中归纳出来、素不轻易示人的家传秘方。这里特别指出"此是杨家真秘传"，以强调其实用价值。

②或针或灸依法语，补泻迎随随手捻：法语，是"正告"的意思，即这些组穴成方的方法。《胜玉歌》所中列举的六十六穴，都是临床常用的有效穴位，可以广泛适用于治疗属虚属实的各种疾病。只要依照这些成方去辨证论治，根据"实症以针为主""虚症以灸为主"的原则，在这些穴位上或针或灸，使用补泻迎随的各种手法，皆属适宜。补泻迎随是根据经络循行的逆顺关系，依进针后针尖的方向，逆着经脉的循行叫"迎"，"迎而夺之"为泻；顺着经脉的走向叫做"随"，"随而济之"为补。"随手捻"，就是运用指力施行各种操作手法，轻重深浅，或补或泻，可以随心所欲，运用自如。

③头痛眩晕百会好：头痛眩晕的病因很多，包括风、热、湿、痰、气虚、血虚、食郁

等，治疗的方法也各有不同。百会穴位居巅顶头部，祛风宣阳的作用最强。因风善行数变，其性轻扬，巅顶之上，唯风可到，伤于风者，上先受之。百会是督脉、膀胱经、胆经、三焦经、肝经五经的交会穴，其效能可贯通督脉、膀胱、三焦及肝、胆各经，不论头痛眩晕属虚属实皆可适用。百会穴具有祛邪熄风、清利头目的作用，各种证型的头痛、眩晕单取百会效果甚佳。若遇风邪侵袭的恶风头痛，项强目眩，阵发性头风痛，常取百会配用大椎、风池、合谷、外关等，祛风解表，清热宣散，能够取得良好的效果。对于肝阳上亢、风动上扰，或气滞血瘀、痰湿阻滞所致的头痛眩晕，针刺百会施用泻法或用刺血之法，也可散邪宣窍，通络止痛。《旧唐书》载昔日唐高宗李治患头眩重疾，秦鸣鹤断病为风毒上攻之头目苦眩，于头顶刺血泄毒而愈。目前临床针刺百会治属实的头痛眩晕，可疏散头部之风邪，清泻诸阳气火之上亢，缓解疼痛，消除眩晕。而灸补百会治疗属虚的头痛眩晕，有升提阳气的作用。因临证中所见的眩晕，有时并不一定是因风邪、痰湿、瘀血、肝阳所致，而因气血虚弱，不能上举，髓海空虚，所谓"无虚不作眩"。表现为头晕目眩，精神倦怠，少气懒言，心悸不安，而且每因劳累复发，根据"虚则补之""陷下则灸之"的治疗原则，可用艾条温灸百会穴，以灸至患者灼热疼痛为度，连续灸治可提补清阳之气上升，使气盛能生血，气血充盛，髓海得养，而眩晕自止。百会穴治疗头痛眩晕，应本着"多刺少灸"的原则，因头为诸阳之会，足厥阴肝经之脉也上行巅顶，肝风、肝阳、肝火最易上扰清空，所以头痛眩晕的病变多为肝阳实证或上盛下虚之证。非风寒之邪所致的头脑疾病。不可轻易艾灸，否则可致头昏脑涨。根据临床体会，在头顶部穴位大量施灸，为了防止热毒内攻，灸后最好用三棱针点刺出血，泄除热毒，或在灸后针泻足三里穴，以引灸火下行。

④心疼脾痛上脘先："心疼"指心胸部的疼痛，"脾痛"指胃腑方面的疼痛，故心疼脾痛实际上包括了心、腹、胸、胁部不论虚实寒热及各种原因引起的疼痛。《玉龙歌》："九种心痛及脾疼，上脘穴内用神针。"任脉之经穴上脘在上腹部前正中线上，脐中上5寸。上脘是治疗各种心胸部疾患的常用有效穴，针灸此穴其疗效能直达病所，理气降逆，清热化痰，除滞散结。同时上脘又是任脉、小肠经、胃经三脉的交会穴，在循经取穴的作用上疗效又可影响到胃与小肠二经，宣通气血，调和脾胃，故针灸上脘穴治心疼脾痛，可获宽胸调气、攻积止痛的功效。

⑤后溪鸠尾及神门，治疗五痫立便痊：五痫即马、羊、鹅、猪、牛五种痫病，因其发病时口中所发出的声音似马、似羊，而以之为名的一种临床分类方法。五痫在发作时突然晕倒，不知人事，手足抽搐，两目上视，喉内发出五畜的声音。在将醒之时，必口吐涎沫，醒后则一切如常。五痫发病不外乎痰多火盛，由肝风胆火上逆，或心肾虚弱，气血不足，因惊因怒，神不守舍等而引起，其治疗也大多偏重在清火豁痰，镇心安神为主。后溪为小肠经输穴，也是清热泻火的要穴，因心与小肠相表里，针泻后溪治疗内热，可获潜浮阳、泻心火的卓效。后溪穴通于奇经中的督脉，而督脉入络于脑，脑为元神之府，后溪穴具有醒脑开窍的作用，是治疗各种痫病效果较好的穴位，《通玄指要赋》："痫发癫狂兮，凭后溪而疗理。"鸠尾穴正当剑突下方，邻近于心，为膏之原穴，也是任脉的络穴，有宁心安神、宽胸豁痰之功，善治各种痫证，《玉龙歌》："鸠尾独治五般痫，此穴须当仔细观。"神门是心经的原穴，有宁心安神的作用，可治疗与心脏有关的疾患，《通玄指要赋》：

"神门去心性之呆痴。"后溪、鸠尾、神门三穴相配，兼筹并顾，对于任何原因所致的痫病都可使用。

⑥脾疼要针肩井穴：脾疼，即脾胃所在上腹部发生疼痛。肩井是足少阳胆经穴位，也是手足少阳、足阳明、阳维交会穴。肩井位于肩上，前直乳中，当大椎与肩峰端连线的中点。因肩井穴为足阳明经脉所交会之部位，针刺肩井穴可以通调阳明经气，和胃止痛，降逆止呕，其疗效可下达患部，疏调血凝气滞，以消除疼痛。同时肩井可疏通手少阳三焦经脉，宣导三焦气机，调整脾胃功能，治疗与三焦和脾胃有关的各种疼痛，下病上取、标本兼治。如腹直肌痉挛所表现的腹部剧烈疼痛，腹部板硬，甚至痉挛如小木棒状，致使髋关节不能屈伸，身体不能平卧，亦不敢行走。从部位上看，此处正是足阳明经所行之处，针刺肩井穴促使针感向前下传导，疏通阳明经气。行针时辅助患者活动，一般数分钟后即可使剧痛缓解，身能直立，行走自如。

⑦耳闭听会莫迟延："耳闭"即耳窍闭塞，气机阻滞，轻则重听，重则耳聋的听力障碍症状，此处主要是指对初起实证患者的治疗。本病不论属虚属实，在局部疗法中，都宜循经针取听会穴。因足少阳经脉入于耳中，听会穴位于耳前，有聪耳、开窍的功效，是主治各种耳部疾病的常用穴位。《玉龙歌》："耳聋之症不闻声，痛痒蝉鸣不快情，红肿生疮须用泻，宜从听会用针行。"对于肝胆风热，或痰火上扰，经气闭滞等突然发病的耳聋实证，针刺听会多能迅速收效，若配合耳门、听会、翳风等穴，则效果更佳。因为在耳周的这些穴位上针刺，可以引起内耳血管通透性增强，改善耳蜗微循环及毛细胞营养供应，使听觉神经末梢的恢复功能，从而恢复听力。直刺1.0~1.5寸，局部酸胀，可扩散至耳周部及半侧面部，有时有鼓膜向外鼓胀之感。针刺时应注意张口时针，过去强调取刺本穴时口中含物，以防患者倦怠时忽然合口，发生意外。现在一般让患者张口取穴，进针之后慢慢合口，不影响捻转和留针。听会穴若刺得过深，少数患者出现一时性头懵，此种情况提针后即可消失。若进针时速度较快或用捣刺法，易损伤血管造成出血，或形成皮下瘀血。听会穴禁用灸法，更不宜温针或艾炷直接灸，以防灼伤耳窍，助火伤络，加重病情。对肝肾阴虚、肾气不能上注等病程较久的虚证患者，针灸治疗往往收效较缓，且取穴多以补肾为主，听会只做配穴。

⑧胃冷下脘却为良：胃冷是因胃阳不足、寒气偏胜所致的一系列症状，其治疗偏重于选用能振奋脾胃阳气的穴位。任脉位于腹部的上脘、中脘、下脘三穴，作用基本相同，都是治疗脾胃病的要穴。其中下脘在脐中上2寸处，能治疗六腑寒气，有温中祛寒、调节脾胃的作用。灸下脘穴能够开发脾胃之阳气，可治疗阴气隔阻、阳气衰微之脾胃虚寒证。如寒邪直中三阴所致的厥逆，表现为胃脘及上腹部冷痛，下利完谷，蜷卧肢冷，舌黑滑润，脉沉细等危重症候，急灸下脘穴，借以温中暖腹，除邪散寒，通调胃气，而发挥其回阳救逆之功。

⑨眼痛须觅清冷渊：眼痛之症，有属虚、属实两类。其眼目红赤肿痛，并有多眵、多泪、羞明者，多属风热与肝胆实火所致，此为实证；若眼目痛而不赤者，多为元气亏损或内热灼盛所致，此为虚证。清冷渊所治之眼痛，主要是实证眼痛。清冷渊是手少阳三焦经穴，在臂外侧，屈肘时，当肘尖直上2寸，即天井上1寸。手少阳三焦经在头部的支脉与眼目发生联系，在目锐眦处交于足少阳胆经，根据手足少阳经脉循行联络，循经远刺清冷渊，有清

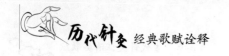

热泻火、疏泄少阳三焦气机使上下通调的功效，可治疗火郁于上所致的实证目痛。

【歌赋】

霍乱心疼吐痰涎，巨阙着艾便安然①。

脾疼背痛中渚泻②，头风眼痛上星专③。

头项强急承浆保④，牙腮疼紧大迎全⑤。

行间可治膝肿病⑥，尺泽能医筋拘挛⑦。

若人行步苦艰难，中封太冲针便瘥⑧，

脚背痛时商丘刺⑨，瘰疬少海天井边⑩。

【诠释】

①霍乱心疼吐痰涎，巨阙着艾便安然："霍乱"是突然发生腹部绞痛、上吐下泻的一种急性病变，"心疼吐痰涎"指心胸腹部疼痛，邪蕴于内，使脾胃的功能失常，吐出痰涎和食物，也是霍乱发作时的症候之一。霍乱分干、湿霍乱两种，湿霍乱又有属寒、属热之分，此处主要是指属寒的霍乱，治疗宜温中祛寒，壮阳理气，当施灸以温阳散寒。巨阙属任脉经穴，在上腹部，前正中线上，当脐中上6寸，也是心脏的"募"穴。心火为脾土之母，在局部疗法中，主治心胸疾患和腹胀、腹痛。在巨阙穴施用艾灸之法，有益火生土、温运中焦之功，可祛寒镇痛、促进脾胃健运以降逆止吐，理肠止泻。

②脾疼背痛中渚泻："脾疼背痛"是发生在中焦部位的疼痛，多系胃中受寒、阴邪上逆、阳气郁滞所致，其特征为牵引性心背彻痛，兼有胸满喘急，短气等。《通玄指要赋》"脊间心后者，针中渚而立瘥"，《肘后歌》："肩背诸疾中渚下。"中渚为手少阳三焦经的输穴，有畅行三焦气机的作用，主要用于治疗三焦经脉循行通路上的病证，以及三焦火热循经上扰的头面五官疾病。三焦在五行属火，输穴在五行属木，木旺生火，中渚是三焦经的母穴，有通阳散寒、理气和胃、缓解疼痛的作用。针刺中渚施以补法可增强三焦的元气，施以泻法可疏通三焦气机，通阳开郁。循经远刺取中渚治疗心痛彻背的胸痹，可升提上焦清阳、疏利胸间气滞，降逆开郁、和畅中气、逐散结聚之阴寒，使气机的升降恢复正常，消除气塞不通而致痛的病因，从而达到止痛目的。

③头风眼痛上星专："头风眼痛"指偏重在前头痛，由风热所致及急性发作的实证头眼疼痛，如风头痛，热头痛，目赤肿痛等。上星为督脉经穴，在头部前发际正中直上1寸处。根据按部取穴及循经近刺的疗法，上星有宣泄诸阳之气的功效，是治疗头目及各种鼻病的要穴，对前额痛尤为适宜。《玉龙歌》："鼻流清涕名鼻渊，先泻后补疾可痊，若是头风并眼痛，上星穴内刺无偏。"针刺上星穴治疗头风眼痛，直接在头部疏泄督脉之经气，散风泻热，使经脉通调，邪热得清，即可迅速获得缓解疼痛的功效。

④头项强急承浆保：头项强急指由风寒之邪侵袭，邪束筋脉，血凝气滞，或肝虚血衰，不得濡养筋脉等原因所致的头项强直、筋脉拘急，不能前后俯仰或左右回顾的症状。《针灸歌》"承浆偏疗项难举"，承浆是任脉的最后一个穴位，也是任脉、胃经的交会穴。

任脉为血之海，胃经为水谷气血之海，故针刺该穴可活血通瘀，治疗血行滞涩引起的头痛。同时因任、督、冲脉一源三歧，承浆又有任、督脉会穴之称，故承浆的疗效可通达督脉，取承浆治疗头项强急，标本兼治，调和气血，疼痛可缓。

⑤牙腮疼紧大迎全："牙腮疼紧"，指由各种原因引起经脉阻滞，气血壅塞，而出现牙痛、不能咀嚼、口噤不开、颊肿、牙关紧闭、牙关脱臼等症状。足阳明胃经大迎穴，在下颌角前下方，闭口鼓腮时下颌角边缘出现的沟形凹陷处。大迎是足阳明经与手阳明经的会穴，足阳明经循行入上齿部，手阳明经循行入下齿部。根据循经近刺和按部取穴的原则，取刺大迎针感可传至上牙或下牙，能够宣泄齿部的郁热，通络止痛，主治因胃火、风火循经上扰，致使阳明经郁热壅闭所致的牙齿疼痛。大迎是主治牙腮疼紧，包括齿颊部一切疾患的特效穴，应用时应根据疼痛部位辨证配穴，上牙痛者配刺下关、内庭，下牙痛者配刺合谷、中渚。大迎以胃火、风火牙痛为主，龋齿牙痛仅可以临时止痛但不易除根。

⑥行间可治膝肿病："膝肿"指膝关节周围发生肿胀疼痛、腿肿连膝的现象，多为风寒湿热等邪侵入经脉，使气血壅滞所致。足厥阴肝经经脉循行于下肢内侧，其经筋结聚于膝位。在足厥阴肝经经脉的循行通路上，如有寒湿及湿热等邪气的侵袭，使气血郁滞而出现股膝肿时，可针刺行间以疏调经气，祛湿除寒，活血通络而消肿，《杂病穴法歌》："脚膝诸痛羡行间。"虽然治疗膝部肿痛偏重于局部取穴，但足厥阴经脉自足上行至膝弯内侧，远道取刺行间穴可以舒筋活络，通利关节，对膝关节周围肿胀疼痛以及腿痛连膝等证用之甚效。

⑦尺泽能医筋拘挛："筋拘挛"指上肢部筋脉拘紧挛急，不能自由伸屈。尺泽属手太阴肺经，是肺经合穴，五行属水，也是肺经的子穴，在按部取穴的作用上，是主治肘关节周围疼痛，以及各种肘臂疾患的常用有效穴，《玉龙歌》"筋急不开手难伸，尺泽从来要认真"，《通玄指要赋》："尺泽去肘疼筋紧。"因肺金有克制肝木的作用，肝主筋，故若肺金过盛而伤肝木，使肝虚血衰，不能营养筋脉，可致筋脉拘挛，根据"实则泻其子"的治疗原则，针泻肺经子穴尺泽，泻除肺金盛气，可通瘀泻热、舒筋活络，使肝木功能恢复，筋脉得养，拘挛可除。

⑧若人行步苦艰难，中封太冲针便瘥："行步苦艰难"，指由于下肢及足踝部发生肿痛，而出现的行步艰难、移动困难的症状。足厥阴经脉循行于下肢内侧，其经筋也结聚于膝腿部位。肝主筋，筋赖血以濡养，故治疗下肢痹痛及足踝病证，多取用肝经穴位。《玉龙歌》中也说："行步艰难疾转加，太冲二穴效堪夸。更针三里中封穴，去病如同用手抓。"中封、太冲二穴同属肝经，中封在足背内踝前1寸，商丘与解溪连线之间，胫骨前肌腱的内侧凹陷处，为足厥阴肝经的经穴；太冲在足背侧第一跖骨间隙的后方凹陷处，为足厥阴肝经的输穴、原穴。在局部疗法中，针刺中封、太冲二穴，可直接疏通患部周围的气血，达到消肿止痛、恢复步行的目的。肝主筋，肝藏血，在治本疗法中，针刺中封、太冲还可调节气血、养血散瘀、舒筋活络，对因血行阻滞、筋脉受伤所致肿胀疼痛，或酸重麻木，影响步行等尤为适用。

⑨脚背痛时商丘刺："脚背痛"即足背部肿胀疼痛，多由外伤扭挫，或风寒及湿热下注引起，有虚实寒热之分。一般按之可暂时减轻者属虚，按之痛不可忍或高肿者属实，皮色不变而遇暖痛缓者属寒，皮色焮红而遇冷痛轻者属热，因足背痛多与脾湿有关，治疗上

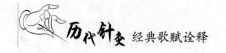

也偏重在脾经按部取穴。《玉龙赋》"商丘解溪丘墟，脚痛堪追"，商丘穴在足内踝前下方凹陷中，当舟骨结节与内踝尖连线的中点处。商丘为足太阴脾经的经穴，五行属金，也是脾经子穴，可统治脾经的一切实证。脾为湿土，又主四肢，针刺商丘穴不仅可化湿导浊、疏泄郁阻，治疗湿阻气机、湿留肌肉、湿滞交阻、湿热熏蒸等原因所致的一系列病症，还可清热化湿、消肿止痛，治疗风湿、寒湿、湿热之邪留滞经脉，足背部发生疼痛的现象。商丘在足背又可发挥其局部的治疗作用，以此穴标本兼治，尤为适宜。

⑩瘰疬少海天井边：瘰疬的病因复杂，治疗方法也不同，发病的部位也多种多样，取少海、天井治疗瘰疬，是循经远刺的一种治本疗法。少海在肘横纹内侧端与肱骨内上髁连线的中点处，为手少阴心经合穴，五行属水，是心经穴位中与肾脏有密切联系的穴位，针灸少海可益火泄水，清热凉血，从根本上消除瘰疬的病因，适用于水亏火炽、肝郁血热而形成的虚损性瘰疬。根据手少阴心经的循行联系，针灸少海还可以治疗发于胸侧、腋下的瘰疬。天井在臂外侧肘尖直上1寸凹陷处，为手少阳三焦经合穴，五行属土，也是三焦经的子穴，可统治三焦经的一切实证，同时胆经与三焦经循行相接，脉气互通，天井穴的功效可上达胆腑。故针泻天井穴，治疗因三焦气机不宣、肝胆火郁、痰湿流窜经络、气液蕴结不化所致的瘰疬，有疏泻三焦气滞、清除胆火郁遏、调和经络、流通气血之功，可使三焦升降正常，水道通畅，胆火得除，痰湿得化，而瘰疬自可消除。《玉龙歌》"天井二穴多着艾，纵生瘰疬灸皆安，"对于久病或体质较弱的患者，临床偏重于灸取天井穴，左病灸右，右病灸左，并采用"疾吹其火，毋待自灭"的艾灸泻法操作。

【歌赋】

筋疼闭结支沟穴[①]，颔肿喉闭少商前[②]。

脾心痛急寻公孙[③]，委中驱疗脚风缠[④]。

泻却人中及颊车，治疗中风口吐沫[⑤]。

五疟寒多热更多，间使大杼真妙穴[⑥]。

经年或变劳怯者，痞满脐旁章门决[⑦]。

噎气吞酸食不投，膻中七壮除膈热[⑧]。

目内红痛苦皱眉，丝竹攒竹亦堪医[⑨]。

若是痰涎并咳嗽，治却须当灸肺俞[⑩]。

【诠释】

①筋疼闭结支沟穴："筋疼"在此处主要是指肩臂酸重疼痛、四肢不举、胸胁疼痛等症。三焦经经穴支沟，位于尺骨桡骨之间，五行属火，是火经火穴，也是常用的治疗筋骨关节及胸胁疼痛的有效穴，《玉龙歌》："若是胁痛并闭结，支沟奇妙效非常。""闭结"指大便燥结、排便困难的现象，可有阴结、阳结之分。冷和虚属阴结，因冷为阴凝固结，气机闭塞；虚为下焦阳虚，无力运行，或津液失调，肠内干枯所致。《杂病穴法歌》："大便虚秘补支沟，泻足三里效可拟。"由胃实而秘，热搏津液，风胜则干，气滞不行所致者属

阳结，针刺支沟穴清热泻火，疏通三焦气机运行，调理肠腑，可以从根本上祛除大便实结的原因。因此对闭结之症，针刺支沟穴可补可泻，无论阴结或阳结便秘均为适用。

②颔肿喉闭少商前："颔肿喉闭"，指咽喉连及颔部，发生㿗肿刺痛，甚至咽喉肿闭、口噤不开、水浆难下，常兼有痰涎壅盛、呼吸不利等，属于喉风，多由肺胃积热、痰火及风热抑遏，气血凝滞所致。自古以来少商穴就被作为治疗咽喉肿痛的特效穴，位于手拇指末节桡侧，距指甲角 0.1 寸，为肺经井穴，有泻诸脏之热的功用。根据循经远刺和肺经经脉循行规律，针刺或点刺少商穴，可使疗效上达咽喉，消除颔肿喉闭的现象，还有疏通经脉气血凝滞、开郁泻热的功效。急性扁桃体炎肿大甚者，配合三棱针深刺红肿的扁桃体几处，将脓血吐净，红肿疼痛很快就会消除。《玉龙歌》："乳蛾之症少人医，必用金针疾始除，如若少商出血后，即时安稳免灾危。"少商穴治疗咽喉肿痛，以实热证为主，必要时还可点刺商阳、关冲，或加刺鱼际、合谷、内庭、丰隆等穴，以清热降火，积痰涤浊，更有捷效。如果病证属于肾阴亏虚、津失滋润的慢性咽喉疼痛，声音嘶哑，一般不主张取少商穴施治。

③脾心痛急寻公孙："脾心痛急"指各种原因引起的，心胸胃腹部急性发作的疼痛病症。公孙穴为脾经络穴而联系脾、胃两经，脾脉又上注心中，既可以助脾调理运化、助胃消导积滞，又可以平冲降逆，调心气，化痰浊，为治疗消化系统和心脏疾病的一个主要穴位。对于胃肠运化和传导功能异常引起的肠胃绞痛、绕脐痛、霍乱腹胀，针刺公孙调和运化，行气散邪，有较好的缓急止痛作用。公孙穴通于冲脉，冲脉起于小腹胞中，挟脐而行，至胸中而散，在循行过程中与胃、心、胸等部位联系。《难经》："冲脉为病，逆气而里急。"冲脉之气失调，逆气而里急，结于胸中而冲逆攻痛，须刺公孙穴以调冲脉、降逆气，宽胸利膈，是治疗各种脾心痛急必不可少的要穴。

④委中驱疗脚风缠："脚风缠"属于腿游风之类的足病，大多为营卫风热相搏，凝结于经脉而成，其特征是发作急骤，在两腿的内外侧，忽生赤肿，形如堆云，㿗热疼痛。委中穴位于腘窝中，血络视而可见，临床上常在此穴施以放血之法治疗疮疡疔毒，故有"血郄"之称。委中属足太阳经，是治疗腿脚病的要穴，刺络放血更能清热解毒，凉血消肿，泻火开郁，缓解疼痛，适用于血分有热、毒邪侵犯机体所致的疮疡、疔疮、丹毒。尤其对病发于下肢、躯干、项后等足太阳经循行部位者，只要属于火热、气结、血瘀及一切壅闭有余的实证现象，刺委中泄血最为适宜。风热相搏在腿部发生红肿疼痛的足病，在委中穴处放血，借以疏泄风热，消肿止痛，从而达到治疗脚风缠的目的。下肢急性淋巴管炎，中医称之为"红丝疗"，在委中穴及红线走窜处所属经脉的郄穴施以刺血治疗，可以控制红线蔓延，避免邪毒攻心。在小腿内侧处所生的阴疽，皮部黑紫，疮口浸淫常流清水，或有腐臭气味，久不收口，刺委中处的络脉出血，并在疮面周围点刺出尽恶血，可使疮面逐渐缩小，肉芽新生而愈合。若在疮面四周配合施灸，更能散寒回阳，促使病灶处气血流行通畅，加快阴疽收口，收效更为显著。民间俗称的"坐地疯"，多发生于夏季或夏秋之季，证见心烦急躁，恶心欲吐，甚则腹痛不安，坐卧不宁，食少或口渴，肛门周围出现青紫色的小结节或小丘疹，药物治疗效果较差。可刺委中血络出血，或加刺承山穴以行血散瘀，清热除烦，再用三棱针点刺肛门周围和小丘疹上出血，症状即可减轻或消失。疮疡生于后项部的"脑后疮""发际疮"，类似多发性毛囊炎，多由内郁湿热，外受风火所致，生于

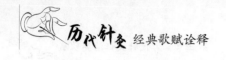

项后头发边缘处，初起如粟米，渐大如黍豆，坚硬高起，溃破后流出脓汁，时硬时软，缠绵难愈。委中穴刺血数毫升，泻热解毒，加用大椎三棱针散刺拔罐放血，最为显效。

⑤泻却人中及颊车，治疗中风口吐沫："中风口吐沫"是中风的常见症状之一。中风有闭证、脱证之分，闭证属实表现为突然发作，昏扑失神，口噤不开，面色潮红等；脱证属虚表现为鼾呼痰鸣，面色苍白，多汗，遗尿等。人中是督脉、大肠经、胃经三脉的交会穴，为十三鬼穴之一，统治一切热病，也是临床急救的特效穴。针泻人中不但可以直通督脉，使疏散风邪的疗效直达头部，开闭泄热，清神通窍，还因为是两经会穴，而分别入上下齿中，对于痰涎上壅、牙关紧闭等现象，有特殊效果。颊车也是十三鬼穴之一，根据经脉循行规律，是主治中风牙关紧闭、口眼㖞斜、失音、颊肿牙痛的常用有效穴。临证中属轻证者，多㖞左先针右，㖞右先针左，重证者，要先轻微的雀啄术，㖞左治左，㖞右治右，然后再针刺对侧，施以间歇的旋捻术，针后再隔姜灸3~5壮。

⑥五疟寒多热更多，间使大杼真妙穴："五疟"是指各种不同类型的疟疾，疟疾一病名目繁多，如风疟、温疟、暑疟、湿疟、寒疟、瘴疟、疫疟、食疟、痰疟、劳疟等，主要由病邪蕴扰于半表半里，营卫不和，阴阳相搏所致，多依寒热的轻重，发作的迟早，间歇时间的久暂等进行区别。间使属手厥阴心包经，心包属相火，该经的许多穴位也是以治疗热性病为主，又心包经与三焦经相表里，针刺间使穴，能够由里达表地通调厥阴与少阳之经气，使气血运行正常、三焦气机和畅，借以清热除烦、解表截疟，可用于治疗任何类型的疟疾。大杼在背部第一胸椎棘突下，旁开1.5寸处，属足太阳膀胱经，是小肠经、膀胱经的交会穴，也是八会穴之骨会，可统治一切骨病。《灵枢·海论》："冲脉者，为十二经之海，其输上在于大杼。"说明大杼是冲脉精气所输注的地方，故针泻大杼治疗风寒蕴扰，以寒热往来为特征的疟疾，就可以疏风祛寒、调血行气，尤其是热重寒微的风疟、温疟、瘴疟，更有退热散疟的卓效。取间使、大杼二穴治疗疟疾，不论是寒多热少的寒重热微型，还是发热时间长、热比寒多的热重寒微型皆可适用。

⑦经年或变劳怯者，痞满脐旁章门决："经年或变劳怯者"，指因经年累月，久疟不愈，导致体力衰退，羸弱气怯，遇劳则发，成为不易治疗的劳疟。同时因疟久失调，疟邪可夹瘀血痰湿，聚于左胁之下，随时间推移结块逐渐坚固，结为痞块，胀满不舒，最终形成疟母。章门在侧腹部第十一肋游离端的下方，属足厥阴肝经，是肝经、胆经的交会穴，也是脾经的募穴，还是八会穴之脏会，能统治一切脏病。历代文献中均记载章门穴能够主治一切"积聚痞块"，功能降逆消痞，散结行瘀。这些病证包括肝气久郁不化，或其他慢性疾患久治不愈而渐成蛊症，以及肝郁脾虚，胃脘部痞塞等症。尤其是肝脾肿大，多由疟疾、黑热病、血吸虫等久病不愈，气血大虚，痰瘀凝聚，脉络阻滞，结于胁下而成。章门穴下有重要脏器，如果针刺过深，右侧章门穴可刺中肝右叶前缘，左侧章门穴可刺中脾脏下端。临证中章门穴多以灸治为主，灸此穴有疏肝破瘀、活血通络、化痰湿、消痞满的功用，可治疗痰瘀凝结成痞的疟母。《医宗金鉴》"痞块多por左边"，此症之愈，全在一灸，即取左侧章门穴施以艾炷灸，同时配合灸第一腰椎棘突下旁开3.5寸处的"痞根"穴，以化痰散瘀，活血散结，软坚祛痞。如此重用灸法，持之以恒，日久必见功效。

⑧噎气吞酸食不投，膻中七壮除膈热："噎气"即饮食下咽时，有气逆梗塞，其病即为"噎膈"，多由忧思悲恚，气机郁结，痰凝瘀阻，或气血亏损，津液枯耗，或由反胃呕

270

吐病久而转成。"食不投"指食物虽已入口，仍复吐出的膈证和反胃的症状，其病即为"反胃"，多由胃阳虚弱，或命门火衰，不能腐熟水谷所致。噎膈与反胃，二者都是胃失和降的疾病。膻中穴属任脉，是任脉、脾经、肾经、三焦经、小肠经四脉的交会穴，也是心包经的募穴，还是八会穴之气会，《行针指要歌》："或针气，膻中一穴分明记"；"或针吐，中脘气海膻中补。"膻中穴主治范围广泛，有理气畅中的功效，统治气机郁结所致的一切病症，对各种原因引起的噎膈均可治疗。针灸膻中，有宽胸启膈、降气和中、畅通气机、调和脾胃的功效，使上焦郁结得散，气行而呕吐自止，治疗嗳气频频、胸中满痛、气逆不舒、食难下咽的气膈、食膈尤为适宜。膻中穴原为古代禁针之穴，治病以艾灸为主，故言"膻中七壮除膈热"。但此穴位于胸骨柄正中，针刺较为安全，若有丰富的经验和熟练的手法，根据不同的病情，酌选配穴，或针或灸，则获效更佳。一般沿皮向上或向下平刺 1.0~1.5 寸，针达骨膜后提插捻转以加强刺激，局部酸胀，可扩散至前胸部，或胸部有沉闷感。施用手法时需密切观察患者的反应，不可过强刺激，若针感不强可再稍深刺进针一些，刺及胸骨膜。

⑨目内红痛苦皱眉，丝竹攒竹亦堪医："目内红痛"即眼目红赤肿痛、羞明流泪、隐涩难开的症状，多由肝胆火炽、心火上炎、风火郁遏等原因所致，属实证目疾。"苦皱眉"是形容发病时的剧烈疼痛。丝竹空位于眉外端，属手少阳三焦经，而三焦经与胆经在眼外角即丝竹空处相衔接，则丝竹空的疗效可贯通二经，故取丝竹空治疗三焦壅热、肝胆火炽及风助火郁，属于实热与急性发作的头部眼目病最为适宜。攒竹位于眉内端，属足太阳膀胱经，又名明光、夜光、始光，是主治一切目疾的要穴，尤其对于风热外侵，使经气失于宣通而导致的目赤肿痛，针泻攒竹有疏风散热的功效。丝竹空疏解少阳散邪而明目，攒竹宣泄太阳清热而明目，二穴相配，内外互用，太阳、少阳两经兼治，疏散风邪，清热泻火。针刺攒竹、丝竹空后，患者即可感觉到症状明显减轻，多数人在几个小时后症状完全消失。对各种风火热邪上攻所致的目赤肿痛，除了针刺之法外，用三棱针点刺出血也有良效，尤其消肿止痛功效卓著。

⑩若是痰涎并咳嗽，治却须当灸肺俞："痰涎并咳嗽"，指由于七情郁结，脾土失于健运，结成痰涎，肺道不利，以多痰为特征的内伤咳嗽。咳嗽一证不论内伤、外感，不论属虚、属实，都与肺脏有密切的关系。《医学三字经》："五脏六腑皆可令人咳，非独肺也。然肺为气之主也，诸气上逆于肺则呛而咳，是咳嗽不止于肺，而亦不离乎肺也。"因此治疗咳嗽，从本论治，都应以取肺俞为主。《行针指要歌》："或针嗽，风门肺俞须用灸。"肺俞在背部第三胸椎棘突下，旁开 1.5 寸处，属足太阳膀胱经。肺俞是肺脏的背俞穴，具有宣肺理气、止咳平喘的作用，主治一切肺脏疾患，尤其是对肺气不宣所致咳嗽的治疗尤为适宜。因肺俞位于第三胸椎旁的交感神经链附近，为呼吸系统的病理反射区，针灸刺激作用于这些部位，所产生的刺激信号可阻断支气管病理信号传入中枢神经系统，从而缓解了来自相应的神经中枢的紧张兴奋，摆脱了神经中枢的病理优势，消除了支气管肌肉的长期痉挛状态。肺俞穴多用灸法治疗痰涎并咳嗽，可增强肺脏的清肃之气，而获宣肺止咳、化痰祛湿之功。另外，临床上背俞穴对诊断疾病有一定价值，慢性支气管炎的患者，大多在肺俞或其下方触及结节，条索状物或局部压之有酸胀痛感的阳性反应。

【歌赋】

更有天突与筋缩，小儿吼闭自然疏①。
两手疲痛难执物，曲池合谷共肩髃②，
臂疼背痛针三里③，头风头痛灸风池④，
肠鸣大便时泄泻，脐旁两寸灸天枢⑤，
诸般气症从何治，气海针之灸亦宜⑥，
小肠气痛归来治，腰痛中空穴最奇⑦。
腿股转痠难移步，妙穴说与后人知，
环跳风市及阴市，泻却金针病自除⑧。

【诠释】

①更有天突与筋缩，小儿吼闭自然疏："小儿吼闭"是指虚咳、顿咳、天哮之类的咳嗽，其中"吼"指喉中痰鸣的声音，"闭"形容急剧咳嗽而无吸气之余地，犹如气闭窒息的现象。咳嗽开始时多是咽喉与气管先有不可忍受的奇痒，继而发生一连串的咳嗽，重则可并发癫痫。天突位于颈部胸骨上窝正中，是任脉与阴维脉的交会穴，任脉与阴维均上行于颈部，连通气管、咽喉、食管，而天突穴又位于胸廓上口，为呼吸之要道，其主要作用是利气道、化痰浊、降逆气，是主治咽喉气管疾患的要穴，针刺天突还有疏通气机、止痒平喘镇咳的功效。筋缩属督脉，在背部正中第九胸椎棘突下凹陷中，位于两肝俞之间，故筋缩与主筋之肝脏有关，以善治肝阳暴逆、筋脉挛急等症而得名。《针灸甲乙经》"小儿惊痫如瘈疭，脊急强，目转上插，缩筋主之"，说明筋缩可治疗惊痫症状，《针灸歌》："忽然痫发身旋倒，九椎筋缩无差谬。"对小儿吼闭的治疗，以统治一切肺病的肺俞为主，配以天突、筋缩二穴，治疗出现的惊痫症状。临床操作中，要按天突的规范针刺方法慎重操作，以正坐仰靠体位，先直刺或与水平15°交角平刺0.2～0.3寸，刺入皮下后，针尖转向下方沿胸骨柄的后缘、气管前缘刺入1.0～1.5寸，咽喉酸胀或有阻塞感。因其位于咽喉，是呼吸的重要场所，最好不予以留针，以防意外情况发生。得气感不明显时，可做小幅度提插捻转，动作宜轻柔，不可大幅度提插捻转以防引起喉痉挛。

②两手疲痛难执物，曲池合谷共肩髃："两手疲痛难执物"，指风寒湿热等邪侵入经脉，气血郁滞，致上肢出现酸重疼痛，屈伸不能自如，难以握物，运动障碍的症状。合谷、曲池、肩髃三穴皆属手阳明大肠经，阳明为多气多血之经，最能调理气血，故《素问》提出"治痿独取阳明"之治则。合谷为大肠经的原穴，有疏风解表退热、宣导气血和扶正祛邪的功效，针刺合谷，其感应可上达头面。曲池是大肠经的合穴，在局部疗法中是主治一切肘臂疾患的要穴，可加强合谷的针刺感应，《席弘赋》："曲池两手不如意，合谷下针宜仔细。"肩髃为大肠经、小肠经、阳跷脉三经的交会穴，可疏风、化湿、清热。《玉龙歌》："肩端红肿痛难当，寒湿相争气血狂，若向肩髃明补泻，管君多灸自安康。"针刺手阳明大肠经合谷、曲池、肩髃三穴，通上达下，可使针感自手至肩，上下贯通，在上肢

手阳明经的循行通路上，诸节相传，发挥疏通经脉、驱邪外出的功能，对于各种原因引起的酸痛和功能障碍，皆可缓解疼痛和恢复运动。

③臂疼背痛针三里："臂疼背痛"，泛指因风寒湿邪侵袭，引起血凝气滞，发生上肢及肩背部疼痛，治疗宜在手阳明大肠经取穴，以疏调气血，缓解疼痛。三里即手三里，属手阳明大肠经，在前臂背面桡侧，当阳溪与曲池连线上，肘横纹下 2 寸处。阳明为多气多血之经，循经远刺手三里，针感可迅速上达肩、臂、背、颈、项等处，能更好地发挥其疏调气血、缓解疼痛的疗效，《通玄指要赋》："肩背患，责肘前之三里。"临床常将手三里与合谷、曲池、肩髃等穴配用，治疗中风口㖞、齿痛、肩膊疼痛、手痹不仁、肘臂挛缩不伸、半身不遂等症。

④头风头痛灸风池："头风头痛"是指病程较长、疼痛起伏不一、时发时止的头风和痛连眉梢眼角的头痛，多在下午加重，常并见心悸、怔忡、呕恶、眩晕等证。头为诸阳之会，头部病变多在阳经选穴治疗，《通玄指要赋》："头晕目眩，要觅于风池。"风池穴位于项后，属足少阳胆经，是胆经、三焦经、阳维脉、阳跷脉四脉的交会穴，功善通络止痛，无论外风、内火、痰湿等病理变化所致的各种头痛均可施治。对于外感风邪，感冒头痛，风池穴固然可以疏散风热，通络止痛。但除此之外，对阴虚阳亢、肝火上扰、痰火上逆的头痛，如高血压头痛、血管神经性头痛，都可作为主穴选用。血虚头痛也可辨证选用。尤其是对病程较久、疼痛时轻时重、时作时止的头风，效果会更好。从现代解剖学观点来看，风池穴位于项后枕骨下方大筋外侧发际凹陷处。此当耳后乳突尖端与项部正中连线的中间，是胸锁乳突肌附着的部位，此处分布着丰富的神经和血管，包括颈上神经节、迷走神经、舌下神经、舌咽神经、副神经、枕大神经、枕小神经及椎动脉、颈深动脉、耳后动静脉等。针刺可以通过这些神经血管的调节，恢复正常的生理机能，从而消除各种病理因素所导致的头痛，尤其对与肝风有关的头风、头痛，在胆经风池穴施灸，更可获良效。但实际临证中，风池穴位于延髓附近，一般不用灸法。非风寒或寒邪引起的头脑、鼻部疾患，不可轻易艾灸，以免助热上扰，引起头昏脑涨。

⑤肠鸣大便时泄泻，脐旁两寸灸天枢：肠鸣大便时泄泻，指腹内肠鸣并不时排泄稀薄大便的泄泻症状，多为外受寒邪，内停湿滞，脾胃虚弱，不能腐熟水谷所致。《玉龙歌》："脾泄之症别无他，天枢二穴刺休差，此是五脏脾虚疾，艾火多添病不加。"天枢属足阳明胃经，在腹中部，距脐中 2 寸，是大肠之募穴。天枢穴居腹部，内应大肠之腑，具有疏调大肠、调中和胃、理气健脾、扶土化湿之功效，主治各种肠胃疾患。一切腹泻的病证，针灸天枢穴，既可以祛肠胃之寒，化脾胃之湿，也可以攻逐积滞而清肠胃之热。泄泻之症无论属寒属热、属虚属实，只要辨证施治，或针或灸无不适宜。如流行性腹泻是一种病因未明的急性胃肠道传染病，发病急骤，传染性强，大便呈水样滑泄不禁，会很快出现脱水及腿肚抽筋。在双侧天枢穴施以针刺，并用艾条温和灸至皮肤潮红，使热力向腹内渗透，具有很好的止泻效果，能够兴奋网状内皮系统的吞噬机能，起到抗炎、产生免疫抗体和调整胃肠机能的作用。灸天枢穴治疗肠鸣腹泻，标本兼治，散寒祛湿、温中健脾。加灸中脘、气海、脾俞、大肠俞、足三里等穴，疗效更佳。

⑥诸般气症从何治，气海针之灸亦宜：气症范围较广，病因复杂，多为脏腑功能失调或情志失常所致。上焦气病以取被称为"上气海"的膻中穴为主；下焦气病，尤其是脏虚气惫、真元不足的虚证，以取被称为"下气海"的气海穴为主，增强元气，总调气机。气海为任脉位于小腹部的穴位，系人身生气之海，元气之所汇，也是全身重要的保健名穴。

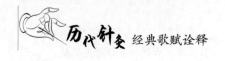

《行针指要歌》："或针虚，气海丹田委中奇。"气海具有大补元气、总调下焦气机的作用，因其偏于补气，临床上常用于治疗脏腑功能低下的病证，改善真气不足所产生的病理症候。气海穴擅长治疗胃肠虚弱，对泌尿、生殖系统疾病也有显著疗效。《金针梅花诗抄》："气海脐下一寸五，百损诸虚无不主，一切气疾久不瘥，阴盛阳虚功效著。"即便对于脏气虚惫及中风脱症，也可取用气海大艾炷施灸，并配灸神阙、重灸关元，益气固脱，回阳救逆。诚可化险为夷，力挽狂澜。此外，对于因气行失常引起的腹痛、疝气痛、上冲心腹等属于下焦气滞郁阻的各种症状，气海穴或针或灸，皆可治疗，不但能益气固本、补下元之虚衰，还可鼓动气机，宣通涩滞，和中畅气，进而消除因结与气冲上逆所致的现象。

⑦小肠气痛归来治，腰痛中空穴最奇："小肠气痛"属于疝病，多为积湿久蕴化热，使小肠气机失调所致，其特征是少腹疼痛，牵连腰背，控引睾丸，甚至上冲心腹作痛等。归来为足阳明胃经位于少腹部的穴位，位于脐中下4寸，距前正中线2寸，因其主要用于治疗男子睾丸牵缩、妇女子宫脱出之症，可使其复原而回归本位，故名归来。归来穴可疏通气机，缓解少腹疼痛，对有奔豚气上冲心腹的现象，还有平冲降逆的功用。同时归来又能通过调冲脉而理胞宫，而足阳明的经筋又结聚于阴器，所以对前阴部的疾病，如妇女的子宫脱出、男子疝气或睾丸牵缩等症都有一定的作用。因湿热蕴结小肠所致的疝病，施治以针刺为主；若是寒邪所致者，则宜偏重于灸法。"腰痛"指因小肠气痛牵连腰背所致的疼痛，中空穴为"中髎"的别名，在骶部次髎下内方，适对第三骶后孔处，属足太阳膀胱经，是肝胆二经的会穴，循经近刺治疗腰痛，有镇痛功效，并可上达腰脊，还可影响到肝、胆两经，根据肝胆经脉的循行，进而可以治疗少腹疼痛。因此取中髎穴治疗小肠气痛，小腹瘨胀，牵连腰脊，控引睾丸者，可兼筹并顾，获取奇效。

⑧腿股转痠难移步，妙穴说与后人知，环跳风市及阴市，泻却金针病自除："腿股转痠难移步"是大腿难以转侧，酸重麻木，不能屈曲，腿足失却运动能力，起立、步行均有困难，属于下肢麻痹的症状，多为风寒湿邪，侵袭下肢，经络循行失常，气血阻滞不和所致，针灸治疗以按部取穴为主。环跳穴在股外侧部，侧卧屈股，当股骨大转子最凸点与骶管裂连线的外1/3与中1/3交点处。环跳属足少阳胆经，也是膀胱经和胆经的交会穴，根据膀胱经和胆经的循行规律，环跳可以治疗各种原因引起的股、膝、腿、足之疼痛和麻痹症状，临床上常用于中风偏瘫、下肢运动不遂、腿肢麻木疼痛、坐骨神经痛等，既可以舒筋活络以祛风邪之实证，又可以调和气血治疗日久不愈的下肢痿痹。风市在大腿外侧部的中线上，当腘横纹上7寸处，属足少阳胆经，在局部疗法中，有疏风祛湿、通络行气的作用，是主治中风瘫痪、半身不遂、下肢顽麻冷痹、腿膝无力等症的常用有效穴。阴市在大腿前面，当髂前上棘与髌底外侧端的连线上，髌底上3寸，属足阳明胃经穴，主治寒邪引起的下肢疾患。环跳、风市、阴市三穴相配，治疗以风寒湿邪侵袭为主的下肢麻木冷痹痛，难以转侧移步，针刺后加用温灸之法，自会达到"泻却金针病自除"。

【歌赋】

热疮臁内年年发，血海寻来可治之①。
两膝无端肿如斗，膝眼三里艾当施②。

两股转筋承山刺③，脚气复溜不须疑④。

　　踝跟骨痛灸昆仑，更有绝骨共丘墟⑤。

　　灸罢大敦除疝气⑥，阴交针入下胎衣⑦。

　　遗精白浊心俞治⑧，心热口臭大陵驱⑨。

【诠释】

　　①热疮臁内年年发，血海寻来可治之："热疮臁内年年发"指病情缠绵的臁疮，又名"裙边疮""伤守疮"，常发生在胫部内廉或外廉，是常见的外科疾患，多为湿热下注所致。患部溃疡深陷，肉色暗红或黑紫，边缘高起，四周皮肤乌黑，僵硬不活，或脱屑，疮口中常分泌出有臭味的稀薄脓水或血水，有时足及小腿发生水肿，通常虽很少有疼痛感觉，但经年累月，缠绵甚久，顽固难治。血海为足太阴脾经的一个主要穴位，在大腿内侧，髌底内侧端上 2 寸，当股四头肌内侧头的隆起处。血海为气血归聚之处所，可以导血归海，具有调理血分、行血活血、凉血调血的作用，是统治一切血病的要穴。凡气血失调，血分郁热、血燥耗阴，或血虚受风、郁于肌肤不得外泄的皮肤病和下肢疮疡，根据"治风先治血，血行风自灭"的道理，取用血海穴均有一定疗效，因而成为治疗风疹、湿疹、皮肤瘙痒、下肢臁疮、丹毒等皮肤疾病的重要穴位。针刺血海治疗臁疮，不但可以清血分之热，又可引湿导浊，疏泄留滞于脾经的湿邪。因此在外科常规治疗臁疮的同时，配合针刺血海，能加强疗效，有相得益彰之妙。

　　②两膝无端肿如斗，膝眼三里艾当施："两膝无端肿如斗"指膝关节周围发生肿胀，难以屈伸，多为脾胃不能运化、水湿下注所致。阳明经多气多血，主束筋骨，利关节，施治多取膝关节处足阳明经之犊鼻、足三里等穴为主。《杂病十一穴歌》："膝痛二寸针犊鼻，三里阴交要七次，但能仔细寻其理，劫病之功在片时。"膝眼在膝部下部，髌韧带两侧凹陷处，其中"外膝眼"即犊鼻穴，具有疏风祛湿、活血通络、通利腿膝、消肿止痛的功用，可治由风寒湿邪侵袭，血凝气滞等各种原因所致的膝关节周围肿胀、疼痛、麻木等症状。三里即足三里，属足阳明胃经，因胃经循行过膝盖部，故不论寒湿或湿热引起的腿膝肿痛或麻痹，近部取用足三里，或针或灸，都可发挥清热、祛湿、消肿的功效。对于腿膝肿大的治疗，在取用膝眼的同时，灸治足三里，以调和脾胃、行气化湿，可获扶正祛邪、标本兼治之效。

　　③两股转筋承山刺："股转筋"即腓肠肌强制性痉挛的现象，病因复杂，轻重程度不一。如气血失调，寒冷乘袭，或登山远行，下肢过于疲劳者属于轻证，多可不治而愈；若为各种中毒或大吐大泻之脱水所致的霍乱转筋，则属于重证，须规范治疗方可缓解。《通玄指要赋》"筋转而疼，泻承山而在早"，承山在小腿后面正中，当伸直小腿或足跟上提时，腓肠肌肌腹下出现尖角凹陷处。承山穴属足太阳经穴，足太阳"主筋所生病"，故承山穴有舒筋活络的作用。针刺承山施以泻法，在局部疗法中可以缓解疼痛、祛除寒邪，对于因肠胃受寒所致的寒性霍乱，针取承山不仅可以缓解腓肠肌痉挛，还可祛邪散寒，制止吐泻，作为急救之用，而收标本兼治之效。对于转筋属久病虚证者，也可专以灸治为主，《针灸歌》："转筋速灸承山上"，"转筋却向承山先。"

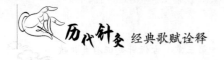

④脚气复溜不须疑：脚气多为血虚气弱、水寒或湿热之邪侵袭下肢，使经络与气血壅滞不通所致，表现为两脚软弱，弛缓无力，顽痹挛急，不能行走。复溜在小腿内侧，太溪直上2寸，跟腱的前缘，属足少阴肾经，是肾经的经穴，五行属金，直接与肺相连，也是肾经的母穴。根据虚者补其母的治则，复溜可统治一切肾虚病变，故对于湿气自下侵上，渐入少腹，麻木不仁的肾虚阳弱型脚气，针灸复溜，有补益肾气、助阳利水之功。复溜直接与肺相连，可兼治肺肾两经病变，所以针灸复溜穴，又可治疗湿气循经上入于肺，肺气不降，上气喘满，甚则不得平卧的症候，有泻肺行水、平喘降逆的功用。当湿气上冲心胃之分，发生心胸烦闷，呕吐气急，甚至六脉沉匿的脚气冲心之危重症候时，复溜又可作急救之用，因复溜可治肾经虚证，能振作肾阳，使气血流畅，以消除湿气上冲的各种症状，进而发挥其下气、除湿、泄毒的功用。

⑤踝跟骨痛灸昆仑，更有绝骨共丘墟：踝跟骨痛指各种原因引起的足踝及跟骨部的肿痛，根据症状不同而有虚实寒热之分，按之可暂时减痛者属虚；皮色不变，遇暖痛缓者属寒；按之痛不可忍或高肿者属实；皮色焮红，遇冷痛轻者属热，治疗上虚寒者以灸疗为主，实热者以针泻为主。昆仑在足部外踝后方，当外踝尖与跟腱之间的凹陷处，是足太阳膀胱经的经穴，在局部疗法中是治疗踝跟骨痛的要穴，有清热泻火、消肿止痛的功效。《玉龙歌》"肿红腿足草鞋风，须把昆仑二穴攻"；《通玄指要赋》："脚腕痛，昆仑解愈。"绝骨即足少阳胆经悬钟穴，在小腿外侧外踝尖上3寸，是八会穴之髓会，可统治一切髓病，对下肢部的痿厥、麻痹、疼痛等现象，有通经调气、濡养营络的功用。丘墟在外踝的前下方，当趾长伸肌腱的外侧凹陷处，是足少阳胆经的原穴，主治胆经的虚证、实证，尤其是各种足病，是舒筋活络、宣导气血的有效穴。昆仑、绝骨、丘墟三穴均为补泻皆宜的穴位，主治范围广泛，三者相配可治疗任何原因所致的踝跟骨痛，其疗效可直达患部，疏调患部周围气血的壅滞，而缓解疼痛。临床要辨证施治，酌选配穴，或针或灸，灵活应用，则收效更佳。

⑥灸罢大敦除疝气："疝气"多表现为少腹连及上下作痛，或睾丸肿痛，控引少腹。从中医辨证来讲，疝气多属于阳虚寒凝，滞于肝脉，故初期气阻不通时用泻法，以通其经脉，温其阳气，解寒凝，行气血；善后酌情用温补之法，以壮经气，杜绝其反复发作。《通玄指要赋》"大敦去七疝之偏坠"，诸般疝证的治疗，多采用灸大敦一法，大敦穴在足大趾末节外侧，距趾甲角0.1寸，灸取大敦治疗疝气，有散寒化湿、疏通肝经气滞的功效。应用时注意"偏左灸右，偏右灸左"，艾炷如枣核大，隔蒜灸3~5壮，灸至知痛难忍，蒜片呈枯黄色时即去之。金元时期名医张子和说："邪气客于足厥阴之络，令人卒疝，故病阴丸痛也，急灸大敦二穴，其痛立止。"古代医家常用此法治疗疝，每获良效，至今应用仍颇有效验。但若疝气一再偏坠复发，甚至嵌顿不能回复者，应早期手术治疗，以免贻误病情。

⑦阴交针入下胎衣：阴交，此指足太阴脾经的三阴交穴，在小腿内侧，当足内踝尖上3寸，胫骨内侧缘后方。三阴交是足太阴、足厥阴、足少阴三经交会之穴，也为"妇科第一要穴"。因妇女的经、带、胎、产等生理现象，都与肝、脾。肾三脏的功能密切相关，脾胃化源不足，肝肾精血亏少，则冲任二脉不能充盈，经水无生成之源，胎孕无营养之本。而三阴交为肝、脾、肾三经之所会，凡肝、脾、肾三脏功能失常，影响冲任而发生的

各种妇科病，均可以三阴交为主要穴位治疗。针刺三阴交施以泻法，针刺感应可上传直达腹部，对胎衣不下之难产有催产作用。临产时气力疲惫，不能将胎儿顺利娩出，胎衣不下，少腹作痛，恶露不多时进行针刺操作，先针补两侧合谷穴以充实孕妇之气，继而针泻双侧三阴交，使针感通达下焦，上下配合，多可速获显效。《通玄指要赋》"文伯泻死胎于阴交，应针而陨"，言其南北朝针灸名家徐文伯逢一怀娠妇女，泻足三阴交。补合谷后其胎应针而落。又见一妇人临产症危，视之，乃子死在腹中，刺足三阴交二穴，又泻足太冲二穴，其子随手而下。

⑧遗精白浊心俞治：遗精与心肾有密切的关系，肾阴亏虚，心火上炎或心有妄思，相火过旺，心肾不交等都可导致遗精的发生。白浊多为心虚生热、湿热下注所致。心俞在背部第五胸椎棘突下旁开 1.5 寸，属足太阳膀胱经，为心之背俞穴，在体表与心脏内外相应。针灸心俞穴治疗遗精，有宁心安神、滋阴清火之效，可从根本上消除遗精的病因。针刺心俞治疗白浊，有清心降火的作用，也是从根本上消除病因的一种疗法。但对于肾虚阴衰，败精瘀腐流注或脾虚下陷所致者，当以补肾利尿、健脾益气等疗法为主，在取用心俞之外，根据不同的病情，辨证施治，酌选肾俞、太溪等有关配穴，或针或灸，方可获显效。

⑨心热口臭大陵驱："心热口臭"是指脏腑内热壅盛，蕴结于胸膈之间，热邪乘心火上冲于口，发出秽臭之气。心包络是心之外卫，古有心不受邪，由心包络代受其邪的说法，所以如有内伤外感，脏腑失调，影响到心火壅盛，或内热表虚的现象时，都适宜在心包络经取穴。大陵穴在腕掌横纹的中点处，当掌长肌腱与桡侧腕屈肌腱之间的凹陷中，是手厥阴心包经的原穴，也是心经的输穴，五行属土，为心包经的子穴，根据"实则泻其子"的治疗原则，大陵统治心包经一切实证，有清心泻火之效，主治心火炽盛的各种病证。《玉龙歌》："口臭之疾最可憎，劳心只为苦多情，大陵穴内人中泻，心得清凉气自平。"心开窍于舌，舌为心之苗，循经针泻大陵穴，对内部郁热所致的口臭，可从根本上清心降火、驱除热邪，热邪得清而口臭也随之清除。《素问》："诸痛痒疮，皆属于心。"大陵穴可以清泻心火，凉血消痈，散结消肿，应用最多的是心火上炎所致的口舌生疮，通常加配本经的荥火穴劳宫，以增强泻火的功效。

【歌赋】

腹胀水分多得力①，黄疸至阳便能离②。
肝血盛兮肝俞泻③，痔疾肠风长强欺④。
肾败腰疼小便频，督脉两旁肾俞除⑤。
六十六穴施应验，故成歌诀显针奇⑥。

【诠释】

①腹胀水分多得力：腹胀是指腹部胀大如鼓的臌胀病，此处主要是指"水臌"，多为肺不通调，脾不运输，肾不分利，水湿壅塞，不得排泄，溢于皮肤所致。水分是分利水道

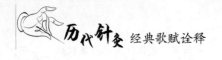

而主治水肿病的要穴，在腹部前正中线上，当脐中上1寸处，属于任脉，具有泌别清浊、宣通水液的重要作用。《针灸歌》"脐上一寸名水分，腹胀更宜施手诀"，取用水分穴治疗腹胀，是以宣泄水液、通利小便为目的的一种局部疗法。临床实践中，在水分穴连续施灸多壮，有温补脾阳、利尿泻下的功用，对任何原因所致的水臌病，都可迅速获得通畅小便的功效。但需注意的是，取水分穴治疗水臌病，只宜灸治，绝对不可以针刺，《铜人腧穴图经》谓此穴"禁不可针，针水尽即毙"，临床应予以重视。

②黄疸至阳便能离：黄疸的发生与肝胆、脾胃有密切的关系，多为肝胆疏泄不利，脾失健运，湿遏于中，胆汁为湿所阻，浸淫皮肤所致。至阳在督脉背部后正中线上，第七胸椎棘突下凹陷中，一般将位于第七椎下的至阳称为"上七"，位于第十四椎下的命门称为"下七"，两穴在人身至关重要。历代文献皆载至阳为利湿退黄之要穴，《玉龙歌》："至阳亦治黄疸病，先补后泻效分明。"至阳穴清利肝胆，主治急性胆囊炎、急性黄疸型肝炎，以症见全身发黄者为宜，多与阳池、腕骨、涌泉等穴相配。针刺至阳穴能够条达气机，增强胆囊收缩和胆道括约肌松弛扩张功能，促进胆汁分泌及流通。对于年久不愈，身体衰弱的虚证黄疸，尤为适宜。临床上常在针刺至阳穴后，再行灸法施治，多可迅速获效。如根据病情酌配肝俞、脾俞、肾俞、中脘、足三里、公孙等穴，针后加灸，以温阳益火，健脾助运，祛湿散寒，恢复肠胃功能，更可速获佳效。

③肝血盛兮肝俞泻：肝血盛泛指木旺生火的肝热血盛症状，病因不同，表现也多种多样。如肝火上炎，可表现为目赤肿痛、多泪、口苦、舌红、口干、心中烦热、夜寐不安、急躁易怒、眩晕、胁痛；热极生风者，可见角弓反张、抽搐痉挛；如肝热下行，会出现阴痛、淋浊尿血的症状；如肝热过盛，木火刑金，使肺阴亏耗，则多发呛咳、咳血的症状。肝俞属足太阳膀胱经，在第九胸椎棘突下旁开1.5寸，是肝脏精气输注体表的部位，是主治与肝脏有关的一切病症的要穴。根据"实则泻之"的治则，对肝血盛所表现的各种症状，针泻肝俞穴，都可获清热降火、和肝调血之效。因肝开窍于目，对于目赤红肿，也可取肝俞泻肝经之热。如麦粒肿是一种常见的眼睑疾病，在眼睑内或外表生一肿物，形如麦粒，红赤作痛，时常反复，不易根治，若采用肝俞穴放血，血色由紫黑转为鲜红，效果极好。

④痔疾肠风长强欤："痔疾"为湿热蕴结于大肠，或阴虚火旺等所致的肛门生疮，大便时肛门紧张或疼痛，时流黄水清液、大便不利的症状。"肠风"即肠出血，其特征是纯下清血，其急如箭，肛门不肿痛，肠内鸣响，多为胃腑积热，久而生风，或风客大肠，伤及阴络所致。长强是督脉的络穴，在尾骨端下，当尾骨端与肛门连线的中点处。针刺长强可使针感直达肛门，是治疗一切与肛门有关疾患的要穴，也是局部疗法中治疗痔疾肠风的特效穴，治疗痔疾有消炎祛毒、散瘀镇痛之效，对肠风的治疗也有镇静肠管、通便止血的作用。《百症赋》"刺长强与承山，善主肠风新下血"，《针灸歌》："五痔只好灸长强，肠风痔疾尤为良。"针刺长强穴治疗便血一般以深刺效较好，针尖应斜向上方，紧贴在尾骨的前面，与骶骨平行刺入1.0～1.5寸，针感为局部酸胀，可扩散至肛门及尾骨部。针刺收效最好的深度在2.0～3.0寸，《针灸甲乙经》言："针入二寸，实不为过。"首次施针后由于刺激使血管蠕动，出血量并不是减少，反而还会有所增加，属于正常现象，继续针刺则使血管收缩而出血逐渐减少。应用时要先辨明便血属于远血、近血，针刺长强调理肛

肠，应属"近血"，症状为先血后便，血色鲜红。如果是先便后血，血色较暗，则属于"远血"，其病在胃与小肠，则不属于长强穴的主治范围。

⑤肾败腰疼小便频，督脉两旁肾俞除："肾败"是肾脏精气过于泄露亏耗的意思，腰疼、小便频也是肾虚的常见症状。肾为真阴之源，腰为肾之府，故肾阴不足多见腰痛，若肾气衰弱，气虚不能固摄，或下焦虚寒则多出现小便频数、夜间尿多的症状，治疗上以补肾为主。《玉龙歌》："肾败腰虚小便频，夜间起止苦劳神，命门若得金针助，肾俞艾灸起遭迍。"命门为"五脏六腑之本，十二经之根"，有培元固本的作用，是治疗各种有关肾气不足、精力衰退的必用穴。肾俞是肾脏精气输注于体表的部位，也是主治一切肾脏疾病的特效穴。对于肾虚腰痛小便频的治疗，通常都宜局部取穴，取命门和肾俞可标本兼治，从根本上消除其致病因素。若加灸关元、气海、中极，或加针太溪、三阴交等穴则收效更佳。

⑥六十六穴施应验，故成歌诀显针奇：《胜玉歌》所列举的穴位，共有六十六个。这些穴位散布在一定的经脉循行通路上，对所属的经脉及脏腑疾患，在相应的穴位上或针或灸，都有直接治疗的作用，可起到宣导经脉气血和调理脏腑的作用。这些穴位是经过长期临床实践总结出来的经验，为了便于实用，编成简明歌诀，如能熟记在胸，在临床中辨证论治，灵活应用，都可以治愈相关疾病。

第四节　通玄指要赋

【指要】

《通玄指要赋》又名《流注指要赋》，与《标幽赋》同为窦汉卿所著，首刊于《针经指南》《针灸大全》《针灸全书》《针灸六集》《针灸聚英》《针灸大成》等均有转录，并将题目改为《通玄指要赋》，杨继洲《针灸大成》收录本赋并做出注解。玄，指深奥；通，指贯通；指要即旨要。本赋将深奥难懂的针灸理论与临床实践融会贯通，由博返约，深入浅出，指出其中的关键所在，用赋的体例加以阐述，便于透彻领悟，达到举一反三的效果，故名曰"通玄指要赋"。歌赋内容包括根据经络辨证取穴治病的规律，对肘膝关节以下五输穴及一些具有特殊意义的有效穴的运用，五十余种疾病针灸治疗时的取穴经验和心得等。其所治疗疾病，以五官科各种疼痛病症为多。

《通玄指要赋》对经络病的辨证取穴，以头痛不忍取丝竹空；头晕目眩取风池；脑晕目赤取攒竹；头项强取承浆；头项痛取后溪；风伤项急取风府；目昏不见取二间；眵蒙冷泪取头临泣；眼痛取合谷；目疾取行间；耳闭取听会；鼻窒无闻取迎香；牙齿疼取吕细（太溪）；肋胁下疼痛取阳陵泉；肩背病取手三里；脊膂强痛取人中；脊间心后病取中渚；腰疼取肾俞；腰脚疼取委中；两肘拘挛取曲池；肘痛筋紧取尺泽；两肩难任取肩井；膝股痛取阴市；膝肿取行间；腿痛取环跳；转筋取承山；脚腕痛取昆仑；四肢懈惰取照海；行步难移取太冲。《通玄指要赋》对脏腑病的辨证取穴，以心性呆痴取神门；癫狂痫取后溪；尸厥取中极；五劳羸瘦取足三里；胸结身黄取涌泉；胸满血膨取期门；心胸病取大陵；胃翻心痛取劳宫；腹膨而胀取内庭；连脐腹痛取阴谷；黄疸取腕骨；疟疾取间使；咳嗽寒痰取列缺；气逆上冲取太白；冷痹肾败取足三里；肾热病取然谷；水道不通取阴陵泉；七疝偏坠取大敦；泻死胎取阴交。

《标幽赋》与《通玄指要赋》，前者偏重于针灸理论的阐述，后者偏重于临床治疗取穴的论述。本赋反映了窦氏在临床取穴方面的独到之处，确有"除疾病于目前，愈瘵疾于指下"的功效，是一篇对针灸临床有参考价值的文献。

【歌赋】

必欲治病，莫如用针①。
巧运神机之妙，工开圣理之深②。
外取砭针，能蠲邪而扶正③，
中含水火，善回阳而倒阴④。
原夫络别支殊，经交错综⑤，
或沟池溪谷以歧异，或山海丘陵而隙共⑥。
斯流派以难揆，在条纲而有统⑦。
理繁而昧，纵补泻以何功⑧，
法捷而明，自迎随而得用⑨。

【诠释】

①必欲治病，莫如用针：针灸之所以能够流传千年，是因他具有其他疗法所无法比拟的独到之处，针灸治病涉及内、外、妇、儿、五官和皮肤各科，对各种疼痛、感觉障碍、运动障碍及各种功能失调的病证尤其适宜。针灸治病功效卓著，如对中风半身不遂、面神经麻痹、头痛、泄泻、痄腮、痛经等病的治疗，优于使用别的方法。对不少疾病甚至有"立竿见影"的效果，如小儿惊风、急性胃痛、风火牙痛、咽喉肿痛、落枕、腰部扭伤，往往可以下针立效。针灸不需要复杂的设备，仅一针一艾及药棉火酒，即可施术治病，尤其适用于猝之际的急救。针灸的操作技术比较容易掌握，一般经过短时间培训都能掌握针刺操作的基本要领。针灸疗法不需耗费药品，所用的器具价格低廉、经久耐用，不失为一种经济的治疗方法。针灸作为一种自然的物理疗法，主要通过调整机体治疗疾病，不会产生像化学药物那样难以避免的毒副作用，对身体没有任何不良影响，只要按照规定的要求施术，遵守操作规程，一般不会发生危险。所以总括治病之法，"莫如用针"。

②巧运神机之妙，工开圣理之深：巧，精巧；运，运转、运行；神机，指患者体质、气血盛衰及精神状态等。"巧运神机之妙"，即针灸治病主要从整体出发，辨证论治，掌握患者的精神状态、体质和气血运行情况，以精巧的针术运转人体本来的神机，以恢复其正常的生理功能。工，指医者；开，开展、发扬；圣理，指古代针灸医学的理论。"工开圣理之深"，即针术运用是在中医理论体系和基本法则的指导下进行的，针灸医生应将古代深奥的针灸理论与实践相结合，才能发挥其真正的价值，而有殊途同归的功效。

③外取砭针，能蠲邪而扶正：砭针，即砭石，远古时代的治病工具，也是后世针刺方法的导源。《素问·异法方宜论》："砭石者，亦从东方来。"蠲，除也，指邪气盛，针能除之；扶，辅也，指正气衰，针能辅之。由砭石发展至今的毫针，浅可刺络脉，深可刺经脉，易于通经络、调气血、理脏腑，有蠲邪扶正的功能。《金针赋》："针砭所以通经脉，均气血，蠲邪扶正。"

④中含水火，善回阳而倒阴：水火，指施以针刺时所产生的"寒"与"热"的感应，此处指明针刺的补泻作用。回阳，指阳盛则热极，须泻其邪气，其病自得清凉，是退热的针术。倒阴，指阴盛则极寒，须补其虚寒，其病自得温和，是温补的针术。运用针法刺入穴位，有如水的寒凉感，可滋阴清热；或有如火的温热感，可补虚温阳，显示出针刺的特殊价值。

⑤络别支殊，经交错综：别，另行之脉；支，络之分派。络脉一十有五，十二经脉中每经各有一络，另有任脉络、督脉络和脾之大络，此十五络各有支殊之处，有积络，有浮络，十五络脉可将不同经脉分支联系起来，故曰"络别支殊"。经交，指十二经脉相互交会；错者，交错也；综者，总聚也。十二经脉由阴经交于阳经，阳经交于阴经，其数经交合，通达全身上下表里，构成了错综的循行通路，故曰"经交错综"。说明针灸治病的整体观念，是和经络的统一性分不开的。经络像江河一样散布全身，其中又有许多支脉如同河道的支流，这些支脉由十五络脉分别去联系，使全身阴阳各条经及脉交互错综，贯通于脏腑、头面、四肢之间，逐经相传，成为如环无端的气血运行通路。

⑥或沟池溪谷以歧异，或山海丘陵而隙共：歧者，路也。隙者，孔穴也。周身腧穴的位置有大小深浅不同，分布于肌肉、腱侧、骨隙等处。气血在经穴中迁流如同水流一样，浅的汇合于沟、池、溪、谷，深的汇聚于山、海、丘、陵。十四经穴中有以"沟""池""溪""谷"而命名者，如同歧路之各异；有以"山""海""丘""陵"而命名者，均为气血结聚之处。

⑦斯流派以难揆，在条纲而有统：经络贯通如水流之分派，虽难以揆度，但在条目纲领之提挈，亦有统绪，如纲有条而不紊。由于"络别支殊，经交错综"，经络纵横交互，循环上下，表里交错，似乎难以揆度，但经络是有系统的。经络的统一性是以十二脏腑为领导，确立了各自所属的系统，相互贯通了周身各部的上下左右、内外表里。它有纲有领，条理分明，只要遵循这个系统的规律性，就可以很好地掌握它，在诊断治疗疾病时根据经络所通与表里配合等关系，选择穴位，认清施术目标。

⑧理繁而昧，纵补泻以何功：昧，晦暗不明。圣人先贤传下立意高深的理论，希望后人明晓，如果心无主持不能理解，则对其意义理解纷繁，不能明晰，治疗时必然茫无头绪。临证时面对各种疾病错综复杂的现象，如果既不根据经络的联系，又不区分表里虚

281

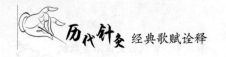

实、邪正盛衰、阴阳气血有余或不足等，纵然施用补泻操作方法，妄投针药，自难获得满意的疗效，则属医者之误。

⑨法捷而明，自迎随而得用：针刺治病要达到补虚泻实的目的，操作方法虽多，但若能准确娴熟地运用迎随补泻之法，便是一种简明而有捷效的治法。《标幽赋》："要识迎随，须明逆顺。"在迎随操作方法上，《补泻雪心歌》："随则针头随经行，迎则针头迎经夺。"说明施以迎随补泻可收到显著的效果，也是迎随之法运用到得心应手程度的玄妙之处。

【歌赋】

且如行步难移，太冲最奇①。

人中除脊膂之强痛②，

神门去心性之呆痴③。

风伤项急，始求于风府④，

头晕目眩，要觅于风池⑤。

耳闭须听会而治也⑥，

眼痛则合谷以推之⑦。

胸结身黄，取涌泉而即可⑧，

脑昏目赤，泻攒竹以便宜⑨。

【诠释】

①行步难移，太冲最奇："行步难移"，指由于下肢及足踝部发生肿痛而出现的行步艰难、移动困难的症状。足厥阴经脉循行于下肢内侧，其经筋也结聚于膝腿部位。肝主筋，筋赖血以濡养，故治疗下肢痹痛及足踝病证，多取用肝经穴位。《玉龙歌》"行步艰难疾转加，太冲二穴效堪夸"，《针灸歌》："行步艰难太冲取。"太冲穴位于足背第一跖骨间隙的后方凹陷处，既为足厥阴肝经的输穴可舒筋通络，又是肝经气血汇聚之原穴而益血养筋，对肝血不能滋养筋脉所致的下肢痿弱、挛急、疼痛、行动困难等症状，可直接疏通气血，消肿止痛，恢复步行。

②人中除脊膂之强痛：脊膂强痛即脊柱腰背强直疼痛，多为局部气血不和，筋脉拘急而发病。督脉行于腰脊正中，在日常生活和劳动中，每因负重闪挫，跌仆撞击，姿势不正扭伤腰部，虽然不见皮破出血，但由于外因作用造成经络受阻，气滞血瘀，活动功能受限。人中为手、足阳明经与督脉的交会穴，也是任、督二脉交接相会之处，有较强的疏通经络、舒筋利脊的作用，用于外伤性挫闪所引起的脊柱腰背强直疼痛，常有立竿见影之功效。《玉龙歌》："强痛脊背泻人中，挫闪腰酸亦可攻。"一般用手提起患者上唇，针尖斜向上刺入0.2寸，局部出现酸麻胀痛感，加大捻转角度，持续捻转以患者泪落汗出为佳，同时使患者前俯弯腰，后仰叉腰，左右旋转，以松弛腰骶肌的过度紧张，改善血液循环，收到良好的止痛效果。

③神门去心性之呆痴：神门穴为手少阴心经的原穴，心经五输穴中的输穴，也是心经

的子穴。神门在腕部掌横纹尺侧端，尺侧腕屈肌腱的桡侧凹陷处，善于治疗各种神志病，犹如神气游行出入的门户，是治疗一切心系疾患的要穴。"心性之呆痴"是精神障碍的症状，患者如醉如痴，语言颠倒，情志失常，秽洁不知，或歌或笑，或悲或泣。在神门穴采用较重刺激手法，能对大脑皮质功能产生抑制，从而镇惊安神、泻火涤痰。《玉龙歌》："痴呆之症不堪亲，不识尊卑枉骂人，神门独治痴呆病，转手骨开得穴真。"针刺神门治疗心性呆痴的精神障碍，有开郁、宁神、养阴之功效，对新病者尤效。

④风伤项急，始求于风府：风府在项部，为督脉、足太阳膀胱经、阴维脉三经交会穴，名为风府形容其为风之藏聚之处，统治各种风疾。《行针指要歌》："或针风，先向风府百会中。"风寒之邪侵袭，邪束筋脉，血凝气滞，而见颈项强急，属伤寒太阳病之症候。风府为祛风要穴，具有较强的疏风散邪作用，适用于外感风寒所致的身重恶寒，头痛项强，临床上多与风池穴相配，《席弘赋》："风池风府寻得到，伤寒百病一时消。"尤其是对风邪初犯，仅在人体之表，针刺风府疏风解表，引邪外出，其效尤速。

⑤头晕目眩，要觅于风池：风池穴位于项后，为风邪侵袭的门户，也是祛风散邪的要穴。风池不仅可祛外风，也可祛内风。具有疏风清热、通经活络、调和气血、清利头目、开窍益聪之功效，能够直接疏通脑部和眼目的脉络。无论外风、内火、痰湿等病理变化所致的各种头痛眩晕，均可取用风池穴施治。《针灸歌》："风伤项急风府寻，头眩风池吾语汝。"对于外感风邪的头痛，风池穴固然可以疏散风热，通络止痛。对阴虚阳亢、肝火上扰、痰火上逆的头痛，如高血压头痛、血管神经性头痛，都可作为主穴选用，血虚头痛也可辨证选用。尤其是对病程较久、疼痛时轻时重、时作时止的头风，效果更好。针刺风池穴治疗各种原因所致的眩晕，如肝阳上亢、痰湿阻遏、高血压眩晕等，对耳病性眩晕更为适宜。对颈部肌肉风湿痛、颈椎病所出现的头颈部板硬、跳痛、转侧不灵活，可针刺风池穴舒筋活络，并配合艾条温灸驱散寒湿凝滞也有较好疗效。

⑥耳闭须听会而治也："耳闭"即耳窍闭塞，气机阻滞，常因突然大怒，肝胆风火上攻所致的两耳无闻，或耳内闭塞、重听等症状。《胜玉歌》"耳闭听会莫迟延"，《百症赋》："耳聋耳闭，全凭听会、翳风。"足少阳经脉"从耳后，入耳中，出走耳前"，听会穴位于耳前，针刺听会能够直达病所，疏解耳内郁热，清宣耳窍，通利耳络，主治耳聋、耳鸣等各种耳部疾病。对风热火邪随经上扰，清窍蒙蔽，耳道失濡所导致的耳中轰鸣，听力减退诸症，常作为主要穴位取用。

⑦眼痛则合谷以推之：合谷穴主治范围广，疗效好，且穴居部位易取，操作方便，针刺感应亦好，所以是临床极为常用的一个穴位，以善治头面五官疾病见长，并有较好的镇痛效应。合谷穴以清宣阳明邪热为主，对风火上攻所致的目赤肿痛有显著治疗效果。如治疗电光性眼炎，红肿热痛，流热泪，闭眼难睁，可在合谷穴进针 1.0 ~ 2.0 寸，待患者有酸麻感觉时，随即给予短暂而快速的捻转以加强刺激，一般行针 3 ~ 5 分钟，等患者自觉症状消失后即可出针。《席弘赋》"睛明治眼未效时，合谷光明安可缺"，根据临床体会，不论是内眼病证还是外眼病变，均宜在取用眼周穴位的同时注重取用合谷、光明等远端穴位。若症属肝胆火旺或阳明燥热者，针刺施用泻法；若虚实不太明显，针刺可用平补平泻手法。

⑧胸结身黄，取涌泉而即可："胸结"指伤寒太阳病因误下而邪热阻隔气分，导致胸

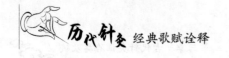

脘痞塞、满闷、郁结不舒。"身黄"指三焦气化失常，水湿壅滞，郁热聚于胸中，湿热互结，蒸郁不化而致身热无汗、发黄。胸结身黄在治疗上以发汗、清热、解表为主，《针灸歌》"胸结身黄在涌泉"，《肘后歌》："伤寒痞气结胸中，两目昏黄汗不通，涌泉妙穴三分许，速使周身汗自通。"涌泉穴在足心，为肾经井穴，肾经脉气所发之处，针刺涌泉有清热开窍、引火下行、通利三焦水湿之功，湿热之邪从小便而出，三焦气化得以顺畅，则胸结身黄自愈。

⑨脑昏目赤，泻攒竹以便宜：攒竹在眉头凹陷中，眶上切迹处，穴属足太阳膀胱经，是治疗风热火郁之症的常用有效穴，对风热外侵、经气失于宣通而致的头昏目赤，有疏风清热的功效，《针灸歌》："眼昏目赤攒竹穿。"严重的头痛及眶上神经痛，在攒竹穴处常有皮肤水肿松软凸起，用细三棱针点刺该穴出血，收效显著。鼻渊性头痛多为浊热上移于脑所致，针刺攒竹穴可以泻除实热，使气至病所，为治本之法。选定穴位时应在眉头仔细循按，在酸痛敏感处下针，以激发经气。毫针快速透过皮层后将针轻快捻进，不宜行提插手法，亦忌快速捻转，因针感过强反致头痛加重而欲呕吐，而且提插捻转速度过快易造成局部血肿。

【歌赋】

　　　　但见两肘之拘挛，仗曲池而平扫①；
　　　　四肢之懈惰，凭照海以消除②。
　　　　牙齿痛吕细堪治③，头项强承浆可保④。
　　　　太白宣导于气冲⑤，阴陵开通于水道⑥。
　　　　腹膨而胀，夺内庭以休迟⑦，
　　　　筋转而疼，泻承山而在早⑧。

【诠释】

①两肘之拘挛，仗曲池而平扫：两肘之拘挛，指因风、寒、湿、热等邪的侵袭，发生在肘关节周围，筋肉挛急，屈伸不利，并有肿胀疼痛的现象。曲池在肘部横纹处外侧端，尺泽与肱骨外上髁连线的中点，属手阳明大肠经，是大肠经的合穴，五行属土，为大肠经的母穴，有解表清热、疏通经络、搜除风邪的功用，是治疗肘臂各种疾患的要穴。《针灸歌》"两肘拘挛曲池取"，《马丹阳天星十二穴歌》："曲池拱手取，屈肘骨边求，善治肘中痛，偏风手不收，挽弓开不得，筋缓莫梳头。"临床上凡肘臂拘挛疼痛的症状，不论是哪种原因引起，曲池穴都可发挥舒筋镇痛的功效。如肘关节局部的"肘劳"，也称"网球肘"，取曲池穴可以向肱骨外上髁方向刺入，上下刺激有酸胀感，症状可以立即缓解，加用温针则更为理想。

②四肢之懈惰，凭照海以消除：照海为足少阴肾经穴，也是通于奇经阴跷脉的八脉交会穴，为阴跷脉所生之处，足少阴肾经脉气会归之处，别称"阴跷"。阴跷脉从下肢内侧

上行头面，具有交通一身阴气，与阳跷脉共同调节肢体运动的功能，故针刺照海能调节肢体运动，对四肢懈惰、运动不利者，有较好的调节作用。

③牙齿痛吕细堪治："吕细"即太溪穴之别称，太溪为足少阴肾经输穴，亦是肾经原穴，在足内踝后方，内踝尖与跟腱之间的凹陷处。太溪为肾脏原气聚留之处，肾为水火之脏，内藏元阴元阳，为先天之真源，一身之根蒂，生命之源泉。太溪穴既能壮元阳以补命火，又能滋肾阴以填真精，主治因肾脏功能减退而出现的一系列机能活动异常的病变。由于太溪穴为益肾补虚的重要穴位，不但能主治肾脏功能失常的病证，也能够治疗与肾相关的组织器官的各种病证，如肾虚头痛、牙痛、咽干、耳聋耳鸣及腰膝酸软等。齿为骨之余，由肾所主，太溪穴补肾固齿可治牙痛，《杂病十一穴歌》："牙疼三分针吕细，齿痛依前指上明，更推大都左之右，交互相迎仔细迎。"太溪穴所主治的齿痛，多为牙齿隐隐作痛的虚证，与内庭、合谷泻热而治风火、胃火牙痛有所不同。一般肾虚牙痛发作时，可用手指揉按太溪，加压逐渐增大，以患者能够耐受为度，多在数分钟内可收止痛之功。太溪所主治的各种病证皆以肾虚为宜，故应辨证取穴施治。

④头项强承浆可保：承浆治头项强痛、前后不能俯仰，临床每用必效。将针在承浆穴向上或向下斜刺0.3～0.5寸，出现胀痛针感后，以捻转为主，小幅度提插为辅，嘱患者反复活动颈部，多在出针后疼痛消失，颈部活动正常。如能配合针刺风府穴，依常规刺入不超过1.0寸，以有较强针感为度，多一次可愈。《玉龙歌》："头项强痛难回顾，牙疼并作一般看，先向承浆明补泻，后针风府即时安。"此法不仅可用于颈部外伤后的疼痛，而且还可用于治疗落枕，以及颈椎病有颈椎疼痛、活动不利者。针刺承浆穴治疗颈项强痛，为"病在阳，取之阴"，可以避免局部针刺时疼痛的加重与不适，又有利于行针时患者活动颈部。

⑤太白宣导于气冲：太白为脾经之输原穴，也是脾经原穴，在足内侧缘，当足大趾第一跖骨关节后下方赤白肉际凹陷处。原穴在主治五脏疾病中有重要作用，太白穴可以助脾调理运化，助胃消导积滞，为治疗消化系统疾病的一个主要穴位。脾胃运化功能异常引起的胃痛、呕吐、肠鸣、泄泻、痢疾等，均可取用太白穴治疗。气冲为足阳明胃经穴，也为冲脉之所起，在腹股沟稍上方，当脐中下5寸，距前正中线2寸。"气冲"的物质来源有二，一为归来穴下行的细小经水，二为体内冲脉外传体表之气。由于冲脉外传体表之气强劲有力，运行如冲突之状，而名气冲。太白、气冲二穴并用，主治脾胃疾患所出现的脘腹胀满，腹痛等，收效更佳。

⑥阴陵开通于水道：阴陵泉是足太阴脾经的合穴，在小腿内侧，当胫骨内侧髁后下方凹陷处。因其位于膝部内侧，高骨隆起有丘陵之象，穴在内辅骨下凹陷处似经气汇流入合于深处，故名阴陵泉。阴陵泉为足太阴脾经气血汇聚之处，其作用特点在于温运中阳，健脾利湿，主治脾不化湿，湿困脾土，聚湿成痰、痰湿泛溢、下焦湿热等各种病证，对改善脾脏功能，消除脾脏功能失常所产生的病理症候，具有一定的功效。《杂病穴法歌》"小便不通阴陵泉"，《百症赋》："阴陵水分，去水肿之脐盈。"阴陵泉能够利水渗湿，开通水道，治疗因气化失职、水湿泛溢肌肤所致的水肿。水肿的治法不外乎"发汗""利小便"二法，阴陵泉可以通利小便，使湿从下去，而达到利水消肿的目的。因此水湿聚于下焦，气化不利所致的癃闭、小便不通，针刺阴陵泉可以调整膀胱张力，根据临床辨证的酌情配

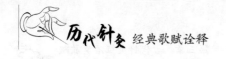

穴，能增强膀胱气化，开通水道，迅速取得疗效。"水道"在此有两种解释，一指小便下行的通道，一指足阳明胃经的水道穴，在下腹部，当脐中下3寸，距前正中线2寸，具有通行水道之功效。临床上无论对产后虚损、麻醉并发症、尿路感染、前列腺疾病等多种病因所致的癃闭，针刺阴陵泉、水道二穴能增强其协同作用，从而调节气化，通利下焦。

⑦腹膨而胀，夺内庭以休迟："腹膨而胀"，即腹部胀满疼痛，有虚实之分，此处主要是指实证，多有腹胀坚硬、大便秘结、小便赤涩、行动呆滞等表现，发作急骤。《玉龙歌》："小腹胀满气攻心，内庭二穴要先针。"内庭穴在足背当第二、三跖趾间，趾蹼缘后方赤白肉际处，为足阳明胃经荥穴，五行属水，有清热利湿、通利大便的功效。因针刺内庭后胃蠕动、胃张力及排空时间都会发生明显变化，对肠功能也有较好的调节作用。凡食滞胃肠所致的痞积不化，燥热内攻所致的大便秘结，均可取用内庭清利胃肠积热，祛邪化滞。尤其对湿热痢疾，嘈杂易饥，只要辨证属于胃内积热，必用内庭清胃泄热，和中利气。湿热泄泻者针刺内庭调理胃肠，清热利湿，并酌情选用其他穴位，具有显著的治疗作用。

⑧筋转而疼，泻承山而在早："筋转而疼"，俗称"抽筋"，肢体筋脉牵掣拘挛疼痛，常见有"小腿肚转筋"，多由气血不足、风冷或寒湿侵袭所致，或由霍乱吐泻、津液耗竭而致腿肚转筋。小腿抽筋多见于成年人，是小腿横纹肌不随意、突发性、疼痛性收缩而引起的，常于晚上睡眠时发作。发病时，小腿肌肉痉挛收缩呈条状隆起，疼痛剧烈，可持续数分钟。轻则伸展或按摩局部则痉挛疼痛可以缓解，重则发作频繁，影响正常的生活和工作。承山在小腿后面正中，属太阳经穴，足太阳"主筋所生病"，故承山穴有舒筋活络的作用。许多针灸古籍中都有承山治疗转筋的记载，《胜玉歌》"两股转筋承山治"，《席弘赋》"转筋目眩针鱼腹，承山昆仑立便消"，目前用之亦屡屡应验。承山治腓肠肌痉挛的方法很多，单纯针刺时可用3寸毫针，直刺1.5～2.5寸，具体深度根据患者体质而定，留针20～30分钟，或配合拔罐、走罐等方法效果更佳。发作时刺络放血效果亦佳，1～3次即愈。承山穴位于腓肠肌两肌腹之间的凹陷顶端，正是疼痛痉挛最严重的部位，刺之则祛瘀舒筋，局部气血通畅而疼痛即止。

【歌赋】

大抵脚腕痛，昆仑解愈[1]；
股膝疼，阴市能医[2]。
痫发癫狂兮，凭后溪而疗理[3]；
疟生寒热兮，仗间使以扶持[4]。
期门罢胸满，血膨而可已[5]，
劳宫退胃翻，心痛亦何疑[6]。

【诠释】

[1]脚腕痛，昆仑解愈：脚腕痛指各种原因引起的足踝及跟骨部的肿痛，昆仑在足部外踝后方，当外踝尖与跟腱之间的凹陷处，为足太阳膀胱所行为经之经穴，具有较好的通行

气血、疏经活络作用，常用于治疗经脉循行路线上的病痛，以及足跟、外踝关节等局部病证，《玉龙歌》："肿红腿足草鞋风，须把昆仑二穴攻。"跟腨挛缩出现的足下垂，针刺昆仑可以舒畅经筋，通经活络。外踝关节软组织损伤、跟踝肿痛，可用三棱针点刺昆仑及肿痛青紫处的阿是穴，排出紫黑色血液，可很快使肿消痛减。若病久局部漫肿，活动时痛胀，可改用毫针泻法宣通气血。

②股膝疼，阴市能医：阴市位于下肢，在大腿前面，当髂前上棘与髌底外侧端的连线上，髌底上3寸，属足阳明胃经。阴市具有显著的疏通经络，祛风行血作用，善治下肢各种风病，常用于中风偏瘫、下肢运动不遂、腿肢麻木疼痛、坐骨神经痛等，多与风市、阳陵泉、足三里等穴同用，既可以舒筋活络，以祛风邪之实证；又可以调和气血，治疗日久不愈的下肢痿痹。《玉龙赋》"风市阴市，驱腿脚之乏力"；《灵光赋》"两足拘挛觅阴市"，明确指出阴市穴能够通经络、祛风湿、强筋骨，恢复下肢的运动功能，是治疗下肢疼痛、麻木、痿痹的常用穴位。

③痫发癫狂兮，凭后溪而疗理：后溪穴功用较多，主治范围较大，加之取穴容易，针刺方便，临证中极为常用。后溪穴通于督脉，而督脉入络于脑，脑为元神之府，后溪穴具有醒脑开窍的作用，是治疗神志性疾病效果较好的穴位。癫狂、痫证皆因神明被扰所致，都可用后溪穴来治疗，《兰江赋》"后溪专渐治督脉病，癫狂此穴治还轻"；《胜玉歌》："后溪鸠尾及神门，治疗五痫立便痊。"痫证发作时，可以取泻后溪通督脉醒志，息风清脑，多与大椎、腰奇、鸠尾、神门等穴配合应用，或与辨证取穴同时或交替施治。在癫狂十三穴中，加间使、后溪尤妙。由于后溪穴有清脑醒神之功，对癔症所表现的心烦意乱、精神失常、时哭时笑、神志不清者，针刺后溪穴可使患者感到胸中开朗，神志清爽，有较好的治疗作用。

④疟生寒热兮，仗间使以扶持：疟疾多为外邪侵入人体，伏于半表半里，营卫不和，阴阳相搏而发为疟疾，寒热往来时时交替。间使是治疗疟疾的常用的有效穴，为历代医家所公认，《玉龙歌》"脾家之症最可怜，有寒有热两相煎，间使二穴针泻动，热泻寒补病俱痊"，《胜玉歌》："五疟寒多热更多，间使大杼真妙穴。"间使在前臂掌侧腕横纹上3寸两筋之间，为手厥阴心包经的经穴，其特点是行气散滞，兼能行血祛瘀，用于治疗各种气机不畅、血行瘀阻的病理症候。厥阴与少阳相为表里，少阳主气属阳在表，厥阴主血属阴在里，间使穴可以调少阳厥阴两经之气，宣通气血，调和阴阳，由里达表，驱邪解疟。运用时需加用大椎宣通一身之阳气，并配后溪、外关疏泄邪热。若能掌握治疗时机，在疟疾发作之前1~2小时施以针刺，不仅有治疟之力，而且还有截疟之功，取得事半功倍的治疗效果。

⑤期门罢胸满，血膨而可已："胸满"指因热邪入里，阳气内陷，致胸中痞闷不舒，胁下积聚而痛的现象。"血膨"即在妇女正值行经之际，感受伤寒之邪，表邪乘血室空虚而内陷入里，热聚于内与血相搏，出现神昏谵语、胸胁结满等热入血室的证候。《伤寒论·辨太阳病脉证并治》："妇人中风，发热恶寒，经水适来，得之七八日，热除而脉迟身凉，胸胁下满，如结胸状，谵语者，此为热入血室也，当刺期门，随其实而泻之。"一般来说任何原因所致的胁痛都与肝经有关，肝为血脏，职司贮藏和调节血液，热入血室易动肝风致生他变，必须急取肝之募穴期门，清泻肝经，透达血室邪热。《肘后歌》"伤寒痞结胁积

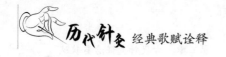

痛，宜用期门见深功"，期门穴在胸部乳头直下，第六肋间隙，前正中线旁开4寸处，为肝之募穴，也是肝经、脾经、阴维脉三经的交会穴，具有较强的疏泄作用，六经伤寒不论出现何种病变，取刺期门总以泻肝实、清肝热和透达血室里热而收效。

⑥劳宫退胃翻，心痛亦何疑：劳宫位于手掌心内，属手厥阴心包经的荥火穴，有清心热、泻心火的作用。但劳宫又为"回阳九针穴"之一，也能温通经脉、消除凝滞之寒邪，对以寒邪为主因，胃肠虚弱，胃失和降所致之胃翻，有较好的治疗功效。如胃痉挛以上腹脘部疼痛为主要临床特征，大多数因饮食生冷、感受寒凉所致，胃痉挛发作时在劳宫穴常规针刺，行针时患者多感到有一股热流到达胃脘部，可使疼痛立止，痉挛得以缓解而疾病痊愈，故在临床上对劳宫穴的温通散寒作用不可予以忽视。劳宫穴属手厥阴心包经，也是主治五脏病的重要穴位，对心痛发作有一定的缓解作用，《针灸歌》："心痛劳宫实堪治。"

【歌赋】

稽夫大敦去七疝之偏坠，王公谓此①；

三里却五劳之羸瘦，华佗言斯②。

固知腕骨祛黄③，然骨泻肾④。

行间治膝肿目疾⑤，尺泽去肘疼筋紧⑥。

目昏不见，二间宜取⑦；

鼻窒无闻，迎香可引⑧。

肩井除两臂难任⑨，丝竹疗头疼不忍⑩。

【诠释】

①大敦去七疝之偏坠，王公谓此："七疝之偏坠"包括多种病证，历代说法不一。《素问·骨空论》指冲疝、狐疝、颓疝、厥疝、瘕疝、溃疝、癃疝；《儒门事亲》则指寒疝、水疝、筋疝、血疝、气疝、狐疝、颓疝等。祖国医学对于睾丸与少腹急痛，或阴囊偏坠肿胀，或少腹部积聚如杯如盘等症状，都称为"疝"。根据这些症状来看，可能包括现代医学所称的斜疝、股疝、直疝、脐疝，以及疝气嵌顿、阴囊积水、精索静脉曲张、睾丸炎，附睾炎等多种病症在内。《玉龙歌》"七般疝气取大敦，穴法由来指侧间"，大敦穴在足大趾末节外侧，距趾甲角0.1寸。大敦为足厥阴肝经的井穴，肝经属木，井穴也属木，为木经中之木穴。故本穴具有较好的疏泄肝气的作用，其特性在于疏泄，是历代医家治疗疝气的要穴，也是治疗各种前阴病证和妇科病证的主要穴位。王公，指唐代王焘，在其所著的《外台秘要》中，载有疗卒疝暴痛验方，谓之"灸大敦男左女右，三壮立已"。

②三里却五劳之羸瘦，华佗言斯："五劳"指肝劳、心劳、脾劳、肺劳、肾劳，是各个脏器的久病致虚之证。足三里是五脏虚损劳伤的大补之穴，也是强壮机体的保健名穴。《针灸歌》"五劳羸瘦求三里"；《马丹阳天星十二穴歌》："伤寒羸瘦损，气蛊及诸般，年过三旬后，针灸眼变宽，取穴当审的，八分三壮安。"因胃为后天之本，胃气强盛，气血化生之源充沛，五脏六腑、四肢百骸皆可得气血的荣养，人体精力旺盛，肌肉筋脉丰盛坚

强，从而能够保持健康的机体。足三里为胃经之合穴，能健益脾胃、和中补气、扶正培阳、祛病强身，具有调整全身机能、增强机体免疫功能的重要作用。一切慢性久病之后，身体虚弱、气血未复者，针灸足三里穴可以补中益气，健脾益胃以增强营养吸收。目前对不少疾病都从调理脾胃入手，不断地在足三里穴上施以针刺或艾灸，对一些久治不愈的慢性疾病均能取得良好效果，能促使病体早日康复。

③腕骨祛黄：腕骨在手掌尺侧，当第五掌骨基底与钩骨之间的凹陷处，赤白肉际。腕骨为手太阳小肠经的原穴，也是清热、利湿、退黄而治疗黄疸病的主要穴位，《玉龙歌》："黄疸亦须寻腕骨，"《针灸歌》："怯黄偏在腕骨中。"因腕骨为小肠之原穴，能够泌别清浊，清除胃肠湿热。黄疸之证，多由湿热熏蒸所致，取腕骨清利湿热，便可祛除黄疸的致病原因。临床应用时对于黄疸热重于湿的，配曲池、大椎；湿重于热的，配脾俞、阴陵泉。如此辨证取穴，施以不同的针刺手法，自然会有较好的治疗效果。

④然骨泻肾：然谷为足少阴肾经荥穴，在足内侧缘，足舟骨粗隆下方，赤白肉际。《难经》云："荥主身热，"施以泻法可清热泻火。足少阴经隶属肾脏，然谷主泻肾脏之热，亦可在然谷前的小静脉放血泻热。肾经循行同时又联络心、肺、肝、膀胱等多个脏腑，针刺然谷可以通达诸多脏腑，调理阴阳，镇静安神，平肝息风，行气理血。《百症赋》"脐风须然谷而易醒"，小儿脐风因肝风、心火交争，血乱气并，关窍不通，风气无所发泄，针刺然谷穴熄风开窍、引热下行，消除心热积惊、肝风抽搐症状。

⑤行间治膝肿目疾："膝肿"指膝关节周围发生肿胀疼痛，腿肿连膝的现象，多为风寒湿热等邪侵入经脉，使气血壅滞所致。《胜玉歌》"行间可治膝肿病"，行间属足厥阴肝经，是肝经荥穴，五行属火，也是肝经的子穴，主治一切肝经实证。肝经循行经过腘窝内缘，肝藏血，故针刺行间有调节血行、清热泻火、行瘀通络、消肿解痛的作用，可治疗湿热或火郁及血凝气滞所致的膝肿现象。肝开窍于目，肝火循经上犯于目所致的目赤、肿痛、干涩等症，最宜用行间泻肝火，清热明目。《百证赋》："观其雀肝气，睛明行间而细推"，行间穴对青光眼、夜盲症有很好的降眼压作用，胜过其他腧穴，单取行间施以强刺激泻法，即可降低眼压，改善眼压的代偿功能。

⑥尺泽去肘疼筋紧："肘疼筋紧"指上肢部筋脉拘紧挛急，不能自由伸屈。手三阴经的经筋都结于肘，经筋拘急所出现的肘臂挛痛，屈而不伸，针泻尺泽穴可以舒筋活络，驱邪散滞。尺泽在肘横纹中，肱二头肌腱桡侧凹陷处，属手太阴肺经，是肺经合穴，五行属水，也是肺经的子穴，在按部取穴的作用上，是主治肘关节周围疼痛，以及各种肘臂疾患的常用有效穴，《玉龙歌》"筋急不开手难伸，尺泽从来要认真"，《胜玉歌》："尺泽能医筋拘挛。"因肺金有克制肝木的作用，肝主筋，故若肺金过盛而伤肝木，使肝虚血衰，不能营养筋脉，可致筋脉拘挛，根据"实则泻其子"的治疗原则，针泻肺经子穴尺泽，泻除肺金盛气，可通瘀泻热、舒筋活络，使肝木功能恢复，筋脉得养，拘挛可除。目前常用尺泽穴针刺中风后遗症之肘臂挛痛，以及在尺泽穴的络脉放血治疗臂丛神经痛及桡神经痛等，临床多可收效。

⑦目昏不见，二间宜取：目昏不见为火热上攻所致，如目中云翳障蔽眼珠，昏不见人。二间穴在手食指本节前桡侧凹陷中，是手阳明大肠经的荥穴，在五行属水。荥主身热，水能克火，故二间有很强的清热泻火的作用。《琼瑶神书》"二间二穴治眼疼痛"，对

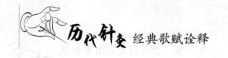
风热火邪上攻所致的目赤红肿热痛，流热泪，闭眼难睁，昏暗不可视物，针刺二间穴施以泻法，能够充分发挥清热泻火、消肿止痛的功效，一般进针0.5~1.0寸，待患者有酸麻感觉时，随即短暂快速捻转以加强刺激，待患者自觉症状消失后即可出针。

⑧鼻窒无闻，迎香可引：鼻窒主要为肺经风湿热郁，蕴热凝滞鼻内而成，嗅觉失灵，香臭不闻。迎香在鼻根的外端，鼻唇沟之上部，为手阳明经最后一个穴位，也是手阳明大肠与足阳明胃经的交会穴。因其位于鼻部，对于鼻塞不通、香气不能闻知的病证，刺之即能迎香闻臭，故名迎香，是主治各种鼻病的有效穴，有宣通鼻窍、疏散郁热的功效。对风寒侵袭，内热上攻，痰浊壅塞，湿热蕴蒸所致的鼻病有较好的治疗效果。《玉龙歌》："不闻香臭从何治？迎香两穴可堪攻，先补后泻分明效，一针未出气先通。"在治疗鼻部炎症疾病时，迎香多与上星、印堂、合谷等穴同用，尤其是合谷穴具有抑制鼻黏膜分泌的功能，应重视配用。

⑨肩井除两臂难任：肩井是足少阳胆经穴位，也是手足少阳、足阳明、阳维交会穴。肩井位于肩上，前直乳中，当大椎与肩峰端连线的中点。肩井穴处于肩部，以通经活络为用，对于外邪侵袭，经络阻滞，所引起的颈项强痛，肩背痛、手臂不举，取用肩井穴散风祛邪，通络止痛，多能奏效。《玉龙赋》"肩井除臂痛如拿"，《玉龙歌》："急疼两臂气攻胸，肩井分明穴可攻。"落枕所致的肩背项强痛不适，不能左右转侧，针刺肩井多能使疼痛减轻或消失，颈部活动恢复自如。颈椎病引起的颈项疼痛、上肢麻木、两臂难任，可用长针沿皮浮刺，即从肩井穴横刺斜向颈部后，再分别向肩胛部、肩峰部、锁骨等不同方向依次而刺，均施以捻转手法，配合活动颈部和肩部，也可以同样获效。

⑩丝竹疗头疼不忍：丝竹空居于眼目之处，功善清热明目、疏通经气、活血止痛，临床上凡是偏头疼痛难以忍受，或有目赤肿痛、视物模糊症状的均可取用丝竹空，用平刺之法向鱼腰沿皮横刺0.5~1.0寸，配合攒竹、太阳、阳白、风池等穴，疏风散邪，清利头目。严重的偏正头痛用细三棱针点刺丝竹空穴出血1~4毫升可使头痛症状消失，顽固者在1~5次刺血后亦收效显著。《玉龙歌》"偏正头风痛难医，丝竹金针亦可施"，《杂病十一穴歌》："攒竹丝竹主头疼，偏正皆宜向此针。"

【歌赋】

咳嗽寒痰，列缺堪治①；
眵矇冷泪，临泣尤准②。
髋骨将腿痛以祛残③，
肾俞把腰疼而泻尽④。
以见越人治尸厥于维会，随手而苏⑤，
文伯泻死胎于阴交，应针而陨⑥。

【诠释】

①咳嗽寒痰，列缺堪治："寒痰咳嗽"指外感风寒引起的咳嗽而多痰浊，因肌肤与肺脏有着密切的关系，风寒乘于肌表，毛孔闭塞，致肺气不宣，就会出现咳嗽喘满等现象。

列缺是手太阴肺经络穴，有散寒解表、宣肺理气之功，为止咳平喘的要穴，《玉龙歌》："寒痰咳嗽更兼风，列缺二穴最可攻。"列缺穴所主治的咳喘，主要为寒邪侵袭、肺失宣降的症候，运用时可配取合谷穴，以疏内解表，散寒通阳，利肺化痰。列缺适用于咳嗽声重、吐痰清稀、鼻流清涕、周身酸楚的风寒型感冒或咳嗽，若寒邪不除，郁久化热，应加刺曲池、鱼际；痰湿性咳嗽加刺丰隆、中脘。根据辨证加以适当的配穴，明确补泻手法，即可取得较好的治疗效果。

②眵蔑冷泪，临泣尤准："眵蔑冷泪"即目眵增多、泪液分泌亢盛而向外溢出，主要是由于老年人的泪腺硬化，伸缩力减退，或泪腺弛张、不能收制，遇到风寒的刺激，泪即外流。冷泪者眼睛不红不肿、不热不痛，但目内眦常有泪水流出，迎风时更甚，稍遇冷风刺激则泪泉不固，泪水无热感。一般在冬季较为严重，天气转暖则有所减轻，如果日久失治，可使眼目干涩，视力减退。《百症赋》"泪出刺临泣头维之处"；《针灸歌》："迎风冷泪在临泣。"头临泣属于足少阳胆经，在瞳孔直上入前发际 0.5 寸处，也是胆经、膀胱经、阳维脉三脉的交会穴。肝与胆相为表里，目为肝之窍，与头临泣相通的经脉多与目有关，故头临泣为主治目疾的要穴。针刺头临泣有疏风清热、祛寒止泪及收敛等功效，对各种泪出现象皆可适用。

③髋骨将腿痛以祛残：《玉龙歌》："髋骨能医两腿疼，膝头红肿不能行。"髋骨属奇穴，位于大腿前外侧，梁丘穴外开 1 寸凹陷处，是治疗下肢疼痛、膝关节肿痛的有效穴。膝关节痛属于膝关节损伤的范围，多由劳损及外伤所致，其症状以膝关节疼痛活动受限为主，多伴有关节酸软无力，得温则舒，遇寒加重。治疗上应当活血化瘀、祛风除湿、疏筋止痛。施术时多用 1.5 寸毫针由髋骨穴向内下方刺入，刺入深度接近骨膜，行捻转提插泻法，使患者自觉局部酸胀并觉膝关节轻快为度。针刺时手法宜轻柔，缓慢进针，务求使整个膝关节出现一种轻松感。切勿重刺激，重刺激则损伤筋脉，加重病情。

④肾俞把腰疼而泻尽：肾俞在第二腰椎棘突下旁开 1.5 寸，为肾脏之气输注于背腰部的穴位，具有益肾固精、温下元、调经带、壮筋骨、利腰脊的作用，可治疗一切与肾脏有关的疾病。腰为肾之府，肾俞穴所治之腰疼，属于肾虚腰痛，表现为腰部酸软疼痛、乏力，多由于先天禀赋不足，或后天劳欲过度，或久病体衰，致使肾阳不足不能温煦，肾阴不足筋脉失养，腰部经脉气血失其温养而发生腰痛。《玉龙歌》："肾弱腰疼不可当，施为行止甚非常，若知肾俞二穴处，艾火频加体自康。"一般的虚劳损伤腰痛和肥大性脊椎炎引起的腰痛，都可用肾俞穴予以调补。若在肾俞穴施以艾灸，则其温阳补虚的功用更加突出，治疗肾虚腰痛疗效更佳。

⑤越人治尸厥于维会，随手而苏：越人，指春秋时名医扁鹊，姓秦，名越人。尸厥指卒丧之症，其病口噤气绝，状如死，不识人。维会一般指玉泉穴，即任脉之中极穴，手之三阳脉维于此处，是足之三阴经及任脉之会，故称维会。《史记·扁鹊仓公列传》载扁鹊救治虢太子尸厥，所针之处为"三阳五会"，为督脉之"百会"穴，百会为手少阳、足少阳、足太阳、足厥阴、督脉五经的交会穴，犹如百脉朝会，故名"百会"，又称"三阳五会。"中极为维会，可治卒中尸厥，恍惚不省人事，血淋下癥，小便赤涩等症。百会为三阳五会，贯通诸经，入络大脑，可以调理元神之府，具有较强的镇静安神作用，是治疗失眠、心烦、神经官能症、脏燥、痴呆、癫痫的重要穴位，擅长清脑开窍，救治厥逆之证。

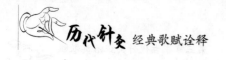

扁鹊救治虢太子尸厥，所用刺血之法。施术时用左手拇、食指捏紧皮肤，右手持细三棱针，对皮厚者可用直刺，皮薄者由周围向穴位斜刺，针尖不达骨膜，避免弯曲。如刺后血不能自出或出血不多，可用手指从周围向针孔挤压，一般出血2~5毫升为宜。

⑥文伯泻死胎于阴交，应针而陨：文伯，指南北朝针灸名家徐文伯，字德秀，撰有《徐文伯药方》及《徐文伯疗妇人瘕》。阴交，指足太阴脾经的三阴交穴，为足太阴、足厥阴、足少阴三经交会之穴，别称"太阴""承命""下三里"。"文伯泻死胎于阴交"其事见《铜人腧穴针灸图经》："昔有宋太子性善医术，出苑逢一怀娠妇人。太子诊曰：是一女也。令徐文伯亦诊之：此一男一女也。太子性急，欲剖视之。臣请针之，泻足三阴交，补手阳明合谷，应针而落，果如文伯之言。"三阴交在妇产科疾病运用较多，常作为治疗各种气血瘀阻的首选穴位。三阴交活血化瘀、通经止痛、调理血分，多与行气、补气的合谷穴配合。合谷穴能行气，三阴交能理血，两穴相配可以气血双调，用于通经、催产。受孕期间母体以血为用，全身脏腑经络之气血，均流注于冲任以养胎，而人体处于血分不足、气分偏盛的状态。此时若针刺补合谷以增有余之气，泻三阴交以损不足之血，显然不利于胎儿，容易造成流产。《禁针穴歌》："孕妇不宜针合谷，三阴交内亦通论。"

【歌赋】

圣人于是察麻与痛，分实与虚①。
实则自外而入也，虚则自内而出欤②。
以故济母而裨其不足，夺子而平其有余③。
观二十七之经络，一一明辨④，
据四百四之疾证，件件皆除⑤。
故得夭枉都无，跻斯民于寿域⑥，
几微已判，彰往古之玄书⑦。

【诠释】

①圣人于是察麻与痛，分实与虚："麻"即麻木，指皮肤或肢体感觉不灵，是气血运行受阻之证，为虚；"痛"指因风寒之邪客于经脉致经络闭阻而作痛，属实证。痒麻属"虚"，疼痛属"实"，这是古人观察疾病证象表现作为分类归纳的一种原则，如《金针赋》："有余者为肿为痛曰实，不足者为痒为麻曰虚。"一般认为邪气有余者，经络之气壅滞，表现为肿、为痛，属实证；正气不足者，经络之气枯涩，表现为痒、为麻，属虚证。但临证中并不尽然，有丰肥坚硬而得疼痛者，亦有虚赢气弱而感疼痛者，诸如此类虚中有实，实中有虚，都应仔细辨别。

②实则自外而入也，虚则自内而出欤："实"指外感六淫之邪侵袭之人，多表现为形强气盛者，故言"自外而入"；"虚"指内伤虚损气血不足，多表现为形弱气怯者，故曰"自内而出"。先明断病情之内外虚实，再施以补虚泻实之法。疼痛为实，多由外入，当施以泻法；痒麻为虚，多由内生，当施以补法。

③济母而裨其不足，夺子而平其有余：裨者，补也，济母即补其不足；夺者，泻也，泻子即平其有余，《难经·六十九难》"虚则补其母，实者泻其子"，此补母泻子之法。如肝脏实证，泻肝之荥穴行间，行间属火是肝经子穴；肝脏虚证，补肝之合穴曲泉，曲泉属水是肝经母穴。再如肝有病必传与脾，圣人治未病，当先实脾，使不受肝之贼邪，子母不许相传，大概当实其母，正气以增，邪气必去，气血往来，无有偏伤，伤则痾疾蜂起。

④观二十七之经络，一一明辨：二十七之经络，即全身经络的总称，因经脉有十二正经，络脉有十五大络，合则为"二十七经络"。十二经脉直属脏腑，通达表里，遍及头面、躯干、肢体，布有数百经穴。十五络脉在表里经脉之间沟通联络，并有特殊的治疗功效。二十七经络气血上下流行，相辅相成，保持着人体生理功能的平衡协调。脏腑有病可在相应的经络循行部位出现病理反应，针灸治病也必须依据经络的通路及其主治作用，因此对全身二十七经络要深入观察，逐一明辨。

⑤据四百四之疾证，件件皆除：全身经脉皆相贯通，一脉不调则众疾俱动，诸脉不和则百病皆生。凡人之一身，总计四百四病，此为古人之归纳，不能俱载。虽病种上百，但千态万变，针灸治病范围很广，只要明确了经络之分布、经穴之应用，掌握了阴阳、五行、脏腑、营卫、气血理论，运用循经取穴和局部取穴，就能够发挥针灸高度的效能，消除多种多样的疾患，达到"件件皆除"，全面获效。

⑥夭枉都无，跻斯民于寿域：夭，夭折短命；枉，误伤其命。跻，与"登"同；寿域，寿命之极限。医者若能明白针灸补泻的道理，运用针灸随时随地进行治疗，救百姓于危急之中，除疼痛于即刻之时，就不会误伤性命，没有因疾病而短命而死的人，没有因失于救治而枉死的百姓，完成了同疾病抗争的使命，则万民都能登上长寿之域。

⑦几微已判，彰往古之玄书：几微，指近乎玄微奥妙的道理。判，分析明白。彰，将隐晦者使其明显，进一步发扬光大。玄书，指古代医籍所记载的深奥的理论体系，以及各种不易理解的术语。此指令奥妙的道理焕然明现于当前，古往今来书中玄妙的道理都能使后学者知晓。

【歌赋】

抑又闻心胸病，求掌后之大陵①；
肩背患，责肘前之三里②。
冷痹肾败，取足阳明之土③；
连脐腹痛，泻足少阴之水④。
脊间心后者，针中渚而立瘥⑤；
胁下肋边者，刺阳陵而即止⑥。
头项痛，拟后溪以安然⑦；
腰脚疼，在委中而已矣⑧。
夫用针之士，于此理苟能明焉，
收祛邪之功而在乎捻指⑨。

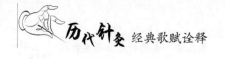

【诠释】

①心胸病，求掌后之大陵：心胸病，泛指因胸部气机不利，心血瘀阻，脉络不通，血凝气滞的各种疾患。"掌后之大陵"即大陵穴，在腕掌横纹的中点处，两筋之间，为手厥阴心包经原穴。手三阴经脉皆从胸部发起，手厥阴经脉隶属心包，循胸出胁，原穴是主治五脏病的重要穴位，故心包经原穴大陵能够疏通心络、调理气机、清泻心经火热、宁心安神，对心悸、心痛等心胸疾患有较好的治疗作用。《玉龙歌》："心胸之病大陵泻，气攻胸腹一般针。"

②肩背患，责肘前之三里：肩背患，泛指因风寒湿邪侵袭，引起血凝气滞，发生肩背部及上肢疼痛，治疗宜在手阳明大肠经取穴，以疏调气血，缓解疼痛。"肘前之三里"即手三里，在前臂背面桡侧，当阳溪与曲池连线上，肘横纹下2寸处，属手阳明大肠经。阳明为多气多血之经，循经远刺手三里，针感可迅速上达肩、臂、背、颈、项等处，能更好地发挥其疏调气血、缓解疼痛的疗效，《胜玉歌》"臂疼背痛针三里"，《针灸歌》："肩背患时手三里。"临床常将手三里与合谷、曲池、肩髃等穴配用，治疗中风口㖞、齿痛、肩膊疼痛、手痹不仁、肘臂挛缩不伸、半身不遂等症。

③冷痹肾败，取足阳明之土：肾败是肾脏精气过于泄露亏耗，"冷痹肾败"指肾虚所致的痹证，即因肾气不足，寒湿之邪侵袭经络，壅遏气血不得疏通所致的足胫肿大重着、软弱麻木无力、行动不便之症，中医称之为"湿脚气"。"足阳明之土"指足阳明胃经的合土穴足三里，位于小腿外侧，当犊鼻穴下3寸，距胫骨前缘一横指。足阳明胃经属土，阳经合穴在五行属土，足三里即为土经土穴，《玉龙赋》："绝骨三里阴交，脚气宜此。"阳明经多气多血，主束筋骨、利关节，足三里可扶正培阳、温化寒湿、行血散滞，对下肢痿痹疼痛的湿脚气有较好的治疗作用。

④连脐腹痛，泻足少阴之水：连脐腹痛，这里指霍乱突发的腹部绞痛，多为肠胃虚寒，运化失职，邪蕴于内，清浊混淆，乱于肠胃而成。临床表现以突然发生腹部绞痛、上吐下泻、腿肚转筋为特征。"足少阴之水"指足少阴肾经的合水穴阴谷，位于腘窝内侧，屈膝时，当半腱肌肌腱与半膜肌肌腱之间。足少阴肾经属水，阴经合穴在五行属水，阴谷即为水经水穴，《百症赋》："中邪霍乱，寻阴谷三里之程。"阴谷穴能消除肾脏水寒之邪的上逆，理下焦之虚寒，振奋元阳，缓解腹痛，止吐止泻，因而为治疗中邪霍乱的主穴。阴谷穴的主要功效是温阳利水，对于肾阳虚衰、温煦失阳的小便不利，针刺阴谷穴可以引起膀胱的收缩效应，并有一定的利尿作用，其促使尿量分泌的功效与照海穴相似，临证应用时可酌情随证配穴。

⑤脊间心后者，针中渚而立痊：脊间心后疼痛也称"脾疼背痛"，指中焦部位牵引性心背彻痛，兼有胸满喘急，短气。此多系胃中受寒、阴邪上逆、阳气郁滞所致，因属三焦气机失常的病变，应取三焦经的穴位治疗。《胜玉歌》"脾疼背痛中渚泻"，《针灸歌》："脊心如痛针中渚。"中渚为手少阳三焦经的"输穴"，位于手背部第四、五掌指关节的后方，掌骨之间的凹陷处，此处为三焦经脉气注输通行之处，有畅行三焦气机、通阳开郁的作用。循经远刺取中渚治疗心痛彻背的胸痹，可升提上焦清阳、疏利胸间气滞，降逆开

郁、和畅中气、逐散结聚之阴寒，使气机的升降恢复正常，消除气塞不通而致痛的病因，从而达到止痛目的。

⑥胁下肋边者，刺阳陵而即止：足少阳经脉循胁里，过季胁，阳陵泉具有较好的理气、活血、舒筋功能，可以疏通少阳经气，治疗气滞血瘀、湿热郁阻或肝胆疾病中所出现的胁肋诸证。《杂病穴法歌》"胁痛只须阳陵泉"，临床常用此穴治疗肋间神经痛，此病多为一根或数根肋间神经支配区域呈经常性的疼痛，有时由呼吸、咳嗽、喷嚏等因素激发，而阵发性加剧，并有相应肋间的皮肤感觉过敏和肋骨边缘压痛。在患侧阳陵泉穴直刺2.0~3.0寸，用捻转或提插手法使患者出现酸、麻、胀感，并向上传至胸胁，针刺以患者能耐受为宜，留针期间不断行针以加强刺激。为了加强疏通少阳经气的作用，根据上下同经相应，同气相求的原则，阳陵泉多与支沟穴相配合治疗胁肋病证。阳陵泉属足少阳经而在下，支沟属手少阳经而在上，阳陵泉以疏调肝胆为主，支沟穴以清宣三焦为要，两穴相配可以疏散郁结，宣通气血，舒筋活络，缓急止痛，不但对肋间神经痛有效，对胸肋挫伤、妇女经前乳胀等病，针刺当时也多感轻快，疼痛减轻。若胆囊炎、慢性肝炎症见胸胁疼痛者，针刺阳陵泉、支沟即可疏调肝胆，宣通腑气，又能畅通经络，活血止痛，收到双重的治疗效果。

⑦头项痛，拟后溪以安然：后溪穴为手太阳小肠经的"输穴"，也是八脉交会穴中通于"督脉"的穴位。因其在手背第五掌指关节的后方，握拳时其处的横纹头形如溪沟而名。后溪主要用于治疗经脉循行所过部位的病证，尤其是五官病证的重要穴位。因为手太阳小肠的经脉循经项后，上达面颧，连系眼目与耳窍，对于头项强痛、目赤肿痛、耳聋、喉痛等证，具有较好的治疗效果。《八脉八穴治症歌》："项强伤寒不解，牙齿腮肿喉咽，手麻足麻破伤牵，盗汗后溪先砭。"《针灸歌》："头强项硬刺后溪，欲知秘诀谁堪侣。"头项痛的病因有多种，无论哪一种都适合针刺后溪穴来治疗。如果是感冒所致，后溪穴可以宣通太阳经气，解表除邪；如果是肝阳上亢，高血压所致者，常发于头后枕痛，痛时有沉重感，头脑不清，针刺后溪穴后亦会感到头脑轻松，疼痛减轻。

⑧腰脚疼，在委中而已矣：委中穴位于腘窝横纹正中，当股二头肌腱与半腱肌腱的中点，属足太阳膀胱经之合穴，对腰背部疼痛的治疗最有功效。《灵枢·终始》："病在腰者，取之腘。"委中不但是用于治疗腰背疼痛，也是治疗下肢腿脚各种病证的主要穴位。《席弘赋》："委中腰痛脚挛急，取得其经血自调。"委中穴位于腘窝部位，是整个下肢的连接枢纽，用于治疗风湿痿痹的腰腿疼痛，难以转侧或行走，髋关节屈伸不利，膝腘部疼痛挛急，以及下肢部的各种病证。如对于坐骨神经痛，取用委中、环跳，针刺施行手法，使针感向下肢走窜，可以迅速缓解止痛。下肢胀痛难以忍受的，一般都可见到腘窝处络脉充盈，有瘀血征象，在委中穴施以点刺出血，当即会使胀感消失，疼痛大减。虽然委中穴在临证中多用刺血之法，但对精血不足、病久体虚或有出血性疾病者禁用放血。《圣济总录》："委中慎不可伤，伤即令人脚挛，行履不遂。"

⑨夫用针之士，于此理苟能明焉，收祛邪之功而在乎捻指：《通玄指要赋》所列举的许多治例，包括局部取穴、邻近取穴、循经取穴、上病下取、下病上取等不同方法，都可以作为临证运用的依据。针灸医生先要明其针法，次要知其形气之所在，经络左右所起，血气所行，逆顺所会，补虚泻实之法，祛邪安正之道，这样才能收到除疼痛于目前、疗疾

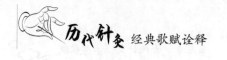

病于指下的功效。而这些关键在于手指的补泻操作，捻指是对手指与针体的捻转，医者运针非有充实的指力不可。因为指力的强弱和捻转的敏钝，在临床上有着极为重要的关系，如果指力强则进针迅速、刺痛减少甚至完全无痛，捻转熟则针刺穴位易于得气，酸重感强，扩散更远，针刺扶正祛邪的疗效也会更加显著。

第五节　肘后歌

【指要】

　　《肘后歌》出自《针灸聚英》，为明代嘉靖年间针灸家高武所编著。以"肘后"二字为书名者，首见于晋代葛洪的《肘后备急方》，盖以其取用方便，回手即得，随时可用而名"肘后"。《肘后歌》主要介绍用途较广的有效穴位，相当于一部取穴手册，随时可供读者查考和研究。本篇根据临床的经验总结，列举了三十三个腧穴、四十余种病症的取穴治疗方法，重点地指出了循经取穴、近刺、远刺，以及异位刺法等处方配穴的规律，并强调了五输、八会、募穴等的特定作用。同时反复说明穴位的灵活运用，以及在治本和治标作用上的重要意义。

　　《肘后歌》对经络病的辨证取穴，以头面之疾取至阳；顶心头痛眼不开取涌泉；口噤眼合取合谷；牙关风壅取列缺；满口疮取地仓；肩背诸疾取中渚；项强反张目直视取列缺；腰背拳急取曲池；腰膝强痛取交信；腰软取委中；腰腿疼痛取大都；两胁满取支沟；胁肋腿痛取后溪；筋骨痛取尺泽；手臂拘挛取尺泽；股膝肿取太冲；鹤膝肿痛取尺泽、曲池、风府；腿脚病取风府；脚膝经年痛不休取昆仑、吕细（太溪）；两足难伸取支沟；打扑伤损破伤风取承山。《肘后歌》对脏腑病的辨证取穴，以心胸病取少府；中满取阴包；伤寒痞气结胸中，两目昏黄汗不通取涌泉；伤寒痞积胁积痛取期门；痞气取支沟（飞虎）；伤寒腹痛吐蛔取中脘；脐腹病取曲泉；风癫瘈厥取大杼、曲泉；伤寒四肢厥逆冷取复溜；伤寒四肢回还脉气浮属寒者脉沉细者补绝骨、属热者脉浮洪者泻绝骨；伤寒当汗不汗取合谷；伤寒自汗发黄取复溜；骨寒髓冷火来烧取灵道；疟疾取间使、大椎；疟疾连日发取金门；疟疾三日一发寒多热少者取复溜、热多寒少者取间使；哮喘取丰隆；狂言盗汗取间使；刚柔二痉口噤目合面赤取少商；阴核大如升（颈瘤）取百会；五痔取承山。

【歌赋】

　　　　　头面之疾针至阴①，腿脚有疾风府寻②，
　　　　　心胸有病少府泻③，脐腹有病曲泉针④。
　　　　　肩背诸疾中渚下⑤，腰膝强痛交信凭⑥，
　　　　　胁肋腿痛后溪妙⑦，股膝肿起泻太冲⑧。
　　　　　阴核发来如升大，百会妙穴真可骇⑨。
　　　　　顶心头痛眼不开，涌泉下针定安泰⑩。

【诠释】

　　①头面之疾针至阴：至阴是足太阳膀胱经的最后一个穴位，足太阳的经脉由此通达足少阴，至阴为太阳、少阴两经所联结的处所。至阴位于足趾之端，在足小趾末节外侧，趾甲角0.1寸，属足太阳膀胱经的井穴，为足太阳之根，脉气始发之处，可以通调太阳经气而治疗足太阳经脉所过部位的病证。至阴穴有清利头目、疏散风邪的特殊功效。足太阳经起于目，上于头，故邪袭太阳、清窍闭阻的头目病证，为至阴穴循经远道取穴的主治范围。至阴穴主要用于证属太阳经头痛的治疗，太阳经头痛即指后头痛，主要由外感风寒所致，除头痛外，多兼有其他外感表证。针灸取穴有"越远越效"的说法，故取至阴穴疏散太阳之风寒，调理太阳之经气，在止后头痛的同时，对其他外感表证亦有治疗作用。内因七情或其他多种原因所致的后头痛，针刺至阴同样可通经络、调气血而止头痛。

　　②腿脚有疾风府寻：风府为督脉、足太阳、阳维脉的交会穴，三条经脉皆属于阳，均与风邪、风证有关。风府作为祛风要穴，不仅用于治疗外风，更长于治疗内风，是中风舌缓、暴瘖不语、半身不遂或癫狂抽搐、角弓反张等诸般"风"证的重要穴位。腿脚有疾，此指中风后遗症的下肢痿痹不遂，不能正常行走。深刺风府治疗中风，既可用于脑血管病的急性期，以抢救昏迷，促使神志清醒；也可用于脑血管病后遗症期，针刺风府穴，以缩短病期，显著改善肢体功能的恢复。因本穴与足太阳经相联系，可以通过经脉的沟通，调整下肢运动功能，而且对舌本强硬、语言謇涩者，针刺风府穴搜舌本之风，开瘖宣窍，治疗中风舌缓不语。因此风府对中风意识障碍、语言障碍、运动功能障碍的三大主症，都有重要的治疗价值，尤其是对脑血管病后遗症疗效显著，可作为常规刺法难以取效时，进一步提高疗效的治法。

　　③心胸有病少府泻：少府为手少阴心经的荥穴，在手掌面，第四、五掌骨之间，握掌时当小指尖处。手少阴心经在五行中属火，少府是荥穴亦属火，故为火经中的火穴，其作用主要在于清热泻火。从主治范围来看，既包括心经的火热，也包括相表里的小肠腑热，而且因火为木之子，又可清泻肝胆湿热。取少府穴施用泻法，可以清心降火、疏通郁结、宁心安神，对心胸病证是循经远刺的一种有效疗法。心经火热郁结所致的胸中闷痛，心火上扰所致的惊悸不安、喜笑不休，均可取用少府穴清热泻火，使胸中气机顺畅，神明有所归附。心热证的心胸烦热满闷、痛如针刺等证候，在少府穴施以针刺泻法功效卓著。

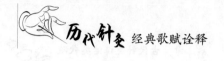

④脐腹有病曲泉针：曲泉穴为足厥阴肝经的合穴，在膝内侧横纹头上方凹陷处，屈膝而取，此处犹如清泉生水。合穴在五行属水，水能生木，故为本经的母穴，是养肝血、柔筋脉的主要穴位，在脏腑五行的关系上与肾脏有直接的联系。肝肾同属下焦，针刺曲泉穴善于治疗肝肾阴亏的各种病证，对泌尿生殖系统疾病有较好的治疗作用。凡肝阴不足、肾精亏虚而病在下焦脐腹部者，在远道针法中曲泉就成为一个不可缺少的要穴。曲泉穴的主治范围包括少腹胀痛、小便难、阴挺、阴痒、阴痛、㿉疝、精囊收缩等症。在针刺手法上以补法为主，不可捻泻太过，并可温灸使血脉畅行，气血津液得以正常敷布，营养周身。

⑤肩背诸疾中渚下：肩背疾患多为风、寒、湿等邪侵袭，经脉闭阻，血凝气滞所致。手少阳三焦经脉上行循于肩背颈项，中渚穴能够疏通少阳经气，解除少阳经脉的气血壅滞，舒筋止痛，主治肩背部筋脉拘急功效显著。如落枕一证，多见晨起后颈项掣痛，活动受限。施术时选准穴位，单侧痛取患侧中渚穴，双侧痛取双侧中渚穴，针尖向上斜刺1.0～1.5寸，刺激强度以患者能够耐受为度，使针感经腕背、肘臂传至肩部。在施行捻针手法的同时，让患者由小到大左右活动颈部，一般对于肩背颈项软组织扭伤都可收效。颈椎病针刺中渚穴可以缓解颈椎综合征，以及颈肩肌筋膜炎、颈部肌肉风湿病等引起的颈项强直不舒等症状。老年人肩背疼痛，胸闷、胁闷、胁痛等证，针刺中渚穴通络镇痛，每有卓效。

⑥腰膝强痛交信凭：腰膝强痛是指腰部连及腿膝发生疼痛，难以转侧，是与肾病有关的一种证候。交信在小腿内侧太溪直上2寸，复溜前0.5寸，胫骨内侧缘的后方，属足少阴肾经，是阴跷脉郄穴。肾为真阴之根源，并蕴含着命门之真阳。腰为肾之府，故若肾脏精气过于泄漏而致肾虚，兼有寒邪侵袭则会发生腰膝腿股牵引疼痛。阴跷脉是足少阴肾经之别脉，其为病大多是阳气不足，阴气偏盛。交信作为阴跷脉的郄穴，具有疏通气血、活血镇痛的功效。所以针刺交信穴治疗腰膝强痛，不但可以在循经远刺的作用上，通行足少阴经与阴跷脉，滋阴壮阳、补益肾气，又可发挥复元通气、祛寒解痛的作用。

⑦胁肋腿痛后溪妙：后溪为手太阳小肠经输穴，输穴在五行属木，与肝脏有密切的联系。肝脉布于胁肋，一般胁肋疼痛的症状，无不与肝经相关，故取后溪穴治疗各种胸胁疼痛最为适宜。针刺后溪治疗胸肋挫伤，使患者产生麻胀感觉，在用强刺激手法行针的同时，让患者活动患部，并逐渐加大活动范围和活动速度，往往可使疼痛或牵掣感消失或显著减轻，有开锁般的松活感。后溪与督脉相通，督脉可通达腰背腿足，所以后溪穴可用于治疗腿足疾患。对于因劳累过度引起的下肢肌肉肿胀，行走困难，如远途跋涉、登山后引起的小腿肌肉疲劳，针刺后溪穴，可使肌肉肿痛消失，行走自如。

⑧股膝肿起泻太冲：股膝肿，为下肢大腿及膝关节部位的肿胀疼痛。太冲在足背第一跖骨间隙的后方凹陷处，为足厥阴肝经的输穴，足厥阴肝经经脉循行于下肢内侧，其经筋结聚于膝腿部位。在足厥阴肝经脉的循行通路上，如有寒湿及湿热等邪气的侵袭，使气血郁滞而出现股膝肿的症状时，都可以针泻太冲以疏调经气，祛湿除寒，活血通络而消肿。《通玄指要赋》："且如行步难移，太冲最奇。"同时因肝藏血并可调节血量，肝主筋，筋赖血以濡养，筋与四肢关节的屈伸运动密切相关。故若有血行失常、气凝湿阻而致股膝腿足肿胀疼痛，甚至屈伸不利、难以步行等症状，在标本兼治的疗法中，取太冲为主穴益血养筋，舒筋通络，消肿止痛。寒邪留滞而致关节屈伸不利的痛痹之症，用艾条熏灸太冲穴

每获捷效。施灸时使穴位所在处温热或有灼痛感，以皮肤红晕为度。若灸感能循经上传，患处温热舒适轻松，可尽解寒痛诸证，使人行走如常。

⑨阴核发来如升大，百会妙穴真可骇："阴核"指发生在颈项部的瘿气颈瘤之类，初起如樱核，继则颈项部肿大而柔软，成为如瘤状下垂的现象。阴核发病的内因是七情所伤、湿痰停滞、气血营卫的郁滞等；外因则多属感受山岚水气而成。常以颈部肿大和眼球突出为特征，常伴有胸闷气促、心悸惊惕或头目眩晕、食欲减退、四肢倦怠、失眠、怕热多汗等现象。百会为督脉的位于头顶部的穴位，因其贯通诸经，统治百病，为督脉与足太阳膀胱经、足少阳胆经、手少阳三焦经、足厥阴肝经五脉的交会穴，此五脉的循行都与颈项部有关，所以针刺百会穴来消除肿胀，可以直达患部。百会穴为五脉之会，主治范围较广，对于七情郁结、痰湿停滞而引起的各种疾患，在该穴施行针刺，既可清泻诸阳气火的上亢，又能行气化痰，消除致病之主因。针刺百会同时对于头目眩晕、心神恍惚、惊惕不安等症状，可疏风平肝，宁心安神，故"百会妙穴真可骇"。其中"骇"原为惊惧，但此处形容其疗效的卓著，能使人感到惊奇。

⑩顶心头痛眼不开，涌泉下针定安泰："顶心头痛"即在巅顶部位的疼痛，多为肝阳上亢所致。"眼不开"即晕眩闭目难睁，卧床不能动，动则症状加剧，甚至呕逆频作，多由肝肾两虚、风痰上扰所致。涌泉位于足底部前方凹陷处，为足少阴肾经脉气始发之处，善治头面五官的病证。足少阴肾经上通于肝，而肝脉上行至巅顶，连接目系。涌泉能够贯穿肝、肾两经，对于巅顶痛、头昏沉、目眩、眼花等病证，根据"上病下取"的原则，针刺涌泉可以滋水涵木，潜肝阳，降逆火。肝阳上亢的巅顶头痛，针刺涌泉平潜肝阳，配头顶正中的百会穴，使其上下相依，升降协和，而通经络、止头痛的功效尤其显著。若发为晕眩，闭目难睁，因"无虚不作眩""无痰不成眩"，重灸双侧涌泉使足掌部潮红灼热，以引导风痰下降，再灸百会以疏散头部风阳之邪，可收佳效。因疲劳而有发病先兆时，灸涌泉、百会常可得以控制。

【歌赋】

> 鹤膝肿劳难移步，尺泽能舒筋骨疼，
> 更有一穴曲池妙，根寻源流可调停①；
> 其患若要便安愈，加以风府可用针②。
> 更有手臂拘挛急，尺泽刺深去不仁③，
> 腰背若患挛急风，曲池一寸五分攻④。
> 五痔原因热血作，承山须下病无踪⑤。
> 哮喘发来寝不得，丰隆刺入三分深⑥。
> 狂言盗汗如见鬼，惺惺间使便下针⑦。
> 骨寒髓冷火来烧，灵道妙穴分明记⑧。

【诠释】

①鹤膝肿劳难移步，尺泽能舒筋骨疼，更有一穴曲池妙，根寻源流可调停：鹤膝肿，膝肿而骬腿枯细，状如鹤膝而得名的，主要是肝、脾、肾三阴经亏损，风寒湿之邪乘虚而

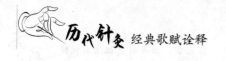

入，气血阻滞不得流行，下注膝部所致。劳，即久虚成劳、损极不复的虚劳之症。根寻源流，指寻找到致病根源而用针效果卓越。尺泽配曲池治疗膝关节病变，为远道而刺的针法，偏重于治本之用。尺泽是手太阴肺经合水穴，与肾脏相联系。曲池是手阳明大肠经的合土穴，与脾胃有密切的关系。由于鹤膝肿的形成与肾气虚损、脾胃虚弱有关，取用尺泽穴，有壮水益肾、宣调肺气、舒筋活络止痛之功效，可治由气血阻滞、下注膝部而发生的鹤膝肿；曲池为治疗半身不遂、屈伸困难等症的要穴，有疏风、解表、发汗、退热、宣导气血之功，加之曲池与脾胃的密切关系，取曲池配合尺泽，可从发病的根源上调理机体，以治疗鹤膝肿。

②其患若要便安愈，加以风府可用针：鹤膝肿的发病与风邪有一定的关联，不仅是三阴亏损，且在肝肾阴虚实之时，多为外受风寒、脾湿下注而成。故其发病可见有"洒淅恶风，不时出汗，熨之痛稍止"的现象，都宜取督脉之风府穴，以疏风祛寒。风府为祛风要穴，风邪为主引起的关节痹痛（行痹），痛处游走不定，先刺风府，再配合其他经穴和局部穴位，可以提高疗效。风府为禁灸穴，仅可针刺不宜施灸，但主治范围广泛，对于鹤膝肿兼有外感风寒症候者加刺风府，其妙用相得益彰。

③更有手臂拘挛急，尺泽刺深去不仁：仁，感应敏捷。《素问·痹论》："皮肤不荣，故为不仁。"王冰注："不仁者，皮顽不知有无也。"尺泽是主治肘臂筋脉疾病的常用有效穴，因手三阴经的经筋结于肘，经筋拘急所出现的肘臂挛痛、屈而不伸，针泻尺泽穴可以舒筋活络、祛邪散滞、恢复运动。针刺尺泽配曲池穴、臂臑穴，可治中风后遗症之肘臂挛痛。尺泽深透刺可用于各种类型的肘痛，尺泽处络脉放血可治疗臂丛神经痛及桡神经痛。至于其刺法操作，多用左手固定肱二头肌，右手持针直刺1寸，肘部酸胀麻木，或有触电样感向前臂放散。《素问·刺禁论》："刺肘中内陷，气归之，为不屈伸。"明确指出深刺肘中部位之尺泽穴，非但不能泻出其邪，反而使邪气内陷，结聚于局部，气不得出，血不得散，以致手臂不能屈伸。在临床中应特别注意，针刺深度不要过深，更不能穿透桡动脉，以防不良后果的发生。

④腰背若患挛急风，曲池一寸五分攻："腰背若患挛急风"，泛指外感风寒，使腰背部筋脉挛急，发生疼痛的症状。一般来说，腰痛因于风的，脉来浮弦，痛多抽掣，牵引腿足，或拘急且酸，而上连脊背。腰痛因于寒的，腰背拘急，腰冷如冰，痛不可仰，遇热则缓，逢寒则剧。曲池为手阳明大肠经合穴，具有疏散周身风邪的特殊功效，不仅是治疗肩臂不遂、手臂肿痛等上肢"风"病的要穴，对于腰背骶髂关节、下肢膝关节及腿脚"风"病证也有较好治疗效果。如膝关节疼痛、膝关节扭伤等病症，取用同侧的曲池穴直刺1.5~2.0寸，施以泻法行针，效果极佳。膝关节为足阳明经脉所过，膝部的疼痛、扭伤，导致气滞血瘀，阳明多气多血，取手阳明曲池穴，为"同名经取穴"或"接经取穴"法。能够疏导膝部经气，达到止痛目的。在曲池穴施以针刺，对急性腰扭伤、胸胁挫伤同样有效。一般腰背挛急而痛的治疗，偏重于选用肾俞、腰阳关、委中、环跳、昆仑、腰俞等穴，应注重同时取用曲池以发挥祛风散邪的作用。但在刺法上，浅刺达不到疏通全身经络气血的功效，而"曲池一寸五分攻"，即指出要深刺曲池才能增强疗效，临床要根据实际情况灵活应用。

⑤五痔原因热血作，承山须下病无踪：痔病的名称很多，"五痔"一般是多种肛门疾

患的总称，也可分为牡痔、牝痔、肠痔、脉痔、血痔等五种痔疾。《肘后歌》："五痔原因热血作，承山须下病无踪。"《玉龙歌》："九般痔漏最伤人，必刺承山效如神。"承山是足太阳膀胱经穴位于小腿后正中的穴位，在小腿后面正中，腓肠肌两肌腹之间凹陷的顶端。承山穴的突出功效，是清利下焦湿热、行瘀止痛，主治肛门部的各种疾病，如痔疮、肛裂、下血、便秘、脱肛等。因足太阳的经别自小腿上行至腘窝，"下尻五寸，别入于肛。"由于经别的沟通，使肛门部成为足太阳经脉所能联系的部位，也使膀胱经穴位于下肢的穴位具有治疗肛门疾病的作用，而以承山穴最为突出。承山穴对痔疮疼痛具有显著的缓解止痛功效，在痔疮肿痛发作时，针刺承山穴缓解症状，奏效甚捷，关键是要求刺穴准确，针感明显，一般针尖稍向上方，施行手法使针感向上传导，止痛效果更佳。需注意的是，针刺承山穴仅对痔疮疼痛有效，并不能使痔疮彻底消除。

⑥哮喘发来寝不得，丰隆刺入三分深：哮喘在病理上大都与痰有关，在发作剧烈时，往往不能平卧，而祛痰多能止咳、平喘，缓解症状。丰隆穴为涤痰要穴，善治各种痰疾，《玉龙歌》："痰多宜向丰隆寻。"因丰隆为足阳明胃经络穴，别走太阴，联系着脾、胃二经。痰饮的形成多由脾失健运、水湿内聚，又遇阳明火气的煎熬而成。丰隆穴既能调太阴以运化，又能泻阳明以清热，故有调理脾胃、祛除痰浊的功能。呼吸系统疾病凡因痰湿所致者多取丰隆，特别是对痰浊犯肺、痰浊阻肺、痰火扰肺致使肺失清肃宣降而发的咳嗽和喘证，取用丰隆穴更为适宜。《医学纲目》："诸痰为病，头风喘嗽，一切痰饮，取丰隆、中脘。"但丰隆穴对肺虚气无所主和肾虚气不摄纳的虚喘均不宜取用，泻之无痰无降，补之功不能及。

⑦狂言盗汗如见鬼，惺惺间使便下针："狂言盗汗如见鬼"，是由于心阴虚、内热盛所出现的夜间入睡后盗汗及诸邪狂妄症候。狂言，语无伦次、狂躁妄语、精神错乱的表现。盗汗，是睡眠时汗出，醒则汗止，属于阴虚的一种症候。如见鬼，是指神志失常的一种病变。"惺惺"，即风府穴。据《续名医案》载，宋嘉祐年间，仁宗赵祯患病，头晕目眩，闭目难睁，投药数剂而不见效，下诏民间草泽医生。有一医者应诏，用针自脑后刺入，行针后刚一拔出，仁宗即睁开眼，喜悦地叫了声"好惺惺"，第二天便全体康愈。此穴在医经里没有记载，称为"惺惺穴"，即项后发际正中直1寸之风府，穴属督脉。督脉在风府穴处入络于脑，风府穴又正应于脑，具有清脑醒神作用，唐代时曾被列为"十三鬼穴"，别称"鬼枕"，是治疗神志疾病的要穴。凡精神失常，发为癫狂，登高而歌，弃衣而走，打骂人不避亲疏，或神志迷乱、狂躁不安者，针刺风府穴皆有较好的疗效。如对精神分裂症，针刺本穴可以镇惊安神，促使其神志清醒。但对此类患者针刺较浅则效果不佳，一般以进针1.5～2.0寸为宜，同时应密切观察患者的表情神态。若进针至2.0寸许，患者突然感到头部震颤，应立即停止进针，略向外退针少许，此等深度效果最好。间使为手厥阴心包经经穴，五行属金，与肺脏相关。凡有关神志、血液及内热的病症，都与心脏有关。古人有心不受邪，由心包络代受其邪的说法，所以治疗此类病证都可选用心包络经穴。癫狂病的形成多由七情过度、痰迷心窍或热病引起，针泻间使穴可清心泻火、宁志安神，所以间使为治疗癫狂的要穴之一，也被列入"十三鬼穴"中，又名"鬼路"，《长桑君天星秘诀歌》："如中邪鬼先间使。"汗为心之液，取用间使穴治疗盗汗可补血养心、滋阴清热，又因间使兼通心、肺二脏，更有益气固表的作用。除了用于治疗盗汗外，至于气血不足，

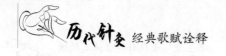

或痰火壅盛，而出现如中鬼邪、狂言妄语的病变时，取用间使穴可调和气血、泻火开郁，而发挥清神宁心的疗效。《灵光赋》"水沟间使治邪癫"，说明间使穴在治疗癫狂病的功用方面类同于水沟，相互配合运用则效果更好。水沟以醒脑开窍为主，间使以开胸降气为要。水沟突出一个"开"字，间使突出一个"降"字，这样一开一降，行气化痰，醒脑开窍，镇惊安神之功益彰。从病理上讲，癫、狂、痫证均责之于痰，因此用穴上还宜加配中脘、丰隆，以增强祛痰之功。

⑧骨寒髓冷火来烧，灵道妙穴分明记："骨寒髓冷火来烧"泛指寒证之中，寒到了极点反见热的假象，表现有热在皮肤、寒在骨髓，属于里真寒外假热的一种较为严重的病症，即《素问·阴阳应象大论》所谓"寒极生热""重寒则热"的现象。灵道穴在前臂掌侧，当尺侧腕屈肌腱的桡侧缘，腕横纹上1.5寸。灵道为手少阴心经经穴，五行属金，与肺脏有密切关系。根据"经主喘咳寒热"的原则，取灵道穴治疗肾气凌心证，对于其中的心悸、气短息促、气少不能言、强言则上气不接下气等现象，可起到安神、平喘、调气、降逆的特殊作用。

【歌赋】

疟疾寒热真可畏，须知虚实可用意，

间使宜透支沟中，大椎七壮合圣治①。

连日频频发不休，金门刺深七分是②。

疟疾三日得一发，先寒后热无他语，

寒多热少取复溜，热多寒少用间使③。

或患伤寒热未收，牙关风壅药难投，

项强反张目直视，金针用意列缺求④。

伤寒四肢厥逆冷，脉气无时仔细寻，

神奇妙穴真有二，复溜半寸顺骨行⑤。

四肢回还脉气浮，须晓阴阳倒换求，

寒则须补绝骨是，热则绝骨泻无忧，

脉若浮洪当泻解，沉细之时补便瘥⑥。

百合伤寒最难医，妙法神针用意推，

口噤眼合药不下，合谷一针效甚奇⑦。

狐惑伤寒满口疮，须下黄连犀角汤，

虫在脏腑食肌肉，须要神针刺地仓⑧。

【诠释】

①疟疾寒热真可畏，须知虚实可用意，间使宜透支沟中，大椎七壮合圣治：疟疾多为外邪侵入人体，伏于半表半里，营卫不和，阴阳相搏而发为疟疾，寒热往来时时交替。间

使属手厥阴经，是治疗疟疾的常用有效穴位，《通玄指要赋》："疟生寒热兮，仗间使以扶持"，因厥阴与少阳相为表里，少阳主气属阳主表，厥阴主血属阴主里，支沟为手少阳三焦经经穴。间使透支沟可以调少阳厥阴两经之气，宣通气血，调和阴阳，由里达表，祛邪解疟。运用时需加用大椎宣通一身之阳气，大椎为督脉与手足三阳经的交会穴，既可助少阳之枢，又可启太阳之开，和解表里，祛邪外出，宣阳和阴，截疟退热。"合圣治"，即依据古法而治。自古针刺治疟一定要掌握时机，在疟疾发作前2小时针刺并施以泻法，这是治疗上的一个关键。《素问·刺疟论》："先其发时如食顷而刺之，一刺则衰，二刺则知，三刺则已。"临证中治疗寒疟、湿疟、劳疟及疟母等症，取大椎穴当偏重于灸疗为主，收效尤佳。临床上治疗各种类型的疟疾，只要辨明病情的虚实，或针或灸，皆可适用。

②连日频频发不休，金门刺深七分是：疟疾连日频频发不休，说明外邪侵入较浅。因疟疾发作的间歇期与病邪的深浅密切相关，邪浅者一日一发，邪已深入者则间日或三日一发。金门为足太阳膀胱经郄穴，针泻金门对于寒热往来、阴阳相搏、连日发作的疟疾，能起到调和营卫、解表散邪的作用。同时金门穴又为阳维脉的起点，针泻金门又能宣通诸阳以祛邪，对于发作过程中所表现的头痛、身痛等症状，亦有缓解和镇静的功效。

③疟疾三日得一发，先寒后热无他语，寒多热少取复溜，热多寒少用间使：疟疾三日一发，是邪随经络入于内，多表现为先发振寒，继而高热，汗出后渐见身凉热退。对于这样"先寒后热"的一般情况，取穴时并没有特殊规定，酌选治疟的常用穴即可。但对于寒多热少或热多寒少的情况，其取穴即有区别。疟疾发作时，常见寒热交错，而阴盛则寒，阳盛则热，阴盛于阳则寒多热少，阳盛于阴则热多寒少。其"寒多热少"者取复溜，复溜属足少阴肾经，是肾经的经穴，五行属金，与肺脏直接相连，兼治肺肾两经之病变，也是肾经的母穴，有振奋肾阳的作用，主治肾经虚证。针灸复溜可祛除阴邪，调畅营卫，使上焦通畅，下焦充实，而获散寒除疟之功效。其"热多寒少"者取间使，因凡与心火相关的各种热性病，都适宜在心包络经取穴治疗，特别是针泻治疟的特效穴间使，来治疗热多寒少的疟疾，可由里达表地宣阳和阴、通调经气，能更好地发挥清热除烦的功效。

④或患伤寒热未收，牙关风壅药难投，项强反张目直视，金针用意列缺求："牙关风壅"即牙关紧闭，并见头项强痛、角弓反张、两目直视者，属痉病。痉病的致病原因有很多，重复感受风寒、风湿之邪，伤风发热，或失治误治等均可致病，此处主要是指外感风寒所致的一类。列缺是手太阴肺经的络穴，联络着肺与大肠，肺主一身之皮毛，当外邪侵袭人体时，必先在体表部发病，针泻列缺穴有疏风散寒、解表退热的功效。肺与大肠相表里，列缺穴可通调二经的阴阳之气，其疗效还可以通过大肠经的循行上达头面颈项。故针泻列缺治疗风寒侵袭引起的痉证，有宣导气血、开窍泄热、清热养阴的功效，可从根本上消除其致病因素。临床辨证酌选百会、人中、大椎、风门、肺俞、曲池、合谷、委中、涌泉等穴，则收效更佳。

⑤伤寒四肢厥逆冷，脉气无时仔细寻，神奇妙穴真有二，复溜半寸顺骨行：伤寒四肢厥逆冷是伤寒六经病中属于少阴病的一种症候，是心肾阳气衰微的表现。"脉气无时仔细寻"是指脉沉浮细微，当机体处于阴盛阳虚、病从寒化、精神极度疲惫的状态时，无论内感外伤，都可出现这种脉象。《玉龙赋》："要起六脉之沉匿，复溜称神。"复溜为足少阴肾经经穴，五行属金，是肾经的母穴，可统治肾阴或肾阳虚弱所引起的各种病证，有振奋肾阳的功用，可祛除寒邪，使气血畅行。根据肾经的循行规律针灸复溜穴，还可治疗有关肝、心、肺

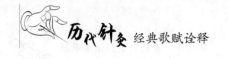

的各种病变，结合肝藏血、心主血、肺主气的功能，对于阴盛阳虚、血气困滞而致的六脉沉伏，更有温中回阳，起六脉之沉伏的功效，所以复溜是治疗伤寒四肢厥冷的要穴。至于"复溜半寸顺骨行"，是指在针刺复溜操作时，要顺着骨骼深刺达0.5寸之多，疗效更为显著。复溜的刺法见于《针灸大成》："人脉微细不见，或有或无，宜于少阴经复溜穴上，用圆利针针至骨处，顺针下刺，候回阳脉，阳脉生时，方可出针。"临床上只有仔细体会，按法施针，才能达到《玉龙歌》中"若然六脉皆微细，金针一补脉还浮"的实际效果。

⑥四肢回还脉气浮，须晓阴阳倒换求，寒则须补绝骨是，热则绝骨泻无忧，脉若浮洪当泻解，沉细之时补便瘳：四肢回还脉气浮是"阴证转阳"的现象，先是四肢厥冷，脉沉浮，此属虚寒之证，经治疗后邪退阳复，则肢暖脉浮，由里证转表证，三阴病转为三阳病，故"四肢回还，阴阳倒换"，此后要根据阴阳的盛衰、邪正的消长来决定治疗措施。绝骨即是少阳胆经的悬钟穴，是足三阳之大络，也是八会穴之"髓会"，有调和阴阳的功效，可统治一切髓病和在表里间属寒属热的各种虚实病证。伤寒病的阴证转阳，由于患者体质的强弱，邪正的盛衰，以及治疗的适当与否，往往会出现寒与热的不同症候，临证可从口渴、二便、脉象、四肢等方面仔细辨别。如有寒象者，当针补绝骨穴，或专用灸疗；见有热象者，当偏重于针泻为主。根据"凭证辨脉，以脉合证"的原则，脉象也是决定补泻手法的一个关键环节。浮脉主表，属于阳脉；洪脉是火气燔灼之候，皆当用泻法，以泻解表。沉脉属于阴脉，主邪气内伏的里证，虚证亦可见；细脉为气血衰、诸虚劳损之候，考虑到心阳不振、本元虚弱的情况，皆以补虚为主。

⑦百合伤寒最难医，妙法神针用意推，口噤眼合药不下，合谷一针效甚奇：百合伤寒皆因伤寒、虚劳大病之后，复不能食而发病。《金匮要略·百合狐惑阴阳毒病证治第三》："百合病者，百脉一宗，悉致其病也。意欲食复不能食，尝默默，欲卧不能卧，欲行不能行。"治法当以百合地黄汤为主，不宜以汗、吐、下等法治之。其中"口噤眼合药不下"，是因津液枯燥而痉挛，属误汗伤津、误下伤阴所引起的一种较为严重的症候。肺与大肠相表里，针泻大肠经原穴合谷，有开闭宣窍、通表理气、补虚清热、引热下行的功效，且其疗效还可顺大肠经经脉循行上达口齿颊部，从根本上消除口噤不开的现象。

⑧狐惑伤寒满口疮，须下黄连犀角汤，虫在脏腑食肌肉，须要神针刺地仓：狐惑伤寒病多因脾土不运、湿热浸淫形成虫病，导致喉部及前后二阴蚀烂。《金匮要略·百合狐惑阴阳毒病证治第三》："狐惑之为病，状如伤寒，默默欲眠，目不得闭，卧起不安，蚀于喉为惑，蚀于阴为狐，不欲饮食，恶闻食臭，其面目乍赤、乍黑、乍白。"因其口疮是湿热上蒸的表现，故《金匮要略》采用黄连犀角汤为主的治本疗法。地仓属足阳明胃经，是胃经、大肠经、任脉、阴跷脉四脉的交会穴，胃经、大肠经、任脉的循行都经过口唇，故针泻地仓穴可在局部清泻口唇周围的热毒，还可和阳宣腑、疏泄湿热，从根本上消除口疮的起因。治疗中若加针天枢，配合杀虫药及调理脾胃的疗法，则收效更佳。

【歌赋】

伤寒腹痛虫寻食，吐蛔乌梅可难攻，
十日九日必定死，中脘回还胃气通①。

伤寒痧气结胸中，两目昏黄汗不通，
涌泉妙穴三分许，速使周身汗自通②。
伤寒痧结胁积痛，宜用期门见深功③。
当汗不汗合谷泻，自汗发黄复溜凭④。
飞虎一穴通痧气，祛风引气使安宁⑤。
刚柔二痉最乖张，口噤眼合面红妆，
热血流入心肺腑，须要金针刺少商⑥。
中满如何去得根，阴包如刺效如神，
不论老幼依法用，须教患者便抬身⑦。

【诠释】

①伤寒腹痛虫寻食，吐蛔乌梅可难攻，十日九日必定死，中脘回还胃气通："伤寒腹痛"是指寒邪直中三阴出现的腹部冷痛，下利完谷，四肢逆冷，蜷卧拳缩。"虫寻食"，形容在发生吐蛔的时候，脏寒胃虚，蛔虫在腹内扰动的情况。因此类表现为"蛔厥""虫心痛"之危候，故"十日九日必定死"，若按常规仅服用乌梅汤理气驱蛔，难以治愈此重疾。中脘穴在腹部前正中线上，脐中上4寸，属于任脉，自古以来被列为"回阳九针穴"之一。中脘能够开发脾胃之阳气，而治阴气隔阻、阳气衰微之严重虚寒证。急灸中脘穴，借以温中暖腹，除邪散寒，通调胃气，而发挥其回阳救逆之功。因中脘为胃之募穴，而六腑皆受气于胃，中脘与六腑的生理功能均有密切的联系，故为"腑会"而统治六腑之疾，尤以胃腑、肠腑、胆腑病证为主。胆为六腑之一，中脘疏利胆腑，可以解除奥狄氏括约肌的痉挛，缓解疼痛，同时还可以加强胆道的收缩功能，增加胆道内压力，迫使蛔虫退出胆道。目前针刺中脘穴治疗胆绞痛，多将针刺入得气后拇指向后、食指向前做小幅度、快频率的捻转，多次行针强刺激，能够疏利肝胆、行气止痛，使绞痛即时得以缓解。

②伤寒痧气结胸中，两目昏黄汗不通，涌泉妙穴三分许，速使周身汗自通："伤寒痧气结胸中"，是指伤寒太阳病因误下而邪热阻隔气分，导致胸脘痞塞、满闷、郁结不舒。三焦气化失常，水湿壅滞，郁热聚于胸中，湿热互结，蒸郁不化而致身热发黄、两目昏黄、无汗，治疗当以发汗、清热、解表为主，《通玄指要赋》："胸结身黄，取涌泉而即可。"涌泉在足底部，卷足时足前部凹陷处，当足底第二、三足趾缝纹头端与足跟连线的前1/3与后2/3的交点上。涌泉穴为足少阴肾经的井穴，为全身阴阳脉气交接之处，泻之可清热泻火，补之可滋肾养阴。肾与膀胱相表里，膀胱经属太阳，主一身之表，故针泻涌泉还有疏卫通阳、发汗解表、清热开窍、通利三焦之功。湿邪得以祛除，气化得以顺畅，则结胸、身黄、目昏、无汗等诸症皆愈。

③伤寒痧结胁积痛，宜用期门见深功："伤寒痧结胁积痛"是指因热邪入里，阳气内陷，致胸中痞闷不舒，胁下积聚而痛的现象。《伤寒论·辨太阳病脉证并治》："妇人中风，发热恶寒，经水适来，得之七八日，热除而脉迟身凉，胸胁下满，如结胸状，谵语者，此为热入血室也，当刺期门，随其实而泻之。"一般来说任何原因所致的胁痛都与肝经有关，

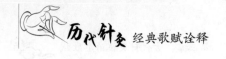

肝为血脏，职司贮藏和调节血液。《通玄指要赋》："期门罢胸满，血膨而可已。"期门穴在胸部乳头直下，第六肋间隙，前正中线旁开 4 寸处，为肝之募穴，也是肝经、脾经、阴维脉三经的交会穴，具有疏肝行气、清热散瘀、宽胸散结的功用，可治疗伤寒过经不解、热入血室等症。外感伤寒病中兼有内伤杂证，出现肝木之邪乘脾的症候，症见腹满、呕逆者，取刺期门不但可以疏肝泻实，而且还能健脾和胃，平降逆浊之气。若出现肝木之邪乘侮肺金的症候，刺期门可疏泄肝邪，使肺不受侮，毛窍通畅，汗出而邪热自退。

④当汗不汗合谷泻，自汗发黄复溜凭："当汗不汗"是太阳病多日未解，表实失汗，阳邪太甚不得透达，脉浮紧，无汗，表邪犹在的症候，因肺与大肠相表里，肺主皮毛，故针泻大肠经的原穴合谷，有升散透发、轻清走表，宣行气分之热的功用，治疗当汗不汗之证时，多可获速效。"自汗发黄"是指因郁热在里，湿热互结，蒸郁不化而致头额汗出和身热发黄的症候。取用足少阴肾经的母穴复溜，治疗自汗发黄，有滋阴降火、清利湿热的作用，还可治疗因三焦气化失常、水湿壅滞所致的小便不利。气行水化，小便畅通，则湿热之邪可从小便而出，而身黄发汗皆愈。古人在应用合谷治疗热病无汗或汗出不止时，都多配用复溜。合谷与复溜二穴发汗、止汗的不同作用要通过不同的补泻手法来实现。欲发其汗，必须泻合谷，以通经络、宣毛窍，托邪外出；欲止其汗，必须补合谷，以实腠理、固毛窍，增强人体的气化功能。

⑤飞虎一穴通痞气，祛风引气使安宁："痞气"是指一种外无行迹，自觉胸脘痞闷不舒的症候，多为肺气不降、脾气不运、升降失司所致。三焦有导行原气出纳、运化于一身之中的功能，三焦气机失常引起的一切病变都宜在三焦经取穴。飞虎即手少阳三焦经的支沟穴，位于上肢前臂两骨间，为脉气通行之处，犹如水流注于沟中，善于疏调三焦气机。三焦属火经，支沟为"经"穴在五行属火，故支沟作为火经、火穴而有清热泻火、调气通络的功用，对三焦气滞的病症，尤有开郁行气之功。火为土之母，针补火经火穴支沟，益火生土，还有健脾化痰、畅和中气的功用，可从根本上消除各种痞满的形成。

⑥刚柔二痉最乖张，口噤眼合面红妆，热血流入心肺腑，须要金针刺少商："刚柔二痉"，指四肢筋脉牵引拘急、项强背反张、口噤等证谓之痉。因表邪引起，发热恶寒，无汗者为"刚痉"；发热汗出，不恶寒者为"柔痉"。但不论属刚属柔，一般都会出现脊背反张、头摇项强、四肢拘急、口噤不开、身热、面红目赤的症状，属热病范畴，壅热主要在上焦心、肺二脏。治疗中以退热为主。少商是手太阴肺经的井穴，肺经脉气始发之处，主治各种热病。《难经》："病在脏者，取之于井。"故井穴多用于治疗五脏重证，循经远刺少商穴治疗痉病，可宣通肺气，疏泄上焦壅热，而获泄热急救之效。少商穴作为临床的急救穴位，常被受到重视。但从少商穴的特性来看，只宜泻实，不能用于虚脱之症，临床还应根据病情辨证酌配人中、涌泉等穴则收效更佳，《杂病穴法歌》："小儿惊风少商穴，人中涌泉泻莫深。"针刺少商时多用毫针浅刺 0.1 寸，针尖略微向上斜，因穴下肌肉浅薄，感觉敏锐，故针感以剧痛为主，浅刺即可出现强烈的感应。

⑦中满如何去得根，阴包如刺效如神，不论老幼依法用，须教患者便抬身："中满"指腹中胀满不舒，多为脾胃运化失常，气机痞塞，治以消运疏导为主。此处是指以肝气厥逆为主因引起的一类中满，兼有少腹肿痛，腰痛拘急，阴缩而肿，屈膝而卧。阴包属足厥阴肝经，在大腿内侧股骨上髁上 4 寸，股内肌与缝匠肌之间，是肝脉上行至腹股沟处的第

一个穴位，常用于治疗腰痛、腹痛及下焦虚寒、阳气衰微引起的小便不利等症。针灸阴包穴治疗肝气厥逆所致的中满及其兼证，有疏调肝气、温下泄寒、舒筋降逆、通利小便的作用，可从根本上祛除其本因，而诸证亦可先后得愈，即能俯仰自如，坐卧起立如常。

【歌赋】

> 打扑伤损破伤风，先于痛处下针攻，
> 后向承山立作效，甄权留下意无穷①。
> 腰腿疼痛十年春，应针不了便惺惺，
> 大都引气探根本，服药寻方枉费金②。
> 脚膝经年痛不休，内外踝边用意求，
> 穴号昆仑并吕细，应时消散即时瘳③。
> 风痹痿厥如何治？大杼曲泉真是妙④，
> 两足两胁满难伸，飞虎神针七分到⑤。
> 腰软如何去得根，神妙委中立见效⑥。

【诠释】

①打扑伤损破伤风，先于痛处下针攻，后向承山立作效，甄权留下意无穷：因外伤引起的"破伤风"，在出现项痛强急等先兆症状后，宜尽早治疗。一般先在患部周围及四肢的适当穴位，施行针灸，即为"先于痛处下针攻"。若出现项痛强急、口噤目斜、身体强直、角弓反张、四肢抽搐等筋脉拘急等全身症状时，要依风邪之在表在里或半表半里的不同分别治疗，而承山是一个不可缺少的要穴。承山属足太阳膀胱经，太阳主一身之表，通全身之营卫，外邪侵袭首犯太阳，故宜取太阳经穴解表散邪，根据《灵枢·热病》"风痉身反折，先取足太阳"的治疗原则，当取膀胱经穴，治疗破伤风。承山是治疗转筋的名穴，《通玄指要赋》："筋转而疼，泻承山而在早。"针刺承山不但可疏调膀胱经经气，缓解头项强痛、角弓反张之症状，还可消除下肢强直性痉挛现象，尤其是当破伤风发展到严重阶段，出现持续性或发作性的肌肉痉挛时有特效。但当破伤风发生全身症状时，宜辨证酌选百会、风府、大椎、颊车、曲池、合谷、委中、阳陵泉等交替使用，采用泻法强刺激，多取穴，久留针，以宣畅经气，缓解筋脉拘急，从而获取佳效。

②腰腿疼痛十年春，应针不了便惺惺，大都引气探根本，服药寻方枉费金："腰腿疼痛"是指因风寒湿邪侵袭经脉，或体质虚弱、过劳所致的腰部连及腿膝疼痛，长期发作，在许多穴位上进行针灸仍然难以治愈，便悟出了针灸脾经母穴大都的一种治本疗法。惺惺，清醒、觉悟的意思。大都为足太阴脾经经穴，五行属火，是脾经的母穴，可益火生土，调中补虚，治疗一切与脾虚有关的病证，特别是对于因脾阳不足、阴寒偏胜所致的肢冷恶寒和大腿及膝内侧肿胀或厥冷者，更是一个散寒祛湿的必需穴。根据脾在体合肉、主四肢及脾经的循行规律，针灸脾经母穴大都，不但可温脾健运，促进营养，使血行旺盛，又可振奋脾阳，消除腰腿部的阴冷作痛，在治本疗法中是扶正祛邪必不可少的要穴。

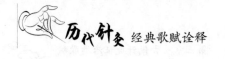

③脚膝经年痛不休，内外踝边用意求，穴号昆仑并吕细，应时消散即时瘥："脚膝经年痛不休"，指各种原因的脚膝疼痛，常年缠绵难愈，多与精血失其濡养筋骨，外邪乘虚而侵有关。针灸治疗脚膝疼痛，主要取刺足部内踝、外踝边的穴位。"昆仑"即足太阳膀胱经的经穴，位于足外踝后方。"吕细"即足少阴肾经之太溪穴，位于足内踝后方。取用昆仑、太溪两个在内外踝相对的穴位，是一种有卓效的表里配穴法。昆仑为膀胱经经穴，五行属火，有清热泻火、消肿止痛的作用，针泻昆仑可疏调经气的壅滞，是治疗一切下肢脚膝疾患的必需穴。太溪是肾经的原穴，针补太溪可益肾固精，促进肾阳的温煦作用，使气血畅行，濡养四肢，对于年老肾气不足兼有足跟痛者甚为适宜。昆仑、太溪二穴表里相配，攻邪与扶正兼顾，双管齐下，两相呼应，用于治疗经年不愈的脚膝疼痛自可获显效。

④风痹痿厥如何治？大杼曲泉真是妙：风痹又称"行痹"，多表现为肢体酸痛，痛而游走无定处。病因风、寒、湿三邪侵袭，而风邪偏胜，《素问·痹论》所谓："风、寒、湿三气杂至，合而为痹也。"痿厥即手足痿弱无力而不温，是痿证与厥证的合称，多由下肢无力开始，渐至手足软弱，肌肉麻木不仁，皮肤干枯失泽。大杼属足太阳膀胱经，是手足太阳、少阳、督脉的交会穴，也是八会穴之骨会，统治一切骨病，有泄胸中之热的功效，是治疗热病的必选穴。膀胱经主一身之表，取大杼治疗挟有表证，或有发热的风痹，尤可发挥其疏风清热、缓解筋骨疼痛的功用。曲泉为足厥阴肝经的合穴，五行属水，与肾脏相应，是肝经的母穴，可统治一切肝虚的病证。取针补曲泉或施用灸法，治疗四肢寒冷、痿软无力的痿厥证，可兼调肝肾两经，补益肝肾，填精益髓，使筋脉得以濡养、四肢得以灌溉，故曲泉也为治疗痿厥的要穴。

⑤两足两胁满难伸，飞虎神针七分到：两足两胁满难伸是指两足运动困难、两胁满闷疼痛的现象，属足少阳之厥的症状。厥病主要是由于阴阳失调，影响到气血的正常运行，气上逆而致的一种病变。此处少阳之厥，出现胁痛及两足不能运动的病变时，取用飞虎穴作为主穴。《标幽赋》："胁疼肋痛针飞虎。"飞虎即是支沟穴，在前臂背侧腕上3寸，尺骨与桡骨之间。支沟是手少阳三焦经的经穴，因其位于上肢前臂两骨间，为脉气通行之处，犹如水流注于沟中而名。支沟穴善于疏调三焦气机，手足少阳两经相衔接，脉气互通，足少阳经脉循胁里，过季胁。而三焦是一个不可分割的整体，无论上焦心肺、中焦脾胃、下焦肝肾哪一个脏腑发病，均可引起胸胁疼痛，故支沟常用于治疗各种原因引起的胁痛。"飞虎神针七分到"特别强调针刺支沟要采用深刺法，针感多为局部酸胀，或向上扩散至肘，以加强疗效。

⑥腰软如何去得根，神妙委中立见效：腰软是"痿病"的症候之一，包括血瘀而痿的一类病变。委中为足太阳膀胱经"合"穴，位于腘窝横纹正中，是主治腰背疾患的主要穴位，《灵光赋》："五般腰痛委中安。"委中所主治的腰痛一般为实证腰痛，针刺委中可使其功效直达背部，通经活络、宣通气血，对因血瘀引起的腰软病，尤能行血祛瘀，从根本上治愈本病，对急性腰痛者采用刺血法效果更佳。尽管委中穴以治实证腰痛为主，但对于虚证腰痛，在补虚扶正的取穴处方中加用委中，可以行血祛瘀。使其补而不滞，更能符合临证的实际。如肾虚亏损所致的腰痛绵绵，隐隐作痛，应以太溪、肾俞益肾培元为主，配合委中疏调经脉。椎间盘脱出、肥大性脊柱炎压迫腰骶神经所致的腰痛，以及妇女带下、男子遗精等疾病过程中出现的腰痛，应当以治疗原发病为主，配用

委中疏调经气。

第六节　席弘赋

【指要】

　　《席弘赋》首见于徐凤的《针灸大全》，以后《针灸聚英》《针灸大成》等均有转载，是南宋针灸名家席弘所著。席弘，号梓桑君，江西临川人，世代以针灸相传，由宋到明前后延绵十二代，历久不衰。该赋主要介绍了他针灸治病的经验，内容包括各种病症的针灸配穴和补泻手法，以及作者对配穴选穴和使用经外奇穴的经验，全文提出了五十余症，选用了五十七穴，治病多取双穴，强调左右捻针以分补泻，不仅反映了南宋以前的针灸学术成就，而且集中体现了当时江西地区针灸发展特点及其家学特点，至今仍在现代针灸临床广泛运用。

　　《席弘赋》对经络病的辨证取穴，以偏正头痛取列缺、太渊；耳聋气痞取听会、迎香；伤寒耳聋取金门、听会；耳内蝉鸣取足三里、地五会；眼疾取睛明、合谷、光明；目眩取承山、昆仑；喉风取天突；牙齿肿痛咽痹取二间、阳溪；咽喉疾取百会、太冲、照海、阴交；腰痛取委中；腰欲折取足三里、地五会；气滞腰痛取横骨、大都；肩背风劳气未调取肾俞、三间、肩井、足三里；伤寒肩背痛取中渚；腰痛取委中；腰连膝肿取足三里；腰连膝肿气上攻噎取足三里、灸气海；气滞腰疾取复溜；冷风冷痹取环跳；肩痛连脐取手三里；两乳刺痛取太渊、列缺；手连肩脊痛取合谷、太冲；手不如意取曲池、合谷；手颤取少海、阴市；肘痛取尺泽、太渊；髋骨腿疼取足三里；膝痛取阳陵泉；脚痛膝肿指麻取足三里、悬钟、阴陵泉、阳陵泉、三阴交、太冲；转筋取承山、昆仑；脚挛急取委中；脚膝肿取至阴。《席弘赋》对脏腑病的辨证取穴，以癫疾取十三鬼穴；五痫取鸠尾、涌泉；伤寒过经未解取期门；伤寒百病取风府、风池；虚喘取足三里；冷嗽取合谷（补）、三阴交（泻）；心疼取少海、阴市；心胸满不思食取阴陵泉、承山；肚腹痛取公孙、内关；食癖气块取手三里、足三里；胃中有积取璇玑、足三里；阳明呕吐取风府、上脘；七疝小腹痛取照海、阴交、曲泉、关元、气海；脐腹痛取阴交、涌泉；小肠气痛取大杼、长强；小便不禁取关元；大便闭涩取大敦；膀胱气未散取风府、足三里；小儿脱肛灸百会、鸠尾；五淋取气海、足三里；水肿取水分、气海；男子疝癖取足三里；妇人心痛取心俞；难产取乳根。

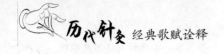

【歌赋】

凡欲行针须审穴，要明补泻迎随诀①，
胸背左右不相同，呼吸阴阳男女别②。
气刺两乳求太渊，未应之时泻列缺③。
列缺头痛及偏正，重泻太渊无不应④。
耳聋气痞听会针，迎香穴泻功如神⑤。
谁知天突治喉风⑥，虚喘须寻三里中⑦。
手连肩脊痛难忍，合谷针时要太冲⑧。
曲池两手不如意，合谷下针宜仔细⑨。
心疼手颤少海间，若要除根觅阴市⑩。

【诠释】

①凡欲行针须审穴，要明补泻迎随诀：针刺操作之前，须先审辨腧穴，再明晓迎随补泻的操作手法。顺着经脉的循行方向进针，得气后将针推进少许为补；逆着经脉的循行方向进针，得气后将针退出少许为泻。《灵枢·终始》："泻者迎之，补者随之。"《难经·七十八难》："推而内之是谓补，动而伸之是谓泻。"

②胸背左右不相同，呼吸阴阳男女别：在中医阴阳理论中，人身各个部位都可用阴阳区分，胸腹为阴，背为阳，右为阴，左为阳，男为阳，女为阴。针刺中可因阴阳的不同，补泻各异，男女阴阳补泻。《补泻雪心歌》："古人补泻左右分，今人仍为男女别。"《金针赋》："男子者大指进前左转，呼之为补，退后右转，吸之为泻，提针为热，插针为寒；女子者大指退后右转，吸之为补，进前左转，呼之为泻，插针为热，提针为寒。"

③气刺两乳求太渊，未应之时泻列缺："气"指气病，"两乳"指两乳之间的膻中穴。膻中穴为气之会穴，对全身气机的调畅有重要作用，善于治疗气机失调所引起的一切病证。《行针指要歌》记载："或针气，膻中一穴分明记。"膻中穴所在的部位，为宗气汇聚产生的处所。宗气是由肺吸入的清气与脾胃化生的水谷精微之气结合而成，"积于胸中，出于喉咙，以贯心脉，而行呼吸"，宗气的生理功能是推动肺的呼吸和心血运行。因此，对于上焦气机不畅的病证，如肺病的咳嗽、气喘，膻中穴可以调宗气，宣肺气；心病之胸痛、心悸，膻中穴可以宣畅气机，开胸气。其他如中焦气机上逆的呕吐、噎膈，以及胸部气机失于宣畅，乳络不通的缺乳，膻中穴均有较好的疗效，并为救治气厥证的要穴。太渊为肺经输穴、原穴，是肺经母穴，为"脉"之会穴，是肺经中三焦原气最强之处，凡一切肺虚症候皆可取用太渊，对肺虚风寒侵袭所致的感冒咳嗽之类，尤能发挥其散邪清肺之功，若感冒咳嗽兼有呕吐者，太渊必不可少。列缺是肺经络穴，联络肺与大肠的表里关系，有疏风散寒解表的功效。这里主要是指外感气病、寒痰咳喘等，选膻中、太渊不能解者，加配列缺可收速效。

④列缺头痛及偏正，重泻太渊无不应：偏正头痛是临床上常见的一种病证，其治疗以

通经活络，疏风止痛为总的原则。《杂病穴法歌》："偏正头疼左右针，列缺太渊不用补。"列缺为手太阴肺经之络穴，与手阳明经脉相联络，手阳明经从手走头，循经颈项，所以列缺能够通表里两经的脉气，对头项病卓有成效。列缺属肺经，肺主皮毛，当人体伤于风邪时，便会出现发热，头项强痛等症，取用列缺穴既可以疏风解表，宣肺通络，又能畅通阳明经脉之气，因而可以迅速缓解疼痛。太渊为肺经原穴，针刺原穴能使三焦原气通达，调理肺脏功能，从而发挥其维护正气、抗御病邪的作用，多用于肺虚证的咳嗽气喘。列缺、太渊二穴位置相近，都是治疗呼吸系统疾病的要穴。但列缺穴疏卫解表，宣利肺气，善治寒邪侵袭，肺气失宣的咳喘；太渊穴补益肺脾，镇咳化痰，善治肺气虚弱、功能失常的咳喘。

⑤耳聋气痞听会针，迎香穴泻功如神：痞，即阻滞不通。"气痞"指因肝气郁滞，邪热互结，三焦不利，致气机不畅，经络闭阻。其在上部者，证见耳聋、耳鸣；其在中部者，证见心下痞满，腹部微病，食欲减退等。听会属足少阳胆经，可泻上焦与肝胆经之郁热；迎香属手阳明大肠经，取之可泻中下焦之胃肠结热者，故二穴相配可治耳聋气痞。

⑥谁知天突治喉风：喉风多因风热搏结于外，肺胃之热郁结于内，致使气血凝滞，痰火、风热上攻所致，症见喉内红肿或连及项外肿痛，肿痛突然发作，呼吸困难，吞咽不适，故又称"烂喉风""锁喉风""缠喉风"等。天突在颈部，当前正中线上，胸骨上窝正中，穴属任脉，为任脉、阴维脉的交会穴。天突穴居于咽喉部位，咽为饮食之通道，喉为呼吸之门户，凡与肺、胃相关的咽喉疾病，均属天突穴的主治范围。天突穴降痰利气、清热解毒、消肿散结、清利咽喉，为治喉风之症的主穴，《针灸歌》："喉闭失音并吐血，细寻天突宜无偏。"此外对痰郁上逆的"梅核气"，咽中异物感，咽之不下、咯之不出，治宜化痰降逆，理气解郁，取泻天突穴，待患者有明显掐勒或憋闷感觉时即可起针。如患者无此感觉，可松动针尖方向，使其达到掐勒憋闷难忍时为度。针刺天突郁于喉间的逆气，能随针感下行而散，具有显著的理气化痰、顺气降逆之功效。

⑦虚喘须寻三里中：虚喘是指因禀赋素弱，久病或大病后真元耗损，致使脏气虚衰，肺气失主，肾不纳气所致的气喘，症见呼吸短促，动则喘甚。足三里穴可以通过健运中焦，增强水湿运化，消除痰饮，针刺足三里可以缓解支气管痉挛，增加肺的通气量，对改善气喘症状具有较好的作用。足三里穴治疗咳喘上逆，尤其对虚劳咳嗽气喘最为适宜，常配合列缺穴共同应用。列缺为肺经络穴，以清热宣肺、止咳平喘为主；足三里为胃经合穴，以健脾和胃、降浊化痰为要。两穴相配则肺胃同治，有培土生金，肃肺止咳的妙用。为了增强人体抗病能力，防止咳喘复发，也可在足三里穴加用艾条灸，或施以温针灸。如此针灸并用治疗咳喘，颇有"温药和之"的经旨，故能取得较好疗效。

⑧手连肩脊痛难忍，合谷针时要太冲：《杂病穴法歌》："手指连肩相引疼，合谷太冲能救苦。"合谷为手阳明大肠经合穴，太冲是足厥阴肝经输穴。二穴均有通经活络之功，上下左右共四穴，合成"四关"。《针灸大成》："四关四穴，太冲合谷是也。"太冲为足厥阴经原穴，合谷为手阳明经原穴，两者分别位于手足部大指（趾）与次指（趾）的歧骨之间，所以分别称其虎口、冲要之名，为人体气血运行的四个重要通道，务必使其开通，气血流畅，不可阻滞闭塞。手阳明大肠经"绕肩胛，挟脊"，故合谷对风寒湿之邪侵袭所致肢体疼痛有疏风止痛、祛风通络的功效。肝主筋，主藏血，太冲为肝经输、原穴，有养

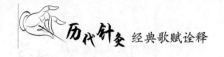

血疏肝之功，肝风得血濡养，其风自熄，疼痛得止，故二穴相配为疼痛的标本同治法，对治疗肢体疼痛有显著效力。《标幽赋》："寒热痹痛，开四关而已之。"在四关穴处施用相应手法，激发它们的特殊性能，疏导气血，开关节以搜风理痹，为风湿痹痛、肢体麻痹治疗良好的配穴方法。

⑨曲池两手不如意，合谷下针宜仔细：两手不如意，指风寒湿热等邪侵入经脉，气血郁滞，致上肢出现酸重疼痛，屈伸运动不能自如，难以握物，运动障碍的症状。曲池、合谷二穴皆属手阳明大肠经，曲池为手阳明经之合穴，合谷为手阳明经之原穴，阳明为多气多血之经，最能调理气血，故《素问》提出"治痿独取阳明"之治则。曲池、合谷均有较强的通络作用，主治肩臂疼痛难以屈伸、手肘臂膊疼痛无力。《胜玉歌》："两手酸痛难执物，曲池合谷共肩髃。"对经络气血痹阻的疼痛、经脉失养的瘫痪，尤其中风后遗症、上肢屈伸不利、运动不遂，常取手阳明经的肩髃、曲池、合谷等穴，以通经活络、舒理筋骨、祛除风邪，是治疗上肢疾病的重要穴位。

⑩心疼手颤少海间，若要除根觅阴市："心疼手颤"，属手少阴心经经脉循行和内通于心的病证。因手少阴心经"出属心系"，又"下循臑内后廉，行太阴、心主之后，下肘内，循臂内后廉，抵掌后锐骨之端，入掌内后廉，循小指之内，出其端"。《杂病穴法歌》："心痛手颤少海求，若要除根阴市眭。"少海在肘横纹内侧端与肱骨内上髁连线的中点处，为手少阴心经合穴，心主血脉，少海穴具有较强的通络作用，最能调理气血，有通心气、宁神志之功，是治疗经脉病、心脏疾患的常用有效穴。阴市在大腿前面，当髂前上棘与髌底外侧端的连线上，髌底上3寸，属足阳明胃经。足阳明胃经之经别循行"通于心"，阴市为席氏治疗心疼手颤的经验穴，故曰"若要除根觅阴市"。

【歌赋】

但患伤寒两耳聋，金门听会疾如风①。
五般肘痛寻尺泽，太渊针后却收功②。
手足上下针三里，食癖气块凭此取③。
鸠尾能治五般痫，若下涌泉人不死④。
胃中有积刺璇玑，三里功多人不知⑤。
阴陵泉治心胸满，针到承山饮食思⑥。
大杼若连长强寻，小肠气痛即行针⑦。
委中专治腰间痛⑧，脚膝肿时寻至阴⑨。

【诠释】

①但患伤寒两耳聋，金门听会疾如风：金门为足太阳膀胱经郄穴，又为阳维脉的起点，《难经》："阳维为病苦寒热。"故针刺金门施以泻法能宣通诸阳以祛邪，又能清宣太阳、调和营卫、解表散邪，对伤寒所致头身症状有较好的缓解和镇静作用。听会穴属足少阳胆经，胆经在耳部上下前后散布最多，局部取用听会穴，标本兼顾，攻补兼施，是治疗

耳部疾患的常用有效穴。金门与听会二穴相合，对因伤寒病而发的耳聋可收速效，若再配以清泻肝胆火热的临泣、疏风通络的合谷等穴，取效更佳，《杂病穴法歌》："耳聋临泣与金门，合谷针后听人语。"

②五般肘痛寻尺泽，太渊针后却收功："五般肘痛"指因风、寒、温、火、痰等邪侵犯所致的肘部疼痛。尺泽是手太阴肺经之合穴，为肺经子穴，有舒筋活络、宣通气血、泄血散热之效，是治疗肘部疾患的常用有效穴，用于各种类型的肘痛。《玉龙赋》："尺泽理筋急之不用。"又《针灸歌》："肘痛筋挛尺泽试。"如肱骨外髁炎也称"网球肘"，属于中医的"伤筋"，主要表现为肱骨外上髁局限性疼痛，手腕和前臂旋转功能障碍。尺泽穴可用"透刺"之法，屈肘成直角，在肱骨外上髁附近找到明显的压痛点，然后用毫针由尺泽穴向痛点方向透刺，有针感后可用三进一退的"烧山火"手法操作，使气至病所。此时肘关节有痛胀感，然后接通电针治疗仪，可以加强主穴疏通经络，调和气血的作用，筋骨所濡养，病邪自可除去，使治疗取得明显效果。太渊在腕掌侧横纹桡侧，桡动脉搏动处，是手太阴肺经的输穴、原穴，为肺经母穴，八会穴之脉会，对全身血脉均有调节作用，有疏风散寒、宣肺降逆、止咳化痰、补益肺脾的功效，对风、寒、痰侵袭所致的肘部疼痛尤为适用。

③手足上下针三里，食癖气块凭此取："食癖气块"指饮食无节，伤及脾胃，寒邪积聚，潜匿于两胁间，时作痛，痛时方觉有物。"手足上下针三里"指要针刺手三里、足三里。手三里属手阳明大肠经，在前臂背面桡侧，当阳溪与曲池连线上，肘横纹下 2 寸处，有疏调气血、缓解疼痛的功效。足三里为足阳明胃经合穴，胃腑"下合"穴，在小腿前外侧，当犊鼻下 3 寸，距胫骨前缘一横指。对消化系统疾患有较好的治疗作用，可以调中气、健脾胃、消积滞、加强吸收与输布的功能，治疗消化不良、疳积等症，《杂病穴法歌》："内伤食积针三里。"手三里、足三里二穴相配，标本兼治，不但能消癖散结，对食癖气块所致的疼痛也有较好的治疗作用。对小儿患者配合针刺泻内庭，加用点刺四缝，则效果更好。

④鸠尾能治五般痫，若下涌泉人不死："五般痫"即马、羊、鹅、猪、牛五种痫病，多由痰多火盛、肝风胆火上逆，或心肾虚弱、气血不足、因惊因怒、神不守舍等而引起。痫证治疗重在清火豁痰、镇心安神，针灸取穴以鸠尾为主，《玉龙歌》："鸠尾独治五般痫，此穴须当仔细观。"鸠尾为任脉位于上腹部的经穴，在前正中线上，当胸剑结合部下 1 寸。鸠尾为膏之原穴，也是任脉的络穴，因"一络通二经"，能够调任督，理阴阳，宁心安神，宽胸豁痰，善治诸般痫证。涌泉位于足心，是足少阴肾经的井穴，为全身阴阳脉气交接之处，反应极为敏感，有开窍苏厥、降火潜阳的作用，对痫病重症昏厥者刺之有较好的开窍醒神效果，故曰"若下涌泉人不死"。

⑤胃中有积刺璇玑，三里功多人不知：胃中有积，即食物积滞于胃中不化，其治疗当以消积化滞为主。《杂病穴法歌》："内伤食积针三里，璇玑相应块亦消。"又《长桑君天星秘诀歌》："若是胃中停宿食，后寻三里起璇玑。"璇玑是任脉经穴，在胸部前正中线上，天突下 1 寸，是主治喘逆上气、胸胁满痛的有效穴，对胃中积滞所致的胸中满闷，有一定的治疗作用，《百症赋》："胸满项强，神藏璇玑已试。"足三里穴属足阳明胃经，又为专治腑病的下合穴，因此也是治疗胃腑病证效果最好的穴位，凡有关脾胃、肠腑功能失调的消化系统疾病，都包括在它的主治范围之内。足三里穴可以调中气，健脾胃，消积滞，治疗消化不良、疳积等症，可改善胃腑功能，消除胃功能失常产生的病理证候。对小儿患者

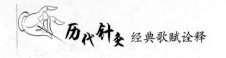

配合针刺泻内庭，加用点刺四缝，则效果更好。

⑥阴陵泉治心胸满，针到承山饮食思：心胸满是指脾肾阳虚，水湿不化，水饮内停，上逆心胸所致的各种心胸疾患。阴陵泉在小腿胫骨内侧踝后下方凹陷处，属足太阴脾经，是脾经的合穴，五行属水，与肾脏相通，是治疗脾肾阳虚所致各种病症的常用穴，其特点在于温运中阳，健脾利湿，主治脾不化湿，湿困脾土，聚湿成痰、痰湿泛溢、下焦湿热等病症，对改善脾脏功能、消除脾脏功能失常所产生的病理症候，具有一定功效。承山在小腿后面正中，委中与昆仑之间，属足太阳膀胱经，可调节膀胱功能，可引水下行，使水湿从下焦而出。阴陵泉、承山二穴配合以宣泄水液、通利小便为主，可调整脾胃功能，理升降，促运化，消除胀满，使心胸满闷自行缓解，脾胃得健而思饮食。

⑦大杼若连长强寻，小肠气痛即行针：小肠气痛即疝气，为七疝之狐疝，指小肠坠入阴囊内，并伴有气痛。大杼在背部，当第一胸椎棘突下，旁开1.5寸，属足太阳膀胱经，为督脉和手、足太阳经交会穴，八会穴之骨会，起通阳散结，理气止痛，舒筋活络的作用，能升提下坠之小肠，对疝气之疼痛有缓解作用。长强在尾骨端下，当尾骨端与肛门连线的中点处，是督脉的起始穴，又是督脉之络穴，别走任脉，有通畅督脉、升提束约、舒筋活络的作用，《长桑君天星秘诀歌》："小肠气痛先长强。"大杼、长强二穴相配，上下呼应，疼痛得消，疝气得除。

⑧委中专治腰间痛：委中穴属足太阳膀胱经，位于腘窝横纹正中，当股二头肌腱与半腱肌腱的中点。委中是治疗腰背疼痛的主要穴位，因足太阳经循行于背腰部的两条支脉均在腘窝部会合，其处的委中穴疏调经气的作用最强，对腰背部疼痛的治疗最有功效。《玉龙歌》："更有委中之一穴，腰间诸疾任君攻。"《马丹阳天星十二穴歌》："委中曲䐐里，横纹脉中央，腰痛不能举，沉沉引脊梁。"曲䐐即指腘窝处，此处血络丰富，视而可见，临床上常以放血法治病，故有"血郄"之称。《素问·刺腰痛论》说："足太阳脉令人腰痛，引项脊尻痛如重，刺其郄中，太阳正经出血。"委中穴放血治疗腰痛，实质上就是泻瘀血，祛实邪，疏通经络，畅行气血，所以对闪挫扭伤所致的腰部脉络的瘀血凝滞，收效非常显著。腰部棘间韧带损伤，用毫针直刺委中穴，施以提插捻转泻法，具有较好的舒筋通络作用。如果腰部组织损伤日久，疼痛缠绵难愈，取委中穴针刺，以针感向心放散为佳。肾虚亏损所致的腰痛绵绵，隐隐作痛，应以太溪、肾俞益肾培元为主，配合委中疏调经脉。

⑨脚膝肿时寻至阴：人到中年以后，肾气渐衰，邪气自生，精髓生化不足，脚膝肿胀疼痛，动作失于灵活。至阴位于足趾之端，在足小趾末节外侧，趾甲角0.1寸，是足太阳膀胱经的最后一个穴位，足太阳经脉由此通达足少阴经，至阴为太阳、少阴两经所联结的处所。至阴可以通调膀胱经与肾经之经气，有调补肾气，疏通经气，祛邪散滞的作用，对肾虚所致之脚膝肿胀有较好的治疗作用。

【歌赋】

气滞腰疼不能立，横骨大都宜救急[①]。
气海专能治五淋，更针三里寻呼吸[②]。

期门穴主伤寒患，六日过经尤未汗，
但向乳根二肋间，又治妇人生产难③。
耳内蝉鸣腰欲折，膝下明存三里穴，
若能补泻五会间，且莫向人容易说④。
睛明治眼未效时，合谷光明安可缺⑤。
人中治癫功最高，十三鬼穴不须饶⑥，
水肿水分兼气海，皮内随针气自消⑦。
冷嗽先宜补合谷，却须针泻三阴交⑧。

【诠释】

①气滞腰疼不能立，横骨大都宜救急："气滞腰疼不能立"，是指因体质虚弱、过劳等致气血运行郁滞不畅，引起的腰部疼痛不能站立的症状。横骨穴在下腹部，当脐中下5寸，前正中线旁开0.5寸，为足少阴肾经穴，是肾经与冲脉交会穴，可宣通气化、鼓舞下焦。大都在足内侧缘，当足大趾本节（第一跖趾关节）前下方赤白肉际凹陷处，是足太阴脾经的荥穴，也是脾经的母穴，有增强健运、益火生土、调中补虚的作用。脾为气血生化之源，在体合肉，主四肢及脾经的循行规律，针之不但可温脾健运，促进营养，使气血旺盛，还可振奋脾阳，在治本疗法中是扶正祛邪必不可少的要穴。横骨、大都二穴相配，是治疗虚劳腰疼的治本疗法。

②气海专能治五淋，更针三里寻呼吸：五淋即气淋、血淋、劳淋、热淋、石淋五种淋证，其共同特征是小便频数，排尿困难而涩痛，淋漓不断。五种淋病的原因，多为脾湿郁热、心移热于小肠，肾阴虚而膀胱生热，小肠与膀胱的郁热不化而致。气海属任脉，居于人之下焦，内应膀胱之腑，能大补元气，总调下焦之气机，可治疗下焦泌尿生殖系统的各种病症，对下焦气化功能失调、小便短赤涩痛、频数淋漓涩痛的淋证均为适用。针刺气海穴时针尖应略向下斜刺，务必使针感达到尿道部，方可收到消散郁热、利尿通淋止痛之功效。气海总调下焦气机，尤其是气滞不通的淋证，更有较好的宣气通淋的效果，再配以胃经合穴足三里，补益脾胃、导热下行，则各种淋证症状皆可得解。"寻呼吸"是指要施行呼吸补泻手法，在气海穴施以"呼吸补法"，要求针感传至会阴部而有温热之感；同时针刺足三里穴施以呼吸补法，使得气感传至大腿，上达腹部。

③期门穴主伤寒患，六日过经尤未汗，但向乳根二肋间，又治妇人生产难：期门为肝脏募穴，具有泻肝经实邪，清血室邪热之功效，治疗伤寒病中的肝木克脾，肝邪乘肺，热入血室以及伤寒过经不解等症。外感伤寒，六日后过经不解，或误用汗下之法使邪热入里而出现谵语、腹满等症状，针刺期门穴疏泄散热，以解伤寒里邪，《玉龙歌》："伤寒过经尤未解，须向期门穴上针。"乳根二肋间，指期门在胸部乳下两肋间，即在第六肋间隙，前正中线旁开4寸处，是肝经、脾经和阴维脉三脉交会穴。期门为足厥阴肝经之募穴，是肝经最后一个穴位，也是十二经脉运行最后到达的穴位，为气血归入之门户。肝经与脾经在此相交会，所以不但主治肝胆病，还主治脾胃及其他脏腑病。"妇人生产难"是指因伤寒之疾所致者，伤寒侵袭日久，伤及胞宫，使产妇气血运行受阻，胎儿娩出不畅，刺期门

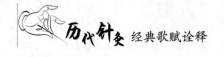

可疏肝理血、散热祛邪。产后由于情志因素而使肝气郁结，阻塞乳络所致的乳汁缺少，刺期门以加强疏肝解郁，通行乳络的作用。急性乳腺炎早期针刺期门穴亦可疏泄郁滞，消散壅结。由于期门穴能够疏肝理血，对妇女痛经严重，伴有畏寒战栗，周身发抖者，针刺能够很快缓急止痛，解除症状，具有明显的效果。因此在伤寒诸病的治疗中，期门穴具有较强的疏泄作用，六经伤寒不论出现何种病变，取刺期门总以泻肝实、清肝热和透达血室里热而收效。《兰江赋》："七日期门妙用针，但治伤寒皆用泻。"

④耳内蝉鸣腰欲折，膝下明存三里穴，若能补泻五会间，且莫向人容易说：耳内蝉鸣主要是指胃中清阳之气不升反降，浊阴之气不降反升，导致头晕、耳鸣、咽干等症状。针刺足三里施以泻法，有降逆泄热、引火下行的作用，对治疗气血不和、升降功能失调所致的耳鸣有较好功效。腰欲折，指因气血不和，升降功能失调，导致气血运行不畅，郁滞腰背，"不通则痛"。针刺足三里通调上下气血，使清阳之气上升，浊阴之气下降，各守其位，则腰痛自可消除。因此无论是耳内蝉鸣，还是腰痛欲折，均可取刺足三里为主施用针刺之法。《长桑君天星秘诀歌》："耳鸣腰痛先五会，次针耳门三里内。"五会即"地五会"，在足背外侧，当足四趾本节（第四趾关节）的后方，第四、五趾骨之间，小趾伸肌腱的内侧缘，属足少阳胆经穴。地五会有疏调肝胆、祛风清热、引火下行之功，对肝胆风热上冲所致的各种病症均有较好的治疗效果，对足三里不能解除之耳鸣、腰痛，配合地五会疏调肝胆，则收效更佳。

⑤睛明治眼未效时，合谷光明安可缺：睛明在目内眦稍上方凹陷处，属于足太阳膀胱经，也是膀胱经、小肠经、胃经、阴跷脉和阳跷脉五脉的交会穴，具有去翳、明目、镇痛、消肿、去赤、止泪止痒等功效，是局部疗法中主治各种目疾的常用有效穴。睛明穴主治眼病以目赤肿痛显效，但眼病有虚有实，有寒有热，睛明穴能补能泻，对于属实属热之眼病，收效迅速；属虚属寒之眼病，收效缓慢。对近视、斜视、青光眼、白内障等影响正常视觉功能的病证，若刺之浅，针感多在浅表局部，不适用于眼底病变，临床应根据病变所在部位采用深刺之法，并坚持辨证配穴，长期坚持施治。对病后热留，经络壅闭，玄府精华不能上升之青盲等眼部重疾，单刺睛明往往不能收效，须配用合谷、光明等穴位，平补平泻，以清热疏风、通络明目，使邪热得清，经络通畅而眼疾得愈。在治眼病的远道穴位中，合谷、光明两穴一上一下，分别通过阳明、少阳经脉的传导，能使治疗上达于眼目。合谷穴以宣清导浊为主，光明穴以升清泻火为要，两穴相配可以升降和化，清宣阳明、少阳的邪热，故对风火上攻所致的目赤肿痛有显著治疗效果。根据临床体会，不论是内眼病证，还是外眼病变，均宜在取用眼周穴位的同时，注重取用光明、合谷等远端穴位。

⑥人中治癫功最高，十三鬼穴不须饶：人中别称"鬼宫"，为督脉与手足阳明经的交会穴，也是任、督两脉交接相会之处，对调整人体、平衡阴阳、运行气血起重要作用，临床应用范围极广。人中穴醒脑开窍、定痉止痛的效果显著，用于治疗昏迷、癫狂、惊厥，往往将其作为第一要穴。尤其是对于狂躁性精神病患者，强刺激泻人中可使狂力消失，甚至体软不支。《孙真人十三鬼穴歌》："百邪癫狂所为病，针有十三穴须认，凡针之体先鬼宫，次针鬼信无不应，一针人中鬼宫停，左边下针右出针。"十三鬼穴是唐代著名医家孙思邈所总结的治疗神志疾患的经验穴，每个穴位都有一个相应的鬼穴名称。应用时应按其顺序先后施以针刺，第一针先从"鬼宫"人中穴开始，第二针为"鬼信"少商穴，第三针为"鬼垒"隐白

穴，第四针为"鬼心"大陵穴，第五针为"鬼路"申脉穴，第六针为"鬼枕"风府穴，第七针为"鬼床"颊车穴，第八针为"鬼市"承浆穴，第九针为"鬼窟"间使穴，第十针为"鬼堂"上星穴，第十一针为"鬼藏"会阴穴，第十二针为"鬼臣"曲池穴，第十三针为"鬼封"舌下中缝。十三鬼穴依次施针，对治疗癫狂病有非常重要的作用。

⑦水肿水分兼气海，皮内随针气自消：水肿主要为脾肾阳衰虚，气化失司，开阖不利，水郁于内而不泄或水湿泛溢所致。水分是分利水道而主治水肿病的要穴，在腹部前正中线上，当脐中上 1 寸处，属于任脉，具有泌别清浊、宣通水液的重要作用，《行针指要歌》："或针水，水分侠脐上边取。"又《百症赋》："阴陵水分，去水肿之脐盈。"在水分穴连续施灸多壮，温补脾阳，常可迅速使小便通畅，故水分穴是治疗各种水病公认的必选穴。气海亦为任脉经穴，在小腹部，脐下 1.5 寸，为人体元气之所汇，有宣通气化、益气摄精的作用，可振奋下焦元气，加强下焦气化渗湿的作用。水分、气海二穴相配，宣泄水液，总调下焦气机，湿从下去，水肿可消。

⑧冷嗽先宜补合谷，却须针泻三阴交：冷嗽是指因形体受寒，饮食冷物，致肺胃俱寒，痰气不宣而作咳。《杂病穴法歌》："冷嗽只宜补合谷，三阴交泻即时住。"说明针刺补合谷、泻三阴交对冷嗽施治最为适宜。肺与大肠相表里，肺属卫外合皮毛，风邪外袭，肺卫首当其冲，人体正气不足，外邪侵袭而发病。合谷为大肠经原穴，贯通表里二经，其作用能升能降，可以轻清解表，宣通气血，促进阳气的升发，而奏扶正祛邪之效。三阴交属足太阴脾经，有强健脾胃、益气养血、疏肝利湿的作用，用于治疗一切脾胃虚弱的疾病，多获良效。合谷、三阴交二穴相配，施以相应的针刺补泻手法，治疗肺胃俱寒、痰气不宣的冷嗽，可表里同治，气血双调。

【歌赋】

> 牙齿肿痛并咽痹，二间阳溪疾怎逃①。
> 更有三间肾俞妙，善除肩背消风劳②。
> 若针肩井须三里，不刺之时气未调③。
> 最是阳陵泉一穴，膝间疼痛用针烧④。
> 委中腰痛脚挛急，取得其经血自调⑤。
> 脚痛膝肿针三里，悬钟二陵三阴交⑥。
> 更向太冲须引气，指头麻木自轻飘⑦。
> 转筋目眩针鱼腹，承山昆仑立便消⑧。
> 肚疼须是公孙妙，内关相应必然廖⑨。
> 冷风冷痹疾难愈，环跳腰间针与烧⑩。

【诠释】

①牙齿肿痛并咽痹，二间阳溪疾怎逃：手阳明大肠经脉循行通过颊部，入下齿中，对于经脉郁热而致的牙龈红肿疼痛、喉中肿闭，常取手阳明经穴以泄热、利咽、消肿、止

痛。二间穴在手食指本节前桡侧凹陷中，属手阳明大肠经，是大肠经的荥穴，具有较强的清热泻火作用。针刺二间穴施以泻法，能够充分发挥清热开郁、消肿止痛的功效，《玉龙歌》："牙疼阵阵苦相煎，穴在二间要得传。"阳溪穴在腕背横纹桡侧，拇指短伸肌腱和拇长伸肌腱之间的凹陷中，为手阳明经的"经穴"，是经气通行的重要部位，主要功效为通经活络，清热散风，由于经脉、经别、经筋、络脉均与头面五官发生联系，阳溪能够治疗头痛，目赤肿痛，耳聋耳鸣，牙齿疼痛，咽喉肿痛，为治疗头面火热病证的常用穴位。对寒热牙痛、怕热怕凉，还可取独蒜一枚去皮，掺冰片，少许捣烂，牙痛时即敷于阳溪穴上，一般敷药 2 小时后牙痛开始缓解。此法对寒热牙痛效果较好，对蛀牙痛无效。

②更有三间肾俞妙，善除肩背消风劳：风劳是指风寒之邪侵袭经络，致痹痛不仁，失治则渐入腑，继入于脏，久之耗伤气血致虚损成劳。三间穴在手食指掌指关节后桡侧凹陷处，为手阳明大肠经"输"穴，可以宣通气血，促进阳气的升发，而奏扶正祛邪之效。同时因肺与大肠相表里，外合皮毛，针刺三间能够开发腠理，以治疗风寒在表之证。肾俞在第二腰椎棘突下旁开 1.5 寸，为肾脏之气输注于背腰部的穴位，有滋阴补虚、益肾固精的作用，对虚损疾患疗效极佳。三间、肾俞二穴相配治疗风劳肩背疼痛，标本兼治，疗效确切。

③若针肩井须三里，不刺之时气未调：肩井位于肩上，穴属足少阳胆经，是手足少阳、足阳明、阳维交会穴，善于治疗风寒之邪侵袭经络所致的风劳肩背疼痛。但肩井穴其性主降，可调气行血，且针感反应较强，局部出现特别强烈的酸困感，并向前胸、后背放射。突然强烈的刺激可引起晕针，因此要因人而异，注意针的刺激量，不可过于强烈。《禁针穴歌》："肩井深时人闷倒，三里急补人还原。"通常针刺肩井穴，应同时针刺足三里补益脾胃，使气血生化有源，增强机体适应能力。若针刺肩井穴刺激强烈引起晕针后，也应急补足三里穴，升阳益气，促使恢复常态。对孕妇一般不取肩井穴针刺，以免有动胎之害。

④最是阳陵泉一穴，膝间疼痛用针烧：膝关节红肿疼痛，屈伸不得，运动障碍，多为风寒湿热侵袭所致，针灸治疗主要取刺膝部穴位。《马丹阳天星十二穴歌》："阳陵居膝下，外廉一寸中，膝肿并麻木，冷痹及偏风，举足不能起，坐卧似衰翁，针入六分止，神功妙不同。"阳陵泉为筋之会穴，具有舒筋活络的作用，经筋主约束骨骼，利于关节的屈伸活动，故阳陵泉主要用于筋骨关节的疼痛及各种痹证。膝部痹痛取阳陵泉时，常配用阴陵泉以增强清热利湿、舒筋活络、消肿止痛的功效。若属寒证者，针灸并施。若属热证者，只针不灸。

⑤委中腰痛脚挛急，取得其经血自调：委中是治疗腰背疼痛的主要穴位，《四总穴歌》中概括为"腰背委中求"。在历代文献中对委中治腰背痛的论述也很多，《通玄指要赋》："腰脚疼，在委中而已矣。"由此可见，腰背疼痛取用委中穴进行施治，是古人历经验证的总结。由于委中穴为太阳之合，可以通经活络、宣通气血、行血祛瘀，它所主治的腰痛，一般是实证腰痛，对急性腰痛者采用刺血法效果更佳。委中穴位于腘窝部位，是整个下肢的连接枢纽，用于治疗风湿痿痹的腰腿疼痛，难以转侧或行走，髋关节屈伸不利，膝腘部疼痛挛急，以及下肢部的各种病证。如对于坐骨神经痛，取用委中、环跳，针刺施行手法，使针感向下肢走窜，可以迅速缓解止痛。对下肢胀痛难以忍受的，一般都可见到腘窝

处络脉充盈，有瘀血征象，触诊时患肢小腿比健肢有硬胀感，若在委中穴施以点刺出血，当即会使胀感消失，疼痛大减，应用时要注意掌握时机，必见下肢络脉充盈，胀感较重者，刺之显效。

⑥脚痛膝肿针三里，悬钟二陵三阴交：脚痛常为寒湿之邪侵袭经络，壅遏气血不得疏通，表现为足胫肿大重着、软弱麻木无力、行动不便。膝肿指膝关节周围灼热肿胀，剧烈疼痛，运动障碍，屈伸不得，多由风寒湿热侵袭所致。阳明经多气多血，主束筋骨，利关节，足三里为足阳明经合穴，也是经中之土穴，因而为治疗下肢痿痹、疼痛最常运用之穴位。如对单纯脚趾关节红肿疼痛直刺足三里穴 1.5～2.0 寸，使患者产生酸麻沉胀如触电似的感觉到脚趾及脚背，针刺后即可落地行走，红肿逐渐减退。悬钟为足少阳胆经位于小腿下端的穴位，属八会穴中之髓会，下肢痿痹、脚弱无力者取刺悬钟可舒筋活络、行气活血，《杂病穴法歌》："两足难移先悬钟。"二陵即阴陵泉、阳陵泉二穴，《玉龙赋》："阴陵阳陵，除膝肿之难熬。"阴陵泉位于膝关节的内侧，阳陵泉位于膝关节的外侧，两穴都是舒筋活络、消肿止痛的有效穴位，不论膝关节疼痛属于寒痹、热痹，均可取刺阴陵泉、阳陵泉相互透刺，针灸并施。三阴交穴位于小腿部，是治疗下肢病证的主要穴位。下肢痹痛，痿弱无力，多为风寒湿邪、痹阻经络，或筋脉失养所致。三阴交可以通行气血，健脾利湿，搜风定痛，疏利筋骨，多与足三里、阳陵泉、绝骨太冲配合应用。尤其是对中风偏瘫造成的下肢运动不遂，三阴交作为调理血分的要穴，能使筋骨强劲，行走有力。

⑦更向太冲须引气，指头麻木自轻飘：指头麻木，即足指（趾）麻木，多由风寒之邪侵袭经络，致下肢痹痛，足趾麻木不仁。太冲穴位于足大趾、次趾之间，足背第一、二跖骨结合部前方凹陷处，为足厥阴肝经的输穴。肝脉行于两趾之间，肝主筋，筋赖血以濡养，太冲又是肝经气血汇聚之原穴，对肝血不能滋养筋脉所致的下肢痹痛，足趾麻木不仁等症状，能够益血养筋，舒筋通络。

⑧转筋目眩针鱼腹，承山昆仑立便消：转筋俗称"抽筋"，肢体筋脉牵掣拘挛，常见有小腿肚转筋。目眩即自觉眼前发黑，视物昏花晃动。"鱼腹"指小腿腓肠肌的肌腹部承山穴，因小腿肚肌肉丰满隆厚，此处能够承受全身重量，如负山之重，故名承山，别称"鱼腹""玉柱"。《长桑君天星秘诀歌》："脚若转筋并眼花，先针承山次内踝。"承山是主治转筋疼痛的特效穴，刺之可祛瘀舒筋，局部气血通畅而疼痛即止。昆仑在足部外踝后方，形容外踝尖高突如山，穴在其后，故名昆仑。昆仑为足太阳膀胱之"经"穴，具有较好的通行气血、舒经活络作用，常用于治疗经脉循行路线上的病痛。承山、昆仑均为足太阳经远道取穴，足太阳经起始于目，下行至小腿后部，故无论对目眩、转筋，均有较好的通行气血作用，针刺时务求得气，方可收效。

⑨肚疼须是公孙妙，内关相应必然廖："公孙"与"内关"穴相应，两者配合使用，是主治一切胃、心、胸疾患的要穴。《八脉交会八穴歌》："公孙冲脉胃心胸，内关阴维下总同。"又《兰江赋》："胸中之病内关担，脐下公孙用法拦。"公孙穴在足内侧第一跖骨基底部前下方，属足太阴脾经而与冲脉相通；内关穴在前臂掌侧腕上 2 寸两筋之间，属手厥阴心包经而与阴维脉相通。公孙穴对肚腹疼痛具有较好的缓急止痛作用，用于胃肠运化和传导功能异常引起的胃痛、腹胀、绕脐痛。内关穴疏调气机作用突出，犹如内脏之关隘，不仅能够开通胸内膈关阻塞而治胸腔疾病，也是治疗腹腔内诸病的要穴。这是因为内

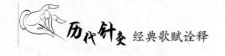
关为手厥阴经的络穴，别走少阳，直接联系心包、三焦二经，可以疏通三焦气机，降逆和胃，调理脏腑，对胃痛、腹痛、呕吐等多种疾病的治疗都非常适用。公孙、内关二穴相互配合，是八脉交会穴中上下相合的一对特定配穴，具有理气降逆、通肠和胃、宣通上下的功效。公孙通于冲脉，以调理脾胃气机，使清阳之气升举为主；内关通于阴维，以清泄心胸郁热，使上逆之气下降为要。内关专走上焦，公孙专行下焦，两穴相合可以直通上下，调理气机，合于心、胸、胃腑，统治一切气机紊乱、失降功能升常的各种病证。

⑩冷风冷痹疾难愈，环跳腰间针与烧："冷风"是风寒湿之邪侵入四肢肌肉及关节，初起麻木不仁，或时有冷痛或肢节酸楚之症。"冷痹"即寒痹，指腠理开阖而遇风寒湿邪侵袭，使气血凝结不通，与旧邪相袭，发而为寒痹。环跳为足少阳、足太阳两经之交会穴，足太阳分布于腰臀及下肢后侧，足少阳经分布于骶髂及下肢外侧，两者经筋又都结聚于骶髂、腰臀、腘窝、膝部与足踝。而足太阳主"筋"所生病，足少阳主"骨"所生病，筋骨是人体结构的主体，关系着人的运动功能，根据经筋的分布和经络主治病候，环跳又位处"髀枢"，为下肢运动的枢纽，是治疗腰骶部及下肢疼痛、痿痹、瘫痪的主要穴位，临床主要用于中风下肢不遂、风湿痹痛、坐骨神经痛及髋关节部位的疼痛，具有疏通经络、调和气血、祛风散寒、强健筋骨之功效。《马丹阳天星十二穴歌》："环跳在髀枢，侧卧屈足取，折腰莫能顾，冷风并湿痹，腰胯连腨痛，转侧重欷歔，若人针灸后，顷刻病消除。"临证应用时可根据病情加配其他局部穴位宣通气血、祛邪散滞，最好以艾灸之法温经散寒。

【歌赋】

风府风池寻得到，伤寒百病一时消①。
阳明二日寻风府，呕吐还须上脘疗②。
妇人心痛心俞穴③，男子疝癖三里高④。
小便不禁关元好⑤，大便闭涩大敦烧⑥。
髋骨腿疼三里泻⑦，复溜气滞便离腰⑧。
从来风府最难针，却用工夫度深浅⑨，
倘若膀胱气未散，更宜三里穴中寻⑩。

【诠释】

①风府风池寻得到，伤寒百病一时消：风府为督脉、足太阳、阳维脉的交会穴，三条经脉皆属于阳，均与风邪、风证有关。风池穴别称"热府"，为足少阳与阳维脉的交会穴，少阳和解表里，阳维统于诸阳，因而本穴具有较好的解表、祛风、泄热功能，用于感冒、发热、疟疾等病收效尤佳。《伤寒论》："太阳病，初服桂枝汤，反烦不解者，先刺风池、风府，却与桂枝汤则愈。"外感风寒之邪的太阳中风，理应用桂枝汤调和营卫、发汗解肌。但风邪阻滞经络过甚，解表药力不能胜，应先刺风池、风府，以泄经络之风邪，再配合药物使经络通调舒畅、抗邪卫外的功能有效。风池与风府同居脑后，共

为风寒之邪侵袭的门户，皆可疏风散邪，解表清热，而治疗一切风疾，对一般感冒之症必不可少。临床上凡感冒头痛、项强、恶寒发热的在表之症，针刺风池、风府施以捻转泻法，可以控制病情的发展，使其尽快痊愈。常在风池、风府穴施以点按，每次数十次至上百次，亦可调和气血，固表抗感，有预防感冒之功效。尤其是营卫不和，表气不固，常易感冒之人，更宜选用此法。

②阳明二日寻风府，呕吐还须上脘疗：对于外风之证，风府既适用于外感风寒所致的身重恶寒，头痛项强，也适用于外感风热反致的咽喉肿痛，目眩鼻衄，尤其是对风邪初犯，仅在人体之表，针刺风府疏风解表，引邪外出，其效尤速。《杂病穴法歌》："伤寒一日刺风府，阴阳分经次第取。"阳明二日，指病邪由太阳之表入阳明之里，头痛项强兼见恶心呕吐、眩晕耳鸣，由于风邪尚在，仍需用风府祛风散邪。但对恶心呕吐等阳明里证，需加刺上脘和胃降逆。上脘穴在上腹部中脘之上，偏于降逆和胃，治疗胃气上逆之呕吐、呃逆。如此以风府解表为主，上脘和里为主，内外兼治，表里双调，消除各种病症表现。

③妇人心痛心俞穴：心俞在背部第五胸椎棘突下旁开 1.5 寸，为心脏气血之直接输注于背部的穴位，内应心脏，具有疏通心络、调理气血的作用，其主治以心脏疾患为主。心主血脉，血脉运行不畅，就会产生心痛等症，现代多用心俞来治疗冠心病、风湿性心脏病等，尤其对于心绞痛有较好的疗效。妇人心痛治疗时以心俞为主，可配内关穴共同运用。针刺时一般取左侧穴位，针尖斜向脊柱方向 1.5 寸左右，不留针。一般患者多有自背部向前胸传导之闷压、憋气感，以针感传到胸前疗效较好，出针后胸部有豁然开朗的舒适感，对缓解心痛疗效极佳。针刺心俞配通里穴，可以治疗各种心律失常，尤其是对冲动起源异常者疗效明显，对心房颤动和各种传导障碍者疗效较差。

④男子痃癖三里高：痃是形容脐的两旁有条索状筋块拱起，状如弓弦，大小不一，或痛或不痛。癖是指潜匿于两脉之间的积块，平时寻摸不见，痛时摸之才觉有物。《玉龙赋》："欲调饱满之气逆，三里可胜。"凡气机郁滞或气血瘀阻所致的胀满、痃癖之症，都应取刺足三里引动气血下行。足三里无论古今都被认为是"下气降逆"的要穴，常灸足三里能使胃中清阳之气上升，浊阴之气下降，以消除气机郁滞或气血瘀阻所致的胀满、痃癖等症。

⑤小便不禁关元好：关元在小腹部，脐下 3 寸处，任脉与足三阴的交会穴，是主治泌尿生殖系统疾病的主要穴位。多用于泌尿、生殖、妇科、前阴诸病。因关元内应膀胱，为小肠募穴，具有调节小肠的功能，小肠为受盛之处，化物以泌别清浊，对于小便不利、泄泻等症，针刺关元可以前后分消，利尿止泻。同时，关元穴可以约胞止溺，用于治疗小儿遗尿、老年性尿失禁等症。对于小儿遗尿，针刺关元垂直刺入 1.0 ~ 1.5 寸，针感传至生殖器，同时配合针刺头部百会穴。现多在关元穴浅刺治疗遗尿，将针沿皮向下横刺 0.3 ~ 0.5 寸，可感到似虫爬行沿腹中线下传至外阴部，或如触电样快速下传，即停止进针，继续捻针即可增强疗效。尿潴留患者小便欲解不能，少腹胀如小鼓者，可用关元、中极穴化气行水，通利小便。神经性尿潴留和手术后继发的尿潴留，可取关元向下透刺曲骨，但勿直刺过深，以防刺伤膀胱。

⑥大便闭涩大敦烧：大敦穴在足大趾末节外侧，距趾甲角 0.1 寸，为足厥阴肝经的井穴。肝经属木，井穴也属木，大敦为木经中之木穴，具有较好的疏泄肝气的作用，其特性

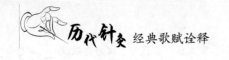

在于"疏泄",不但是历代医家治疝的要穴,也是通调二便的主要穴位。大便闭涩若属热滞肠腑或气机不利的实证,针灸大敦穴清泄邪热,疏调肠腑气机,通闭开结,《杂病穴法歌》:"热秘气秘先长强,大敦阳陵堪调护。"肝失疏泄,湿热下注,气化不利,约束功能失常的尿血、小便不利,也可取大敦穴以疏泄调理。尤其是对热性病证由于膀胱气化功能受阻所致的癃闭,在大敦穴点刺出血,具有较好的疏理通闭作用。

⑦髋骨腿疼三里泻:髋骨属奇穴,位于大腿前外侧,梁丘穴外开1寸凹陷处。髋骨是治疗下肢疼痛、膝关节肿痛的有效穴,历代针灸文献多有论述,《玉龙歌》:"髋骨能医两腿疼,膝头红肿不能行。"又《通玄指要赋》:"髋骨将腿痛以祛残。"再《杂病十一穴歌》:"腿胯腰疼痞气攻,髋骨穴内七分穷。"足三里位于膝下三寸,为足阳明经合穴,也是土经中之土穴,阳明经多气多血,主束筋骨,利关节,因而为治疗下肢痿痹、疼痛最常运用之穴位。针刺髋骨、足三里穴可驱逐稽留于关节的风寒湿邪,疏通经络气血的瘀滞,使邪气无所留止,祛邪愈病。

⑧复溜气滞便离腰:腰为肾之府,腰部病症多以治肾为主。复溜穴在小腿内侧,太溪直上2寸,跟腱的前缘。复溜为足少阴肾经的经穴,在五行中属金,肾为水脏,金能生水,所以复溜为肾经的母穴。多用于补肾虚,尤以滋补肾阴为主,主治肾脏疾病,改善肾脏功能,消除肾脏功能失常所产生的病理症候。古人总结复溜穴为"溜而可复,复而可溜",即指本穴的特性是能通能塞,能行能止。对水肿、癃闭、热病无汗者可以通行使其"流",对遗精、泄泻、汗出不止者可以固塞使其"不流"。《金针梅花诗抄》:"止者能流流者止,复溜二寸内踝偏,肿胀淋癃行死水,遗精盗汗杜狂涓。"此概括了本穴临床治疗疾病的应用特点。肾脏病证多虚少实,复溜穴在针刺时宜补不宜泻,更不可误泻为补,使肾脏更虚。复溜穴作用主要在于滋阴养阴,故不宜在此施用灸法。《甲乙经》谓"复溜刺无多见血",因此针刺时最好不宜出血,更不可用泻血之法。

⑨从来风府最难针,却用工夫度深浅:风府穴在针刺时,应伏案正坐位,头微前倾,使项肌放松,向下颌方向慢慢刺入0.5~1.0寸,不提插,不捻转,针感为局部沉胀,深部刺时有触电感向四肢放射。风府穴若能正确掌握针刺方向和深度,多可收良效。但此穴刺之太浅难以得气,刺之太深或手法失当亦可造成意外。针刺深度一般以1.0寸为标准,但疑难重病必须深刺才能取效。深刺时用3.0寸长针,选取第二颈椎棘突上凹陷处为进针点,快速进针后,使针垂直或略向下缓缓深入,通常情况下,在针刺过程中会依次出现"松—紧—松"的规律性针感,提示针尖通过"皮下组织—项韧带—硬脊膜"。当针尖穿过硬脊膜时,手下会有一种轻微的落空感,此时进针应当非常慎重,再缓慢推进少许,患者往往就会出现单肢、双肢或半身出现明显的麻感,或轻微的电击样感,或者头涨。然后将针提出一点,采用小幅度提插手法,以每次插针时都能出现同样的针感为佳,行针后缓缓出针,不留针。进针过程中如患者出现过于强烈或难以忍受的感觉,应随时调整进针方向或深度,以免引起不良后果。深刺时必须经验丰富,手技纯熟,取穴准确,斜向下方刺,否则不可轻易试用。

⑩倘若膀胱气未散,更宜三里穴中寻:"膀胱气未散"指膀胱不约所致的遗尿失禁,膀胱失司所致的癃闭不通,以及水液停积所致的水肿等水液代谢失常的各种病证,多因脾肾阳衰,脾不运输,肾不分利,膀胱失司。足三里为足阳明胃经的合穴,能够通经活血,

扶正培阳，温化寒湿，导痰下行，不但消化系统疾病当为首选，还广泛应用于泌尿、生殖等系统病证，对"膀胱气未散"诸症有通行水道、促进利尿之功效，在治疗水气病时有其特殊价值，若与三阴交穴配伍，表里相配以调整脾胃、运化水液，可加强吸收与输布的功能，促进水液代谢。

【歌赋】

若是七疝小腹痛，照海阴交曲泉针，
又不应时求气海，关元同泻效如神[①]。
小腹气撮痛连脐，速泻阴交莫在迟，
良久涌泉针取气，此中玄妙少人知[②]。
小儿脱肛患多时，先灸百会次鸠尾[③]。
久患伤寒肩背痛，但针中渚得其宜[④]。
肩上痛连脐不休，手中三里便须求，
下针麻重即须泻，得气之时不用留[⑤]。
腰连膝肿急必大，便于三里攻其隘，
下针一泻三补之，气上攻噎只管在[⑥]。
噎不住时气海灸，定泻一时立便瘥[⑦]。

【诠释】

①若是七疝小腹痛，照海阴交曲泉针，又不应时求气海，关元同泻效如神："七疝"指冲疝、狐疝、㿉疝、厥疝、瘕疝、溃疝、癃疝等，但在《素问》《诸病源候论》《儒门事亲》及《素问注证发微》中都有不同的解释，各成一说。疝气多属于阳虚寒凝，滞于肝脉，故初期气阻不通时用泻法，以通其经脉，温其阳气，解寒凝，行气血；善后酌情用温补之法，以壮经气，杜绝其反复发作。针灸治疗疝气，偏重于取肝、肾二经的穴位，故初期针刺照海、阴交、曲泉等穴。阴交在下腹部，是足少阴经、任脉、冲脉交会穴，针刺阴交穴可使感传垂直下达至前阴睾丸部。照海穴属足少阴肾经，有疏调气血、消滞止痛的作用。曲泉属足厥阴肝经，有较强的疏泄肝气的作用，肝得疏泄，疼痛的症状即可消失。照海、曲泉二穴相配，循经远刺，对疝气初期可获良效。后期因患病时间较长，日久气虚，升提无力，还应加灸气海、关元，以增强升举之力，促使还纳。

②小腹气撮痛连脐，速泻阴交莫在迟，良久涌泉针取气，此中玄妙少人知："小腹气撮痛连脐"属于疝病，多为积湿久蕴化热，使小肠气机失调所致，其特征是少腹疼痛，牵连腰背，控引睾丸，甚至上冲心腹作痛等。阴交在腹部脐下 1 寸处，是足少阴经、任脉、冲脉交会穴，可疏通气机，缓解少腹疼痛，又能通过调冲脉而理胞宫。针刺阴交穴可使针感传垂直下达至阴睾丸部，所以对男子疝气或睾丸挛缩等前阴部的疾病都有较好的治疗作用。涌泉位于足底心部，为肾经之根，脉气始发之井穴，能够主治肾脏疾病，多用于泌尿生殖系统及前后二阴病证，《灵光赋》："足掌下去寻涌泉，此法千金莫妄传，此穴多治妇

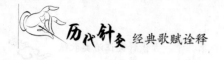

人疾，男蛊女孕两病痊。"又《长桑君天星秘诀歌》："如是小肠连脐痛，先刺阴陵后涌泉。"阴交、涌泉二穴远近相配，行气理血，疏调经脉，对小肠气撮痛连脐者，可以消肿开滞而止痛。

③小儿脱肛患多时，先灸百会次鸠尾：小儿气血未壮，气血虚弱，在泻下久痢时用力过度最易致肛门脱出不收。《百症赋》曰"脱肛趋百会尾翠之所"，即取百会、尾翠（鸠尾）治疗脱肛，病在下而取之上，"下者举之"。百会在头部，当前发际正中直上5寸，或两耳尖连线中点处，属督脉，是肝经、胆经、三焦经、膀胱经、督脉五经的交会穴，别称三阳五会，也是回阳九针穴之一。灸取百会穴可提举一身之气，升下陷之清阳，使肛门上缩。鸠尾在上腹部前正中线上，胸剑结合部下1寸处，属任脉，是任脉的络穴。灸取鸠尾穴治疗脱肛，有温中补暖而升阳的作用。百会与鸠尾相配治疗脱肛，确可获显效，但鸠尾穴为古代禁针禁灸的穴位，无丰富的经验与熟练的手法，不宜轻易操作。

④久患伤寒肩背痛，但针中渚得其宜："久患伤寒"为所有外感风热、风寒的表证，以及伴有恶寒发热、寒热往来的一切疾病。"肩背痛"多为风、寒、湿等邪侵袭，经脉闭阻、血凝气滞所致。《肘后歌》曰"肩背诸疾中渚下"，中渚穴位于手背部第四、五指掌关节的后方，掌骨之间的凹陷处，为手少阳三焦经的"输穴"，针刺中渚可清解少阳，激发三焦，使三焦原气畅通无阻，遍及五脏六腑，充盈敷布全身，从而驱逐外邪，疏阳解表，退热祛邪。对邪气袭入肩背部，使血凝气滞发生的疼痛，针刺中渚穴可以疏通三焦气机，恢复气血的正常运行，以缓解疼痛。因三焦有决渎水道的功用，对于痰饮内伏、寒湿凝结所致的肩背痛，针刺中渚穴也能疏泄三焦气滞，运化痰湿使升降正常，水道通畅。

⑤肩上痛连脐不休，手中三里便须求，下针麻重即须泻，得气之时不用留：肩痛连脐，属手阳明大肠经脉循行和内通大肠之腑的病证，因手阳明大肠经"上肩，出髃骨之前廉"，又"下膈，属大肠"。手三里在前臂背面桡侧，肘横纹下2寸处，具有较强的通络作用，最能调理气血。肩上痛刺手三里强刺激使针感上传至肩，可使疼痛减轻，活动自如。而对脐部四周疼痛不休，也能通调大肠之腑，《杂病穴法歌》："手三里治肩连脐，脊间心后称中渚。"手三里穴作用广泛，针感也较强。若针尖略向肘关节曲面斜刺1.0~2.0寸，针感可传至上臂、肩部。"下针麻重即须泻，得气之时不用留"即针刺时施以泻法，强刺激以加强针刺感应，不必过分留针，以促使疏通阳明经气血，消除疼痛现象。

⑥腰连膝肿急必大，便于三里攻其隘，下针一泻三补之，气上攻噎只管：大，指大便。隘，险要的地方，关键之处。阳明主束筋骨，腰连膝肿及下肢痿痹、疼痛，同时并见逆气上冲、气上攻噎者，急以通过排便通腑畅气。《灵光赋》："治气上壅足三里。"因脾气宜升，胃气宜降，倘若脾胃升降失常，或由于肾气上冲、肝气横逆，致使气上冲心，而出现胸膈荡满，喘呼逆息；或气机不能下达，吸气至脘腹即受阻不能下行者，足三里的取用实不可少。临床经验证明，凡遇气机不通或呃气上逆之症，皆可针刺双侧足三里，采用"一泻三补"的针刺手法，先以泻法行气降逆，后以补法健运脾胃增强生化。

⑦噎不住时气海灸，定泻一时立便瘥：噎是指咽部在吞咽时有梗阻的感觉，多因肝气不舒，胃肠气机失调，气逆上攻所致。气海穴居于人之下焦，具有调气机、益元气的作用，足太阴脾经又在下腹部与任脉交会，故气海穴对脾胃虚弱、绕脐胀痛、水肿、腹胀、泄泻等胃肠疾患皆可取用。久病之后，脾气虚弱，乏力，肢肿，脐下冷痛者，艾灸

气海穴收效明显。将艾条点燃后，在气海穴适当高度温和施灸，至患者自觉局部温热、皮肤微红为度。气海穴擅长治疗胃肠虚弱，应用时常配中脘穴通调中焦气机，使脾气得升，胃气得降，中气和畅，使诸如胃脘胀满不舒，呃逆不止，或嗳气连声，或反胃呕恶等症皆除。

【歌赋】

补自卯南转针高，泻从卯北莫辞劳①，
逼针泻气令须吸，若补随呼气自调②。
左右拈针寻子午，抽针行气自迢迢③，
用针补泻分明说，更有搜穷本与标④。
咽喉最急先百会，太冲照海及阴交⑤。
学者潜心宜熟读，席弘治病最名高⑥。

【诠释】

①补自卯南转针高，泻从卯北莫辞劳：这里的自卯南转、从卯北转，都是用一天的时辰方位来说明补泻的。"子午"为经，分居于南北，"卯酉"为纬，分居于东西。"补自卯南"，即是从卯（东）向午（南）的方向，以大指向上、食指向下捻针为"补"法；"泻从卯北"即是从卯（东）向子（北）的方向，以大指向下、食指向上捻针为"泻"法。

②逼针泻气令须吸，若补随呼气自调：逼，进。"逼针泻气令须吸"，即吸气时将针推进，是呼吸补泻的泻法进针法。"若补随呼气自调"，即随着呼气时进针，是呼吸补泻的补法进针法。呼吸补泻主要是根据患者的呼吸而进出针之间的关系来区分补泻的方法，它是根据古人"呼则因阳出，吸则随阴入"的理论提出来的。《金针赋》："欲泻先吸后呼。"在吸气时进针，气随针入，针重与邪气相逢，以泻其有余，同时呼气时出针，可使邪气随针外出，如此吸进呼出，而起到"泻"的作用。《金针赋》："欲补先呼后吸。"而在呼气时进针，气出而针入，使气与针不相遇，以益正气之不足，同时吸气时出针，可不使真气外出，如此呼时吸出，而起到"补"的作用。

③左右拈针寻子午，抽针行气自迢迢："子"为半夜，"午"为正午，子午在此即指阴阳。如向左捻针为补为阳，向右捻针为泻为阴。因将针体向左捻转时，可顺人体生发之阳气而为补法；因将针体向右捻转时，可逆经脉而牵掣气血而为泻法。抽，上提。抽针行气，即针刺八法中"抽添之诀"，操作时要在穴位浅、深、上、下处提插搜寻，一提再提，一按再按，如此反复施术，可促使经气流行，疏通经络，行气除积，达到气至病所的目的，故常以此法行气。迢迢，远，长，比喻针感扩散很远。

④用针补泻分明说，更有搜穷本与标：针刺补泻根据《灵枢·经脉》中"盛者泻之，虚则补之"的原则而确立，《金针赋》："观夫针道，捷法最奇，须要明夫补泻，方可起于倾危。"要想达到针刺治病的疗效，必须通晓补泻的道理，并善于使用不同的补泻手法，才能显示出针刺的重要作用。十二经标本说明经气集中与扩散的关系，其中"本"指肘、

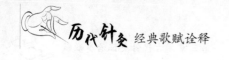

膝关节以下的部位，是经气汇聚的中心；"标"在头面、胸腹、背俞，是经气扩散的区域。肘膝关节以下属于经脉"本"部，是特定穴比较集中的地方，其感传非常敏感和长远，甚至走遍全身，其作用奥妙无穷。对于全身各个部位的疾患和脏腑病证收效尤良。

⑤咽喉最急先百会，太冲照海及阴交：在此举例说明席弘临床治病的针灸用穴经验。咽喉急痛系肝火上炎所致，属肝实、肝热之症，治宜清热泻火、滋阴润燥。百会为督脉位于头顶部的穴位，贯通诸经而泄诸阳之热，当为首选之主穴。太冲、照海、三阴交均位于下肢足部，分别是足厥阴肝经、足少阳肾经、足太阴脾经的要穴，肝脉循喉咙之后，肾脉循喉咙挟舌本，脾脉也上行于舌咽，足三阴脉均与咽喉相联系。《标幽赋》："心胀咽痛，针太冲而必除。"又"必准者，取照海治喉中之闭塞。"咽喉急痛以在上之百会为主，配以在下之太冲、照海、三阴交，即体现了席弘根据经络所通而按部配穴的特点。

⑥学者潜心宜熟读，席弘治病最名高："最名高"，《针灸大成》作"名最高"。《席弘赋》注重辨证论治，所论述的各种病症的针灸配穴和补泻手法，可用于指导临床实践，学医者应潜心熟读，反复加以揣摩，透彻领悟。席弘，号梓桑君，是南宋高宗年代名医，从家世来看，相传十二代，但既然是席家之作，直到明代于徐凤著《针灸大全》，才将《席弘赋》刊载于世。是否徐凤得知初稿，然后加以修改、整理、补充，但仍以《席弘赋》题名，有待进一步考证。《席弘赋》与《灵光赋》二篇的风格基本相同，语句有相似之处，甚至有重复之地，不同之处在于《席弘赋》有辨证加减取穴法。

第七节　行针指要歌

【指要】

《行针指要歌》首见于明代高武的《针灸聚英》。歌诀主要指出了一部分常用的要穴，由博而约，化繁为简，由于它们都是进行针灸治疗时配穴处方的准则，故称《行针指要歌》。歌中择要指出辨证论治与配穴处方的原则，既要明确各穴的主治作用，又要掌握病情，适当地选取对症的穴位组合成方，才能获得一定的疗效。但疾病种类繁多，每一穴也有其不同的性质，并包括较为广泛的主治病症，要从少数有效的穴位中来应付许多复杂的病变，特别是对于某些主要穴位配合应用能发生特殊功效的处方，必须有所认识。这样才能在临床中丝丝入扣，恰中病机。《行针指要歌》中列举了风、水、结、劳、虚、气、嗽、痰、吐等九种常见证的有效治疗穴位，并简明扼要地点明何者用针，何者用灸，何者当泻，何者当补。明确总结了针灸治"风"病以刺风府、百会穴为主，治"水"病以取水分穴为主，治"结"病以泻二间、大肠俞穴为主，治"劳"病以灸膏肓俞、百劳穴为主，治"虚"病以取气海、关元、委中穴为主，治"气"病以刺膻中穴为主，治"嗽"病以灸风门、肺俞穴为主，治"痰"病以刺中脘、足三里穴为主，治"吐"病以取中脘、气海、膻中穴为主，这些用穴经验至今仍有重要价值。是针灸歌赋中具有较大影响的一篇文献。

【歌赋】

> 或针风，先向风府百会中[①]；
>
> 或针水，水分侠脐上边取[②]；
>
> 或针结，针著大肠泻水穴[③]；
>
> 或针劳，须向膏肓及百劳[④]；
>
> 或针虚，气海丹田委中奇[⑤]；
>
> 或针气，膻中一穴分明记[⑥]；
>
> 或针嗽，风门肺俞须用灸[⑦]；
>
> 或针痰，先针中脘三里间[⑧]；
>
> 或针吐，中脘气海膻中补[⑨]；
>
> 翻胃吐食一般医，针中有妙少人知[⑩]。

【诠释】

①或针风，先向风府百会中："风"的范围较广泛，既可代表致病因素，又可代表临床症状。因风致病可分为内风、外风两类，因风性主动，善行数变，凡有关发作急骤的或具有风性的各种病症都属风病。由于风性轻扬，风病大多表现于头部症状，而见头痛、项强、眩晕。头为诸阳之会，督脉总督诸阳，故凡风病不论内风、外风均宜取头部穴位。风府在项部，是督脉、足太阳膀胱经、阴维脉三经的交会穴，名为风府是形容其为风的聚藏之处，也就是具有统治各种风病的卓效而得名。如头风之证，头痛经久不愈，时发时止，多因风邪侵袭及痰瘀阻遏于头部经络所致，头痛反复发作，痛势一般较剧，兼见恶心呕吐、眩晕耳鸣、头部麻木等症，针刺风府可以宣散头部风邪。东汉时期魏武帝曹操患头风，华佗刺风府立愈。风邪所致的全身瘙痒、银屑病等，也可针刺风府疏风散邪。风中面部经络所致的面瘫，取用风府穴尤为适宜。如果面瘫患者仅针刺面部穴位，有时收效甚微，究其原因是未能加用祛风之穴。若能在取用面部颊车、地仓、阳白、四白诸穴的基础上，加刺风府、风池、百会等除风之穴，可收到事半功倍之功效。风府不仅用于治疗外风，更长于治疗内风。《素问》："诸暴强直，皆属于风。"凡身痉反折，颈项强直，口噤不开，角弓反张，筋脉拘挛抽搐，都属于"风"病范围，采用深刺风府的方法，必收良效。头部不自主摇动、颈部拘挛不适的"摇头风"，针刺风府、筋缩、后溪等穴，对控制症状有显著效果。破伤风死亡率极高，《难经》："督脉为病，脊强反折。"针灸取穴以督脉为主，而风府为祛风要穴，应首当选用。风府、风池、风门、风市四穴均以其功用命名，但风市、风门只祛外风，其中风市穴偏于治疗浑身瘙痒及风寒湿所致的下肢痹证，风门则主

327

要适用于风邪袭肺之咳嗽、鼻塞、恶风等症；风池和风府二穴既可治疗外风，又可治疗内风，在头面五官疾病中运用较多，其中风池穴主要用于明目、利鼻窍，而风府穴主要用于清脑、利舌咽。百会穴位居巅顶头部，祛风宣阳的作用最强。因风善行数变，其性轻扬，巅顶之上，唯风可到，《素问·太阴阳明论》："伤于风者，上先受之。"百会穴具有祛风、息风的作用，清利头目，其疗效可以贯通肝、胆、膀胱、三焦诸经，所以它是主治一切风病的要穴。不论风病是内风、外风，或属虚、属实，皆取百会以治之。各种头痛、眩晕单取百会或随证取穴，效果甚佳，《胜玉歌》："头痛眩晕百会好。"若遇风邪侵袭的恶风头痛，项强目眩，阵发性头风痛，常取百会配用大椎、风池、合谷、外关等，祛风解表，清热宣散，能够取得良好的效果。对于肝阳上亢、风动上扰，或气滞血瘀、痰湿阻滞所致的头痛眩晕，针刺百会施用泻法或用刺血之法，也可散邪宣窍，通络止痛。风府穴以祛风散邪为主，百会穴以升清潜阳为要，两穴相配，平潜亢阳，祛风止痛，对于风病有较好治疗效果。

②或针水，水分侠脐上边取："水"指由于水气积聚而引起的水肿病之类，其特征见于《素问·平人气象论》："颈脉动喘疾咳，曰水，目里微肿，如卧蚕起之状，曰水……足胫肿曰水。"《灵枢·水胀论》："水始起也，目窠上微肿，如新卧起之状，其颈脉动时咳，阴股间寒，足胫肿，腹乃大，其水已成矣。以手按其腹，随手而起，如裹水之状，此其候也。"其名称、种类见于《金匮要略·水气病脉证并治》："病有风水、有皮水、有正水、有石水、有黄汗。"对于水病的治疗，总的来说遵循《金匮要略·水气病脉证并治》"诸有水者，腰以下肿，当利小便；腰以上肿，当发汗乃愈"的原则。水病取在脐上之水分穴，也是以"通利小便、宣泄水液"为目的的有效治法。但需注意的是取水分穴治疗水肿病时仅宜灸治，绝对不宜针刺，《铜人腧穴图经》强调此穴"禁不可针，针水尽即毙"，临床应予以重视。

③或针结，针著大肠泻水穴："结"是病邪蕴结在脏腑经脉中，阻碍了气血运行的现象。结病发作的部位不定，症状多种多样，如《素问·阴阳别论》："结阳者，肿四肢。结阴者便血一升，再结二升，三结三升。阴阳结斜，多阴少阳曰石水，少腹肿。二阳（阳明）结谓之消（消谷善饥），三阳（太阳）结谓之隔（膈塞症），三阴（太阴）结谓之水，一阴（厥阴）一阳（少阳）结谓之喉痹。"此处"针著大肠泻水穴"的用穴方法有两种，一是指足太阳膀胱经之"大肠俞"；一是指手阳明大肠经之水穴"二间"，即针大肠俞并泻二间穴，就可以治疗临床诸多"结"病。

④或针劳，须向膏肓及百劳："劳"即虚劳的简称，是一种慢性疾患，多由虚损积渐而成。《素问·宣明五气》："久视伤血，久卧伤气，久坐伤肉，久立伤骨，久行伤筋，是谓五劳所伤。"一般来说，病久体羸为虚，久虚不复为损，损极不复为劳。劳病症状相当复杂，古人归纳为心劳、肝劳、脾劳、肺劳、肾劳等"五劳"，皆为阴阳气血之症状。劳病的治疗方法不仅限于滋补，此处"或针劳，须向膏肓及百劳"的治法是偏重于补虚益气与清火除烦相结合的有效配穴法。膏肓穴是足太阳经位于背部的重要穴位，位于心膈之间，为膏脂、肓膜之气所转输之处所，主治深隐难知、病入膏肓之疾，《千金方》："膏肓俞穴，无所不治。"古代解剖学认为，心下为膏，心下膈为肓，膏即膏脂，肓为肓膜，膏肓为膏脂、肓膜之气输注的部位。本穴位于胸背，内应心膈，联系多种脏器。因膏生于

脾，肓根于肾，本穴又内应心膈，与肺脏相对，故常用于心、肺、脾、肾等脏器久病致虚之证，是虚损劳伤的大补之穴。如心劳的失眠健忘，狂惑妄误；肺劳的咳喘咯血，骨蒸盗汗；脾劳的消瘦食减，完谷不化；肾劳的遗精滑泄，阴虚潮热等，均可取膏肓穴施治。《医宗金鉴》："膏肓一穴灸劳伤，百损诸虚无不良，此穴禁针惟宜艾，千金百壮效非常。"历代治疗虚劳之症强调重用灸法，禁用针刺，灸膏肓穴可以扶阳固卫，济阴安营，调和全身气血，促进恢复强壮。南宋时期庄绰，由河南许昌避乱到陕西泗滨，因患疟疾被医生误治，致使气血衰耗，酿成重病，身重足痿，不能饮食。在百般无治之时，遇陈了翁用家传之法为其灸膏肓穴，连续六年为其灸满三百余壮，以后又在一年间两次施灸至百壮，自此痼疾渐轻，以至痊愈康宁。亲友见此法殊有功效，前来施灸者数人，也都使宿疴皆愈。庄绰根据医经所论，参考陈了翁、张济、泉州僧人、普陀院僧人的经验，结合自己的切身体验，写成《灸膏肓穴法》，成为著名的灸疗专著。唐代孙思邈在《千金方》中认为，春秋战国时期的名医医缓、医和，不能救治晋景公之疾，是因其病的"二竖"，在膏之上肓之下，针药所不能及。若当时能重灸膏肓穴，使二竖无藏身之地，何愁病不能愈、疾不能除。当时的人医技拙笨，不能求得此穴，以致宿疾难治。灸膏肓穴法治诸般虚损劳伤在古代应用颇多，直到今天还在民间广泛流传。灸膏肓穴适宜治慢性咳喘，尤其以偏于寒型者效果较好。对久治不愈的单纯性咳嗽，点燃两枝艾条同时对准左右两侧膏肓穴施灸，多可显效。恶性贫血、急性白血病等疾病时重用灸法，取用膏肓穴配合大椎、膈俞等穴施以瘢痕灸，一次或分次施灸。灸后贴上灸疮膏药，待化脓后根据分泌物的多少，逐日或隔日清疮、换药，直至愈合。此法可使体力好转，食欲增加，盗汗消失，红细胞、血红蛋白有不同程度上升，维持血小板、白细胞计数在正常范围。膏肓穴是主治各种虚劳证，以及一切慢性疾患的必需穴。常灸此穴可以提高人体的抗病能力，有强身保健、预防疾病的作用。百劳即大椎的别名，为六阳经及督脉的交会穴，能够治劳益损，宣肺止咳，调和气血，顺接阴阳。大椎穴的疗效可以通达手足各阳经，既能泻阳火之有余，又能泄胸中之热，是主治一切烦热、五劳七伤的有效穴。针刺大椎穴适用于一般有热象的虚劳证，有清热除烦、益气固表、止吐消胀的显著功效，因此将大椎作为治劳症的必选穴。《玉龙歌》："满身发热痛为虚，盗汗淋漓渐损躯，须得百劳椎骨穴，金针一刺可祛疾。"因五脏六腑之俞皆连于背，而足太阳与督脉并行于脊，对自汗属卫阳不固者，灸大椎益阳固表，使卫阳充足、腠理固密。对骨蒸潮热盗汗，属阴虚失敛者，针刺大椎穴亦能清热除烦、益气扶正，但不能施用灸法，以防助热伤阴。

⑤或针虚，气海丹田委中奇："虚"泛指人体正气不足，抗病能力减弱、病程较长、症状多样的表现。虚证有阳虚、阴虚、气虚、血虚、肾阴虚等。病久体羸为虚，虚病是劳病的早期阶段。气海穴属任脉，《灵枢·九针十二原》记载"肓之源，出于脖胦"，意指气海为生气之海，人体元气之所汇，具有大补元气、总调下焦气机的特殊功效，是主治一切气病的要穴，凡脏气虚惫，真气不足，久病不瘥的虚证，都须取用此穴。《胜玉歌》："诸般气证从何治，气海针之灸亦宜。"因其偏于补气，临床上常用于治疗脏腑功能低下的病证，改善真气不足所产生的病理症候。气海穴擅长治疗胃肠虚弱，对泌尿、生殖系统疾病也有显著疗效。《金针梅花诗抄》："气海脐下一寸五，百损诸虚无不主，一切气疾久不瘥，阴盛阳虚功效著。"久病之后脾胃虚弱、乏力、肢肿、脐下冷痛者，艾灸气海穴收效

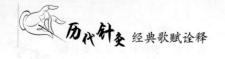

明显。将艾条点燃后，在气海施以温和灸法，至患者自觉局部温热，皮肤微红为度。但以艾灸补虚应有较长时间的治疗，每次施灸不能少于半个小时，每个疗程也不能少于1个月，每天施灸1次，可连续灸治1~2个月，必要时连续灸治几个疗程。中气下陷不能升提所致之胃下垂，灸气海既可增强益气之功，又能收到固摄之效。人以元气为本，只要元气不伤，虽有疾而不为害，倘若元气一伤，无疾而死。因此体虚之人宜频灸气海以壮元气，而作防病强身之用。假若必待疾作而后灸之，犹如临渴掘井，恐已晚矣。"丹田"即关元穴，亦属任脉，为小肠募穴，任脉与足三阴的交会穴。关元为人体元阴、元阳交关出入之所，乃男子藏精、女子蓄血之处，元气之关隘。因在脐下肾间动气之处，古称"丹田"，此乃十二经之根，元气之所系，生气之源，五脏六腑之本，又因其为小肠募穴，可以源源不断地吸收后天营养以充实机体。历代针灸文献皆载本穴主治"诸虚百损，虚劳羸瘦"。南宋时期著名针灸学家窦材，撰《扁鹊心书》三卷，认为人身保命之法有三，即"灼艾第一，丹药第二，附子第三"。窦材极力倡导治病必须重视灸关元、命关等穴以"扶气助阳"，方称得上是灸法之神，能够保命无虞。《扁鹊心书》载有绍兴军卒王超，落草江湖，打劫行盗，后遇异人授法。年过九十后虽老而不衰，鹤发童颜，精彩腴润。自恃体健力强荒淫纵欲，蹂躏良家妇女，岳阳一带百姓深受其害。官府下令捉拿定以死罪，刑前监斩官问其有何异术，王超答只不过常借灸火的热力，每年夏秋之交灸关元以至千炷。长灸不断便能气力倍增，累日不饥，寒暑不惧，病灾不生。今脐下仍坚固灼暖，非肉非骨，紧凝如石。灸关元可补元气，凡遇元气虚而冬季畏寒之人，施灸多次，不但畏寒症状消失，且可连续至次年冬季，自觉身强体壮。关元更有回阳固脱之功效，对阳气欲脱、脏气虚急及中风脱证，阴阳离决之时当以回阳为急务，《扁鹊心书》："若四肢厥冷，六脉微细者，其阳欲脱也，急艾灸关元三百壮。"重灸关元益气固脱、回阳救逆，可化险为夷、力挽狂澜。气海、关元同在下腹而属任脉，同为保健强壮要穴，但气海为元气之要穴，具有鼓动元气、培补元气之功效，多用于元气不足；关元为阳气之要穴，具有振奋元阳、温补元阳之功效，多用于真阳不足。委中为足太阳膀胱经的合穴，与肾经相表里，取委中可以补肾培元、引火归元，治下焦之虚损。《肘后歌》："腰软如何去得根，神妙委中立见效。"但委中穴在临床多以治疗瘀血阻滞，风湿侵袭的实证为主，并不多用于虚证。若在补虚扶正的取穴处方中加用委中，可以行血祛瘀。使其补而不滞，方符合临证实际。需要注意的是，虚证的范围较广，施治时也不能见虚治虚，当根据不同症状，酌情取穴，标本兼治。

⑥或针气，膻中一穴分明记："气"病有广义与狭义之分，广义的"气"指五脏功能的病变，《素问·举痛论》："余知百病生于气也，怒则气上，喜则气缓，悲则气消，恐则气下，寒则气收，炅则气泄，惊则气乱，劳则气耗，思则气结。"狭义的"气"指肺部功能的病变，即上焦气机不利，肺失清肃，以致发生呼吸急促、胸部闭塞的现象。此处的"气"包括一切气病，尤其偏重于肺部气机发生障碍所引起的病变。膻中亦称"胸堂""上气海"，穴属任脉，为心包募穴，亦是气之会穴，对全身气机的调畅有重要作用，善于治疗气机失调所引起的一切病证。因膻中穴所在的部位为"宗气"汇聚产生的处所，宗气是由肺吸入的清气与脾胃化生的水谷精微之气结合而成，"积于胸中，出于喉咙，以贯心脉，而行呼吸"，其主要的生理功能是推动肺的呼吸和心血运行。膻中对上焦气机不畅的病证，如肺病的咳嗽气喘可以调宗气、宣肺气，心病之胸痛心悸可以宣畅气机、开胸气，

中焦气机上逆的呕吐噎膈，以及胸部气机失于宣畅、乳络不通的缺乳等均有较好的疗效。因喘咳而致的呼吸困难，将针垂直刺入膻中穴至胸骨时，向下沿皮刺 1.0 ~ 1.5 寸，使患者突然出现气息从胸部走至脐下的感觉，呼吸即时通畅。如不出现此感觉，可以向上慢提针向下紧插针，上下反复刺激操作即可。膻中穴虽主治咳嗽气喘，但若肾不纳气的虚喘，泻之易致气虚，补之易助气逆，不可配用本穴。突发心烦气急，满头汗出，口唇指甲青紫，辗转翻滚，极度烦躁。单取膻中穴针尖向下斜刺，行平补平泻法，即可使胸闷心悸缓解，脉平气和，诸证消失。因膻中为心包的募穴，又为全身调畅气机的重要穴位，针刺该穴使大气顺定，血静脉平，而消除心悸所产生的一系列症状。胸痛或出现在多种疾病中，膻中为气之会穴对气滞所致的胸痛效果最佳。属上胸痛者膻中透华盖，属下胸痛者膻中透中庭，属侧胸痛者膻中透患侧。以"气至而有效"为据论，病在何处膻中即向何处透刺，最易气达病所而解除病痛。膻中位于胸中两乳之间，有振奋胸中大气、温通心阳、调理冲任的作用。乳汁虽是精血所化，然必赖胸中阳气之温煦和振奋才能运行，针刺膻中对乳汁不行、缺乳有较好的通络催乳作用。针刺膻中穴可以泻胸中结窒之气，散郁开窍，救治因胸中气机不通、上冲逆乱所致的昏厥，收效极为显著。昏厥以突然昏倒、不省人事、四肢厥冷为主要表现，发作之后多在短时间内逐渐苏醒，醒后不遗留偏瘫、失语、口眼㖞斜等后遗症，但也有个别患者一厥不复而导致死亡。昏厥为急性病症，救治大法以顺气开郁、醒神开窍、启闭救逆为主。膻中穴可以利胸膈，调宗气，激发肺的呼吸，推动心血运行。运用时快速将针刺入皮下，施以捻转泻法，然后再向上、下、左、右各方向横刺，泻法捻针，以泻胸中结窒之气，片刻之后患者即能苏醒，临床症状缓解，抽搐震颤停止，呼吸均匀，四肢转温。情志因素所致的肝郁胸脘痞塞，有憋闷感，两手不停抓搔胸部，针泻膻中后胸部突感松弛，呼吸顿觉疏利，痞塞之气常随针而除。任脉经穴的膻中、气海均为治疗气病的穴位，分别为"上气海""下气海"。但膻中穴与肺的关系密切，有宣肺、宽胸、降逆的作用，以宽胸利气见长，调理上焦，多治实证。气海穴与肾的关系密切，有益肾、固本、培元的作用，以培补元气为著，调补下焦，多治虚证。

　　⑦或针嗽，风门肺俞须用灸："嗽"指咳嗽，咳嗽不论外感内伤均与肺有关，肺主皮毛，外邪侵入肌表皮肤时，可以使肺气不宣而生咳嗽，肺为五脏之华盖，如体内脏腑失调以及其他内因的刺激影响到肺脏时，在一定程度上也能引发咳嗽。即古人所说之"肺体属金，譬如钟然，钟非叩不鸣，风寒暑湿燥火六淫之邪，自外击之则鸣，劳恋情志，饮食炙煿之火，自内攻之则亦鸣"。《医学三字经》："五脏六腑皆可令人咳，非独肺也。然肺为气之主也，诸气上逆于肺则呛而咳，是咳嗽不止于肺，而亦不离乎肺也。"临床治疗咳嗽，根据不同的病因与症状，方法亦不同。风门是足太阳膀胱经在背部的穴位，足太阳与督脉的交会穴，为风邪出入之门户，《玉龙歌》："腠理不密咳嗽频，鼻流清涕气昏沉，须知喷嚏风门穴，咳嗽宜加艾火深。"灸风门时患者正坐，两手前臂于胸前交叉抱肩，使肩胛骨尽量外展，暴露背部，头微低。医者手持点燃的艾条，在风门穴或其他附近部位施灸，燃点与皮肤间的距离根据患者对热感的耐受情况而定，为 3 ~ 5 厘米，灸烤的热度以患者感觉舒适为宜，灸至皮肤紫红色，一般灸 20 ~ 30 分钟。风门虽多用灸法，但对于邪热乘肺的咳喘施用艾灸会加重病情，甚则灼伤血络引起咳血。肺俞亦属足太阳膀胱经，为肺脏的背俞穴，直接与肺藏相系，内外相应，为肺之精气转输出

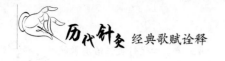

入，聚结于体表之所。肺俞具有宣肺理气，止咳平喘的作用，是主治肺脏疾病的要穴，对于咳嗽、气喘有特效。《医宗金鉴》："肺俞内伤数吐红，兼治肺痿与肺俞，小儿龟背亦堪灸，肺气舒通背自平。"当肺脏有病时，肺俞会出现一种压痛、坚硬、麻木的感觉，所以肺俞是治疗一切肺脏疾患的必选穴。治疗咳嗽以肺俞为主穴，根据不同病情，选择适当的配穴，运用适当，都可获良效。

⑧或针痰，先针中脘三里间："痰"多由湿聚而成，有挟虚、挟食、挟暑、挟惊之不同。根据不同的原因和症状，可分为湿痰、寒痰、热痰、风痰、郁痰、食痰、酒痰、惊痰、气痰九种。中脘为胃之募穴、六腑之会穴，又是任脉、手太阳、手少阳、足阳明四经的交会穴。中脘健运脾胃运化，温中化痰，导湿下行而治各种因痰，或痰湿，或痰火之疾。眩晕病有"无湿不生痰，无痰不作眩"之说，高血压病常伴有头晕症状，每当血压升高之际，头眩晕即加重，若辨证属于痰湿内阻者，取用中脘效果甚佳。因痰浊而致的前头痛，深刺中脘穴3寸，得气后拇指捻动针柄，施以泻法行针，当听到胃中有水响声时，患者双眼即时明亮，视物清楚，头痛立止。癫、狂、痫证皆与痰有关，手太阳相表里于心，手少阳相表里于心包，而足阳明经别又上于心，故中脘可清心以安神。"胃不和则卧不安"，痰热积于中焦而致不能安寐者，刺中脘可以清热豁痰，和胃畅中，使痰热清化，胃腑安和。尤其对于气郁痰结、蒙蔽神明所致的痫证，刺中脘更能理气解郁，化痰醒志。但痫证须深刺中脘，并多重用艾灸，乃是治愈疾病的关键。足三里属阳明之经，可以通过健运中焦，增强水湿运化，达到消除痰饮的目的。对属实属热者，针之可泄胃腑之热，平气化湿，涤痰通便；对属虚属寒者，灸之可温中祛寒，上达胃腹，而收中气和畅，化痰清浊之效。对水湿内停、泛溢肌肤所致的水肿，用足三里温阳利水；痰湿聚于中焦所致的胸膈满闷不舒，用足三里宽中理气，行湿化痰。尤其对肺中痰聚引起的咳嗽气喘、呼吸不畅等，足三里运用最多。《玉龙歌》曰："忽然气喘攻胸膈，三里泻多须用心。"实验也证明针刺足三里可经缓解支气管痉挛，增加肺的通气量，对改善气喘症状具有较好的作用。中脘与足三里相配而用，可培中土而扶正气，对一切痰证皆可适用。所以九般痰证治法虽有分别，但都必须以中脘、足三里为主，已成为当今临床公认的有效配穴法。

⑨或针吐，中脘气海膻中补：致"吐"的原因虽然很多，而胃为水谷之海，主降、主受纳，胃腑以通为主，以降为和，以下行为顺，故一切呕吐证皆属胃病，为胃气上逆所致。但在辨证方面，呕吐有虚、实、寒、热之别，张洁古曾将呕吐的病因按三焦划分，认为上焦吐属"气"，中焦吐属"积"，下焦吐属"寒"。此种分类法在辨证和治疗上也有一定的价值。此处治疗呕吐症取膻中、中脘、气海三穴，为上中下配穴法。中脘为胃之募穴，作为治吐主穴可以调理胃腑，和胃消积，畅通气机，加强中焦脾胃之运化功能，统治中焦脾胃一切积滞疾患。膻中为气之会穴，能总调上焦之气，宽胸利气，和胃降逆，主治胃气上逆所致的呕吐、呃逆、噎膈。气海为人体元气之所汇，能总调下焦气机，促使气机旺盛，温脾肾之虚寒，益火以生土。三穴相配，能够兼筹并顾、上下呼应，使升降复其常度，消除胃气上逆，达到行气消食、化痰止吐的目的。

⑩翻胃吐食一般医，针中有妙少人知：翻胃吐食也是胃肠虚弱，或命门火衰，不能腐熟水谷、胃失和降所致。其特征为朝食暮吐，或暮食朝吐。对于此类翻胃吐食的病变，如

取用任脉的膻中、中脘、气海三穴，与治呕吐的配穴法一样，同时施用灸法，在上焦可疏调气机，中焦则温运中阳，下焦则益火生土、补虚降逆，则同样有显著疗效。

第八节　孙真人十三鬼穴歌

【指要】

　　《孙真人十三鬼穴歌》首载于《千金要方》《千金翼方》，此后《针灸大全》《针灸大成》《针灸聚英》等书都有转载。歌诀中所介绍的十三个穴位，是唐代著名医家孙思邈通过长期临床实践，总结出来的治疗神志疾患的经验穴，称"十三鬼穴"。魏晋南北朝时期的名医徐秋夫亦有"鬼病十三穴"，与"孙真人十三鬼穴歌"相比，有人中、风府、承浆、颊车、少商、大陵、隐白、舌缝、间使九个穴位相同，另有四个穴不同，"孙真人十三鬼穴"还有申脉、上星、会阴、曲池，而"徐秋夫鬼病十三穴"还有神庭、乳中、阳陵泉、行间。十三穴要按其顺序先后施以针刺，每个穴位都有一个相应的鬼穴名称，分别是人中为"鬼宫"、少商为"鬼信"、隐白为"鬼垒"、大陵为"鬼心"、申脉为"鬼路"、风府为"鬼枕"、颊车为"鬼床"、承浆为"鬼市"、间使为"鬼窟"、上星为"鬼堂"、会阴为"鬼藏"、曲池为"鬼臣"、舌缝为"鬼封"。

【歌赋】

　　　　　　　百邪癫狂所为病，针有十三穴须认①，
　　　　　　　凡针之体先鬼宫，次针鬼信无不应②，
　　　　　　　一一从头逐一求，男从左起女从右③。
　　　　　　　一针人中鬼宫停，左边下针右出针④；
　　　　　　　第二手大指甲下，名鬼信刺三分深⑤；
　　　　　　　三针足大指甲下，名曰鬼垒入二分⑥；
　　　　　　　四针掌后大陵穴，入针五分为鬼心⑦；
　　　　　　　五针申脉名鬼路，火针三下七锃锃⑧；
　　　　　　　第六却寻大椎上，入发一寸名鬼枕⑨。

【诠释】

　　①百邪癫狂所为病，针有十三穴须认：百邪癫狂，指人神志失常而言。由于受历史条

333

件的限制，古人认为神志失常、精神病及病因不明之病证为鬼神作祟而得，故将治疗神志病的经验穴位也称为"鬼穴"，但"鬼"除了迷信里面所说的鬼之外，还有敏慧、技能高明、文才横溢等方面的含义，十三个"鬼穴"即是当时认为针刺后有意想不到之效果的穴位，也可以说是治疗神志疾患的"特效穴"，当今用来治疗神志病仍然行之有效。

②凡针之体先鬼宫，次针鬼信无不应：十三个鬼穴在针刺时，一定要按其顺序先后。第一针先从"鬼宫"人中穴开始，第二针为"鬼信"少商。以后按"鬼垒"隐白、"鬼心"大陵、"鬼路"申脉、"鬼枕"风府、"鬼床"颊车、"鬼市"承浆、"鬼窟"间使、"鬼堂"上星、"鬼藏"会阴、"鬼臣"曲池、"鬼封"舌缝的顺序分别施针。

③男从左起女从右：男子先从左侧的穴位开始针刺，女人先从右侧的穴位开始针刺。《针灸大成》："男子先针左起，女人先针右起。单日为阳，双日为阴。阳日、阳时针右转，阴日、阴时针左转。"

④一针人中鬼宫停，左边下针右出针：十三鬼穴的第一针为"鬼宫"，即人中穴。针灸治疗"癫狂"往往将人中作为第一要穴，《席弘赋》："人中治癫功最高。"现代医学中的精神分裂症、狂躁型精神病，多见狂躁叫喊、打人骂人、不避亲疏，甚至持刀毁物、弃衣裸体、越墙上屋。此时取用其他穴位往往力不能胜，而强刺激泻人中可使狂力很快消失，甚至体软不支，熟睡醒来神志多见清爽，病情渐渐好转。饮酒过度所致的酒后狂躁症，表现为胡言乱语，手舞足蹈，哭笑无常，吵闹不休，根据发病程度取刺人中，一般在刺后数分钟即可安静下来，神识逐渐清醒或很快进入睡眠状态。脏躁病以精神刺激为因，肝失疏泄，气郁犯火，扰乱心神，表现为突然心烦懒言、失眠多梦、情绪不宁、喃喃自语或悲伤欲哭，属于中医"癔症"。人中具有开窍醒脑、宁神志、安心神、调气机的作用，针刺往往一次可愈。向鼻根部斜刺，行快速提插手法持续运针，至患者双眼红润流泪，行针期间令患者放声恸哭，尽情宣泄郁闷。癔症性晕厥、癔症性失语、癔症性木僵等取人中及合谷、涌泉反复强刺激，随症状减弱而刺激逐渐减轻，片刻完全恢复正常。

⑤第二手大指甲下，名鬼信刺三分深：十三鬼穴的第二针为"鬼信"，即少商穴。少商为手太阴肺经的"井穴"，有开窍苏厥之功，是临床治疗神志病证的常用要穴。因少商穴在手指末端最敏感的部位，针刺时针感强烈，对昏迷不醒者，有强大的唤醒作用，对癫狂不安者有极好的镇静作用，无论针刺或放血，都可以开窍醒神、泄热启闭，可与十宣、十二井穴，或人中、内关、涌泉、合谷等穴同用以加强治疗效果。急性温热病如各种脑炎、脑膜炎、中毒性脑病中出现的昏迷，以及煤气中毒而致的昏迷，针刺少商穴可使血中一氧化碳与血红蛋白解离，从而促使患者苏醒。中暑昏厥的患者，为感受暑热及湿秽之气，内陷心包，蒙蔽清窍所致，亦属急性范畴，此时当取脏腑之华盖即肺的井穴少商，通调脏腑之窍，具有针到神醒之功。少商穴作为临床的急救穴位，只宜泻实而用，《肘后歌》："热血流入心肺腑，须要金针刺少商。"如果属于虚脱的昏迷、休克，不能取用少商。

⑥三针足大指甲下，名曰鬼垒入二分：十三鬼穴的第三针为"鬼垒"，即隐白穴。隐白为足太阴之井穴，位于趾端，针感强烈，而脾脉又注心中，能够调和气血，清心定志，镇静安神，开窍启闭，对癫狂不安、失眠多梦等神志失常的疾病均能适用。《百症赋》："梦魇不宁，厉兑相谐于隐白。"梦魇不宁，即在睡梦中遇见可怕的事情而突然发出惊吓、尖叫、呻吟，多因脾胃不和，升降失常，而睡卧不宁。取足阳明井穴厉兑清泻胃火，足太

阴井穴隐白安神定志，厉兑以泻为主，隐白以补为要，共同调理脾胃，清心定志，有较好的治疗作用。隐白穴施灸对治疗小儿夜啼效果甚好，小儿夜啼多为心脾积热所致，每晚睡至深夜大哭不止，用任何方法都无法控制，直至天亮。施灸时先用左手固定患儿踇趾，因小儿足趾较小，可用小艾条点燃后在隐白穴施以温和灸，直至皮肤发红为度。灸完一侧，再换另一侧，每天灸一次，因小儿皮肤娇嫩，不可过灸，以免起疱。隐白为脾经井穴，联系肝木之脏，也可用小儿惊风抽搐的治疗，需采用三棱针点刺出血的方法，以泄热熄风。

　　⑦四针掌后大陵穴，入针五分为鬼心：十三鬼穴的第四针为"鬼心"，即大陵穴。后大陵穴：《千金要方》《千金翼方》《针灸聚英》中记载皆为"掌后"，《针灸大成》中作"掌上"，意指大陵位于腕掌侧横纹。大陵为手厥阴心包经的输穴、原穴，位于掌后两筋之间凹陷处，此处隆伏较大，犹似丘陵之象。在治疗神志病证方面，对火热炽盛扰动神明所致的癫狂、不寐，大陵穴能够清心火、开心窍、宁心神。大陵善于调理心神，凡失眠患者运用此穴，在临床上均能收到预期疗效，对顽固性失眠的效果更为明显。最好在每晚临睡前施以针刺，采用捻转补法，拇指向后食指向前行针，施术后患者当夜即可入睡。大陵穴一般不主张施用灸法，多以针刺泻实操作，特别是心阴不足、阴虚火旺、痰火扰心和邪蒙心包出现的病证，更不可用火灸增助邪火、燥热伤阴、扰动阳气。大陵为心包经原穴，神门为心经原穴，两穴都是主治心病、神志疾病效果较好的穴位。神门穴既能治实，又能治虚，而大陵穴则以泻实为主。

　　⑧五针申脉名鬼路，火针三下七锃锃（zèng）：十三鬼穴的第五针为"鬼路"，即申脉穴。申脉为足太阳膀胱经穴，也是通于"阳跷脉"的八脉交会穴，功善通络止痛，活血理气，宁志安神。《灵枢·寒热病》："在项中两筋间，入脑乃别。阴跷、阳跷，阴阳相交，阳入阴，阴出阳，交于目锐眦，阳气盛则瞋目，阴气盛则瞑目。"申脉能通过阳跷、阴跷脉阴阳相交，得其平而闭目入眠。且申脉属八脉交会穴，主治头面疾患，针刺之益脑安神，故亦有治失眠之效。申脉也是治疗癫痫的特效穴位，治疗时以灸法为主。一般与照海辨证运用以治癫痫。癫痫昼日发作属于阳证，应取申脉穴予以施灸；癫痫夜晚发作属于阴证，应取照海穴予以施灸。按照不同病情灸取申脉、照海穴是古代针灸家的治疗经验，两者同为治疗癫痫的名穴，目前临床仍有重要的应用价值。火针三下七锃锃，"锃锃"是形容器物经擦拭后那种闪光耀眼的状态，此指针体光泽。火针须蘸油就火，每用毕一次必须磨锃令净，然后收藏。所谓"七锃"即指七次。"三下"指每次三下。古人用火针连续刺三针而不限于一针，与《灵枢·经筋》"燔针劫刺，以知为数"是一致的。

　　⑨第六却寻大椎上，入发一寸名鬼枕：十三鬼穴的第六针为"鬼枕"，即风府穴。风府为督脉经穴，督脉在风府穴处入络于脑，本穴又正应于脑，故有很强的清脑醒神作用，是治疗神志疾病的要穴。凡精神失常，发为癫狂，登高而歌，弃衣而走，打骂人不避亲疏，或神志迷乱、狂躁不安者，针刺风府穴皆有较好的疗效。如对精神分裂症，刺风府可镇静安神，促使其神志清醒。但对此类患者针刺较浅则效果不佳，一般以进针 1.5～2.0寸为宜，同时应密切观察患者的表情神态。若进针至 2 寸，患者突然感到头部震颤，应立即停止进针，略向外退针少许，此等深度效果最好。对昏迷及卒中急症，临床常以风府穴、人中穴予以救治。人中穴位于口鼻，风府穴居于脑后，两穴相伍一前一后，两面夹击，直达病所，祛风散邪，醒脑开窍。凡遇一切卒中急症，牙关紧闭不开，昏迷不知人事

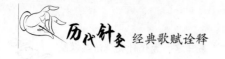

者，急取此二穴施以针刺，官窍立开，即时清醒，语言自如，转危为安，此为急救苏厥、起死回生之妙法。针灸治疗失眠有较好的效果，如取用内关、神门、三阴交、百会等穴大多都能起到一定的作用。但对顽固性失眠，这些穴位有时难以取效，甚至病情不但没有明显好转，反而有加重之势，此属久病痼疾，非常法所能胜任。深刺风府穴可使患者产生强烈反应，自觉头部发涨，出针后，即感头脑清爽无比，睡眠状况大有改善，故其镇静安神的作用也不容忽视。

【歌赋】

> 七刺耳垂下五分，名曰鬼床针要温[①]；
> 八针承浆名鬼市，从左出右君须记[②]；
> 九针间使为鬼窟[③]，十针上星名鬼堂[④]；
> 十一阴下缝三壮，女玉门头为鬼藏[⑤]；
> 十二曲池名鬼臣，火针仍要七锃锃[⑥]；
> 十三舌头当舌中，此穴须名是鬼封[⑦]。
> 手足两边相对刺，若逢孤穴只单通[⑧]，
> 此是先师真口诀，狂猖恶鬼走无踪[⑨]。

【诠释】

①七刺耳垂下五分，名曰鬼床针要温：十三鬼穴的第七针为"鬼床"，即颊车穴。颊车是足阳明经位于面颊部的穴位，在面颊部下牙床骨处，总裁诸齿开合如机轴转运，为面口关节之枢纽，有开关通络、畅行气血之功效，常用于痫证实证初期。痫证欲称"羊羔风"，是一种突然发作的暂时性大脑功能紊乱的疾病，常反复发作。痫证实证初期发病时，猝然昏倒，不省人事，牙关紧闭，口吐白沫，两目上视，角弓反张，抽搐颈急或有吼叫声，发作后肢体酸痛疲乏，略加休息即可恢复如常人。发作时可针泻颊车配人中、神门，以醒脑开窍，开关通络，清心定志。

②八针承浆名鬼市，从左出右君须记：十三鬼穴的第八针为"鬼市"，即承浆穴。承浆是任脉与足阳明胃经的交会穴，居于前唇下之凹陷中，是口中浆水涎液正相承接之处。承浆穴有良好的镇痛作用，可以明显提高人体痛阈，为针刺麻醉的一个重要穴位，也常用于治疗癫痫、狂证等精神失常疾患。任脉与督脉、冲脉同起于胞中，督脉向上入络于脑，冲脉与足少阴肾经相并贯穿脊柱。承浆是任脉终端的最后一穴，在此直接与督脉相接，故具有调任督、理阴阳的特殊作用，治疗狂乱奔走、角弓反张，是治疗神志病效果较好的穴位之一。临床上承浆配人中、太冲、中冲穴，可治疗癫狂神志错乱；配廉泉、人中、哑门、合谷穴，治疗瘖症失语等。

③九针间使为鬼窟：十三鬼穴的第九针为"鬼窟"，即间使穴。《针灸大成》作"劳宫为鬼窟"，劳宫之说为沿用《千金要方·卷十四小肠腑方·风癫第五·针灸法》原注解之误，不足为信。间使为手厥阴心包经的经穴，心包代君主行事，为臣使之官，间使善治

精神失常诸证，犹如鬼神行使其间。此穴特点是行气散滞，兼能行血祛瘀，用于治疗各种气机不畅、血行瘀阻的病理症候。间使穴治疗精神失常的各种疾病也有较好的效果。间使穴曾名"鬼路"，原为扁鹊十三鬼穴之一。唐代孙思邈在总结其治疗癫狂病的功用，除列入十三鬼穴之外，更加明确提出了"加间使、后溪尤妙"。由于手足厥阴相交于胸中，二经同气相求，可以取用太冲等穴相互配合，增强疗效。《灵光赋》："水沟、间使治邪癫。"说明间使在治疗癫狂病的功用方面类同于水沟穴，相互配合运用则效果更好。水沟穴以醒脑开窍为主，间使穴以开胸降气为要。水沟穴突出一个"升"字，间使穴突出一个"降"字，如此一升一降，行气化痰，醒脑开窍，镇惊安神之功益彰。癫、狂、痫证病理上均责之于痰，用穴还宜加配中脘、丰隆以增强祛痰之功。

④十针上星名鬼堂：十三鬼穴的第十针为"鬼堂"，即上星穴。上星为督脉位于头颅部的穴位，犹如星居高上之位，别称"明堂""神堂"。《会元针灸学》："上星者，五脏之精气，上朝于头结精于目，居高亲上，故名上星。穴在颅上，直鼻中央，入发际1寸陷者中，为督脉之气所发，泻之清督脉之气以止血。"上星具有疏调督脉之气、祛风明目、清热止血、散邪通窍之功。因督脉入络于脑，其支脉入于心主，上星又有熄风宁神及醒脑开窍的作用，对各型癫痫用之均效。在癫痫发作期能定抽搐、缓痉挛，缓解期又能够调神醒脑，延缓发作。上星治疗癫痫一定要沿皮深刺，浅刺则无效。上星穴一般不单独使用，常与内关、风府、鸠尾、太冲、丰隆等穴共同使用，以增强疗效。

⑤十一阴下缝三壮，女玉门头为鬼藏：十三鬼穴的第十一针为"鬼藏"，即会阴穴。会阴（玉门头）又名屏翳，系冲督任之交会，癔症属中医脏躁，多为肝失条达，气盛火炎，肾水不涵养肝木，心神不宁所致。针刺玉门头调冲任督三脉，涵养肝木，疏肝而苏厥开窍、畅顺情志。会阴穴还可用于治疗昏迷、溺水窒息、呼吸衰竭、癫痫等。

⑥十二曲池名鬼臣，火针仍要七锃锃：十三鬼穴的第十二针为"鬼臣"，即曲池穴。曲池为手阳明大肠经位于肘部的"合穴"，亦称"阳泽"。曲池穴能够清泄阳明之热，具有较好的泻火功效，可用于心火旺盛、上扰神明所致的癫狂病证。小儿热极生风导致的惊厥，针刺双侧曲池穴，得气后用强刺激手法，症状多可缓解。火针仍要七锃锃，意为同针刺"鬼路"申脉穴一样，用火针燔刺七次。

⑦十三舌头当舌中，此穴须名是鬼封：十三鬼穴的最后一针为"鬼封"，即舌下中缝。舌下中缝即海泉穴，为头颈部的经外奇穴，在口腔内，当舌下系带中点处。海泉位于舌部，舌为心之苗，有醒神清脑、祛邪开窍、清热降逆、通利舌窍之功效，主治口舌生疮、呕吐、腹泻、高热神昏、中风后遗症言语障碍等。

⑧手足两边相对刺，若逢孤穴只单通：十三鬼穴中有的是双穴，如"鬼信"少商、"鬼垒"隐白、"鬼心"大陵、"鬼路"申脉、"鬼床"颊车、"鬼窟"间使、"鬼臣"曲池等，应手足左右两边对应针刺。十三鬼穴中有的是单穴，如"鬼宫"人中、"鬼枕"风府、"鬼市"承浆、"鬼堂"上星、"鬼藏"会阴、"鬼封"舌下中缝等，称为孤穴，即单刺一穴。

⑨此是先师真口诀，狂猖恶鬼走无踪：十三鬼穴是古代先贤留下来的真谛妙诀，针刺之可驱逐猖狂恶鬼，历代多继承阐发。《针灸大成》总结为"一针鬼宫，即人中，入三分；二针鬼信，即少商，入三分；三针鬼垒，即隐白，入二分；四针鬼心，即大陵，入五分；

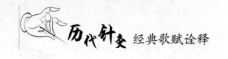

五针鬼路，即申脉，三下（火针）；六针鬼枕，即风府，入二分；七针鬼床，即颊车，入五分；八针鬼市，即承浆，入三分；九针鬼窟，即劳宫，入二分；十针鬼堂，即上星，入二分；十一针鬼藏，男即会阴，女即玉门头，入三分；十二针鬼臣，即曲池，入五分（火针）；十三针鬼封，在舌下中缝，刺出血，仍横安板一枚，就两口吻，令舌不动，此法甚效。更加间使、后溪二穴尤妙。"

第九节　十二经母子穴补泻歌

【指要】

　　"十二经母子穴补泻歌"以五行配五脏六腑，配井荥输经合为依据，又根据"虚则补其母，实则泻其子"的原则，对某经脏腑之虚实证进行补泻治疗的法则。十二经脉中阴阳失衡，在某经循行及其相连脏腑中，出现邪盛正衰的各种疾患时，用该经的母子穴，补虚泻实，来调整其有余和不足的现象。

　　五输穴可与相应的五行相配属，阴经的井、荥、输、经、合，配五行的木、火、土、金、水，即井（木）、荥（火）、输（土）、经（金）、合（水）；阳经的井、荥、输、经、合，配五行的金、水、木、火、土，即井（金）、荥（水）、输（木）、经（火）、合（土）。按五行相生关系，每一经各有一个"母穴"和"子穴"，所以五输穴在应用上就有了"母子补泻法"。《难经·六十九难》具体明确了补母泻子的应用法则，"虚则补其母，实则泻其子。"所谓的"母子补泻法"，即是根据五行生克制化理论，结合脏腑经络的五行属性和疾病虚实而产生的临床治疗方法，应用上包括"本经母子补泻"和"异经母子补泻"两种取穴法。"本经母子补泻"是选取病变经脉上的五输穴进行补泻，如肺经在五行属金，而太渊为"输"穴属土，土为金之母，故肺经虚证当取其太渊施以补法，便为"虚则补其母"；尺泽为"合"穴属水，水为金之子，故肺经实证当取其尺泽施以泻法，便为"实则泻其子"。从临证实际来看，"本经母子补泻"确有其实用价值，如太渊穴以补肺虚为主，针刺太渊能使原气通达，维护正气，抗御病邪，改善肺脏功能，用于肺虚的各种疾病。尤其是肺脾气虚引起的咳嗽气喘和感冒后咳嗽或咳喘难愈的患者，可用太渊穴补益肺脾，培土生金，调理气机的升降。尺泽为治疗肺实热的常用穴，针泻该穴，往往可获取清泄肺热、宽胸化浊、降逆平喘的显著功效。对于邪热乘肺、肝火犯肺，燥热伤肺，痰热壅肺，使肺气失宣所致的咳嗽、气喘属于实证者，尤为适宜。"异经母子补泻"是按十二经脉配合五行的关系，选取病变经脉的母经母穴或子经子穴进行治疗的方法。自元明以后，五行生克理论尤为医家重视，子母补泻针刺取穴亦有所发展。《针经指南》以《难经·七十五难》为依据，根据十二经脉所属的五行关系，将子母补泻法用于他经。如肺经气虚，按"虚则补其母"的方法，肺属金，脾属土，土为金之母，当取脾经属土的输穴太白，或取用脾经其他的有关经穴；如肺经气实，肺属金，肾属水，水为金之子，当取肾经属水的合穴阴谷，或取用肾经其他的有关经穴。这样根据脏腑经络病证的虚实情况，按五行属性取本经或他经的有关穴位，采用相应的针刺手法，来治疗各经的实证、虚证或虚实夹杂的病证，可收扶正祛邪之功。

"十二经母子穴补泻歌"选自《医宗金鉴》，是选取病变经脉五输穴进行补泻的方法，即"本经母子补泻"法。全歌共十二句，每句为一条经脉的"子穴"和"母穴"。每条经脉的前一个穴位皆为子穴，实证取之施以泻法；后一个穴位皆为母穴，虚证取之施以补法。十二经脉的"母子补泻"取穴是：肺经实证泻尺泽，虚证补太渊；大肠经实证泻二间，虚证补曲池；胃经实证泻厉兑，虚证补解溪；脾经实证泻商丘，虚证补大都；心经实证泻神门，虚证补少冲；小肠经实证泻小海，虚证补后溪；膀胱经实证泻束骨，虚证补至阴；肾经实证泻涌泉，虚证补复溜；心包经实证泻大陵，虚证补中冲；三焦经实证泻天井，虚证补中渚；胆经实证泻阳辅，虚证补侠溪；肝经实证泻行间，虚证补曲泉。

【歌赋】

> 肺泻尺泽补太渊①，大肠二间曲池间②。
> 胆泻阳辅补侠溪③，肝泻行间补曲泉④。
> 心先神门后少冲⑤，小肠小海后溪连⑥。

【诠释】

①肺泻尺泽补太渊：此为手太阴肺经的"母子补泻法"应用，肺经实证当取子穴"尺泽"施用泻法，肺经虚证当取母穴"太渊"施用补法。手太阴肺经在五行属"金"，按土生金、金生水的五行相生的顺序，土为金之母，水为金之子，故肺（金）经的合（水）穴"尺泽"为其子穴，肺（金）经的输（土）穴"太渊"为其母穴。尺泽穴主治肺经实证，有清肃降气、清泄肺热、宽胸化浊、降逆平喘的作用，为治肺实热证的常用穴。痰热互结、邪阻肺络所致的"百日咳"，针刺肺经尺泽、孔最、经渠等穴，既能宣肺调畅气机，又能祛邪蠲痰止咳。咯血吐血之证，多责之肺络受伤。《杂病穴法歌》曰"吐血尺泽功无比"，取用尺泽穴，主要从祛除病因、调理病机入手，泄肺热，除火邪，宁络止血。可配取肺经郄穴孔最，以迅速达到止血效果。鼻中衄血属血热妄行之火证，当以清热降逆为治，刺尺泽穴用泻法捻针针到病除。小儿急惊风多由外感邪热，热极生风所致，取用尺

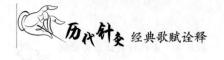

泽穴，配伍百会、囟会、上星、率谷、水沟等穴以泄热止惊，以用三棱针刺血效果为佳。尺泽穴放血治咽喉肿痛、急性扁桃体炎屡用屡效，施术后当即肿消，咽喉爽快。太渊穴主治肺经虚证，具有理血通脉、宣肺平喘、止咳化痰之功，是调理肺脏功能的主要穴位，临床多用于肺虚证的咳嗽气喘。手太阴的经脉起始于中焦，联系脾胃，脾土亦为肺金之母脏，针补太渊穴，是培土生金的治本之法，故太渊穴以治疗肺脾气虚证最为适宜。

②大肠二间曲池间：此为手阳明大肠经的"母子补泻法"应用，大肠经实证当取子穴"二间"施用泻法，大肠经虚证当取母穴"曲池"施用补法。手阳明大肠经在五行属"金"，按土生金、金生水的五行相生的顺序，土为金之母，水为金之子，故大肠经（金）经的荥（水）穴"二间"为其子穴，大肠经（金）经的合（土）穴"曲池"为其母穴。二间穴主治大肠经实证，因其为"荥穴"在五行属水，阳明经下挟鼻孔，肺与大肠相表里。荥主身热，水能克火，故二间有很强的清热泻火的作用，既可泄大肠之火毒，清利肠腑湿热，用于治疗大便脓血，又可清阳明经之热，导热下行，以止鼻衄。一般采用循经远刺的疗法，选取大肠经从指端到腕关节之间的穴位，皆可获良效。尤其是二间穴可发汗退热，在高热时泻血之用。根据"实者泻其子"的原则，凡属大肠经实证之类，针泻二间穴，都能够充分发挥清热开郁、消肿止痛的疗效。特别是治疗齿痛及喉中肿闭等症，更有奇效。正如《席弘赋》："牙疼头痛并咽闭，二间阳谿疾怎逃。"曲池穴主治大肠经虚证，因其为大肠经合穴，"治腑者，取其合"，故能通调大肠之腑，对于腹痛、泄泻、肠痈等疾病尤其是虚证的治疗具有良好作用。大肠经虚证是因正气虚弱所引起的病变，曲池穴主治证中偏重于正气不足，虚邪贼风损害人体经络而致的半身不遂和气虚血少、津液不足所致的痿证及风寒湿三气乘虚而入的痹证等。此类病症取刺上肢，曲池是一个必不可少的特效穴。曲池施以针灸可以散风、除寒、祛湿、化滞，恢复荣卫气血的正常运行。同时曲池为大肠经的合土穴，与属土的脾胃有着密切的联系，对因胃弱气少、脾气不得运于四肢而引起的屈伸不利等，也有培中土而壮气之功效。

③胆泻阳辅补侠溪：此为足少阳胆经的"母子补泻法"应用，胆经实证当取子穴"阳辅"施用泻法，胆经虚证当取母穴"侠溪"施用补法。足少阳胆经在五行属"木"，按水生木、木生火的五行相生的顺序，水为木之母，火为木之子，故胆（木）经的经（火）穴"阳辅"为其子穴，胆（木）经的荥（水）穴"侠溪"为其母穴。阳辅穴主治胆经实证，主要表现为邪入胆经，发生头额两侧及目眦疼痛、胸胁满闷、胁下胀痛，或剧痛至不能转侧。根据"实者泻其子"的原则，针泻阳辅穴可治疗胆经有热，口苦易怒，或往来寒热、夜寐不安等现象。阳辅穴还主治喉痹、缺盆中痛、腋下肿、马刀挟瘿，以及沿胆经线上髀膝至外踝前的疼痛、筋脉拘挛、百节酸痛等症，在阳辅穴施行针泻后，疏调气血，发挥消肿止痛的功效。侠溪穴主治胆经虚证，因肝与胆相为表里，肝藏血，有贮藏血液和调节血量的功能。胆经虚证大多与血虚不足有关，或因胆气虚寒，失却升发清阳的作用，清阳不能舒展，致发生头晕、目眩、耳鸣、胸胁烦闷、胆怯、喜作长叹、虚烦不眠等现象。根据"虚则补其母"的原则，针补侠溪穴可壮水涵木，调气补虚。"荥主身热"，针刺侠溪可以治疗热病汗不出。侠溪为治胆症的要穴，胆虚多属血虚，所以侠溪所主治的胆虚证偏于内热，通过疏泄及和解的作用，可借以调和阴阳、助正祛邪。

④肝泻行间补曲泉：此为足厥阴肝经的"母子补泻法"应用，肝经实证当取子穴"行

间"施用泻法，肝经虚证当取母穴"曲泉"施用补法。足厥阴肝经在五行属"木"，按水生木、木生火的五行相生的顺序，水为木之母，火为木之子，故肝（木）经的荥（火）穴"行间"为其子穴，肝（木）经的合（水）穴"曲泉"为其母穴。行间穴主治肝经实证，主要作用是清肝热，泻肝火。根据"荥输治外经"的原则，行间穴主要用于治疗经脉循行部位的病证，尤以头面五官火热病证功效显著，并为平肝潜阳的要穴。足厥阴经脉上行巅顶，连于目系，环绕口唇，肝火随经上扰，可出现头痛、眩晕、目赤肿痛、鼻中衄血等症；肝脉经气不调，风邪上攻，又可出现口眼㖞斜。行间穴能泻肝经火热，搜风祛邪，治疗头面五官的火热病证，效果十分突出。肝脉布于胁肋，行间穴对于胁痛用之甚效，《灵枢·五邪》中记载："邪在肝，即病胁中痛，取之行间。"说明胸胁疼痛属于肝气阻滞，脉络不通，病位在上，应取其下部行间穴疏郁行滞，活络止痛。当然行间穴上病下取，并不只限于胁肋疼痛，若是脐腹四周痛，辨证属于肝木横逆者，取之亦有缓急止痛之效。临床对于急性痉挛性腹痛，无论病属胃痉挛、肠痉挛、腹膜炎、痛经还是其他上腹或少腹部病变，根据中医理论，痉挛抽搐均为肝风内动所致，针泻行间穴可平肝息风，故均能在很短时间内得以缓解。曲泉穴主治肝经虚证，主要善于肝肾阴亏诸证，对泌尿生殖系统疾病有较好治疗作用，在膝关节痛等局部病证的治疗中也常被重用。曲泉是养肝血、柔筋脉的主要穴位，凡肝阴不足、肾精亏虚的各种症候，均可取用该穴，配合复溜穴、太溪穴，补益肝肾，滋水涵木。在针刺手法上，本穴以补法为主，不可捻泻太过，并可稍用温灸使血脉畅行，气血津液得以正常敷布，营养周身。根据古今医家的运用经验，曲泉穴能够主治男子失精，阳痿，前列腺炎，以及妇女阴痒，月经失调诸症。如针刺曲泉穴治疗无菌性阴道炎，效果甚好。男子不能射精者，可在每晚临睡前，用艾条重灸曲泉、大敦穴，不可施灸太过，如此坚持治疗，直至病愈为止。由于曲泉穴滋养肝肾的作用，对于肾精不足、脑髓亏虚所致的头脑空痛、眩晕耳鸣，也较为适应。针刺时针尖微向上方斜刺，通过不断地捻转行针，使针感上达大腿根或少腹部，若配用复溜、涌泉、百会穴可滋补肝肾，益精填髓，效果更佳。

⑤心先神门后少冲：此为手少阴心经的"母子补泻法"应用，心经实证当取子穴"神门"施用泻法，心经虚证当取母穴"少冲"施用补法。手少阴心经在五行属"火"，按木生火、火生土的五行相生的顺序，木为火之母，土为火之子，故心（火）经的输（土）穴"神门"为其子穴，心（火）经的井（木）穴"少冲"为其母穴。神门穴主治心经实证，《灵枢·九针十二原》："五脏有疾，当取之十二原。"心经的原穴神门不但善于治疗神志病，也是用于治疗瘀血心痛、真心痛、胸痹等一切心脏疾病的要穴，尤其是治疗心经的热证。根据"实者泻其子"的原则，针泻神门穴可有清热除烦、宁心安神的功效。若由心气虚怯而引起的惊悸、怔忡、健忘等症，亦可取用神门穴，施用补法，补土之后，土势转盛，就可以加强制水的作用，间接也削弱了水克火的趋势，水无犯于火，火不致被克伐太过，因而心气虚怯的症状也得以消除。神门与通里都是治疗心病的主要穴位，但通里为心经的络穴，主治心经实证，长于治疗口舌疾病；神门为心的原穴，对心经虚证、实证用之皆可，长于治疗神志疾病。少冲穴主治心经虚证，多属心血不足，主要表现为心悸怔忡、惊惕不安、善忧愁、健忘、多梦，且有呼吸急促，心中似嘈似饥，或心下暴痛，或胁下与腰背相引疼痛等症状。少冲为火经木穴，在该穴施用补法，使木势盛实之后，母能饲

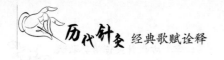

子，即可补益心火。同时少冲位于手小指端的内侧部，是最为敏感处之一，疗效能够远达头面躯干，为治急性病之要穴。对于心虚证中的心下暴痛、四肢厥冷，尤其是心脏过分虚弱而发生猝然昏倒者，补少冲功效尤显。因少冲为木穴，有生火之用，并与属木的肝脏有着密切关联，如有肝风内动、木生火炎而发生的热病烦满、中风昏迷等症状，在少冲穴施用泻法，泻木之后，亦可获祛风清热、开郁宁心之卓效。

⑥小肠小海后溪连：此为手太阳小肠经的“母子补泻法”应用，小肠经实证当取子穴“小海”施用泻法，小肠经虚证当取母穴“后溪”施用补法。手太阳小肠经在五行属“火”，按木生火、火生土的五行相生的顺序，木为火之母，土为火之子，故小肠（火）经的合（土）穴“小海”为其子穴，小肠（火）经的输（木）穴“后溪”为其母穴。小海穴主治小肠经实证，主要是小肠经脉循行通路上所出现的病变。根据“实者泻其子”的原则，针泻小海穴，治疗目黄、耳聋、颊肿、齿根肿痛、颈颔及肩肱肘臂外侧后缘的疼痛，以及寒热、癫疾等证，是常用的有效穴之一。同时根据经脉与脏腑相通的关系，对于小肠的实热证，如脐腹䐜胀、小肠气痛的牵连腰脊、控引睾丸、小便赤涩等属于邪热蕴结于小肠的现象，针泻小海穴可发挥其泻火止痛的疗效。后溪穴主治小肠经虚证，《素问·厥论》：“手太阳厥逆，耳聋泣出，项不可以顾，腰不可以俯仰。”张景岳对于厥逆的解释是“厥逆者，直因精神之内夺”，所谓精神内夺，就是形成虚证的主因。耳、目均是小肠经循行所过之处，经气虚弱，则耳聋泣出、小肠气逆；津液不能营养于经脉，而致项不可以顾、腰不可以俯仰的现象。依五行相生的关系来说，后溪是火经木穴，补木可以助长火焰，治疗虚证；泻木也可以减弱火势，清热泻火，所以也常在后溪穴施行泻法，来治疗目赤生翳、鼻衄、疟疾、癫狂等热病。尤其是小肠与心同属火经，相为表里，针泻后溪穴，对于阴虚火盛所发生的盗汗，可借以泻心火、潜浮阳，具有清热止汗的卓效。

【歌赋】

膀胱束骨补至阴①，肾泻涌泉复溜焉②。
包络大陵中冲补③，三焦天井中渚痊④。
胃泻厉兑解溪补⑤，脾在商丘大都边⑥。

【诠释】

①膀胱束骨补至阴：此为足太阳膀胱经的“母子补泻法”应用，膀胱经实证当取子穴“束骨”施用泻法，膀胱经虚证当取母穴“至阴”施用补法。足太阳膀胱经在五行属“水”，按金生水、水生木的五行相生的顺序，金为水之母，木为水之子，故膀胱（水）经的输（木）穴“束骨”为其子穴，膀胱（水）经的井（金）穴“至阴”为其母穴。束骨穴主治膀胱经实证，《脉经·平三关阴阳二十四气脉第一·脉经卷第二》：“左手关后尺中阳实者，膀胱实也，苦逆冷，胁下有邪气相引痛。刺足太阳经治阳。在足小指外侧本节后陷中（束骨穴）。”《针灸甲乙经·卷七》：“暴病头痛，身热痛，肌肉瞤动，耳聋，恶风，目眦烂赤，项不可以顾，髀枢痛，飧泄，肠澼，束骨主之。”《针灸大成》：“束骨，足小指外侧本节后

……主腰脊痛如折，髀不可曲，腘如结，腨如裂，耳聋，恶风寒，头囟项痛，目眩身热，目黄泪出，肌肉动，项强不可回顾，目内眦赤烂，肠澼，泄，痔，疟，癫狂，发背，痈疽，背生疔疮。"由此可见束骨穴所主治的病证大多是热病、神志病及出现在膀胱经循行通路上的头项腰背方面的病变，针泻束骨可以疏调膀胱经经气，解表退热，开郁安神。由于束骨为膀胱经的输穴，五行属木，根据"输主体重节痛"的原则，所以针泻束骨穴，还可以缓解疼痛。至阴穴主治膀胱经虚证，《肘后歌》中说"头面之疾针至阴"，有清利头目、疏散风邪的特殊功效，还可运用至阴穴治疗胎位不正，以及难产、滞产等妇产科病证。至阴穴是为壮水补虚的有效穴，治疗一切属于膀胱经的虚证。膀胱与肾相表里，如肾阳不足，不能温化水气，而致膀胱虚寒，失去正常的收缩作用，以致小便淋漓，或频数，或遗尿，或小便不利，发生水肿。至阴为膀胱经的母穴，根据"虚者补其母"的原则，针补至阴，其针效可以上达腹部，增强温运气化的功能，所以至阴为治疗小便不利的有效穴。妇女难产及胞衣不下，在该穴施术后补暖下元，更有催生的特殊效果，用于治疗难产、滞产及胎盘滞留，可配合独阴、三阴交、合谷等穴同用。若在第二产程中出现胎盘不能自行娩出的情况，可在双侧至阴穴逐渐加强刺激，胎盘即可娩出。妇女产后尿潴留患者，在至阴穴放血可使小便通畅，有的放血后当时即能解出小便。因至阴位于足小趾外侧，根据膀胱经自头至足的循行通路，在远导针法中可用以治疗头面躯干部疾患，如目生翳膜、鼻塞、足冷头重、感冒风寒而致的胁肋疼痛，以及由阳气衰微于下所形成的寒厥等症状。针补至阴穴，可以发挥温中散寒、降逆止痛的作用。

②肾泻涌泉复溜焉：此为足少阴肾经的"母子补泻法"应用，肾经实证当取子穴"涌泉"施用泻法，肾经虚证当取母穴"复溜"施用补法。足少阴肾经在五行属"水"，按金生水、水生木的五行相生的顺序，金为水之母，木为水之子，故肾（水）经的井（木）穴"涌泉"为其子穴，肾（水）经的经（金）穴"复溜"为其母穴。涌泉穴主治肾经实证，由于其位置特殊，不在趾端而在足心，极为敏感，反应很强，有开窍苏厥、降火潜阳的作用。涌泉为肾经之根，脉气始发之井穴。《灵枢·顺气一日分为四时》："病在脏者，取之于井。"无论气厥、痰厥、暑厥之证，取刺涌泉穴，均能开窍醒神，苏厥安神。对于暑热之邪上蒸、闭阻清窍的"暑厥"，应加刺委中、曲泽放血以泄热清暑；对恼怒气逆、痰随气升的"痰厥"，应加刺天突，丰隆豁痰开窍。即使对煤气中毒而发生的昏厥，亦可取涌泉，配合内关、人中等穴，施用强烈而短促的刺激手法，迅速捻转捣动，直至患者恢复知觉为止。涌泉穴救治昏厥主要针对阳实闭郁的症候，不适用于急性阳气暴脱或久病元气衰亡的虚脱，故临证时应注意鉴别诊断。复溜穴主治肾经虚证，有滋阴补肾之功，主治肾脏疾病，改善肾脏功能，消除肾脏功能失常所产生的病理证候。其特性是"塞者能流，流者能塞"，既可用于热病无汗、癃闭、水肿；又可用于盗汗、遗精、泄泻等，在临床中极为常用。复溜为肾经的母穴，多用于补肾虚，尤以滋补肾阴为主，主治肾阴亏虚所产生的各种病证。因肾脏病证多虚少实，复溜穴在针刺时宜补不宜泻，更不可误以泻为补，使肾脏更虚。

③包络大陵中冲补：此为手厥阴心包经的"母子补泻法"应用，心包经实证当取子穴"大陵"施用泻法，心包经虚证当取母穴"中冲"施用补法。手厥阴心包经在五行属"火"，按木生火、火生土的五行相生的顺序，木为火之母，土为火之子，故心包（火）

343

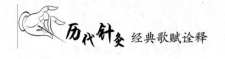

经的输（土）穴"大陵"为其子穴，心包（火）经的井（木）穴"中冲"为其母穴。大陵穴主治心包经实证，功在泻实邪、清心火，用于治疗心火炽盛的各种病证。《通玄指要赋》："心胸疼，求掌后之大陵。"《玉龙歌》："心胸之病大陵泻，气攻胸腹一般针。"手厥阴经脉隶属心包，循胸出胁，大陵穴具有清营凉血、疏通心络的作用，在冠心病心绞痛发作时，大陵与膻中、三阴交等穴同用，可以协合升降，畅行气血，强心止痛。根据大陵穴对心功能的影响研究表明，针刺大陵穴后可以引起心肌的收缩加强，使心功能增强。因此在治疗心悸、心痛等各种病证中，常作为主穴选用。在治疗神志病证方面，对火热炽盛扰动神明所致的癫狂、不寐，大陵穴也能够清心火、开心窍、宁心神。大陵穴为十三鬼穴之一，别名"鬼心"，善于调理心神。凡失眠患者运用此穴，在临床上均能收到预期疗效，对顽固性失眠的效果更为明显。最好在每晚临睡前施以针刺，采用捻转补法，拇指向后，食指向前，如此施术后一般患者当夜即可入睡。《素问·至真要大论》曰"诸痛痒疮，皆属于心"，大陵穴可以清泻心火，凉血消痈，散结消肿，治疗皮肤湿疹、疥癣、疮疡等皮肤病，应用最多的是心火上炎所致的口舌生疮，通常加配本经的荥火穴劳宫，以增强泻火的功效。内部郁热所致的口臭，也可取大陵泻其内热。《玉龙歌》："口臭之疾最可憎，劳心只为苦多情，大陵穴内人中泻，心得清凉气自平。"中冲穴主治心包经虚证，也是急救的要穴。心包络虚证主要是指由于心血不足或血虚生热所引起的急性病症，中冲为火经木穴，针补中冲以强木，即可助长火炎，消除由血虚而引起的各种现象。若属心脏热证较为严重，也可在中冲穴施行针刺泻法，以泻木熄火，退热宣窍，往往可获显效。

④三焦天井中渚瘥：此为手少阳三焦经的"母子补泻法"应用，三焦经实证当取子穴"天井"施用泻法，三焦经虚证当取母穴"中渚"施用补法。手少阳三焦经在五行属"火"，按木生火、火生土的五行相生的顺序，木为火之母，土为火之子，故三焦（火）经的合（土）穴"天井"为其子穴，三焦（火）经的输（木）穴"中渚"为其母穴。天井穴主治三焦经实证，因其为手少阳经气汇合深入之处，具有较强的通络、散结作用，对少阳经络阻滞的各种病证，效专力宏，善治实证，以少阳经气闭阻引起的耳聋耳鸣、偏头痛及中毒性头痛效果更好。项部落枕者取天井穴朝上刺入，捻转强刺激，使针感向上传导，并且嘱患者配合颈部的活动，收效甚佳。中渚穴主治三焦经脉循行通路上的病证，对于多数病证均可采取"液门透中渚"的刺法，一针透二穴，同刺荥与输，以加强疏通经气、治疗经脉病证的效果。手少阳经脉上行于头面，中渚穴善治头痛，有较好的通络止痛功效，对于因感冒、神经衰弱、脑动脉硬化、鼻窦炎以及服药反应引起的各种头痛，效果胜过其他常规穴位。尤其是少阳头痛，表现为头部两侧痛、有跳动感者，尤为适宜。可由液门穴进针，朝向中渚穴透刺，左右捻转数次后，使针感向肘臂肩端及头部传导，头部可有凉感，随即头痛减轻或消失。

⑤胃泻厉兑解溪补：此为足阳明胃经的"母子补泻法"应用，胃经实证当取子穴"厉兑"施用泻法，胃经虚证当取母穴"解溪"施用补法。足阳明胃经在五行属"土"，按火生土、土生金的五行相生的顺序，火为土之母，金为土之子，故胃（土）经的井（金）穴"厉兑"为其子穴，胃（土）经的经（火）穴"解溪"为其母穴。厉兑穴主治胃经实证，《会元针灸学》："厉兑者，厉者天地间之疬气也；兑者实现也。由胃之阳得吸脾土之阴，同化而分阴阳，实为疬气充现于络，以御天地时行之疫疬也。故名厉兑。"厉兑为足

阳明胃经的井金穴，人身最为敏感处之一，可用于治疗胃经、胃腑的实证、热证。胃实证范围较为广泛，对证治疗的有效穴位也有很多，从厉兑被公认的作用来看，所主治的胃实证包括面肿、口喎、齿痛、鼻衄、喉痹、心腹胀满、热病，以及热盛而致的癫狂病、尸厥、口噤、神志昏乱、梦魇不宁等症。针泻厉兑穴，就是利用指端的远导针法，借以清热导痰、开郁通滞、引火下行，治疗胃实证。解溪穴主治胃经虚证，胃虚的症候很多，从解溪的疗效来说，主要是脾胃虚弱、运化失职所发生的头面水肿、腹胀，以及胃阳衰微、津液不足不能营养四肢而引起的足膝痿痹等症。根据"虚则补其母"的原则，在胃经的火穴解溪，用补的手法施针，借以益火生土，加强健运的功能，往往可获显效。解溪作为"母穴"，原则上是作为补虚之用，但正因为其五行属火，临症见头痛面赤、目赤生翳、烦心、便秘及癫疾等属于胃经的实证，有火郁热象者，亦可针泻解溪穴，以减弱火势、疏调阳明经气，起到降火清热的重要作用。

⑥脾在商丘大都边：此为足太阴脾经的"母子补泻法"应用，脾经实证当取子穴"商丘"施用泻法，脾经虚证当取母穴"大都"施用补法。足太阴脾经在五行属"土"，按火生土、土生金的五行相生的顺序，火为土之母，金为土之子，故脾（土）经的经（金）穴"商丘"为其子穴，脾（土）经的荥（火）穴"大都"为其母穴。商丘穴主治脾经实证，脾实证主要为湿邪留着的病变，如湿阻气机往往会出现胸闷气塞、腹满胀痛及二便不利等症，湿留肌肉则身体困重，湿滞交阻会形成大腹胀满，湿热熏蒸更会头涨、胸闷、食少、热痢腹痛及黄疸等症状，都包括在商丘的主治范畴之内。在该穴施行针泻的手法，可以行湿导浊，消胀散结，宣化脾胃，疏泄郁阻，在针刺治疗脾病的远导针法中商丘是一个必不可少的要穴。大都穴主治脾经虚证，针刺大都施补有温补脾阳的作用，可治疗脾胃虚寒、运化失常诸症。脾虚症状偏于运化失常，主要为食欲减退、四肢乏力、肢体消瘦、食后不易消化，并有呕吐、腹胀、肠鸣、便溏泄泻、久痢、腹痛喜按，以及唇干多痰、面色萎黄等症。而脾阳不足，不能运化水湿时，更会出现遍体水肿、小便不利、身体困重，以及由阴寒偏胜所引起的肢冷、恶寒，尤其是大腿和膝内侧的肿胀或厥冷等现象。取用脾经的母穴大都，在该穴施行补的针法，或针后加灸，或专以灸治为主，往往能迅速获得温脾健运、益火补中、振奋脾阳的效果。但大都作为脾经的荥火穴，根据"荥主身热"的主治原则，大都在补脾之外，如改用泻法，也可作为泻除脾胃邪热之用，特别是对于元气不足而有发热现象者，要祛邪与扶正得以兼顾，取用大都穴最为适宜，这也是大都区别于其他一般治热病穴位的不同之处。

第四章
古代综合类歌赋

古代综合类歌赋包括《标幽赋》《流注指微赋》等，是针灸各方面内容的综合，包括经络、腧穴、辨证取穴、针灸临床等。经络属于中医基本理论的范畴，是针灸学的理论核心，是指导临床取穴、针灸施术的主要依据。经络作为人体气血运行的通路，在内联系脏俯，在外联系肢体，把人组成一个有机的整体。针灸治病并不是头痛医头，脚痛医脚，而是根据经络联系，辨证归经，循经取穴。针灸治病之前，要先深入理解经络阴阳理论，探究五脏六腑虚实，诊其脉之盛衰，辨其经之上下。

腧穴是脏腑气血输注于体表的部位，也是针灸施术的具体部位。在针灸治病的过程中，正确地用穴首当其冲。一病当前，须取何经何穴，自然要胸中有数；取穴之际，定在何部何位，又不能相差分毫。很难想象医生临证中如果不知道如何正确用穴、怎样准确定穴而能获效。必须把腧穴的分类、每穴的定位与取法、是否属特定穴、有何治疗作用和怎样施术运用等一系列问题搞清楚，达到相当熟练的程度。

刺灸法即是针刺、艾灸的具体操作方法，是针灸治病的手段。针灸的治疗效果不仅取决于辨证无误和用穴正确，而且与针灸操作手法关系甚大，涉及施术的技巧。首先要做到进针不痛，患者才能够接受治疗；其次要求产生适当的感应，运用正确的补泻手法。临床上针灸治疗疾病的全过程，实际上就是刺法与灸法的具体实施过程。针灸操作方法的应用，是治疗疾病的关键，它直接关系到治疗效果的优劣。目前的针灸操作，虽然一承古法，改变不大，但技巧性恨高，必须勤学苦练才能切实掌握。

针灸临床治疗是将经络理论、腧穴取用、刺灸方法结合起来，在治疗疾病过程中的综合应用。包括适用于针灸治疗的各科疾病的病因病机、论断分型、针灸治疗及配穴处方等。就是根据脏腑、经络学说，运用"四诊""八纲"对不同症候进行归纳，明确疾病的部位和性质，在此基础上，决定治疗原则、配穴处方和针灸施术方法等。针可平五脏之寒热，能调六腑之虚实，针灸的实践性很强，只有根据具体病情，才能正确地辨证、分经、取穴，决定或针或灸、或补或泻的方法，收到满意的治疗效果。

　　《标幽赋》是金元时期著名针灸医家窦汉卿撰写的一篇针灸名作，综合阐述了针灸与经络、脏腑、气血的关系，施术前后注意事项、诊治方法、取穴宜忌、针刺操作手法和治疗经验及心得，具有极大的指导性意义，一向被认为是针灸学的重要文献。《流注指微赋》重点阐述了阴阳、气血、经络、流注方面的理论，针刺时要根据病情的虚实、患者的胖瘦、四时的不同，所施用的针刺手法亦不同。重点对迎随补泻、呼吸补泻等针刺补泻方法进行说明，普及了日时阴阳、五行生克制化等针灸基础知识。同时列举了古代徐文伯下胎、范九思治咽、王纂针魅、秋夫疗鬼等一些针灸案例，以为后世之师法。

　　学习古代综合类歌赋，重在理解性记忆，多翻阅相关的古籍文献和注解书籍，使其精华贯穿于个人思想之中，从而指导临床实践。

第一节　标幽赋

【指要】

　　《标幽赋》系金元时期著名针灸家窦汉卿所著。窦氏精通于针灸，编有《针经指南》一书，内载有"标幽赋""定八穴指法""叶蛰宫图"等，对当时针灸医学的发展起到了很大的推动作用。《标幽赋》是将针灸理论与实践中较为深奥、幽微的部分用歌赋的题材列举了出来，便于读者记诵和体会。本文首谈经络，接着依次论及候气、论针、取穴、标本论治、特定穴位、子午流注、补泻、治疗、禁针禁灸穴等有关针灸学术中的重要问题，并结合了作者的临床经验和心得，尤其是重点地发挥了"针经"的精义，有充分的指导作用，被认为祖国针灸学中一篇很重要的文献。窦汉卿本人曾注解过本赋，其徒王镜潭有《重注标幽赋》。明初祝伯静亦曾为本赋作注，可惜均已失传，现存之注解见于《针灸大全》《杨敬斋针灸全书》及《针灸大成》等书中。《针灸大成》之注解与《针灸大全》中的注解基本一致，杨氏的注解可能导源于《针灸大全》。

【歌赋】

拯救之法，妙用者针①。

察岁时于天道，定形气于予心②。

春夏瘦而刺浅，秋冬肥而刺深③。

不穷经络阴阳，多逢刺禁④；

既论脏腑虚实，须向经寻⑤。

原夫起自中焦，水初下漏⑥，

太阴为始，至厥阴而方终⑦；

穴出云门，抵期门而最后⑧。

【诠释】

①拯救之法，妙用者针：医学博大精深，对于同一种病可采用不同的治疗方法，而针灸以其简、便、廉、验等优势更是广受欢迎。古谚云：一针、二灸、三服药。则针灸为妙用可知。先贤医缓、医和、扁鹊、华佗皆以此针术闻名而称神医。一针中穴，病者应手而起，诚医家之所先也。针刺手法作为临床上重要的操作技能，要求医者在明病机、识病情、辨经络、选穴准的基础上，心灵手巧，熟练掌握，如此才能有"效之信，若风之吹云，明乎若见苍天"的良好效果，才能逐步达到炉火纯青的境界。故针灸治病最为神妙，却病之功，莫捷于针灸。

②察岁时于天道，定形气于予心：察，审察。岁时，指一年中的时令，即春温、夏热、秋凉、冬寒，四季不同的气候。天道，指自然界中一切现象演变的规律。《素问》："凡刺之法，必候日月星辰四时八正之气，气定乃刺焉。"任何疾病的发生、发展都有一定的内因、外因的影响，而外因主要是不正常的气候，即非时之气，如冬应寒反温、夏应热反凉等，均属于不正常的气候，容易诱发疾病。故医者应洞察时令的改变，做到因时制宜，即所谓"察岁时于天道"。定，决定，确定。形，形体，指人的精神状态、神情气色等。气，气质（脉气，血脉之盛衰）。予，我，此指医生。由于个人的生活环境、体质、营养状况等方面的不同，在医者心中确定（患者）形体气质的宜忌，治疗方案也应做出适当的调整，做到因人制宜，即"定形气于予心"。

③春夏瘦而刺浅，秋冬肥而刺深：春夏季节及瘦弱的患者，针刺须浅；秋冬季节及肥胖的患者，针刺须深。古人曾将四季中春温、夏热、秋凉、冬寒的气候分为两类：春温、夏热属阳，阳病在表，秋凉、冬寒属阴，阴病在里。春生夏长，阳气外越在上，春季病常在毫毛腠理，夏季病易在皮肤，《灵枢·逆顺肥瘦》曰："瘦人者，皮薄色少，肉廉廉然，薄轻言，其血清气滑，易脱于气，易损于血，刺此者，浅而疾之。"故春夏季节及瘦弱的患者亦须浅刺。秋收冬藏，阳气潜藏于下，秋季病常在肉脉，冬季病易在筋骨，《灵枢·逆顺肥瘦》曰："年质壮大，血气充盈，肤革坚固，因加以邪，刺此者，深而留之，此肥人也。广肩，腋项肉薄，皮厚而黑色，临临然，其血黑以浊，其气涩以迟，其为人也，贪

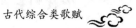

而于取与。刺此者，深而留之，多益之数也。"故秋冬季节及肥胖患者宜深刺。

④不穷经络阴阳，多逢刺禁：穷，推究、精通、通晓。逢，遇、碰，此处指"触犯"的意思。刺禁，针刺禁忌。不彻底弄清经络的阴和阳，往往会犯针刺的禁忌。经络在中医生理、病理及诊断、治疗上都有重要意义。《灵枢·经脉》："经脉者，所以能决死生，处百病，调虚实，不可不通。"《灵枢·经别》："夫十二经脉者，人之所以生，病之所以成，人之所以治，病之所以起。"同时疾病发生大都是因机体的阴阳失于平衡协调，即"阴阳乖戾，疾病乃起"，所以治疗上也必须认识阴阳的规律，予以适当调节。如《灵枢·寿夭刚柔》："用针之道，在于调阴与阳。"《素问·至真要大论》："谨察阴阳所在而调之，以平为期。"都说明经络阴阳在发病机制上的重要意义，故在针灸治病之前，要先深入理解经络阴阳理论。

⑤既论脏腑虚实，须向经寻：既，副词，表示数量全部，可作"尽""全"讲。论，讨论、研究。全面讨论研究五脏六腑的虚和实，必先诊其脉之盛衰，既知脉之盛衰，又必辨其经脉之上下。

⑥原夫起自中焦，水初下漏：原，指事物的开始、起源，此处为推求、推究之意。夫，代词，"这"或"那"，这里指经络。经脉的流注，始于手太阴肺经，肺经起于中焦以承受所化生的气血。漏，漏壶，又名漏刻、刻漏、壶漏，古代的滴水计时仪器，将昼夜十二时辰，计一百刻。黎明寅时，水初下注，计时开始，此以"水初下漏"比喻经气自中焦始行流注。

⑦太阴为始，至厥阴而方终：人体气血行于十二经脉为一个周期，起始于手太阴肺经，终止于足厥阴肝经。一日之内，寅时（3~5时）流注于手太阴肺经，卯时（5~7时）流注于手阳明大肠经，辰时（7~9时）流注于足阳明胃经，巳时（9~11时）流注于足太阴脾经，午时（11~13时）流注于手少阴心经，未时（13~15时）流注于手太阳小肠经，申时（15~17时）流注于足太阳膀胱经，酉时（17~19时）流注于足少阴肾经，戌时（19~21时）流注于手厥阴心包经，亥时（21~23时）流注于手少阳三焦经，子时（23~1时）流注于足少阳胆经，丑时（1~3时）流注于足厥阴肝经。如此周而复始，与滴漏无差。

⑧穴出云门，抵期门而最后：十二经脉的经气流注循行一周，始于手太阴肺经的起穴云门，止于足厥阴肝经的末穴期门。手太阴肺经起始于中府穴而出于云门，终止于少商穴；手阳明大肠经起始于商阳穴，终止于迎香穴；足阳明胃经起始于承泣穴，终止于厉兑穴；足太阴脾经起始于隐白穴，终止于大包穴；手少阴心经起始于极泉穴，终止于少冲穴；手太阳小肠经起始于少泽穴，终止于听宫穴；足太阳膀胱经起始于睛明穴，终止于至阴穴；足少阴肾经起始于涌泉穴，终止于俞府穴；手厥阴心包经起始于天池穴，终止于中冲穴；手少阳三焦经起始于关冲穴，终止于丝竹空穴；足少阳胆经起始于瞳子髎穴，终止于足窍阴穴；足厥阴肝经起始于大敦穴，终止于期门穴。期门为足厥阴肝经的最后一穴，十二经脉气血运行循环无端，周而复始，穴当气血归入之门户，故名期门。

【歌赋】

正经十二，别络走三百余支①。

正侧仰伏，气血有六百余候②。

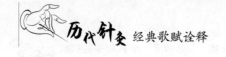
手足三阳，手走头而头走足③，
手足三阴，足走腹而胸走手④。
要识迎随，须明逆顺⑤。
况乎阴阳气血，多少为最⑥。
厥阴太阳，少气多血⑦，
太阴少阴，少血多气⑧，
而又气多血少者，少阳之分⑨，
气盛血多者，阳明之位⑩。

【诠释】

①正经十二，别络走三百余支：指经络系统中的十二经脉和由经脉别出、网络全身的三百多个络脉分支。《素问·微四失论》："夫经脉十二，络脉三百六十五。"经络作为一个贯穿上下、沟通内外、联系四肢百骸的完整的循环系统、反应系统和调节系统，组织结构非常周密精巧。经络分为"经脉"和"络脉"，经脉中以"十二经脉"为主体，内通脏腑，外络肢节，行于人体分肉之间，起着运行气血、沟通内外的作用。络脉中以"十五大络"为主体，还包括了难以数计的浮络、孙络。《针灸大成》："别络者除十五络，又有横络、孙络、不知其纪，散走于三百余支脉也。"一般从十五大络分出的横行散布的脉，统称为"络脉"。其中很细很小的支脉，称为"孙脉"；浮现于体表的，称为"浮络"。络脉在人体纵横遍布，起着渗灌气血、濡养组织的作用。

②正侧仰伏，气血有六百余候：仰伏，上下。候，指气血循行的孔穴。"正侧仰伏"指经络在体内分布的部位，"气血有六百余候"指气血在周身上下、正侧、左右各部位孔穴循行。《针灸大成》："经络或正或侧，或仰或伏，而气血循行孔穴，一周于身，荣行脉中三百余候，卫行脉外三百余候。"

③手足三阳，手走头而头走足：十二经脉中的手三阳经（手阳明大肠、手少阳三焦、手太阳小肠）的经脉走行，是从上肢手端发起，走向头面部位。足三阳经（足阳明胃、足少阳胆、足太阳膀胱）的经脉走行，是从头面部位发起，走向下肢足端。

④手足三阴，足走腹而胸走手：十二经脉中的足三阴经（足太阴脾、足厥阴肝、足少阴肾）的经脉走行，是从下肢足端发起，走向腹胸部位。手三阴经（手太阴肺、手厥阴心包、手少阴心）的经脉走行，是从胸腔内脏发起，走向上肢手端。

⑤要识迎随，须明逆顺：迎，逆。随，顺。迎随补泻是针刺补泻方法之一，以针尖逆顺经脉循行方向来区分补泻。进针时针尖顺着经脉循行方向刺入的，为"随而济之"，可以推动气血的运行而扶正气，此为补法；进针时针尖逆着经脉循行方向刺入的，为"迎而夺之"，可以牵制气血的运行而泻邪气，此为泻法。《灵枢·终始》："故泻者迎之，补者随之，知迎知随，气可令和。"迎随补泻的要点即是"顺经为补，逆经为泻"。十二经脉循行不同，如手三阴经由胸走手，若在进针时针尖向手部则为补法，向胸部则为泻法；足三阴由足至腹，针尖向胸腹部则为补法，向足部则为泻法。迎随补泻法能调和营卫运行的有余或不足，用来治疗血气壅滞、经脉不通的病证。

⑥况乎阴阳气血，多少为最：况，况且。最，重要、关键。手足三阴经、三阳经气血的多少有不同，取治时记住最为重要。根据十二经的气血多少，可以采取不同的补泻手法，并决定施针的深浅、留针的时间、艾灸的壮数等。

⑦厥阴太阳，少气多血：厥阴，指手厥阴心包经和足厥阴肝经，太阳，指手太阳小肠经和足太阳膀胱经。在十二经脉中，属于"多血少气"的经脉有四条，分别是手厥阴心包经、足厥阴肝经、手太阳小肠经、足太阳膀胱经。少气多血则宜出血，不可泻气太过以防元气脱泄。

⑧太阴少阴，少血多气：太阴，指手太阴肺经和足太阴脾经；少阴，指手少阴心经和足少阴肾经。在十二经脉中，属于"少血多气"的经脉有手太阴肺经、足太阴脾经、手少阴心经、足少阴肾经。少血多气则宜泻气，不可泻血过多以防血脉凝涩。

⑨气多血少者，少阳之分：此处"气多血少"，与前"少血多气"相同。少阳，指手少阳三焦经和足少阳胆经。在十二经脉中，属于"气多血少"的经脉有手少阳三焦经、足少阳胆经。

⑩气盛血多者，阳明之位：阳明，指手阳明大肠经和足阳明胃经。在十二经脉中，属于"多气多血"的经脉只有手阳明大肠经、足阳明胃经两条。多气多血则出血泻气，出血可泻实补虚，泻气可益阴调阳，气血双泻可通化脏腑瘀血、郁气，消除经络血瘀气滞。

【歌赋】

先详多少之宜，次察应至之气①。
轻滑慢而未来，沉涩紧而已至②。
既至也，量寒热而留疾③；
未至也，据虚实而候气④。
气之至也，如鱼吞钩饵之浮沉⑤，
气未至也，如闲处幽堂之深邃⑥。
气速至而速效，气迟至而不治⑦。

【诠释】

①先详多少之宜，次察应至之气：察，知，了解。应至之气，指进针后应该来到的经气。首先要详知各条经脉气血多少的情况，根据气血多少，决定泻出气还是泻出血。其次要了解进针后应该来到的经气。

②轻滑慢而未来，沉涩紧而已至：针下如果是空浮、虚滑、松慢的感觉，是经气尚未到来，针刺还未得气；针下如果是沉重、涩滞、紧实的感觉，是经气已经到来，针刺已得气。

③既至也，量寒热而留疾：留，住也，此指留针；疾，速也，指迅速出针。《灵枢·经脉》："热则疾之，寒则留之。"针刺得气以后，要依据病情寒证和热证的不同，来决定久留针或速刺不留针。

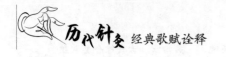

④未至也，据虚实而候气：针刺未得气时，要依据病情的虚实来等候气的到来。在针刺过程中，静候气至的方法，称为"候气"。《素问·离合真邪论》中也指出，"静以久留，以气至为故"。《针灸大成》："气之未至，或进或退，或按或提，导之引之，候气至穴而方行补泻。"一般在用过催气手法后，经气仍然不至的，要用"留针候气"的方法，即将针留置在穴内不动，以等候经气的到来和针感的出现。

⑤气之至也，如鱼吞钩饵之浮沉：气既至则针有涩紧，似鱼吞钩，或沉或浮而动。针下沉紧作为判断得气的指标，也就是有人形容的如"鱼吞钩饵"。如果针下沉紧涩滞，即为得气。针刺得气时的沉紧感，是手下的针体有轻轻被吸住的现象，如同磁石吸铁，紧实而有吸力；又像执竿钓鱼，钩饵被鱼吞下，手里的针又沉又紧，不稍微用力就拔不出来。行针时患者不觉疼痛而且舒服，甚至即时有"疼痛若失"的感觉，才是真正的"得气"现象。

⑥气未至也，如闲处幽堂之深邃：下针而气不来，针自轻滑，犹如只身处在幽静深远的厅堂，寂然无所闻一样。比喻未得气时，指下轻滑、空虚的感觉。

⑦气速至而速效，气迟至而不治：不治，指病情不易治愈。针刺得气快慢，直接关系到治疗效果，并可借此观测疾病预后，判断好转或恶化的趋向。《针灸大成》："针若得气速，则病易痊而效亦速也；若气来迟，则病难愈而有不治之忧。"

【歌赋】

观夫九针之法，毫针最微，七星上应，众穴主持①。
本形金也，有蠲邪扶正之道②，
短长水也，有决凝开滞之机③。
定刺象木，或斜或正，口藏比火，进阳补羸④。
循机扪而可塞以象土，实应五行而可知⑤。
然是三寸六分，包含妙理⑥；
虽细桢于毫发，同贯多歧⑦。
可平五脏之寒热，能调六腑之虚实⑧。
拘挛闭塞，遣八邪而去矣⑨，
寒热痹痛，开四关而已之⑩。

【诠释】

①九针之法，毫针最微，七星上应，众穴主持：九针，古代创制的九种针具，一是镵针，二是圆针，三是鍉针，四是锋针，五是铍针，六是圆利针，七是毫针，八是长针，九是大针。九针各不同形，长短不一，粗细有别，功用殊异。针体有圆柱形的，有扁平形的，也有带角带棱的；针端有尖头的，有圆头的，也有三面都是刃的；有的用来刺入体内，有的用来点按体表，也有的专门用于刺破血管。从历史的发展来看，"九针"的出现绝不是在一个时期，也不是出自一人之手，它是经过多少年的漫长岁月，随着社会的发展

而创造出来的，是能够适应不同病候、不同部位、不同程度的，作用各异、深浅适度的针具。毫针，九针之中"毫针"排第七，天有七星，故上应于七星。《灵枢·九针论》："九针者，天地之大数，始于一而终于九……七以法星。"《灵枢·九针十二原》："七曰毫针，长三寸六分。"在各种针具中，用途最广者，首推毫针。毫针针体纤细，不但进针省力，操作容易，提插应手，捻转自如，而且对身体组织的创伤轻，给患者带来的痛苦小，故又称"微针""小针"。更为重要的是毫针浅可刺络脉，深可刺经脉，易于通经络、调气血、理脏腑，能够适用于全身任何部位，即可以遍体施针，故又称"体针"。因此毫针自古以来就被列为刺法的主体，用毫针治病历史最悠久，范围最广泛，效果最显著。经过数千年实践，现已总结出300余种治疗操作方法，使毫针治病范围扩大到各科病种，形成了以毫针为主体的针刺治疗学。尽管针具到现在发展得很迅速，也很先进，但到目前为止，还没有任何一种方法可以完全替代毫针。毫针刺法是诸多针法中的主体，是针灸医生必须掌握的基本方法和操作技能。毫针刺法包括毫针的持针法、进针法、行针法、补泻法、留针法、出针法等完整的针刺操作方法，每一种刺法都有其严格的操作规程和明确的目的要求，其中针刺的术式、手法、量度、得气等关键性技术尤为重要。毫针刺法所涉及的知识面相当广泛，一旦掌握了毫针刺法的技能，再学习其他针法就比较容易了。因毫针是九针中用途最广的针，可以用于任何腧穴，故称"众针主持"。

②本形金也，有蠲邪扶正之道：本形，指针的本质。金，金属，言针用金、银、铜、铁等金属制成，似五行之"金"。蠲，除也，指邪气盛，针能除之；扶，辅也，指正气衰，针能辅之。古代制针材料从青铜针，到金针、银针、铁针、钢针，乃至现在的不锈钢针，经历了一个漫长的发展过程。青铜针质脆，难以施行手法，继而代之以金针、银针。金针、银针虽然光泽耐用，但针体过于柔软，进针比较困难。而且价格昂贵，材料难得，不能普遍应用。冶炼技术的发展，生产出了铁，给针具制作带来充足的原料，过去认为"马衔铁"制针最好，马衔铁即是熟铁，成分为低碳钢，因其无毒故可"马衔"。后来钢针又使用了很长一段时间。但钢针、铁针毕竟还有一定缺陷，其针体较粗，缺乏弹性，容易生锈，容易折断。新中国成立以后不锈钢针的问世，以其弹性好、韧性强、硬度适中、细而匀、光而滑、不生锈、不易折、耐高温、防腐蚀、经久耐用等特点，逐渐取代了其他制针材料具，在毫针史上向前迈进一大步。

③短长水也，有决凝开滞之机：针体短长不一，如江河的流长短、宽狭不同，似五行之"水"。人之气血凝滞而不通，犹水之凝滞而不通。水之不通，决之使流于湖海；气血不通，针之使周于经脉，故毫针有使气血瘀滞的经络恢复畅通的作用。

④定刺象木，或斜或正，口藏比火，进阳补羸：定刺，一定的刺法，指针刺的角度，有直刺、斜刺、横刺等，像树木的干枝有斜有正，似五行之"木"。树枝有斜有正，而不伤其叶；刺法有斜有正，而不伤其荣卫。口藏，以针含于口也，指进针前用口将针含热，相当于用火温热，有借助医者之阳气，补益病者之虚弱的作用，似五行之"火"。此种"以口温针"之法，现已不用。针刺的角度，是指进针时针身与皮肤所形成的夹角。即把人体任何部位的皮肤作为平面，用它来量直刺、斜刺、平刺三种角度。如果针身与穴位所在的皮肤平面成90°角，就是直刺；如果针身与穴位所在的皮肤平面成45°角，就是斜刺；如果针身与穴位所在的皮肤平面成15°角，就是平刺。针刺角度的大小主要根据腧穴部位

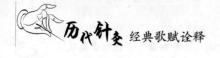

特点和临床治疗要求来确定。

⑤循机扪而可塞以象土，实应五行而可知：循者，用手上下循之，使气血往来也。机，事物变化之所由，此指气血往来的通道。扪，按揉，出针时按压针孔，像用土填塞河堤缺口一样，似五行之"土"。意为抚摩气血运行的通道，针毕即闭其穴，使气留于体内，如同用土填塞孔窍一样。针能应五行之理，而金、水、木、火、土五行皆备。

⑥然是三寸六分，包含妙理：三寸六分，《普济方》《针灸大全》中为"一寸六分"；《针灸聚英》《针灸大成》中作"三寸六分"。此处代指毫针虽长三寸六分，能巧运神机之妙，中含水火，回倒阴阳，其理最为玄妙。目前毫针的长短，多采用以毫米为单位的新规格。0.5寸毫针针身长15毫米，主要用于头面部及手足的穴位，适用于速刺进针，而不宜用于复杂的操作手法；1.0寸毫针针身长25毫米，多用于面颈、胸部及肢体穴位，便于速刺进针，并适合于施行各种手法操作；1.5寸毫针针身长40毫米，适用于背部、腹部及肢体穴位，适合各种手法操作，为临床最多使用的毫针；2.0~2.5寸毫针针身长50~65毫米，多用于腰部、下腹及下肢穴位，适合于多种手法操作；3.0~4.0寸毫针针身长75~100毫米，使用率不高，多用于肥胖患者，或在环跳等穴上针刺，适合于各种手法操作；5.0~6.0寸毫针针身长125~150毫米，此种长度的针又称芒针，仅用于肌肉肥厚处或腹腔器官平刺，手法操作有一定限度。

⑦虽细桢（zhēn，贞）于毫发，同贯多歧：桢，古代筑土墙时两端树立的木柱，在此比喻针体细直的样子。歧，歧路，此指气血往来之路。毫针虽小如毫发，却可以贯通诸脉，疏行经脉气血流通的道路。

⑧可平五脏之寒热，能调六腑之虚实：平，治也。调，理也。言针能调治五脏六腑之疾，有寒则温之，热则清之，虚则补之，实则泻之。

⑨拘挛闭塞，遣八邪而去矣：拘挛，筋脉之拘束。闭塞，气血之不通。八邪，指位于手背侧的奇穴"八邪"，因其居于指间，两手八穴，为泻除邪气之关隘，故名"八邪"，别称"八关""八关大刺"。八邪每手四穴，从大指到小指分别依次称其为大都、上都、中都、下都。八邪穴位于手背指间缝纹端，具有行气血、疏经络、通经止痛的作用，临床常用于治疗手臂红肿、手指发麻等局部疾患。凡邪气阻滞经脉，气血运行不畅，或经筋弛缓拘急所致的手臂红肿疼痛、手腕下垂、手指屈伸不利等，可取用八邪穴舒筋活络、行气止痛，逐渐恢复手指功能。

⑩寒热痹痛，开四关而已之：四关，指合谷、太冲穴，见《针灸大成》："四关，太冲、合谷是也……寒热疼痛若能开四关者，两手两足，刺之而已。"太冲为足厥阴经原穴，合谷为手阳明经原穴，两者分别位于手足部大指（趾）与次指（趾）的歧骨之间，分别有虎口、冲要之名，为人体气血运行的四个重要通道，务必使其开通，气血流畅，不可阻滞闭塞。合谷属阳而主气，轻清升散；太冲属阴而主血，重浊下行；功能上相互协调，作用上相互促进。在四关穴处施用相应手法，激发它们的特殊性能，疏导气血，调和营卫，平衡阴阳，具有斩关破巢之功，可以开关节以搜风理痹，行气血以通经破瘀，和阴阳以镇静醒神，调营卫以祛风开窍。凡头痛眩晕，高血压病，癫痫癔症，神经官能症，小儿惊风、舞蹈震颤、面肌痉挛，风湿痹痛等诸疑难杂病和危重急症，都可以"开四关"为指导原则，采用针灸治疗。太冲配合谷也是中枢性或周围性神经功能失常引起肢体麻痹治疗效果良好的配穴方法。

【歌赋】

> 凡刺者，使本神朝而后入^①；
> 既刺也，使本神定而气随^②。
> 神不朝而勿刺，神已定而可施^③。
> 定脚处，取气血为主意^④；
> 下手处，认水木是根基^⑤。
> 天地人三才也，涌泉同璇玑百会^⑥；
> 上中下三部也，大包与天枢地机^⑦。
> 阳跷阳维并督带，主肩背腰腿在表之病^⑧；
> 阴跷阴维任冲脉，去心腹胁肋在里之疑^⑨。

【诠释】

①凡刺者，使本神朝而后入：神，精神，神气，指患者之神，也指医者之神。朝，聚集。入，进针。针刺治神是《黄帝内经》一大突出点，《灵枢·本神》："凡刺之法，先必本于神。"针刺时要待患者气血稳定，医者注意力集中，才可以进针治疗。

②既刺也，使本神定而气随：气随，气随针行，即施针行气。既针之，必使患者精神才定，而后施针行气。

③神不朝而勿刺，神已定而可施：神不朝而气不朝，其针为轻滑，不知疼痛，如插豆腐者，莫与进之，必死之候。如神气既至，针自紧涩，可与依法察虚实而施之。说明针刺过程中要根据患者的形神、气色、脉象等变化，来治神、守神、调神、移神、养神。它从患者形体血气各不相同的角度，指出各人的耐受性和得气感应现象不同，针刺应当因人而异，灵活掌握。

④定脚处，取气血为主意：定脚处，指下针前要确定针刺的部位。下针之时，必须根据十二经的气血多少而采取不同的补泻手法，气血多的用泻法，气血少的用补法：多气多血则出血泻气，多血少气则出血不宜泻气，血少气多则泻气而不出血。

⑤下手处，认水木是根基：下手处，言施用针刺。水木，水为"母"，木为"子"，此指针刺补泻手法。用针之时要认清五行生克之理，按虚则补其母，实则泻其子的方法选穴和施术操作。

⑥天地人三才也，涌泉同璇玑百会：指百会（在头部，以应天）、涌泉（在足心，以应地）、璇玑（在胸部，以应人）三穴，上应天、地、人"三才"。

⑦上中下三部也，大包与天枢地机：指大包（在乳后，为上部）、天枢（在脐旁，为中部）、地机（在足胻，为下部）三穴，上应上、中、下"三部"。

⑧阳跷阳维并督带，主肩背腰腿在表之病：奇经八脉中阳跷、阳维、督脉、带脉均属"阳"，其循行经过肩背腰腿等部位，针刺此四脉可主治相应部位在"表"之病。《针灸大成》："阳跷脉，起于足跟中，循外踝，上入风池，通足太阳膀胱经，申脉是也。阳维脉

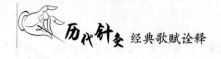

者，维持诸阳之会，通手少阳三焦经，外关是也。督脉者，起于下极之腧，并于脊里，上行风府过脑循额，至鼻入龈交，通手太阳小肠经，后溪是也。带脉起于季胁，回身一周，如系带然，通足少阳胆经，临泣是也。言此奇经四脉属阳，主治肩背腰腿在表之病。"

⑨阴跷阴维任冲脉，去心腹胁肋在里之疑：疑，同"凝"，指凝滞之疾。奇经八脉中阴跷、阴维、任脉、冲脉均属"阴"，其循行经过心腹胁肋等部位，针刺此四脉可主治相应部位在"里"之病。《针灸大成》："阴跷脉，亦起于足跟中，循内踝，上行至咽喉，交贯冲脉，通足少阴肾经，照海是也。阴维脉者，维持诸阴之交，通手厥阴心包络经，内关是也。任脉起于中极之下，循腹上至咽喉，通手太阴肺经，列缺是也。冲脉起于气冲，并足少阴之经，侠脐上行至胸中而散，通足太阴脾经，公孙是也。言此奇经四脉属阴，能治心腹胁肋在里之疑。"

【歌赋】

二陵二跷二交，似续而交五大①；
两间两商两井，相依而别两支②。
大抵取穴之法必有分寸，先审自意次观肉分③。
或伸屈而得之，或平直而安定④。
在阳部筋骨之侧，陷下为真⑤；
在阴分郄腘之间，动脉相应⑥。
取五穴用一穴而必端，取三经用一经而可正⑦。
头部与肩部详分，督脉与任脉易定⑧。
明标与本，论刺深刺浅之经⑨；
住痛移疼，取相交相贯之径⑩。

【诠释】

①二陵二跷二交，似续而交五大：二陵，即足太阴脾经的"阴陵泉"和足少阳胆经的"阳陵泉"二穴。二跷，即通于阳跷脉的"申脉"和通于阴跷脉的"照海"二穴。二交，即足少阳胆经的"阳交"和任脉的"阴交"二穴。似续，承续，连续。交，交接，交通。五大，五体，指两手、两足及头部。阴陵泉、阳陵泉、申脉、照海、阳交、阴交六穴，递相交接于两手、两足及头部。

②两间两商两井，相依而别两支：两间，即手阳明大肠经的"二间"和"三间"二穴。两商，即手太阴肺经的"少商"和手阳明大肠经的"商阳"二穴。两井，即手少阳三焦经的"天井"和足少阳胆经的"肩井"二穴。相依，相互依循。别，分别，别出。两支，两上肢。二间、三间、少商、商阳、天井、肩井六穴，相互依存而分别于手上两肢。

③取穴之法必有分寸，先审自意次观肉分：分寸，取穴的尺度标准，指骨度取穴法。审，定，取决。自意，医生自己的临床经验。肉分，肌肉的纹理，此处指患者的身材情况。定量穴位之前，首先取决于自己的临床经验，然后看患者的长短、肥瘦和大小等身材

情况。临床上运用针灸治病，最重要的是选穴、定穴。即某病取某穴，穴位在哪里，归属何经，怎样来取。特别是准确地定取腧穴的位置，是针灸治病的关键。取穴必须准确，取穴的方法也一定要掌握，而且要达到相当熟练的程度，应用时才能胸有成竹、得心应手。骨度分寸折量取穴的方法，古称"骨度法"，最早见于《灵枢·骨度》，即以人体的骨节为标志，测量出全身各部位的长度和宽度，然后分别作了统一的度数规定。如将特设的两骨节点之间的长度折量成一定的等分，每一等分为 1 寸，每十等分为 1 尺。后人将这种度数不断修改订正，并以它作为各部位取穴的折量标准。在以后的发展中，"骨度"的折定标准又逐步扩大，并不特指"骨节"，凡肌肉横纹、乳头、肚脐、眉发等解剖位置比较固定的，都可以作为折定测量的依据。由于骨度法简便易行，定穴准确，运用合理，所以使用得最多，也最容易为人接受。《灵枢·骨度》："众人之度，长七尺五寸。"以一个成年人为标准，其身高为七尺五寸，两臂平展时的横度也为七尺五寸。在此基础上依据不同部位的长度和宽度，规定出一些固定的基准尺寸，作为腧穴的定位准则。骨度分寸法的特点是"自身测量"，所以不论男女、老少、高矮、胖瘦，都可以按这个标准折量。也就是说，每一个人"分寸"的具体长短随人体的高矮胖瘦而按比例地适当伸缩，虽然"分寸"的读数一样，而具体长度不一样，不是真正的固定长度。如规定前臂部从肘横纹到腕横纹为 12 寸，则大人的这一段按 12 个等分来折算，小孩的这一段也按 12 个等分来折算。1 寸就是该人前臂长度的 1/12，2 寸就是该人前臂长度的 1/6。骨度分寸适用范围很广，凡是四肢腕、踝关节以上及头面、躯干部距离体表标志较远的腧穴，均可按骨度分寸法定位，包括了人体表面大部分。为了简化测量手续，后人在骨度分寸的基础上设立指寸定位法，以患者本人手指所规定的分寸量取腧穴。如中指与大指相屈如环，取内侧纹两角为一寸，各随长短大小取之，此乃同身之寸，可以避免个人之间体型长短肥瘦不一所带来的误差。由于取穴时所用的手指节段不同，手指同身寸的方法也分成中指同身寸、拇指同身寸、横指同身寸三种。

　　④或伸屈而得之，或平直而安定：伸屈，指伸直或弯曲身体。平，卧姿。直，坐姿。安定，安稳固定穴位。有的穴位要伸直或者弯曲躯体来取，有的穴位要平卧，或坐正、立直，来显露取定。取穴之际，体位必须端正舒畅，不可随意变动体位，否则一经移动，穴即不准。如俯卧位取背腰部的穴位，取好后应暂时固定。若要坐起则原来定取的位置就会变移，还要重新再定。人体头面部及手足端的穴位，对体位的要求可以不甚严格，但不少的部位如躯干部、腰臀四肢部的穴位，必须采用适宜体位。如取环跳穴时要求侧卧位，上腿屈曲，下腿伸直，此种体位不但患者舒适，取穴方便，而且针刺时也有较好的针感传导。如《针灸大成》注云："伸屈者，如取环跳之穴，必须伸下足，屈上足以取之，乃得其穴。平直者，或平卧而取之，或正坐而取之，或正立而取之，自然安定，如承浆在唇下宛宛中之类也。"

　　⑤在阳部筋骨之侧，陷下为真：指在人体的"阳"部如头、面、腰、背及四肢外侧等部，穴位多位于筋骨外侧的肌肉凹陷处。《针灸大成》："阳部者，诸阳之经也，如合谷、三里、阳陵泉等穴，以取侠骨侧指陷中为真也。"

　　⑥在阴分郄膕之间，动脉相应：指在人体的"阴"分如胸、腹及四肢内侧等部，穴位多位于隙缝膝弯的动脉搏动处。《针灸大成》："阴分者，诸阴之经者，如手心、脚内、肚

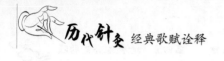

腹等穴，必以筋骨郄腘动脉应指，乃为真穴也。"

⑦取五穴用一穴而必端，取三经用一经而可正：端，端的，准确。正，正确，正当。人体上经脉交叉，孔穴鳞次，为了准确定取穴位，必须把这个穴位与它上下、左右及邻近的穴位参照比较，才不至于张冠李戴，误中他穴。若用一穴，必须点取周围五个经穴相互参照，则可为端的；若用一经，必须同取左右三条经脉比较确认，则可为正当。

⑧头部与肩部详分，督脉与任脉易定：头部与肩部为诸阳经的循行和交会之处，穴位繁多，故要详分。肩部的穴位涉及多条经脉，有十几个穴位，不容易辨清；头面部的曲折盘绕，穴位杂乱，稍不注意就会误取到别的穴位，必须注意经穴的相互参照，以周围的穴位"正"其所取的穴位。至于督、任二脉直行背腹之中，所属之穴各有分寸，无须详审，容易确定。

⑨明标与本，论刺深刺浅之经：标，末梢。本，根本。标本经脉之气集中与扩散的部位。论，考究。要明了六经的标本根结，还要考究深刺与浅刺的各条经脉。标为末梢而在上，本为根本而在下，人体头面胸背与四肢相对来说，头面胸背部位较高，因此"标"部在头面躯干；四肢部位较低，因此"本"都在四肢。经络学中的"标本"概念，主要说明经脉之气的汇集中心在于本，扩散区域在于标，从而阐明四肢与头面躯干之间经气运行的关系，这对于指导辨证选穴有重要意义。如用来解释五输穴，以水流大小来形容气血多少，经气盛衰，由小到大，由浅入深，这完全符合标本理论所提示的气血集中与扩散的关系。同时也为四肢肘膝以下除五输之外的其他要穴的远治作用提供了理论依据，因此在《黄帝内经》中说："能知六经标本者，可以无惑于天下。"《针灸大成》注云："标本者，非止一端也，有六经之标本，有天地阴阳之标本，有传病之标本。以人身论之，则外为标，内为本；阳为表，阴为本；腑阳为标，脏阴为本；脏腑在内为本，经络在外为标也。六经之标本者，足太阳之本，在足跟上五寸，标在目；足少阳之本在窍阴，标在耳之类是也。更有人身之脏腑，阳气阴血、经络，各有标本。以病论之，先受病为本，后传变为标，凡治病者，先治其本，后治其标，余症皆除矣。谓如先生轻病，后滋生重病，亦先治其轻病也。若有中满，无问标本，先治中满为急。若中满、大小便不利，亦无标本，先利大小便，治中满尤急也。除此三者之外，皆治其本，不可不慎也。从前来者实邪，从后来者虚邪，此子能令母实，母能令子虚也。治法虚则补其母，实则泻其子，假令肝受心之邪，是从前来者，为实邪也，当泻其火；然直泻火，十二经络中，各有金、木、水、火、土也。当木之本，分其火也。故标本论云：本而标之，先治其本，后治其标。既肝受火之邪，先于肝经五穴，泻荥火行间也。以药论之，入肝经药为引，用泻心药为君也。是治实邪病矣。又假令肝受肾邪，是为从后来者，为虚邪，当补其母，故标本论云：标而本之，先治其标，后治其本。肝木既受水邪，当先于肾经涌泉穴补木，是先治其标，后于肝经曲泉穴泻水，是后治其本，此先治其标者，推其至理，亦是先治其本也。以药论之，入肾经药为引，用补肝经药为君，是也。以得病之日为本，传病之日为标，亦是。"

⑩住痛移疼，取相交相贯之径：相交，指数经相交。相贯，指经脉贯通交会。径，同"经"。指取阴经与阳经相交、经络相贯通的穴位。《针灸大成》："此言用针之法，有住痛移疼之功者也。先以针左行左转，而得九数，复以针右行右转，而得六数，此乃阴阳交贯之道也。经脉亦有交贯，如手太阴肺之列缺，交于阳明之路，足阳明胃之丰隆，走于太阴之迳，此之类也。"

【歌赋】

　　岂不闻脏腑病，而求门海俞募之微①；
　　经络滞，而求原别交会之道②。
　　更穷四根三结，依标本而刺无不痊③；
　　但用八法五门，分主客而针无不效④。
　　八脉始终连八会，本是纪纲⑤；
　　十二经络十二原，是为枢要⑥。
　　一日取六十六穴之法，方见幽微⑦；
　　一时取一十二经之原，始知要妙⑧。

【诠释】

　　①脏腑病，而求门海俞募之微：门，指以"门"命名的腧穴，如章门、期门、神门、幽门等共二十二穴，是经气出入的门户。海，指"海"命名的腧穴，即气海、照海、血海、少海、小海五穴，是脉气流归之处。俞，指十二背俞穴，如肝俞、肾俞等，是脏腑经气输送流注于背部之处。募，指胸腹部的十二募穴，如中府、中脘等，是各脏腑经气聚集之处。门、海、俞、募四类穴位都是治疗脏腑疾病的要穴。五脏六腑之有病，必取此门、海、俞、募之最微玄妙。

　　②经络滞，而求原别交会之道：经络滞，指经络气血凝结不通所致的疾病。原，指十二经脉的原穴，如太白、太冲、大陵、合谷等。别，指十五络穴，如列缺、丰隆、内关、外关等。交，指两条或两条以上经脉相交的交会穴，如三阴交、三阳交等。会，指全身脏、腑、筋、脉、气、血、骨、髓会聚的穴位，是针灸疗法中具有特殊治疗价值的八个穴位。原、别、交、会四类穴位贯通数经，是治疗经络病的要穴。经络血气凝结不通者，必取此原、别、交、会之穴而施以针刺。

　　③更穷四根三结，依标本而刺无不痊：根，根源。结，终结。根结说明经脉之气循行流注的根源与归聚之处。四根，指四肢末端阴阳之气相互交结的部位。三结，指头、胸、腹经气归结的处所。经气所起之处为根，经气所归聚之处为结，根的部位在下，结的部位在上。具体来说，是指四肢末端的井穴；结的部位在上，在头、胸、腹的一定部位。各经根结的具体部位在《灵枢·根结》中有详细的记载，虽然它仅举了足六经的根结，但从井穴与头面胸腹的关联意义理解，手六经的根结也与足六经同类。十二经以四肢末端为根，称为"四根"，以头、胸、腹三部为结，称为"三结"。四根三结是指经络的循行和主治作用，都是以四肢为根部，而终结于头胸腹三部，针灸临床就是根据这个原理来说明四肢与躯干之间的经络和腧穴的主治关系。为什么肘、膝关节以下的穴位，不但能治疗局部病证，而且还能治疗远距离的头面、躯干部疾病，用经脉循行的理论难经得到全面解释，而用根结的向心性循行流注理论则可以找到较为满意的回答。上肢的合谷、下肢的足三里，都可以治疗头面病；少商、照海可以治咽喉疼痛；公孙、内关可以治胸腹病。相反，头面

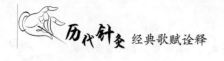

部与腹部的穴位，却极少能治上肢和下肢病的。这种内在的主治联系，还表明了经气的运行，始于四肢，终于头身。针刺针部穴位更容易激发经气，收到更好的治疗效果。所以，循经取穴，必须掌握经络的根结，根部穴位可以结治部病，结部穴位较少治根部病症。十二经的标本与根结是相互联系的，但二者也存在差异。从部位上说，标本的范围比根结广泛，"根"是指四肢末端的井穴，而"本"则指肘、膝关节以下的部位；"结"的部位都在头、胸、腹，而"标"的部位除了头胸腹以外，还有背俞。比如足太阴根于隐白，结于腹部的太仓（中脘）；而足太阴的"本"在中封前上四寸的部位，"标"在舌本与背俞。从含义上说，标本与根结也不完全相同。根结表示经脉循行上下两极相连的关系，即"根"是经脉在四肢循行会合的根源，"结"是经脉在头、胸、腹循行流注的归宿，其性质是为了突出经脉路径的联系。标本是说明经气集中与扩散的关系，即"本"是经气汇聚的中心，"标"是经气扩散的区域，其性质着重于经脉脉气的集中与弥散影响。标本与根结同中有异，相互补充，共同阐明了人体内部经气运行的不同形式，即除了十二经脉气血流注的形式以外，尚有标本、根结之经气流注形式，表明了经气上下内外相应的原理。它既着重于经络的循行路线，而又不为经络循行路线所局限，从而说明了气血的升降运行、贯彻上下、通达内外。在针灸取穴中，标本根结理论是特定穴的渊源。肘膝关节以下的部位，属于经脉的根部和本部，是特定穴比较集中的地方，它们的感传非常敏感和长远，甚至走遍全身，其作用奥妙无穷。对于全身各个部位的疾患和脏腑病证，从"根"从"本"取用这些特定穴施治，犹如浇灌大树之根，用穴虽少而收效尤良。如气火冲逆、血郁于上、肝风煽张、痰浊壅盛的中风闭证，可用四肢末端的十二经井穴放血，泄热开窍苏厥。因井穴为根，放血可以决壅开闭，接通三阴三阳经气，使阴阳迅速归于平衡。

④但用八法五门，分主客而针无不效：八法，指窦氏的"八法流注"之说即烧山火、透天凉、阴中隐阳、阳中隐阴、子午捣臼、进气、留气、抽添八种针刺手法。五门，指五门十变之门，指流注针法。主客，指用八脉交会穴治病时，要分主穴和客穴，主客相配，则治病无不效。

⑤八脉始终连八会，本是纪纲：八脉，指奇经八脉；八会，指八脉交会穴。纪纲，纲领、总纲。此处指八脉交会穴皆位于奇经八脉，而八脉统领诸脉，故纪纲。

⑥十二经络十二原，是为枢要：枢要，门户之枢纽，此言十二"原穴"出入于十二经脉，是十二经脉的关键和枢纽所在。

⑦一日取六十六穴之法，方见幽微：在子午流注取穴法，手足三阴经的井、荥、输、经、合共三十穴，手足三阳经的井、荥、输、原、经、合共三十六穴，计六十六穴。《针灸大成》："六十六穴者，即子午流注井荥输经合也。阳干注腑，三十六穴，阴干注脏三十穴，共成六十六穴。"高武《针灸聚英》中载有"六十六穴阴阳两经相合相生养子流注歌"，是根据子午流注之理和患者状况推演针刺时间及穴位施以针刺治疗的方法，其技法幽深微妙。

⑧一时取一十二经之原，始知要妙：指一个时辰取用一经原穴的方法。《针方六集·标幽赋》注："子时在手少阴，原曰神门，丑时在手太阴，原曰太渊，寅时在手少阳，原曰阳池；卯时在手阳明，原曰合谷；辰时在手太阳，原曰腕骨；巳时在手厥阴，原曰大陵；午时在足少阴，原曰太溪；未时在足太阴，原曰太白；申时在足少阳，原曰丘墟；酉

时在足阳明，原曰冲阳；戌时在足太阳，原曰京骨；亥时在足厥阴，原曰太冲。气穴广矣，独以此为生气之源，按时取刺。"

【歌赋】

原夫补泻之法，非呼吸而在手指①；

速效之功，要交正而识本经②。

交经缪刺，左有病而右畔取③；

泻络远针，头有病而脚上针④。

巨刺与缪刺各异，微针与妙刺相通⑤。

观部分而知经络之虚实，视浮沉而辨脏腑之寒温⑥。

【诠释】

①补泻之法，非呼吸而在手指：针刺补泻之法的精要，最主要的不在于呼吸，而是手指操作所行的补泻之法。针刺补泻效果的产生与呼吸、手法操作均有密切关系，但呼吸、手法操作对补泻的关系当区分主次。针刺手法操作是手法的基本构成部分，呼吸补泻是一种辅助条件，两者宜加以区别。《难经·七十八难》曰"补泻之法，非必呼吸出内针也"，明确指出补泻手法必须以手指的操作为重，候呼吸而出内针并非必要的条件。

②速效之功，要交正而识本经：交正，指十二经的阴阳表里配合。本经，指受病之经。根据十二经脉配属脏腑的原则，每一条经脉必和一个脏腑相统属，又必和另一个脏腑相联络。这种"属"一个脏腑和"络"一个脏腑的关系，叫做"属络"。属络必须是阴阳经的配合，也是表里经的配合。阴经属脏络腑，阳经属腑络脏。十二经脉的互相络属，共构成了六对脏腑表里相合的关系，即"心与小肠共，肺与大肠同，脾胃阴阳配，肝胆相连行，心包和三焦，肾和膀胱经，脏腑相配合，阴阳有体统"。凡经脉属阴、属里、属脏者，其交经必是阳经，凡经脉属阳、属表、属腑者，其交经必是阴经，属里属脏。取本经腧穴治本经之病称本经取穴，也称正经取穴；兼用与本经相合之经的腧穴，则称交经配穴，表里经配穴是针灸常用的配穴方法。

③交经缪刺，左有病而右畔取：缪刺，刺患病处对侧之络脉的交叉刺法，用于治疗络脉的病变。《针灸大成》："缪刺者，刺络脉也。右痛而刺左，左痛而刺右，此乃交经缪刺之理也。"畔，边侧。由于经络在人体存在着左右交叉的关系，所以两侧相应经络的腧穴也可以相互影响而发挥治疗作用，如左侧的面瘫可以取右侧的合谷，右侧的胁痛可以取左侧的阳陵泉，这种"左病取右""右病取左"的方法，可以调整气血阴阳，使正气得扶而邪祛。

④泻络远针，头有病而脚上针：远针，从远处下针，即远道刺法。《灵枢·官针》："远道刺者，病在上，取之下，刺府腧也。"由于"经脉所过，主治所及"的理论和腧穴远治作用的特性，临床上广泛地采用了"上病下取"的远端取穴方法，如目痛取行间、头痛取太冲等。

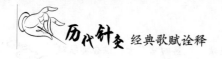

⑤巨刺与缪刺各异，微针与妙刺相通：巨刺，刺患病处对侧之经脉的交叉刺法。用于治疗经脉的病变。《灵枢·官针》："巨刺者，左取右，右取左。"古代传统针灸术中的"巨刺""缪刺"，主要是根据病邪深浅而取用对侧肢体的穴位施术治疗，其中"巨刺"多用于病邪深入经脉，取穴以针深刺；"缪刺"多用于病在络而未至经，点刺浅部络脉出血。《针灸大成》："巨刺者，刺经脉也，痛在于左而右脉病者，则巨刺之，左痛刺右，右痛刺左，中其经也。缪刺者，刺络脉也，身形有痛，九候无病，则缪刺之，右痛刺左，左痛刺右，中其络也。此刺法之相同，但一中经，一中络之异耳。微针者，刺之巧也。妙刺者，针之妙也。言二者之相通也。"

⑥观部分而知经络之虚实，视浮沉而辨脏腑之寒温：部分，指针入肉分后，针刺深浅的部位。《针灸大成》："言针入肉分，以天、人、地三部而进，必察其得气则内外虚实可知矣。"沉浮，脉象名称。一般脉见浮、大、滑、数者皆为阳脉，阳证即表、热、实证。而脉见沉、微、细、涩皆为阴脉，阴证即里、寒、虚证。根据这些脉象，从阴阳两方面可以了解疾病内在变化，从而辨别脏腑之寒温。《灵枢·邪气藏府病形》：脉气"诸急者多寒；缓者多热……是故刺急者，深内而久留之。刺缓者，浅内而疾发针，以去其热。"

【歌赋】

且夫先令针耀，而虑针损①；

次藏口内，而欲针温②。

目无外视，手如握虎③；

心无内慕，如待贵人④。

左手重而多按，欲令气散⑤；

右手轻而徐入，不痛之因⑥。

空心恐怯，直立侧而多晕⑦；

背目沉掐，坐卧平而没昏⑧。

推于十干十变，知孔穴之开阖⑨；

论其五行五脏，察时日之旺衰⑩。

【诠释】

①先令针耀，而虑针损：虑，忧，担心，防止。在针刺操作之前，要先整理针具，使针体光亮，注意针体有无弯折及其他损坏现象，以免引起医疗事故。检查的重点是针尖是否有钩曲或过锐、过钝，针身是否有剥蚀、伤痕或弯曲，针柄是否脱、落松动等。凡针身有锈蚀的，容易损断，应弃掉不用。针身有明显扭折的，也很容易断针，一经查出，不能再用。

②次藏口内，而欲针温：进针前将针含于口内温热，令针温暖，有借助医者之阳气与荣卫相接，以补益病者之虚弱，即古时"口藏比火"之意。

③目无外视，手如握虎：针刺时医者要思想高度集中，全神贯注，如同手中擒握猛虎

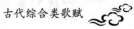

之尾一样沉着、果断，绝不可心想他事，心粗气躁，慌张草率，如此既可防止发生医疗事故，也可提高针效。

④心无内慕，如待贵人：医者的品德修养，要端正思想、作风正派、态度和蔼、庄重认真，有高度的同情心和责任感，审慎从事，对待患者一视同仁，不嫌贫慕富。

⑤左手重而多按，欲令气散：进针开始前先以押手即左手的拇指或食指做较重的掐按和相当时间的揉捏，用爪甲，使肌肉松弛，血行通畅，皮肤感觉迟钝。历来都很强调双手配合协同施术，只有这样才能减轻疼痛，符合针刺手法的要求。《难经》："知为针者信其左，不知为针者信其右。"押手的作用很重要，选定好穴位后可用左手的拇指或食指在穴位上揉按掐切，这样既能分辨穴位的局部解剖关系，也能探求患者的感觉反应。一般来说，按压的局部有明显酸胀感的，就是腧穴的所在。穴位既已定好，手指切忌离开，或用指甲轻轻掐一个十字纹，作为针刺的标记。有些穴位在两筋之间的穴位如内关、阴谷，肌腱和血管旁边的如尺泽、太渊，为了避免针刺损伤这些肌腱、血管，必须将它们拨开或按压、固定。进针之前，用左手指在穴位上揉按数下，可使针刺部位的气血散开、局部感觉减退，特别是指（趾）末端疼痛敏感的地方，更以重切为宜。《针灸大成》："下针之时，必先以左手大指爪甲于穴上切之，则令其气散，以右手持针，轻轻徐入，此乃不痛之因也。"进针时押手先向下压，在右手向下将针刺入皮肤的同时，左手轻轻上抬，如此一压一松，借助肌肤的弹性将针刺入皮内，既便于进针，又可转移患者的注意力，减轻进针时的疼痛。毫针的针身比较细软，特别是长针，在进针时很容易弯曲、摇晃，不好刺入穴位。应用押手夹持针身，可以使针有所依附，保持针身的垂直，并使指力直达于针尖，而有利于进针。进针之时，夹持针身的押手还可与持针的手同时着力，合力将针刺入肌肤。尤其是初学针法的人，进针无把握时，用押手进行帮助，可以稳定进针。运用押手还可以辨别针感是否产生，并可调节和控制针感。进针以后，如果押手下的肌肤变得比以前紧张，或者出现震颤、蠕动、跳动等反应，证明已有了针感。当针刺入一定深度，施用一定手法后仍然没有针感的，可用押手在经脉的上下左右循摄切按，以促使针感产生。若欲使针感直达患部病位，也可用押手按压阻滞后端，促使针感单方向往前传导。当感传行至关节等外，不好继续上传时，也要用押手循摄爪切，通经接气，把针感传到病所。由此看来押手作用确实很多，古人强调针刺时双手协同操作不无道理。

⑥右手轻而徐入，不痛之因：揉按后穴位后，右手持针轻轻点压徐徐而入，以减少针刺时患者的痛苦。进针是针刺手法全过程的第一步，也是最关键的一步，必须根据患者的不同情况善于使用不同的进针方法。因为进针时的疼痛，往往使患者不愿意再继续接受针刺。如果能使进针达到无痛或基本无痛，对于取得患者的支持和信任，提高针刺疗效很有好处。进针时的疼与不疼和针透破皮关系最大。因为知觉神经在真皮内分布最多，达到皮下进入深层组织就不甚疼了。因此不论哪种进针法，透过皮肤进入皮下是关键，一般都要求进针时速度要快，干脆、利落，迅速刺入皮下组织。毫针进针多是在刺手、押手的密切配合下，运用各种手法将针刺入腧穴，临床应用最多的有指切法、夹持法、舒张法、提捏法四种。"指切进针法"是左手用指切押手，其拇指或食指端切按在腧穴旁边，右手执笔式持针，将针尖直放在皮肤上，针身紧贴押手的指甲面，在押手用力爪切皮肤的同时，右手将针迅速刺入皮下。"夹持进针法"是左手拇、食二指夹持针体下段，露出针尖0.2～

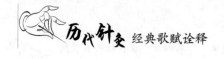

0.3寸，将针尖固定在所刺腧穴的皮肤表面上，并保持针身垂直。右手持针柄，当右手用力下压时，左手拇、食指可同时用力，协助右手将针刺入穴内，然后右手捻转，左手继续下压，将针刺入所要求的深度。"舒张进针法"是用左手拇、食二指将针刺腧穴部位的皮肤向两侧撑开，使皮肤绷紧，右手持针从左手的拇、食二指之间刺入。"提捏进针法"是用左手拇、食二指将针刺腧穴部位的皮肤提起，右手持针从捏起的皮肤上端将针刺入。双手进针法是在刺手和押手的密切配合下，运用各种方法将针刺入穴内，是指力和腕力协调一致的动作。进针的方法虽多，但从临床的要求来看，目的只要求针刺部位准确，尽量减少疼痛和能使其迅速得气。

⑦空心恐怯，直立侧而多晕：空心，指未进食，或饮食不下，或久不得食，过于饥饿的患者。恐怯，指对针刺有惧怕之心的人。直立侧，直立进针或不适当侧卧的患者。晕针的发生有多种原因，过于饥饿空腹扎针的人，或远道途行过度劳累，或大吐大泻大出汗，身体消耗比较严重的，容易发生晕针。体质虚弱、常患慢性疾病的人也容易晕针。尤其恐惧心理比较严重的初诊患者，精神过于紧张，不能与医者合作，是最主要的晕针诱发因素。施术时患者体位不适，不能耐久，也是发生晕针的主要原因，最多的是站立位、坐位及不适当侧卧位。这些人针刺后晕针后轻则心悸亢进，头晕目眩，恶心欲吐；重则颜面苍白，四肢厥冷，意识丧失，神志不清。

⑧背目沉掐，坐卧平而没昏：背目，指针刺时背对患者，不让患者直接看到针刺。沉掐，指在准备针刺的穴位做一沉重掐按，以宣散气血，减轻感应。对上畏惧针刺的患者，要先做必要的解释和安慰，消除其精神紧张，同时进针时宜用"背目沉掐"的方式。施用针刺必须讲求体位，以能让患者舒适又能持久最好，一般多用卧位。如果患者体质好又不畏针也可以坐位针刺，但无论如何站位扎针是不容许的。针刺时还要有安静的环境，饥饿、过饱、大泻、酒后和极度疲劳的患者，要暂缓以针刺，待进食、饮水、休息后再予以针刺，这样就可能避免晕针发生。

⑨推于十干十变，知孔穴之开阖：十干即甲、乙、丙、丁、戊、己、庚、辛、壬、癸，是古人用来计数和记别年、月、日、时的符号。十变，五门十变的法则，此指自然界阴阳盛衰的十干与经络气血流注规律结合的子午流注针法。开阖，即从十干的演变结合气血流注开阖而按时取穴法，通过推演算出当时所开和所阖之穴，作为及时针刺的适当时机。人体阴阳盛衰、营卫运行、经脉流注、时穴开阖都与自然界一样，具有节律变化。阴阳各经气血的盛衰也有固定的时间。气血盈时而至为盛，过时而去为衰，逢时为"开"，过时为"阖"，定时开穴，方可有效地调和阴阳、纠正机体偏盛偏衰。《灵枢·卫气行》："日入而止，随日之长短，各以为纪而刺之，谨候其时，病可与期。失时反候，百病不治。"

⑩论其五行五脏，察时日之旺衰：十干和五脏各对应着五行，古人将两者联系起来，根据五行相生相克的规律，借此作为辨察疾病旺衰轻重及治疗的依据。《素问·藏气发时论》："肝病者，愈在丙丁，丙丁不愈，加于庚辛，庚辛不死，持于壬癸，起于甲乙。肝病者，平旦慧，下晡甚，夜半静。肝欲散，急食辛以散之，用辛补之，酸泻之。"此是根据五行生克理论，从日、时旺衰的不同方面来分辨肝病轻重和选择治病的时机。根据病变的脏腑和性质，取其属性相类的俞穴来治病；根据五行生克制化的原则，顺其所欲之性，以进行补泻的手法。

【歌赋】

    伏如横弩，应若发机①。

    阴交阳别而定血晕②，阴跷阳维而下胎衣③。

    痹厥偏枯，迎随俾经络接续④，

    漏崩带下，温补使气血依归⑤。

    静以久留，停针待之⑥。

    必准者，取照海治喉中之闭塞⑦；

    端的处，用大钟治心内之呆痴⑧。

【诠释】

  ①伏如横弩，应若发机：伏，尚未。弩，弓箭。"伏如横弩"指针刺前如搭箭在弦，横弩待发，准确地寻找施术目标。"应若发机"指施以针刺如箭发之后应手而中，取其效。

  ②阴交阳别而定血晕：阴交，指任脉之"阴交"穴及足太阴脾经之"三阴交"，均能定妇人之血晕。阳别，指手少阳三焦经之"阳池"穴。血晕是妇女子宫大出血所致的突然晕厥的现象，针灸对血晕的治疗以止血急救为主，取阴交、阳别即是一种急救的治法。"阴交"穴以灸法为主，不计壮数，以血止为度。阳池穴为三焦经原穴，有益气固本之功。

  ③阴跷阳维而下胎衣：阴跷，指八脉交会穴中与阴跷脉相通的足少阴肾经"照海"穴。阳维，指八脉交会穴中与阳维脉相通的手少阳三焦经"外关"穴。"照海"和"外关"二穴上下相配，来治疗腹部剧烈疼痛而胎衣不下的慢产。因外关为三焦络穴，可充实三焦原气，增强体力，补外关更有充盛妊娠妇女之气而催产的功效。照海是治疗一切妇人病的要穴，常用于治疗子宫位置异常、子宫内膜炎及月经不调等病，对缓解胸腹疼痛，疗效尤为显著。二穴相配以减痛催产，使胞衣安然而下，有相得益彰之妙。

  ④痹厥偏枯，迎随俾经络接续：痹，指遍身肌肉顽麻，四肢屈伸不利、牵急而痛等症状。厥，即肢体厥冷，或气闭昏厥、不省人事等现象。偏枯，指半身不遂，手不能握，足不能行。古人认为痹厥偏枯的原因主要是正气不足，中着风寒湿等气之侵袭，损害了人体的经络，壅闭凝滞，使荣卫气血不能流畅所致。针灸治疗主要是要疏通经络、宣导气血，根据经络的虚实情况，对正气虚弱者，用随而济之的补法；对邪气偏盛者，用迎而夺之的泻法，以此来调整壅闭凝滞的病理现象，使气血在经络中承接连续，周流畅行，从而恢复健康。

  ⑤漏崩带下，温补使气血依归：漏崩，是妇女子宫出血的症候，其出血量多而骤剧者为"崩"，出血量少而缠绵点滴者为"漏"。带下，指阴道内排出如水如脓的一种液汁，绵绵如带而下，其色白者称"白带"，色赤者称"赤带"，赤白相间或兼有其他色泽者称为"赤白带"或"五色带"。中医认为崩漏主要是气虚不能摄血所致，带下多为气血亏损或脾湿所致，施治当以疏通气血，调和营卫为则，以益气养阴、固涩止血、温补、利湿、扶脾健胃为法。针灸治疗本病，以灸治为主，同时配合温针法和补的手法。临床上仍须根

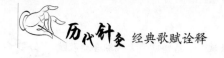

据机体虚实寒热的不同，灵活应用，辨证施治。

⑥静以久留，停针待之：在针刺过程中，静候气至的方法，称为"候气"。《素问·离合真邪论》："静以久留，以气至为故。"《针灸大成》："用针之要，候气为先。"一般在用过催气手法后，经气仍然不至的，要用"留针候气"的方法，即将针留置在穴内不动，以等候经气的到来和针感的出现。当然留针候气的应用是有前提的，一是取穴准确，体位正确，针刺的角度、深度都适中；二是适用于身体虚弱而针感迟钝产患者；三是可以寻找到轻微针感的。如果是感觉完全麻痹的患者，穴位及体位不正确，是不可能等候出应有针感的。应用留针候气法，可每隔30分钟轻轻捻转或慢慢提插1次，或试用各种增强针感的手法，使针感达到要求的程度，如果没有感应可继续留针。但留针候气也不必无限制地一直久留，不知日暮，如果留针2小时仍无针感出现的话，不应再留，要及时更换穴位。

⑦必准者，取照海治喉中之闭塞：照海穴是治疗咽喉部疾病的重要穴位，针刺该穴可以调节十二经脉在咽喉部的经气，发挥清热消肿，养阴润燥，通利咽喉的作用。足少阴肾经循喉咙挟舌本，阴跷脉也由胸腹上至咽喉，所以对咽喉干燥、疼痛，用照海穴滋阴润燥，导火下行，最为适宜。各种病证中出现的咽喉肿痛，影响吞咽、语言功能，都可取照海穴予以针刺，多与列缺穴相配，故有"列缺任脉行肺系数，阴跷照海膈喉咙"之说。

⑧端的处，用大钟治心内之呆痴：根据经络辨证，确定疾病是属某经或数经的病变，从而循经取穴，作为施术目标，必可获得理想的疗效。"心内之呆痴"患者大都是偏于沉默，充满忧郁、悲观、失望的情绪，言语与动作减少而迟缓，终日神智失常呈痴呆状态，针灸治疗当以养阴宁心为主。肾经与心包经先后衔接，取用肾经穴位也可调整心经的失常状态。大钟是肾经络穴，与心相通。古人认为肾属水，心属火，若肾阴虚弱，心火上炎，可致心神不安。《灵枢·经脉》曰："心如悬若饥状，气不足则善恐，心惕惕如人将捕之，是为骨厥。"即是一种肾经气虚所致的常感心悸恐怖的精神病症候。针对心肾不交的病因，取用肾经之大钟穴，使水火相济，达到养阴宁心的目的。

【歌赋】

大抵疼痛实泻，痒麻虚补①。

体重节痛而俞居，心下痞满而井主②。

心胀咽痛，针太冲而必除；

脾冷胃疼，泻公孙而立愈③。

胸满腹痛刺内关，胁疼肋痛针飞虎④。

筋挛骨痛而补魂门，体热劳嗽而泻魄户⑤。

头风头痛，刺申脉与金门⑥；

眼痒眼疼，泻光明于地五⑦。

泻阴郄止盗汗，治小儿骨蒸⑧；

刺偏历利小便，医大人水蛊⑨。

中风环跳而宜刺，虚损天枢而可取⑩。

【诠释】

①疼痛实泻，痒麻虚补：古人将患者自觉症状中的"疼痛"归为实证，需用泻的手法；将"痒麻"归为虚证，需用补的手法，来调节机体的功能状态。《针灸大成》："疼痛者，热宜泻之以凉，痒麻者，冷宜补之以暖。"但这种虚实归类并不准确，无论疼、痛、痒、麻，临床上皆有虚中有实、实中有虚的情况，应用中须加以注意。

②体重节痛而俞居，心下痞满而井主：《难经·六十八难》："井主心下满，荥主身热，输主体重节痛，经主喘咳寒热，合主逆气而泄。"临床将其作为五输穴分类主治病证的一般规律。十二经脉的五输穴中，俞（输）穴位于中间，可使来自井、荥的脉气，通过它转输到经、合及其他各穴，因此其治疗范围较广。阴经五输穴与五脏相关，故阴经的输穴在五行中属土，联系了属土的脾脏，脾为运化和输送水谷精气以营养四肢及肌肉的脏器，故四肢和肌肉病多与脾脏相关，故"俞主体重节痛"。输穴健脾化湿、祛风利水、舒筋活血、宣痹镇痛，治疗躯体疼痛、关节沉重之症，此类病证多由风、寒、湿邪侵袭所致。如外感风寒引起的全身肌肤骨节疼痛、酸楚，可取其肺经输穴太渊、膀胱经输穴束骨、三焦经输穴中渚及小肠经输穴后溪治疗。湿困脾土，消化不良，面浮足肿、身体困重者，或因气虚而水湿不化引起的肿满、倦怠、咳喘、溏泄、遗溺等，都可取用相应的输穴进行治疗。十二经脉的五输穴中，井穴位于手足指趾末端，是脉气所出之处。阴经的井穴在五行中属木，与属木的肝脏相关。肝经循行散布胁肋，主胸中满闷、呕吐气逆等。心下痞满即指胸肋以下痞积胀满的症状，故"井主心下满"。井穴能治疗胃脘部痞满、郁闷不舒之症。五脏六腑的病变均可引起心下满的病症，治疗上可取病变所属经脉的井穴。如肝失疏泄、木郁克土，常致胃脘及胁肋部胀满，可取肝经的井穴大敦治疗；脾失健运或胃失和降，中焦气机不畅而致的心下满，可取隐白、厉兑治疗。

③心胀咽痛，针太冲而必除；脾冷胃疼，泻公孙而立愈：心胀，即胸胁部的胀满疼痛。咽痛，指肝火上炎所致的咽干、喉痛。心胀、咽痛二者皆属肝实或肝热的症候，太冲为肝经的输穴、原穴，远取太冲治疗肝经病之心胀咽痛，间接刺激病所，可使逆气下行，有消炎镇痛之功。脾冷，指脾阳不足，阴寒偏胜，不能运化水湿。胃痛，指因饮食失节，脾胃不能运化所致的胸膈痞闷，胃部剧痛、压痛及嗳气、呕吐、厌食、头痛等症状。公孙为脾经络穴，络于胃腑，通于冲脉，固有兼治脾胃及胸腹部各种疾患的作用，若采用泻法则缓解与镇静的作用更明显，收效更佳。

④胸满腹痛刺内关，胁疼肋痛针飞虎：胸满，指上焦实热，胸膈胀满不舒，心胸部微痛、苦闷，有压迫不适之感。腹痛，主要是指中焦虚弱所出现的腹痛。内关是心包络的络穴，通于阴维脉，根据这两条经脉的联系部位，内关是主治一切胸腔疾患和腹内诸疾的要穴，临床上要根据疾病的虚实，相应地采用补虚或泻实的针刺手法。至于胁肋疼痛，其病因较多，如肝络不舒，肝气横逆；肺气不宣，咳嗽兼发胁肋疼痛；水停胁下，肋膜积水而痛等。飞虎，即三焦经的支沟穴，《针灸大成》："飞虎穴即支沟穴，以手于虎口一飞，中指尽处是穴也。"支沟穴主治胸胁疼痛，是因为三焦与心包相表里，手厥阴经脉循胸出胁。三焦是一个不可分割的整体，无论上焦心肺、中焦脾胃、下焦肝肾哪一个脏腑发病，均可

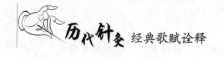

引起胸胁疼痛；肝气不舒，经脉阻滞而胁痛；脾湿不运，水停胁下而胁痛；肺气不宣，咳嗽牵掣而胁痛。由于这些脏器均与三焦有联系，所以三焦经穴支沟可以治疗各种原因引起的胁痛，是较常取用的穴位。临床实践也证明，针泻支沟穴缓解各种原因所致的胁肋疼痛有重要作用。

⑤筋挛骨痛而补魂门，体热劳嗽而泻魄户：五脏各有所藏，《素问·宣明五气》："心藏神，肺藏魄，肝藏魂，脾藏意，肾藏志，是谓五藏所藏。"因此经穴的命名相应的有神堂、魄户、魂门、意舍、志室，分别主治其所属五脏的疾病。肝主筋，筋关联着四肢和关节的屈伸运动。筋挛拘急，筋骨酸痛等症多为肝虚血少，血不荣筋所致，故针对肝虚的病因，取魂门当用补法。肺主气，咳嗽喘息皆为肺脏病症。体热劳嗽即身热面赤、渴饮、大便燥结、咳吐稠痰，或咳时痛引胸背等症，皆为肺热证的表现，故取魄户治疗时需用泻法。

⑥头风头痛，刺申脉与金门：头风之疼痛时发时愈，起伏不定；头痛指一切昏重和剧烈的疼痛。申脉、金门二穴皆属足太阳膀胱经，金门为膀胱经的郄穴主治该经的急性病，申脉是阳跷脉自足至头的起点，膀胱经上达头项，故无论是急性发作还是时发时愈的头痛，配取申脉、金门二穴，间接刺激制止疼痛，皆可获显效。

⑦眼痒眼疼，泻光明于地五：肝开窍于目，肝藏血，肝主风，风胜则眼痒，肝热上冲则黑珠赤痛。凡眼病见痒或痛者皆为肝脏风热所致。肝胆相为表里，肝病多配取肝胆两经的穴位进行治疗。光明在小腿外侧，当外踝尖上5寸，腓骨前缘。光明是足少阳胆经的"络"穴，能够贯穿肝胆两经，具有疏调肝胆、祛邪明目的显著功效，为治疗眼目病证常用的重要穴位。地五即地五会穴，在足背外侧，当足四趾本节（第四趾关节）的后方，第四、五趾骨之间，小趾伸肌腱的内侧缘，属足少阳胆经穴。远道配取足少阳经的光明、地五会二穴，应用泻法治疗风热上攻之眼痒、眼疼，有清泄肝胆、祛风清热、引火下行的功效。

⑧泻阴郄止盗汗，治小儿骨蒸：小儿骨蒸，指虚劳内热伴有盗汗者。阴郄是心经郄穴，为心经气血深聚之处，功善止痛、止血、止汗。心藏神，汗为心之液，神志与汗液之病皆属心病。盗汗即睡时汗出，醒则汗止，多为心虚、阴气虚弱而生内热，迫液外泄，热邪乘阴虚而盗汗所致。治疗多以滋阴清热、益气固表所致，针刺手少阴心经的郄穴阴郄，能够激发心经经气，调阴清热，治疗阴虚内热上扰，心液不能收敛所致的骨蒸盗汗。

⑨刺偏历利小便，医大人水蛊：水蛊，腹水，指腹腔内蓄积浆液性的液体，致腹部膨大如鼓，病情较为顽固，治疗不易。水蛊病多见呼吸困难，心悸亢进，腹部皮肤紧张，皮色苍白有光，皮下呈红色或青色线条，甚至下腹阴部水肿、四肢苦重、小便困难等症状，病因复杂，主要是肺、心、肾及消化器官病变所致，多用宣肺、发汗、健胃、泻下、利尿、强心等治法。偏历为大肠经络穴，通于肺经，是主治齿痛、鼻衄、咽干、喉痹、风汗不出、小便不利等症的要穴。同时因"肺为水之上源"，以偏历并用补法治疗水蛊，则宣肺发汗、宣化水运、利尿之功更佳。临床须辨证施治，配取相应穴位以增强疗效。

⑩中风环跳而宜刺，虚损天枢而可取：环跳属足少阳胆经穴，主要用于治疗腰臀下肢病证，主治下肢痹痛、运动不遂、瘫痪等多种疾病。针刺时只要针感能够下传至足，有立竿见影之功效。因环跳为足少阳、足太阳两经之交会穴，足太阳分布于腰臀及下肢后侧，

足少阳经分布于骶髂及下肢外侧，两者经筋又都结聚于骶髂、腰臀、腘窝、膝部与足踝。而足太阳主"筋"所生病，足少阳主"骨"所生病，筋骨是人体结构的主体，关系着人的运动功能，根据经筋的分布和经络主治病候，结合环跳位处"髀枢"，为下肢运动的枢纽，所以该穴是治疗腰骶部及下肢疼痛、痿痹、瘫痪的主要穴位，对中风下肢不遂，风湿痹痛，坐骨神经痛，截瘫及髋关节部位的疼痛，具有疏通经络、调和气血、祛风散寒、强健筋骨之功效。中风偏瘫的下肢运动不遂，环跳多与风市、阳陵泉、足三里、委中、绝骨、昆仑等穴相配。如果属于强直性瘫痪，施用泻法以疏通经络，舒利筋骨；如果属于弛缓瘫痪，施用补法以益气行血，营养全身。无论属于哪种类型的偏瘫不遂，初次在环跳穴施针时不宜过重，否则会疼痛加重，后遗症久久不能消除。天枢穴为足阳明胃经与冲脉、足少阴的交会穴，阳明经多气多血，其经穴天枢为调节气血的枢纽。冲脉为血海，起于胞中，出于阳明之气街，并足少阴经而上行。天枢穴居腹部，内应大肠之腑又为大肠募穴，具有疏调大肠、调中和胃、理气健脾、扶土化湿之功效。泄泻时，针灸天枢能够止泻；便秘时，针刺天枢能够通便；痢疾时，针灸天枢能够化滞；肠痈时，针灸天枢能够消散。所以各种肠腑之病，几乎都包括在它的主治范围之内。天枢在临床以主治大肠腑证为主，并用于月经不调、痛经等妇科杂病的治疗。虚损主要表现为体虚力弱、形容憔悴、精神亏损、食欲减退、心悸不宁、倦怠、健忘等。天枢穴主治范围广泛，包括中焦、下焦的腹腔疾患和心神疾患等，诸病而见有虚损之象者，皆可取用天枢为主穴施治。

【歌赋】

由是午前卯后①，太阴生而疾温②，
离左酉南③，月朔死而速冷④。
循扪弹怒，留吸母而坚长⑤；
爪下伸提，疾呼子而嘘短⑥。
动退空歇，迎夺右而泻凉⑦，
推内进搓，随济左而补暖⑧。

【诠释】

①午前卯后：午前，十二地支"午"之前为"巳"，"巳时"即9～11时；卯后，十二地支"卯"之后为"辰"，"辰时"即7～9时。"午前卯后"指辰、巳两个时辰，相当于现在的7～11时。

②太阴生而疾温：太阴生，指月亮绕地球旋转，在阴历每月初一之后，月光由晦至缺，再由缺渐半而圆。疾温，即疾速应用温补之法将寒邪驱除。日月光辉的强弱，每一天和每一月都有固定的时间，若将一日而比一月，每天辰、巳两时辰（7～11时），太阳辐射的光热由弱渐强，与月光在十五之前由缺渐圆相似。古人根据天人相应的观点，认为人体气血盛衰的过程与日月光辉变化的过程一致，故也可作为针法补虚泻实的依据。《素问·八正神明论》："月始生，则血气始精，卫气始行；月廓满，则血气实，肌肉坚；月廓空，

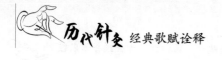

则肌肉减，经络虚，卫气去，形独居。是以因天时而调血气也。是以天寒无刺，天温无疑。月生无泻，月满无补，月廓空无治，是谓得时而调之。"《针灸大成》："午前卯后者，辰、巳二时也。当此之时，太阴月之生也。是故月郭空无泻，宜疾温之。"指在人体气血由弱渐强时，不宜用泻法，宜用"疾温"即温补之法。

③离左酉南：离为八卦之一，属火而位居南方，所对应的地支是"午"。以十二地支中"午、未、申、酉"的方位来说，"午（离）"在南方，"未、申"在西南方，"酉"在西方。"离（午）"之左为"未"，"未时"即 13～15 时；"酉"之南方为"未"，"申时"即 15～17 时。"离左酉南"指未、申两个时辰，相当于现在的 13～17 时。

④月朔死而速冷：月朔死，指阴历每月十五之后，月光由圆渐半而缺，再转至晦。速冷，即疾速将实证的热象泻除。日月光辉的强弱，每一天和每一月都有固定的时间，若将一日而比一月，每天申、未两个时辰（13～17 时），太阳辐射的光热由强渐弱，与月光在十五之后由圆渐缺相似。《针灸大成》："离左酉南者，未、申二时也。当此时分，太阴月之死也。是故月郭盈无补，宜速冷之。"指在人体气血由强渐弱时，不宜用补法，宜用"速冷"即泄热之法。

⑤循扪弹努，留吸母而坚长：循扪，指循着经络上下轻轻按摩后缓慢地进针，并立即扪闭针孔；弹努指用食指频频轻弹针柄，使针柄的上端摇动，即今之震颤术，适用于血管、肌肉、神经迟缓不振者。循扪、弹努均为针刺术中之"补法"，能使正气旺盛充足。留，即久留针，指对虚寒现象应用的温补之法。吸，指呼吸补泻中，吸气时进针为补。母，即指虚实补泻中"虚则补其母"之法。坚长，指能使正气坚盛充足。《针灸大成》："留吸母者，虚则补其母，须待热至之后，留吸而坚长也。"

⑥爪下伸提，疾呼子而嘘短：爪下，指进针前用左手拇指爪甲掐切穴位，使穴位皮肤感觉迟钝以减轻痛苦；伸提，指进针后将针上下提插，用提插的多少和轻重来做补泻操作。爪下、伸提均为针刺术中之"泻法"，能消除亢奋的病邪，使各种实、热得到缓解。疾，指对热病用疾出针的泻法和针刺手法中操作频率较快的泻法。呼，指呼吸补泻中，呼气时出针为泻。子，即指虚实补泻中"实则泻其子"之法。嘘指口中缓缓地出气。嘘短形容泻法之后，患者病情好转，张口嘘气的现象即会减少。《针灸大成》："疾呼子者，实则泻其子，务待寒至之后，去之速，而嘘且短矣。"

⑦动退空歇，迎夺右而泻凉：动退空歇，指针刺后将针捻动后提起，稍作停留再刺进退出，使产生凉感的一种泻法操作。迎夺，指根据经络的循行方向，进针后将针尖方向和针感的传达都逆着经络的走向即为"迎而夺之"的泻法。右，指针刺时捻转的方向，即将针向右捻转，用拇指向后、食指向前捻针的操作。此种刺法能使热、实、疼、痛等亢进的病邪现象缓解，而成麻凉的感觉，而起到"泻"的作用。《针灸大成》："凡病热者，必使气至病所，次微微提退豆许，以右旋夺之，得针下寒而止。"

⑧推内进搓，随济左而补暖：推内进搓，指进针后将针由浅入深地推向内进，先后做几个搓针，使产生热感的一种补法操作。随济，指根据经络的循行方向，进针后将针尖方向和针感的传达都顺着经络的走向即为"随而济之"的补法。左，指针刺时捻转的方向，即将针向左捻转，用拇指向前、食指向后捻针的操作。此种刺法能使寒、虚等衰弱的病邪现象形成温热的感觉。《针灸大成》："凡病寒者，先使气至病所，次徐徐进针，以左旋搓撞和之，得针下热而止。"

【歌赋】

慎之！大患危疾，色脉不顺而莫针①；
寒热风阴，饥饱醉劳而切忌②。
望不补而晦不泻，弦不夺而朔不济③；
精其心而穷其法，无灸艾而坏其皮④；
正其理而求其原，免投针而失其位⑤。
避灸处而加四肢，四十有九⑥；
禁刺处而除六腧，二十有二⑦。

【诠释】

　　①大患危疾，色脉不顺而莫针：指在诊察疾病时，如患者元气大虚，病情危重，脉象与病证相逆时，必须审慎处理，不可妄用针刺，以免发生针刺事故。《针灸大成》："危笃之疾，必观其形色，更察其脉，若相反者，莫与用针，恐劳而无功，反获罪也。"警示医者要根据不同的情况，审慎用针，若患者脉气逆乱，精神不定，妄投针刺多遭变故。如果患者患有严重的慢性病，身体十分衰弱，绝对不能针刺。若不注意这一点，尤其是再遇到生气、疲劳等情况，加上针刺的机械性刺激，很可能成为造成事故、发生死亡的诱因。《灵枢》曰"形气不足，病气不足，此阴阳俱不足也，不可刺之"，确为经验之谈，理应铭记。

　　②寒热风阴，饥饱醉劳而切忌：用针治病要注意自然界的气候变化和患者饮食起居的影响，在大寒、大热、大风和雪雨阴晦时不宜针刺。当患者大饥、大饱、大醉和身体疲劳时，若不做适当的处理，亦不可立即针刺，以免发生意外。为了确保疗效，防止发生意外，古人总结出不少教训，积累了大量经验，并在此基础上提出了一些指导性的法则。如《素问·刺禁论》中提出："无刺大醉，无刺大怒，无刺大劳人，无刺新饱人，无刺大饥人，无刺大渴人，无刺大惊人。"至今对指导临床都有重要意义。临证施术时对饮酒酩酊大醉的不可刺；大怒、惊恐、极度悲伤的时候也不可施以针刺；体力过度消耗之时，如长途跋涉、运动竞赛、重体力劳动之后，也不可马上针刺。因为不良情绪状态、疲劳机体状态，常可导致意外，而且这个时候针刺最容易晕针，取效不佳。

　　③望不补而晦不泻，弦不夺而朔不济：望，每月阴历十五日月全圆之时。晦，每月阴历三十日也即月全暗之时。弦有上、下弦，月之上弦在每月阴历初七或初八日，月之下弦在每月阴历廿二或廿三日。朔，每月阴历初一日月始生之时。夺，即"迎而夺之"的泻法；济，指"随而济之"的补法。古人认为人体气血的运行和潮水的定期涨退一样，有周期性的盛衰变化。人的气血在朔、望两天同潮水一样，是旺盛有余之时，不宜施用补法，即所谓"望不补""朔不济"；在上弦、下弦、晦三天同潮水一样，是衰微不足之时，不宜施用泻法，即所谓"晦不泻""弦不夺"。季节和时间的条件，在施针治疗时不容忽视。将人体的气血运行以潮水涨落作为比喻，使人了解运用针刺补泻的目的，明确"有余不可

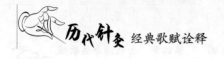

补，不足不可泻"的原则，临证才不至于滥用补泻之法。

④精其心而穷其法，无灸艾而坏其皮：无灸艾，无通"勿"，即勿用艾灸之法。《针灸大成》："此言灸也，勉医者宜专心究其穴法，无误于着艾之功，庶免于犯于禁忌，而坏人之皮肉矣。"告诫医者要重视灸治的适应证，对不宜灸治者不可滥用灸法，如对气血两虚、衰弱过甚者、实热病者和不宜灸治的部位不可施灸。因灸法属于温热刺激，热能伤阴，故凡属实热证、阴虚发热证，皆不可灸，如肝阳上亢头痛、中风闭证、高热神昏、心悸怔忡、吐血咯血、阴虚劳瘵、多梦遗精等。张仲景在《伤寒论》中曾告诫道："微数之脉，慎不可灸，因火为邪，则为烦逆。火气虽微，内攻有力，焦骨伤筋，血难复也。"如果病不当灸而施以妄灸，会耗损阴血，助长阳气，甚至火毒内攻。因此许多人把实热证、阴虚证定在禁灸之列，认为"用之如火上添油，热势更炽"。故无论伤寒杂病，只要涉及三阳热候者，皆应禁灸。从现在临床来看，有些急性传染病、高热、神昏、抽风的，或极度衰弱、形瘦骨立、呈恶液质的病态、自身没有调节能力的，确实不宜施灸。古人施灸多用直接灸，医者若不"精其心""穷其法"，轻率施灸，则徒伤人之皮肉，故曰"坏其皮"。

⑤正其理而求其原，免投针而失其位：理，指针道之理，如针刺的基本功，施术操作手法等，"正其理"即明其针道之理。原，指病情的病因病机、疾病的虚实寒热等，"求其原"即详察疾病之源。位，指针刺的目标，如针刺的穴位或穴位所在的部位，或进针之后针感放散传达的方向和部位等。施术者在针刺过程中不仅要具备高度的责任心、扎实的基本功、熟练的操作技术、丰富的临床经验，还要准确判断病因病机，掌握病者全身状况和病证的虚实寒热及是否适宜针刺等各种因素，然后施针则有的放矢，不至于乱针乱刺，让患者徒受疼痛。

⑥避灸处而加四肢，四十有九：避灸处，古代避忌施灸的部位，即"禁灸穴"。加四肢，此指增加四肢末端的穴。明代《针灸大全》《针灸大成》《针灸聚英》及清代《医宗金鉴》等书中皆载有记"禁灸穴歌"，是古人在施灸治疗的实践中总结出来的经验，共有哑门、风府、天柱、承光、头临泣、头维、丝竹空、攒竹、睛明、素髎、禾髎、迎香、颧髎、下关、人迎、天牖、天府、周荣、渊腋、乳中、鸠尾、腹哀、肩贞、阳池、中冲、少商、鱼际、经渠、地五会、腰阳关、脊中、隐白、漏谷、阴陵泉、条口、犊鼻、阴市、伏兔、髀关、申脉、委中、殷门、承扶、白环俞、心俞等45个穴位禁用灼灸之法。因古代灸法盛行，多用直接瘢痕灸法，因此禁灸穴多在面部、大动脉等要害部位。在此45个禁灸穴基础上，加四肢井穴即为49处禁灸。《针灸大成》："禁灸之穴四十五，更加四肢之井，共四十九也。"

⑦禁刺处而除六腧，二十有二：禁刺处，即用禁针刺的穴位，包括绝对禁针或只宜浅刺者。除六腧，此指除去六腑之腧。明代《针灸大全》《针灸大成》《针灸聚英》及清代《医宗金鉴》等书中皆载有记"禁针穴歌"，是古人在临床实践中总结出来的经验教训，以及古人根据穴位所在部位的重要器官而告诫后人不宜针刺。"禁针穴歌"共载有脑户、聪会、神庭、络却、角孙、玉枕、颅息、承泣、承灵、神道、灵台、膻中、水分、神阙、会阴、横骨、气冲、手五里、箕门、承筋、青灵、乳中、三阳络23个穴位禁用针刺之法，因古人所用针具比现代毫针较粗且做工不精，对于内部有重要神经、血管、脑髓、脊髓等组织器官的穴位，容易刺伤。在此23个禁针穴基础上，除去六腑之腧即为22处禁针。《针灸大成》："禁针之穴二十二，外除六腑之腧也。"

【歌赋】

抑又闻高皇抱疾未瘥，李氏刺巨阙而后苏①；

太子暴死为厥，越人针维会而复醒②。

肩井曲池，甄权刺臂痛而复射③；

悬钟环跳，华佗刺躄足而立行④。

秋夫针腰俞而鬼免沉疴⑤；

王纂针交俞而妖精立出⑥。

取肝俞与命门，使瞽士视秋毫之末⑦；

刺少阳与交别，俾聋夫听夏蚋之声⑧。

【诠释】

①高皇抱疾未瘥，李氏刺巨阙而后苏：抱疾未瘥，指患病未能治愈。苏，苏醒。此事指代不详，有说法认为是指元世祖侍医李元，刺巨阙治高皇危重之疾。此引先师用针有立效之功，以励学者用心之诚。巨阙属任脉经穴，为心之募穴，在腹上部，治一切心痛、胸胁痛、腹满暴痛、心腹积气、噎塞不通等症，是临床常用有效穴。

②太子暴死为厥，越人针维会而复醒：越人，指春秋时名医扁鹊，姓秦，名越人。维会，任脉的中极穴，是手之三阳脉所维，与足之三阴经及任脉之会，故称维会。但扁鹊用针刺救治虢太子尸厥，见《史记·扁鹊仓公列传》，所针之处为"三阳五会"，应为督脉之"百会"穴。百会穴因其贯通诸经，能治百病，又为手少阳、足少阳、足太阳、足厥阴、督脉五经的交会穴，犹如百脉朝会，故名"百会"，又称"三阳五会"。百会穴居于巅顶，归属督脉，入络大脑，可以调理元神之府，具有较强的镇静安神作用，是治疗失眠、心烦、神经官能症、脏躁、痴呆、癫痫的重要穴位，擅长清脑开窍，救治厥逆之证。

③肩井曲池，甄权刺臂痛而复射：甄权，唐代名医，许州扶沟人，长于针灸，晚年被唐太宗赐为朝散大夫，撰有《脉经》《针方》及《明堂人形图》等书。甄权刺臂痛案见于《旧唐书·方技列传》：隋鲁州刺史狄钦患风痹，手不得引弓，诸医莫能疗，权谓曰，但将弓箭向垛，一针可以射矣，针其肩髃一穴，应时即射。案中选穴不是肩井、曲池而是肩髃，原因不详。但肩井、曲池二穴治疗肩臂疼痛，临证确有良效。肩井属足少阳胆经，主治肩背疼痛、颈项肌肉痉挛及萎缩不能回顾。曲池属手阳明大肠经，主治臂背疼痛、肩肘中痛难屈伸、手肘臂膊疼无力。臂痛局部配取肩井、曲池二穴，一前一后，刺激更强，不但能消除疼痛，且可使手臂屈伸自如，现仍广泛应用。

④悬钟环跳，华佗刺躄足而立行：华佗，三国名医。躄足，日久不愈足痿无力，伤残难立。华佗刺躄足案见于宋代裴松之注《三国志·魏书二十九》引《佗别传》：有人病两脚躄不能行，舁（yǔ）诣佗，佗望见云，已饱针灸服药矣，不复须看脉，便使解衣，点背数十处，相去或一寸，或五寸，纵邪不相当，言灸此各十壮，灸创愈即行，后灸处夹脊一寸，上下行端直均调，如引绳也。案中针灸之处，即为今之华佗夹脊穴，选穴不是悬钟环

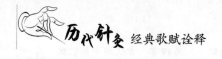

跳，其原因不详。悬钟即"绝骨"穴，悬钟、环跳同为足少阳胆经。环跳穴居于髀枢，人之下肢的屈伸、跳跃运动，全仗于此，善治下肢不遂。悬钟为八会穴之"髓会"，古代医家有言："人能健步，以髓会于绝骨也。"其穴主治范围广泛，是治疗足部疼痛、麻痹、足关节扭挫等症的要穴。悬钟、环跳二穴相配，远近结合，治疗下肢痿痹、两足难移效切。

⑤秋夫针腰俞而鬼免沉疴：秋夫，徐秋夫，南朝刘宋医家。《南史·张融传》记载：夜有鬼腰痛求治于徐氏，他便扎草人，案孔穴针之，下针立愈。

⑥王纂针交俞而妖精立出：王纂，北宋医家，善针术。《太平御览·卷七二二》引刘敬叔《异苑》：王纂，海陵人，少习经方，尤精针石，宋元嘉中，县人张方女日暮宿广陵庙门下，夜有物，假作其婿，来魅惑成病，纂为治之，始下一针，有獭从女被内走出，病遂愈。

⑦取肝俞与命门，使瞽士视秋毫之末：瞽士，患瞽目之人，瞽目即肝肾阴虚所致的青盲、暴盲及其他眼底病之类，多为由思虑太过等七情、耗精纵欲、恣酒、嗜辛所伤。针灸治疗瞽目着重于培本扶元，以益阴补肾、壮水涵木等治法为主。"肝俞"属足太阳膀胱经穴，为肝脏背俞穴，有疏肝养血的作用，是治疗一切目疾的要穴。"命门"属督脉经穴，有滋补肾脏的功效，主治肾虚所致的各种目疾。

⑧刺少阳与交别，俾聋夫听夏蚋之声：少阳，此指足少阳胆经"听会"穴，也是手少阳三焦经的脉气所发，故名少阳。交别，此指手少阳三焦经"阳池"穴，为三焦原穴，有调整三焦原气的作用。聋夫，患耳聋之人。夏蚋，蚊子一类的昆虫。耳聋无闻有虚实之分，起于猝暴者属实，多由肝气上逆、风热上攻，病后得之。缓慢进展者属虚，多为肝肾不足所致。足少阳胆经和手少阳三焦经循行皆过耳周，二穴皆为少阳之经，相互配用治疗耳聋，以局部直接刺激与远端间接刺激上下结合，施以适当的补泻操作手法，自可获效。

【歌赋】

嗟夫！去圣逾远，此道渐坠①。

或不得意而散其学，或愆其能而犯禁忌②。

愚庸智浅，难契于玄言③，

至道渊深，得之者有几④？

偶述斯言，不敢示诸明达者焉，庶几乎童蒙之心启⑤。

【诠释】

①去圣逾远，此道渐坠：去，距离。圣，此指古代著名医学大家。古代医家在针灸学上的辉煌成就距今已很久远，用针之道也渐渐被人们遗弃。

②或不得意而散其学，或愆其能而犯禁忌：散，放弃。愆，差错。有人难得其精而弃之不学，有的人不得其法而误犯针灸禁忌。

③愚庸智浅，难契于玄言：契，合意，理会。玄言，深奥的言论。愚笨平庸、智能浅陋之人，难以领会那些深奥的言论。

④至道渊深，得之者有几：至道，指极高深的道理。运用针灸治病的道理渊博高深，能够真正得到的人实在不多了。

⑤不敢示诸明达者焉，庶几乎童蒙之心启：今作《标幽赋》一篇，不敢将其昭示通晓至理之明人，只不过以此来启蒙初学针道者罢了。

第二节　流注指微赋

【指要】

《流注指微赋》为何若愚所著。何若愚为金元时期著名医家，善针灸。何氏探讨经络之原，针刺之理，作《流注指微论》，原书已佚。后为便于记诵，于贞元元年（1153 年）取其义作《流注指微赋》，流传至今。《针灸大全》转载此赋时，未署作者姓名，《针灸聚英》转载时，误认为窦桂芳所作，《针灸大成》在转载时，也误认为"窦氏"所撰。《流注指微赋》重点阐述了阴阳、气血、经络、流注方面的理论，以及血引、气引、迎随和呼吸补泻的运用，对普及针灸知识有一定的作用。同时列举了古代的一些针灸案例，以为后世之师法，本歌以《针灸大全》为底本。

【歌赋】

疾居荣卫，扶救者针①。
观虚实与肥瘦，辨四时之浅深②。
是见取穴之法，但分阴阳而溪谷③；
迎随逆顺，须晓气血而升沉④。
原夫指微论中，赜义成赋⑤，
知本时之气开，说经络之流注⑥。
每披文而参其法，篇篇之旨审存；
复按经而察其言，字字之功明谕⑦。
疑隐皆知，虚实总附⑧。
移痛住疼如有神，针下获安⑨；
暴疾沉疴至危笃，刺之勿误⑩。

【诠释】

①疾居荣卫，扶救者针："荣"指血，"卫"指气，均由肠胃运化水谷化生而成。上

焦化生出气，以温润分肉，濡养筋骨，通调腠理；中焦脾胃腐熟、运化水谷，进而化生气血，濡养全身。津液运化和调，化生为血，血气调和则全身孙络先满，继而注入络脉，二者皆盈才输注于经脉，气血在体内运行有特定的规律，须切合其规律进行调摄，若调摄失当，会生发疾病。"疾"是百病的总名。疾病的发生都是因风、寒、暑、湿、饥、饱、劳、逸的调摄不当所致，疾病分阴阳，有虚实，或由内伤而致，或因外感邪气而生。治病的方法也有很多，其中调整虚实阴阳以针灸最妙，故言"扶救者针"。九针应用于调整虚实，各有适应证：热病在头身宜取镵针；肉分气满宜用员针；脉气虚渺宜用鍉针；邪热出血治疗陈年痼疾宜取锋针；破痈肿出脓血宜用铍针；调整阴阳，祛除暴痹宜取员利针；治经络中病痹宜用毫针；痹病在骨节腠理之间宜用长针；感受虚风病在骨节皮膜之间者宜取大针。宜根据病情之虚实、寒热、深浅、阴阳酌情选用。

②观虚实与肥瘦，辨四时之浅深："与"在《针灸大全》中作"于"。《素问·厥论》："盛则泻之，虚则补之，不盛不虚，以经取之。"如果不明虚实，盲目针刺，则多有所失。同时，还要注意患者的肥瘦，以定针刺之深浅，肥人宜深刺，瘦人宜浅刺，明晓这些才能没有损不足、补有余、过、不及的过失。四时不同，气血所在亦不同，须按时节调摄。春气在毫毛，夏气在皮肤，秋气在肉分，冬气在筋骨，按春夏刺浅、秋冬刺深的原则，因时制宜。这一句说明针刺时要根据病情的虚实、患者的胖瘦、四时的不同，所施用的针刺手法亦不同。类似内容亦见于《标幽赋》中"春夏瘦而刺浅，秋冬肥而刺深"。

③取穴之法，但分阴阳而溪谷："阴阳"指阴气和阳气，阴气起于五指之里，阳气起于五指之表。肉之大会为谷，肉之小会为溪，溪谷为荣卫气血之通道。溪谷有三百六十五穴会，亦应一岁。故取穴治法，须分阴阳、表里、溪谷远近，以同身寸取穴法取穴。举臂、拱手、直立、偃侧，皆为取穴之体位要求，诸穴各有不同。

④迎随逆顺，须晓气血而升沉：《灵枢·终始》："泻者迎之，补者随。若能知迎知随，令气必和，和气之方，必通阴阳升降上下之源流。"欲明迎随，须先知道气血在经脉流行往来的方向，根据经脉经气运行的逆顺而迎随针之。经脉是气血运行的通道，可荣养全身筋骨，沟通人体内外阴阳。手之三阴经，循行从脏腑走至手；手之三阳经，循行从手走至头部；足之三阳经，循行从头走至足部；足之三阴经，循行从足走至胸腹。五脏中肝在体合筋，心在体合血脉，脾在体合肌肉，肺在体合皮毛，肾在体合骨髓。针刺中掌握"迎而夺之有分寸，随而济之有浅深"之则，各刺其部，无过其道。针刺补泻之理与经络相合，补生泻成不过一寸。进针贵在快速，进针之后即要缓慢推入，出针贵在缓慢，急速出针则多会造成损伤，男子左转为泻右转为补，女子右转为泻左转为补，转针迎随也是补泻之道，需通晓明白。

⑤指微论中，赜义成赋：《指微论》共三卷，也为何若愚所著，是一部以阴阳、气血、经脉流注为重点的针灸理论专著，述及针刺的道理、气血的运行、穴位的部位等内容，惜原书已佚。赜（音 zé）意为深奥，微妙。本句的意思是，择取《指微论》中的精微之义，撰写而成本赋。

⑥知本时之气开，说经络之流注："本时"指十二经所流注的时辰。"流"指气血的运行，一呼脉行三寸，一吸脉行三寸，一呼一吸为一息，脉行六寸，气血运行如流水，涓涓不息，不能停止。若运行不正常则发病，速则生热，迟则生寒，结则为瘤赘，陷而为痈

疰，人为失误阻止气血流行则致颠倒昏厥之疾。"注"指十二经络在本时，皆有虚实邪正之气注入穴位之中，得时谓之开，失时谓之阖。气开则当针刺补泻，调整气血。气闭时则忌针刺。否则会劳而无功。

⑦每披文而参其法，篇篇之旨审存；复按经而察其言，字字之功明谕："旨"在《针灸四书》中为"誓"，"复"在《针灸四书》中为"覆"。本文用词精妙简略，读之可穷究针灸之理，明确深奥的问题。

⑧疑隐皆知，虚实总附：原来疑惑的难题涣然而释，隐晦的医理全都明晓，疾病虚实自可分辨。这是真正的通明达理，而不是自我炫耀。

⑨移痛住疼如有神，针下获安：如果能领悟本文的深奥道理，掌握针刺要理，则能祛除疼痛，针下获效如神。

⑩暴疾沉疴至危笃，刺之勿误：沉疴久疾，患者多虚弱，忽暴受急病，伤于荣卫，传于脏腑，其病必危险且沉重，针刺治疗时要深思熟虑，不可轻视忽略，须查明何经所苦，慎重针刺补泻，勿出现失误。

【歌赋】

详夫阴日血引，值阳气流①。

口温针暖，牢濡深求②。

诸经十二作数，络脉十五为周③；

阴俞六十脏主，阳穴七二腑收④。

刺阳经者，可卧针而取⑤；

夺血络者，先俾指而柔⑥。

逆为迎而顺为随，呼则泻而吸则补⑦。

浅恙新疴，用针之因；淹疾延患，着灸之由⑧。

躁烦药饵而难拯，必取八会⑨；

痈肿奇经而畜邪，先获砭瘳⑩。

【诠释】

①阴日血引，值阳气流：主要论述日时阴阳与气血值日的关系，是子午流注纳甲法的基础内容。阴日血先行脉外，气行脉内；阳日气先行脉外，血行脉内，交贯而行于五脏五腑之中，各注井荥输经合五穴，共五十穴。唯三焦受十经血气，次传心包，又各注五穴，十二经共计六十六穴。《医学入门》："阳日六腑值日者引气，阴日六脏值日者引血。"

②口温针暖，牢濡深求：古人下针之前须先以口温针令暖，又可滑利而少痛，亦可借医者之和气，与患者荣卫气血无寒暖之争，使之得以顺从。随着消毒观念的逐渐深化，现在针刺已不用此法。《难经·七十九难》："实之与虚者，牢濡之意，气来实牢者为得，濡虚者为失。"意为实证与虚证的得失，是指针刺时针下感觉紧牢充实或软弱空虚的意思，指下感觉气来紧牢充实的就称为得，感觉软弱空虚的就称为失，是说明按迎随补泻法针刺

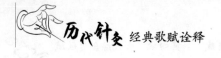

之后，针下的虚实感觉。

③诸经十二作数，络脉十五为周：手足各有三阴三阳之脉，合为十二经脉。每条经脉各有一络脉，另有任脉之络、督脉之络和脾之大络，合为十五络脉。"周"指的是十二经脉、十五络脉共二十七脉气，周流于全身。

④阴俞六十脏主，阳穴七二腑收："脏"指的是肝、心、脾、肺、肾五脏和心包。"俞"指的是井荥输经合，五脏之俞，各有五个，共计二十五俞。加上心包络之五俞，共计三十，左右相合为六十俞穴。因脏属阴，故称"阴俞"。"腑"即胆、小肠、胃、大肠、膀胱、三焦。此处"穴"指的是井荥输原经合，六腑之穴各有六个，共计三十六穴，左右相合为七十二穴。因腑属阳，故称"阳穴"。

⑤刺阳经者，可卧针而取：卫者属阳，皮毛之分，针刺时当卧针刺之，若刺深则易伤及荣气阴分。

⑥夺血络者，先俾指而柔：夺血络者即取荣气，荣气者，经隧也。《灵枢·玉版》曰"经隧者，五脏六腑之大络也"，故称荣气为血络。刺血络先以左手揉按所刺之穴，候指下气散，方可下针，刺血络者，不能损及卫气。意即针刺之时须"刺荣无伤及卫，刺卫无伤及荣也"。

⑦逆为迎而顺为随，呼则泻而吸则补："逆为迎"的意思是在当刺之日，与病之五脏五行相违，是为不顺而"为迎"；"顺为随"指五脏之气与日相和，而不相侵凌而"为随"。针刺之时须选吉日，与本病之脏腑没有侵凌之时针刺治疗，这是古人时间针法应用的主要内容。"泻"指的是吸则进针，勿令气违逆，静留针，使邪气不得扩散，时间到了，起针之时，使病邪之气皆出，即是泻法。"补"指的是应用扪、循、切、推、按、弹、努、爪等辅助手法，呼则进针，静留针，使气至有效，吸气时出针，并按压针孔，使气不随针出，神气存于体内，即是补法。医术高明者，先诊察患者最痛苦的事，知晓病之虚实，然后针刺，补泻操作随病情虚实、时日而定，才是治病最高明之处。此说明针刺时要注意天人合一，择时针刺，还要注意针刺时的呼吸补泻操作。

⑧浅恙新疴，用针之因；淹疾延患，着灸之由：病情轻浅、新得者，可用针刺，见效迅速。而迁延不愈的慢性病患者，有的是因寒而得，有的是风寒湿痹，有的是上实下虚的厥逆疾患，男子多因劳伤，女子多为气血之病，属阴证，都可应用艾灸除体内寒湿，祛陈年痼疾。说明针与灸在临床应用上的不同，不可盲目应用，影响疗效。

⑨躁烦药饵而难拯，必取八会：烦躁热盛在内的疾病，寻常汤药不能医治，取用八会穴必能见效。八会穴指的是腑会中脘，脏会章门，筋会阳陵，髓会绝骨，骨会大杼，气会膻中，血会膈俞，脉会太渊。

⑩痛肿奇经而畜邪，先获砭瘳：患者受邪气蓄积而发痛肿，气血行奇经八脉，而十二经不能约束，治疗时宜砭刺出血。古代先以砭石为针，后以九针之铍针代之，沿用至今。

【歌赋】

况夫甲胆乙肝，丁火壬水①，
生我者号母，我生者名子②。

春井夏荥乃邪在，秋经冬合方刺矣③。

　　犯禁忌而病复④，用日衰而难已⑤。

　　孙络在于肉分，血行出于支里⑥。

　　闷昏针晕，经虚补络须然⑦；

　　痛实痒虚，泻子随母要指⑧。

【诠释】

　　①甲胆乙肝，丁火壬水："甲胆乙肝"即天干"甲配属于胆，乙配属于肝"，"丁火壬水"即天干"丁配属于心，壬配属于膀胱（水）"。脏腑与十天干相配，阳干主脏，阴干主腑。故甲胆、乙肝、丙小肠、丁心、戊胃、己脾、庚大肠、辛肺、壬膀胱、癸肾。三焦和心包二经化收五脏五腑之精血，合为十二经循行全身。后徐氏编写"子午流注逐日按时定穴歌"亦参考此说。

　　②生我者号母，我生者名子：在五行生克制化规律中，相合者为夫妻，我克者为七传，克我者为鬼贼，我生者为子，生我者为母。

　　③春井夏荥乃邪在，秋经冬合方刺矣：古人因时制宜针刺取穴，逐四时取刺五输穴以泻邪气。春季木旺宜刺井，夏日火旺刺荥，长夏土旺刺输，秋季金旺刺经，冬日水旺刺合，四时刺法，依此类推，以泻逐时所胜之邪毒。

　　④犯禁忌而病复："禁忌"指古时所提的针灸禁忌情况，如大饥大渴、大寒大热、大饱大醉、大虚大竭、大劳大困及古代的人神禁忌、四季避忌日、男避忌日、女避忌日、针灸忌日、九部人神禁忌、九宫尻神禁忌等。如果虚实不分、深浅不及，触犯人神禁忌，颠倒四时，则病情即便是痊愈仍会复发。饥饱醉劳之类禁忌沿用至今，临床必须注意。但人神禁忌之类是中医古典文献中一个颇具特色的学术论点，虽有一定的道理，可以参考但不必拘泥。

　　⑤用日衰而难已：指所病脏腑在日干五行受制之日进行针刺，因受五行的克制，疾病难以治愈。如心病在癸日，肝病遇辛日，脾病在乙日，肺病遇丁日，肾病在己日，胆病遇庚日等，皆因所病脏腑正气遇受制之日而气衰，此时施治则疾病难愈。

　　⑥孙络在于肉分，血行出于支里：孙络，细小的络脉，是络脉的分支，分布于肌肉之间，有渗灌气血的作用，刺之即去。支里，指络脉和经脉，源自《灵枢·脉度》："经脉为里，支而横者为络。"

　　⑦闷昏针晕，经虚补络须然：闷昏针晕，指胸闷、头昏等晕针现象。如果能明察气血往来的情况，取穴定位没有差错，补泻得宜，一定不会出现晕针。如匆忙间针刺，畏惧针刺的人多会出现晕针。壮健的患者休息一下可以恢复，虚弱的患者就需要进行急救了。"经虚补络"指的是经脉虚可以通过刺络放血的方法，激发经气、调整阴阳，以补本经之虚，达到治疗疾病的目的。

　　⑧痛实痒虚，泻子随母要指：痛痒分虚实，痒为虚，痛为实。《难经·六十九难》："虚则补其母，实者泻其子。"如肝脏实证，泻肝之荥穴行间，行间属火是肝经子穴；肝脏虚证，补肝之合穴曲泉，曲泉属水是肝经母穴，详见"十二经子母穴补泻歌"。所以治疗

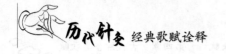

脏腑虚实之疾，按子母补泻法，取本经井荥输经合，这是最重要的内容。

【歌赋】

想夫先贤迅效，无出于针；

今人愈疾，岂离于医①。

徐文伯泻孕于苑内，斯由甚速②；

范九思疗咽于江夏，闻见言稀③。

大抵古今遗迹，后世皆师④。

王纂针魅而立康，獭从被出⑤；

秋夫疗鬼而获效，魂免伤悲⑥。

既而感指幽微，用针真诀⑦。

孔窍详于筋骨肉分，刺要察于久新寒热⑧。

接气通经，短长依法，

里外之绝，赢盈必别⑨。

勿刺大劳，使人气乱而神骤；

慎妄呼吸，防他针昏而闭血⑩。

【诠释】

①先贤迅效，无出于针；今人愈疾，岂离于医：先贤古人对针刺治病非常重视，治病疗疾离不开针刺之法，且多能获速效，如扁鹊、华佗救治急症都用针刺之法。而今人治病多求医问药，用针者甚少。

②徐文伯泻孕于苑内，斯由甚速：徐文伯，南北朝时期宋齐间名医。宋太子喜好医学，善于诊断，一日出苑见到一个孕妇，太子为她诊视说是一女，令徐文伯诊视为一男一女。太子一时性急，欲剖腹探视。徐文伯自请针刺孕妇，令其顺产，于是针补合谷、泻三阴交，胎儿应针而落，果得一男一女，取效甚速。

③范九思疗咽于江夏，闻见言稀：范九思，宋代名医。嘉祐年间，江夏太守程公之母突患喉痈，而且生长极快，将要堵塞气道。程公下令只可用药治疗，不能针刺损伤。医者都认为咽喉被堵塞，呼气不通顺，不能用药，即便药能通过咽喉也不能迅速起效，故不敢施治。有人找来范九思治疗，范九思说有药必须磨成末之后，以新笔蘸取点到患处，痈疽即能痊愈。程公取来新毛笔，范九思用笔蘸取点在痈肿处，药到即见紫血立即流出，呼吸逐渐通顺，患病逐渐痊愈。程公赞其神妙，问是何种秘方。范九思说此病是因热毒壅盛，结于喉中，堵塞喉咙，致呼吸不畅，病情危重。但因程公坚持不用针刺，若顺公意则必耽误病情；若不从公意则不能施治，故以小针藏在笔头中，谎称点药，实为用针开痈肿而见效。如果不这样，怎么能见到有紫血流出呢？程公醒悟道针刺有治急病之神效，在今天得到验证了。古人言为将者不能了解士卒的作战能力，为医者不了解药物的性味主治，就不

能获胜。将军没有深谋远虑，则不能常胜；医者没有预知远见，治病不能常效。

④古今遗迹，后世皆师：古代先贤留下许多规范，让后人模仿学习，针刺之术尤其如此，许多道理都隐晦、深奥，难以探究，遵守学习尚来不及，哪里还能去违逆呢？所以对前人留下的东西，一定要好好继承学习。

⑤王纂针魅而立康，獭从被出：王纂，北宋医家，海陵人，善医术，尤精针石。宋元嘉中，县人张方女日暮宿广陵庙门下，夜有物，假作其婿，来魅惑成病，王纂为治之，始下一针，有獭从女被内走出，病遂愈。此事出自《太平御览·卷七二二》引刘敬叔《异苑》。

⑥秋夫疗鬼而获效，魂免伤悲：秋夫，徐秋夫，南朝刘宋医家。《南史·张融传》载：夜有鬼呻吟声，甚凄怆。秋夫问：何须？答言：姓某，家在东阳，患腰痛死，虽为鬼，痛犹难忍，请疗之。秋夫云：何厝法？鬼请为刍（草人），案孔穴针之。秋夫如言，为灸四处，又针肩井三处，设祭埋之。明日，见一人谢恩，忽然不见。当世伏其通灵。

⑦感指幽微，用针真诀：所言徐文伯、范九思、王纂、秋夫施针治病之事在《指微论》中有载，均为应用针刺治疗疾病奥妙精深的例证。

⑧孔窍详于筋骨肉分，刺要察于久新寒热："孔窍"即穴位，针刺时需把握"刺皮无伤骨，刺骨无伤髓"的准则，病有浮沉之别，针刺即要有浅深之分，达到一定的深度，起到治病疗效，也不可刺深而伤内。过则伤，不及则不能疗病，甚则致壅滞，壅滞则邪气从之。针刺深浅掌握不好，不仅不能治病，反而可能生出新病。病有久新，脏病腑病，寒热虚实，针刺之时要详加审察，不同病情选择不同的针具，采用不同的补泻方法进行治疗，即《子午流注针经》所言"窍齐于筋骨、皮肉刺要；痛察于久新，脏腑寒热"。

⑨接气通经，短长依法；里外之绝，赢盈必别："接气通经"又称通经接气，简称接气法、接经法，是根据《灵枢·脉度》所载各经脉的长度，结合《灵枢·五十营》"呼吸定息，气行六寸"之说，在相应经穴行针，呼吸补泻、提插补泻同施，以行气过经、气至病所的针刺手法。后有人将"穴法相应"等配穴法，亦列于此范畴，称为"接经配穴"法。此处主要叙述"接气通经"法行针的基本规律，说明本法应根据病证虚实（赢盈）而施行针刺，是"气至病所"的重要方法。应用本法时一定要在针刺得气以后，根据各经长度，施行呼吸补泻、提插补泻相结合的手法，对中风偏瘫、关节痹痛、肌肤不仁及各种疼痛病症和气血瘀滞、经气不通者效果显著。本法多用于行气，有"气至病所"的效果。应用中要注意患者呼吸与术者操作手法的配合，若针感不能达到病所，则可结合针向行气和循、摄、按、努等辅助手法加强针感。"里外之绝"是指五脏里外虚实不明，针药滥施误用，易致病情加重。五脏之中心肺在膈上，通于天气，心主脉，脉主气，外华荣于皮肤；肾脏在下，与地气相通，用来储藏精血，实于骨髓。心肺外绝就会出现皮肤皱缩、毛发脱落，肾肝内绝会出现骨痿筋缓的情况。所以一定要先明辨里外虚实，以免损不足益有余，使实者更实，虚者更虚，如果致人死亡，就是医生的责任了。

⑩勿刺大劳，使人气乱而神隳；慎妄呼吸，防他针昏而闭血：《素问·刺禁论》"无刺大劳人"指的就是针刺禁忌中，对大劳之人不能针刺，大劳之人喘息汗出，里外之气皆越于外，针刺则会导致气行耗乱，神气毁败。呼吸是帮助阴阳、气血上下运行，遍历五脏六腑的重要条件。如果针刺中呼吸补泻胡乱操作，使阴阳运行紊乱，相互交错，就会导致气

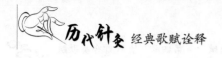
血运行停顿、闭塞进而晕针的现象。

【歌赋】

> 又以常寻古义，犹有藏机①，
> 遇高贤真趣，则超然得悟②，
> 逢达人示教，则表我扶危③。
> 男女气脉，行分时合度④；
> 养子时刻，注穴必须依⑤。
> 今详定疗病之宜，神针法式⑥。
> 广搜难素之秘密文辞；深考诸家之肘函妙臆⑦。
> 故称庐江流注之指微，以为后学之规则⑧。

【诠释】

①常寻古义，犹有藏机：先贤留下的古籍文理深奥妙绝，意义隐蕴，内藏玄机，令人难以探究。

②遇高贤真趣，则超然得悟：只有遇到高明贤达之人，才能超然领悟其中奥秘，深入学习研究。

③逢达人示教，则表我扶危：达人，是指在某一领域非常专业、出类拔萃的人物，指在某方面很精通的人，即某方面的高手。表，表彰，显扬。只是遇到针灸名家的教化，才有机会彰显我扶危助人的意图。

④男女气脉，行分时合度：指男女老幼的气脉运行与四季有密切的关系。男女老幼，每个阶段气脉运行都不同，而春夏秋冬，各个季节冷热亦有区别。春气生发则脉气运行缓慢，夏气暑热则脉气运行迅速，秋气燥则脉气运行急迫，冬气寒冷则脉气运行凝涩。小儿之脉应春季，壮年之脉应夏季，四十岁以上应秋季，六十岁以后应冬季。患者有寒热虚实，脉象有迟速急涩，二者相应，不能一概按四季天时揣度。有病之人的脉气运行就与天时不同，正常人的脉象是一息五至，若患者的脉象少，则与春季相应，更少则与冬季相应；若果患者的脉象多，则与秋季相应，更多则与夏季相应。与春冬相应的，应该留针候气；与夏秋相应的，呼吸数次之后即当起针，不能久留。

⑤养子时刻，注穴必须依："养子时刻注穴法"指的是"逐时干旺气注脏腑井荥之法"。养子时刻注穴法类同于子午流注纳支法开穴中的一日开六十六穴之法，是推算子午流注配穴治病的重要规律之一。每隔24分钟开一个穴位，一个时辰（两个小时）即开井荥输经合五穴。一天十二个时辰，开六十穴，其中六个阳经的原穴则与输穴同开，共计六十六穴。养子即为五行中的母子相生。养子时刻开穴法指的是十二经脉流注按五输穴遵循五行相生的规律，根据天干、时辰和刻度的变化有规律地在相应经脉上开穴的一种按时取穴的方法。

⑥今详定疗病之宜，神针法式：指作者何若愚详细审定治病的取穴，并确定针刺手法

的运用。

⑦广搜难素之秘密文辞，深考诸家之肘函妙臆：广泛收集《内经》《难经》的相关内容，深入学习前人先贤著作的奥秘。

⑧故称庐江流注之指微，以为后学之规则：庐江，指庐江县，位于安徽省合肥市南部，地处江淮丘陵地带，境内河流属长江水系。庐江历史悠久，民风古朴，文化积淀深厚。自汉武帝元狩二年（前 121 年）建县至今，已有两千多年历史。历经千百年沧桑巨变的庐江，逐渐形成了独具特色的吴楚文化，涌现出文翁、周瑜、王蕃、丁汝昌、吴长庆、刘秉璋、潘鼎新等一大批历史名人。此指在庐江总结而成《流注指微赋》，以作为后人学习参考的规范使用。

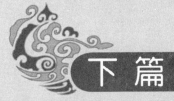

下 篇

时间流注针法歌赋

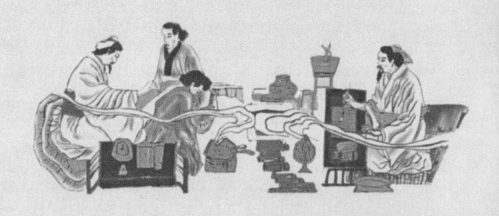

第一章
天干地支歌赋

　　时间流注针法注重"时间"因素对针灸效应的影响，认为人体经脉的气血流注随着时间的不同而有着盛衰开阖的变化，把握时间，按时取穴，从而协调人体与自然之节律，维持气血阴阳之平衡，从而通经愈病。流注针法包括"子午流注"和"灵龟八法"两大类。"子午流注"以十二经脉为基础，在六十六个五输穴和原穴范围内进行择时开穴，有纳干（纳甲）、纳支（纳子）两种具体运用方式。"灵龟八法"以奇经八脉为基础，在八个八脉交会穴范围内进行择时开穴，有灵龟、飞腾两种具体运用方式。

　　"天干地支"简称"干支"，是古代计算时间、方位的重要符号。古人最早用"天干"纪日，太阳出没一次即为一个"干"，故天干有 10 个，分别是甲、乙、丙、丁、戊、己、庚、辛、壬、癸，即从 1～10 数。古人最早用"地支"纪月，月亮盈亏次即为一个"支"，故地支有 12 个，分别是子、丑、寅、卯、辰、巳、午、未、申、酉、戌、亥，即从 1～12 数。

　　无论天干、地支，都不仅仅是简单的数字表示，它们还显示万物的初生、少壮、强盛、衰老、死亡、更新的意义。按《汉书·律历志》所载干支的字义，十天干中甲为"嫩芽破甲出土"，乙为"抽轧屈乙而长"，丙为"炳明显著可见"，丁为"不断强盛丁壮"，戊为"生长逐渐茂盛"，己为"果实成熟己极"，庚为"萧条收敛更换"，辛为"万物肃然辛杀"，壬为"新生妊育滋养"，癸为"宿根揆度待发"；十二地支中子为"幼芽始萌孳生"，丑为"解脱厄纽而出"，寅为"生机寅然活泼"，卯为"越发趋于茂盛"，辰为"振动旺盛秀美"，巳为"生物益壮尽成"，午为"万物萼繁叶布"，未为"果实成熟有味"，申为"物止申伐渐收"，酉为"日趋衰老死亡"，戌为"尽灭收藏入内"，亥为"生机潜藏内生"。

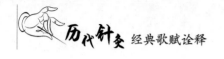

　　一般认为，天干纪日为"阳"，地支纪月为"阴"，但天干、地支自身均可再分阴分阳。按"单数为阳，偶数为阴"，十天干可分为五个"阳干"和五个"阴干"，十二地支可分为六个"阳支"和六个"阴支"。天干中甲、丙、戊、庚、壬为"阳干"，乙、丁、己、辛、癸为"阴干"；地支中子、寅、辰、午、申、戌为"阳支"，丑、卯、巳、未、酉、亥为"阴支"。由于天干、地支均有显示万物的生、长、壮、老、已意义，可对应五行木、火、土、金、水。十天干的五行分配为甲乙属"木"，丙丁属"火"，戊己属"土"，庚辛属"金"，壬癸属"水"；十二地支的五行分配为寅卯属"木"，巳午属"火"，辰戌丑未属"土"，申酉属"金"，亥子属"水"。

　　《素问·六微旨大论》中说："天气始于甲，地气始于子，子甲相合，命曰岁立，谨候其时，气可与期。"天干与地支两者相互配合，天干从第一位"甲"开始，循环往复六次，地支从第一位"子"开始，循环往复五次，即组成"六十甲子环周表"，用以作为纪年、纪月、纪日、纪时的符号。

　　干支"纪年"起于甲子，按六十甲子环周顺序下数，很容易得出当年的干支。如2011年的纪年干支为"辛卯"，按六十甲子环周顺序表下推测2012年为"壬辰"，2013年为"癸巳"，2014年为"甲午"，2015年为"乙未"，2016年为"丙申"，2017年为"丁酉"，2018年为"戊戌"，2019年为"己亥"，2020年为"庚子"。推算年干支最简单的方法，取当年的公元纪年数减3后再除以60，余数就是该年的干支数。如求2026年的年干支：$(2026-3)\div60=33\cdots\cdots43$，根据余数43在六十甲子环周顺序表中第43位是"丙午"。或再将43分别除以天干10或地支12后，对应干支顺序推出。如$43\div10=4\cdots\cdots3$（根据余数3可推出天干第3位为"丙"），如$43\div12=3\cdots\cdots7$（根据余数7可推出地支第7位为"午"）。

　　干支"纪月"按照农历推算，十二地支正好与十二个月相配，以正月为寅，二月为卯，三月为辰，四月为巳，五月为午，六月为未，七月为申，八月为酉，九月为戌，十月为亥，十一月为子，十二月为丑。十二地支与每年十二个月固定不变，各月对应的天干按"五寅建元"法推算。

　　干支"纪日"最为烦琐，现一般多用公历推算，其基本公式为：（元旦干支＋各月干支加减数＋日期）÷10（天干）或12（地支）＝商……余数。在推算日干支的基本公式三个因素里，"日期"即是所求日干支的所在天数，如3月15日的日期即为"16"，9月28日的日期即为"28"，其他因素则需查找，一个是"元旦干支"，一个是"各月干支加减数"。"元旦干支"是每年1月1日（元旦）的日干支，是推算当年所有365天日干支的参照。元旦干支虽然亦可推算出来（凡平年元旦干支向后推5位即是下一年的元旦干支，凡闰年元旦干支向后推6位即是下一年的元旦干支），但每年只需用1个，列表查阅更为方便。从 2011 年起至 2070 年，其间 60 年的元旦干支分别是：2011年丙辰；2012 年辛酉；2013 年丁卯；2014 年壬申；2015 年丁丑；2016 年壬午；2017 年戊子；2018 年癸巳；2019 年戊戌；2020 年癸卯；2021 年己酉；2022年甲寅；2023 年己未；2024 年甲子；2025 年庚午；2026 年乙亥；2027 年庚辰；2028 年乙酉；2029 年辛卯；2030 年丙申；2031 年辛丑；2032 年丙午；2033 年壬子；2034 年丁巳；2035 年壬戌；2036 年丁卯；2037 年癸酉；2038 年戊寅；2039 年癸未；2040 年戊子；2041 年甲午；2042 年己亥；2043 年甲辰；2044 年己酉；2045 年乙卯；2046 年庚申；2047 年乙丑；2048 年庚午；2049 年丙子；2050 年辛巳；2051 年丙戌；2052 年辛卯；2053 年丁酉；2054 年壬寅；2055 年丁未；2056 年壬子；2057 年戊午；2058 年癸亥；2059 年戊辰；2060 年癸酉；2061 年己卯；2062 年甲申；2063 年己丑；2064 年甲午；2065 年庚子；2066 年乙巳；2067 年庚戌；2068 年乙卯；2069 年辛酉；2070 年丙寅。在掌握各年"元旦干支"基础上，再查找另一个"各月干支加减数"（详见本章第四节"各月干支加减数歌"），按基本公式经运算即可推出所求的日干支。

干支"纪时"按时辰推算，每时辰按现代折 2 小时，配以十二地支。以23 ~ 次日 1 时为子时，1 ~ 3 时为丑时，3 ~ 5 时为寅时，5 ~ 7 时为卯时，7 ~ 9时为辰时，9 ~ 11 时为巳时，11 ~ 13 时为午时，13 ~ 15 时为未时，15 ~ 17 时为申时，17 ~ 19 时为酉时，19 ~ 21 时为戌时，21 ~ 23 时为亥时。十二地支与每天十二时辰固定不变，各时辰对应的天干按"五子建元"法推算。

天干地支不但作为纪年、月、日、时的符号，在流注针法还作为脏腑经脉的代号。天干按其所属五行配属脏腑经脉，甲（阳木）配胆，乙（阴木）配肝，丙（阳火）配小肠、三焦，丁（阴火）配心、心包络，戊（阳土）配胃，己（阴土）配脾，庚（阳金）配大肠，辛（阴金）配肺，壬（阳水）配膀胱，癸（阴水）配肾。地支则按十二时辰流注关系配属脏腑经脉，寅配肺，卯配大肠，辰配胃，巳配脾，午配心，未配小肠，申配膀胱，酉配肾，戌配心包，亥配三焦，子配胆，丑配肝。

第一节　天干配脏腑歌

【指要】

《天干配脏腑歌》选自《类经图翼》，在《针灸大全》《针灸聚英》《针灸大成》等书中都有相关记载。在子午流注中，十天干不但与地支配合，作为纪年、月、日、时的符号，还可以用作脏腑经脉的代号。本歌诀是经络运行

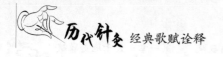

气血的流注日期，也称"天干值日经"，主要介绍天干与脏腑经络相配属的关系。这种关系在子午流注中是"日（天）干"子午流注，又称"纳甲法"，是根据每日气血输注十二经天干时辰开穴的原则，进行配穴治病的方法。

【歌赋】

甲胆乙肝丙小肠①，丁心戊胃己脾乡②。

庚属大肠辛属肺③，壬属膀胱癸肾脏④。

三焦阳腑须归丙，包络从阴丁火旁⑤。

阳干宜纳阳之腑，脏配阴干理自当⑥。

【诠释】

①甲胆乙肝丙小肠：指天干"甲"配"胆"；"乙"配"肝"；"丙"配"小肠"。在子午流注纳干（纳甲）法中，甲日胆经值日主气，乙日肝经值日主气，丙日小肠经值日主气。

②丁心戊胃己脾乡：指天干"丁"配"心"；"戊"配"胃"；"己"配"脾"。在子午流注纳干中法，丁日心经值日主气，戊日胃经值日主气，己日脾经值日主气。

③庚属大肠辛属肺：指天干"庚"配"大肠"；"辛"配"肺"。在子午流注纳干中法，庚日大肠经值日主气，辛日肺经值日主气。

④壬属膀胱癸肾脏：指天干"壬"配"膀胱"；"癸"配"肾"。在子午流注纳干中法，壬日膀胱经值日主气，癸日肾经值日主气。

⑤三焦阳腑须归丙，包络从阴丁火旁：十天干与除心包、三焦之外的十经相配，每日一经，轮流十日，周而复始。另余三焦、心包二经，无五行与其相配。明代张景岳在《类经图翼·卷三·十二经纳甲歌》中提出，三焦和心包络的配属应为"三焦阳腑须归丙，包络从阴丁火旁"，即指天干"丙"除配"小肠"之外，亦配"三焦"；天干"丁"除配"心"之外，亦配"心包"。后世在子午流注纳子法的子母补泻配穴法中，都按张景岳的十二经纳甲关系进行配穴。

⑥阳干宜纳阳之腑，脏配阴干理自当：天干有十，根据天干的奇数、偶数而分阴阳。按序数则甲、丙、戊、庚、壬为奇数属阳，是为"阳干"；乙、丁、己、辛、癸为偶数属阴，是为"阴干"。脏腑按照阴阳来分则"腑为阳，脏为阴"。按照阴阳为纲来配属，则阳干配属同属阳的六腑，阴干配属同属阴的六脏（含心包络）。

第二节　地支配脏腑歌

【指要】

"地支配脏腑歌"选自《针灸大全》，在《针灸大成》《针灸聚英》等书中皆有相关记载。子午流注针法的开穴，分为纳干法、纳支法两种。其中纳支专以一天中的十二地支时辰为主，不问当日当时之天干，而以十二时辰配属十二经来取穴。纳支（纳子）法是子午流注纳子法的理论基础和配穴方法的依据。十二经的气血，从中焦起，经过肺经、大肠经……终于肝经，再返回肺经，周而复始，循环流注。古人认为这个流注顺序与时间联系起来就是，从寅时起，经过卯时、辰时……止于丑时，周而复始。气血按十二经脉的循行是永远不变的，一天地支的循行也是固定的。

【歌赋】

肺寅大卯胃辰宫①，脾巳心午小未中②，
申膀酉肾心包戌③，亥焦子胆丑肝通④。

【诠释】

①肺寅大卯胃辰宫：指地支"寅"配"肺"，"卯"配"大肠"，"辰"配"胃"。在子午流注纳支（纳子）法中，气血在寅时（3～5时）流注于手太阴肺经，卯时（5～7时）流注于手阳明大肠经，辰时（7～9时）流注于足阳明胃经。

②脾巳心午小未中：指地支"巳"配"脾"，"午"配"心"，"未"配"小肠"。在子午流注纳支法中，气血在巳时（9～11时）流注于足太阴脾经，午时（11～13时）流注于手少阴心经，未时（13～15时）流注于手太阳小肠经。

③申膀酉肾心包戌：指地支"申"配"膀胱""酉"配"肾"，"戌"配"心包"。在子午流注纳支法中，气血在申时（15～17时）流注于足太阳膀胱经，酉时（17～19时）流注于足少阴肾经，戌时（19～21时）流注于手厥阴心包经。

④亥焦子胆丑肝通：指地支"亥"配"三焦"，"子"配"胆"，"丑"配"肝"。在子午流注纳支法中，气血在亥时（21～23时）流注于手少阳三焦经，子时（23～1时）流注于足少阳胆经，丑时（1～3时）流注于足厥阴肝经。

第三节　五寅建元歌

【指要】

《五寅建元歌》是表述纪月干支推算方法的歌诀。干支"纪月"是按照农历来推算的，每个月也由天干与地支组成。一年十二个月，而地支也是十二个，正好与十二个月相匹配。十二地支与十二个月是固定不变的，每年的一月都是"寅"，二月都是"卯"，三月都是"辰"，四月都是"巳"，五月都是"午"，六月都是"未"，七月都是"申"，八月都是"酉"，九月都是"戌"，十月都是"亥"，十一月都是"子"，十二月都是"丑"。而用来纪月并与地支相配的"天干"则是不断变化的，此歌诀即是对天干推算的简化和总结。建"寅"即是将每年的正月（寅月）的天干配好，其余各月则按天干顺序类推。此法每五年为一个周期，循环往复，所以称"五寅建元"或"五虎建元（寅在十二生肖为虎）"。《针灸大成》中有"八法五虎建元日时歌"是以当日干支与临时干支为计算基础的灵龟八法取穴法，推算原理和方法与此相同。

【歌赋】

甲己之年丙作首①，乙庚之年戊为头②，
丙辛之年庚寅上③，丁壬壬寅顺行流④，
若言戊癸何方起，甲寅之上去寻求⑤。

【诠释】

①甲己之年丙作首：指甲年、己年的"正月（寅月）"是"丙寅"，余月按顺序类推：二月是"丁卯"，三月是"戊辰"，四月是"己巳"，五月是"庚午"，六月是"辛未"，七月是"壬申"，八月是"癸酉"，九月是"甲戌"，十月是"乙亥"，十一月是"丙子"，十二月是"丁丑"。

②乙庚之年戊为头：指乙年、庚年的"正月（寅月）"是"戊寅"，余月按顺序类推：二月是"己卯"，三月是"庚辰"，四月是"辛巳"，五月是"壬午"，六月是"癸未"，七月是"甲申"，八月是"乙酉"，九月是"丙戌"，十月是"丁亥"，十一月是"戊子"，十二月是"己丑"。

③丙辛之年庚寅上：指丙年、辛年的"正月（寅月）"是"庚寅"，余月按顺序类推：二月是"辛卯"，三月是"壬辰"，四月是"癸巳"，五月是"甲午"，六月是"乙未"，七月是"丙申"，八月是"丁酉"，九月是"戊戌"，十月是"己亥"，十一月是"庚子"，十二月是"辛丑"。

④丁壬壬寅顺行流：指丁年、壬年的"正月（寅月）"是"壬寅"，余月按顺序类推：二月是"癸卯"，三月是"甲辰"，四月是"乙巳"，五月是"丙午"，六月是"丁未"，七月是"戊申"，八月是"己酉"，九月是"庚戌"，十月是"辛亥"，十一月是"壬子"，十二月是"癸丑"。

⑤若言戊癸何方起，甲寅之上去寻求：指戊年、癸年的"正月（寅月）"是"甲寅"，余月按顺序类推：二月是"乙卯"，三月是"丙辰"，四月是"丁巳"，五月是"戊午"，六月是"己未"，七月是"庚申"，八月是"辛酉"，九月是"壬戌"，十月是"癸亥"，十一月是"甲子"，十二月是"乙丑"。

第四节　各月干支加减数歌

【指要】

"各月干支加减数歌"是纪日干支推算的内容之一。在子午流注和灵龟八法中，日干支的推算最为重要，也最为烦琐。由于按农历推算日干支比较复杂不易掌握，现一般多用公历进行推算。

求日干支的基本公式为：（元旦干支＋各月干支加减数＋日期）÷10（天干）或12（地支）＝商……余数。据此求日干则为：（元旦天干＋各月天干加减数＋日期）÷10＝商……余数，余数按天干顺序即可推出日干；而求日支则为：（元旦地支＋各月地支加减数＋日期）÷12＝商……余数，余数按地支顺序即可推出日支。

"各月干支加减数"是根据日数与六十环周关系推算得出的，在推算每一个月份中的日干支时起重要作用。如在推算3月的日干支时，日干应"减二"，日支应"加十"；推算8月的日干支时，日干应"加一"，日支应"加七"。一年中十二个月的干支加减数各不相同，熟记后才能推算自如。本歌诀即是在日干支推算时，对十二个月的干支加减数的总结归纳。

如2016年4月20日，经推算日干支为"辛未"。因2016年的元旦干支为壬午（"壬"在天干第9位，"午"在地支第7位）；4月的月干支加减数为"日干减一，日支加五"。求日干则为（9－1＋20）÷10＝2……8（余数8在天干为"辛"）；求日支则为（7＋5＋20）÷12＝3……8（余数8在天干为"未"）。

【歌赋】

> 一五双减一①，二六加零六②，
> 三减二加十③，四减一加五④，
> 七零九加二⑤，八加一七走⑥，
> 十上加二八⑦，冬三腊三九⑧，
> 闰年三月起，余数均加一⑨。

【诠释】

①一五双减一：每年一月、五月的月干支加减数，均为日干"减一"，日支也"减一"。

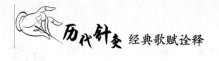

②二六加零六：每年二月、六月的月干支加减数，均为日干"加零"，日支"加六"。

③三减二加十：每年三月的月干支加减数，为日干"减二"，日支"加十"。

④四减一加五：每年四月的月干支加减数，为日干"减一"，日支"加五"。

⑤七零九加二：每年七月的月干支加减数，为日干"加零"，日支也"加零"；每年九月的月干支加减数，为日干"加二"，日支也"加二"。

⑥八加一七走：每年八月的月干支加减数，为日干"加一"，日支"加七"。

⑦十上加二八：每年十月的月干支加减数，为日干"加二"，日支"加八"。

⑧冬三腊三九："冬"指十一月，"腊"指十二月。每年十一月的月干支加减数，为日干"加三"，日支也"加三"；每年十二月的月干支加减数，为日干"加三"，日支"加九"。

⑨闰年三月起，余数均加一：闰年按公历有 366 天（2 月 29 天），比平年 365 天（2 月 28 天）多 1 天。因此在推算日干支时，闰年从 3 月 1 日起日干、日支的余数均应再"加一"。公历每 4 年有 1 个闰年，用公历年数除以 4，除尽则为闰年。

第五节　　五子建元歌

【指要】

《五子建元歌》是表述纪时干支推算方法的歌诀。古时将一昼夜分为十二个时段，分别是夜半、鸡鸣、平旦、日出、食时、隅中、日中、日昳、晡时、日入、黄昏、人定。后来以十二地支纪时，以夜半（23 ~ 次日 1 时）为"子"时，鸡鸣（1 ~ 3 时）为"丑"时，平旦（3 ~ 5 时）为"寅"时，日出（5 ~ 7 时）为"卯"时，食时（7 ~ 9 时）为"辰"时，隅中（9 ~ 11 时）为"巳"时，日中（11 ~ 13 时）为"午"时，日昳（13 ~ 15 时）为"未"时，晡时（15 ~ 17 时）为"申"时，日入（17 ~ 19 时）为"酉"时，黄昏（19 ~ 21 时）为"戌"时，人定（21 ~ 23 时）为"亥"时。一天之中的十二个时辰与十二地支是固定不变的，而与地支相配的"天干"则是不断变化的，此歌诀即是对纪时天干推算的简化和总结。时干支的推算建立在日干支的基础上，需将每日"子时"所应配什么天干推算出来。建"子"即是将每年的子时（23 ~ 次日 1 时）的天干配好，其余各时辰则按天干顺序类推。此法每五天为一个周期，循环往复，所以称"五子建元"或"五鼠建元（子在十二生肖为鼠）"。在子午流注和灵龟八法中，日时干支的推算非常重要，必须熟练掌握。

【歌赋】

甲己还加甲①，乙庚丙作初②，
丙辛生戊子③，丁壬庚子头④，
戊癸起壬子⑤，周而复始求。

【诠释】

①甲己还加甲：指甲日、己日两天的子时（23～次日1时）都是"甲子"，其余时辰按顺序类推：1～3时为"乙丑"时，3～5时为"丙寅"时，5～7时为"丁卯"时，7～9时为"戊辰"时，9～11时为"己巳"时，11～13时为"庚午"时，13～15时为"辛未"时，15～17时为"壬申"时，17～19时为"癸酉"时，19～21时为"甲戌"时，21～23时为"乙亥"时。

②乙庚丙作初：指乙日、庚日两天的子时（23～次日1时）都是"丙子"，其余时辰按顺序类推：1～3时为"丁丑"时，3～5时为"戊寅"时，5～7时为"己卯"时，7～9时为"庚辰"时，9～11时为"辛巳"时，11～13时为"壬午"时，13～15时为"癸未"时，15～17时为"甲申"时，17～19时为"乙酉"时，19～21时为"丙戌"时，21～23时为"丁亥"时。

③丙辛生戊子：指丙日、辛日两天的子时（23～次日1时）都是"戊子"，其余时辰按顺序类推：1～3时为"己丑"时，3～5时为"庚寅"时，5～7时为"辛卯"时，7～9时为"壬辰"时，9～11时为"癸巳"时，11～13时为"甲午"时，13～15时为"乙未"时，15～17时为"丙申"时，17～19时为"丁酉"时，19～21时为"戊戌"时，21～23时为"己亥"时。

④丁壬庚子头：指丁日、壬日两天的子时（23～次日1时）都是"庚子"，其余时辰按顺序类推：1～3时为"辛丑"时，3～5时为"壬寅"时，5～7时为"癸卯"时，7～9时为"甲辰"时，9～11时为"乙巳"时，11～13时为"丙午"时，13～15时为"丁未"时，15～17时为"戊申"时，17～19时为"己酉"时，19～21时为"庚戌"时，21～23时为"辛亥"时。

⑤戊癸起壬子：指戊日、癸日两天的子时（23～次日1时）都是"壬子"，其余时辰按顺序类推：1～3时为"癸丑"时，3～5时为"甲寅"时，5～7时为"乙卯"时，7～9时为"丙辰"时，9～11时为"丁巳"时，11～13时为"戊午"时，13～15时为"己未"时，15～17时为"庚申"时，17～19时为"辛酉"时，19～21时为"壬戌"时，21～23时为"癸亥"时。

第二章
子午流注歌赋

　　"子""午"是对立的两个词，古人曾用它表示水火、南北等，是代表阴阳对立的两个名词，也是阴阳转化的起点和界线。同时子、午又是时间的两个极点，表示相对关系。古人将一日分为十二个时辰，分别以十二地支作为代表符号，"子"和"午"是第一数和第七数。一日昼夜之中，子为夜半23～次日1时，午为日中11～13点。就一年而言，子为冬至，午为夏至。对气候而言，子时寒，午时热。古人用地支配合天干来记述年、月、日、时，所以子午也就成了一种记事符号。用子午代表阴阳，子为阳生、午为阴生，含有阳极生阴，阴极生阳，平衡圆道的运动规律。阳始于子前、末于午后；阴始于午后，末于子前。子午还代表人体气血流行规律，一日十二个时辰，一个时辰流经一条经脉，首尾相接，如环无端。因此中医认为子午代表所有地支，常把"子""午"二支看做十二支的全数。

　　流注是指人体气血运行，"流"指流动，"注"指输注。子午流注将人体的气血循行比喻为水流，在经脉中川流不息地循环输注，并用"井、荥、输、经、合"形容其流动状态。以水之始发为井，渐成细流为荥，灌注输送为输，江河畅行为经，百川汇海为合，以此表示气血沿经脉流注的过程。

　　子午流注就是以"子午"言时间，以"流注"喻气血，将人体气血运行比拟为水流，从子时到午时，随着时间先后不同，人体阴阳盛衰、营卫运行、经脉流注、时穴开阖都与自然界一样，具有节律变化。阴阳各经气血的盛衰也有固定的时间。气血盈时而至为盛，过时而去为衰，盈时为开，过时为阖，定时开穴，方可有效地调和阴阳、纠正机体偏盛偏衰。子午流注针法是我国历代医家在认识到人体生命运动存在节律性的基础上，在子午流注理论指导下创立的一种"按时取穴"的针灸治疗方法。需要注意的是，子午流注针法只属于子午流注理论的一个分支，并不能涵盖子午流注的全部含义和应用范围，但是可以说它是子午流注学说在临床运用最广泛的体现。子午流注针法以十二经脉为基础，在六十六个五输穴和原穴范围内进行择时开穴，有纳干（纳甲）、纳支（纳子）两种具体运用方式。

"纳子法"又叫"纳支法"，是以十二地支配合十二时辰与十二经脉，采用"补母泻子"的方法取穴治病。此法不论日干支、时干支及其所属的时辰，仅用一天十二时辰代表十二经脉的气血流注，配合五输穴的五行关系，虚则补其母，实则泻其子。纳子法运用简单，参照"十二经母子补泻歌"和"地支配脏腑歌"相关内容即可，古人对子午流注纳子法并无歌赋记载和流传。

"纳甲法"又叫"纳干法"，是根据每日气血输注十二经天干时辰开穴的原则，进行配穴治病的方法。子午流注纳甲法按天干值日经，逢时开穴取值日经的井穴，下一时辰则按"阳日阳时开阳经穴，阴日阴时开阴经穴"和"经生经""穴生穴"的原则开穴，逢输过原，最后阳日"气纳三焦"、阴日"血归包络"依法开穴。此即何若愚、徐凤等人的子午流注逐日按时定穴法，一直受到临床医家的重视。

《徐氏子午流注逐日按时定穴歌》选自明代徐凤《针灸大全》，在《针灸大成》《针灸聚英》等书中都有记载。子午流注逐日按时开穴的规律，前人论述颇多，推算方法不尽相同，其中徐氏《子午流注逐日按时定穴歌》中所载的方法最为简单。因其简明扼要、易诵易记、切合实用而广为流传，并被众多医家推崇。歌诀寥寥10节，短短624字，其言简，其意赅，其理奥，其义深。徐氏按照子午流注的开穴步骤，预先推算出10天120个时辰的具体开穴，并以歌赋形式尽收一篇。若能熟练背诵，临证应用时就能迅速推算出每日各个时辰开穴，避免按常法在换算过程中出现差错。诚如徐凤在《针灸大全》所说："余今将流注按时定穴，编成歌括一十首，使后之学者易为记诵，临用之时，不待思忖。"

"徐氏子午流注逐日按时定穴歌"概述了子午流注逐日按时开穴的规律，以十天为一周期，循环开穴。歌诀按日干从甲日到癸日按顺序排列，共十节。在内容上包括子午流注开井穴；阳日阳时开阳穴、阴日阴时开阴穴；返本还原；气纳三焦、血归包络等子午流注开穴的基本原则。子午流注"纳甲法"的具体开穴规律有四个步骤：首先按"阳进阴退"的原则推算井穴的开穴时间；其次按相生原则，根据"经生经""穴生穴"的关系推算井穴后几个开穴时辰应配的具体腧穴；按"返本还原"的原则确定各经原穴的开穴时间，在每日输穴开穴的同时，并过值日经的原穴，最后按《针灸大成》"阳干注腑，甲丙戊庚壬而

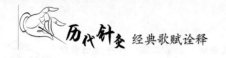

重见者，气纳三焦；阴干注脏，乙丁己辛癸而重见者，血归包络"的原则，确定"日干重见"的时辰应配三焦经（阳日）或心包经（阴日）的具体穴位。阳日按"他生我"的关系开三焦经的母穴；阴日按"我生他"的关系开心包经的子穴。在徐氏《子午流注逐日按时定穴歌》中，大部分经脉、穴位名称和五输穴的性质等多有简省，特此一并列出注解，以供参照。

第一节　甲日胆经流注开穴歌

【指要】

甲日（甲子、甲寅、甲辰、甲午、甲申、甲戌）属"阳"日，"胆经"主气值日。甲日各时辰的开穴分别是："甲戌"时（19～21时）开"足窍阴"（胆经井穴），"丙子"时（23～次日1时）开"前谷"（小肠经荥穴），"戊寅"时（3～5时）开"陷谷"（胃经输穴）和"丘墟"（胆经原穴），"庚辰"时（7～9时）开"阳溪"（大肠经经穴），"壬午"时（11～13时）开"委中"（膀胱经合穴），"甲申"时（15～17时）开"液门"（三焦经荥穴）。

【歌赋】

甲日戌时胆窍阴①，丙子时中前谷荥②，
戊寅陷谷阳明俞，返本丘墟木在寅③，
庚辰经注阳溪穴④，壬午膀胱委中寻⑤，
甲申时纳三焦水，荥合天干取液门⑥。

【诠释】

①甲日戌时胆窍阴：甲日"胆经"值日主气，应在"甲戌"时（19～21时）首先开取足少阳胆经的井金穴足窍阴。"甲"为第一个阳干，"戌"为最后一个阳支，将甲日首开井穴的时辰定在"甲戌"，以便按"阳进阴退"确定次日开井穴时辰。

②丙子时中前谷荥：在"丙子"时（23～次日1时）接着开取手太阳小肠经的荥水穴前谷。甲日为阳日，按"阳日阳时"的开穴原则，"甲戌"（19～21时）之后，"乙亥"（21～23时）为阳日阴时属闭穴时辰无穴可开，即《针灸大成》所谓"阳以阴为阖，阖者闭也"，下一个阳时便是"丙子"。足少阳胆经（木）之后的阳经是手太阳小肠经（火），此谓"经生经"；井穴（金）足窍阴之后的是荥穴（水）前谷，此谓"穴生穴"。

③戊寅陷谷阳明俞，返本丘墟木在寅：在"戊寅"时（3～5点）接着开取足阳明胃

经的俞（输）木穴陷谷，同时返本还原开取值日（胆）经的原穴丘墟。"丙子"（23～次日1时）之后，"丁丑"（1～3时）为阳日阴时属闭穴时辰无穴可开，下一个阳时便是"戊寅"。手太阳小肠经（火）之后的阳经是足阳明胃经（土），此谓"经生经"；荥穴（水）前谷之后的是输穴（木）陷谷，此谓"穴生穴"。按子午流注纳甲法的开穴规律，逢开输穴的同时应"返本还原"，"本"是值日（胆）经，"原"是胆经原穴丘墟。因此在"戊寅"时同时开取陷谷、丘墟两个穴位。

④庚辰经注阳溪穴：在"庚辰"时（7～9时）接着开取手阳明大肠经的经火穴阳溪。"戊寅"（3～5时）之后，"己卯"（5～7时）为阳日阴时属闭穴时辰无穴可开，下一个阳时便是"庚辰"。足阳明胃经（土）之后的阳经是手阳明大肠经（金），此谓"经生经"；输穴（木）陷谷之后的是经穴（火）阳溪，此谓"穴生穴"。

⑤壬午膀胱委中寻：在"壬午"时（11～13时）接着开取足太阳膀胱经的合土穴委中。"庚辰"（7～9时）之后，"辛巳"（9～11时）为阳日阴时属闭穴时辰无穴可开，下一个阳时便是"壬午"。手阳明大肠经（金）之后的阳经是足太阳膀胱经（水），此谓"经生经"；经穴（火）阳溪之后的是合穴（土）委中，此谓"穴生穴"。至此甲日"胆经"主气之日，在甲戌、丙子、戊寅、庚辰、壬午五个阳时分别开胆经井穴足窍阴、小肠经荥穴前谷、胃经输穴陷谷、大肠经经穴阳溪、膀胱经合穴委中，五输穴开取完毕。

⑥甲申时纳三焦水，荥合天干取液门：在"甲申"时（15～17时）接着开取手少阳三焦经的荥水穴液门。"壬午"（11～13时）之后，"癸未"（13～15时）为阳日阴时属闭穴时辰无穴可开，下一个阳时便是"甲申"。甲申的天干为"甲"，与值日（胆）经的天干"甲"相同，此为"日干重见"。日干重见之时，各经五输的井、荥、输、经、合诸穴已依次开完，阳日应"气纳三焦"而最后开取三焦经的穴位。阳日气纳三焦的开穴原则为"他生我"，其中"他"即指三焦经五输穴，"我"指值日经。因三焦经五输穴中的荥穴（液门）在五行属水，值日（胆）经的五行属木，水能生木，故在"日干重见"的甲申时开取三焦经荥穴液门。

第二节　乙日肝经流注开穴歌

【指要】

乙日（乙丑、乙卯、乙巳、乙未、乙酉、乙亥）属"阴"日，"肝经"主气值日。乙日各时辰的开穴分别是："乙酉"时（17～19时）开"大敦"（肝经井穴），"丁亥"时（21～23时）开"少府"（心经荥穴），"己丑"时（1～3时）开"太白"（脾经输穴）和"太冲"（肝经原穴），"辛卯"时（5～7时）开"经渠"（肺经经穴），"癸巳"时（9～11时）开"阴谷"（肾经合穴），"乙未"时（13～15时）开"劳宫"（心包经荥穴）。

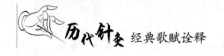

【歌赋】

乙日酉时肝大敦①，丁亥时荥少府心②，
己丑太白太冲穴③，辛卯经渠是肺经④，
癸巳肾宫阴谷合⑤，乙未劳宫火穴荥⑥。

【诠释】

①乙日酉时肝大敦：乙日"肝经"值日主气，应在"乙酉"时（17～19时）首先开取足厥阴肝经的井木穴大敦。因前日（甲日）胆经值日主气时开井穴在"甲戌"时，按"阳进阴退"确定当日开井穴时辰。天干为阳主进，由第一位"甲"进到第二位"乙"；地支为阴主退，由第十一位"戌"退到第十位"酉"。所以将乙日首开井穴的时辰，定在"乙酉"之时。

②丁亥时荥少府心：在"丁亥"时（21～23时）接着开取手少阴心经的荥火穴少府。乙日为阴日，按"阴日阴时"的开穴原则，"乙酉"（17～19时）之后，"丙戌"（19～21时）为阴日阳时属闭穴时辰无穴可开，即《针灸大成》所谓"阴以阳为阖，阖者闭也"，下一个阴时便是"丁亥"。足厥阴肝经（木）之后的阴经是手少阴心经（火），此谓"经生经"；井穴（木）大敦之后的是荥穴（火）少府，此谓"穴生穴"。

③己丑太白太冲穴：在"己丑"时（1～3时）接着开取足太阴脾经的输土穴太白，同时返本还原开取值日（肝）经的原穴太冲。"丁亥"（21～23时）之后，"戊子"（23～次日1时）为阴日阳时属闭穴时辰无穴可开，下一个阴时便是"己丑"。手少阴心经（火）之后的阴经是足太阴脾经（土），此谓"经生经"；荥穴（火）少府之后的是输穴（土）太白，此谓"穴生穴"。而逢开输穴的同时应"返本还原"，"本"是值日（肝）经，"原"是肝经原穴太冲。因此在"己丑"时同时开取太白、太冲两个穴位。

④辛卯经渠是肺经：在"辛卯"时（5～7时）接着开取手太阴肺经的经金穴经渠。"己丑"（1～3时）之后，"庚寅"（3～5时）为阴日阳时属闭穴时辰无穴可开，下一个阴时便是"辛卯"。足太阴脾经（土）之后的阴经是手太阴肺经（金），此谓"经生经"；输穴（土）太白之后的是经穴（金）经渠，此谓"穴生穴"。

⑤癸巳肾宫阴谷合：在"癸巳"时（9～11时）接着开取足少阴肾经的合水穴阴谷。"辛卯"（5～7时）之后，"壬辰"（7～9时）为阴日阳时属闭穴时辰无穴可开，下一个阴时便是"癸巳"。手太阴肺经（金）之后的阴经是足少阴肾经（水），此谓"经生经"；经穴（金）经渠之后的是合穴（水）阴谷，此谓"穴生穴"。至此乙日"肝经"主气之日，在乙酉、丁亥、己丑、辛卯、癸巳五个阴时分别开肝经井穴大敦、心经荥穴少府、脾经输穴太白、肺经经穴经渠、肾经合穴阴谷，五输穴开取完毕。

⑥乙未劳宫火穴荥：在"乙未"时（13～15时）接着开取手厥阴心包经的荥火穴劳宫。"癸巳"（9～11时）之后，"甲午"（11～13时）为阴日阳时属闭穴时辰无穴可开，下一个阴时便是"乙未"。乙未的天干为"乙"，与值日（肝）经的天干"乙"相同，此

为"日干重见"。日干重见之时，各经五输的井、荥、输、经、合诸穴已依次开完，阴日应"血归包络"而最后开取心包经的穴位。阴日血归包络的开穴原则为"我生他"，其中"我"指值日经，"他"即指心包经五输穴。因值日（肝）经的五行属木，心包经五输穴中的荥穴（劳宫）在五行属火，木能生火，故在"日干重见"的乙未时开取心包经荥穴劳宫。

第三节　丙日小肠经流注开穴歌

【指要】

丙日（丙子、丙寅、丙辰、丙午、丙申、丙戌）属"阳"日，"小肠经"主气值日。丙日各时辰的开穴分别是："丙申"时（15～17时）开"少泽"（小肠经井穴），"戊戌"时（19～21时）开"内庭"（胃经荥穴），"庚子"时（23～1时）开"三间"（大肠经输穴）和"腕骨"（小肠经原穴），"壬寅"时（3～5时）开"昆仑"（膀胱经经穴），"甲辰"时（7～9时）开"阳陵泉"（胆经合穴），"丙午"时（11～13时）开"中渚"（三焦经输穴）。

【歌赋】

<blockquote>
丙日申时少泽当①，戊戌内庭治胀康②，
庚子时在三间俞，本原腕骨可祛黄③，
壬寅经火昆仑上④，甲辰阳陵泉合长⑤，
丙午时受三焦木，中渚之中仔细详⑥。
</blockquote>

【诠释】

①丙日申时少泽当：丙日"小肠经"值日主气，应在"丙申"时（15～17时）首先开取手太阳小肠经的井金穴少泽。因前日（乙日）肝经值日主气时开井穴在"乙酉"时，按"阳进阴退"确定当日开井穴时辰。天干为阳主进，由第二位"乙"进到第三位"丙"；地支为阴主退，由第十位"酉"退到第九位"申"。所以将丙日首开井穴的时辰，定在"丙申"之时。

②戊戌内庭治胀康：在"戊戌"时（19～21时）接着开取足阳明胃经的荥水穴内庭以治疗胃痛腹胀。丙日为阳日，按"阳日阳时"的开穴原则，"丙申"（15～17时）之后，"丁酉"（17～19时）为阳日阴时属闭穴时辰无穴可开，下一个阳时便是"戊戌"。手太阳小肠经（火）之后的阳经是足阳明胃经（土），此谓"经生经"；井穴（金）少泽之后的

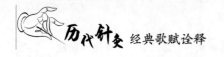

是荥穴（水）内庭，此谓"穴生穴"。

③庚子时在三间俞，本原腕骨可祛黄：在"庚子"时（23～次日1时）接着开取手阳明大肠经的俞（输）木穴三间，同时返本还原开取值日（小肠）经的原穴腕骨以清热、利湿、祛除黄疸。"戊戌"（19～21时）之后，"己亥"（21～23时）为阳日阴时属闭穴时辰无穴可开，下一个阳时便是"庚子"。足阳明胃经（土）之后的阳经是手阳明大肠经（金），此谓"经生经"；荥穴（水）内庭之后的是输穴（木）三间，此谓"穴生穴"。而逢开输穴的同时应"返本还原"，"本"是值日（小肠）经，"原"是小肠经原穴腕骨。因此在"庚子"时同时开取三间、腕骨两个穴位。

④壬寅经火昆仑上：在"壬寅"时（3～5时）接着开取足太阳膀胱经的经火穴昆仑。"庚子"（23～次日1时）之后，"辛丑"（1～3时）为阳日阴时属闭穴时辰无穴可开，下一个阳时便是"壬寅"。手阳明大肠经（金）之后的阳经是足太阳膀胱经（水），此谓"经生经"；输穴（木）三间之后的是经穴（火）昆仑，此谓"穴生穴"。

⑤甲辰阳陵泉合长：在"甲辰"时（7～9时）接着开取足少阳胆经的合土穴阳陵泉。"壬寅"（3～5时）之后，"癸卯"（5～7时）为阳日阴时属闭穴时辰无穴可开，下一个阳时便是"甲辰"。足太阳膀胱经（水）之后的阳经是足少阳胆经（木），此谓"经生经"；经穴（火）昆仑之后的是合穴（土）阳陵泉，此谓"穴生穴"。至此丙日"小肠经"主气之日，在丙申、戊戌、庚子、壬寅、甲辰五个阳时分别开小肠经井穴少泽、胃经荥穴内庭、大肠经输穴三间、膀胱经经穴昆仑、胆经合穴阳陵泉，五输穴开取完毕。

⑥丙午时受三焦木，中渚之中仔细详：在"丙午"时（11～13时）接着开取手少阳三焦经的输木穴中渚。"甲辰"（7～9时）之后，"乙巳"（9～11时）为阳日阴时属闭穴时辰无穴可开，下一个阳时便是"丙午"。丙午的天干为"丙"，与值日（小肠）经的天干"丙"相同，此为"日干重见"。日干重见之时，各经五输的井、荥、输、经、合诸穴已依次开完，阳日应"气纳三焦"而最后开取三焦经的穴位。阳日气纳三焦的开穴原则为"他生我"，其中"他"即指三焦经五输穴，"我"指值日经。因三焦经五输穴中的输穴（中渚）在五行属木，值日（小肠）经的五行属火，木能生火，故在"日干重见"的甲申时开取三焦经输穴中渚。

第四节　丁日心经流注开穴歌

【指要】

丁日（丁丑、丁卯、丁巳、丁未、丁酉、丁亥）属"阴"日，"心经"主气值日。丁日各时辰的开穴分别是："丁未"时（13～15时）开"少冲"（心经井穴），"己酉"时（17～19时）开"大都"（脾经荥穴），"辛亥"时（21～23时）开"太渊"（肺经输穴）和"神门"（心经原穴），"癸丑"时（1～3时）开"复溜"（肾经经穴），"乙卯"时（5～7时）开"曲泉"（肝经合穴），"丁巳"时（9～11时）开"大陵"（心包经输穴）。

【歌赋】

<blockquote>
丁日未时心少冲①，己酉大都脾土逢②，
辛亥太渊神门穴③，癸丑复溜肾水通④，
乙卯肝经曲泉合⑤，丁巳包络大陵中⑥。
</blockquote>

【诠释】

①丁日未时心少冲：丁日"心经"值日主气，应在"丁未"时（13～15时）首先开取手少阴心经的井木穴少冲。因前日（丙日）小肠经值日主气时开井穴在"丙申"时，按"阳进阴退"确定当日开井穴时辰。天干为阳主进，由第三位"丙"进到第四位"丁"；地支为阴主退，由第九位"申"退到第八位"未"。所以将丁日首开井穴的时辰，定在"丁未"之时。

②己酉大都脾土逢：在"己酉"时（17～19时）接着开取足太阴脾经的荥火穴大都。丁日为阴日，按"阴日阴时"的开穴原则，"丁未"（13～15时）之后，"戊申"（15～17时）为阴日阳时属闭穴时辰无穴可开，下一个阴时便是"己酉"。手少阴心经（火）之后的阴经是足太阴脾经（土），此谓"经生经"；井穴（木）少冲之后的是荥穴（火）大都，此谓"穴生穴"。

③辛亥太渊神门穴：在"辛亥"时（21～23时）接着开取手太阴肺经的输土穴太渊，同时返本还原开取值日（心）经的原穴神门。"己酉"（17～19时）之后，"庚戌"（19～21时）为阴日阳时属闭穴时辰无穴可开，下一个阴时便是"辛亥"。足太阴脾经（土）之后的阴经是手太阴肺经（金），此谓"经生经"；荥穴（火）大都之后的是输穴（土）太渊，此谓"穴生穴"。而逢开输穴的同时应"返本还原"，"本"是值日（心）经，"原"是心经原穴神门。因此在"辛亥"时同时开取太渊、神门两个穴位。

④癸丑复溜肾水通：在"癸丑"时（1～3时）接着开取足少阴肾经的经金穴复溜。"辛亥"（21～23时）之后，"壬子"（23～次日1时）为阴日阳时属闭穴时辰无穴可开，下一个阴时便是"癸丑"。手太阴肺经（金）之后的阴经是足少阴肾经（水），此谓"经生经"；输穴（土）太渊之后的是经穴（金）复溜，此谓"穴生穴"。

⑤乙卯肝经曲泉合：在"乙卯"时（5～7时）接着开取足厥阴肝经的合水穴曲泉。"癸丑"（1～3时）之后，"甲寅"（3～5时）为阴日阳时属闭穴时辰无穴可开，下一个阴时便是"乙卯"。足少阴肾经（水）之后的阴经是足厥阴肝经（木），此谓"经生经"；经穴（金）复溜之后的是合穴（水）曲泉，此谓"穴生穴"。至此丁日"心经"主气之日，在丁未、己酉、辛亥、癸丑、乙卯五个阴时分别开心经井穴少冲、脾经荥穴大都、肺经输穴太渊、肾经经穴复溜、肝经合穴曲泉，五输穴开取完毕。

⑥丁巳包络大陵中：在"丁巳"时（9～11时）接着开取手厥阴心包经的输土穴大陵。"乙卯"（5～7时）之后，"丙辰"（7～9时）为阴日阳时属闭穴时辰无穴可开，下一

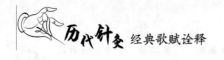

个阴时便是"丁巳"。丁巳的天干为"丁",与值日(心)经的天干"丁"相同,此为"日干重见"。日干重见之时,各经五输的井、荥、输、经、合诸穴已依次开完,阴日应"血归包络"而最后开取心包经的穴位。阴日血归包络的开穴原则为"我生他",其中"我"指值日经,"他"即指心包经五输穴。因值日(心)经的五行属火,心包经五输穴中的输穴(大陵)在五行属土,火能生土,故在"日干重见"的乙未时开取心包经输穴大陵。

第五节　戊日胃经流注开穴歌

【指要】

　　戊日(戊子、戊寅、戊辰、戊午、戊申、戊戌)属"阳"日,"胃经"主气值日。戊日各时辰的开穴分别是:"戊午"时(11~13时)开"厉兑"(胃经井穴),"庚申"时(15~17时)开"二间"(大肠经荥穴),"壬戌"时(19~21时)开"束骨"(膀胱经输穴)和"冲阳"(胃经原穴),"甲子"时(23~次日1时)开"阳辅"(胆经经穴),"丙寅"时(3~5时)开"小海"(小肠经合穴),"戊辰"时(7~9时)开"支沟"(三焦经经穴)。

【歌赋】

　　　　　　戊日午时厉兑先①,庚申荥穴二间迁②,
　　　　　　壬戌膀胱寻束骨,冲阳土穴必还原③,
　　　　　　甲子胆经阳辅是④,丙寅小海穴安然⑤,
　　　　　　戊辰气纳三焦脉,经穴支沟刺必瘥⑥。

【诠释】

　　①戊日午时厉兑先:戊日"胃经"值日主气,应在"戊午"时(11~13时)首先开取足阳明胃经的井金穴厉兑。因前日(丁日)心经值日主气时开井穴在"丁未"时,按"阳进阴退"确定当日开井穴时辰。天干为阳主进,由第四位"丁"进到第五位"戊";地支为阴主退,由第八位"未"退到第七位"午"。所以将戊日首开井穴的时辰,定在"戊午"之时。

　　②庚申荥穴二间迁:在"庚申"时(15~17时)接着开取手阳明大肠经的荥水穴二间。戊日为阳日,按"阳日阳时"的开穴原则,"戊午"(11~13时)之后,"己未"(13~15时)为阳日阴时属闭穴时辰无穴可开,下一个阳时便是"庚申"。足阳明胃经(土)之后的阳经是手阳明大肠经(金),此谓"经生经";井穴(金)厉兑之后的是荥穴

（水）二间，此谓"穴生穴"。

③壬戌膀胱寻束骨，冲阳土穴必还原：在"壬戌"时（19～21时）接着开取足太阳膀胱经的输木穴束骨，同时返本还原开取值日（胃）经的原穴冲阳。"庚申"（15～17时）之后，"辛酉"（17～19时）为阳日阴时属闭穴时辰无穴可开，下一个阳时便是"壬戌"。手阳明大肠经（金）之后的阳经是足太阳膀胱经（水），此谓"经生经"；荥穴（水）二间之后的是输穴（木）束骨，此谓"穴生穴"。而逢开输穴的同时应"返本还原"，"本"是值日（胃）经，"原"是胃经原穴冲阳。因此在"壬戌"时同时开取束骨、冲阳两个穴位。

④甲子胆经阳辅是：在"甲子"时（23～次日1时）接着开取足少阳胆经的经火穴阳辅。"壬戌"（19～21时）之后，"癸亥"（21～23时）为阳日阴时属闭穴时辰无穴可开，下一个阳时便是"甲子"。足太阳膀胱经（水）之后的阳经是足少阳胆经（木），此谓"经生经"；输穴（木）束骨之后的是经穴（火）阳辅，此谓"穴生穴"。

⑤丙寅小海穴安然：在"丙寅"时（3～5时）接着开取手太阳小肠经的合土穴小海。"甲子"（23～1时）之后，"乙丑"（1～3时）为阳日阴时属闭穴时辰无穴可开，下一个阳时便是"丙寅"。足少阳胆经（木）之后的阳经是手太阳小肠经（火），此谓"经生经"；经穴（火）阳辅之后的是合穴（土）小海，此谓"穴生穴"。至此戊日"胃经"主气之日，在戊午、庚申、壬戌、甲子、丙寅五个阳时分别开胃经井穴厉兑、大肠经荥穴二间、膀胱经输穴束骨、胆经经穴阳辅、小肠经合穴小海，五输穴开取完毕。

⑥戊辰气纳三焦脉，经穴支沟刺必痊：在"戊辰"时（7～9时）接着开取手少阳三焦经的经火穴支沟。"丙寅"（3～5时）之后，"丁卯"（5～7时）为阳日阴时属闭穴时辰无穴可开，下一个阳时便是"戊辰"。戊辰的天干为"戊"，与值日（胃）经的天干"戊"相同，此为"日干重见"。日干重见之时，各经五输的井、荥、输、经、合诸穴已依次开完，阳日应"气纳三焦"而最后开取三焦经的穴位。阳日气纳三焦的开穴原则为"他生我"，其中"他"即指三焦经五输穴，"我"指值日经。因三焦经五输穴中的经穴（支沟）在五行属火，值日（胃）经的五行属土，火能生土，故在"日干重见"的甲申时开取三焦经的经穴支沟。

第六节　己日脾经流注开穴歌

【指要】

己日（己丑、己卯、己巳、己未、己酉、己亥）属"阴"日，"脾经"主气值日。己日各时辰的开穴分别是："己巳"时（9～11时）开"隐白"（脾经井穴），"辛未"时（13～15时）开"鱼际"（肺经荥穴），"癸酉"时（17～19时）开"太溪"（肾经输穴）和"太白"（脾经原穴），"乙亥"时（21～23时）开"中封"（肝经经穴），"丁丑"时（1～3时）开"少海"

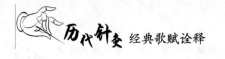

（心经合穴），"己卯"时（5～7时）开"间使"（心包经经穴）。

【歌赋】

己日巳时隐白始^①，辛未时中鱼际取^②，
癸酉太溪太白原^③，乙亥中封内踝比^④，
丁丑时合少海心^⑤，己卯间使包络止^⑥。

【诠释】

①己日巳时隐白始：己日"脾经"值日主气，应在"己巳"时（9～11时）首先开取足太阴脾经的井木穴隐白。因前日（戊日）胃经值日主气时开井穴在"戊午"时，按"阳进阴退"确定当日开井穴时辰。天干为阳主进，由第五位"戊"进到第六位"己"；地支为阴主退，由第七位"午"退到第六位"巳"。所以将己日首开井穴的时辰，定在"己巳"之时。

②辛未时中鱼际取：在"辛未"时（13～15时）接着开取手太阴肺经的荥火穴鱼际。己日为阴日，按"阴日阴时"的开穴原则，"己巳"（9～11时）之后，"庚午"（11～13时）为阴日阳时属闭穴时辰无穴可开，下一个阴时便是"辛未"。足太阴脾经（土）之后的阴经是手太阴肺经（金），此谓"经生经"；井穴（木）隐白之后的是荥穴（火）鱼际，此谓"穴生穴"。

③癸酉太溪太白原：在"癸酉"时（17～19时）接着开取足少阴肾经的输土穴太溪，同时返本还原开取值日（脾）经的原穴太白。"辛未"（13～15时）之后，"壬申"（15～17时）为阴日阳时属闭穴时辰无穴可开，下一个阴时便是"癸酉"。手太阴肺经（金）之后的阴经是足少阴肾经（水），此谓"经生经"；荥穴（火）鱼际之后的是输穴（土）太溪，此谓"穴生穴"。而逢开输穴的同时应"返本还原"，"本"是值日（脾）经，"原"是脾经原穴太白。因此在"癸酉"时同时开取太溪、太白两个穴位。

④乙亥中封内踝比：在"乙亥"时（21～23时）接着开取足厥阴肝经的经金穴中封。"癸酉"（17～19时）之后，"甲戌"（19～21时）为阴日阳时属闭穴时辰无穴可开，下一个阴时便是"乙亥"。足少阴肾经（水）之后的阴经是足厥阴肝经（木），此谓"经生经"；输穴（土）太溪之后的是经穴（金）中封，此谓"穴生穴"。

⑤丁丑时合少海心：在"丁丑"时（1～3时）接着开取手少阴心经的合水穴少海。"乙亥"（21～23时）之后，"丙子"（23～次日1时）为阴日阳时属闭穴时辰无穴可开，下一个阴时便是"丁丑"。足厥阴肝经（木）之后的阴经是手少阴心经（火），此谓"经生经"；经穴（金）中封之后的是合穴（水）少海，此谓"穴生穴"。至此己日"脾经"主气之日，在己巳、辛未、癸酉、乙亥、丁丑五个阴时分别开脾经井穴隐白、肺经荥穴鱼际、肾经输穴太溪、肝经经穴中封、心经合穴少海，五输穴开取完毕。

⑥己卯间使包络止：在"己卯"时（5～7时）接着开取手厥阴心包经的经金穴间使。"丁丑"（1～3时）之后，"戊寅"（3～5时）为阴日阳时属闭穴时辰无穴可开，下一个阴

时便是"己卯"。己卯的天干为"己",与值日(脾)经的天干"己"相同,此为"日干重见"。日干重见之时,各经五输的井、荥、输、经、合诸穴已依次开完,阴日应"血归包络"而最后取心包经的穴位。阴日血归包络的开穴原则为"我生他",其中"我"指值日经,"他"即指心包经五输穴。因值日(脾)经的五行属土,心包经五输穴中的经穴(间使)在五行属金,土能生金,故在"日干重见"的己卯时开取心包经的经穴间使。

第七节　庚日大肠经流注开穴歌

【指要】

庚日(庚子、庚寅、庚辰、庚午、庚申、庚戌)属"阳"日,"大肠经"主气值日。庚日各时辰的开穴分别是:"庚辰"时(7~9时)开"商阳"(大肠经井穴),"壬午"时(11~13时)开"通谷"(膀胱经荥穴),"甲申"时(15~17时)开"足临泣"(胆经输穴)和"合谷"(大肠经原穴),丙戌时(19~21时)开"阳谷"(小肠经经穴),"戊子"时(23~次日1时)开"足三里"(胃经合穴),"庚寅"时(3~5时)开"天井"(三焦经合穴)。

【歌赋】

庚日辰时商阳居[①]，壬午膀胱通谷之[②]，

甲申临泣为俞木，合谷金原返本归[③]，

丙戌小肠阳谷火[④]，戊子时居三里宜[⑤]，

庚寅气纳三焦合，天井之中不用疑[⑥]。

【诠释】

①庚日辰时商阳居:庚日"大肠经"值日主气,应在"庚辰"时(7~9时)首先开取手阳明大肠经的井金穴商阳。因前日(己日)脾经值日主气时开井穴在"己巳"时,按"阳进阴退"确定当日开井穴时辰。天干为阳主进,由第六位"己"进到第七位"庚";地支为阴主退,由第六位"巳"退到第五位"辰"。所以将庚日首开井穴的时辰,定在"庚辰"之时。

②壬午膀胱通谷之:在"壬午"时(11~13时)接着开取足太阳膀胱经的荥水穴通谷。庚日为阳日,按"阳日阳时"的开穴原则,"庚辰"(7~9时)之后,"辛巳"(9~11时)为阳日阴时属闭穴时辰无穴可开,下一个阳时便是"壬午"。手阳明大肠经(金)之后的阳经是足太阳膀胱经(水),此谓"经生经";井穴(金)商阳之后的是荥穴(水)通谷,此谓"穴生穴"。

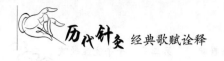

③甲申临泣为俞木，合谷金原返本归：在"甲申"时（15～17时）接着开取足少阳胆经的输木穴足临泣，同时返本还原开取值日（大肠）经的原穴合谷。"壬午"（11～13时）之后，"癸未"（13～15时）为阳日阴时属闭穴时辰无穴可开，下一个阳时便是"甲申"。足太阳膀胱经（水）之后的阳经是足少阳胆经（木），此谓"经生经"；荥穴（水）通谷之后的是输穴（木）足临泣，此谓"穴生穴"。而逢开输穴的同时应"返本还原"，"本"是值日（大肠）经，"原"是大肠经原穴合谷。因此在"甲申"时同时开取足临泣、合谷两个穴位。

④丙戌小肠阳谷火：在"丙戌"时（19～21时）接着开取手太阳小肠经的经火穴阳谷。"甲申"（15～17时）之后，"乙酉"（17～19时）为阳日阴时属闭穴时辰无穴可开，下一个阳时便是"丙戌"。足少阳胆经（木）之后的阳经是手太阳小肠经（火），此谓"经生经"；输穴（木）足临泣之后的是经穴（火）阳谷，此谓"穴生穴"。

⑤戊子时居三里宜：在"戊子"时（23～次日1时）接着开取足阳明胃经的合土穴足三里。"丙戌"（19～21时）之后，"丁亥"（21～23时）为阳日阴时属闭穴时辰无穴可开，下一个阳时便是"戊子"。手太阳小肠经（火）之后的阳经是足阳明胃经（土），此谓"经生经"；经穴（火）阳谷之后的是合穴（土）足三里，此谓"穴生穴"。至此庚日"大肠经"主气之日，在庚辰、壬午、甲申、丙戌、戊子五个阳时分别开大肠经井穴商阳、膀胱经荥穴通谷、胆经输穴足临泣、小肠经经穴阳谷、胃经合穴足三里，五输穴开取完毕。

⑥庚寅气纳三焦合，天井之中不用疑：在"庚寅"时（3～5时）接着开取手少阳三焦经的合土穴天井。"戊子"（23～次日1时）之后，"己丑"（1～3时）为阳日阴时属闭穴时辰无穴可开，下一个阳时便是"庚寅"。庚寅的天干为"庚"，与值日（大肠）经的天干"庚"相同，此为"日干重见"。日干重见之时，各经五输的井、荥、输、经、合诸穴已依次开完，阳日应"气纳三焦"而最后开取三焦经的穴位。阳日气纳三焦的开穴原则为"他生我"，其中"他"即指三焦经五输穴，"我"指值日经。因三焦经五输穴中的合穴（天井）在五行属土，值日（大肠）经的五行属金，土能生金，故在"日干重见"的庚寅时开取三焦经的合穴天井。

第八节　辛日肺经流注开穴歌

【指要】

辛日（辛丑、辛卯、辛巳、辛未、辛酉、辛亥）属"阴"日，"肺经"主气值日。辛日各时辰的开穴分别是："辛卯"时（5～7时）开"少商"（肺经井穴），"癸巳"时（9～11时）开"然谷"（肾经荥穴），"乙未"时（13～15时）开"太冲"（肝经输穴）和"太渊"（肺经原穴），"丁酉"时（17～19时）开"灵道"（心经经穴），"己亥"时（21～23时）开"阴陵泉"（脾经合穴），"辛丑"时（1～3时）开"曲泽"（心包经合穴）。

【歌赋】

辛日卯时少商本^①，癸巳然谷何须忖^②，

乙未太冲原太渊^③，丁酉心经灵道引^④，

己亥脾合阴陵泉^⑤，辛丑曲泽包络准^⑥。

【诠释】

①辛日卯时少商本：辛日"肺经"值日主气，应在"辛卯"时（5～7时）首先开取手太阴肺经的井木穴少商。因前日（庚日）大肠经值日主气时开井穴在"庚辰"时，按"阳进阴退"确定当日开井穴时辰。天干为阳主进，由第七位"庚"进到第八位"辛"；地支为阴主退，由第五位"辰"退到第四位"卯"。所以将辛日首开井穴的时辰，定在"辛卯"之时。

②癸巳然谷何须忖：在"癸巳"时（9～11时）接着开取足少阴肾经的荥火穴然谷。辛日为阴日，按"阴日阴时"的开穴原则，"己巳"（9～11时）之后，"庚午"（11～13时）为阴日阳时属闭穴时辰无穴可开，下一个阴时便是"癸巳"。手太阴肺经（金）之后的阴经是足少阴肾经（水），此谓"经生经"；井穴（木）少商之后的是荥穴（火）然谷，此谓"穴生穴"。

③乙未太冲原太渊：在"乙未"时（13～15时）接着开取足厥阴肝经的输土穴太冲，同时返本还原开取值日（肺）经的原穴太渊。"癸巳"（9～11时）之后，"甲午"（11～13时）为阴日阳时属闭穴时辰无穴可开，下一个阴时便是"乙未"。足少阴肾经（水）之后的阴经是足厥阴肝经（木），此谓"经生经"；荥穴（火）然谷之后的是输穴（土）太冲，此谓"穴生穴"。而逢开输穴的同时应"返本还原"，"本"是值日（肺）经，"原"是肺经原穴太渊。因此在"乙未"时同时开取太冲、太渊两个穴位。

④丁酉心经灵道引：在"丁酉"时（17～19时）接着开取手少阴心经的经金穴灵道。"乙未"（13～15时）之后，"丙申"（15～17时）为阴日阳时属闭穴时辰无穴可开，下一个阴时便是"丁酉"。足厥阴肝经（木）之后的阴经是手少阴心经（火），此谓"经生经"；输穴（土）太冲之后的是经穴（金）灵道，此谓"穴生穴"。

⑤己亥脾合阴陵泉：在"己亥"时（21～23时）接着开取足太阴脾经的合水穴阴陵泉。"丁酉"（17～19时）之后，"戊戌"（19～21时）为阴日阳时属闭穴时辰无穴可开，下一个阴时便是"己亥"。手少阴心经（火）之后的阴经是足太阴脾经（土），此谓"经生经"；经穴（金）灵道之后的是合穴（水）阴陵泉，此谓"穴生穴"。至此辛日"肺经"主气之日，在辛卯、癸巳、乙未、丁酉、己亥五个阴时分别开肺经井穴少商、肾经荥穴然谷、肝经输穴太冲、心经经穴灵道、脾经合穴阴陵泉，五输穴开取完毕。

⑥辛丑曲泽包络准：在"辛丑"时（1～3时）接着开取手厥阴心包经的合水穴曲泽。"己亥"（21～23时）之后，"庚子"（23～次日1时）为阴日阳时属闭穴时辰无穴可开，

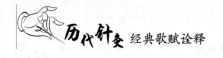

下一个阴时便是"辛丑"。辛丑的天干为"辛",与值日(肺)经的天干"辛"相同,此为"日干重见"。日干重见之时,各经五输的井、荥、输、经、合诸穴已依次开完,阴日应"血归包络"而最后开取心包经的穴位。阴日血归包络的开穴原则为"我生他",其中"我"指值日经,"他"即指心包经五输穴。因值日(肺)经的五行属金,心包经五输穴中的合穴(曲泽)在五行属水,金能生水,故在"日干重见"的辛丑时开取心包经的合穴曲泽。

第九节　壬日膀胱经流注开穴歌

【指要】

　　壬日(壬子、壬寅、壬辰、壬午、壬申、壬戌)属"阳"日,"膀胱经"主气值日。壬日各时辰的开穴分别是:"壬寅"时(3~5时)开"至阴"(膀胱经井穴),"甲辰"时(7~9时)开"侠溪"(胆经荥穴),"丙午"时(11~13时)开"后溪"(小肠经输穴)、"京骨"(膀胱经原穴)和"阳池"(三焦经原穴),"戊申"时(15~17时)开"解溪"(胃经经穴),"庚戌"时(19~21时)开"曲池"(大肠经合穴),"壬子"时(23~次日1时)开"关冲"(三焦经井穴)。

【歌赋】

壬日寅时起至阴①，甲辰胆脉侠溪荥②，

丙午小肠后溪俞，返求京骨本原寻③，

三焦寄有阳池穴，返本还原似嫡亲④，

戊申时注解溪胃⑤，大肠庚戌曲池真⑥，

壬子气纳三焦寄，井穴关冲一片金⑦，

关冲属金壬属水，子母相生恩义深⑧。

【诠释】

　　①壬日寅时起至阴:壬日"膀胱经"值日主气,应在"壬寅"时(3~5时)首先开取足太阳膀胱经的井金穴至阴。因前日(辛日)肺经值日主气时开井穴在"辛卯"时,按"阳进阴退"确定当日开井穴时辰。天干为阳主进,由第八位"辛"进到第九位"壬";地支为阴主退,由第四位"卯"退到第三位"寅"。所以将壬日首开井穴的时辰,定在"壬寅"之时。

②甲辰胆脉侠溪荣：在"甲辰"时（7～9时）接着开取足少阳胆经的荣水穴侠溪。壬日为阳日，按"阳日阳时"的开穴原则，"壬寅"（3～5时）之后，"癸卯"（5～7时）为阳日阴时属闭穴时辰无穴可开，下一个阳时便是"甲辰"。足太阳膀胱经（水）之后的阳经是足少阳胆经（木），此谓"经生经"；井穴（金）至阴之后的是荣穴（水）侠溪，此谓"穴生穴"。

③丙小肠后溪俞，返求京骨本原寻：在"丙午"时（11～13时）接着开取手太阳小肠经的输木穴后溪，同时返本还原开取值日（膀胱）经的原穴京骨。"甲辰"（7～9时）之后，"乙巳"（9～11时）为阳日阴时属闭穴时辰无穴可开，下一个阳时便是"丙午"。足少阳胆经（木）之后的阳经是手太阳小肠经（火），此谓"经生经"；荣穴（水）侠溪之后的是输穴（木）后溪，此谓"穴生穴"。而逢开输穴的同时应"返本还原"，"本"是值日（膀胱）经，"原"是膀胱经原穴京骨。因此在"丙午"时同时开取后溪、京骨两个穴位。

④三焦寄有阳池穴，返本还原似嫡亲：《针灸大成》中有"三焦亦向壬中寄"的说法，认为三焦为阳气之父，即壬日过原时，兼过三焦经原穴阳池。因此丙午（11～13时）逢输开原，不但开膀胱经原穴京骨，同时兼开三焦经原穴阳池。如此在"丙午"之时，应同开后溪、京骨、阳池三穴。本文句中"嫡"原作"的"，据文意参考《子午流注针法》而改。

⑤戊申时注解溪胃：在"戊申"时（15～17时）接着开取足阳明胃经的经火穴解溪。"丙午"（11～13时）之后，"丁未"（13～15时）为阳日阴时属闭穴时辰无穴可开，下一个阳时便是"戊申"。手太阳小肠经（火）之后的阳经是足阳明胃（土），此谓"经生经"；输穴（木）后溪之后的是经穴（火）解溪，此谓"穴生穴"。

⑥大肠庚戌曲池真：在"庚戌"时（19～21时）接着开取手阳明大肠经的合土穴曲池。"戊申"（15～17时）之后，"己酉"（17～19时）为阳日阴时属闭穴时辰无穴可开，下一个阳时便是"庚戌"。足阳明胃经（土）之后的阳经是手阳明大肠经（金），此谓"经生经"；经穴（火）解溪之后的是合穴（土）曲池，此谓"穴生穴"。至此庚日"大肠经"主气之日，在壬寅、甲辰、丙午、戊申、庚戌五个阳时分别开膀胱经井穴至阴、胆经荣穴侠溪、小肠经输穴后溪、胃经经穴解溪、大肠经合穴曲池，五输穴开取完毕。

⑦壬子气纳三焦寄，井穴关冲一片金：在"壬子"时（23～次日1时）接着开取手少阳三焦经的井金穴关冲。"庚戌"（19～21时）之后，"辛亥"（21～23时）为阳日阴时属闭穴时辰无穴可开，下一个阳时便是"壬子"。壬子的天干为"壬"，与值日（膀胱）经的天干"壬"相同，此为"日干重见"。日干重见之时，各经五输的井、荣、输、经、合诸穴已依次开完，阳日应"气纳三焦"而最后开取三焦经的穴位。阳日气纳三焦的开穴原则为"他生我"，其中"他"即指三焦经五输穴，"我"指值日经。因三焦经五输穴中的井穴（关冲）在五行属金，值日（膀胱）经的五行属水，金能生水，故在"日干重见"的庚寅时开取三焦经的井穴关冲。

⑧关冲属金壬属水，子母相生恩义深：关冲为手少阳三焦经的井金穴，"壬"为阳干与膀胱相配而属水，两者在五行关系上为金水相生而为母子，此是对前句的进一步解释。

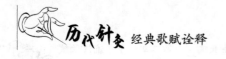

第十节　癸日肾经流注开穴歌

【指要】

癸日（癸丑、癸卯、癸巳、癸未、癸酉、癸亥）属"阴日"，"肾经"主气值日。癸日各时辰的开穴分别是："癸亥"时（21~23时）开"涌泉"（肾经井穴），"乙丑"时（1~3时）开"行间"（肝经荥穴），"丁卯"时（5~7时）开"神门"（心经输穴）、"太溪"（肾经原穴）和"大陵"（心包经原穴），"己巳"时（9~11时）开"商丘"（脾经经穴），"辛未"时（13~15时）开"尺泽"（肺经合穴），"癸酉"时（17~19时）开"中冲"（心包经井穴）。

【歌赋】

> 癸日亥时井涌泉[①]，乙丑行间穴必然[②]，
> 丁卯俞穴神门是，本寻肾水太溪原[③]，
> 包络大陵原并过[④]，己巳商丘内踝边[⑤]，
> 辛未肺经合尺泽[⑥]，癸酉中冲包络连[⑦]，
> 子午截时安定穴，留传后学莫忘言[⑧]。

【诠释】

①癸日亥时井涌泉：癸日"肾经"值日主气，应在"癸亥"时（21~23时）首先开取足少阴肾经的井木穴涌泉。因前日（壬日）膀胱经值日主气时开井穴在"壬寅"时，若按"阳进阴退"确定当日开井穴时辰，则天干为阳主进，由第九位"壬"进到第十位"癸"；地支为阴主退，由第三位"寅"退到第二位"丑"。干支相合本应定在"癸丑"时开取井穴。但因"癸日"为子午流注以10日为周期的最后一天，每日每经值11个时辰，10日共值110个时辰，而10日应有120个时辰，相差10个时辰。所以癸日提前10个时辰，不在"癸丑"而在"癸亥"，这样可使子午流注在下个周期的首日"甲日戌时"相交，流注循环不受影响。所以将癸日首开井穴的时辰，定在"癸亥"之时。

②乙丑行间穴必然：在"乙丑"时（1~3时）接着开取足厥阴肝经的荥火穴行间。癸日为阴日，按"阴日阴时"的开穴原则，"癸亥"（21~23时）之后，"甲子"（23~次日1时）为阴日阳时属闭穴时辰无穴可开，下一个阴时便是"乙丑"。足少阴肾经（水）之后的阴经是足厥阴肝经（木），此谓"经生经"；井穴（木）涌泉之后的是荥穴（火）行间，此谓"穴生穴"。

③丁卯俞穴神门是，本寻肾水太溪原：在"丁卯"时（5~7时）接着开取手少阴心经的俞（输）土穴神门，同时返本还原开取值日（肾）经的原穴太溪。"乙丑"（1~3

时）之后，"丙寅"（3～5 时）为阴日阳时属闭穴时辰无穴可开，下一个阴时便是"丁卯"。足厥阴肝经（木）之后的阴经是手少阴心经（火），此谓"经生经"；荥穴（火）行间之后的是输穴（土）神门，此谓"穴生穴"。而逢开输穴的同时应"返本还原"，"本"是值日（肾）经，"原"是肾经原穴太溪。因此在"丁卯"时同时开取神门、太溪两个穴位。

④包络大陵原并过：《针灸大成》中有"包络同归入癸方"的说法，认为心包乃为阴血之母，即癸日过原时，兼过心包经原穴大陵。因此"丁卯"（5～7 时）逢输开原，不但开肾经原穴太溪，同时兼开心包经原穴大陵。如此在"丁卯"之时，应同开神门、太溪、大陵三穴。

⑤己巳商丘内踝边：在"己巳"时（9～11 时）接着开取足太阴脾经位于内踝前下方的经金穴商丘。"丁卯"（5～7 时）之后，"戊辰"（7～9 时）为阴日阳时属闭穴时辰无穴可开，下一个阴时便是"己巳"。手少阴心经（火）之后的阴经是足太阴脾经（土），此谓"经生经"；输穴（土）神门之后的是经穴（金）商丘，此谓"穴生穴"。

⑥辛未肺经合尺泽：在"辛未"时（13～15 时）接着开取手太阴肺经的合水穴尺泽。"己巳"（9～11 时）之后，"庚午"（11～13 时）为阴日阳时属闭穴时辰无穴可开，下一个阴时便是"辛未"。足太阴脾经（土）之后的阴经是手太阴肺经（金），此谓"经生经"；经穴（金）商丘之后的是合穴（水）尺泽，此谓"穴生穴"。至此癸日"肾经"主气之日，在癸亥、乙丑、丁卯、己巳、辛未五个阴时分别开肾经井穴涌泉、肝经荥穴行间、心经输穴神门、脾经经穴商丘、肺经合穴尺泽，五输穴开取完毕。

⑦癸酉中冲包络连：在"癸酉"时（17～19 时）接着开取手厥阴心包经的井木穴中冲。"辛未"（13～15 时）之后，"壬申"（15～17 时）为阴日阳时属闭穴时辰无穴可开，下一个阴时便是"癸酉"。癸酉的天干为"癸"，与值日（肾）经的天干"癸"相同，此为"日干重见"。日干重见之时，各经五输的井、荥、输、经、合诸穴已依次开完，阴日应"血归包络"而最后开取心包经的穴位。阴日血归包络的开穴原则为"我生他"，其中"我"指值日经，"他"即指心包经五输穴。因值日（肾）经的五行属水，心包经五输穴中的井穴（中冲）在五行属木，水能生木，故在"日干重见"的癸酉时开取心包经的井穴中冲。

⑧子午截时安定穴，留传后学莫忘言：子午流注的配穴规律以十天为一周期，从甲日始，至癸日终，循环开穴。现以歌诀形式总结其开穴规律和用穴经验，可作为后世医家临证运用的依据。

第三章
灵龟八法歌赋

　　"灵龟八法"又名"奇经纳卦法"，是一种按日、按时、按卦的取穴方法。它运用《周易》的八卦九宫学说和《黄帝内经》的奇经八脉气血会合理论，取十二正经与奇经八脉相通的八个穴位，按照日、时干支代数推广演绎，采用相加、相除的运算，确定按时取穴的针刺方法。因此，"灵龟八法"以奇经八脉为基础，在八个八脉交会穴范围内进行择时开穴，具体运用有灵龟、飞腾两种方式。

　　推算"灵龟八法"的开穴，首先要确定当天的日干支，然后根据"五子建元"定出开穴时辰的时干支，进一步查出"逐日干支代数"和"临时干支代数"。将日干代数、日支代数、时干代数、时支代数的四个代表数相加，再被九（阳日）、六（阴日）除，其余数，则是八卦九宫代表的穴位。用公式表示为：（日干代数＋日支代数＋时干代数＋时支代数）÷9（阳日）或6（阴日）＝商……余数。经推算所得的"余数"，即为八法开穴之数。具体是余数为"1"取申脉，余数为"2"或"5"取照海，余数为"3"取外关，余数为"4"取临泣，余数为"6"取公孙，余数为"7"取后溪，余数为"8"取内关，余数为"9"取列缺。若恰能除尽而无余数，阳日则按"9"取列缺，阴日则按"6"取公孙。

　　"飞腾八法"也是以奇经八脉八穴作为开穴基础，按天干时辰开穴治病。"飞腾八法"与"灵龟八法"不同的是，着重从天干取穴，不以干支九宫数推算，直接按"飞腾八法"定取开穴，更为简单方便。

　　"灵龟八法"与子午流注针法有着相辅相成的意义，临床应用可按时配穴和定时治疗。灵龟八法可与子午流注同时应用，以提高疗效，子午流注多用于急性病，而灵龟八法则多用于慢性病。

第一节　灵龟八法配穴歌

【指要】

"灵龟八法配穴歌"初名"八法歌"，首载于《针灸大全·卷四·窦文真公八法流注》，主要阐述八卦、九宫与八脉八穴三者间的配属关系。八卦为乾、坤、坎、离、巽、震、艮、兑，其排列有一定的方位。九宫图也叫洛书图，出自西汉《大戴礼》一书，《尚书·洪范》及《灵枢·九宫八风》中均有相关记载，其数为"戴九履一，左三右七，二四为肩，八六为足，五居于中"。九宫图中九个数字间有一定的规律可循，即每行、每列和每条对角线上的三个数字之和均相等，不仅在医学理论上有一定价值，也是我国古代劳动人民对数学发展所做出的重要贡献。由于每一卦都配合一个固定的九宫数，与其相应八脉八穴也相应地配合一个九宫数，如"申脉"的八卦属坎，九宫属一；"外关"的八卦属震，九宫属三。但由于八脉八穴只有八个，而九宫有九个数字，所以规定"五居于中，寄于坤局"，即将两个九宫数（二、五）同时配合于"照海"，因此照海穴的八卦属坤，九宫属二、五。

本"八法歌"只供"灵龟八法"配穴时应用，本歌诀是"灵龟八法"配穴时最常应用的基础知识之一，应熟练背诵。

【歌赋】

坎一联申脉[①]，照海坤二五[②]，
震三属外关[③]，巽四临泣数[④]，
乾六是公孙[⑤]，兑七后溪府[⑥]，
艮八系内关[⑦]，离九列缺主[⑧]。

【诠释】

①坎一联申脉：申脉穴对应"坎卦"，九宫数为"1"。当用公式（日干代数＋日支代数＋时干代数＋时支代数）÷9（阳日）或6（阴日）经计算所得余数为"1"时，灵龟八法即以"申脉"作为开穴。

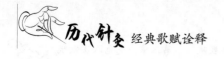

②照海坤二五：照海穴对应"坤卦"，九宫数为"2、5"。当用公式（日干代数＋日支代数＋时干代数＋时支代数）÷9（阳日）或6（阴日）经计算所得余数为"2"或"5"时，灵龟八法即以"照海"作为开穴。八卦中的"坤卦"属土，与九宫数"二"相应，但"五"为九数之中，位居于中央而寄于坤局。

③震三属外关：外关穴对应"震卦"，九宫数为"3"。当用公式（日干代数＋日支代数＋时干代数＋时支代数）÷9（阳日）或6（阴日）经计算所得余数为"3"时，灵龟八法即以"外关"作为开穴。

④巽四临泣数：临泣穴对应"巽卦"，九宫数为"4"。当用公式（日干代数＋日支代数＋时干代数＋时支代数）÷9（阳日）或6（阴日）经计算所得余数为"4"时，灵龟八法即以"临泣"作为开穴。

⑤乾六是公孙：公孙穴对应"乾卦"，九宫数为"6"。当用公式（日干代数＋日支代数＋时干代数＋时支代数）÷9（阳日）或6（阴日）经计算所得余数为"6"时，灵龟八法即以"公孙"作为开穴。

⑥兑七后溪府：后溪穴对应"兑卦"，九宫数为"7"。当用公式（日干代数＋日支代数＋时干代数＋时支代数）÷9（阳日）或6（阴日）经计算所得余数为"7"时，灵龟八法即以"后溪"作为开穴。

⑦艮八系内关：内关穴对应"艮卦"，九宫数为"8"。当用公式（日干代数＋日支代数＋时干代数＋时支代数）÷9（阳日）或6（阴日）经计算所得余数为"8"时，灵龟八法即以"内关"作为开穴。

⑧离九列缺主：列缺穴对应"离卦"，九宫数为"9"。当用公式（日干代数＋日支代数＋时干代数＋时支代数）÷9（阳日）或6（阴日）经计算所得余数为"9"时，灵龟八法即以"列缺"作为开穴。

第二节　八法逐日干支代数歌

【指要】

"八法逐日干支代数歌"首载于《针灸大全·卷四·窦文真公八法流注》，在《针灸大成》中亦有记载。用于八法逐日的"天干""地支"代表计数，分别称为"日干代数"和"日支代数"。其数主要来自十天干所化生的五行、十二地支所配属的五行，与五行生成数的"成数"相关。这些数值是换算九宫数、推算"灵龟八法"开穴所需要的基础数据之一，运算时与"八法临时干支代数"相结合，两者必不可缺。

【歌赋】

甲己辰戌丑未十①，乙庚申酉九为期②，
丁壬寅卯八成数③，戊癸巳午七相宜④，
丙辛亥子亦七数⑤，逐日干支即得知。

【诠释】

①甲己辰戌丑未十：甲、己的日干代数和辰、戌、丑、未的日支代数均为"10"数。因十天干中"甲己"化土，十二地支中"辰戌丑未"属土，在五行生成数中"天五生土，地十成之"，故取土的成数"10"作为其逐日干支代数。

②乙庚申酉九为期：乙、庚的日干代数和申、酉的日支代数均为"9"数。因十天干中"乙庚"化金，十二地支中"申酉"属金，在五行生成数中"地四生金，天九成之"，故取金的成数"9"作为其逐日干支代数。

③丁壬寅卯八成数：丁、壬的日干代数和寅、卯的日支代数均为"8"数。因十天干中"丁壬"化木，十二地支中"寅卯"属木，在五行生成数中"天三生木，地八成之"，故取木的成数"8"作为其逐日干支代数。

④戊癸巳午七相宜：戊、癸的日干代数和巳、午的日支代数均为"7"数。因十天干中"戊癸"化火，十二地支中"巳午"属火，在五行生成数中"地二生火，天七成之"，故取火的成数"7"作为其逐日干支代数。

⑤丙辛亥子亦七数：丙、辛的日干代数和亥、子的日支代数也均为"7"数。因十天干中"丙辛"化水，十二地支中"亥子"属水，在五行生成数中"天一生水，地六成之"，本应取水的成数"6"作为其逐日干支代数。但由于水为坎卦，其卦形为"离中虚"，即水中寓藏有真火之意，故取火的成数"7"作为其逐日干支代数。

第三节　八法临时干支代数歌

【指要】

"八法临时干支代数歌"首载于《针灸大全·卷四·窦文真公八法流注》，在《针灸大成》中亦有记载。用于八法临时的"天干""地支"代表计数，分别称为"时干代数"和"时支代数"。其数主要来自本天干到老阳数第9位"壬"的顺序，或本地支到老阳数第9位"申"的顺序，并按十天干甲己相合、乙庚相合、丙辛相合、丁壬相合、戊癸相合化生五行，十二地支

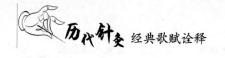
子午相合、丑未相合、寅申相合、卯酉相合、辰戌相合、巳亥相合化生五行的规律，分别化衍而得出。这些数值也是换算九宫数、推算"灵龟八法"开穴所需要的基础数据之一，运算时与"八法逐日干支代数"相结合，应熟练背诵。

【歌赋】

甲己子午九宜用①，乙庚丑未八无疑②，

丙辛寅申七作数③，丁壬卯酉六顺知④，

戊癸辰戌各有五⑤，巳亥单加四共齐⑥，

阳日除九阴除六，不及零余穴下推⑦。

【诠释】

①甲己子午九宜用：甲、己的时干代数和子、午的时支代数均为"9"数。因天干中"甲"为第1位，顺序到老阳数第9位"壬"其数为"9"，而甲与己相合化土；地支中"子"为第1位，顺序到老阳数第9位"申"其数也为"9"，而子与午相合化火，故取"9"作为其临时干支代数。

②乙庚丑未八无疑：乙、庚的时干代数和丑、未的时支代数均为"8"数。因天干中"乙"为第2位，顺序到老阳数第9位"壬"其数为"8"，而乙与庚相合化金；地支中"丑"为第2位，顺序到老阳数第9位"申"其数也为"8"，而丑与未化土相合，故取"8"作为其临时干支代数。

③丙辛寅申七作数：丙、辛的时干代数和寅、申的时支代数均为"7"数。因天干中"丙"为第3位，顺序到老阳数第9位"壬"其数为"7"，而丙与辛相合化水；地支中"寅"为第3位，顺序到老阳数第9位"申"其数也为"7"，而寅与申相合化火，故取"7"作为其临时干支代数。

④丁壬卯酉六顺知：丁、壬的时干代数和卯、酉的时支代数均为"6"数。因天干中"丁"为第4位，顺序到老阳数第9位"壬"其数为"6"，而丁与壬相合化木；地支中"卯"为第4位，顺序到老阳数第9位"申"其数也为"6"，而卯与酉相合化金，故取"6"作为其临时干支代数。

⑤戊癸辰戌各有五：戊、癸的时干代数和辰、戌的时支代数均为"5"数。因天干中"戊"第5位，顺序到老阳数第9位"壬"其数为"5"，而戊与癸相合化火；地支中"辰"为第5位，顺序到老阳数第9位"申"其数也为"5"，而辰与戌相合化水，故取"5"作为其临时干支代数。

⑥巳亥单加四共齐：巳、亥的时支代数均为"4"数。因地支中"巳"为第6位，顺序到老阳数第9位"申"其数也为"4"，而巳与亥相合化木，故取"4"作为其临时地支代数。

⑦阳日除九阴除六，不及零余穴下推：阳日为纪日天干为甲、丙、戊、庚、壬的五天，运算时应除"9"（九为老阳之数）；阴日为纪日天干为乙、丁、己、辛、癸的五天，运算时应除"6"（六为老阴之数）。这是将"八法逐日干代数"和"八法临时干支代数"结合在一起，共同进行推算的。灵龟八法中在应用日干、日支、时干、时支四个代数值计算后，阳日除9，阴日除6，即（日干代数＋日支代数＋时干代数＋时支代数）÷9（阳日）或6（阴日）＝商……余数。运算后将其"余数"对照灵龟八法所配的穴位进行开穴。若恰能除尽，则阳日的九宫数是9，阴日的九宫数是6。

第四节　飞腾八法歌

【指要】

　　"飞腾八法歌"选自《针灸大全》，主要说明"飞腾八法"开穴方法。八法流注有两种形式，一种是灵龟八法，另一种是"飞腾八法"。"灵龟八法"流传范围广泛，故在历代针灸古籍中均做详细介绍。"飞腾八法"也是以八卦八脉八穴为基础按时开穴的一种方法，但它不用天干、地支计数，不论日干支和时干支，不用零余的方法，只逢天干时辰开穴，治病时先取开穴，后取配穴。在元代王国瑞《扁鹊神应针灸玉龙经》中，首倡"飞腾八法"。

【歌赋】

壬甲公孙即是乾①，丙居艮上内关然②，
戊为临泣生坎水③，庚属外关震相连④，
辛上后溪装巽卦⑤，乙癸申脉到坤传⑥，
己上列缺南离土⑦，丁居照海兑金全⑧。

【诠释】

　　①壬甲公孙即是乾：天干"甲"和"壬"对应乾卦，配以"公孙"穴。凡在壬子、壬寅、壬辰、壬午、壬申、壬戌和甲子、甲寅、甲辰、甲午、甲申、甲戌之时，按"飞腾八法"均开"公孙"穴。

　　②丙居艮上内关然：天干"丙"对应艮卦，配以"内关"穴。凡在丙子、丙寅、丙辰、丙午、丙申、丙戌之时，按"飞腾八法"均开"内关"穴。

　　③戊为临泣生坎水：天干"戊"对应坎卦，配以"临泣"穴。凡在戊子、戊寅、戊辰、戊午、戊申、戊戌之时，按"飞腾八法"均开"临泣"穴。

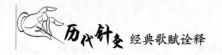

④庚属外关震相连：天干"庚"对应震卦，配以"外关"穴。凡在庚子、庚寅、庚辰、庚午、庚申、庚戌之时，按"飞腾八法"均开"外关"穴。

⑤辛上后溪装巽卦：天干"辛"对应巽卦，配以"后溪"穴。凡在辛丑、辛卯、辛巳、辛未、辛酉、辛亥之时，按"飞腾八法"均开"后溪"穴。

⑥乙癸申脉到坤传：天干"乙"和"癸"对应坤卦，配以"申脉"穴。凡在乙丑、乙卯、乙巳、乙未、乙酉、乙亥和癸丑、癸卯、癸巳、癸未、癸酉、癸亥之时，按"飞腾八法"均开"申脉"穴。

⑦己上列缺南离土：天干"己"对应离卦，配以"列缺"穴。凡在己丑、己卯、己巳、己未、己酉、己亥之时，按"飞腾八法"均开"列缺"穴。

⑧丁居照海兑金全：天干"丁"对应兑卦，配以"照海"穴。凡在丁丑、丁卯、丁巳、丁未、丁酉、丁亥之时，按"飞腾八法"均开"照海"穴。

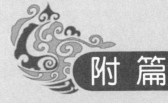

附 篇

针灸歌赋检索

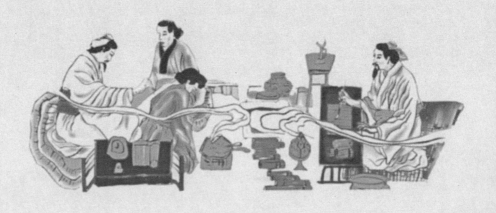

第一章
针灸歌赋 20 首

一、回阳九针歌　（《针灸聚英》）

哑门劳宫三阴交，涌泉太溪中脘接，

环跳三里合谷并，此是回阳九针穴。

二、千金十穴歌　（《针灸大全》）

三里内庭穴，肚腹中妙诀。

曲池与合谷，头面病可彻。

腰背痛相连，委中昆仑穴。

胸项如有痛，后溪并列缺。

环跳与阳陵，膝前兼腋胁。

可补即留久，当泻即疏泄。

三百六十名，十一千金穴。

三、杂病十一穴歌　（《针灸聚英》）

攒竹丝竹主头疼，偏正皆宜向此针。

更去大都徐泻动，风池针刺三分深。

曲池合谷先针泻，永与除疴病不侵。

依此下针无不应，管教随手便安宁。

头风头痛与牙疼，合谷三间两穴寻。

更向大都针眼痛，太渊穴内用针行。
牙疼三分针吕细，齿痛依前指上明。
更推大都左之右，交互相迎仔细迎。
听会兼之与听宫，七分针泻耳中聋。
耳门又泻三分许，更加七壮灸听宫。
大肠经内将针泻，曲池合谷七分中。
医者若能明此理，针下之时便见功。
肩背并和肩膊疼，曲池合谷七分深。
未愈尺泽加一寸，更于三间次第行。
各入七分于穴内，少风二府刺心经。
穴内浅深依法用，当时臁疾两之轻。
咽喉以下至于脐，胃脘之中百病危。
心气痛时胸结硬，伤寒呕哕闷涎随。
列缺下针三分许，三分针泻到风池。
二指三间并三里，中冲还刺五分依。
汗出难来刺腕骨，五分针泻要君知。
鱼际经渠并通里，一分针泻汗淋漓。
二指三间及三里，大指各刺五分宜。
汗至如若通遍体，有人明此是良医。
四肢无力中邪风，眼涩难开百病攻。
精神昏倦多不语，风池合谷用针通。
两手三间随后泻，三里兼之与太冲。
各入五分于穴内，迎随得法有奇功。
风池手足指诸间，右瘫偏风左曰瘫。
各刺五分随后泻，更灸七壮便身安。
三里阴交行气泻，一寸三分量病看。
每穴又加三七壮，自然瘫痪即时安。
肘痛将针刺曲池，经渠合谷共相宜。
五分针刺于二穴，疟病缠身便得离。
未愈更加三间刺，五分深刺莫忧疑。
又兼气痛憎寒热，间使行针莫用迟。
腿胯腰疼痞气攻，髋骨穴内七分穷。
更针风市兼三里，一寸三分补泻同。
又去阴交泻一寸，行间仍刺五分中。

刚柔进退随呼吸，去疾除疴捻指功。
肘膝疼时刺曲池，进针一寸是相宜。
左病针右右针左，依此三分泻气奇。
膝痛二寸针犊鼻，三里阴交要七次。
但能仔细寻其理，劫病之功在片时。

四、徐秋夫鬼病十三穴歌 　（《针灸聚英》）

人中神庭风府始，舌缝承浆颊车次，
少商大陵间使连，乳中阳陵泉有据，
隐白行间不可差，十三穴是秋夫置。

五、兰江赋 　（《针灸聚英》）

担截之中数几何？有担有截起沉疴。
我今咏此兰江赋，何用三车五辐歌。
先将此法为定例，流注之中分次第，
胸中之病内关担，脐下公孙用法拦。
头部须还寻列缺，痰涎壅塞及咽干。
喋口咽风针照海，三棱出血刻时安。
伤寒在表并头痛，外关泻动自然安。
眼目之症诸疾苦，更须临泣用针担。
后溪专治督脉病，癫狂此穴治还轻，
申脉能除寒与热，头风偏正及心惊。
耳鸣鼻衄胸中满，好把金针此穴寻。
但遇痒麻虚即补，如逢疼痛泻而迎。
更有伤寒真妙诀，三阴须要刺阳经。
无汗更将合谷补，复溜穴泻好施针。
倘若汗多流不绝，合谷收补效如神。
四日太阴宜细辨，公孙照海一同行，
再用内关施截法，七日期门妙用针，
但治伤寒皆用泻，要知素问坦然明。
流注之中分造化，常将水火土金平。
水数亏兮直补肺，水之泛滥土能平。
春夏并荥刺宜浅，秋冬经合便宜深。
天地四时同此类，三才常用记胸心，

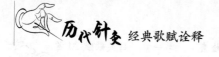

天地人部次第入，仍调各部一般匀。
夫弱妇强亦有克，妇弱夫强亦有刑，
皆在本经担与截，泻南补北亦须明。
经络明时知造化，不得师传枉费心。
不遇至人应莫度，天宝岂可付非人。
按定气血患者呼，重搓数十把针扶。
战提摇起向上使，气自流行病自无。

六、灵光赋 （《针灸大全》）

黄帝岐伯针灸诀，依他经里分明说。
三阴三阳十二经，更有两经分八脉。
灵光典注极幽深，偏正头疼泻列缺。
睛明治眼胬肉攀，耳聋气闭听会间，
两鼻齆衄针禾髎，鼻室不闻迎香间。
治气上壅足三里，天突宛中治喘痰。
心疼手颤针少海，少泽应除心下寒。
两足拘挛觅阴市，五般腰痛委中安。
髀枢不动泻丘墟，复溜治肿如神医。
犊鼻治疗风邪疼，住喘却痛昆仑愈。
后跟痛在仆参求，承山筋转并久痔。
足掌下去寻涌泉，此法千金莫妄传。
此穴多治妇人疾，男蛊女孕两病痊。
百会鸠尾治痫疾，大小肠俞大小便。
气海血海疗五淋，中脘下脘治腹坚。
伤寒过经期门愈，气刺两乳求太渊。
大敦二穴主偏坠，水沟间使治邪癫。
吐血定喘补尺泽，地仓能止口流涎。
劳宫医得身劳倦，水肿水分灸即安。
五指不伸中渚取，颊车可针牙齿愈。
阴跷阳跷两踝边，脚气四穴先寻取。
阴阳陵泉亦主之，阴跷阳跷与三里。
诸穴一般治脚气，在腰玄机宜正取。
膏肓岂止治百病，灸得玄功病须愈。
针灸一穴数病除，学者尤宜加仔细。

悟得明师流注法，头目有病针四肢。

针有补泻明呼吸，穴应五行顺四时。

悟得人身中造化，此歌依旧是筌谛。

七、玉龙赋　（《针灸聚英》）

夫参博以为要，辑简而舍烦，总玉龙以成赋，信金针以获安。

原夫卒暴中风，顶门百会；脚气连延，里绝三交。

头风鼻渊，上星可用；耳聋腮肿，听会偏高。

攒竹头维，治目疼头痛；乳根俞府，疗气嗽痰哮。

风市阴市，驱腿脚之乏力；阴陵阳陵，除膝肿之难熬。

二白医痔漏，间使剿疟疾。大敦去疝气，膏肓补虚劳。

天井治瘰疬瘾疹，神门治呆痴笑咷。

咳嗽风痰，太渊列缺宜刺；尪羸喘促，璇玑气海当知。

期门大敦，能治坚痃疝气；劳宫大陵，可疗心闷疮痍。

心悸虚烦刺三里，时疫疟疾寻后溪。

绝骨三里阴交，脚气宜此；睛明太阳鱼尾，目症凭兹。

老者便多，命门兼肾俞而着艾；妇人乳肿，少泽与太阳之可推。

身柱蠲嗽，能除脊痛；至阳却疸，善治神疲。

长强承山，灸痔最妙；丰隆肺俞，痰嗽称奇。

风门主伤冒寒邪之嗽，天枢理感患脾泄之危。

风池绝骨，而疗乎伛偻；人中曲池，可治其痿伛。

期门刺伤寒未解，经不再传；鸠尾针癫痫已发，慎其妄施。

阴交水分三里，蛊胀宜刺；商丘解溪丘墟，脚痛堪追。

尺泽理筋急之不用，腕骨疗手腕之难移。

肩脊痛兮，五枢兼于背缝；肘挛痛兮，尺泽合于曲池。

风湿传于两肩，肩髃可疗；壅热盛乎三焦，关冲最宜。

手臂红肿，中渚液门要辨；脾虚黄疸，腕骨中脘何疑。

伤寒无汗，攻复溜宜泻；伤寒有汗，取合谷当随。

欲调饱满之气逆，三里可胜；要起六脉之沉匿，复溜称神。

照海支沟，通大便之秘；内庭临泣，理小腹之瞋。

天突膻中医喘嗽，地仓颊车疗口㖞。

迎香攻鼻窒为最，肩井除臂痛如拿。

二间治牙疼，中魁理翻胃而即愈；百劳止虚汗，通里疗心惊而即瘥。

大小骨空，治眼烂能止冷泪；左右太阳，医目疼善除血翳。

心俞肾俞，治腰肾虚乏之梦遗；人中委中，除腰脊痛闪之难制。
太溪昆仑申脉，最疗足肿之迍；涌泉关元丰隆，为治尸劳之例。
印堂治其惊搐，神庭理乎头风。
大陵人中频泻，口气全除；带脉关元多灸，肾败堪攻。
腿脚重疼，针髋骨膝关膝眼；行步艰楚，刺三里中封太冲。
取内关于照海，医腹疾之块，搐迎香于鼻内，消眼热之红。
肚痛秘结，大陵合外关于支沟；腿风湿痛，居髎兼环跳于委中。
上脘中脘，治九种之心痛；赤带白带，求中极之异同。
又若心虚热壅，少冲明于济夺；目昏血溢，肝俞辨其实虚。
当心传之玄要，究手法之疾徐。
或值挫闪疼痛之不定，此为难拟定穴之可祛。
辑管见以便诵读，幸高明而无哂诸。

八、长桑君天星秘诀歌 （《乾坤生意》）

天星秘诀少人知，此法专分前后施。
若是胃中停宿食，后寻三里起璇玑。
脾病血气先合谷，后刺三阴交莫迟。
如中鬼邪先间使，手臂挛痹取肩髃。
脚若转筋并眼花，先针承山次内踝。
脚气酸疼肩井先，次寻三里阳陵泉。
如是小肠连脐痛，先刺阴陵后涌泉。
耳鸣腰痛先五会，次针耳门三里内。
小肠气痛先长强，后刺大敦不要忙。
足缓难行先绝骨，次寻条口及冲阳。
牙疼头痛兼喉痹，先刺二间后三里。
胸膈痞满先阴交，针到承山饮食喜。
肚腹浮肿胀膨膨，先针水分泻建里。
伤寒过经不出汗，期门通里先后看。
寒疟面肿及肠鸣，先取合谷后内庭。
冷风湿痹针何处，先取环跳次阳陵。
指痛挛急少商好，依法施之无不灵。
此是桑君真口诀，时医莫作等闲轻。

九、杂病穴法歌　（《医学入门》）

杂病随症撰杂穴，仍兼原合与八法，
经络原会别论详，脏腑俞募当谨始，
根结标本理玄微，四关三部识其处。
伤寒一日刺风府，阴阳分经次第取。
汗吐下法非有他，合谷内关阴交杵。
一切风寒暑湿邪，头疼发热外关起。
头面耳目口鼻病，曲池合谷为之主，
偏正头疼左右针，列缺太渊不用补，
头风目眩项捩强，申脉金门手三里。
赤眼迎香出血奇，临泣太冲合谷侣，
耳聋临泣与金门，合谷针后听人语。
鼻塞鼻痔及鼻渊，合谷太冲随手取。
口噤喎斜流涎多，地仓颊车仍可举。
口舌生疮舌下窍，三棱刺血非粗卤。
舌裂出血寻内关，太冲阴交走上部，
舌上生苔合谷当，手三里治舌风舞。
牙风面肿颊车神，合谷临泣泻不数。
二陵二跷与二交，头项手足互相与。
两井两商二三间，手上诸风得其所，
手指连肩相引疼，合谷太冲能救苦。
手三里治肩连脐，脊间心后称中渚。
冷嗽只宜补合谷，三阴交泻即时住。
霍乱中脘可入深，三里内庭泻几许。
心痛番胃刺劳宫，寒者少泽细手指。
心痛手战少海求，若要除根阴市睹。
太渊列缺穴相连，能祛气痛刺两乳。
胁痛只须阳陵泉，腹痛公孙内关尔。
疟疾素问分各经，危氏刺指舌红紫。
痢疾合谷三里宜，甚者必须兼中膂。
心胸痞满阴陵泉，针到承山饮食美。
泄泻肚腹诸般疾，三里内庭功无比。
水肿水分与复溜，胀满中脘三里揣。

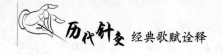
腰痛环跳委中神，若连背痛昆仑武。
腰连腿疼腕骨升，三里降下随拜跪。
腰连脚痛怎生医？环跳行间与风市。
脚膝诸痛羡行间，三里申脉金门侈。
脚若转筋眼发花，然谷承山法自古。
两足难移先悬钟，条口后针能步履。
两足酸麻补太溪，仆参内庭盘跟楚。
脚连胁腋痛难当，环跳阳陵泉内杵。
冷风湿痹针环跳，阳陵三里烧针尾。
七疝大敦与太冲，五淋血海通男妇。
大便虚秘补支沟，泻足三里效可拟。
热秘气秘先长强，大敦阳陵堪调护。
小便不通阴陵泉，三里泻下溺如注。
内伤食积针三里，璇玑相应块亦消。
脾病气血先合谷，后刺三阴针用烧。
一切内伤内关穴，痰火积块退烦潮。
吐血尺泽功无比，衄血上星与禾髎。
喘急列缺足三里，呕噎阴交不可饶。
劳宫能治五般痫，更刺涌泉疾若挑。
神门专治心痴呆，人中间使祛癫妖。
尸厥百会一穴美，更针隐白效昭昭。
妇人通经泻合谷，三里至阴催孕妊。
死胎阴交不可缓，胞衣照海内关寻。
小儿惊风少商穴，人中涌泉泻莫深。
痈疽初起审其穴，只刺阳经不刺阴。
伤寒流注分手足，太冲内庭可浮沉。
熟此筌蹄手要活，得后方可度金针。
又有一言真秘诀，上补下泻值千金。

十、杂病奇穴主治歌 （《医宗金鉴》）

灸难产歌

横逆难产灸奇穴，妇人右脚小指尖。
炷如小麦灸三壮，下火立产效通仙。

针子户穴歌

子户能刺衣不下，更治子死在腹中，
穴在关元右二寸，下针一寸立时生。

灸遗精穴歌

精宫十四椎之下，各开三寸是其乡。
左右二穴灸七壮，夜梦遗精效非常。

灸痨虫穴歌

鬼眼一穴灸痨虫，墨点病患腰眼中，
择用癸亥亥时灸，勿令人知法最灵。

灸痞根穴歌

十二椎下痞根穴，各开三寸零五分，
二穴左右灸七壮，难消痞块可除根。

灸肘尖穴歌

肘尖端处是奇穴，男女瘰疬堪灸也，
左患灸右右灸左，并灸风池效更捷。

灸鬼哭穴歌

中恶振噤鬼魅病，急灸鬼哭神可定，
两手大指相并缚，穴在四处之骑缝。

灸中恶穴歌

尸疰客忤中恶病，乳后三寸量准行，
男左女右艾火灸，邪祟驱除神自宁。

灸疝气穴歌

疝气偏坠灸为先，量口两角折三尖，
一尖向上对脐中，两尖下垂是穴边。

灸翻胃穴歌

翻胃上下灸奇穴，上在乳下一寸也，
下在内踝之下取，三指稍斜向前者。

灸肠风穴歌

肠风诸痔灸最良，十四椎下奇穴乡，
各开一寸宜多灸，年深久痔效非常。

灸暴绝穴歌

鬼魇暴绝最伤人，急灸鬼眼可回春，
穴在两足大趾内，去甲韭叶鬼难存。

灸鬼眼穴歌

肿满上下灸奇穴，上即鬼哭不用缚，
下取两足第二趾，趾尖向后寸半符。

灸赘疣穴歌

赘疣诸痣灸奇穴，更灸紫白二癜风，
手之左右中指节，屈节尖上宛宛中。

灸瘰疬穴歌

瘰疬隔蒜灸法宜，先从后发核灸起，
灸到初发母核止，多着艾火效无匹。

灸腋气歌

腋气除根剃腋毛，再将定粉水调膏，
涂搽患处七日后，视有黑孔用艾烧。

灸疯犬咬伤歌

疯犬咬伤先须吮，吮尽恶血不生风，
次于咬处灸百壮，常食灸韭不须惊。

灸蛇蝎蜈蚣蜘蛛咬伤歌

蛇蝎蜈蚣蜘蛛伤，实时疼痛最难当，
急以伤处隔蒜灸，五六十壮效非常。

十一、九针主治法歌　（《医宗金鉴》）

镵针主治法歌

镵针即是箭头针，主刺皮肤邪肉侵，
毋令深入泻阳气，邪正相安荣卫均。

员针主治法歌

员针取法于絮针，主治邪气侵肉分，
筒身卵锋不伤正，利导分肉邪自平。

鍉针主治法歌

鍉针之锐如黍粟，恐其深入伤肌肉，
按脉勿陷以致气，刺之邪气使独出。

锋针主治法歌

锋针即今三棱名，主刺瘤邪时气壅，
发于经络瘤不解，泻热出血荣卫通。

铍针主治法歌

铍针之锋末如剑，主刺寒热两相搏，

合而为痈脓已成，大脓一泻即时和。
员利针主治法歌
员利针形尖如氂，主治虚邪客于经，
暴痹走注历节病，刺之经络即时通。
毫针主治法歌
毫针主治虚痹缠，养正除邪在徐缓，
寒热痛痹浮浅疾，静入徐出邪正安。
长针主治法歌
长针主治虚邪伤，内舍骨解节腠殃，
欲取深邪除远痹，刺法得宜始可康。
大针主治法歌
大针主刺周身病，淫邪溢于肌体中，
为风为水关节痹，关节一利大气通。

十二、行针次第手法歌　（《医宗金鉴》）

行针手法口诀多，撮要编为十二歌，
取穴持温进指摄，退搓捻留摇拔合。
取穴歌
取穴先将爪切深，须教毋外慕其心，
令彼荣卫无伤碍，医者方堪入妙针。
持针歌
持针之士要心雄，手如握虎莫放松，
欲识机关三部奥，须将此理再推穷。
温针歌
温针之理最为良，口内温和审穴方，
毋令冷热相争搏，荣卫安通始安祥。
进针歌
进针理法取关机，失经失穴最不宜，
阳经取陷阴经脉，三思已定针之愈。
指循歌
部分经络要指循，只为针头不紧沉，
推则行之引则止，调和气血使来临。
摄法歌
摄法原因气滞经，大指爪甲切莫轻，

以指摄针待气至，邪气流行针自轻。
退针歌
退针手法理要知，三才诀内总玄机，
一部六数三吸气，须臾疾病自然愈。
搓针歌
搓针泻气最为奇，气至针缠莫就移，
浑如搓线攸攸转，急则缠针肉不离。
捻针歌
捻针指法不相同，一般在手两般功，
内外转移行上下，助正伏邪疾自轻。
留针歌
留针取气候沉浮，出入徐徐必逗留，
能令荣卫纵横散，巧妙元机在指头。
摇针歌
摇针三部皆六摇，依次推排在指稍，
孔穴大开无凝滞，邪气退除病自消。
拔针歌
拔针之时切勿忙，闭门存神要精详，
不沉不紧求针尾，此诀须当韫锦囊。

十三、针灸歌 （《扁鹊神应针灸玉龙经》）

中风瘫痪经年月，曲鬓七处艾且热。
耳聋气闭听会中，百会脱肛并泻血。
承浆暴哑口㖞斜，耳下颊车并口脱。
偏正头疼及目眩，囟会神庭最亲切。
风劳气嗽久未瘥，第一椎下灸两边。
肺疼喘满难偃仰，华盖中府能安然。
喉闭失音并吐血，细寻天突宜无偏。
瘰疬当求缺盆内，紫宫吐血真秘传。
霍乱吐泻精神脱，艾灸中脘人当活。
食积脐旁取章门，气癖食关中脘穴。
脐上一寸名水分，腹胀更直施手诀。
关元气海脐心下，虚惫崩中真妙绝。
呕吐当先求膈俞，胁痛肝俞目翳除，

肩如反弓臂如折，曲池养老并肩髃，
泄泻注下取脐内，意舍消渴诚非虚，
气刺两乳中庭内，巨阙幽门更为最。
忽然下部发奔豚，穴号五枢宜灼艾。
肺俞魄户疗肺痿，疟灸脾俞寒热退。
膏肓二穴不易求，虚羸失精并上气。
五痔只好灸长强，肠风痔疾尤为良。
肠痛围脐四畔灸，相去寸半当酌量。
赤白带下小肠俞，咳逆期门中指长。
大敦二穴足大指，血崩血衄宜细详。
项强天井及天柱，鼻塞上星真可取。
人门挺露号产瘕，阴跷脐心二穴主。
妇人血气痛难禁，四满灸之效可许。
脐下二寸名石门，针灸令人绝子女。
肩髃相对主瘘留，壮数灸之宜推求。
腹连掩殊骨蒸患，四花一灸可无忧。
环跳取时须侧卧，冷痹筋挛足不收。
转筋速灸承山上，太冲寒疝即时瘳。
脚气三里及风市，腰痛昆仑曲瞅里。
复溜偏治五淋病，涌泉无孕须怀子。
阴中湿痒阴跷间，便疝大敦足大指。
癫邪之病及五痫，手足四处艾俱起。
风拄地痛足胕疼，京历付阳与仆参。
心如锥刺太溪上，睛痛宜去灸拳尖。
历节痛风两处穴，飞扬绝骨可安痊。
脾虚腹胀身浮肿，大都三里艾宜燃。
赤白痢下中膂取，背脊三焦最宜主。
臂疼手痛手三里，腕骨肘髎与中渚。
巨骨更取穴谵谑，肩背痛兼灸天柱。
腰俞一穴最为奇，艾灸中间腰痛愈。
醉饱俱伤面目黄，但灸飞扬及库房。
额角偏头疼灌注，头风眼泪视眈眈。
伤寒热病身无汗，细详孔最患无妨。
寒气绕脐心痛急，天枢二穴夹脐旁。

女人经候不匀调，中极气海与中髎。
月闭乳痛临泣妙，痕聚膀胱即莫抛。
乳汁少时膻中穴，夜间遗尿觅阴包。
足疼足弱步难履，委中更有三阴交。
心神怔忡多健忘，顶心百会保安康。
两丸牵痛阴痿缩，四满中封要忖量。
四直脐心灸便沥，胞转葱吹溺出良。
忽然梦魇归泉速，拇趾毛中最可详。
脑热脑寒并脑溜，囟会穴中宜著灸。
鼻中息肉气难通，灸取上星辨香臭。
天突结喉两旁间，能愈痰涎并咳嗽。
忽然痫发身旋倒，九椎筋缩无差谬。
痈疽杂病能为先，蒜艾当头急用捻。
犬咬蛇伤灸痕迹，牙疼叉手及肩尖。
噎塞乳根一寸穴，四椎骨下正无偏。
大便失血阳虚脱，脐心对脊效天然。

又歌曰

心疼巨阙穴中求，肩井曲池躯背痛。
眼胸肝俞及命门，足躄悬钟环跳中。
阴跷阳维治胎停，照海能于喉闭用。
大钟一穴疗心痴，太冲腹痛须勤诵。
脾胃疼痛泻公孙，胸腹痛满内关分。
劳嗽应须泻魄户，筋挛骨痛销魂门。
眼痛睛明及鱼尾，阴郄盗汗却堪闻。
若也中风在环跳，小儿骨蒸偏历尊。
行步艰难太冲取，虚损天枢实为主。
要知脊痛治人中，痴呆只向神门许。
风伤项急风府寻，头眩风池吾语汝。
耳闭听会眼合谷，承浆偏疗项难举。
胸结身黄在涌泉，眼昏目赤攒竹穿。
两肘拘挛曲池取，转筋却向承山先。
宣导气冲与太白，开通水道阴陵边。
脚腕痛时昆仑取，股膝疼痛阴市便。
癫痫后溪疟间使，心痛劳宫实堪治。

胸满胁胀取期门，大敦七疝兼偏坠。
怯黄偏在腕骨中，五劳羸瘦求三里。
膝肿目疾行间求，肘痛筋挛尺泽试。
若也鼻塞取迎香，两股酸疼肩井良。
偏头风痛泻攒竹，咳嗽寒痰列缺强。
迎风冷泪在临泣，委中肾俞治腰行。
三阴交中死胎下，心胸如病大陵将。
肩背患时手三里，两足冷痹肾俞拟。
胁下筋边取阳陵，脊心如痛针中渚。
头强项硬刺后溪，欲知秘诀谁堪侣？
此法传从窦太师，后人行之踏规矩。

十四、行针总要歌　（《针灸聚英》）

黄帝金针法最奇，短长肥瘦在临时，
但将他手横纹处，分寸寻求审用之。
身体心胸或是短，身体心胸或是长，
求穴看纹还有理，医工此理要推详，
定穴行针须细认，瘦肥短小岂同群，
肥人针入三分半，瘦体须当用二分。
不肥不瘦不相同，如此之人但着中，
只在二三分内取，用之无失且收功，
大饥大饱宜避忌，大风大雨亦须容。
饥伤荣气饱伤腑，更看人神俱避之。
妙针之法世间稀，多少医工不得知，
寸寸人身皆是穴，但开筋骨莫狐疑，
有筋有骨傍针去，无骨无筋须透之。
见病行针须仔细，必明升降阖开时，
邪入五脏须早遏，崇侵六脉浪翻飞，
乌乌稷稷空中堕，静意冥冥起发机，
先补真阳元气足，次泻余邪九度嘘，
同身逐穴歌中取，捷法昭然径不迷。
百会三阳顶之中，五会天满名相同，
前顶之上寸五取，百病能祛理中风，
灸后火燥冲双目，四畔刺血令宣通，

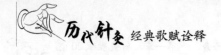

井泉要洗原针穴，针刺无如灸有功。
前顶寸五三阳前，甄权曾云一寸言，
棱针出血头风愈，盐油楷根病自痊。
囟会顶前寸五深，八岁儿童不可针，
囟门未合那堪灸，二者须当记在心。
上星会前一寸斟，神庭星前发际寻，
诸风灸庭为最妙，庭星宜灸不宜针。
印堂穴并两眉攒，素髎面正鼻柱端，
动脉之中定禁灸，若燃此穴鼻鼾酸。
水沟鼻下名人中，兑端张口上唇宫，
龈穴二龈中间取，承浆下唇宛内踪，
炷艾分半悬浆灸，大则阳明脉不隆。
廉泉宛上定结喉，一名舌本立重楼，
同身捷法须当记，他日声名播九州。

十五、刺法启玄歌　（《针灸聚英》《针灸大全》）

刺法启玄歌（六言）《针灸聚英》

十二阴阳气血，凝滞全凭针炳，细推十干五行，谨按四时八节。
出入要知先后，开合慎毋妄别。左手按穴分明，右手持针亲切。
刺荣无伤卫气，刺卫无伤荣血。循扪引导之因，呼吸调和寒热。
补即慢慢出针，泻即徐徐闭穴，发明难素玄微，俯仰岐黄秘诀。
若能劳心劳力，必定愈明愈哲，譬如闭户造车，端正出门合辙。
倘逢志士细推，不是知音莫说，了却个人规模，便是医中俊杰。

刺法启玄歌（五言）《针灸大全》

八法神针妙，飞腾法最奇，砭针行内外，水火就中推。
上下交经走，疾如应手驱，往来依进退，补泻逐迎随。
用似船推舵，应如弩发机。气聚时间散，身疼指下移。
这般玄妙诀，料得少人知。

十六、针法歌　（《针灸聚英》）

先说平针法，含针口内温，按揉令气散，掐穴故教深，
持针安穴上，令他嗽一声，随嗽归天部，停针再至人，
再停归地部，待气候针沉，气若不来至，指甲切其经，
次提针向病，针退天地人。补必随经刺，令他吹气频，

随吹随左转，逐归天地人，待气停针久，三弹更熨温，
出针口吸气，急急闭其门。泻欲迎经取，吸则内其针，
吸时须右转。依次进天人，转针仍复吸，依法要停针，
出针吹口气，摇动大其门。

十七、针内障秘歌　（《针灸大成》）

　　内障由来十八般，精医明哲用心看，
分明一一知形状，下手行针自入玄。
察他冷热虚和实，多惊先服镇心丸，
弱翳细针粗拨老，针形不可一般般。
病虚新瘥怀妊月，针后应知将息难，
不雨不风兼吉日，清斋三日在针前。
安心定志存真气，念佛亲姻莫杂喧，
患者向明盘膝坐，医师全要静心田。
有血莫惊须住手，裹封如旧勿频看，
若然头痛不能忍，热茶和服草乌烟。
七日解封方视物，花生水动莫开言，
还睛圆散坚心服，百日冰轮彻九渊。

十八、针内障要歌　（《针灸大成》）

　　内障金针针了时，医师治法要精微，
绵包黑豆如毬子，眼上安排慢熨之，
头边镇枕须平稳，仰卧三朝莫厌迟。
封后或然微有痛，脑风牵动莫狐疑，
或针或熨依前法，痛极仍将火熨宜。
盐白梅含止咽吐，大小便起与扶持，
高声叫唤私人欲，惊动睛轮见雪飞。
三七不须汤洗面，针痕湿着痛微微，
五辛酒面周年慎，出户升堂缓步移，
双眸了了康宁日，狂客瞋予泄圣机。

十九、生成数歌　（《针灸聚英》）

　　天一生水地六成，地二生火天七成，

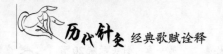
天三生木地八成，地四生金天九成，
天五生土地十成。

二十、脚不过膝手不过肘歌 　（《针灸聚英》）

阳日阳时气在前，血在后分脉在边，
阴日阴时血在前，气在后分脉归原。
阳日阳时针左转，先取阳经腑病看，
阴日阴时针右转，行属阴经脏府痊。

第二章
针灸杂论 10 篇

一、穴同名异类与名同穴异类 （《针灸大全》）

穴同名异类

1. 一穴二名

后顶：一名交冲　　　　强间：一名大羽

窍阴：一名枕骨　　　　脑户：一名合颅

曲鬓：一名曲发　　　　脑空：一名颞颥

颅囟：一名颅息　　　　听宫：一名多所闻

瘈脉：一名资脉　　　　素髎：一名面正

水沟：一名人中　　　　承浆：一名悬浆

廉泉：一名舌本　　　　风府：一名舌本

上星：一名神堂　　　　丝竹空：一名目髎

睛明：一名泪孔　　　　巨髎：一名巨窌

肩井：一名膊井　　　　渊液：一名泉液

臑会：一名臑髎　　　　大椎：一名百劳

命门：一名属累　　　　风门：一名热府

巨阙：一名心募　　　　期门：一名肝募

肾俞：一名高盖　　　　中膂俞：一名脊内俞

天窗：一名窗笼　　　　天鼎：一名天顶

天突：一名天瞿　　　　扶突：一名水穴

天池：一名天会　　　　人迎：一名五会

缺盆：一名天盖　　　　　　腧府：一名输府

玉堂：一名玉英　　　　　　神阙：一名气舍

四满：一名髓府　　　　　　腹结：一名肠窟

冲门：一名上慈　　　　　　气冲：一名气街

横骨：一名曲骨端　　　　　輒筋：一名神光

阳辅：一名分肉　　　　　　阴都：一名食宫

水突：一名水门　　　　　　水分：一名分水

会阴：一名屏翳　　　　　　会阳：一名利机

太渊：一名太泉　　　　　　商阳：一名纯阳

二间：一名间谷　　　　　　三间：一名少谷

合谷：一名虎口　　　　　　阳溪：一名中魁

三里：一名手三里　　　　　少冲：一名经始

少海：一名曲节　　　　　　少泽：一名小吉

天泉：一名天湿　　　　　　阳池：一名别阳

支沟：一名飞虎　　　　　　蠡沟：一名交仪

中封：一名悬泉　　　　　　中都：一名中郄

三阳络：一名通门　　　　　阴包：一名阴胞

阳交：一名横户　　　　　　委中：一名血郄

悬钟：一名绝骨　　　　　　漏谷：一名太阴络

地机：一名脾舍　　　　　　血海：一名百虫窠

上廉：一名上巨虚　　　　　下廉：一名下巨虚

阴市：一名阴门　　　　　　伏兔：一名外勾

太溪：一名吕细　　　　　　照海：一名阴跷

金门：一名梁关　　　　　　昆仑：一名下昆仑

飞扬：一名厥阳　　　　　　附阳：一名付阳

仆参：一名安邪　　　　　　环跳：一名膑骨

申脉：一名阳跷　　　　　　涌泉：一名地冲

2. 一穴三名

络却：一名强阳，一名脑盖　　　禾髎：一名长频，一名禾窌

膻中：一名亶中，一名元见　　　鸠尾：一名尾翳，一名𩩲骬

客主人：一名上关，一名客主　　瞳子髎：一名前关，一名太阳

肩髃：一名中肩，一名偏肩　　　脊中：一名神宗，一名脊俞

颊车：一名机关，一名曲牙　　　听会：一名听河，一名后关

上脘：一名上管，一名胃脘　　　中脘：一名太仓，一名胃募

气海：一名脖胦，一名下肓　　气穴：一名胞门，一名子户

中府：一名府中俞，一名肺募　　劳宫：一名五里，一名掌中

大赫：一名阴维，一名阴关　　长强：一名气郄，一名撅骨

日月：一名神光，一名胆募　　承筋：一名腨肠，一名直肠

温溜：一名池头，一名逆注　　复溜：一名昌阳，一名伏白

阳关：一名阳陵，一名关陵　　阳交：一名别阳，一名足髎

神门：一名锐中，一名中都　　然谷：一名然骨，一名龙渊

3．一穴四名

哑门：一名瘖门，一名舌横，一名舌厌

攒竹：一名始光，一名光明，一名员柱

关元：一名丹田，一名大中极，一名小肠募

中极：一名玉泉，一名气原，一名膀胱募

天枢：一名长溪，一名谷门，一名大肠募

京门：一名气俞，一名气府，一名肾募

承山：一名内柱，一名鱼腹，一名肠山

承扶：一名内郄，一名阴关，一名皮部

4．一穴五名

百会：一名三阳，一名五会，一名巅上，一名天满

章门：一名长平，一名季胁，一名胁髎，一名脾募

5．一穴六名

腰俞：一名背解，一名髓府，一名腰户，一名髓孔，一名腰柱

石门：一名利机，一名丹田，一名精露，一名命门，一名三焦募

名同穴异类

| 头临泣、足临泣 | 头窍阴、足窍阴 | 腹通谷、足通谷 |
| 背阳关、足阳关 | 手三里、足三里 | 手五里、足五里 |

二、点穴论　（《针灸大全》）

《千金》云：人有老少，体有长短，肤有肥瘦，皆须精思斟量，准而折之。又以肌肉纹理、节解、缝会、宛陷之中，及以手按之，病者快然，如此仔细安详，用心者乃能得之耳。又云：或身短而手长，或身长而手短，或胸腹长或胸腹短，或大或小，又不可以一概而论也。凡点穴法，皆要平正四体，无使歪斜，灸时恐穴不正，徒坏好肉，若坐点而坐灸，卧点而卧灸，立点则立灸。反此一动，则不得真穴矣。凡灸先阳后阴，先上后下，先少后多，皆宜审之。

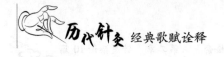
三、取肾俞穴法 （《针灸大全》）

令患人平身垂手，正立于平正木石之上，目无斜视，身无偏屈，去上衣服，用劲直杖子，从地比至脐中央截断，却回杖子于背上，当脊背中杖尽处，取是十四柱命门穴也，以墨记却，用秆心取同身三寸，折作一寸五分，两头是肾俞穴也。

四、定取四花六穴之穴 （《针灸大全》）

崔氏灸骨蒸痨瘵，若人初得此疾，即便如此法灸之，无不效者。但医者多不得真穴，以致有误。今具真格，使学者一见了然无误，岂非活人之心哉。廷瑞谨识。先用细绳一条，约三四尺，以蜡抽之，勿令展缩。以病患脚底贴肉量，男取左足，女取右足，从足大拇趾头齐起，从脚板底，当脚跟中心向后引绳，循脚肚贴肉直上，至膝腕曲叉中大横纹，截断。次令患者解发，分开两边，令见头缝，自囟门平分至脑后，乃平身正坐，取前所截绳子，一头从鼻端齐引绳向上，正循头缝至脑后，贴肉垂下，循脊骨引绳向下，至绳尽处，当脊骨以墨点记。别以稻秆心，令患者合口，将秆心按于口上，两头至吻，却勾起秆心中心，至鼻端根下，如人字样，齐两吻截断，将秆展直，于先在脊中墨记处，取中横量。勿令高下，于秆心两头以墨点之，此是灸穴，名曰患门二穴，初灸七壮，累灸至一百壮妙。初只灸此二穴，次令其人平身正坐，稍缩臂膊，取一绳绕项向前，平结喉骨，乃平大杼骨，俱以点记，向前双垂，下与鸠尾齐，即截断，灸鸠尾穴，竟却翻绳向后，以绳原点结喉墨放大杼上，大杼墨放结喉上，脊中双绳头齐会处，以墨点记。别取秆心，令其人合口，无得动笑，横量齐两吻截断，还于背上墨记处，折中横量两头点之，此是灸穴。又将循脊直量，上下点之，此是灸穴，名曰四花穴。初灸七壮，累灸至百壮，追疮愈。疾未愈，依前法复灸。故云：累灸至百壮，但当脊骨上两穴，切宜少灸，凡一次只可灸三五壮，多灸恐人蜷背。凡灸此六穴，亦要灸足三里，以泻火气为妙。若如人缠帛裹足，以至短小，所取第一次患门穴难以准确，但取右手肩髃穴，贴肉量至中指为尽亦可。不若只取膏肓穴灸之，其穴备载于后。次灸四花穴亦效。余尝见人初有此疾，即与依法灸之，无有不效。微恐病根深固，亦依此法灸之，亦有可愈者，况初病乎。

五、千金方论取膏肓俞穴法 （《针灸大全》）

膏肓俞穴，无所不治，主羸瘦虚损，梦中失精，上气咳逆，狂惑忘误。

取穴之法，令人正坐曲脊，伸两手以臂著膝前，令正直手大指与膝头齐，以物支肘，勿令臂得动摇，从胛骨上角摸索至胛骨下头，其间当有四肋三间，灸中间依胛骨之里，肋间深处是穴。骨容侧指许，摩肋肉之表肋间空处，按之但觉牵引骨节动。灸两胛中各一穴，至六百壮，多至千壮，当觉气礨礨然如流水状，亦当有所下出，非无停痰宿疾则无所下也。若患者已困不能正坐，当令侧卧，挽一臂令前求穴灸之也，求穴法以右手从左肩上住指头表所不及者是也。左手亦然。乃以前法灸之。若不能久正坐，长伸两臂，亦可伏衣袱上伸两臂。令人挽两胛骨，使相离，不尔胛骨遮穴不可得也。所伏衣袱当令大小常定，不然则失其穴。此灸讫后，令人阳气康盛，当消息以自补养，身体平复。其穴在五椎之上四椎之下，横去六寸许，相准望取之。论曰：昔秦缓不救晋侯之疾，以在膏之下肓之上，针药所不及，即此也。孙真人笑其拙，不能求得此穴，所以宿疴难遣。若能用心方便，求得灸之，无疾不愈矣。明白备载于此，学者仔细详审，依法取之，无不得其真穴也。一取穴法，医者先自坐，以目平正，却于壁上以墨作一大圈，却令患者坐，常使其目视圈，无得斜视别处，此亦良法也。令灸人正坐，曲脊伸臂依法，医士以指揣颈后脊骨，一节为一寸，自一柱至五柱，逐一墨点记，令上下端直分明。且人有颈骨者，亦有无者，当以平肩为一柱是也。以四柱至五柱，用秆心比量两柱上下远近，折为三分，亦以墨界脊上柱间，取第四柱下二分微多，五柱上一分微少，用笔点定，横过相去六寸之中，左右以为两穴，交下远近之准。大要两柱上下，合同身寸一寸三分七厘微缩，有无大段长短不同，以参考《甲乙经》。自大杼至尾骶，作二十一柱，量三尺之数分之。若柱节分明，纵之尺寸不同，穴以柱数为定。若人肥大背厚，骨节难寻，当以平脐十四柱命门穴为准。上自大杼，下至命门，折一十四柱，每柱一寸三分，合其穴无不真矣。

六、取骑竹马灸穴法　（《针灸大全》）

其法从男左女右，臂腕中横纹起，用薄篾一条，量至中指齐肉尽处，不量爪甲，截断。次用薄篾，取前同身寸一寸则可，却令患者脱去上下衣服，以大竹杠一条，跨定，两人随徐扛起。足要离地五寸许，两旁更以两人扶定，毋令摇不稳。却以前量长篾，点定竹杠竖起，从尾骨，贴脊量至篾尽处，以笔点记，此不是灸穴。却用后取同身寸篾，取两寸平折，自中穴横量，两旁各一寸，方是灸穴。可灸三七壮。此二穴专治痈疽恶疮，发背痈毒，瘰疬诸风，灸之极效如神。

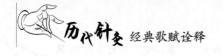

七、灸心气穴法 （《针灸大全》）

先将秆心一条长者，比男左女右手，掌内大拇指根，横纹量至爪甲内止，以墨点记。次比临指中指四指小指，五指皆比如前法，再加同身寸一寸，点定，别用秆心一条，与先所量秆心般齐，至再加一寸墨上，共结一磊，却令患者正坐，脱去上衣，以秆心分开，加于颈上，以指按定，磊于天突骨上，两边垂向背后，以两条秆心取般齐，垂下脊中，尽处是穴，可灸五壮七壮，神效。

八、论壮数多少 （《针灸大全》）

《千金》云：凡言壮数者，若丁壮病根深笃，可倍于方数。老少羸弱，可减半。扁鹊灸法有至五百壮千壮，曹氏灸法有百壮五十壮，小品诸方亦然，惟明堂本经多云，针入六分灸三壮，更无余论。故后人不准，惟以病之重轻而增损之。凡灸头顶，止于七壮，积至七七壮止。《铜人》若治风，则灸上星、前顶、百会，皆至二百壮。腹背宜灸五百壮，若鸠尾、巨阙亦不宜灸多，多灸则四肢细而无力。又足三里穴，乃云：多至三二百壮。心俞不灸，若中风则急灸至百壮，皆视其病之轻重而用之，不可泥一说，而又不知其有一说也。下经只云若是禁灸穴，《明堂》亦许灸一壮至三壮，恐未尽也。斯所谓五百壮、千壮，岂可一日而尽，必待三、五、七日，以至三年、五年，以尽其数乃可得也。

九、论治灸疮 （《针灸大全》）

凡着艾，须要疮发，所患即瘥。不得疮发，其疾不愈。《甲乙经》云：灸疮不发者，用故履底灸令热熨之，三日而发，今又有用赤皮葱三五茎去叶，于微火中煨熟，匀破热熨疮十余遍，其疮三日自发。亦有用麻油搽之而发者，亦有用皂角煎汤，候冷频点之而发者。又恐气血衰，宜服四物汤滋养者，盖不可一概而论。灸后务令疮发而去病也。凡贴疮，古人春用柳絮，夏用竹膜，秋用蜡叶，冬用兔腹上白细毛，猫腹上毛更佳。今人每用膏药贴之，日一二易，则疮易愈。无若一日两贴，易使疮脓出多而疾除也。若欲用膏，必须用真麻油入治病之药，或祛风散气滋血疗损之药，随证入之为妙。

十、雷火针法 （《针灸大成》）

治闪挫诸骨间痛，及寒湿气而畏刺者，用沉香、木香、乳香、茵陈、羌活、干姜、川山甲各三钱，麝少许，蕲艾二两，以绵纸半尺，先铺艾茵于上。次将药末掺卷极紧，收用，按定痛穴，笔点记，外用纸六七层隔穴，将卷艾药，名雷火针也。取太阳真火，用圆珠火镜皆可，燃红按穴上，良久取起，剪去灰，再烧再按，九次即愈。

第三章
经穴主病歌赋检索

一、手太阴肺经经穴主病

"中府"穴主病

《百症赋》："胸满更加噎塞，中府意舍所行。"

《针灸歌》："肺疼喘满难偃仰，华盖中府能安然。"

"天府"穴主病

《百症赋》："天府合谷，鼻中衄血宜追。"

"尺泽"穴主病

《玉龙歌》："筋急不开手难伸，尺泽从来要认真"；"两肘拘挛筋骨连，艰难动作欠安然，只将曲池针泻动，尺泽兼行见圣传。"

《玉龙赋》："尺泽理筋急之不用"；"肘挛痛兮，尺泽合于曲池。"

《通玄指要赋》："尺泽去肘疼筋紧。"

《胜玉歌》："尺泽能医筋拘挛。"

《席弘赋》："五般肘痛寻尺泽，太渊针后却收功。"

《肘后歌》："鹤膝肿劳难移步，尺泽能舒筋骨疼，更有一穴曲池妙，根寻源流可调停"；"更有手臂拘挛急，尺泽刺深去不仁。"

《灵光赋》："吐血定喘补尺泽。"

《杂病十一穴歌》："肩背并和肩膊疼，曲池合谷七分深，未愈尺泽加一寸，更于三间次第行。"

《杂病穴法歌》："吐血尺泽功无比，衄血上星与禾髎。"

《针灸歌》："肘痛筋挛尺泽试。"

"孔最"穴主病

《针灸歌》："伤寒热病身无汗，细详孔最患无妨。"

"列缺"穴主病

《四总穴歌》："肚腹三里留，腰背委中求，头项寻列缺，面口合谷收。"

《玉龙歌》："寒痰咳嗽更兼风，列缺二穴最可攻，先把太渊一穴泻，多加艾火即收功。"

《玉龙赋》："咳嗽风痰，太渊列缺宜刺。"

《通玄指要赋》："咳嗽寒痰，列缺堪治。"

《肘后歌》："或患伤寒热未收，牙关风壅药难投，项强反张目直视，金针用意列缺求。"

《马丹阳天星十二穴歌》："列缺腕侧上，次指手交叉，善疗偏头患，遍身风痹麻，痰涎频壅上，口噤不开牙，若能明补泻，应手即如拿。"

《八脉八穴治症歌》："痔疟变肿泄痢，唾红溺血咳痰，牙疼喉肿小便难，心胸腹疼噎咽。产后发强不语，腰痛血疾脐寒，死胎不下膈中寒，列缺乳痈多散。"

《千金十穴歌》："胸项如有痛，后溪并列缺。"

《兰江赋》："头部须还寻列缺，痰涎壅塞及咽干。"

《灵光赋》："偏正头疼泻列缺。"

《杂病十一穴歌》："咽喉以下至于脐，胃脘之中百病危，心气痛时胸结硬，伤寒呕哕闷涎随，列缺下针三分许，三分针泻到风池，二指三间并三里，中冲还刺五分依。"

《杂病穴法歌》："偏正头疼左右针，列缺太渊不用补"；"太渊列缺穴相连，能祛气痛刺两乳"；"喘急列缺足三里，呕噎阴交不可饶。"

《针灸歌》："咳唾寒痰列缺强。"

《八法手诀歌》："后溪前上外肩背，列缺针时脉气通。"

"经渠"穴主病

《百症赋》："热病汗不出，大都更接于经渠。"

《杂病十一穴歌》："肘痛将针刺曲池，经渠合谷共相宜，五分针刺于二穴，疟病缠身便得离"；"汗出难来刺腕骨，五分针泻要君知，鱼际经渠并通

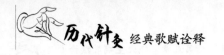

里，一分针泻汗淋漓。"

"太渊"穴主病

《玉龙歌》："寒痰咳嗽更兼风，列缺二穴最可攻，先把太渊一穴泻，多加艾火即收功。"

《玉龙赋》："咳嗽风痰，太渊列缺宜刺。"

《席弘赋》："列缺头痛及偏正，重泻太渊无不应"；"气刺两乳求太渊，未应之时泻列缺"；"五般肘痛寻尺泽，太渊针后却收功。"

《杂病十一穴歌》："头风头痛与牙疼，合谷三间两穴寻，更向大都针眼痛，太渊穴内用针行。"

《灵光赋》："气刺两乳求太渊。"

《杂病穴法歌》："偏正头疼左右针，列缺太渊不用补"；"太渊列缺穴相连，能祛气痛刺两乳。"

"鱼际"穴主病

《百症赋》："喉痛兮，液门鱼际去疗。"

《杂病十一穴歌》："汗出难来刺腕骨，五分针泻要君知，鱼际经渠并通里，一分针泻汗淋漓。"

"少商"穴主病

《百症赋》："少商曲泽，血虚口渴同施。"

《玉龙歌》："乳蛾之症少人医，必用金针疾始除，如若少商出血后，即时安稳免灾危。"

《胜玉歌》："颔肿喉闭少商前。"

《肘后歌》："刚柔二痉最乖张，口噤眼合面红妆，热血流入心肺腑，须要金针刺少商。"

《孙真人十三鬼穴歌》："凡针之体先鬼宫，次针鬼信无不应"；"第二手大指甲下，名鬼信刺三分深。"

《徐秋夫鬼病十三穴歌》："人中神庭风府始，舌缝承浆颊车次，少商大陵间使连，乳中阳陵泉有据，隐白行间不可差，十三穴是秋夫置。"

《长桑君天星秘诀歌》："指痛挛急少商好，依法施之无不灵。"

《杂病穴法歌》："两井两商二三间，手上诸风得其所"；"小儿惊风少商穴，人中涌泉泻莫深。"

二、手阳明大肠经经穴主病

"商阳"穴主病

《百症赋》："寒疟兮，商阳太溪验。"

《杂病穴法歌》："两井两商二三间，手上诸风得其所。"

"二间"穴主病

《百症赋》："寒栗恶寒，二间疏通阴郄暗。"

《玉龙歌》："牙疼阵阵苦相煎，穴在二间要得传。"

《玉龙赋》："二间治牙疼，中魁理翻胃而即愈。"

《通玄指要赋》："目昏不见，二间宜取。"

《席弘赋》："牙齿肿痛并咽痹，二间阳溪疾怎逃。"

《行针指要歌》："或针结，针著大肠泻水穴。"

《长桑君天星秘诀歌》："牙疼头痛兼喉痹，先刺二间后三里。"

《杂病穴法歌》："两井两商二三间，手上诸风得其所。"

"三间"穴主病

《百症赋》："目中漠漠，即寻攒竹三间。"

《席弘赋》："更有三间肾俞妙，善除肩背消风劳。"

《杂病穴法歌》："两井两商二三间，手上诸风得其所。"

《杂病十一穴歌》："肘痛将针刺曲池，经渠合谷共相宜，五分针刺于二穴，疟病缠身便得离，未愈更加三间刺，五分深刺莫忧疑"；"四肢无力中邪风，眼涩难开百病攻，精神昏倦多不语，风池合谷用针通，两手三间随后泻，三里兼之与太冲，各入五分于穴内，迎随得法有奇功"；"汗出难来刺腕骨，五分针泻要君知，鱼际经渠并通里，一分针泻汗淋漓，二指三间及三里，大指各刺五分宜，汗至如若通遍体，有人明此是良医"；"咽喉以下至于脐，胃脘之中百病危，心气痛时胸结硬，伤寒呕哕闷涎随，列缺下针三分许，三分针泻到风池，二指三间并三里，中冲还刺五分依"；"肩背并和肩膊疼，曲池合谷七分深，未愈尺泽加一寸，更于三间次第行"；"头风头痛与牙疼，合谷三间两穴寻，更向大都针眼痛，太渊穴内用针行。"

"合谷"穴主病

《四总穴歌》："肚腹三里留，腰背委中求，头项寻列缺，面口合谷收。"

《百症赋》："天府合谷，鼻中衄血宜追。"

《玉龙歌》："头面纵有诸般症，一针合谷效通神"；"偏正头风有两般，有无痰饮细推观，若然痰饮风池刺，倘无痰饮合谷安"；"无汗伤寒泻复溜，汗多宜将合谷收，若然六脉皆微细，金针一补脉还浮。"

《玉龙赋》："伤寒无汗，攻复溜宜泻；伤寒有汗，取合谷当随。"

《通玄指要赋》："眼痛则合谷以推之。"

《胜玉歌》："两手酸痛难执物，曲池合谷共肩髃。"

《席弘赋》："曲池两手不如意，合谷下针宜仔细"；"手连肩脊痛难忍，合谷针时要太冲"；"睛明治眼未效时，合谷光明安可缺"；"冷嗽先宜补合谷，却须针泻三阴交。"

《肘后歌》："当汗不汗合谷泻"；"百合伤寒最难医，妙法神针用意推，口噤眼合药不下，合谷一针效甚奇。"

《马丹阳天星十二穴歌》："合谷在虎口，两指歧骨间，头疼并面肿，疟疾热还寒，齿龋鼻衄血，口噤不开言，针入五分深，令人即便安。"

《回阳九针歌》："哑门劳宫三阴交，涌泉太溪中脘接，环跳三里合谷并，此是回阳九针穴。"

《千金十穴歌》："曲池与合谷，头面病可彻。"

《兰江赋》："无汗更将合谷补，复溜穴泻好施针，倘若汗多流不绝，合谷收补效如神。"

《杂病穴法歌》："头面耳目口鼻病，曲池合谷为之主"；"赤眼迎香出血奇，临泣太冲合谷侣"；"耳聋临泣与金门，合谷针后听人语"；"鼻塞鼻痔及鼻渊，合谷太冲随手取"；"舌上生苔合谷当，手三里治舌风舞"；"牙风面肿颊车神，合谷临泣泻不数"；"手指连肩相引疼，合谷太冲能救苦"；"汗吐下法非有他，合谷内关阴交杵"；"冷嗽只宜补合谷，三阴交泻即时住"；"痢疾合谷三里宜，甚者必须兼中膂"；"脾病气血先合谷，后刺三阴针用烧"；"妇人通经泻合谷，三里至阴催孕妊。"

《杂病十一穴歌》："四肢无力中邪风，眼涩难开百病攻，精神昏倦多不语，风池合谷用针通"；"肘痛将针刺曲池，经渠合谷共相宜，五分针刺于二穴，疟病缠身便得离"；"肩背并和肩膊疼，曲池合谷七分深"；"头风头痛与牙疼，合谷三间两穴寻，更向大都针眼痛，太渊穴内用针行"；"攒竹丝竹主头疼，偏正皆宜向此针，更去大都徐泻动，风池针刺三分深，曲池合谷先针泻，永与除疴病不侵"；"听会兼之与听宫，七分针泻耳中聋，耳门又泻三分许，更加七壮灸听宫，大肠经内将针泻，曲池合谷七分中。"

《长桑君天星秘诀歌》："脾病血气先合谷，后刺三阴交莫迟"；"寒疟面肿及肠鸣，先取合谷后内庭。"

《杂病奇穴主治歌》："合谷在虎口，两指歧骨间，头疼并面肿，疟病热还寒，体热身汗出，目暗视茫然，齿龋鼻衄血，口噤不能言，针入深三分，能令人病安。"

《针灸歌》："耳闭听会眼合谷。"

《禁针穴歌》："孕妇不宜针合谷，三阴交内亦通论。"

"阳溪"穴主病
《百症赋》："肩髃阳溪，消瘾风之热极。"
《席弘赋》："牙齿肿痛并咽痹，二间阳溪疾怎逃。"

"偏历"穴主病
《标幽赋》："刺偏历利小便，医大人水盅。"
《针灸歌》："小儿骨蒸偏历尊。"

"温溜"穴主病
《百症赋》："审他项强伤寒，温溜期门而主之。"

"手三里"穴主病
《百症赋》："两臂顽麻，少海就傍于三里。"
《胜玉歌》："臂疼背痛针三里。"
《通玄指要赋》："肩背患，责肘前之三里。"
《席弘赋》："手足上下针三里，食癖气块凭此取"；"肩上痛连脐不休，手中三里便须求，下针麻重即须泻，得气之时不用留。"
《长桑君天星秘诀歌》："牙疼头痛兼喉痹，先刺二间后三里。"
《杂病穴法歌》："头风目眩项捩强，申脉金门手三里"；"舌上生苔合谷当，手三里治舌风舞"；"手三里治肩连脐，脊间心后称中渚。"
《杂病十一穴歌》："四肢无力中邪风，眼涩难开百病攻，精神昏倦多不语，风池合谷用针通，两手三间随后泻，三里兼之与太冲，各入五分于穴内，迎随得法有奇功"；"汗出难来刺腕骨，五分针泻要君知，鱼际经渠并通里，一分针泻汗淋漓，二指三间及三里，大指各刺五分宜，汗至如若通遍体，有人明此是良医"；"咽喉以下至于脐，胃脘之中百病危，心气痛时胸结硬，伤寒呕哕闷涎随，列缺下针三分许，三分针泻到风池，二指三间并三里，中冲还刺五分依。"
《针灸歌》："臂疼手痛手三里，腕骨肘髎与中渚"；"肩背患时手三里。"

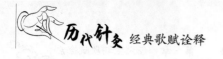

"曲池"穴主病

《百症赋》："半身不遂，阳陵远达于曲池"；"发热仗少冲曲池之津。"

《玉龙歌》："两肘拘挛筋骨连，艰难动作欠安然，只将曲池针泻动，尺泽兼行见圣传。"

《玉龙赋》："人中曲池，可治其痿伛"；"肘挛痛兮，尺泽合于曲池。"

《通玄指要赋》："两肘之拘挛，仗曲池而平扫。"

《胜玉歌》："两手痠痛难执物，曲池合谷共肩髃。"

《席弘赋》："曲池两手不如意，合谷下针宜仔细。"

《肘后歌》："鹤膝肿劳难移步，尺泽能舒筋骨疼，更有一穴曲池妙，根寻源流可调停"；"腰背若患挛急风，曲池一寸五分攻。"

《孙真人十三鬼穴歌》："十二曲池名鬼臣，火针仍要七锃锃。"

《标幽赋》："肩井曲池，甄权刺臂痛而复射。"

《马丹阳天星十二穴歌》："曲池拱手取，屈肘骨边求，善治肘中痛，偏风手不收，挽弓开不得，筋缓莫梳头，喉闭促欲死，发热更无休，遍身风癣癞，针着即时瘳。"

《千金十穴歌》："曲池与合谷，头面病可彻。"

《杂病穴法歌》："头面耳目口鼻病，曲池合谷为之主。"

《杂病十一穴歌》："肘膝疼时刺曲池，进针一寸是相宜，左病针右右针左，依此三分泻气奇"；"肘痛将针刺曲池，经渠合谷共相宜，五分针刺于二穴，疟病缠身便得离"；"肩背并和肩膊疼，曲池合谷七分深"；"听会兼之与听宫，七分针泻耳中聋，耳门又泻三分许，更加七壮灸听宫，大肠经内将针泻，曲池合谷七分中"；"攒竹丝竹主头疼，偏正皆宜向此针，更去大都徐泻动，风池针刺三分深，曲池合谷先针泻，永与除疴病不侵。"

《杂病奇穴主治歌》："曲池拱手取，屈肘骨边求，善治肘中痛，偏风手不收，挽弓开不得，臂痪怯梳头，喉痹促欲死，发热更无休，遍身风癣癞，针着实时瘳。"

《针灸歌》："两肘拘挛曲池取"；"肩井曲池躯背痛"；"肩如反弓臂如折，曲池养老并肩髃。"

"肘髎"穴主病

《针灸歌》："臂疼手痛手三里，腕骨肘髎与中渚。"

"手五里、臂臑"穴主病

《百症赋》："五里臂臑，生疬疮而能治。"

"肩髃"穴主病

《百症赋》："肩髃阳溪，消瘾风之热极。"

《玉龙歌》："肩端红肿痛难当，寒湿相争气血狂，若向肩髃明补泻，管君多灸自安康。"

《玉龙赋》："风湿传于两肩，肩髃可疗。"

《胜玉歌》："两手痠痛难执物，曲池合谷共肩髃。"

《长桑君天星秘诀歌》："手臂挛痹取肩髃。"

《针灸歌》："肩如反弓臂如折，曲池养老并肩髃"；"肩髃相对主瘰疬，壮数灸之宜推求。"

"巨骨"穴主病

《针灸歌》："巨骨更取穴谵语，肩背痛兼灸天柱。"

"天鼎"穴主病

《百症赋》："天鼎间使，失音嗫嚅而休迟。"

"禾髎"穴主病

《灵光赋》："两鼻鼽衄针禾髎。"

《杂病穴法歌》："吐血尺泽功无比，衄血上星与禾髎。"

"迎香"穴主病

《百症赋》："面上虫行有验，迎香可取。"

《玉龙歌》："不闻香臭从何治？迎香两穴可堪攻，先补后泻分明效，一针未出气先通。"

《玉龙赋》："迎香攻鼻窒为最。"

《通玄指要赋》："鼻窒无闻，迎香可引。"

《席弘赋》："耳聋气痞听会针，迎香穴泻功如神。"

《灵光赋》："鼻窒不闻迎香间。"

《针灸歌》："若也鼻塞取迎香。"

三、足阳明胃经经穴主病

"巨髎"穴主病

《百症赋》："胸膈停留瘀血，肾俞巨髎宜征。"

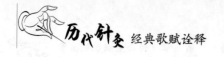

"地仓"穴主病

《百症赋》:"颊车地仓穴,正口喎于片时。"

《玉龙歌》:"口眼喎斜最可嗟,地仓妙穴连颊车,喎左泻右依师正,喎右泻左莫令斜。"

《玉龙赋》:"地仓颊车疗口喎。"

《肘后歌》:"狐惑伤寒满口疮,须下黄连犀角汤。虫在脏腑食肌肉,须要神针刺地仓。"

《灵光赋》:"地仓能止口流涎。"

《杂病穴法歌》:"口噤喎斜流涎多,地仓颊车仍可举。"

"大迎"穴主病

《百症赋》:"目眴兮颧髎大迎。"

《胜玉歌》:"牙腮疼紧大迎全。"

"颊车"穴主病

《百症赋》:"颊车地仓穴,正口喎于片时。"

《玉龙歌》:"口眼喎斜最可嗟,地仓妙穴连颊车,喎左泻右依师正,喎右泻左莫令斜。"

《玉龙赋》:"地仓颊车疗口喎。"

《胜玉歌》:"泻却人中及颊车,治疗中风口吐沫。"

《孙真人十三鬼穴歌》:"七刺耳垂下五分,名曰鬼床针要温。"

《徐秋夫鬼病十三穴歌》:"人中神庭风府始,舌缝承浆颊车次,少商大陵间使连,乳中阳陵泉有据,隐白行间不可差,十三穴是秋夫置。"

《灵光赋》:"颊车可针牙齿愈。"

《杂病穴法歌》:"口噤喎斜流涎多,地仓颊车仍可举";"牙风面肿颊车神,合谷临泣泻不数。"

《针灸歌》:"承浆暴哑口喎斜,耳下颊车并口脱。"

"头维"穴主病

《百症赋》:"泪出刺临泣头维之处。"

《玉龙歌》:"眉间疼痛苦难当,攒竹沿皮刺不妨,若是眼昏皆可治,更针头维即安康。"

《玉龙赋》:"攒竹头维,治目疼头痛。"

"缺盆"穴主病
《针灸歌》："瘰疬当求缺盆内。"

"气户"穴主病
《百症赋》："久知胁肋疼痛，气户华盖有灵。"

"库房"穴主病
《针灸歌》："醉饱俱伤面目黄，但灸飞扬及库房。"

"屋翳（屏翳）"穴主病
《百症赋》："至阴屏翳，疗痒疾之疼多。"

"乳中"穴主病
《徐秋夫鬼病十三穴歌》："人中神庭风府始，舌缝承浆颊车次，少商大陵间使连，乳中阳陵泉有据，隐白行间不可差，十三穴是秋夫置。"

"乳根"穴主病
《玉龙歌》："吼喘之症嗽痰多，若用金针疾自和，俞府乳根一样刺，气喘风痰渐渐磨。"
《玉龙赋》："乳根俞府，疗气嗽痰哮。"
《席弘赋》："期门穴主伤寒患，六日过经尤未汗，但向乳根二肋间，又治妇人生产难。"
《针灸歌》："噎塞乳根一寸穴，四椎骨下正无偏。"

"天枢"穴主病
《百症赋》："月潮违限，天枢水泉细详。"
《玉龙歌》："脾泄之症别无他，天枢二穴刺休差，此是五脏脾虚疾，艾火多添病不加。"
《玉龙赋》："天枢理感患脾泄之危。"
《胜玉歌》："肠鸣大便时泄泻，脐旁两寸灸天枢。"
《行针指要歌》："或针结，针著大肠泻水穴。"
《针灸歌》："寒气绕脐心痛急，天枢二穴夹脐旁"；"虚损天枢实为主。"

457

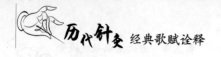

"水道"穴主病

《百症赋》:"脊强兮水道筋缩。"

《玉龙歌》:"水病之疾最难熬,腹满虚胀不肯消,先灸水分并水道,后针三里及阴交。"

《通玄指要赋》:"阴陵开通于水道。"

《针灸歌》:"开通水道阴陵边。"

"归来"穴主病

《胜玉歌》:"小肠气痛归来治。"

"气冲"穴主病

《百症赋》:"带下产崩,冲门气冲宜审。"

《通玄指要赋》:"太白宣导于气冲。"

《针灸歌》:"宣导气冲与太白。"

"阴市"穴主病

《玉龙歌》:"膝腿无力身立难,原因风湿致伤残,倘知二市穴能灸,步履悠然渐自安。"

《玉龙赋》:"风市阴市,驱腿脚之乏力。"

《通玄指要赋》:"股膝疼,阴市能医。"

《胜玉歌》:"腿股转痠难移步,妙穴说与后人知,环跳风市及阴市,泻却金针病自除。"

《席弘赋》:"心疼手颤少海间,若要除根觅阴市。"

《灵光赋》:"两足拘挛觅阴市。"

《杂病穴法歌》:"心痛手战少海求,若要除根阴市睹。"

《针灸歌》:"股膝疼痛阴市便。"

"犊鼻"穴主病

《灵光赋》:"犊鼻治疗风邪疼。"

《杂病十一穴歌》:"膝痛二寸针犊鼻,三里阴交要七次,但能仔细寻其理,劫病之功在片时。"

"足三里"穴主病

《四总穴歌》:"肚腹三里留,腰背委中求,头项寻列缺,面口合谷收。"

《百症赋》："两臂顽麻，少海就傍于三里"；"中邪霍乱，寻阴谷三里之程。"

《玉龙歌》："肝家血少目昏花，宜补肝俞力便加，更把三里频泻动，还光益血自无差"；"寒湿脚气不可熬，先针三里及阴交，再将绝骨穴兼刺，肿痛顿时立见消"；"行步艰难疾转加，太冲二穴效堪夸，更针三里中封穴，去病如同用手拿"；"水病之疾最难熬，腹满虚胀不肯消，先灸水分并水道，后针三里及阴交"；"忽然气喘攻胸膈，三里泻多须用心。"

《玉龙赋》："脚气连延，里绝三交"；"心悸虚烦刺三里"；"绝骨三里阴交，脚气宜此"；"阴交水分三里，蛊胀宜刺"；"欲调饱满之气逆，三里可胜"；"行步艰楚，刺三里中封太冲。"

《通玄指要赋》："三里却五劳之羸瘦，华佗言斯"；"冷痹肾败，取足阳明之土。"

《胜玉歌》："两膝无端肿如斗，膝眼三里艾当施。"

《席弘赋》："手足上下针三里，食癖气块凭此取"；"胃中有积刺璇玑，三里功多人不知"；"谁知天突治喉风，虚喘须寻三里中"；"气海专能治五淋，更针三里寻呼吸"；"耳内蝉鸣腰欲折，膝下明存三里穴，若能补泻五会间，且莫向人容易说"；"若针肩井须三里，不刺之时气未调"；"男子痃癖三里高"；"髋骨腿疼三里泻"；"倘若膀胱气未散，更宜三里穴中寻"；"腰留胯痛急必大，便于三里攻其隘，下针一泻三补之，气上攻噎只管在。"

《胜玉歌》："臂疼背痛针三里。"

《行针指要歌》："或针痰，先针中脘三里间。"

《马丹阳天星十二穴歌》："三里膝眼下，三寸两筋间，能通心腹胀，善治胃中寒，肠鸣并泄泻，腿肿膝胻痠，伤寒羸瘦损，气蛊及诸般，年过三旬后，针灸眼变宽，取穴当审的，八分三壮安。"

《回阳九针歌》："哑门劳宫三阴交，涌泉太溪中脘接，环跳三里合谷并，此是回阳九针穴。"

《千金十穴歌》："三里内庭穴，肚腹中妙诀。"

《杂病十一穴歌》："咽喉以下至于脐，胃脘之中百病危，心气痛时胸结硬，伤寒呕哕闷涎随，列缺下针三分许，三分针泻到风池，二指三间并三里，中冲还刺五分依"；"膝痛二寸针犊鼻，三里阴交要七次，但能仔细寻其理，劫病之功在片时"；"腿胯腰疼痞气攻，髋骨穴内七分穷，更针风市兼三里，一寸三分补泻同"；"风池手足指诸间，右瘫偏风左曰瘫，各刺五分随后泻，更灸七壮便身安，三里阴交行气泻，一寸三分量病看，每穴又加三七壮，自然瘫痪即时安"；"四肢无力中邪风，眼涩难开百病攻，精神昏倦多不语，风

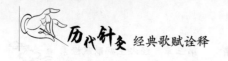

池合谷用针通，两手三间随后泻，三里兼之与太冲，各入五分于穴内，迎随得法有奇功"；"汗出难来刺腕骨，五分针泻要君知，鱼际经渠并通里，一分针泻汗淋漓，二指三间及三里，大指各刺五分宜，汗至如若通遍体，有人明此是良医。"

《灵光赋》："治气上壅足三里"；"阴跷阳跷两踝边，脚气四穴先寻取，阴阳陵泉亦主之，阴跷阳跷与三里，诸穴一般治脚气，在腰玄机宜正取。"

《长桑君天星秘诀歌》："若是胃中停宿食，后寻三里起璇玑"；"耳鸣腰痛先五会，次针耳门三里内"；"牙疼头痛兼喉痹，先刺二间后三里"；"脚气酸疼肩井先，次寻三里阳陵泉。"

《杂病穴法歌》："泄泻肚腹诸般疾，三里内庭功无比"；"霍乱中脘可入深，三里内庭泻几许"；"痢疾合谷三里宜，甚者必须兼中膂"；"大便虚秘补支沟，泻足三里效可拟"；"内伤食积针三里，璇玑相应块亦消"；"水肿水分与复溜，胀满中脘三里揣"；"喘急列缺足三里，呕噎阴交不可饶"；"小便不通阴陵泉，三里泻下溺如注"；"妇人通经泻合谷，三里至阴催孕妊"；"腰连腿疼腕骨升，三里降下随拜跪"；"脚膝诸痛羡行间，三里申脉金门侈"；"冷风湿痹针环跳，阳陵三里烧针尾。"

《针灸歌》："五劳羸瘦求三里"；"脾虚腹胀身浮肿，大都三里艾宜燃"；"脚气三里及风市。"

"条口"穴主病
《长桑君天星秘诀歌》："足缓难行先绝骨，次寻条口及冲阳。"
《杂病穴法歌》："两足难移先悬钟，条口后针能步履。"

"丰隆"穴主病
《百症赋》："强间丰隆之际，头痛难禁。"
《玉龙歌》："伤风不解嗽频频，久不医时劳便成，咳嗽须针肺俞穴，痰多宜向丰隆寻"；"痰多须向丰隆泻，气喘丹田亦可施。"
《玉龙赋》："丰隆肺俞，痰嗽称奇"；"涌泉关元丰隆，为治尸劳之例。"
《肘后歌》："哮喘发来寝不得，丰隆刺入三分深。"

"解溪"穴主病
《百症赋》："惊悸怔忡，取阳交解溪勿误。"
《玉龙歌》："脚背疼起丘墟穴，斜针出血即时轻，解溪再与商丘识，补泻行针要辨明。"

《玉龙赋》："商丘解溪丘墟，脚痛堪追。"

"冲阳"穴主病
《长桑君天星秘诀歌》："足缓难行先绝骨，次寻条口及冲阳。"

"陷谷"穴主病
《百症赋》："腹中肠鸣，下脘陷谷能平。"

"内庭"穴主病
《玉龙歌》："小腹胀满气攻心，内庭二穴要先针。"
《玉龙赋》："内庭临泣，理小腹之瞋。"
《马丹阳天星十二穴歌》："内庭次趾外，本属足阳明，能治四肢厥，善静恶闻声，瘾疹咽喉痛，数欠及牙疼，疟疾不能食，针着便惺惺。"
《通玄指要赋》："腹膨而胀，夺内庭以休迟。"
《千金十穴歌》："三里内庭穴，肚腹中妙诀。"
《长桑君天星秘诀歌》："寒疟面肿及肠鸣，先取合谷后内庭。"
《杂病穴法歌》："泄泻肚腹诸般疾，三里内庭功无比"；"霍乱中脘可入深，三里内庭泻几许"；"两足酸麻补太溪，仆参内庭盘跟楚"；"伤寒流注分手足，太冲内庭可浮沉。"

"厉兑"穴主病
《百症赋》："梦魇不宁，厉兑相谐于隐白。"

四、足太阴脾经经穴主病
"隐白"穴主病
《百症赋》："梦魇不宁，厉兑相谐于隐白。"
《杂病穴法歌》："尸厥百会一穴美，更针隐白效昭昭。"
《孙真人十三鬼穴歌》："三针足大指甲下，名曰鬼垒入二分。"
《徐秋夫鬼病十三穴歌》："人中神庭风府始，舌缝承浆颊车次，少商大陵间使连，乳中阳陵泉有据，隐白行间不可差，十三穴是秋夫置。"

"大都"穴主病
《百症赋》："热病汗不出，大都更接于经渠。"
《席弘赋》："气滞腰疼不能立，横骨大都宜救急。"

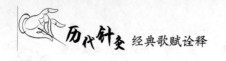

《肘后歌》:"腰腿疼痛十年春,应针不了便惺惺,大都引气探根本,服药寻方枉费金。"

《杂病十一穴歌》:"牙疼三分针吕细,齿痛依前指上明,更推大都左之右,交互相迎仔细迎";"头风头痛与牙疼,合谷三间两穴寻,更向大都针眼痛,太渊穴内用针行";"攒竹丝竹主头疼,偏正皆宜向此针,更去大都徐泻动,风池针刺三分深,曲池合谷先针泻,永与除疴病不侵。"

《针灸歌》:"脾虚腹胀身浮肿,大都三里艾宜燃。"

"太白"穴主病

《通玄指要赋》:"太白宣导于气冲。"

《针灸歌》:"宣导气冲与太白。"

"公孙"穴主病

《胜玉歌》:"脾心痛急寻公孙。"

《席弘赋》:"肚疼须是公孙妙,内关相应必然瘳。"

《标幽赋》:"脾冷胃疼,泻公孙而立愈。"

《八脉八穴治症歌》:"九种心疼延闷,结胸翻胃难停,酒食积聚胃肠鸣,水食气疾膈病。脐痛腹疼胁胀,肠风疟疾心疼,胎衣不下血迷心,泄泻公孙立应。"

《兰江赋》:"胸中之病内关担,脐下公孙用法拦";"四日太阴宜细辨,公孙照海一同行,再用内关施截法,七日期门妙用针,但治伤寒皆用泻,要知素问坦然明。"

《杂病穴法歌》:"胁痛只须阳陵泉,腹痛公孙内关尔。"

《针灸歌》:"脾胃疼痛泻公孙,胸腹痛满内关分。"

《八法手诀歌》:"临泣公孙肠中病,脊头腰背申脉攻。"

"商丘"穴主病

《百症赋》:"商丘痔瘤而最良。"

《玉龙歌》:"脚背疼起丘墟穴,斜针出血即时轻,解溪再与商丘识,补泻行针要辨明。"

《玉龙赋》:"商丘解溪丘墟,脚痛堪追。"

《胜玉歌》:"脚背痛时商丘刺。"

"三阴交"穴主病

《百症赋》:"针三阴与气海,专司白浊久遗精。"

《玉龙歌》："寒湿脚气不可熬，先针三里及阴交，再将绝骨穴兼刺，肿痛顿时立见消"；"水病之疾最难熬，腹满虚胀不肯消，先灸水分并水道，后针三里及阴交。"

《玉龙赋》："脚气连延，里绝三交"；"绝骨三里阴交，脚气宜此。"

《胜玉歌》："阴交针入下胎衣。"

《通玄指要赋》："文伯泻死胎于阴交，应针而陨。"

《席弘赋》："冷嗽先宜补合谷，却须针泻三阴交"；"脚痛膝肿针三里，悬钟二陵三阴交"；"咽喉最急先百会，太冲照海及阴交"；"小腹气撮痛连脐，速泻阴交莫在迟，良久涌泉针取气，此中玄妙少人知"；"若是七疝小腹痛，照海阴交曲泉针，又不应时求气海，关元同泻效如神。"

《回阳九针歌》："哑门劳宫三阴交，涌泉太溪中脘接，环跳三里合谷并，此是回阳九针穴。"

《杂病穴法歌》："脾病气血先合谷，后刺三阴针用烧"；"舌裂出血寻内关，太冲阴交走上部"；"二陵二跷与二交，头项手足互相与"；"冷嗽只宜补合谷，三阴交泻即时住"；"喘急列缺足三里，呕噎阴交不可饶"；"死胎阴交不可缓，胞衣照海内关寻。"

《杂病十一穴歌》："膝痛二寸针犊鼻，三里阴交要七次，但能仔细寻其理，劫病之功在片时"；"腿胯腰疼痞气攻，髋骨穴内七分穷，更针风市兼三里，一寸三分补泻同，又去阴交泻一寸，行间仍刺五分中，刚柔进退随呼吸，去疾除疴捻指功"；"风池手足指诸间，右瘫偏风左曰痪，各刺五分随后泻，更灸七壮便身安，三里阴交行气泻，一寸三分量病看，每穴又加三七壮，自然瘫痪即时安。"

《长桑君天星秘诀歌》："脾病血气先合谷，后刺三阴交莫迟"；"胸膈痞满先阴交，针到承山饮食喜。"

《针灸歌》："足疼足弱步难履，委中更有三阴交"；"三阴交中死胎下。"

《禁针穴歌》："孕妇不宜针合谷，三阴交内亦通论。"

"地机"穴主病

《百症赋》："妇人经事改常，自有地机血海。"

"阴陵泉"穴主病

《百症赋》："阴陵水分，去水肿之脐盈。"

《玉龙歌》："膝盖红肿鹤膝风，阳陵二穴亦堪攻，阴陵针透尤收效，红肿全消见异功。"

《玉龙赋》："阴陵阳陵，除膝肿之难熬。"

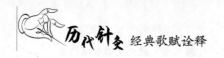

《通玄指要赋》："阴陵开通于水道。"

《席弘赋》："阴陵泉治心胸满，针到承山饮食思"；"脚痛膝肿针三里，悬钟二陵三阴交。"

《灵光赋》："阴跷阳跷两踝边，脚气四穴先寻取，阴阳陵泉亦主之，阴跷阳跷与三里，诸穴一般治脚气，在腰玄机宜正取。"

《长桑君天星秘诀歌》："如是小肠连脐痛，先刺阴陵后涌泉。"

《杂病穴法歌》："二陵二跷与二交，头项手足互相与"；"心胸痞满阴陵泉，针到承山饮食美"；"小便不通阴陵泉，三里泻下溺如注。"

《针灸歌》："宣导气冲与太白，开通水道阴陵边。"

"血海"穴主病

《百症赋》："妇人经事改常，自有地机血海"；"疒疒癖兮，冲门血海强。"

《胜玉歌》："热疮臁内年年发，血海寻来可治之。"

《灵光赋》："气海血海疗五淋。"

《杂病穴法歌》："五淋血海通男妇。"

"冲门"穴主病

《百症赋》："带下产崩，冲门气冲宜审"；"疒疒癖兮，冲门血海强。"

"大横"穴主病

《百症赋》："反张悲哭，仗天冲大横须精。"

五、手少阴心经经穴主病

"少海"穴主病

《百症赋》："两臂顽麻，少海就傍于三里。"

《胜玉歌》："瘰疬少海天井边。"

《席弘赋》："心疼手颤少海间，若要除根觅阴市。"

《灵光赋》："心疼手颤针少海。"

《杂病穴法歌》："心痛手战少海求，若要除根阴市瞄。"

"灵道"穴主病

《肘后歌》："骨寒髓冷火来烧，灵道妙穴分明记。"

464

"通里" 穴主病

《玉龙歌》："连日虚烦面赤妆，心中惊悸亦难当，若将通里穴寻得，一用金针体便康。"

《玉龙赋》："百劳止虚汗，通里疗心惊而即瘥。"

《百症赋》："倦言嗜卧，往通里大钟而明。"

《马丹阳天星十二穴歌》："通里腕侧后，去腕一寸中，欲言声不出，懊恼及怔忡，实则四肢重，头腮面颊红，虚则不能食，暴瘖面无容，毫针微微刺，方信有神功。"

《杂病十一穴歌》："汗出难来刺腕骨，五分针泻要君知，鱼际经渠并通里，一分针泻汗淋漓。"

《长桑君天星秘诀歌》："伤寒过经不出汗，期门通里先后看。"

"阴郄" 穴主病

《百症赋》："寒栗恶寒，二间疏通阴郄暗"；"阴郄后溪，治盗汗之多出。"

《针灸歌》："阴郄盗汗却堪闻。"

"神门" 穴主病

《百症赋》："发狂奔走，上脘同起于神门。"

《玉龙歌》："痴呆之症不堪亲，不识尊卑枉骂人，神门独治痴呆病，转手骨开得穴真。"

《玉龙赋》："神门治呆痴笑咷。"

《通玄指要赋》："神门去心性之呆痴。"

《胜玉歌》："后溪鸠尾及神门，治疗五痫立便瘥。"

《杂病穴法歌》："神门专治心痴呆，人中间使祛癫妖。"

《针灸歌》："痴呆只向神门许。"

"少府" 穴主病

《肘后歌》："心胸有病少府泻。"

《杂病十一穴歌》："肩背并和肩膊疼，曲池合谷七分深，未愈尺泽加一寸，更于三间次第行，各入七分于穴内，少风二府刺心经。"

"少冲" 穴主病

《百症赋》："发热仗少冲曲池之津。"

《玉龙歌》："胆寒心虚病如何，少冲二穴功最多，刺入三分不着艾，金针

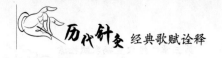

用后自平和。"

《玉龙赋》："心虚热壅，少冲明于济夺。"

六、手太阳小肠经经穴主病

"少泽"穴主病

《玉龙歌》："妇人吹乳痛难消，吐血风痰稠似胶，少泽穴内明补泻，应时神效气能调。"

《玉龙赋》："妇人乳肿，少泽与太阳之可推。"

《百症赋》："攀睛攻少泽肝俞之所。"

《灵光赋》："少泽应除心下寒。"

《杂病穴法歌》："心痛翻胃刺劳宫，寒者少泽细手指。"

"后溪"穴主病

《百症赋》："后溪环跳，腿疼刺而即轻"；"治疸消黄，谐后溪劳宫而看"；"阴郄后溪，治盗汗之多出。"

《玉龙歌》："时行疟疾最难禁，穴法由来未审明，若把后溪穴寻得，多加艾火即时轻。"

《玉龙赋》："时疫痎疟寻后溪。"

《通玄指要赋》："头项痛，拟后溪以安然"；"痫发癫狂兮，凭后溪而疗理。"

《胜玉歌》："后溪鸠尾及神门，治疗五痫立便痊。"

《肘后歌》："胁肋腿痛后溪妙。"

《八脉八穴治症歌》："手足拘挛战掉，中风不语痫癫，头疼眼肿泪涟涟，腿膝背腰痛遍。项强伤寒不解，牙齿腮肿喉咽，手麻足麻破伤牵，盗汗后溪先砭。"

《千金十穴歌》："胸项如有痛，后溪并列缺。"

《兰江赋》："后溪专治督脉病，癫狂此穴治还轻。"

《针灸歌》："头强项硬刺后溪，欲知秘诀谁堪侣"；"癫痫后溪疟间使。"

《八法手诀歌》："后溪前上外肩背，列缺针时脉气通。"

"腕骨"穴主病

《玉龙歌》："腕中无力痛艰难，握物难移体不安，腕骨一针虽见效，莫将补泻等闲看"；"脾家之症有多般，致成翻胃吐食难，黄疸亦须寻腕骨，金针必定夺中脘。"

《玉龙赋》："腕骨疗手腕之难移"；"脾虚黄疸，腕骨中脘何疑。"

《通玄指要赋》："固知腕骨祛黄，然骨泻肾。"

《杂病穴法歌》："腰连腿疼腕骨升，三里降下随拜跪。"

《杂病十一穴歌》："汗出难来刺腕骨，五分针泻要君知，鱼际经渠并通里，一分针泻汗淋漓。"

《针灸歌》："臂疼手痛手三里，腕骨肘髎与中渚"；"怯黄偏在腕骨中。"

"阳谷"穴主病

《百症赋》："阳谷侠溪，颔肿口噤并治。"

"养老"穴主病

《百症赋》："目觉䀮䀮，急取养老天柱。"

《针灸歌》："肩如反弓臂如折，曲池养老并肩髃。"

"支正"穴主病

《百症赋》："目眩兮，支正飞扬。"

"小海（太阳经）"穴主病

《百症赋》："小便赤涩，兑端独泻太阳经。"

"颧髎"穴主病

《百症赋》："目睏兮颧髎大迎。"

"听宫"穴主病

《百症赋》："听宫脾俞，祛残心下之悲凄。"

《杂病十一穴歌》："听会兼之与听宫，七分针泻耳中聋，耳门又泻三分许，更加七壮灸听宫。"

七、足太阳膀胱经经穴主病

"睛明"穴主病

《百症赋》："观其雀目肝气，睛明行间而细推。"

《玉龙歌》："两眼红肿痛难熬，怕日羞明心自焦，只刺睛明鱼尾穴，太阳出血自然消。"

《玉龙赋》："睛明太阳鱼尾，目症凭兹。"

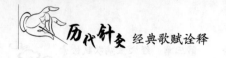

《席弘赋》:"睛明治眼未效时,合谷光明安可缺。"

《灵光赋》:"睛明治眼胬肉攀。"

"攒竹"穴主病

《百症赋》:"目中漠漠,即寻攒竹三间。"

《玉龙歌》:"眉间疼痛苦难当,攒竹沿皮刺不妨,若是眼昏皆可治,更针头维即安康。"

《玉龙赋》:"攒竹头维,治目疼头痛。"

《通玄指要赋》:"脑昏目赤,泻攒竹以便宜。"

《胜玉歌》:"目内红痛苦皱眉,丝竹攒竹亦堪医。"

《杂病十一穴歌》:"攒竹丝竹主头疼,偏正皆宜向此针。"

《针灸歌》:"眼昏目赤攒竹穿";"偏头风痛泻攒竹。"

"通天"穴主病

《百症赋》:"通天去鼻内无闻之苦。"

"玉枕"穴主病

《百症赋》:"囟会连于玉枕,头风疗以金针。"

"天柱"穴主病

《百症赋》:"项强多恶风,束骨相连于天柱";"目觉眶眶,急取养老天柱。"

《针灸歌》:"项强天井及天柱";"巨骨更取穴噫嘻,肩背痛兼灸天柱。"

"大杼"穴主病

《胜玉歌》:"五疟寒多热更多,间使大杼真妙穴。"

《席弘赋》:"大杼若连长强寻,小肠气痛即行针。"

《肘后歌》:"风痹痿厥如何治?大杼曲泉真是妙。"

《针灸歌》:"风劳气嗽久未瘥,第一椎下灸两边。"

"风门"穴主病

《玉龙歌》:"腠理不密咳嗽频,鼻流清涕气昏沉,须知喷嚏风门穴,咳嗽宜加艾火深。"

《玉龙赋》:"风门主伤冒寒邪之嗽。"

《行针指要歌》："或针嗽，风门肺俞须用灸。"

"肺俞"穴主病

《百症赋》："岁热时行，陶道复求肺俞理"；"咳嗽连声，肺俞须迎天突穴。"

《玉龙歌》："伤风不解嗽频频，久不医时劳便成，咳嗽须针肺俞穴，痰多宜向丰隆寻。"

《玉龙赋》："丰隆肺俞，痰嗽称奇。"

《胜玉歌》："若是痰涎并咳嗽，治却须当灸肺俞。"

《行针指要歌》："或针嗽，风门肺俞须用灸。"

《针灸歌》："肺俞魄户疗肺痿。"

"心俞"穴主病

《百症赋》："风痫常发，神道还须心俞宁。"

《玉龙歌》："胆寒由是怕惊心，遗精白浊实难禁，夜梦鬼交心俞治，白环俞治一般针。"

《玉龙赋》："心俞肾俞，治腰肾虚乏之梦遗。"

《胜玉歌》："遗精白浊心俞治。"

《席弘赋》："妇人心痛心俞穴。"

"膈俞"穴主病

《针灸歌》："呕吐当先求膈俞。"

"肝俞"穴主病

《百症赋》："攀睛攻少泽肝俞之所。"

《玉龙歌》："肝家血少目昏花，宜补肝俞力便加，更把三里频泻动，还光益血自无差。"

《玉龙赋》："目昏血溢，肝俞辨其实虚。"

《胜玉歌》："肝血盛兮肝俞泻。"

《针灸歌》："胁痛肝俞目翳除"；"眼胸肝俞及命门。"

"胆俞"穴主病

《百症赋》："目黄兮，阳纲胆俞。"

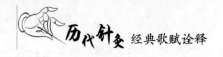

"脾俞"穴主病

《百症赋》："脾虚谷以不消，脾俞、膀胱俞觅"；"听宫脾俞，祛残心下之悲凄。"

《针灸歌》："疟灸脾俞寒热退。"

"胃俞"穴主病

《百症赋》："胃冷食而难化，魂门胃俞堪责。"

"三焦俞"穴主病

《针灸歌》："赤白痢下中膂取，背脊三焦最宜主。"

"肾俞"穴主病

《百症赋》："胸膈停留瘀血，肾俞巨髎宜征。"

《玉龙歌》："肾弱腰疼不可当，施为行止甚非常，若知肾俞二穴处，艾火频加体自康"；"肾败腰虚小便频，夜间起止苦劳神，命门若得金针助，肾俞艾灸起遭迍。"

《玉龙赋》："老者便多，命门兼肾俞而着艾"；"心俞肾俞，治腰肾虚乏之梦遗。"

《席弘赋》："更有三间肾俞妙，善除肩背消风劳。"

《通玄指要赋》："肾俞把腰疼而泻尽。"

《胜玉歌》："肾败腰疼小便频，督脉两旁肾俞除。"

《针灸歌》："委中肾俞治腰行"；"两足冷痹肾俞拟。"

"大肠俞"穴主病

《灵光赋》："大小肠俞大小便。"

"小肠俞"穴主病

《灵光赋》："大小肠俞大小便。"

《针灸歌》："赤白带下小肠俞，咳逆期门中指长。"

"膀胱俞"穴主病

《百症赋》："脾虚谷以不消，脾俞膀胱俞觅。"

《针灸歌》："瘕聚膀胱即莫抛。"

"中膂俞"穴主病

《杂病穴法歌》："痢疾合谷三里宜，甚者必须兼中膂。"

《针灸歌》："赤白痢下中膂取。"

"白环俞"穴主病

《玉龙歌》："胆寒由是怕惊心，遗精白浊实难禁，夜梦鬼交心俞治，白环俞治一般针。"

《百症赋》："背连腰痛，白环委中曾经。"

"中髎（中空）"穴主病

《胜玉歌》："小肠气痛归来治，腰痛中空穴最奇。"

《针灸歌》："女人经候不匀调，中极气海与中髎。"

"下髎"穴主病

《百症赋》："湿寒湿热下髎定。"

"魄户"穴主病

《百症赋》："痨瘵传尸，趋魄户膏肓之路。"

《标幽赋》："体热劳嗽而泻魄户。"

《针灸歌》："肺俞魄户疗肺痿"；"劳嗽应须泻魄户。"

"膏肓俞"穴主病

《百症赋》："痨瘵传尸，趋魄户膏肓之路。"

《玉龙歌》："膏肓二穴治病强，此穴原来难度量，斯穴禁针多着艾，二十一壮亦无妨。"

《玉龙赋》："膏肓补虚劳。"

《行针指要歌》："或针劳，须向膏肓及百劳。"

《灵光赋》："膏肓岂止治百病，灸得玄功病须愈。"

《针灸歌》："膏肓二穴不易求，虚惫失精并上气。"

"譩譆"穴主病

《针灸歌》："巨骨更取穴譩譆，肩背痛兼灸天柱。"

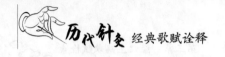

"魂门"穴主病

《百症赋》："胃冷食而难化，魂门胃俞堪责。"

《标幽赋》："筋挛骨痛而补魂门。"

《针灸歌》："筋挛骨痛销魂门。"

"阳纲"穴主病

《百症赋》："目黄兮，阳纲胆俞。"

"意舍"穴主病

《百症赋》："胸满更加噎塞，中府意舍所行。"

《针灸歌》："泄泻注下取脐内，意舍消渴诚非虚。"

"委阳"穴主病

《百症赋》："委阳天池，腋肿针而速散。"

"委中"穴主病

《四总穴歌》："肚腹三里留，腰背委中求，头项寻列缺，面口合谷收。"

《百症赋》："背连腰痛，白环委中曾经。"

《玉龙歌》："强痛脊背泻人中，挫闪腰酸亦可攻，更有委中之一穴，腰间诸疾任君攻"；"环跳能治腿股风，居髎二穴认真攻，委中毒血更出尽，愈见医科神圣功。"

《玉龙赋》："人中委中，除腰脊痛闪之难制"；"腿风湿痛，居髎兼环跳于委中。"

《通玄指要赋》："腰脚疼，在委中而已矣。"

《胜玉歌》："委中驱疗脚风缠。"

《行针指要歌》："或针虚，气海丹田委中奇。"

《席弘赋》："委中专治腰间痛"；"委中腰痛脚挛急，取得其经血自调。"

《肘后歌》："腰软如何去得根，神妙委中立见效。"

《马丹阳天星十二穴歌》："委中曲瞅里，横纹脉中央，腰痛不能举，沉沉引脊梁，痠疼筋莫展，风痹复无常，膝头难伸屈，针入即安康。"

《千金十穴歌》："腰背痛相连，委中昆仑穴。"

《灵光赋》："五般腰痛委中安。"

《杂病穴法歌》："腰痛环跳委中神，若连背痛昆仑武。"

《针灸歌》："腰痛昆仑曲瞅里"；"足疼足弱步难履，委中更有三阴交"；"委中肾俞治腰行。"

"合阳"穴主病

《百症赋》："女子少气漏血，不无交信合阳。"

"承山"穴主病

《百症赋》："刺长强与承山，善主肠风新下血。"

《玉龙歌》："九般痔漏最伤人，必刺承山效若神，更有长强一穴是，呻吟大痛穴为真。"

《玉龙赋》："长强承山，灸痔最妙。"

《通玄指要赋》："筋转而疼，泻承山而在早。"

《胜玉歌》："两股转筋承山刺。"

《席弘赋》："转筋目眩针鱼腹，承山昆仑立便消"；"阴陵泉治心胸满，针到承山饮食思。"

《肘后歌》："五痔原因热血作，承山须下病无踪"；"打扑伤损破伤风，先于痛处下针攻，后向承山立作效，甄权留下意无穷。"

《马丹阳天星十二穴歌》："承山名鱼腹，腨肠分肉间，善治腰疼痛，痔疾大便难，脚气并膝肿，辗转战疼痠，霍乱及转筋，穴中刺便安。"

《灵光赋》："承山筋转并久痔。"

《长桑君天星秘诀歌》："脚若转筋并眼花，先针承山次内踝"；"胸膈痞满先阴交，针到承山饮食喜。"

《杂病穴法歌》："脚若转筋眼发花，然谷承山法自古"；"心胸痞满阴陵泉，针到承山饮食美。"

《针灸歌》："转筋速灸承山上"；"转筋却向承山先。"

"飞扬"穴主病

《百症赋》："目眩兮，支正飞扬。"

《针灸歌》："历节痛风两处穴，飞扬绝骨可安痊"；"醉饱俱伤面目黄，但灸飞扬及库房。"

"跗阳（付阳）"穴主病

《针灸歌》："风挂地痛足胻疼，京历付阳与仆参。"

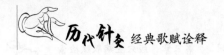

"昆仑"穴主病

《玉龙歌》："肿红腿足草鞋风，须把昆仑二穴攻，申脉太溪如再刺，神医妙诀起疲癃。"

《玉龙赋》："太溪昆仑申脉，最疗足肿之迍。"

《通玄指要赋》："脚腕痛，昆仑解愈。"

《胜玉歌》："踝跟骨痛灸昆仑，更有绝骨共丘墟。"

《席弘赋》："转筋目眩针鱼腹，承山昆仑立便消。"

《肘后歌》："脚膝经年痛不休，内外踝边用意求，穴号昆仑并吕细，应时消散即时瘳。"

《马丹阳天星十二穴歌》："昆仑足外踝，跟骨上边寻，转筋腰尻痛，暴喘满冲心，举步行不得，一动即呻吟，若欲求安乐，须于此穴针。"

《千金十穴歌》："腰背痛相连，委中昆仑穴。"

《灵光赋》："住喘却痛昆仑愈。"

《杂病穴法歌》："腰痛环跳委中神，若连背痛昆仑武。"

《针灸歌》："腰痛昆仑曲䐐里"；"脚腕痛时昆仑取。"

"仆参"穴主病

《灵光赋》："后跟痛在仆参求。"

《杂病穴法歌》："两足酸麻补太溪，仆参内庭盘跟楚。"

《针灸歌》："风拄地痛足腑疼，京历付阳与仆参。"

"申脉（阳跷）"穴主病

《玉龙歌》："肿红腿足草鞋风，须把昆仑二穴攻，申脉太溪如再刺，神医妙诀起疲癃。"

《玉龙赋》："太溪昆仑申脉，最疗足肿之迍。"

《孙真人十三鬼穴歌》："五针申脉名鬼路，火针三下七锃锃。"

《补泻雪心歌》："脊头腰背申脉攻。"

《标幽赋》："头风头痛，刺申脉与金门。"

《八脉八穴治症歌》："腰背屈强腿肿，恶风自汗头疼，雷头赤目痛眉棱，手足麻挛臂冷。吹乳耳聋鼻衄，痫癫肢节烦憎，遍身肿满汗头淋，申脉先针有应。"

《兰江赋》："申脉能除寒与热，头风偏正及心惊，耳鸣鼻衄胸中满，好把金针此穴寻，但遇痒麻虚即补，如逢疼痛泻而迎，更有伤寒真妙诀，三阴须要刺阳经。"

《灵光赋》："阴跷阳跷两踝边，脚气四穴先寻取，阴阳陵泉亦主之，阴跷阳跷与三里，诸穴一般治脚气，在腰玄机宜正取。"

《杂病穴法歌》："头风目眩项挺强，申脉金门手三里"；"脚膝诸痛羡行间，三里申脉金门俲"；"二陵二跷与二交，头项手足互相与。"

《八法手诀歌》："临泣公孙肠中病，脊头腰背申脉攻。"

"金门"穴主病

《百症赋》："转筋兮，金门丘墟来医。"

《席弘赋》："但患伤寒两耳聋，金门听会疾如风。"

《肘后歌》："疟疾寒热真可畏，须知虚实可用意，间使宜透支沟中，大椎七壮合圣治；连日频频发不休，金门刺深七分是。"

《标幽赋》："头风头痛，刺申脉与金门。"

《杂病穴法歌》："头风目眩项挺强，申脉金门手三里"；"耳聋临泣与金门，合谷针后听人语"；"脚膝诸痛羡行间，三里申脉金门俲。"

"京骨（京历）"穴主病

《针灸歌》："风挂地痛足胕疼，京历付阳与仆参。"

"束骨"穴主病

《百症赋》："项强多恶风，束骨相连于天柱。"

"至阴"穴主病

《百症赋》："至阴屏翳，疗痒疾之疼多。"

《席弘赋》："脚膝肿时寻至阴。"

《肘后歌》："头面之疾针至阴。"

《杂病穴法歌》："妇人通经泻合谷，三里至阴催孕妊"；"横逆难产灸奇穴，妇人右脚小指尖。炷如小麦灸三壮，下火立产效通仙。"

八、足少阴肾经经穴主病

"涌泉"穴主病

《百症赋》："厥寒厥热涌泉清"；"行间涌泉，主消渴之肾竭。"

《玉龙歌》："传中劳病最难医，涌泉出血免灾危。"

《玉龙赋》："涌泉关元丰隆，为治尸劳之例。"

《通玄指要赋》："胸结身黄，取涌泉而即可。"

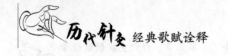

《席弘赋》："鸠尾能治五般痫，若下涌泉人不死"；"小腹气撮痛连脐，速泻阴交莫在迟，良久涌泉针取气，此中玄妙少人知。"

《肘后歌》："顶心头痛眼不开，涌泉下针定安泰"；"伤寒痞气结胸中，两目昏黄汗不通，涌泉妙穴三分许，速使周身汗自通。"

《回阳九针歌》："哑门劳宫三阴交，涌泉太溪中脘接，环跳三里合谷并，此是回阳九针穴。"

《灵光赋》："足掌下去寻涌泉，此法千金莫妄传，此穴多治妇人疾，男蛊女孕两病瘥。"

《长桑君天星秘诀歌》："如是小肠连脐痛，先刺阴陵后涌泉。"

《杂病穴法歌》："劳宫能治五般痫，更刺涌泉疾若挑"；"小儿惊风少商穴，人中涌泉泻莫深。"

《针灸歌》："涌泉无孕须怀子"；"胸结身黄在涌泉。"

"然谷（然骨）"穴主病

《百症赋》："脐风须然谷而易醒。"

《通玄指要赋》："固知腕骨祛黄，然骨泻肾。"

"太溪（吕细）"穴主病

《百症赋》："寒疟兮，商阳太溪验。"

《玉龙歌》："肿红腿足草鞋风，须把昆仑二穴攻，申脉太溪如再刺，神医妙诀起疲癃。"

《玉龙赋》："太溪昆仑申脉，最疗足肿之迍。"

《通玄指要赋》："牙齿痛吕细堪治。"

《肘后歌》："脚膝经年痛不休，内外踝边用意求，穴号昆仑并吕细，应时消散即时瘳。"

《回阳九针歌》："哑门劳宫三阴交，涌泉太溪中脘接，环跳三里合谷并，此是回阳九针穴。"

《杂病穴法歌》："两足酸麻补太溪，仆参内庭盘跟楚。"

《杂病十一穴歌》："牙疼三分针吕细，齿痛依前指上明，更推大都左之右，交互相迎仔细迎。"

《针灸歌》："心如锥刺太溪上。"

"大钟"穴主病

《百症赋》："倦言嗜卧，往通里大钟而明。"

《针灸歌》："大钟一穴疗心痴，太冲腹痛须勤诵。"

"水泉"穴主病

《百症赋》："月潮违限，天枢水泉细详。"

"照海（阴跷）"穴主病

《百症赋》："大敦照海，患寒疝而善蠲。"

《玉龙歌》："大便闭结不能通，照海分明在足中，更把支沟来泻动，方知妙穴有神功。"

《玉龙赋》："照海支沟，通大便之秘"；"取内关于照海，医腹疾之块。"

《通玄指要赋》："四肢之懈惰，凭照海以消除。"

《席弘赋》："咽喉最急先百会，太冲照海及阴交"；"若是七疝小腹痛，照海阴交曲泉针，又不应时求气海，关元同泻效如神。"

《标幽赋》："必准者，取照海治喉中之闭塞。"

《八脉八穴治症歌》："喉塞小便淋涩，膀胱气痛肠鸣，食黄酒积腹脐并，呕泻胃翻便紧。难产昏迷积块，肠风下血常频，膈中快气气痃侵，照海有功必定。"

《兰江赋》："喋口咽风针照海，三棱出血刻时安"；"四日太阴宜细辨，公孙照海一同行，再用内关施截法，七日期门妙用针，但治伤寒皆用泻，要知素问坦然明。"

《灵光赋》："阴跷阳跷两踝边，脚气四穴先寻取，阴阳陵泉亦主之，阴跷阳跷与三里，诸穴一般治脚气，在腰玄机宜正取。"

《长桑君天星秘诀歌》："脚若转筋并眼花，先针承山次内踝。"

《杂病穴法歌》："二陵二跷与二交，头项手足互相与"；"死胎阴交不可缓，胞衣照海内关寻。"

《针灸歌》："人门挺露号产病贵，阴跷脐心二穴主"；"阴中湿痒阴跷间，便疝大敦足大指"；"阴跷阳维治胎停，照海能于喉闭用。"

《八法手诀歌》："照海咽喉并小腹，内关行处治心疼。"

"复溜"穴主病

《百症赋》："复溜祛舌干口燥之悲。"

《玉龙歌》："无汗伤寒泻复溜，汗多宜将合谷收，若然六脉皆微细，金针一补脉还浮。"

《玉龙赋》："要起六脉之沉匿，复溜称神"；"伤寒无汗，攻复溜宜泻；

477

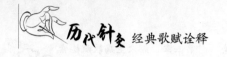

伤寒有汗，取合谷当随。"

《胜玉歌》："脚气复溜不须疑。"

《席弘赋》："复溜气滞便离腰。"

《肘后歌》："自汗发黄复溜凭。"

《肘后歌》："伤寒四肢厥逆冷，脉气无时仔细寻，神奇妙穴真有二，复溜半寸顺骨行"；"疟疾三日得一发，先寒后热无他语，寒多热少取复溜，热多寒少用间使。"

《兰江赋》："无汗更将合谷补，复溜穴泻好施针，倘若汗多流不绝，合谷收补效如神。"

《灵光赋》："复溜治肿如神医。"

《杂病穴法歌》："水肿水分与复溜，胀满中脘三里揣。"

《针灸歌》："复溜偏治五淋病。"

"交信"穴主病

《百症赋》："女子少气漏血，不无交信合阳。"

《肘后歌》："腰膝强痛交信凭。"

"阴谷"穴主病

《百症赋》："中邪霍乱，寻阴谷三里之程。"

《通玄指要赋》："连脐腹痛，泻足少阴之水。"

"横骨"穴主病

《百症赋》："肓俞横骨，泻五淋之久积。"

《席弘赋》："气滞腰疼不能立，横骨大都宜救急。"

"四满"穴主病

《针灸歌》："妇人血气痛难禁，四满灸之效可许"；"两丸牵痛阴瘘缩，四满中封要忖量。"

"肓俞"穴主病

《百症赋》："肓俞横骨，泻五淋之久积。"

"石关"穴主病

《百症赋》："无子搜阴交石关之乡。"

"幽门"穴主病

《百症赋》："烦心呕吐，幽门开彻玉堂明。"

《针灸歌》："气刺两乳中庭内，巨阙幽门更为最。"

"神藏"穴主病

《百症赋》："胸满项强，神藏璇玑已试。"

"俞府"穴主病

《玉龙歌》："吼喘之症嗽痰多，若用金针疾自和，俞府乳根一样刺，气喘风痰渐渐磨。"

《玉龙赋》："乳根俞府，疗气嗽痰哮。"

九、手厥阴心包经经穴主病

"天池"穴主病

《百症赋》："委阳天池，腋肿针而速散。"

"曲泽"穴主病

《百症赋》："少商曲泽，血虚口渴同施。"

"间使"穴主病

《百症赋》："天鼎间使，失音嗫嚅而休迟。"

《玉龙歌》："脾家之症最可怜，有寒有热两相煎，间使二穴针泻动，热泻寒补病俱痊。"

《玉龙赋》："间使剿疟疾。"

《胜玉歌》："五疟寒多热更多，间使大杼真妙穴。"

《通玄指要赋》："疟生寒热兮，仗间使以扶持。"

《肘后歌》："狂言盗汗如见鬼，惺惺间使便下针"；"疟疾寒热真可畏，须知虚实可用意，间使宜透支沟中，大椎七壮合圣治。"

《孙真人十三鬼穴歌》："九针间使为鬼窟。"

《徐秋夫鬼病十三穴歌》："人中神庭风府始，舌缝承浆颊车次，少商大陵间使连，乳中阳陵泉有据，隐白行间不可差，十三穴是秋夫置。"

《灵光赋》："水沟间使治邪癫。"

《长桑君天星秘诀歌》："如中鬼邪先间使。"

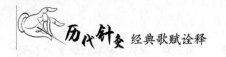

《杂病穴法歌》："神门专治心痴呆，人中间使祛癫妖。"

《杂病十一穴歌》："肘痛将针刺曲池，经渠合谷共相宜，五分针刺于二穴，疟病缠身便得离，未愈更加三间刺，五分深刺莫忧疑，又兼气痛憎寒热，间使行针莫用迟。"

《针灸歌》："癫痫后溪疟间使。"

"内关"穴主病

《百症赋》："建里内关，扫尽胸中之苦闷。"

《玉龙歌》："腹中气块痛难当，穴法宜向内关访，八法有名阴维穴，腹中之疾永安康。"

《玉龙赋》："取内关于照海，医腹疾之块。"

《标幽赋》："胸满腹痛刺内关。"

《席弘赋》："肚疼须是公孙妙，内关相应必然瘳。"

《补泻雪心歌》："内关行处治心疼。"

《孙真人十三鬼穴歌》："四针掌后大陵穴，入针五分为鬼心。"

《八脉八穴治症歌》："中满心胸痞胀，肠鸣泄泻脱肛，食难下膈酒来伤，积块坚横胁抢。妇女胁疼心痛，结胸里急难当，伤寒不解结胸膛，疟疾内关独当。"

《兰江赋》："胸中之病内关担，脐下公孙用法拦"；"四日太阴宜细辨，公孙照海一同行，再用内关施截法，七日期门妙用针，但治伤寒皆用泻，要知素问坦然明。"

《杂病穴法歌》："一切内伤内关穴，痰火积块退烦潮"；"汗吐下法非有他，合谷内关阴交杵"；"舌裂出血寻内关，太冲阴交走上部"；"胁痛只须阳陵泉，腹痛公孙内关尔"；"死胎阴交不可缓，胞衣照海内关寻。"

《针灸歌》："脾胃疼痛泻公孙，胸腹痛满内关分。"

《八法手诀歌》："照海咽喉并小腹，内关行处治心疼。"

"大陵"穴主病

《玉龙歌》："心胸之病大陵泻，气攻胸腹一般针"；"腹中疼痛亦难当，大陵外关可消详"；"口臭之疾最可憎，劳心只为苦多情，大陵穴内人中泻，心得清凉气自平。"

《玉龙赋》："劳宫大陵，可疗心闷疮痍"；"大陵人中频泻，口气全除"；"肚痛秘结，大陵合外关于支沟。"

《胜玉歌》："心热口臭大陵驱。"

《通玄指要赋》："心胸病，求掌后之大陵。"

《徐秋夫鬼病十三穴歌》："人中神庭风府始，舌缝承浆颊车次，少商大陵间使连，乳中阳陵泉有据，隐白行间不可差，十三穴是秋夫置。"

《针灸歌》："心胸如病大陵将。"

"劳宫"穴主病

《百症赋》："治疸消黄，谐后溪劳宫而看。"

《玉龙歌》："劳宫穴在掌中寻，满手生疮痛不禁。"

《玉龙赋》："劳宫大陵，可疗心闷疮痍。"

《通玄指要赋》："劳宫退胃翻，心痛亦何疑。"

《回阳九针歌》："哑门劳宫三阴交，涌泉太溪中脘接，环跳三里合谷并，此是回阳九针穴。"

《灵光赋》："劳宫医得身劳倦。"

《杂病穴法歌》："劳宫能治五般痫，更刺涌泉疾若挑"；"心痛翻胃刺劳宫，寒者少泽细手指。"

《针灸歌》："心痛劳宫实堪治。"

"中冲"穴主病

《玉龙歌》："中风之症症非轻，中冲二穴可安宁，先补后泻如无应，再刺人中立便轻。"

《百症赋》："廉泉中冲，舌下肿疼堪取。"

《杂病十一穴歌》："咽喉以下至于脐，胃脘之中百病危，心气痛时胸结硬，伤寒呕哕闷涎随，列缺下针三分许，三分针泻到风池，二指三间并三里，中冲还刺五分依。"

十、手少阳三焦经经穴主病

"关冲"穴主病

《百症赋》："哑门关冲，舌缓不语而要紧。"

《玉龙歌》："三焦热气壅上焦，口苦舌干岂易调，针刺关冲出毒血，口生津液病俱消。"

《玉龙赋》："壅热盛乎三焦，关冲最宜。"

"液门"穴主病

《百症赋》："喉痛兮，液门鱼际去疗。"

《玉龙歌》："手臂红肿连腕疼，液门穴内用针明。"

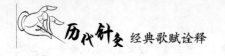

《玉龙赋》："手臂红肿，中渚液门要辨。"

"中渚"穴主病

《玉龙歌》："手臂红肿连腕疼，液门穴内用针明，更将一穴名中渚，多泻中间疾自轻。"

《玉龙赋》："手臂红肿，中渚液门要辨。"

《胜玉歌》："脾疼背痛中渚泻。"

《通玄指要赋》："脊间心后者，针中渚而立瘥。"

《席弘赋》："久患伤寒肩背痛，但针中渚得其宜。"

《肘后歌》："肩背诸疾中渚下。"

《灵光赋》："五指不伸中渚取。"

《杂病穴法歌》："手三里治肩连脐，脊间心后称中渚。"

《针灸歌》："脊心如痛针中渚"；"臂疼手痛手三里，腕骨肘髎与中渚。"

"外关"穴主病

《玉龙歌》："腹中疼痛亦难当，大陵外关可消详。"

《八脉八穴治症歌》："肢节肿疼膝冷，四肢不遂头风，背胯内外骨筋攻，头项眉棱皆痛。手足热麻盗汗，破伤眼肿睛红，伤寒自汗表烘烘，独会外关为重。"

《兰江赋》："伤寒在表并头痛，外关泻动自然安。"

《杂病穴法歌》："一切风寒暑湿邪，头疼发热外关起。"

"支沟（飞虎）"穴主病

《玉龙歌》："若是胁疼并闭结，支沟奇妙效非常"；"大便闭结不能通，照海分明在足中，更把支沟来泻动，方知妙穴有神功。"

《玉龙赋》："照海支沟，通大便之秘"；"肚痛秘结，大陵合外关于支沟。"

《胜玉歌》："筋疼闭结支沟穴。"

《肘后歌》："飞虎一穴通痞气，祛风引气使安宁"；"两足两胁满难伸，飞虎神针七分到"；"疟疾寒热真可畏，须知虚实可用意，间使宜透支沟中，大椎七壮合圣治。"

《标幽赋》："胁疼肋痛针飞虎。"

《杂病穴法歌》："大便虚秘补支沟，泻足三里效可拟。"

"天井"穴主病

《玉龙歌》："如今瘰疬疾多般，好手医人治亦难，天井二穴多着艾，纵生瘰疬灸皆安。"

《玉龙赋》："天井治瘰疬瘾疹。"

《胜玉歌》："瘰疬少海天井边。"

《杂病穴法歌》："两井两商二三间，手上诸风得其所。"

《针灸歌》："项强天井及天柱。"

"清冷渊"穴主病

《胜玉歌》："眼痛须觅清冷渊。"

"翳风"穴主病

《百症赋》："耳聋气闭，全凭听会翳风。"

《玉龙歌》："耳聋气闭痛难言，须刺翳风穴始痊，亦治项上生瘰疬，下针泻动即安然。"

"颅息"穴主病

《百症赋》："痉病非颅息而不愈。"

"耳门"穴主病

《百症赋》："耳门丝竹空，住牙疼于顷刻。"

《杂病十一穴歌》："听会兼之与听宫，七分针泻耳中聋，耳门又泻三分许，更加七壮灸听宫。"

《长桑君天星秘诀歌》："耳鸣腰痛先五会，次针耳门三里内。"

"丝竹空"穴主病

《百症赋》："耳门丝竹空，住牙疼于顷刻。"

《玉龙歌》："偏正头风痛难医，丝竹金针亦可施，沿皮向后透率谷，一针两穴世间稀。"

《通玄指要赋》："丝竹疗头疼不忍。"

《胜玉歌》："目内红痛苦皱眉，丝竹攒竹亦堪医。"

《杂病十一穴歌》："攒竹丝竹主头疼，偏正皆宜向此针。"

十一、足少阳胆经经穴主病

"听会"穴主病

《百症赋》："耳中蝉噪有声，听会堪攻"；"耳聋气闭，全凭听会翳风。"

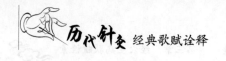

《玉龙歌》："耳聋之症不闻声，痛痒蝉鸣不快情，红肿生疮须用泻，宜从听会用针行。"

《玉龙赋》："耳聋腮肿，听会偏高。"

《通玄指要赋》："耳闭须听会而治也。"

《胜玉歌》："耳闭听会莫迟延。"

《席弘赋》："耳聋气痞听会针，迎香穴泻功如神"；"但患伤寒两耳聋，金门听会疾如风。"

《杂病十一穴歌》："听会兼之与听宫，七分针泻耳中聋，耳门又泻三分许，更加七壮灸听宫。"

《灵光赋》："耳聋气闭听会间。"

《针灸歌》："耳聋气闭听会中"；"耳闭听会眼合谷。"

"颔厌""悬颅"穴主病

《百症赋》："悬颅颔厌之中，偏头痛止。"

"曲鬓"穴主病

《针灸歌》："中风瘫痪经年月，曲鬓七处艾且热。"

"率谷"穴主病

《玉龙歌》："偏正头风痛难医，丝竹金针亦可施，沿皮向后透率谷，一针两穴世间稀。"

"天冲"穴主病

《百症赋》："反张悲哭，仗天冲大横须精。"

"浮白"穴主病

《百症赋》："瘿气须求浮白。"

"本神"穴主病

《百症赋》："癫疾必身柱本神之令。"

"头临泣"穴主病

《百症赋》："泪出刺临泣头维之处。"

《通玄指要赋》："眵膜冷泪，临泣尤准。"

《兰江赋》："眼目之症诸疾苦，更须临泣用针担。"

《杂病穴法歌》："耳聋临泣与金门，合谷针后听人语"；"牙风面肿颊车神，合谷临泣泻不数。"

《针灸歌》："迎风冷泪在临泣。"

"风池"穴主病

《玉龙歌》："偏正头风有两般，有无痰饮细推观，若然痰饮风池刺，倘无痰饮合谷安。"

《玉龙赋》："风池绝骨，而疗乎伛偻。"

《胜玉歌》："头风头痛灸风池。"

《通玄指要赋》："头晕目眩，要觅于风池。"

《席弘赋》："风府风池寻得到，伤寒百病一时消。"

《杂病十一穴歌》："风池手足指诸间，右瘓偏风左曰瘫，各刺五分随后泻，更灸七壮便身安"；"四肢无力中邪风，眼涩难开百病攻，精神昏倦多不语，风池合谷用针通"；"咽喉以下至于脐，胃脘之中百病危，心气痛时胸结硬，伤寒呕哕闷涎随，列缺下针三分许，三分针泻到风池，二指三间并三里，中冲还刺五分依。"

《针灸歌》："风伤项急风府寻，头眩风池吾语汝。"

"肩井"穴主病

《百症赋》："肩井乳痈而极效。"

《玉龙歌》："急疼两臂气攻胸，肩井分明穴可攻，此穴原来真气聚，补多泻少应其中。"

《玉龙赋》："肩井除臂痛如拿。"

《通玄指要赋》："肩井除两臂难任。"

《胜玉歌》："脾疼要针肩井穴。"

《席弘赋》："若针肩井须三里，不刺之时气未调。"

《禁针穴歌》："肩井深时入闷倒，三里急补人还原。"

《长桑君天星秘诀歌》："脚气酸疼肩井先，次寻三里阳陵泉。"

《杂病穴法歌》："两井两商二三间，手上诸风得其所。"

《针灸歌》："两股酸疼肩井良"；"肩井曲池躯背痛"；"犬咬蛇伤灸痕迹，牙疼叉手及肩尖。"

"带脉"穴主病

《玉龙歌》："肾气冲心何所治，关元带脉莫等闲"；"肾气冲心得几时，

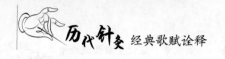

须用金针疾自除，若得关元并带脉，四海谁不仰明医。"

《玉龙赋》："带脉关元多灸，肾败堪攻。"

"五枢" 穴主病

《玉龙歌》："五枢亦治腰间痛，得穴方知疾顿轻。"

《玉龙赋》："肩脊痛兮，五枢兼于背缝。"

《针灸歌》："忽然下部发奔豚，穴号五枢宜灼艾。"

"居髎" 穴主病

《玉龙歌》："环跳能治腿股风，居髎二穴认真攻，委中毒血更出尽，愈见医科神圣功。"

《玉龙赋》："腿风湿痛，居髎兼环跳于委中。"

"环跳" 穴主病

《百症赋》："后溪环跳，腿疼刺而即轻。"

《玉龙歌》："环跳能治腿股风，居髎二穴认真攻，委中毒血更出尽，愈见医科神圣功。"

《玉龙赋》："腿风湿痛，居髎兼环跳于委中。"

《胜玉歌》："腿股转痠难移步，妙穴说与后人知，环跳风市及阴市，泻却金针病自除。"

《席弘赋》："冷风冷痹疾难愈，环跳腰间针与烧。"

《标幽赋》："中风环跳而宜刺"；"悬钟环跳，华佗刺躄足而立行。"

《马丹阳天星十二穴歌》："环跳在髀枢，侧卧屈足取，折腰莫能顾，冷风并湿痹，腰胯连腨痛，转侧重欷歔，若人针灸后，顷刻病消除。"

《回阳九针歌》："哑门劳宫三阴交，涌泉太溪中脘接，环跳三里合谷并，此是回阳九针穴。"

《千金十穴歌》："环跳与阳陵，膝前兼腋胁。"

《长桑君天星秘诀歌》："冷风湿痹针何处，先取环跳次阳陵。"

《杂病穴法歌》："腰痛环跳委中神，若连背痛昆仑武"；"腰连脚痛怎生医？环跳行间与风市"；"脚连胁腋痛难当，环跳阳陵泉内杵"；"冷风湿痹针环跳，阳陵三里烧针尾。"

《针灸歌》："若也中风在环跳"；"足躄悬钟环跳中"；"环跳取时须侧卧，冷瘅筋挛足不收。"

"风市"穴主病

《玉龙歌》："膝腿无力身立难，原因风湿致伤残，倘知二市穴能灸，步履悠然渐自安。"

《玉龙赋》："风市阴市，驱腿脚之乏力。"

《胜玉歌》："腿股转痠难移步，妙穴说与后人知，环跳风市及阴市，泻却金针病自除。"

《杂病穴法歌》："腰连脚痛怎生医？环跳行间与风市。"

《杂病十一穴歌》："腿胯腰疼痞气攻，髋骨穴内七分穷，更针风市兼三里，一寸三分补泻同。"

《针灸歌》："脚气三里及风市。"

"阳陵泉"穴主病

《百症赋》："半身不遂，阳陵远达于曲池。"

《玉龙歌》："膝盖红肿鹤膝风，阳陵二穴亦堪攻，阴陵针透尤收效，红肿全消见异功。"

《玉龙赋》："阴陵阳陵，除膝肿之难熬。"

《通玄指要赋》："胁下肋边者，刺阳陵而即止。"

《席弘赋》："最是阳陵泉一穴，膝间疼痛用针烧"；"脚痛膝肿针三里，悬钟二陵三阴交。"

《马丹阳天星十二穴歌》："阳陵居膝下，外廉一寸中，膝肿并麻木，冷痹及偏风，举足不能起，坐卧似衰翁，针入六分止，神功妙不同。"

《千金十穴歌》："环跳与阳陵，膝前兼腋胁。"

《徐秋夫鬼病十三穴歌》："人中神庭风府始，舌缝承浆颊车次，少商大陵间使连，乳中阳陵泉有据，隐白行间不可差，十三穴是秋夫置。"

《灵光赋》："阴跷阳跷两踝边，脚气四穴先寻取，阴阳陵泉亦主之，阴跷阳跷与三里，诸穴一般治脚气，在腰玄机宜正取。"

《长桑君天星秘诀歌》："冷风湿痹针何处，先取环跳次阳陵"；"脚气酸疼肩井先，次寻三里阳陵泉。"

《杂病穴法歌》："胁痛只须阳陵泉，腹痛公孙内关尔"；"冷风湿痹针环跳，阳陵三里烧针尾"；"脚连胁腋痛难当，环跳阳陵泉内杵"；"热秘气秘先长强，大敦阳陵堪调护"；"二陵二跷与二交，头项手足互相与。"

《针灸歌》："胁下肋边取阳陵。"

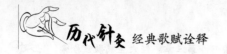
"阳交"穴主病

《百症赋》:"惊悸怔忡,取阳交解溪勿误。"

《杂病穴法歌》:"二陵二跷与二交,头项手足互相与。"

"外丘"穴主病

《百症赋》:"外丘收乎大肠。"

"光明"穴主病

《标幽赋》:"眼痒眼疼,泻光明于地五。"

《席弘赋》:"睛明治眼无效时,合谷光明安可缺。"

"悬钟(绝骨)"穴主病

《玉龙歌》:"寒湿脚气不可熬,先针三里及阴交,再将绝骨穴兼刺,肿痛顿时立见消。"

《玉龙赋》:"风池绝骨,而疗乎伛偻";"绝骨三里阴交,脚气宜此";"脚气连延,里绝三交。"

《胜玉歌》:"踝跟骨痛灸昆仑,更有绝骨共丘墟。"

《席弘赋》:"脚痛膝肿针三里,悬钟二陵三阴交。"

《肘后歌》:"四肢回还脉气浮,须晓阴阳倒换求,寒则须补绝骨是,热则绝骨泻无忧,脉若浮洪当泻解,沉细之时补便瘳。"

《标幽赋》:"悬钟环跳,华佗刺躄足而立行。"

《杂病穴法歌》:"两足难移先悬钟,条口后针能步履。"

《针灸歌》:"足躄悬钟环跳中";"历节痛风两处穴,飞扬绝骨可安痊。"

"丘墟"穴主病

《百症赋》:"转筋兮,金门丘墟来医。"

《玉龙歌》:"脚背疼起丘墟穴,斜针出血即时轻,解溪再与商丘识,补泻行针要辨明。"

《玉龙赋》:"商丘解溪丘墟,脚痛堪追。"

《胜玉歌》:"踝跟骨痛灸昆仑,更有绝骨共丘墟。"

《灵光赋》:"髀枢不动泻丘墟。"

"足临泣"穴主病

《玉龙歌》:"两足有水临泣泻,无水方能病不侵。"

《玉龙赋》："内庭临泣，理小腹之膜。"

《八脉八穴治症歌》："手足中风不举，痛麻发热拘挛，头风痛肿项腮连，眼肿赤疼头旋。齿痛耳聋咽肿，浮风瘙痒筋牵，腿疼胁胀肋肢偏，临泣针时有验。"

《兰江赋》："眼目之症诸疾苦，更须临泣用针担。"

《杂病穴法歌》："耳聋临泣与金门，合谷针后听人语"；"赤眼迎香出血奇，临泣太冲合谷侣。"

《针灸歌》："迎风冷泪在临泣"；"月闭乳痈临泣妙。"

《八法手诀歌》："临泣公孙肠中病，脊头腰背申脉攻。"

"地五会"穴主病

《席弘赋》："耳内蝉鸣腰欲折，膝下明存三里穴，若能补泻五会间，且莫向人容易说。"

《标幽赋》："眼痒眼疼，泻光明于地五。"

《长桑君天星秘诀歌》："耳鸣腰痛先五会，次针耳门三里内。"

"侠溪"穴主病

《百症赋》："阳谷侠溪，颔肿口噤并治。"

十二、足厥阴肝经经穴主病

"大敦"穴主病

《百症赋》："大敦照海，患寒疝而善蹇。"

《玉龙歌》："七般疝气取大敦，穴法由来指侧间"；"肾强痛气发甚频，气上攻心似死人，关元兼刺大敦穴，此法亲传始得真。"

《玉龙赋》："大敦去疝气"；"期门大敦，能治坚痞疝气。"

《通玄指要赋》："大敦去七疝之偏坠，王公谓此。"

《胜玉歌》："灸罢大敦除疝气。"

《席弘赋》："大便闭涩大敦烧。"

《灵光赋》："大敦二穴主偏坠。"

《长桑君天星秘诀歌》："小肠气痛先长强，后刺大敦不要忙。"

《杂病穴法歌》："七疝大敦与太冲"；"热秘气秘先长强，大敦阳陵堪调护。"

《针灸歌》："大敦七疝兼偏坠"；"大敦二穴足大指，血崩血衄宜细详"；"阴中湿痒阴蹻间，便疝大敦足大指"；"忽然梦魇归泉速，拇趾毛中

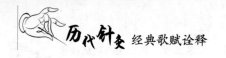

最可详。"

"行间"穴主病

《百症赋》："观其雀目肝气，睛明行间而细推"；"行间涌泉，主消渴之肾竭。"

《通玄指要赋》："行间治膝肿目疾。"

《胜玉歌》："行间可治膝肿病。"

《徐秋夫鬼病十三穴歌》："人中神庭风府始，舌缝承浆颊车次，少商大陵间使连，乳中阳陵泉有据，隐白行间不可差，十三穴是秋夫置。"

《杂病穴法歌》："腰连脚痛怎生医？环跳行间与风市"；"脚膝诸痛羡行间，三里申脉金门侈。"

《杂病十一穴歌》："腿胯腰疼痞气攻，髋骨穴内七分穷，更针风市兼三里，一寸三分补泻同，又去阴交泻一寸，行间仍刺五分中，刚柔进退随呼吸，去疾除疴捻指功。"

《针灸歌》："膝肿目疾行间求。"

"太冲"穴主病

《百症赋》："太冲泻唇喎以速愈。"

《玉龙歌》："行步艰难疾转加，太冲二穴效堪夸，更针三里中封穴，去病如同用手拿。"

《玉龙赋》："行步艰楚，刺三里中封太冲。"

《通玄指要赋》："行步难移，太冲最奇。"

《胜玉歌》："若人行步苦艰难，中封太冲针便瘥。"

《席弘赋》："更向太冲须引气，指头麻木自轻飘"；"手连肩脊痛难忍，合谷针时要太冲"；"咽喉最急先百会，太冲照海及阴交。"

《肘后歌》："股膝肿起泻太冲。"

《标幽赋》："心胀咽痛，针太冲而必除。"

《马丹阳天星十二穴歌》："太冲足大趾，节后二寸中，动脉知生死，能医惊痫风，咽喉并心胀，两足不能行，七疝偏坠肿，眼目似云朦，亦能疗腰痛，针下有神功。"

《杂病十一穴歌》："四肢无力中邪风，眼涩难开百病攻，精神昏倦多不语，风池合谷用针通，两手三间随后泻，三里兼之与太冲，各入五分于穴内，迎随得法有奇功。"

《杂病穴法歌》："七疝大敦与太冲，五淋血海通男妇"；"赤眼迎香出血奇，临泣太冲合谷侣'"；"鼻塞鼻痔及鼻渊，合谷太冲随手取"；"舌裂出血寻内关，太冲阴交走上部"；"手指连肩相引疼，合谷太冲能救苦"；"伤寒流注分手足，太冲内庭可浮沉。"

《针灸歌》："行步艰难太冲取"；"太冲寒疝即时瘳。"

"中封"穴主病

《玉龙歌》："行步艰难疾转加，太冲二穴效堪夸，更针三里中封穴，去病如同用手拿。"

《玉龙赋》："行步艰楚，刺三里中封太冲。"

《胜玉歌》："若人行步苦艰难，中封太冲针便瘥。"

《针灸歌》："两丸牵痛阴痿缩，四满中封要忖量。"

"膝关"穴主病

《玉龙歌》："髋骨能医两腿疼，膝头红肿不能行，必针膝眼膝关穴，攻效须史病不生。"

《玉龙赋》："腿脚重疼，针髋骨膝关膝眼。"

"曲泉"穴主病

《肘后歌》："脐腹有病曲泉针"；"风痹痿厥如何治？大杼曲泉真是妙。"

"阴包"穴主病

《肘后歌》："中满如何去得根，阴包如刺效如神，不论老幼依法用，须教患者便抬身。"

《针灸歌》："夜间遗尿觅阴包。"

"章门"穴主病

《百症赋》："胸胁支满何疗，章门不容细寻。"

《胜玉歌》："经年或变劳怯者，痞满脐旁章门决。"

《针灸歌》："食积脐旁取章门，气癖食关中脘穴。"

"期门"穴主病

《百症赋》："审他项强伤寒，温溜期门而主之。"

《玉龙歌》："伤寒过经尤未解，须向期门穴上针。"

《玉龙赋》："期门刺伤寒未解，经不再传"；"期门大敦，能治坚痃疝气。"

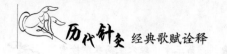

《通玄指要赋》："期门罢胸满，血膨而可已。"

《席弘赋》："期门穴主伤寒患，六日过经尤未汗，但向乳根二肋间，又治妇人生产难。"

《肘后歌》："伤寒痞结胁积痛，宜用期门见深功。"

《兰江赋》："四日太阴宜细辨，公孙照海一同行，再用内关施截法，七日期门妙用针，但治伤寒皆用泻，要知素问坦然明。"

《灵光赋》："伤寒过经期门愈。"

《长桑君天星秘诀歌》："伤寒过经不出汗，期门通里先后看。"

《针灸歌》："胸满胁胀取期门"；"赤白带下小肠俞，咳逆期门中指长。"

十三、督脉经穴主病

"长强"穴主病

《百症赋》："刺长强与承山，善主肠风新下血。"

《玉龙歌》："九般痔漏最伤人，必刺承山效若神，更有长强一穴是，呻吟大痛穴为真。"

《玉龙赋》："长强承山，灸痔最妙。"

《胜玉歌》："痔疾肠风长强欺。"

《席弘赋》："大杼若连长强寻，小肠气痛即行针。"

《长桑君天星秘诀歌》："小肠气痛先长强，后刺大敦不要忙。"

《杂病穴法歌》："热秘气秘先长强，大敦阳陵堪调护。"

《针灸歌》："五痔只好灸长强，肠风痔疾尤为良。"

"腰俞"穴主病

《针灸歌》："腰俞一穴最为奇，艾灸中间腰痛愈。"

"命门"穴主病

《玉龙歌》："肾败腰虚小便频，夜间起止苦劳神，命门若得金针助，肾俞艾灸起遭逃。"

《玉龙赋》："老者便多，命门兼肾俞而着艾。"

《针灸歌》："眼胸肝俞及命门。"

"筋缩"穴主病

《百症赋》："脊强兮，水道筋缩。"

《胜玉歌》："更有天突与筋缩，小儿吼闭自然疏。"

《针灸歌》："忽然痫发身旋倒，九椎筋缩无差谬。"

"至阳"穴主病
《玉龙歌》："至阳亦治黄疸病，先补后泻效分明。"
《玉龙赋》："至阳却疸，善治神疲。"
《胜玉歌》："黄疸至阳便能离。"

"神道"穴主病
《百症赋》："风痫常发，神道还须心俞宁。"

"身柱"穴主病
《百症赋》："癫疾必身柱本神之令。"
《玉龙歌》："忽然咳嗽腰背疼，身柱由来灸便轻。"
《玉龙赋》："身柱蠲嗽，能除脊痛。"

"陶道"穴主病
《百症赋》："岁热时行，陶道复求肺俞理。"

"大椎"（百劳）穴主病
《玉龙歌》："满身发热痛为虚，盗汗淋淋渐损躯，须得百劳椎骨穴，金针一刺疾俱除。"
《肘后歌》："疟疾寒热真可畏，须知虚实可用意，间使宜透支沟中，大椎七壮合圣治。"
《行针指要歌》："或针劳，须向膏肓及百劳。"

"哑门"穴主病
《百症赋》："哑门关冲，舌缓不语而要紧。"
《玉龙歌》："偶尔失音言语难，哑门一穴两筋间，若知浅针莫深刺，言语音和照旧安。"
《回阳九针歌》："哑门劳宫三阴交，涌泉太溪中脘接，环跳三里合谷并，此是回阳九针穴。"

"风府"穴主病
《玉龙歌》："头项强痛难回顾，牙疼并作一般看，先向承浆明补泻，后针

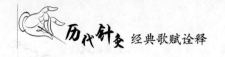

风府即时安。"

《通玄指要赋》:"风伤项急,始求于风府。"

《席弘赋》:"风府风池寻得到,伤寒百病一时消";"阳明二日寻风府。"

《席弘赋》:"从来风府最难针,却用工夫度深浅。"

《肘后歌》:"腿脚有疾风府寻";"鹤膝肿劳难移步,尺泽能舒筋骨疼,更有一穴曲池妙,根寻源流可调停,其患若要便安愈,加以风府可用针。"

《行针指要歌》:"或针风,先向风府百会中。"

《孙真人十三鬼穴歌》:"第六却寻大椎上,入发一寸名鬼枕。"

《徐秋夫鬼病十三穴歌》:"人中神庭风府始,舌缝承浆颊车次,少商大陵间使连,乳中阳陵泉有据,隐白行间不可差,十三穴是秋夫置。"

《杂病穴法歌》:"伤寒一日刺风府,阴阳分经次第取。"

《杂病十一穴歌》:"肩背并和肩膊疼,曲池合谷七分深,未愈尺泽加一寸,更于三间次第行,各入七分于穴内,少风二府刺心经。"

《针灸歌》:"风伤项急风府寻,头眩风池吾语汝。"

"强间"穴主病

《百症赋》:"强间丰隆之际,头痛难禁。"

"百会"(维会)穴主病

《百症赋》:"脱肛趋百会尾翠之所。"

《玉龙歌》:"中风不语最难医,发际顶门穴要知,更向百会明补泻,即时苏醒免灾危。"

《玉龙赋》:"卒暴中风,顶门百会。"

《通玄指要赋》:"以见越人治尸厥于维会,随手而苏。"

《胜玉歌》:"头痛眩晕百会好。"

《席弘赋》:"小儿脱肛患多时,先灸百会次鸠尾";"咽喉最急先百会,太冲照海及阴交。"

《肘后歌》:"阴核发来如升大,百会妙穴真可骇。"

《行针指要歌》:"或针风,先向风府百会中。"

《标幽赋》:"太子暴死为厥,越人针维会而复醒。"

《灵光赋》:"百会鸠尾治痢疾。"

《杂病穴法歌》:"尸厥百会一穴美,更针隐白效昭昭。"

《针灸歌》:"百会脱肛并泻血";"心神怔忡多健忘,顶心百会保安康。"

《行针总要歌》:"百会三阳顶之中,五会天满名相同,前顶之上寸五取,百病能祛理中风，灸后火燥冲双目，四畔刺血令宣通。"

"前顶"穴主病
《百症赋》："面肿虚浮，须仗水沟前顶。"
《行针总要歌》："前顶寸五三阳前，甄权曾云一寸言，棱针出血头风愈，盐油楷根病自痊。"

"囟会（顶门）"穴主病
《百症赋》："囟会连于玉枕，头风疗以金针。"
《玉龙歌》："中风不语最难医，发际顶门穴要知，更向百会明补泻，即时苏醒免灾危。"
《玉龙赋》："卒暴中风，顶门百会。"
《针灸歌》："脑热脑寒并脑溜，囟会穴中宜著灸"；"偏正头疼及目眩，囟会神庭最亲切。"
《行针总要歌》："囟会顶前寸五深，八岁儿童不可针，囟门未合那堪灸，二者须当记在心。"

"上星"穴主病
《玉龙歌》："鼻流清涕名鼻渊，先泻后补疾可痊，若是头风并眼痛，上星穴内刺无偏。"
《玉龙赋》："头风鼻渊，上星可用。"
《胜玉歌》："头风眼痛上星专。"
《孙真人十三鬼穴歌》："十针上星名鬼堂。"
《杂病穴法歌》："衄血上星与禾髎。"
《针灸歌》："鼻塞上星真可取"；"鼻中息肉气难通，灸取上星辨香臭。"
《行针总要歌》："上星会前一寸斟，神庭星前发际寻，诸风灸庭为最妙，庭星宜灸不宜针。"

"神庭"穴主病
《玉龙歌》："头风呕吐眼昏花，穴取神庭始不差。"
《玉龙赋》："印堂治其惊搐，神庭理乎头风。"
《徐秋夫鬼病十三穴歌》："人中神庭风府始，舌缝承浆颊车次，少商大陵间使连，乳中阳陵泉有据，隐白行间不可差，十三穴是秋夫置。"
《针灸歌》："偏正头疼及目眩，囟会神庭最亲切。"

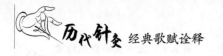

《行针总要歌》："上星会前一寸斟，神庭星前发际寻，诸风灸庭为最妙，庭星宜灸不宜针。"

"素髎"穴主病

《行针总要歌》："印堂穴并两眉攒，素髎面正鼻柱端，动脉之中定禁灸，若燃此穴鼻鼾酸。"

"水沟（人中）"穴主病

《百症赋》："面肿虚浮，须仗水沟前顶。"

《玉龙歌》："强痛脊背泻人中，挫闪腰酸亦可攻"；"中风之症症非轻，中冲二穴可安宁，先补后泻如无应，再刺人中立便轻"；"口臭之疾最可憎，劳心只为苦多情，大陵穴内人中泻，心得清凉气自平。"

《玉龙赋》："人中曲池，可治其痿伛"；"人中委中，除腰脊痛闪之难制"；"大陵人中频泻，口气全除。"

《通玄指要赋》："人中除脊膂之强痛。"

《胜玉歌》："泻却人中及颊车，治疗中风口吐沫。"

《席弘赋》："人中治癫功最高，十三鬼穴不须饶。"

《孙真人十三鬼穴歌》："凡针之体先鬼宫，次针鬼信无不应，一针人中鬼宫停，左边下针右出针。"

《徐秋夫鬼病十三穴歌》："人中神庭风府始，舌缝承浆颊车次，少商大陵间使连，乳中阳陵泉有据，隐白行间不可差，十三穴是秋夫置。"

《灵光赋》："水沟间使治邪癫。"

《杂病穴法歌》："人中间使祛癫妖"；"小儿惊风少商穴，人中涌泉泻莫深。"

《针灸歌》："要知脊痛治人中。"

《行针总要歌》："水沟鼻下名人中，兑端张口上唇宫，龈穴二龈中间取，承浆下唇宛内踪，炷艾分半悬浆灸，大则阳明脉不隆。"

"兑端"穴主病

《百症赋》："小便赤涩，兑端独泻太阳经。"

《行针总要歌》："水沟鼻下名人中，兑端张口上唇宫，龈穴二龈中间取，承浆下唇宛内踪，炷艾分半悬浆灸，大则阳明脉不隆。"

"龈交"穴主病

《百症赋》："鼻痔必取龈交。"

《行针总要歌》："水沟鼻下名人中，兑端张口上唇宫，龈穴二龈中间取，承浆下唇宛内踪，炷艾分半悬浆灸，大则阳明脉不隆。"

十四、任脉经穴主病

"会阴"穴主病

《孙真人十三鬼穴歌》："十一阴下缝三壮，女玉门头为鬼藏。"

"中极"穴主病

《玉龙歌》："赤白妇人带下难，只因虚败不能安，中极补多宜泻少，灼艾还须着意看。"

《玉龙赋》："赤带白带，求中极之异同。"

《针灸歌》："女人经候不匀调，中极气海与中髎。"

"关元（丹田）"穴主病

《玉龙歌》："肾气冲心何所治，关元带脉莫等闲"；"痰多须向丰隆泻，气喘亦可施"；"肾强痛气发甚频，气上攻心似死人，关元兼刺大敦穴，此法亲传始得真"；"肾气冲心得几时，须用金针疾自除，若得关元并带脉，四海谁不仰明医。"

《玉龙赋》："涌泉关元丰隆，为治尸劳之例"；"带脉关元多灸，肾败堪攻。"

《席弘赋》："小便不禁关元好"；"若是七疝小腹痛，照海阴交曲泉针，又不应时求气海，关元同泻效如神。"

《行针指要歌》："或针虚，气海丹田委中奇。"

《针灸歌》："关元气海脐心下，虚惫崩中真妙绝"；"四直脐心灸便沥，胞转葱吹溺出良。"

"石门"穴主病

《禁针穴歌》："石门针灸应须忌，女子终身无妊娠。"

《针灸歌》："脐下二寸名石门，针灸令人绝子女。"

"气海"穴主病

《百症赋》："针三阴与气海，专司白浊久遗精。"

《玉龙歌》："气喘急急不可眠，何当日夜苦忧煎，若得璇玑针泻动，更取气海自安然。"

《玉龙赋》："尪羸喘促，璇玑气海当知。"

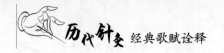

《胜玉歌》："诸般气症从何治，气海针之灸亦宜。"

《席弘赋》："气海专能治五淋，更针三里寻呼吸"；"水肿水分兼气海，皮内随针气自消"；"噎不住时气海灸，定泻一时立便瘥"；"若是七疝小腹痛，照海阴交曲泉针，又不应时求气海，关元同泻效如神。"

《行针指要歌》："或针虚，气海丹田委中奇。"

《灵光赋》："气海血海疗五淋。"

《针灸歌》："关元气海脐心下，虚愈崩中真妙绝"；"女人经候不匀调，中极气海与中髎。"

"阴交"穴主病

《玉龙歌》："水病之疾最难熬，腹满虚胀不肯消，先灸水分并水道，后针三里及阴交。"

《玉龙赋》："阴交水分三里，蛊胀宜刺。"

《百症赋》："无子搜阴交石关之乡。"

《胜玉歌》："阴交针入下胎衣。"

《席弘赋》："小腹气撮痛连脐，速泻阴交莫在迟，良久涌泉针取气，此中玄妙少人知"；"若是七疝小腹痛，照海阴交曲泉针，又不应时求气海，关元同泻效如神。"

《长桑君天星秘诀歌》："胸膈痞满先阴交，针到承山饮食喜。"

《杂病穴法歌》："死胎阴交不可缓，胞衣照海内关寻。"

"神阙（脐内、脐心）"穴主病

《针灸歌》："泄泻注下取脐内，意舍消渴诚非虚"；"人门挺露号产癀，阴跷脐心二穴主"；"大便失血阳虚脱，脐心对脊效天然。"

"水分"穴主病

《玉龙歌》："水病之疾最难熬，腹满虚胀不肯消，先灸水分并水道，后针三里及阴交。"

《玉龙赋》："阴交水分三里，蛊胀宜刺。"

《百症赋》："阴陵水分，去水肿之脐盈。"

《胜玉歌》："腹胀水分多得力。"

《席弘赋》："水肿水分兼气海，皮内随针气自消。"

《行针指要歌》："或针水，水分侠脐上边取。"

《灵光赋》："水肿水分灸即安。"

《长桑君天星秘诀歌》："肚腹浮肿胀膨膨，先针水分泻建里。"

《杂病穴法歌》："水肿水分与复溜，胀满中脘三里揣。"

《针灸歌》："脐上一寸名水分，腹胀更宜施手诀。"

"下脘"穴主病

《百症赋》："腹中肠鸣，下脘陷谷能平。"

《胜玉歌》："胃冷下脘却为良。"

《灵光赋》："中脘下脘治腹坚。"

"建里"穴主病

《百症赋》："建里内关，扫尽胸中之苦闷。"

《长桑君天星秘诀歌》："肚腹浮肿胀膨膨，先针水分泻建里。"

"中脘"穴主病

《玉龙歌》："九种心痛及脾疼，上脘穴内用神针，若还脾败中脘补，两针神效免灾侵"；"脾家之症有多般，致成翻胃吐食难，黄疸亦须寻腕骨，金针必定夺中脘。"

《玉龙赋》："上脘中脘，治九种之心痛"；"脾虚黄疸，腕骨中脘何疑。"

《百症赋》："中脘主乎积痢。"

《肘后歌》："伤寒腹痛虫寻食，吐蛔乌梅可难攻，十日九日必定死，中脘回还胃气通。"

《行针指要歌》："或针痰，先针中脘三里间"；"或针吐，中脘气海膻中补。"

《回阳九针歌》："哑门劳宫三阴交，涌泉太溪中脘接，环跳三里合谷并，此是回阳九针穴。"

《灵光赋》："中脘下脘治腹坚。"

《杂病穴法歌》："霍乱中脘可入深，三里内庭泻几许"；"水肿水分与复溜，胀满中脘三里揣。"

《针灸歌》："霍乱吐泻精神脱，艾灸中脘人当活"；"食积脐旁取章门，气癖食关中脘穴。"

"上脘"穴主病

《百症赋》："发狂奔走，上脘同起于神门。"

《玉龙歌》："九种心痛及脾疼，上脘穴内用神针。"

《玉龙赋》："上脘中脘，治九种之心痛。"

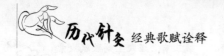

《胜玉歌》："心疼脾痛上脘先。"

《席弘赋》："呕吐还需上脘疗。"

"巨阙"穴主病

《百症赋》："膈疼饮蓄难禁，膻中巨阙便针。"

《胜玉歌》："霍乱心疼吐痰涎，巨阙着艾便安然。"

《标幽赋》："高皇抱疾未瘥，李氏刺巨阙而后苏。"

《针灸歌》："心疼巨阙穴中求"；"气刺两乳中庭内，巨阙幽门更为最。"

"鸠尾（尾翠）"穴主病

《百症赋》："脱肛趋百会尾翠之所。"

《玉龙歌》："鸠尾独治五般痫，此穴须当仔细观，若然着艾宜七壮，多则伤人针亦难。"

《玉龙赋》："鸠尾针癫痫已发，慎其妄施。"

《胜玉歌》："后溪鸠尾及神门，治疗五痫立便瘥。"

《席弘赋》："鸠尾能治五般痫，若下涌泉人不死"；"小儿脱肛患多时，先灸百会次鸠尾。"

《灵光赋》："百会鸠尾治痢疾。"

"中庭"穴主病

《针灸歌》："气刺两乳中庭内，巨阙幽门更为最。"

"膻中"穴主病

《玉龙歌》："哮喘之症最难当，夜间不睡气遑遑，天突妙穴宜寻得，膻中着艾便安康。"

《百症赋》："膈疼饮蓄难禁，膻中巨阙便针。"

《胜玉歌》："噎气吞酸食不投，膻中七壮除膈热。"

《行针指要歌》："或针气，膻中一穴分明记"；"或针吐，中脘气海膻中补。"

《针灸歌》："乳汁少时膻中穴。"

"玉堂"穴主病

《百症赋》："烦心呕吐，幽门开彻玉堂明。"

"紫宫"穴主病
《针灸歌》:"紫宫吐血真秘传。"

"华盖"穴主病
《百症赋》:"久知胁肋疼痛,气户华盖有灵。"
《针灸歌》:"肺疼喘满难偃仰,华盖中府能安然。"

"璇玑"穴主病
《百症赋》:"胸满项强,神藏璇玑已试。"
《玉龙歌》:"气喘急急不可眠,何当日夜苦忧煎,若得璇玑针泻动,更取气海自安然。"
《玉龙赋》:"尪羸喘促,璇玑气海当知。"
《长桑君天星秘诀歌》:"若是胃中停宿食,后寻三里起璇玑。"
《杂病穴法歌》:"内伤食积针三里,璇玑相应块亦消。"

"天突"穴主病
《百症赋》:"咳嗽连声,肺俞须迎天突穴。"
《玉龙歌》:"哮喘之症最难当,夜间不睡气遑遑,天突妙穴宜寻得,膻中着艾便安康。"
《玉龙赋》:"天突膻中医喘嗽。"
《胜玉歌》:"更有天突与筋缩,小儿吼闭自然疏。"
《席弘赋》:"谁知天突治喉风,虚喘须寻三里中。"
《灵光赋》:"天突宛中治喘痰。"
《针灸歌》:"天突结喉两旁间,能愈痰涎并咳嗽";"喉闭失音并吐血,细寻天突宜无偏。"

"廉泉"穴主病
《百症赋》:"廉泉中冲,舌下肿疼堪取。"
《行针总要歌》:"廉泉宛上定结喉,一名舌本立重楼。"

"承浆"穴主病
《百症赋》:"承浆泻牙疼而即移。"
《玉龙歌》:"头项强痛难回顾,牙疼并作一般看,先向承浆明补泻,后针风府即时安。"

《通玄指要赋》："头项强，承浆可保。"

《胜玉歌》："头项强急承浆保。"

《孙真人十三鬼穴歌》："八针承浆名鬼市，从左出右君须记。"

《徐秋夫鬼病十三穴歌》："人中神庭风府始，舌缝承浆颊车次，少商大陵间使连，乳中阳陵泉有据，隐白行间不可差，十三穴是秋夫置。"

《针灸歌》："承浆偏疗项难举"；"承浆暴哑口㖞斜，耳下颊车并口脱。"

《行针总要歌》："水沟鼻下名人中，兑端张口上唇宫，龈穴二龈中间取，承浆下唇宛内踪，炷艾分半悬浆灸，大则阳明脉不隆。"

十五、奇穴阿是穴主病

"印堂"穴主病

《玉龙歌》："孩子慢惊何可治，印堂刺入艾还加。"

《玉龙赋》："印堂治其惊搐，神庭理乎头风。"

《行针总要歌》："印堂穴并两眉攒，素髎面正鼻柱端，动脉之中定禁灸，若燃此穴鼻鼾酸。"

"太阳"穴主病

《玉龙歌》："眼痛忽然血贯睛，羞明更涩最难睁，须得太阳针血出，不用金刀疾自平"；"两眼红肿痛难熬，怕日羞明心自焦，只刺睛明鱼尾穴，太阳出血自然消。"

《玉龙赋》："左右太阳，医目疼善除血翳"；"睛明太阳鱼尾，目症凭兹。"

"鱼尾"穴主病

《玉龙赋》："睛明太阳鱼尾，目症凭兹。"

《杂病穴法歌》："赤眼迎香出血奇，临泣太冲合谷侣。"

《针灸歌》："眼痛睛明及鱼尾。"

"内迎香"穴主病

《玉龙歌》："心血炎上两眼红，迎香穴内刺为通，若将毒血搐出后，目内清凉始见功。"

《玉龙赋》："搐迎香于鼻内，消眼热之红。"

《杂病穴法歌》："赤眼迎香出血奇，临泣太冲合谷侣。"

"海泉"穴主病

《孙真人十三鬼穴歌》："十三舌头当舌中，此穴须名是鬼封。"

《徐秋夫鬼病十三穴歌》："人中神庭风府始，舌缝承浆颊车次，少商大陵间使连，乳中阳陵泉有据，隐白行间不可差，十三穴是秋夫置。"

《杂病穴法歌》："口舌生疮舌下窍，三棱刺血非粗卤。"

"子户"穴主病

《杂病奇穴主治歌》："子户能刺衣不下，更治子死在腹中，穴在关元右二寸，下针一寸立时生。"

"三角灸"穴主病

《杂病奇穴主治歌》："疝气偏坠灸为先，量口两角折三尖，一尖向上对脐中，两尖下垂是穴边。"

"百劳"穴主病

《玉龙歌》："满身发热痛为虚，盗汗淋淋渐损躯，须得百劳椎骨穴，金针一刺疾俱除。"

《玉龙赋》："百劳止虚汗，通里疗心惊而即瘥。"

《行针指要歌》："或针劳，须向膏肓及百劳。"

"四花"穴主病

《针灸歌》："腹连淹殢骨蒸患，四花一灸可无忧。"

"背缝"穴主病

《玉龙歌》："肩背风气连臂疼，背缝二穴用针明。"

《玉龙赋》："肩脊痛兮，五枢兼于背缝。"

"精宫"穴主病

《杂病奇穴主治歌》："精宫十四椎之下，各开三寸是其乡。左右二穴灸七壮，夜梦遗精效非常。"

"十四椎下"穴主病

《杂病奇穴主治歌》："肠风诸痔灸最良，十四椎下奇穴乡，各开一寸宜多

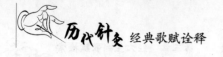

灸，年深久痔效非常。"

"鬼眼"穴主病

《杂病奇穴主治歌》："鬼眼一穴灸痨虫，墨点病患腰眼中，择用癸亥亥时灸，勿令人知法最灵。"

"鬼哭"穴主病

《杂病奇穴主治歌》："中恶振噤鬼魅病，急灸鬼哭神可定，两手大指相并缚，穴在四处之骑缝。"

"痞根"穴主病

《杂病奇穴主治歌》："十二椎下痞根穴，各开三寸零五分，二穴左右灸七壮，难消痞块可除根。"

"中恶"穴主病

《杂病奇穴主治歌》："尸疰客忤中恶病，乳后三寸量准行，男左女右艾火灸，邪祟驱除神自宁。"

"翻胃"穴主病

《杂病奇穴主治歌》："翻胃上下灸奇穴，上在乳下一寸也，下在内踝之下取，三指稍斜向前者。"

"肘尖"穴主病

《杂病奇穴主治歌》："肘尖端处是奇穴，男女瘰疬堪灸也，左患灸右右灸左，并灸风池效更捷。"

"中魁"穴主病

《玉龙歌》："若患翻胃并吐食，中魁奇穴莫教偏。"

《玉龙赋》："二间治牙疼，中魁理翻胃而即愈。"

"二白"穴主病

《玉龙歌》："痔漏之疾亦可憎，表里急重最难禁，或痛或痒或下血，二白穴在掌后寻。"

《玉龙赋》："二白医痔漏。"

"大小骨空"穴主病

《玉龙歌》："风眩目烂最堪怜，泪出汪汪不可言，大小骨空皆妙穴，多加艾火疾应瘥。"

《玉龙赋》："大小骨空，治眼烂能止冷泪。"

"鬼眼"穴主病

《杂病奇穴主治歌》："鬼魇暴绝最伤人，急灸鬼眼可回春，穴在两足大趾内，去甲韭叶鬼难存。"

"鬼哭"穴主病

《杂病奇穴主治歌》："肿满上下灸奇穴，上即鬼哭不用缚，下取两足第二趾，趾尖向后寸半符。"

"赘疣"穴主病

《杂病奇穴主治歌》："赘疣诸痣灸奇穴，更灸紫白二癜风，手之左右中指节，屈节尖上宛宛中。"

"拳尖"穴主病

《针灸歌》："睛痛宜去灸拳尖。"

"髋骨"穴主病

《玉龙歌》："髋骨能医两腿疼，膝头红肿不能行，必针膝眼膝关穴，攻效须臾病不生。"

《玉龙赋》："腿脚重疼，针髋骨膝关膝眼。"

《通玄指要赋》："髋骨将腿痛以祛残。"

《席弘赋》："髋骨腿疼三里泻。"

《杂病十一穴歌》："腿胯腰疼痞气攻，髋骨穴内七分穷。"

"膝眼"穴主病

《玉龙歌》："髋骨能医两腿疼，膝头红肿不能行，必针膝眼膝关穴，功效须臾病不生。"

《玉龙赋》："腿脚重疼，针髋骨膝关膝眼。"

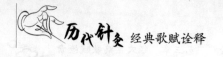

"阿是"穴主病

《玉龙歌》："浑身疼痛疾非常，不定穴中细审详，有筋有骨须浅刺，灼艾临时要度量。"

《肘后歌》："打扑伤损破伤风，先于痛处下针攻。"

《杂病奇穴主治歌》："蛇蝎蜈蚣蜘蛛伤，实时疼痛最难当，急以伤处隔蒜灸，五六十壮效非常"；"疯犬咬伤先须吮，吮尽恶血不生风，次于咬处灸百壮，常食灸韭不须惊"；"瘰疬隔蒜灸法宜，先从后发核灸起，灸到初发母核止，多着艾火效无匹"；"腋气除根剃腋毛，再将定粉水调膏，涂搽患处七日后，视有黑孔用艾烧。"

《针灸歌》："犬咬蛇伤灸痕迹"；"肠痛围脐四畔灸，相去寸半当酌量"；"痈疽杂病能为先，蒜艾当头急用捻。"

第四章
临证施术分类歌赋检索

一、辨病施针用穴

先明针道

金针赋："观夫针道，捷法最奇"；"针砭所以通经脉，均气血，蠲邪扶正"；"可使寒者暖而热者凉，痛者止而胀者消。若开渠之决水，立时见功，何倾危之不起哉"；"指下玄微，胸中活法，一有未应，反复再施"；"得之者若科之及第，而悦于心；用之者如射之发中，而应于目"；"用针之士，有志于斯，果能洞造玄微，而尽其精妙"；"世之伏枕之疴，有缘者遇针，其病皆随手而愈矣。"

标幽赋："拯救之法，妙用者针"；"九针之法，毫针最微，七星上应，众穴主持"；"本形金也，有蠲邪扶正之道，短长水也，有决凝开滞之机。定刺象木，或斜或正，口藏比火，进阳补羸。循机扪而可塞以象土，实应五行而可知"；"然是三寸六分，包含妙理；虽细桢于毫发，同贯多歧"；"巨刺与缪刺各异，微针与妙刺相通"；"伏如横弩，应若发机。"

百症赋："医乃人之司命，非志士而莫为；针乃理之渊微，须至人之指教。"

流注指微赋："疾居荣卫，扶救者针"；"移痛住疼如有神，针下获安；暴疾沉疴至危笃，刺之勿误"；"古今遗迹，后世皆师"；"先贤迅效，无出于针；今人愈疾，岂离于医"；"徐文伯泻孕于苑内，斯由甚速"；"范九思疗咽于江夏，闻见言稀"；"王纂针魅而立康，獭从被出"；"秋夫疗鬼而获效，魂免伤悲"；"常寻古义，犹有藏机，遇高贤真趣，则超然得悟，逢达人示教，则表我扶危。"

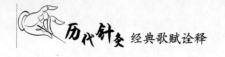

《通玄指要赋》："必欲治病，莫如用针，巧运神机之妙，工开圣理之深。外取砭针，能蠲邪而扶正，中含水火，善回阳而倒阴。"

《玉龙歌》："医者行针殊妙绝，但恐时人自差别。"

《刺法启玄歌》："发明难素玄微，俯仰岐黄秘诀"；"若能劳心劳力，必定愈明愈哲，譬如闭户造车，端正出门合辙。倘逢志士细推，不是知音莫说，了却个人规模，便是医中俊杰"；"砭针行内外，水火就中推"；"上下交经走，疾如应手驱"；"往来依进退，补泻逐迎随"；"用似船推舵，应如弩发机"；"气聚时间散，身疼指下移，这般玄妙诀，料得少人知。"

明辨经络

《金针赋》："经脉昼夜之循环，呼吸往来之不息，和则身体康健，否则疾病竞生"；"阴升阳降，出入之机"；"手足三阳，手走头而头走足；手足三阴，足走腹而胸走手。"

《标幽赋》："不穷经络阴阳，多逢刺禁"；"起自中焦，水初下漏，太阴为始，至厥阴而方终"；"正经十二，别络走三百余支；正侧仰伏，气血有六百余候"；"手足三阳，手走头而头走足，手足三阴，足走腹而胸走手"；"阴阳气血，多少为最。厥阴太阳，少气多血，太阴少阴，少血多气，而又气多血少者，少阳之分，气盛血多者，阳明之位"；"阳跷阳维并督带，主肩背腰腿在表之病；阴跷阴维任冲脉，去心腹胁肋在里之疑"；"明标与本，论刺深刺浅之经；住痛移疼，取相交相贯之径"；"更穷四根三结，依标本而刺无不痊；但用八法五门，分主客而针无不效"；"八脉始终连八会，本是纪纲；十二经络十二原，是为枢要"；"速效之功，要交正而识本经"；"交经缪刺，左有病而右畔取"；"观部分而知经络之虚实。"

《流注指微赋》："诸经十二作数，络脉十五为周"；"刺阳经者，可卧针而取；夺血络者，先俾指而柔"；"孙络在于肉分，血行出于支里。"

《兰江赋》："经络明时知造化，不得师传枉费心。"

《通玄指要赋》："原夫络别支殊，经交错综。"

《席弘赋》："用针补泻分明说，更有搜穷本与标。"

《刺法启玄歌》："十二阴阳气血，凝滞全凭针焫"；"刺荣无伤卫气，刺卫无伤荣血。"

《灵光赋》："黄帝岐伯针灸诀，依他经里分明说，三阴三阳十二经，更有两经分八脉。"

《补泻雪心歌》："男女经脉一般生，昼夜循环无暂歇"；"两手阳经上走头，阴经胸走手指辍，两足阳经头走足，阴经上走腹中结"；"如何补泻有两般，盖是经从两边发。"

虚实寒热

《金针赋》："有余者为肿为痛曰实，不足者为痒为麻曰虚"；"病有三因，皆从气血，针分八法，不离阴阳"；"可使寒者暖而热者凉，痛者止而胀者消。"

《标幽赋》："既论脏腑虚实，须向经寻"；"可平五脏之寒热，能调六腑之虚实"；"拘挛闭塞，遣八邪而去矣，寒热痹痛，开四关而已之"；"视浮沉而辨脏腑之寒温。"

《百症赋》："先究其病源，后攻其穴道，随手见功，应针取效，方知玄里之玄，始达妙中之妙。"

《流注指微赋》："浅恙新疴，用针之因；淹疾延患，着灸之由"；"痛实痒虚，泻子随母要指"；"孔窍详于筋骨肉分，刺要察于久新寒热。"

《行针总要歌》："邪入五脏须早遏，祟侵六脉浪翻飞，乌乌稷稷空中堕，静意冥冥起发机。"

《补泻雪心歌》："行针补泻分寒热，泻寒补热须分明。"

分部辨病

《金针赋》："先分病之上下，次定穴之高低"；"左与右各异，胸与背不同。"

《标幽赋》："观部分而知经络之虚实。"

《流注指微赋》："里外之绝，赢盈必别。"

《席弘赋》："胸背左右不相同，呼吸阴阳男女别。"

《兰江赋》："天地四时同此类，三才常用记胸心，天地人部次第入，仍调各部一般匀。"

调理神气

《标幽赋》："凡刺者，使本神朝而后入；既刺也，使本神定而气随"；"神不朝而勿刺，神已定而可施"；"心无内慕，如待贵人。"

《行针次第手法歌》："取穴先将爪切深，须教毋外慕其心，令彼荣卫无伤碍，医者方堪入妙针。"

针分补泻

《金针赋》："须要明夫补泻，方可起于倾危"；"补则补其不足，泻则泻

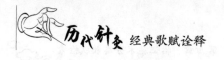

其有余"；"原夫补泻之法，妙在呼吸手指"；"补者直须热至，泻者务待寒侵"；"补者一退三飞，真气自归；泻者一飞三退，邪气自避。"

《标幽赋》："补泻之法，非呼吸而在手指"；"疼痛实泻，痒麻虚补。"

《行针总要歌》："先补真阳元气足，次泻余邪九度嘘。"

《通玄指要赋》："理繁而昧，纵补泻以何功，法捷而明，自迎随而得用。"

《胜玉歌》："或针或灸依法语，补泻迎随随手捻。"

《席弘赋》："凡欲行针须审穴，要明补泻迎随诀。"

《玉龙歌》："补泻分明指中施，金针一刺显明医，伛者立伸偻者起，从此名扬天下知。"

《针法歌》："补必随经刺，令他吹气频，随吹随左转，逐归天地人，待气停针久，三弹更熨温，出针口吸气，急急闭其门"；"泻欲迎经取，吸则内其针，吸时须右转。依次进天人，转针仍复吸，依法要停针，出针吹口气，摇动大其门。"

《补泻雪心歌》："如何补泻有两般，盖是经从两边发"；"行针补泻分寒热，泻寒补热须分明。"

顺应天时

《金针赋》："春夏刺浅者以瘦，秋冬刺深者以肥"；"午前为早属阳，午后为晚属阴"；"男子之气，早在上而晚在下，取之必明其理；女子之气，早在下而晚在上，用之必识此时"；"午前者如此，午后者反之。"

《标幽赋》："察岁时于天道"；"春夏瘦而刺浅，秋冬肥而刺深"；"午前卯后，太阴生而疾温，离左酉南，月朔死而速冷"；"望不补而晦不泻，弦不夺而朔不济。"

《流注指微赋》："观虚实与肥瘦，辨四时之浅深"；"甲胆乙肝，丁火壬水，生我者号母，我生者名子"；"春井夏荥乃邪在，秋经冬合方刺矣"；"犯禁忌而病复，用日衰而难已。"

《八法手诀歌》："春夏先深而后浅，秋冬先浅而后深。"

《兰江赋》："春夏并荥刺宜浅，秋冬经合便宜深。"

《席弘赋》："补自卯南转针高，泻从卯北莫辞劳。"

《刺法启玄歌》："细推十干五行，谨按四时八节。"

《灵光赋》："针有补泻明呼吸，穴应五行顺四时。"

详察体质

《金针赋》："更观元气厚薄，浅深之刺犹宜"；"死生贵贱，针下皆知，贱者硬而贵者脆，生者涩而死者虚。"

《标幽赋》："定形气于予心。"

《流注指微赋》："观虚实与肥瘦，辨四时之浅深"；"里外之绝，赢盈必别。"

针分男女

《金针赋》："男子之气，早在上而晚在下，取之必明其理；女子之气，早在下而晚在上，用之必识此时"；"男女上下，凭腰分之"；"男子者大指进前左转，呼之为补，退后右转，吸之为泻，提针为热，插针为寒；女子者大指退后右转，吸之为补，进前左转，呼之为泻，插针为热，提针为寒。"

《流注指微赋》："男女气脉，行分时合度。"

《席弘赋》："胸背左右不相同，呼吸阴阳男女别。"

《补泻雪心歌》："古人补泻左右分，今人仍为男女别。"

辨证用穴

《金针赋》："头有病而足取之，左有病而右取之。"

《标幽赋》："穴出云门，抵期门而最后"；"定脚处，取气血为主意；下手处，认水木是根基"；"天地人三才也，涌泉同璇玑百会；上中下三部也，大包与天枢地机"；"二陵二蹻二交，似续而交五大；两间两商两井，相依而别两支"；"脏腑病，而求门海俞募之微；经络滞，而求原别交会之道"；"交经缪刺，左有病而右畔取"；"泻络远针，头有病而脚上针"；"体重节痛而俞居，心下痞满而井主。"

《百症赋》："百症俞穴，再三用心。"

《流注指微赋》："阴俞六十脏主，阳穴七二腑收"；"躁烦药饵而难拯，必取八会；痛肿奇经而畜邪，先获砭瘰"；"孔窍详于筋骨肉分，刺要察于久新寒热。"

《行针总要歌》："井荥要洗原针穴，针刺无如灸有功。"

《百症赋》："先究其病源，后攻其穴道，随手见功，应针取效，方知玄里之玄，始达妙中之妙。"

《席弘赋》："凡欲行针须审穴，要明补泻迎随诀。"

《玉龙歌》："穴法深浅在指中，治病须臾见效功。"

《灵光赋》："针灸一穴数病除，学者尤宜加仔细，悟得明师流注法，头目有病针四肢。"

《杂病十一穴歌》："左病针右右针左，依此三分泻气奇，但能仔细寻其

511

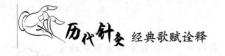

理，劫病之功在片时。"

穴位定取

《标幽赋》："大抵取穴之法必有分寸，先审自意次观肉分。或伸屈而得之，或平直而安定"；"在阳部筋骨之侧，陷下为真；在阴分郄腘之间，动脉相应"；"取五穴用一穴而必端，取三经用一经而可正"；"头部与肩部详分，督脉与任脉易定。"

《流注指微赋》："取穴之法，但分阴阳而溪谷。"

《行针总要歌》："黄帝金针法最奇，短长肥瘦在临时，但将他手横纹处，分寸寻求审用之。身体心胸或是短，身体心胸或是长，求穴看纹还有理，医工此理要推详，定穴行针须细认，瘦肥短小岂同群，肥人针入三分半，瘦体须当用二分。不肥不瘦不相同，如此之人但着中，只在二三分内取，用之无失且收功"；"妙针之法世间稀，多少医工不得知，寸寸人身皆是穴，但开筋骨莫狐疑"；"有筋有骨傍针去，无骨无筋须透之"；"同身逐穴歌中取，捷法昭然径不迷。"

《通玄指要赋》："或沟池溪谷以歧异，或山海丘陵而隙共。"

《行针次第手法歌》："取穴先将爪切深，须教毋外慕其心，令彼荣卫无伤碍，医者方堪入妙针。"

担截穴法

《马丹阳天星十二穴治杂病歌》："合担用法担，合截用法截，三百六十穴，不出十二诀。治病如神灵，浑如汤泼雪，北斗降真机，金锁教开彻，至人可传授，匪人莫浪说。"

《兰江赋》："担截之中数几何？有担有截起沉疴。我今咏此兰江赋，何用三车五辐歌。先将此法为定例，流注之中分次第，胸中之病内关担，脐下公孙用法拦。头部须还寻列缺，痰涎壅塞及咽干。噤口咽风针照海，三棱出血刻时安。伤寒在表并头痛，外关泻动自然安。眼目之症诸疾苦，更须临泣用针担。后溪专治督脉病，癫狂此穴治还轻，申脉能除寒与热，头风偏正及心惊。耳鸣鼻衄胸中满，好把金针此穴寻。但遇瘫麻虚即补，如逢疼痛泻而迎。更有伤寒真妙诀，三阴须要刺阳经。无汗更将合谷补，复溜穴泻好施针。倘若汗多流不绝，合谷收补效如神。四日太阴宜细辨，公孙照海一同行，再用内关施截法，七日期门妙用针，但治伤寒皆用泻，要知素问坦然明。流注之中分造化，常将水火土金平。水数亏兮直补肺，水之泛滥土能平。春夏并荣刺宜浅，秋冬经合便宜深。天地四时同此类，三才常用记胸心，天地人部次

512

第入，仍调各部一般匀。夫弱妇强亦有克，妇弱夫强亦有刑，皆在本经担与截，泻南补北亦须明。经络明时知造化，不得师传枉费心。不遇至人应莫度，天宝岂可付非人。按定气血患者呼，重搓数十把针扶。战提摇起向上使，气自流行病自无。"

二、针灸操作技法

九针之用

《九针主治法歌》："镵针即是箭头针，主刺皮肤邪肉侵，毋令深入泻阳气，邪正相安荣卫均"；"员针取法于絮针，主治邪气侵肉分，筒身卵锋不伤正，利导分肉邪自平"；"锃针之锐如黍粟，恐其深入伤肌肉，按脉勿陷以致气，刺之邪气使独出"；"锋针即今三棱名，主刺瘤邪时气壅，发于经络痼不解，泻热出血荣卫通"；"铍针之锋末如剑，主刺寒热两相搏，合而为痛脓已成，大脓一泻即时和"；"员针针形尖如氂，主治虚邪客于经，暴痹走注历节病，刺之经络即时通"；"毫针主治虚痹缠，养正除邪在徐缓，寒热痛痹浮浅疾，静入徐出邪正安"；"长针主治虚邪伤，内舍骨解节腠殃，欲取深邪除远痹，刺法得宜始可康"；"大针主刺周身病，淫邪溢于肌体中，为风为水关节痹，关节一利大气通。"

持针之道

《标幽赋》："目无外视，手如握虎。"

《行针次第手法歌》："持针之士要心雄，手如握虎莫放松，欲识机关三部奥，须将此理再推穷。"

含针口温

《标幽赋》："先令针耀，而虑针损；次藏口内，而欲针温"；"口藏比火，进阳补赢。"

《流注指微赋》："口温针暖，牢濡深求。"

《针法歌》："先说平针法，含针口内温。"

《行针次第手法歌》："温针之理最为良，口内温和审穴方，毋令冷热相争搏，荣卫安通始安祥。"

押手刺手

《标幽赋》："左手重而多按，欲令气散；右手轻而徐入，不痛之因。"

《刺法启玄歌》："左手按穴分明，右手持针亲切。"

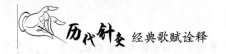

《针法歌》："按揉令气散，掐穴故教深。"

下针之法

《金针赋》："下针贵迟，太急伤血"；"下针之先，须爪按重而切之"；"次令咳嗽一声，随咳下针"；"初针刺至皮内，乃曰天才；少停进针，刺入肉内，是曰人才；又停进针，刺至筋骨之间，名曰地才"；"凡补者呼气，初针刺至皮内，乃曰天才；少停进针，刺入肉内，是曰人才；又停进针，刺至筋骨之间，名曰地才。此为极处，就当补之。再停良久，却须退针至人之分，待气沉紧，倒针朝病，进退往来，飞经走气，尽在其中矣"；"凡泻者吸气，初针至天，少停进针，直至于地，得气泻之，再停良久，即须退针，复至于人，待气沉紧，倒针朝病，法同前矣。"

《针法歌》："持针安穴上，令他嗽一声，随嗽归天部，停针再至人，再停归地部，待气候针沉。"

《行针次第手法歌》："进针理法取关机，失经失穴最不宜，阳经取陷阴经脉，三思已定针之愈。"

提插捻转

《金针赋》："欲气上行，将针右捻；欲气下行，将针左捻"；"犹如搓线，慢慢转针，法浅则用浅，法深则用深，二者不可兼而紊之也"；"龙虎交战，左捻九而右捻六，是亦住痛之针。"

《行针次第手法歌》："捻针指法不相同，一般在手两般功，内外转移行上下，助正伏邪疾自轻"；"搓针泻气最为奇，气至针缠莫就移，浑如搓线攸攸转，急则缠针肉不离。"

《八法手诀歌》："先深后浅行阴数，前三后二却是阴，先浅后深阳数法，前二后三阳数定"；"急按慢提阴气升，急提慢按阳气降，取阳取阴皆六数，达人刺处有奇效。"

《席弘赋》："左右掐针寻子午，抽针行气自迢迢。"

《补泻雪心歌》："掐指向外泻之方，掐指向内补之诀"；"泻左须向大指前，泻右大指当后拽"；"补左次指向前搓，补右大指往上拽。"

辅助针法

《金针赋》："爪而切之，下针之法；摇而退之，出针之法；动而进之，催针之法；循而摄之，行气之法。搓而去病，弹则补虚；肚腹盘旋，扪为穴闭。重沉豆许曰按；轻浮豆许曰提。一十四法，针要所备。"

《标幽赋》："循扪弹怒，留吸母而坚长；爪下伸提，疾呼子而嘘短"；"动退空歇，迎夺右而泻凉；推内进搓，随济左而补暖。"

《刺法启玄歌》："循扪引导之因，呼吸调和寒热。"

《针法歌》："按揉令气散，掐穴故教深。"

《行针次第手法歌》："部分经络要指循，只为针头不紧沉，推则行之引则止，调和气血使来临"；"摄法原因气滞经，大指爪甲切莫轻，以指摄针待气至，邪气流行针自轻"；"退针手法理要知，三才诀内总玄机，一部六数三吸气，须史疾病自然愈"；"摇针三部皆六摇，依次推排在指稍，孔穴大开无凝滞，邪气退除病自消。"

分辨气至

《金针赋》："气速效速，气迟效迟。"

《标幽赋》："先详多少之宜，次察应至之气"；"轻滑慢而未来，沉涩紧而已至"；"既至也，量寒热而留疾；未至也，据虚实而候气"；"气之至也，如鱼吞钩饵之浮沉，气未至也，如闲处幽堂之深邃"；"气速至而速效，气迟至而不治。"

调气之法

《金针赋》："气不至者，以手循摄，以爪切掐，以针摇动，进捻搓弹，直待气至"；"调气之法，下针至地之后，复人之分，欲气上行，将针右捻；欲气下行，将针左捻；欲补先呼后吸，欲泻先吸后呼"；"以纳气之法，扶针直插，复向下纳，使气不回"；"以龙虎升腾之法，按之在前，使气在后；按之在后，使气在前，运气走至疼痛之所。"

《席弘赋》："左右拈针寻子午，抽针行气自迢迢。"

《刺法启玄歌》："上下交经走，疾如应手驱。"

《针法歌》："气若不来至，指甲切其经，次提针向病，针退天地人。"

流注开阖

《标幽赋》："一日取六十六穴之法，方见幽微；一时取一十二经之原，始知要妙"；"推于十干十变，知孔穴之开阖；论其五行五脏，察时日之旺衰。"

《流注指微赋》："阴日血引，值阳气流"；"养子时刻，注穴必须依。"

《行针总要歌》："见病行针须仔细，必明升降阖开时。"

《兰江赋》："流注之中分造化，常将水火土金平，水数亏兮直补肺，水之泛滥土能平"；"夫弱妇强亦有克，妇弱夫强亦有刑。"

515

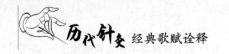

《刺法启玄歌》："细推十干五行，谨按四时八节"；"八法神针妙，飞腾法最奇。"

留针候气

《金针赋》："候之不至，必死无疑。"

《标幽赋》："静以久留，停针待之。"

《行针次第手法歌》："留针取气候沉浮，出入徐徐必逗留，能令荣卫纵横散，巧妙元机在指头。"

出针之法

《金针赋》："出针贵缓，太急伤气"；"出针之法，病势既退，针气微松，病未退者，针气始根，推之不动，转之不移，此为邪气吸拔其针，乃真气未至，不可出之；出之者其病即复。再须补泻，停以待之，直候微松，方可出针豆许，摇而停之。"

《行针次第手法歌》："拔针之时切勿忙，闭门存神要精详，不沉不紧求针尾，此诀须当韫锦囊。"

防治晕针

《金针赋》："其或晕针者，神气虚也，以针补之，以袖掩之，口鼻气回，热汤与之，略停少顷，依前再施。"

《标幽赋》："空心恐怯，直立侧而多晕；背目沉掐，坐卧平而没昏。"

《流注指微赋》："闷昏针晕，经虚补络须然。"

施以艾灸

《行针总要歌》："灸后火燥冲双目，四畔刺血令宣通。"

《灸法点穴用火歌》："点穴坐卧立正直，炷用蕲艾火珠良，灸病古忌八木火，今时通行一炷香。"

《灸法早晚次序歌》："灸法温暖宜子午，上下阴阳先后分，脉数新愈不宜灸，欲灸三里过三旬。"

《灸法大小多少歌》："头骨手足皮薄瘦，巨阙鸠尾小少宜，背腹脐下皮肉厚，大多方能起痼疾。"

《灸法调养歌》："灸后风寒须谨避，七情过极慎起居，生冷醇酒诸厚味，惟茹蔬淡适其宜。"

《灸疮调治歌》："灸疮不发气血竭，七日发脓病必除，发后膏贴防外袭，薄连葱荽净疮污。"

针灸禁忌

《标幽赋》："大患危疾，色脉不顺而莫针；寒热风阴，饥饱醉劳而切忌"；"精其心而穷其法，无灸艾而坏其皮"；"正其理而求其原，免投针而失其位。"

《流注指微赋》："勿刺大劳，使人气乱而神骙；慎妄呼吸，防他针昏而闭血。"

《行针总要歌》："大饥大饱宜避忌，大风大雨亦须容。饥伤荣气饱伤腑，更看人神俱避之"；"囟会顶前寸五深，八岁儿童不可针，囟门未合那堪灸，二者须当记在心。"

针刺禁穴

《标幽赋》："禁刺处而除六腧，二十有二。"

《禁针穴歌》："禁针穴道要先明，脑户囟会及神庭，络却角孙玉枕穴，颅息承泣随承灵，神道灵台膻中忌，水分神阙并会阴，横骨气冲手五里，箕门承筋及青灵，乳中上臂三阳络，二十三穴不可针。孕妇不宜针合谷，三阴交内亦通论，石门针灸应须忌，女子终身无妊娠；外有云门并鸠尾，缺盆客主入莫深，肩井深时人闷倒，三里急补人还原，刺中五脏胆皆死，冲阳血出投幽冥；海泉颧髎乳头上，脊间中髓伛偻形，手鱼腹陷阴股内，膝髌筋会及肾经，腋股之下各三寸，目眶关节皆通评。"

施灸禁穴

《标幽赋》："避灸处而加四肢，四十有九。"

《禁灸穴歌》："哑门风府天柱擎，承光临泣头维平，丝竹攒竹睛明穴，素髎禾髎迎香程，颧髎下关人迎去，天牖天府到周荣，渊腋乳中鸠尾下，腹哀臂后寻肩贞。阳池中冲少商穴，鱼际经渠一顺行，地五阳关脊中主，隐白漏谷通阴陵，条口犊鼻上阴市，伏兔髀关申脉迎，委中殷门承扶上，白环心俞同一经，灸而勿针针勿灸，针经为此尝叮咛，庸医针灸一齐用，徒施患者炮烙刑。"

三、针刺补泻手法

迎随之法

《金针赋》："逆之者为泻为迎，顺之者为补为随。"

《标幽赋》："要识迎随，须明逆顺。"

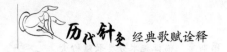

《流注指微赋》："迎随逆顺，须晓气血而升沉"；"逆为迎而顺为随，呼则泻而吸则补。"

《通玄指要赋》："法捷而明，自迎随而得用。"

《席弘赋》："凡欲行针须审穴，要明补泻迎随诀。"

《刺法启玄歌》："往来依进退，补泻逐迎随。"

《补泻雪心歌》："补泻又要识迎随，随则为补迎为泻"；"随则针头随经行，迎则针头迎经夺。"

呼吸之法

《金针赋》："欲补先呼后吸，欲泻先吸后呼"；"补者吸之去疾，其穴急扪；泻者呼之去徐，其穴不闭"；"欲令腠密，然后吸气"；"病在上吸而退之，病在下呼而进之。"

《兰江赋》："按定气血病人呼，重搓数十把针扶。"

《席弘赋》："逼针泻气便须吸，若补随呼气自调。"

《刺法启玄歌》："循扪引导之因，呼吸调和寒热。"

《杂病十一穴歌》："刚柔进退随呼吸，去疾除痾捻指功。"

《补泻雪心歌》："更为补泻定呼吸，吸泻呼补真奇绝"；"补则呼出却入针，要知针用三飞法，气至出针吸气入，疾而一退急扪穴"；"泻则吸气方入针，要知阻气通身达，气至出针呼气出，徐而三退穴开禁。"

开阖之法

《金针赋》："补者吸之去疾，其穴急扪；泻者呼之去徐，其穴不闭。"

《刺法启玄歌》："出入要知先后，开合慎毋妄别"；"补即慢慢出针，泻即徐徐闭穴。"

《灵光赋》："针有补泻明呼吸，穴应五行顺四时。"

《补泻雪心歌》："补则呼出却入针，要知针用三飞法，气至出针吸气入，疾而一退急扪穴"；"泻则吸气方入针，要知阻气通身达，气至出针呼气出，徐而三退穴开禁。"

补泻八法

《金针赋》："一曰烧山火，治顽麻冷痹。先浅后深，凡九阳而三进三退，慢提紧按，热至，紧闭插针，除寒之有准"；"二曰透天凉，治肌热骨蒸，先深后浅，用六阴而三出三入，紧提慢按，徐徐举针，退热之可凭，皆细细搓之，去病准绳"；"三曰阳中隐阴，先寒后热，浅而深，以九六之法，则先补后泻也";"四曰阴中隐阳，先热后寒，深而浅，以六九之方，则先泻后补也";"五曰子午捣臼，水蛊膈气，落穴之后，调气均匀，针行上下，九入六出，左右转之，千遭自平";"六曰进气之诀，腰背肘膝痛，浑身走注疼，刺九分，行九补，卧针五七吸，待气上下";"七曰留气之诀，痃癖癥瘕，刺七分，用纯阳，然后乃直插针，气来深刺，提针再停";"八曰抽添之诀，瘫痪疮癞，取其要穴，使九阳得气，提按搜寻，大要运气周遍，扶针直插，复向下纳，回阳倒阴。"

飞经走气

《金针赋》："若关节阻涩，气不过者，以龙虎龟凤通经接气，大段之法，驱而运之，仍以循摄爪切，无不应矣，此通仙之妙";"若夫过关过节催运气，以飞经走气，其法有四";"一曰青龙摆尾，如扶船舵，不进不退，一左一右，慢慢拨动";"二曰白虎摇头，似手摇铃，退方进圆，兼之左右，摇而振之";"三曰苍龟探穴，如入土之象，一退三进，钻剔四方";"四曰赤凤迎源，展翅之仪，入针至地，提针至天，候针自摇，复进其原，上下左右，四围飞旋。"

通经接气

《金针赋》："久患偏枯，通经接气之法，有定息寸数。手足三阳，上九而下十四，过经四寸；手足三阴，上七而下十二，过经五寸，在乎摇动出纳，呼吸同法。驱运气血，顷刻周流，上下通接。"

《流注指微赋》："接气通经，短长依法。"

第五章
疾病分类歌赋检索

一、头面五官病证

头痛诸疾

《百症赋》："囟会连于玉枕，头风疗以金针"；"悬颅颔厌之中，偏头痛止。"

《百症赋》："强间丰隆之际，头痛难禁。"

《通玄指要赋》："头项痛，拟后溪以安然"；"头项强承浆可保"；"丝竹疗头疼不忍。"

《玉龙歌》："偏正头风痛难医，丝竹金针亦可施，沿皮向后透率谷，一针两穴世间稀"；"头风呕吐眼昏花，穴取神庭始不差"；"头项强痛难回顾，牙疼并作一般看，先向承浆明补泻，后针风府即时安"；"偏正头风有两般，有无痰饮细推观，若然痰饮风池刺，倘无痰饮合谷安"；"眉间疼痛苦难当，攒竹沿皮刺不妨，若是眼昏皆可治，更针头维即安康。"

《玉龙赋》："攒竹头维，治目疼头痛"；"头风鼻渊，上星可用"；"神庭理乎头风。"

《胜玉歌》："头痛眩晕百会好"；"头风眼痛上星专"；"头项强急承浆保"；"头风头痛灸风池。"

《席弘赋》："列缺头痛及偏正，重泻太渊无不应。"

《肘后歌》："顶心头痛眼不开，涌泉下针定安泰"；"头面之疾针至阴。"

《灵光赋》："偏正头疼泻列缺。"

《长桑君天星秘诀歌》："牙疼头痛兼喉痹，先刺二间后三里。"

《兰江赋》："头部须还寻列缺，痰涎壅塞及咽干。"

《杂病穴法歌》："一切风寒暑湿邪，头疼发热外关起"；"偏正头疼左右针，列缺太渊不用补"；"头风目眩项捩强，申脉金门手三里。"

《标幽赋》："头风头痛，刺申脉与金门。"

《行针总要歌》："前顶寸五三阳前，甄权曾云一寸言，棱针出血头风愈，盐油楷根病自痊。"

《杂病十一穴歌》："攒竹丝竹主头疼，偏正皆宜向此针，更去大都徐泻动，风池针刺三分深，曲池合谷先针泻，永与除疴病不侵"；"头风头痛与牙疼，合谷三间两穴寻，更向大都针眼痛，太渊穴内用针行。"

《针灸歌》："偏正头疼及目眩，囟会神庭最亲切"；"脑热脑寒并脑溜，囟会穴中宜著灸"；"偏头风痛泻攒竹。"

眩晕诸疾

《百症赋》："目眩兮，颧髎大迎。"

《通玄指要赋》："头晕目眩，要觅于风池"；"脑昏目赤，泻攒竹以便宜。"

《胜玉歌》："头痛眩晕百会好。"

《席弘赋》："转筋目眩针鱼腹，承山昆仑立便消。"

《针灸歌》："头眩风池吾语汝。"

面部诸疾

《百症赋》："面肿虚浮，须仗水沟、前顶"；"面上虫行有验，迎香可取"；"颊车地仓穴，正口㖞于片时"；"太冲泻唇㖞以速愈"；"阳谷侠溪，颔肿口噤并治。"

《玉龙歌》："头面纵有诸般症，一针合谷效通神"；"口眼㖞斜最可嗟，地仓妙穴连颊车，㖞左泻右依师正，㖞右泻左莫令斜。"

《玉龙赋》："地仓颊车疗口㖞"；"耳聋腮肿，听会偏高。"

《千金十穴歌》："曲池与合谷，头面病可彻。"

《长桑君天星秘诀歌》："寒疟面肿及肠鸣，先取合谷后内庭。"

《杂病穴法歌》："头面耳目口鼻病，曲池合谷为之主"；"牙风面肿颊车神，合谷临泣泻不数。"

眼目诸疾

《百症赋》："目眩兮，支正飞扬"；"目黄兮，阳纲胆俞"；"目眩兮，颧

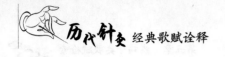

髎大迎"；"攀睛攻少泽肝俞之所"；"泪出刺临泣头维之处"；"目中漠漠，即寻攒竹三间"；"目觉晾晾，急取养老天柱"；"雀目肝气，睛明行间而细推。"

《通玄指要赋》："眼痛则合谷以推之"；"眵蔑冷泪，临泣尤准"；"行间治膝肿目疾"；"目昏不见，二间宜取"；"脑昏目赤，泻攒竹以便宜。"

《玉龙歌》："两眼红肿痛难熬，怕日羞明心自焦，只刺睛明鱼尾穴，太阳出血自然消"；"眼痛忽然血贯睛，羞明更涩最难睁，须得太阳针血出，不用金刀疾自平"；"心血炎上两眼红，迎香穴内刺为通，若将毒血搐出后，目内清凉始见功"；"眉间疼痛苦难当，攒竹沿皮刺不妨，若是眼昏皆可治，更针头维即安康"；"风眩目烂最堪怜，泪出汪汪不可言，大小骨空皆妙穴，多加艾火疾应痊"；"头风呕吐眼昏花，穴取神庭始不差。"

《玉龙赋》："左右太阳，医目疼善除血翳"；"搐迎香于鼻内，消眼热之红"；"睛明太阳鱼尾，目症凭兹"；"大小骨空，治眼烂能止冷泪"；"目昏血溢，肝俞辨其实虚。"

《胜玉歌》："眼痛须觅清冷渊"；"头风眼痛上星专"；"目内红痛苦皱眉，丝竹攒竹亦堪医。"

《席弘赋》："睛明治眼未效时，合谷光明安可缺。"

《灵光赋》："睛明治眼胬肉攀。"

《兰江赋》："眼目之症诸疾苦，更须临泣用针担。"

《标幽赋》："眼痒眼疼，泻光明于地五"；"取肝俞与命门，使瞽士视秋毫之末。"

《杂病穴法歌》："赤眼迎香出血奇，临泣太冲合谷侣。"

《针灸歌》："眼昏目赤攒竹穿"；"睛痛宜去灸拳尖"；"眼痛睛明及鱼尾"；"迎风冷泪在临泣。"

耳部诸疾

《百症赋》："耳聋气闭，全凭听会翳风"；"耳中蝉噪有声，听会堪攻。"

《通玄指要赋》："耳闭须听会而治也。"

《玉龙歌》："耳聋气闭痛难言，须刺翳风穴始痊，亦治项上生瘰疬，下针泻动即安然"；"耳聋之症不闻声，痛痒蝉鸣不快情，红肿生疮须用泻，宜从听会用针行。"

《玉龙赋》："耳聋腮肿，听会偏高。"

《胜玉歌》："耳闭听会莫迟延。"

《席弘赋》："耳聋气痞听会针，迎香穴泻功如神"；"耳内蝉鸣腰欲折，膝下明存三里穴，若能补泻五会间，且莫向人容易说"；"但患伤寒两耳聋，金门听会疾如风。"

《灵光赋》："耳聋气闭听会间。"

《长桑君天星秘诀歌》："耳鸣腰痛先五会，次针耳门三里内。"

《标幽赋》："刺少阳与交别，俾聋夫听夏蚋之声。"

《杂病穴法歌》："耳聋临泣与金门，合谷针后听人语。"

《杂病十一穴歌》："听会兼之与听宫，七分针泻耳中聋，耳门又泻三分许，更加七壮灸听宫，大肠经内将针泻，曲池合谷七分中。"

《针灸歌》："耳聋气闭听会中"；"耳闭听会眼合谷。"

鼻部诸疾

《百症赋》："通天去鼻内无闻之苦"；"天府合谷，鼻中衄血宜追。"

《通玄指要赋》："鼻窒无闻，迎香可引。"

《玉龙歌》："鼻流清涕名鼻渊，先泻后补疾可痊，若是头风并眼痛，上星穴内刺无偏"；"不闻香臭从何治？迎香两穴可堪攻，先补后泻分明效，一针未出气先通。"

《玉龙赋》："头风鼻渊，上星可用"；"迎香攻鼻窒为最。"

《灵光赋》："鼻窒不闻迎香间"；"两鼻齆衄针禾髎。"

《杂病穴法歌》："鼻塞鼻痔及鼻渊，合谷太冲随手取。"

《针灸歌》："鼻中息肉气难通，灸取上星辨香臭"；"若也鼻塞取迎香"；"鼻塞上星真可取。"

口舌诸疾

《百症赋》："廉泉中冲，舌下肿疼堪取"；"少商曲泽，血虚口渴同施"；"复溜祛舌干口燥之悲"；"哑门关冲，舌缓不语而要紧。"

《玉龙歌》："口臭之疾最可憎，劳心只为苦多情，大陵穴内人中泻，心得清凉气自平。"

《玉龙赋》："大陵人中频泻，口气全除。"

《胜玉歌》："心热口臭大陵驱。"

《灵光赋》："地仓能止口流涎。"

《兰江赋》："喋口咽风针照海，三棱出血刻时安。"

《杂病穴法歌》："口舌生疮舌下窍，三棱刺血非粗卤"；"口喎喎斜流涎多，地仓颊车仍可举"；"舌裂出血寻内关，太冲阴交走上部"；"舌上生苔合谷当，手三里治舌风舞。"

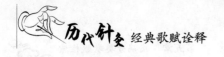
牙齿诸疾

《百症赋》："承浆泻牙疼而即移"；"耳门丝竹空，住牙疼于顷刻。"

《通玄指要赋》："牙齿痛吕细堪治。"

《玉龙歌》："牙疼阵阵苦相煎，穴在二间要得传，若患翻胃并吐食，中魁奇穴莫教偏。"

《玉龙赋》："二间治牙疼，中魁理翻胃而即愈。"

《胜玉歌》："牙腮疼紧大迎全。"

《席弘赋》："牙齿肿痛并咽痹，二间阳溪疾怎逃。"

《灵光赋》："颊车可针牙齿愈。"

《长桑君天星秘诀歌》："牙疼头痛兼喉痹，先刺二间后三里。"

《杂病穴法歌》："牙风面肿颊车神，合谷临泣泻不数。"

《杂病十一穴歌》："牙疼三分针吕细，齿痛依前指上明，更推大都左之右，交互相迎仔细迎。"

《针灸歌》："牙疼叉手及肩尖。"

咽喉诸疾

《百症赋》："喉痛兮，液门鱼际去疗。"

《玉龙歌》："乳蛾之症少人医，必用金针疾始除，如若少商出血后，即时安稳免灾危。"

《胜玉歌》："颔肿喉闭少商前。"

《席弘赋》："谁知天突治喉风，虚喘须寻三里中"；"咽喉最急先百会，太冲照海及阴交。"

《长桑君天星秘诀歌》："牙疼头痛兼喉痹，先刺二间后三里。"

《兰江赋》："喋口咽风针照海，三棱出血刻时安。"

《八法手诀歌》："照海咽喉并小腹。"

《标幽赋》："心胀咽痛，针太冲而必除"；"必准者，取照海治喉中之闭塞。"

《针灸歌》："照海能于喉闭用"；"喉闭失音并吐血，细寻天突宜无偏。"

二、躯体四肢病证

颈项诸疾

《百症赋》："审他项强伤寒，温溜期门而主之"；"项强多恶风，束骨相连于天柱。"

《通玄指要赋》："头项痛，拟后溪以安然"；"头项强承浆可保。"

《千金十穴歌》："胸项如有痛，后溪并列缺。"

《杂病穴法歌》："头风目眩项捩强，申脉金门手三里。"

《针灸歌》："头强项硬刺后溪，欲知秘诀谁堪侣"；"风伤项急风府寻"；"项强天井及天柱"；"承浆偏疗项难举。"

肩背诸疾

《通玄指要赋》："肩背患，责肘前之三里"；"脊间心后者，针中渚而立瘥。"

《玉龙歌》："肩背风气连臂疼，背缝二穴用针明，五枢亦治腰间痛，得穴方知疾顿轻"；"肩端红肿痛难当，寒湿相争气血狂，若向肩髃明补泻，管君多灸自安康"；"风湿传于两肩，肩髃可疗。"

《玉龙赋》："肩脊痛兮，五枢兼于背缝。"

《胜玉歌》："臂疼背痛针三里"；"脾疼背痛中渚泻。"

《席弘赋》："手连肩脊痛难忍，合谷针时要太冲"；"久患伤寒肩背痛，但针中渚得其宜"；"更有三间肾俞妙，善除肩背消风劳"；"肩上痛连脐不休，手中三里便须求，下针麻重即须泻，得气之时不用留。"

《肘后歌》："肩背诸疾中渚下。"

《杂病穴法歌》："手三里治肩连脐，脊间心后称中渚。"

《八法手诀歌》："后溪前上外肩背，列缺针时脉气通。"

《标幽赋》："肩井曲池，甄权刺臂痛而复射。"

《杂病十一穴歌》："肩背并和肩膊疼，曲池合谷七分深，未愈尺泽加一寸，更于三间次第行，各入七分于穴内，少风二府刺心经。"

《针灸歌》："肩背患时手三里"；"肩如反弓臂如折，曲池养老并肩髃"；"巨骨更取穴谵语，肩背痛兼灸天柱"；"肩井曲池躯背痛"；"背脊三焦最宜主"；"脊心如痛针中渚"；"要知脊痛治人中。"

背腰诸疾

《百症赋》："背连腰痛，白环委中曾经"；"脊强兮，水道筋缩。"

《通玄指要赋》："人中除脊膂之强痛"；"肾俞把腰疼而泻尽。"

《玉龙歌》："强痛脊背泻人中，挫闪腰酸亦可攻，更有委中之一穴，腰间诸疾任君攻"；"肾弱腰疼不可当，施为行止甚非常，若知肾俞二穴处，艾火频加体自康。"

《玉龙赋》："人中委中，除腰脊痛闪之难制"；"身柱蠲嗽，能除膂痛。"

《胜玉歌》："腰痛中空穴最奇。"

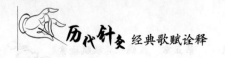

《席弘赋》："委中专治腰间痛"；"腰留胯痛急必大，便于三里攻其隘，下针一泻三补之，气上攻噎只管在"；"气滞腰疼不能立，横骨大都宜救急"；"委中腰痛脚挛急，取得其经血自调。"

《肘后歌》："腰背若患挛急风，曲池一寸五分攻"；"腰膝强痛交信凭"；"腰腿疼痛十年春，应针不了便惺惺，大都引气探根本，服药寻方枉费金"；"腰软如何去得根，神妙委中立见效。"

《灵光赋》："五般腰痛委中安"；"髀枢不动泻丘墟。"

《千金十穴歌》："腰背痛相连，委中昆仑穴。"

《长桑君天星秘诀歌》："耳鸣腰痛先五会，次针耳门三里内。"

《标幽赋》："秋夫针腰俞而鬼免沉疴。"

《八法手诀歌》："脊头腰背申脉攻。"

《杂病穴法歌》："腰痛环跳委中神，若连背痛昆仑武"；"腰连腿疼腕骨升，三里降下随拜跪"；"腰连脚痛怎生医？环跳行间与风市。"

《杂病十一穴歌》："腿胯腰疼痞气攻，髋骨穴内七分穷，更针风市兼三里，一寸三分补泻同，又去阴交泻一寸，行间仍刺五分中，刚柔进退随呼吸，去疾除疴捻指功。"

《针灸歌》："腰俞一穴最为奇，艾灸中间腰痛愈"；"腰痛昆仑曲瞅里"；"委中肾俞治腰行。"

胸部诸疾

《百症赋》："建里内关，扫尽胸中之苦闷"；"胸满更加噎塞，中府意舍所行"；"胸膈停留瘀血，肾俞巨髎宜征"；"胸满项强，神藏璇玑已试"；"听宫脾俞，祛残心下之悲凄"；"膈疼饮蓄难禁，膻中巨阙便针。"

《通玄指要赋》："胸结身黄，取涌泉而即可。"

《席弘赋》："阴陵泉治心胸满，针到承山饮食思。"

《肘后歌》："心胸有病少府泻。"

《千金十穴歌》："胸项如有痛，后溪并列缺"；"环跳与阳陵，膝前兼腋胁。"

《长桑君天星秘诀歌》："胸膈痞满先阴交。针到承山饮食喜。"

《兰江赋》："胸中之病内关担。"

《标幽赋》："胸满腹痛刺内关。"

《杂病十一穴歌》："咽喉以下至于脐，胃脘之中百病危，心气痛时胸结硬，伤寒呕哕闷涎随，列缺下针三分许，三分针泻到风池，二指三间并三里，中冲还刺五分依。"

526

胁肋诸疾

《百症赋》："胁肋疼痛，气户华盖有灵"；"胸胁支满何疗，章门不容细寻"；"委阳天池，腋肿针而速散。"

《通玄指要赋》："胁下肋边者，刺阳陵而即止。"

《玉龙歌》："若是胁疼并闭结，支沟奇妙效非常。"

《肘后歌》："两足两胁满难伸，飞虎神针七分到"；"胁肋腿痛后溪妙。"

《千金十穴歌》："环跳与阳陵，膝前兼腋胁。"

《标幽赋》："胁疼肋痛针飞虎。"

《杂病穴法歌》："胁痛只须阳陵泉。"

《针灸歌》："胸满胁胀取期门"；"胁下肋边取阳陵。"

腹部诸疾

《百症赋》："腹中肠鸣，下脘陷谷能平。"

《通玄指要赋》："腹膨而胀，夺内庭以休迟"；"连脐腹痛，泻足少阴之水。"

《玉龙歌》："腹中疼痛亦难当，大陵外关可消详。"

《玉龙赋》："内庭临泣，理小腹之瞋。"

《肘后歌》："脐腹有病曲泉针。"

《灵光赋》："中脘下脘治腹坚。"

《千金十穴歌》："三里内庭穴，肚腹中妙诀。"

《长桑君天星秘诀歌》："如是小肠连脐痛，先刺阴陵后涌泉。"

《标幽赋》："胸满腹痛刺内关。"

《兰江赋》："脐下公孙用法拦。"

《杂病穴法歌》："腹痛公孙内关尔。"

《八法手诀歌》："照海咽喉并小腹。"

《针灸歌》："寒气绕脐心痛急，天枢二穴夹脐旁"；"脐上一寸名水分，腹胀更宜施手诀"；"太冲腹痛须勤诵。"

肘臂诸疾

《百症赋》："两臂顽麻，少海就傍于三里。"

《通玄指要赋》："两肘之拘挛，仗曲池而平扫"；"尺泽去肘疼筋紧"；"肩井除两臂难任。"

《玉龙歌》："筋急不开手难伸，尺泽从来要认真"；"两肘拘挛筋骨连，艰难动作欠安然，只将曲池针泻动，尺泽兼行见圣传"；"急疼两臂气攻胸，

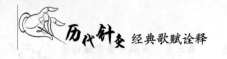

肩井分明穴可攻，此穴原来真气聚，补多泻少应其中。"

《玉龙赋》："肘挛痛兮，尺泽合于曲池"；"肩井除臂痛如拿"；"尺泽理筋急之不用。"

《胜玉歌》："尺泽能医筋拘挛。"

《肘后歌》："更有手臂拘挛急，尺泽刺深去不仁。"

《席弘赋》："五般肘痛寻尺泽，太渊针后却收功"；"手连肩脊痛难忍，合谷针时要太冲。"

《长桑君天星秘诀歌》："手臂挛痹取肩髃。"

《杂病穴法歌》："两井两商二三间，手上诸风得其所。"

《杂病十一穴歌》："肘痛将针刺曲池，经渠合谷共相宜"；"肘膝疼时刺曲池，进针一寸是相宜，左病针右右针左，依此三分泻气奇。"

《针灸歌》："两肘拘挛曲池取"；"臂疼手痛手三里，腕骨肘髎与中渚"；"肘痛筋挛尺泽试。"

手腕诸疾

《玉龙歌》："腕中无力痛艰难，握物难移体不安，腕骨一针虽见效，莫将补泻等闲看"；"手臂红肿连腕疼，液门穴内用针明，更将一穴名中渚，多泻中间疾自轻。"

《玉龙赋》："腕骨疗手腕之难移"；"手臂红肿，中渚液门要辨。"

《胜玉歌》："两手瘈痛难执物，曲池合谷共肩髃。"

《席弘赋》："心疼手颤少海间，若要除根觅阴市"；"曲池两手不如意，合谷下针宜仔细。"

《灵光赋》："五指不伸中渚取"；"心疼手颤针少海。"

《长桑君天星秘诀歌》："指痛挛急少商好，依法施之无不灵。"

《杂病穴法歌》："手指连肩相引疼，合谷太冲能救苦。"

膝腿诸疾

《百症赋》："后溪环跳，腿疼刺而即轻"；"转筋兮，金门丘墟来医。"

《通玄指要赋》："腰脚疼，在委中而已矣"；"股膝疼，阴市能医"；"髋骨将腿痛以祛残"；"筋转而疼，泻承山而在早。"

《玉龙歌》："膝盖红肿鹤膝风，阳陵二穴亦堪攻，阴陵针透尤收效，红肿全消见异功"；"环跳能治腿股风，居髎二穴认真攻，委中毒血更出尽，愈见医科神圣功"；"膝腿无力身立难，原因风湿致伤残，倘知二市穴能灸，步履悠然渐自安"；"髋骨能医两腿疼，膝头红肿不能行，必针膝眼膝关穴，功效须臾病不生。"

《玉龙赋》："阴陵阳陵，除膝肿之难熬"；"风市阴市，驱腿脚之乏力"；"腿脚重疼，针髋骨膝关膝眼"；"腿风湿痛，居髎兼环跳于委中。"

《胜玉歌》："行间可治膝肿病"；"腿股转酸难移步，妙穴说与后人知，环跳风市及阴市，泻却金针病自除"；"两膝无端肿如斗，膝眼三里艾当施"；"两股转筋承山刺。"

《席弘赋》："最是阳陵泉一穴，膝间疼痛用针烧"；"委中腰痛脚挛急，取得其经血自调"；"髋骨腿疼三里泻"；"脚膝肿时寻至阴"；"转筋目眩针鱼腹，承山昆仑立便消。"

《肘后歌》："腿脚有疾风府寻"；"股膝肿起泻太冲"；"脚膝经年痛不休，内外踝边用意求，穴号昆仑并吕细，应时消散即时瘳"；"鹤膝肿劳难移步，尺泽能舒筋骨疼，更有一穴曲池妙，根寻源流可调停，其患若要便安愈，加以风府可用针。"

《灵光赋》："犊鼻治疗风邪疼"；"承山筋转并久痔。"

《千金十穴歌》："环跳与阳陵，膝前兼腋胁。"

《长桑君天星秘诀歌》："冷风湿痹针何处，先取环跳次阳陵。"

《杂病穴法歌》："脚连胁腋痛难当，环跳阳陵泉内杵"；"腰连腿疼腕骨升，三里降下随拜跪"；"腰连脚痛怎生医？环跳行间与风市。"

《杂病十一穴歌》："膝痛二寸针犊鼻，三里阴交要七次，但能仔细寻其理，劫病之功在片时"；"肘膝疼时刺曲池，进针一寸是相宜。"

《针灸歌》："两股酸疼肩井良"；"环跳取时须侧卧，冷痹筋挛足不收"；"转筋速灸承山上"；"脚气三里及风市，腰痛昆仑曲瞅里"；"转筋却向承山先"；"膝肿目疾行间求。"

足踝诸疾

《通玄指要赋》："脚腕痛，昆仑解愈。"

《玉龙歌》："寒湿脚气不可熬，先针三里及阴交，再将绝骨穴兼刺，肿痛顿时立见消"；"肿红腿足草鞋风，须把昆仑二穴攻，申脉太溪如再刺，神医妙诀起疲癃"；"脚背疼起丘墟穴，斜针出血即时轻，解溪再与商丘识，补泻行针要辨明。"

《玉龙赋》："太溪昆仑申脉，最疗足肿之迍"；"商丘解溪丘墟，脚痛堪追"；"绝骨三里阴交，脚气宜此"；"脚气连延，里绝三交。"

《胜玉歌》："脚背痛时商丘刺"；"委中驱疗脚风缠"；"脚气复溜不须疑"；"踝跟骨痛灸昆仑，更有绝骨共丘墟。"

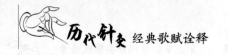

《席弘赋》："脚痛膝肿针三里，悬钟二陵三阴交。"

《肘后歌》："两足两胁满难伸，飞虎神针七分到。"

《灵光赋》："后跟痛在仆参求"；"两足拘挛觅阴市"；"阴跷阳跷两踝边，脚气四穴先寻取，阴阳陵泉亦主之，阴跷阳跷与三里，诸穴一般治脚气，在腰玄机宜正取。"

《标幽赋》："悬钟环跳，华佗刺蹶足而立行。"

《长桑君天星秘诀歌》："足缓难行先绝骨，次寻条口及冲阳"；"脚若转筋并眼花，先针承山次内踝"；"脚气酸疼肩井先，次寻三里阳陵泉。"

《杂病穴法歌》："两足酸麻补太溪，仆参内庭盘跟楚"；"脚膝诸痛羡行间，三里申脉金门侈"；"脚若转筋眼发花，然谷承山法自古"；"两足难移先悬钟，条口后针能步履。"

《针灸歌》："足蹶悬钟环跳中"；"风挂地痛足脐疼，京历付阳与仆参"；"足疼足弱步难履，委中更有三阴交"；"脚腕痛时昆仑取，股膝疼痛阴市便"；"两足冷痹肾俞拟。"

痿痹诸疾

《百症赋》："半身不遂，阳陵远达于曲池。"

《通玄指要赋》："四肢之懈惰，凭照海以消除"；"行步难移，太冲最奇。"

《玉龙歌》："行步艰难疾转加，太冲二穴效堪夸，更针三里中封穴，去病如同用手拿"；"膝腿无力身立难，原因风湿致伤残，倘知二市穴能灸，步履悠然渐自安"；"浑身疼痛疾非常，不定穴中细审详，有筋有骨须浅刺，灼艾临时要度量。"

《玉龙赋》："风池绝骨，而疗乎伛偻"；"人中曲池，可治其痿伛"；"行步艰楚，刺三里中封太冲。"

《胜玉歌》："若人行步苦艰难，中封太冲针便瘥。"

《席弘赋》："更向太冲须引气，指头麻木自轻飘"；"冷风冷痹疾难愈，环跳腰间针与烧。"

《肘后歌》："风痹痿厥如何治？大杼曲泉真是妙"；"打扑伤损破伤风，先于痛处下针攻，后向承山立作效，甄权留下意无穷。"

《长桑君天星秘诀歌》："足缓难行先绝骨，次寻条口及冲阳。"

《标幽赋》："痹厥偏枯，迎随俾经络接续"；"中风环跳而宜刺"；"筋挛骨痛而补魂门。"

《杂病穴法歌》："二陵二跷与二交，头项手足互相与"；"冷风湿痹针环跳，阳陵三里烧针尾。"

《杂病十一穴歌》："风池手足指诸间，右瘫偏风左曰痪，各刺五分随后泻，更灸七壮便身安，三里阴交行气泻，一寸三分量病看，每穴又加三七壮，自然瘫痪即时安。"

《针灸歌》："中风瘫痪经年月，曲鬓七处艾且热"；"若也中风在环跳"；"肩髃相对主痿留，壮数灸之宜推求"；"环跳取时须侧卧，冷痹筋挛足不收"；"历节痛风两处穴，飞扬绝骨可安痊"；"筋挛骨痛销魂门"；"行步艰难太冲取。"

三、六淫内伤病证

伤寒诸疾

《百症赋》："项强伤寒，温溜期门而主之"；"项强多恶风，束骨相连于天柱。"

《通玄指要赋》："风伤项急，始求于风府。"

《玉龙歌》："腠理不密咳嗽频，鼻流清涕气昏沉，须知喷嚏风门穴，咳嗽宜加艾火深"；"寒痰咳嗽更兼风，列缺二穴最可攻，先把太渊一穴泻，多加艾火即收功"；"伤风不解嗽频频，久不医时劳便成，咳嗽须针肺俞穴，痰多宜向丰隆寻"；"无汗伤寒泻复溜，汗多宜将合谷收，若然六脉皆微细，金针一补脉还浮"；"伤寒过经尤未解，须向期门穴上针，忽然气喘攻胸膈，三里泻多须用心。"

《玉龙赋》："期门刺伤寒未解，经不再传"；"伤寒无汗，攻复溜宜泻；伤寒有汗，取合谷当随。"

《席弘赋》："风府风池寻得到，伤寒百病一时消"；"期门穴主伤寒患，六日过经尤未汗"；"阳明二日寻风府。"

《肘后歌》："或患伤寒热未收，牙关风壅药难投，项强反张目直视，金针用意列缺求"；"百合伤寒最难医，妙法神针用意推，口噤眼合药不下，合谷一针效甚奇"；"狐惑伤寒满口疮，须下黄连犀角汤。虫在脏腑食肌肉，须要神针刺地仓"；"伤寒腹痛虫寻食，吐蛔乌梅可难攻，十日九日必定死，中脘回还胃气通"；"伤寒痞气结胸中，两目昏黄汗不通，涌泉妙穴三分许，速使周身汗自通"；"伤寒痞结胁积痛，宜用期门见深功。"

《灵光赋》："伤寒过经期门愈。"

《长桑君天星秘诀歌》："伤寒过经不出汗，期门通里先后看。"

《兰江赋》："伤寒在表并头痛，外关泻动自然安"；"四日太阴宜细辨，

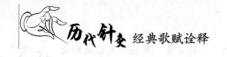

公孙照海一同行，再用内关施截法，七日期门妙用针，但治伤寒皆用泻，要知素问坦然明。"

《杂病穴法歌》："伤寒一日刺风府，阴阳分经次第取"；"一切风寒暑湿邪，头疼发热外关起。"

《针灸歌》："风伤项急风府寻，头眩风池吾语汝"；"伤寒热病身无汗，细详孔最患无妨。"

时疟诸疾

《百症赋》："寒疟兮，商阳太溪验。"

《通玄指要赋》："疟生寒热兮，仗间使以扶持。"

《玉龙歌》："时行疟疾最难禁，穴法由来未审明，若把后溪穴寻得，多加艾火即时轻。"

《玉龙赋》："间使剿疟疾"；"时疫瘀疟寻后溪。"

《胜玉歌》："五疟寒多热更多，间使大杼真妙穴。"

《肘后歌》："疟疾三日得一发，先寒后热无他语，寒多热少取复溜，热多寒少用间使"；"疟疾寒热真可畏，须知虚实可用意，间使宜透支沟中，大椎七壮合圣治；连日频频发不休，金门刺深七分是。"

《长桑君天星秘诀歌》："寒疟面肿及肠鸣，先取合谷后内庭。"

《杂病穴法歌》："疟疾素问分各经，危氏刺指舌红紫。"

《杂病十一穴歌》："肘痛将针刺曲池，经渠合谷共相宜，五分针刺于二穴，疟病缠身便得离，未愈更加三间刺，五分深刺莫忧疑，又兼气痛憎寒热，间使行针莫用迟。"

《针灸歌》："疟灸脾俞寒热退。"

热证诸疾

《百症赋》："热病汗不出，大都更接于经渠"；"发热仗少冲、曲池之津"；"岁热时行，陶道复求肺俞理"；"厥寒厥热涌泉清"；"湿寒湿热下髎定。"

《玉龙歌》："三焦热气壅上焦，口苦舌干岂易调，针刺关冲出毒血，口生津液病俱消。"

《玉龙赋》："壅热盛乎三焦，关冲最宜。"

《肘后歌》："四肢回还脉气浮，须晓阴阳倒换求，寒则须补绝骨是，热则绝骨泻无忧，脉若浮洪当泻解，沉细之时补便瘥。"

《杂病穴法歌》："一切内伤内关穴，痰火积块退烦潮。"

寒证诸疾

《百症赋》："寒栗恶寒，二间疏通阴郄暗"；"厥寒厥热涌泉清"；"湿寒湿热下髎定。"

《席弘赋》："冷风冷痹疾难愈，环跳腰间针与烧。"

《肘后歌》："骨寒髓冷火来烧，灵道妙穴分明记"；"伤寒四肢厥逆冷，脉气无时仔细寻，神奇妙穴真有二，复溜半寸顺骨行"；"四肢回还脉气浮，须晓阴阳倒换求，寒则须补绝骨是，热则绝骨泻无忧，脉若浮洪当泻解，沉细之时补便瘳。"

《针灸歌》："寒气绕脐心痛急，天枢二穴夹脐旁。"

气证诸疾

《行针指要歌》："或针气，膻中一穴分明记。"

《通玄指要赋》："太白宣导于气冲。"

《胜玉歌》："诸般气症从何治，气海针之灸亦宜"；"噫气吞酸食不投，膻中七壮除膈热。"

《席弘赋》："复溜气滞便离腰"；"噎不住时气海灸，定泻一时立便瘥"；"气刺两乳求太渊，未应之时泻列缺。"

《肘后歌》："飞虎一穴通痞气，祛风引气使安宁。"

《灵光赋》："治气上壅足三里"；"气刺两乳求太渊。"

《杂病穴法歌》："太渊列缺穴相连，能祛气痛刺两乳。"

《针灸歌》："忽然下部发奔豚，穴号五枢宜灼艾"；"气刺两乳中庭内，巨阙幽门更为最"；"噎塞乳根一寸穴，四椎骨下正无偏"；"宣导气冲与太白。"

风证诸疾

《行针指要歌》："或针风，先向风府百会中。"

《百症赋》："痓病非颅息而不愈"；"脐风须然谷而易醒"；"风痫常发，神道还须心俞宁。"

《玉龙歌》："中风不语最难医，发际顶门穴要知，更向百会明补泻，即时苏醒免灾危"；"中风之症症非轻，中冲二穴可安宁，先补后泻如无应，再刺人中立便轻"；"孩子慢惊何可治，印堂刺入艾还加。"

《玉龙赋》："卒暴中风，顶门百会"；"印堂治其惊搐，神庭理乎头风。"

《胜玉歌》："泻却人中及颊车，治疗中风口吐沫。"

《肘后歌》："刚柔二痓最乖张，口禁眼合面红妆，热血流入心肺腑，须要

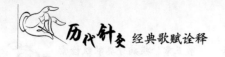

金针刺少商。"

《灵光赋》:"犊鼻治疗风邪疼。"

《标幽赋》:"中风环跳而宜刺。"

《行针总要歌》:"百会三阳顶之中，五会天满名相同，前顶之上寸五取，百病能祛理中风";"上星会前一寸斟，神庭星前发际寻，诸风灸庭为最妙，庭星宜灸不宜针。"

《杂病穴法歌》:"两井两商二三间，手上诸风得其所。"

《杂病十一穴歌》:"四肢无力中邪风，眼涩难开百病攻，精神昏倦多不语，风池合谷用针通，两手三间随后泻，三里兼之与太冲，各入五分于穴内，迎随得法有奇功。"

痰证诸疾

《行针指要歌》:"或针痰，先针中脘三里间。"

《通玄指要赋》:"咳嗽寒痰，列缺堪治。"

《玉龙歌》:"吼喘之症嗽痰多，若用金针疾自和，俞府乳根一样刺，气喘风痰渐渐磨";"伤风不解嗽频频，久不医时劳便成，咳嗽须针肺俞穴，痰多宜向丰隆寻。"

《玉龙赋》:"丰隆肺俞，痰嗽称奇";"咳嗽风痰，太渊列缺宜刺";"乳根俞府，疗气嗽痰哮。"

《胜玉歌》:"若是痰涎并咳嗽，治却须当灸肺俞。"

《灵光赋》:"天突宛中治喘痰。"

《兰江赋》:"头部须还寻列缺，痰涎壅塞及咽干。"

《杂病穴法歌》:"一切内伤内关穴，痰火积块退烦潮。"

《针灸歌》:"天突结喉两旁间，能愈痰涎并咳嗽";"咳唾寒痰列缺强。"

水湿诸疾

《行针指要歌》:"或针水，水分侠脐上边取。"

《百症赋》:"阴陵水分，去水肿之脐盈";"湿寒湿热下髎定。"

《通玄指要赋》:"阴陵开通于水道。"

《玉龙歌》:"水病之疾最难熬，腹满虚胀不肯消，先灸水分并水道，后针三里及阴交";"两足有水临泣泻，无水方能病不侵。"

《玉龙赋》:"阴交水分三里，蛊胀宜刺。"

《胜玉歌》:"腹胀水分多得力";"肾败腰疼小便频，督脉两旁肾俞除。"

《席弘赋》:"水肿水分兼气海，皮内随针气自消";"气海专能治五淋，更针三里寻呼吸。"

《灵光赋》："水肿水分灸即安"；"复溜治肿如神医。"

《长桑君天星秘诀歌》："肚腹浮肿胀膨膨，先针水分泻建里。"

《杂病穴法歌》："水肿水分与复溜，胀满中脘三里揣。"

《标幽赋》："刺偏历利小便，医大人水盅。"

《针灸歌》："开通水道阴陵边。"

血证诸疾

《百症赋》："天府合谷，鼻中衄血宜追"；"小便赤涩，兑端独泻太阳经"；"中脘主乎积痢"；"刺长强与承山，善主肠风新下血"；"妇人经事改常，自有地机血海"；"女子少气漏血，不无交信合阳"；"带下产崩，冲门气冲宜审"；"月潮违限，天枢水泉细详。"

《肘后歌》："五痔原因热血作，承山须下病无踪。"

《灵光赋》："吐血定喘补尺泽。"

《杂病穴法歌》："吐血尺泽功无比，衄血上星与禾髎。"

《针灸歌》："紫宫吐血真秘传"；"百会脱肛并泻血"；"喉闭失音并吐血，细寻天突宜无偏"；"大敦二穴足大指，血崩血衄宜细详"；"大便失血阳虚脱，脐心对脊效天然。"

四、内外妇儿病证

虚劳诸疾

《行针指要歌》："或针虚，气海丹田委中奇"；"或针劳，须向膏肓及百劳。"

《百症赋》："痨瘵传尸，趋魄膏肓之路"；"少商曲泽，血虚口渴同施。"

《通玄指要赋》："三里却五劳之羸瘦，华佗言斯"；"冷痹肾败，取足阳明之土。"

《玉龙歌》："膏肓二穴治病强，此穴原来难度量，斯穴禁针多着艾，二十一壮亦无妨"；"传中劳病最难医，涌泉出血免灾危，痰多须向丰隆泻，气喘丹田亦可施"；"伤风不解嗽频频，久不医时劳便成，咳嗽须针肺俞穴，痰多宜向丰隆寻"；"满身发热痛为虚，盗汗淋淋渐损躯，须得百劳椎骨穴，金针一刺疾俱除。"

《玉龙赋》："膏肓补虚劳"；"尪羸喘促，璇玑气海当知"；"要起六脉之沉匿，复溜称神"；"百劳止虚汗，通里疗心惊而即瘥"；"涌泉关元丰隆，为治尸劳之例"；"带脉关元多灸，肾败堪攻。"

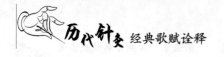

《胜玉歌》："肾败腰疼小便频，督脉两旁肾俞除"；"经年或变劳怯者，痞满脐旁章门决。"

《灵光赋》："膏肓岂止治百病，灸得玄功病须愈"；"劳宫医得身劳倦。"

《标幽赋》："体热劳嗽而泻魄户"；"虚损天枢而可取。"

《杂病奇穴主治歌》："鬼眼一穴灸痨虫，墨点病患腰眼中，择用癸亥亥时灸，勿令人知法最灵。"

《针灸歌》："膏肓二穴不易求，虚羸失精并上气"；"关元气海脐心下，虚羸崩中真妙绝"；"风劳气嗽久未瘥，第一椎下灸两边"；"腹连淹殢骨蒸患，四花一灸可无忧"；"虚损天枢实为主"；"五劳羸瘦求三里。"

神志诸疾

《百症赋》："梦魇不宁，厉兑相谐于隐白，发狂奔走，上脘同起于神门"；"惊悸怔忡，取阳交解溪勿误，反张悲哭，仗天冲大横须精"；"倦言嗜卧，往通里大钟而明。"

《通玄指要赋》："神门去心性之呆痴"；"越人治尸厥于维会，随手而苏。"

《玉龙歌》："痴呆之症不堪亲，不识尊卑枉骂人，神门独治痴呆病，转手骨开得穴真。"

《玉龙赋》："心悸虚烦刺三里"；"神门治呆痴笑咷"；"至阳却疸，善治神疲。"

《肘后歌》："狂言盗汗如见鬼，惺惺间使便下针。"

《杂病穴法歌》："神门专治心痴呆，人中间使祛癫妖"；"尸厥百会一穴美，更针隐白效昭昭。"

《标幽赋》："端的处，用大钟治心内之呆痴"；"高皇抱疾未瘥，李氏刺巨阙而后苏；太子暴死为厥，越人针维会而复醒。"

《杂病奇穴主治歌》："鬼魇暴绝最伤人，急灸鬼眼可回春，穴在两足大趾内，去甲韭叶鬼难存。"

《针灸歌》："心神怔忡多健忘，顶心百会保安康"；"忽然梦魇归泉速，拇趾毛中最可详"；"大钟一穴疗心痴"；"痴呆只向神门许。"

癫痫诸疾

《百症赋》："癫疾必身柱本神之令"；"风痫常发，神道还须心俞宁。"

《通玄指要赋》："痫发癫狂兮，凭后溪而疗理。"

《玉龙歌》："鸠尾独治五般痫，此穴须当仔细观，若然着艾宜七壮，多则伤人针亦难。"

《玉龙赋》："鸠尾针癫痫已发，慎其妄施。"

《胜玉歌》："后溪鸠尾及神门，治疗五痫立便瘥。"

《席弘赋》："人中治癫功最高，十三鬼穴不须饶"；"鸠尾能治五般痫，若下涌泉人不死。"

《灵光赋》："水沟间使治邪癫。"

《长桑君天星秘诀歌》："如中鬼邪先间使。"

《兰江赋》："后溪专治督脉病，癫狂此穴治还轻。"

《杂病穴法歌》："劳宫能治五般痫，更刺涌泉疾若挑。"

《杂病奇穴主治歌》："中恶振噤鬼魅病，急灸鬼哭神可定，两手大指相并缚，穴在四处之骑缝"；"尸疰客忤中恶病，乳后三寸量准行，男左女右艾火灸，邪祟驱除神自宁。"

《针灸歌》："忽然痫发身旋倒，九椎筋缩无差谬"；"癫邪之病及五痫，手足四处艾俱起"；"癫痫后溪疟间使。"

《孙真人十三鬼穴歌》："百邪癫狂所为病，针有十三穴须认，凡针之体先鬼宫，次针鬼信无不应，一一从头逐一求，男从左起女从右。一针人中鬼宫停，左边下针右出针；第二手大指甲下，名鬼信刺三分深；三针足大指甲下，名曰鬼垒入二分；四针掌后大陵穴，入针五分为鬼心；五针申脉名鬼路，火针三下七锃锃；第六却寻大椎上，入发一寸名鬼枕；七刺耳垂下五分，名曰鬼床针要温；八针承浆名鬼市，从左出右君须记；九针间使为鬼窟，十针上星名鬼堂；十一阴下缝三壮，女玉门头为鬼藏；十二曲池名鬼臣，火针仍要七锃锃；十三舌头当舌中，此穴须名是鬼封。手足两边相对刺，若逢孤穴只单通，此是先师真口诀，狂猖恶鬼走无踪"；"一针鬼宫，即人中，入三分；二针鬼信，即少商，入三分；三针鬼垒，即隐白，入二分；四针鬼心，即大陵，入五分；五针鬼路，即申脉，三下（火针）；六针鬼枕，即风府，入二分；七针鬼床，即颊车，入五分；八针鬼市，即承浆，入三分；九针鬼窟，即间使，入二分；十针鬼堂，即上星，入二分；十一针鬼藏，男即会阴，女即玉门头，入三分；十二针鬼臣，即曲池，入五分（火针）；十三针鬼封，在舌下中缝，刺出血，仍横安板一枚，就两口吻，令舌不动，此法甚效。更加间使，后溪二穴尤妙。男子先针左起，女人先针右起。单日为阳，双日为阴。阳日阳时针右转，阴日阴时针左转。"

《徐秋夫鬼病十三穴歌》："人中神庭风府始，舌缝承浆颊车次，少商大陵间使连，乳中阳陵泉有据，隐白行间不可差，十三穴是秋夫置。"

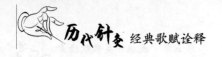

音哑诸疾

《百症赋》："哑门关冲，舌缓不语而要紧"；"天鼎间使，失音嗳嚅而休迟。"

《玉龙歌》："偶尔失音言语难，哑门一穴两筋间，若知浅针莫深刺，言语音和照旧安。"

《针灸歌》："喉闭失音并吐血，细寻天突宜无偏"；"承浆暴哑口㖞斜，耳下颊车并口脱。"

汗证诸疾

《百症赋》："阴郄后溪，治盗汗之多出。"

《玉龙歌》："满身发热痛为虚，盗汗淋淋渐损躯，须得百劳椎骨穴，金针一刺疾俱除。"

《玉龙赋》："伤寒无汗，攻复溜宜泻；伤寒有汗，取合谷当随。"

《肘后歌》："当汗不汗合谷泻"；"自汗发黄复溜凭。"

《兰江赋》："无汗更将合谷补，复溜穴泻好施针，倘若汗多流不绝，合谷收补效如神。"

《标幽赋》："泻阴郄止盗汗，治小儿骨蒸。"

《杂病穴法歌》："汗吐下法非有他，合谷内关阴交杵。"

《杂病十一穴歌》："汗出难来刺腕骨，五分针泻要君知，鱼际经渠并通里，一分针泻汗淋漓，二指三间及三里，大指各刺五分宜，汗至如若通遍体，有人明此是良医。"

《针灸歌》："伤寒热病身无汗，细详孔最患无妨"；"阴郄盗汗却堪闻。"

咳喘诸疾

《行针指要歌》："或针嗽，风门肺俞须用灸。"

《百症赋》："咳嗽连声，肺俞须迎天突穴。"

《通玄指要赋》："咳嗽寒痰，列缺堪治。"

《玉龙歌》："哮喘之症最难当，夜间不睡气遑遑，天突妙穴宜寻得，膻中着艾便安康"；"气喘急急不可眠，何当日夜苦忧煎，若得璇玑针泻动，更取气海自安然"；"吼喘之症嗽痰多，若用金针疾自和，俞府乳根一样刺，气喘风痰渐渐磨"；"忽然咳嗽腰背疼，身柱由来灸便轻。"

《玉龙赋》："丰隆肺俞，痰嗽称奇"；"乳根俞府，疗气嗽痰哮"；"天突膻中医喘嗽"；"咳嗽风痰，太渊列缺宜刺"；"风门主伤冒寒邪之嗽"；"身柱蠲嗽，能除脊痛。"

《胜玉歌》："若是痰涎并咳嗽，治却须当灸肺俞"；"更有天突与筋缩，小儿吼闭自然疏。"

《席弘赋》："谁知天突治喉风，虚喘须寻三里中"；"冷嗽先宜补合谷，却须针泻三阴交。"

《肘后歌》："哮喘发来寝不得，丰隆刺入三分深。"

《灵光赋》："天突宛中治喘痰"；"吐血定喘补尺泽"；"住喘却痛昆仑愈。"

《标幽赋》："体热劳嗽而泻魄户。"

《杂病穴法歌》："冷嗽只宜补合谷，三阴交泻即时住"；"喘急列缺足三里，呕噎阴交不可饶。"

《杂病奇穴主治歌》："鬼眼一穴灸痨虫，墨点病患腰眼中，择用癸亥亥时灸，勿令人知法最灵。"

《针灸歌》："肺俞魄户疗肺痿"；"风劳气嗽久未痊，第一椎下灸两边"；"肺疼喘满难偃仰，华盖中府能安然"；"咳逆期门中指长"；"天突结喉两旁间，能愈痰涎并咳嗽"；"劳嗽应须泻魄户"；"咳唾寒痰列缺强。"

心胸诸疾

《百症赋》："烦心呕吐，幽门开彻玉堂明。"

《通玄指要赋》："心胸病，求掌后之大陵"；"期门罢胸满，血膨而可已"；"劳宫退胃翻，心痛亦何疑"；"脊间心后者，针中渚而立瘥。"

《玉龙歌》："九种心痛及脾疼，上脘穴内用神针，若还脾败中脘补，两针神效免灾侵"；"心胸之病大陵泻，气攻胸腹一般针"；"连日虚烦面赤妆，心中惊悸亦难当，若将通里穴寻得，一用金针体便康。"

《玉龙赋》："上脘中脘，治九种之心痛"；"通里疗心惊而即瘥"；"劳宫大陵，可疗心闷疮痍"；"心虚热壅，少冲明于济夺。"

《胜玉歌》："心疼脾痛上脘先"；"脾心痛急寻公孙"；"霍乱心疼吐痰涎，巨阙着艾便安然。"

《席弘赋》："阴陵泉治心胸满，针到承山饮食思"；"气刺两乳求太渊，未应之时泻列缺"；"心疼手颤少海间，若要除根觅阴市。"

《席弘赋》："妇人心痛心俞穴。"

《灵光赋》："少泽应除心下寒"；"心疼手颤针少海。"

《标幽赋》："心胀咽痛，针太冲而必除。"

《长桑君天星秘诀歌》："胸膈痞满先阴交，针到承山饮食喜。"

《八法手诀歌》："内关行处治心疼。"

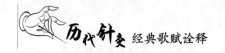

《杂病穴法歌》："心痛翻胃刺劳宫，寒者少泽细手指"；"心痛手战少海求，若要除根阴市瞎"；"心胸痞满阴陵泉。"

《杂病十一穴歌》："咽喉以下至于脐，胃脘之中百病危，心气痛时胸结硬，伤寒呕哕闷涎随，列缺下针三分许，三分针泻到风池，二指三间并三里，中冲还刺五分依。"

《针灸歌》："心如锥刺太溪上，睛痛宜去灸拳尖"；"心疼巨阙穴中求"；"胸腹痛满内关分"；"心痛劳宫实堪治"；"心胸如病大陵将。"

肝胆诸疾

《百症赋》："目黄兮阳纲、胆俞"；"治疸消黄，谐后溪、劳宫而看。"

《通玄指要赋》："胸结身黄，取涌泉而即可"；"固知腕骨祛黄，然骨泻肾。"

《玉龙歌》："至阳亦治黄疸病，先补后泻效分明"；"黄疸亦须寻腕骨，金针必定夺中脘"；"胆寒由是怕惊心，遗精白浊实难禁，夜梦鬼交心俞治，白环俞治一般针"；"胆寒心虚病如何，少冲二穴功最多，刺入三分不着艾，金针用后自平和"；"肝家血少目昏花，宜补肝俞力便加，更把三里频泻动，还光益血自无差。"

《玉龙赋》："至阳却疸，善治神疲"；"目昏血溢，肝俞辨其实虚"；"脾虚黄疸，腕骨中脘何疑。"

《胜玉歌》："黄疸至阳便能离"；"肝血盛兮肝俞泻。"

《针灸歌》："醉饱俱伤面目黄，但灸飞扬及库房"；"怯黄偏在腕骨中"；"眼胸肝俞及命门"；"胸结身黄在涌泉，眼昏目赤攒竹穿"；"胸满胁胀取期门。"

痃癖诸疾

《百症赋》："痃癖兮冲门血海强。"

《玉龙歌》："腹中气块痛难当，穴法宜向内关访，八法有名阴维穴，腹中之疾永安康。"

《玉龙赋》："期门大敦，能治坚痃疝气"；"取内关于照海，医腹疾之块。"

《席弘赋》："男子痃癖三里高"；"胃中有积刺璇玑，三里功多人不知"；"手足上下针三里，食癖气块凭此取。"

《杂病穴法歌》："内伤食积针三里，璇玑相应块亦消。"

《杂病奇穴主治歌》："十二椎下痞根穴，各开三寸零五分，二穴左右灸七壮，难消痞块可除根。"

《针灸歌》："食积脐旁取章门，气癖食关中脘穴"；"瘕聚膀胱即莫抛。"

脾胃诸疾

《行针指要歌》："或针吐，中脘气海膻中补。"

《百症赋》："脾虚谷以不消，脾俞膀胱俞觅"；"胃冷食而难化，魂门胃俞堪责"；"烦心呕吐，幽门开彻玉堂明。"

《通玄指要赋》："劳宫退胃翻、心痛亦何疑。"

《玉龙歌》："脾泄之症别无他，天枢二穴刺休差，此是五脏脾虚疾，艾火多添病不加"；"脾家之症有多般，致成翻胃吐食难"；"脾家之症最可怜，有寒有热两相煎，间使二穴针泻动，热泻寒补病俱痊"；"小腹胀满气攻心，内庭二穴要先针。"

《玉龙赋》："中魁理翻胃而即愈"；"内庭临泣，理小腹之瞋"；"天枢理感患脾泄之危"；"脾虚黄疸，腕骨中脘何疑"；"欲调饱满之气逆，三里可胜。"

《胜玉歌》："心疼脾痛上脘先"；"脾心痛急寻公孙穴"；"脾疼要针肩井穴"；"脾疼背痛中渚泻"；"胃冷下脘却为良"；"噎气吞酸食不投，膻中七壮除膈热。"

《席弘赋》："呕吐还需上脘疗"；"胃中有积刺璇玑，三里功多人不知"；"肚疼须是公孙妙，内关相应必然瘳。"

《肘后歌》："中满如何去得根，阴包如刺效如神，不论老幼依法用，须教患者便抬身。"

《千金十穴歌》："三里内庭穴，肚腹中妙诀。"

《长桑君天星秘诀歌》："脾病血气先合谷，后刺三阴交莫迟"；"若是胃中停宿食，后寻三里起璇玑""；"肚腹浮肿胀膨膨，先针水分泻建里。"

《标幽赋》："脾冷胃疼，泻公孙而立愈。"

《杂病穴法歌》："霍乱中脘可入深，三里内庭泻几许"；"心痛翻胃刺劳宫，寒者少泽细手指"；"针到承山饮食喜"；"胀满中脘三里揣"；"内伤食积针三里，璇玑相应块亦消"；"脾病气血先合谷，后刺三阴针用烧"；"呕噎阴交不可饶。"

《杂病十一穴歌》："咽喉以下至于脐，胃脘之中百病危，心气痛时胸结硬，伤寒呕哕闷涎随，列缺下针三分许，三分针泻到风池，二指三间并三里，中冲还刺五分依。"

《杂病奇穴主治歌》："翻胃上下灸奇穴，上在乳下一寸也，下在内踝之下

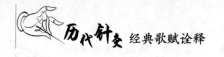

取，三指稍斜向前者"；"肿满上下灸奇穴，上即鬼哭不用缚，下取两足第二趾，趾尖向后寸半符。"

《针灸歌》："霍乱吐泻精神脱，艾灸中脘人当活"；"呕吐当先求膈俞，胁痛肝俞目翳除"；"脾虚腹胀身浮肿，大都三里艾宜燃"；"脾胃疼痛泻公孙，胸腹痛满内关分。"

肠道诸疾

《行针指要歌》："或针结，针著大肠泻水穴。"

《百症赋》："中脘主乎积痢"；"外丘收乎大肠"；"中邪霍乱，寻阴谷三里之程。"

《玉龙歌》："脾泄之症别无他，天枢二穴刺休差，此是五脏脾虚疾，艾火多添病不加"；"大便闭结不能通，照海分明在足中，更把支沟来泻动，方知妙穴有神功。"

《玉龙赋》："照海支沟，通大便之秘"；"肚痛秘结，大陵合外关于支沟。"

《胜玉歌》："肠鸣大便时泄泻，脐旁两寸灸天枢"；"筋疼闭结支沟穴。"

《灵光赋》："百会鸠尾治痢疾"；"大小肠俞大小便。"

《长桑君天星秘诀歌》："寒疟面肿及肠鸣，先取合谷后内庭。"

《席弘赋》："大便闭涩大敦烧。"

《八法手诀歌》："临泣公孙肠中病。"

《杂病穴法歌》："泄泻肚腹诸般疾，三里内庭功无比"；"痢疾合谷三里宜，甚者必须兼中膂"；"大便虚秘补支沟，泻足三里效可拟"；"热秘气秘先长强，大敦阳陵堪调护。"

《杂病奇穴主治歌》："肠风诸痔灸最良，十四椎下奇穴乡，各开一寸宜多灸，年深久痔效非常。"

《针灸歌》："泄泻注下取脐内，意舍消渴诚非虚"；"肠痛围脐四畔灸，相去寸半当酌量"；"赤白痢下中膂取"；"大便失血阳虚脱，脐心对脊效天然。"

肾病诸疾

《百症赋》："针三阴与气海，专司白浊久遗精"；"行间涌泉，主消渴之肾竭。"

《通玄指要赋》："冷痹肾败，取足阳明之土。"

《玉龙歌》："肾气冲心何所治，关元带脉莫等闲"；"肾强痛气发甚频，气上攻心似死人，关元兼刺大敦穴，此法亲传始得真"；"肾气冲心得几时，须用金针疾自除，若得关元并带脉，四海谁不仰明医。"

《玉龙赋》："心俞肾俞，治腰肾虚乏之梦遗"；"带脉关元多灸，肾败堪攻"；"老者便多，命门兼肾俞而着艾。"

《胜玉歌》："遗精白浊心俞治。"

《杂病奇穴主治歌》："精宫十四椎之下，各开三寸是其乡。左右二穴灸七壮，夜梦遗精效非常。"

小便诸疾

《百症赋》："肓俞横骨，泻五淋之久积"；"小便赤涩，兑端独泻太阳经。"

《玉龙赋》："老者便多，命门兼肾俞而着艾。"

《玉龙歌》："肾败腰虚小便频，夜间起止苦劳神，命门若得金针助，肾俞艾灸起遭迍。"

《席弘赋》："小便不禁关元好"；"气海专能治五淋，更针三里寻呼吸"；"倘若膀胱气未散，更宜三里穴中寻。"

《灵光赋》："气海血海疗五淋"；"大小肠俞大小便。"

《标幽赋》："刺偏历利小便，医大人水蛊。"

《杂病穴法歌》："小便不通阴陵泉，三里泻下溺如注"；"五淋血海通男妇。"

《针灸歌》："夜间遗尿觅阴包"；"复溜偏治五淋病"；"四直脐心灸便沥，胞转葱吹溺出良。"

前阴诸疾

《百症赋》："大敦照海，患寒疝而善蹇。"

《通玄指要赋》："大敦去七疝之偏坠，王公谓此。"

《玉龙歌》："七般疝气取大敦，穴法由来指侧间。"

《玉龙赋》："大敦去疝气。"

《胜玉歌》："小肠气痛归来治"；"灸罢大敦除疝气。"

《肘后歌》："阴核发来如升大，百会妙穴真可骇。"

《灵光赋》："大敦二穴主偏坠。"

《长桑君天星秘诀歌》："小肠气痛先长强，后刺大敦不要忙"；"如是小肠连脐痛，先刺阴陵后涌泉。"

《席弘赋》："大杼若连长强寻，小肠气痛即行针"；"若是七疝小腹痛，照海阴交曲泉针，又不应时求气海，关元同泻效如神"；"小腹气撮痛连脐，

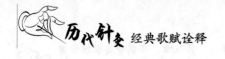

速泻阴交莫在迟，良久涌泉针取气，此中玄妙少人知。"

《杂病穴法歌》："七疝大敦与太冲。"

《杂病奇穴主治歌》："疝气偏坠灸为先，量口两角折三尖，一尖向上对脐中，两尖下垂是穴边。"

《针灸歌》："阴中湿痒阴跷间，便疝大敦足大指"；"两丸率痛阴痿缩，四满中封要忖量"；"太冲寒疝即时瘥"；"大敦七疝兼偏坠。"

肛门诸疾

《百症赋》："刺长强与承山，善主肠风新下血"；"脱肛趋百会尾翠之所。"

《玉龙歌》："痔漏之疾亦可憎，表里急重最难禁，或痛或痒或下血，二白穴在掌后寻"；"九般痔漏最伤人，必刺承山效若神，更有长强一穴是，呻吟大痛穴为真。"

《玉龙赋》："二白医痔漏"；"长强承山，灸痔最妙。"

《胜玉歌》："痔疾肠风长强欺。"

《肘后歌》："五痔原因热血作，承山须下病无踪。"

《灵光赋》："承山筋转并久痔。"

《席弘赋》："小儿脱肛患多时，先灸百会次鸠尾。"

《针灸歌》："百会脱肛并泻血"；"五痔只好灸长强，肠风痔疾尤为良。"

皮肤诸疾

《百症赋》："肩髃阳溪，消瘾风之热极"；"鼻痔必取龈交，瘿气须求浮白"；"五里臂臑，生疬疮而能治"；"商丘痔瘤而最良"；"至阴屏翳、疗痒疾之疼多。"

《玉龙歌》："如今瘾疹疾多般，好手医人治亦难，天井二穴多着艾，纵生瘰疬灸皆安"；"劳宫穴在掌中寻，满手生疮痛不禁。"

《玉龙赋》："天井治瘰疬瘾疹"；"劳宫大陵，可疗心闷疮痍。"

《胜玉歌》："瘰疬少海天井边"；"热疮臁内年年发，血海寻来可治之。"

《杂病穴法歌》："痈疽初起审其穴，只刺阳经不刺阴，伤寒流注分手足，太冲内庭可浮沉。"

《杂病奇穴主治歌》："赘疣诸痣灸奇穴，更灸紫白二癜风，手之左右中指节，屈节尖上宛宛中"；"肘尖端处是奇穴，男女瘰疬堪灸也，左患灸右右灸左，并灸风池效更捷"；"瘰疬隔蒜灸法宜，先从后发核灸起，灸到初发母核止，多着艾火效无匹"；"腋气除根剃腋毛，再将定粉水调膏，涂搽患处七日

544

后，视有黑孔用艾烧"；"疯犬咬伤先须吮，吮尽恶血不生风，次于咬处灸百壮，常食灸韭不须惊"；"蛇蝎蜈蚣蜘蛛伤，实时疼痛最难当，急以伤处隔蒜灸，五六十壮效非常。"

《针灸歌》："瘰疬当求缺盆内"；"痈疽杂病能为先，蒜艾当头急用捻"；"犬咬蛇伤灸痕迹。"

经带诸疾

《百症赋》："妇人经事改常，自有地机血海"；"女子少气漏血，不无交信合阳"；"带下产崩，冲门气冲宜审"；"月潮违限，天枢水泉细详。"

《玉龙歌》："赤白妇人带下难，只因虚败不能安，中极补多宜泻少，灼艾还须着意看。"

《玉龙赋》："赤带白带，求中极之异同。"

《标幽赋》："漏崩带下，温补使气血依归。"

《杂病穴法歌》："妇人通经泻合谷。"

《针灸歌》："妇人血气痛难禁，四满灸之效可许"；"赤白带下小肠俞"；"女人经候不匀调，中极气海与中髎"；"月闭乳痛临泣妙，癥聚膀胱即莫抛"；"大敦二穴足大指，血崩血衄宜细详。"

胎产诸疾

《百症赋》："无子搜阴交石关之乡。"

《通玄指要赋》："文伯泻死胎于阴交，应针而陨。"

《胜玉歌》："阴交针入下胎衣。"

《灵光赋》："足掌下去寻涌泉，此法千金莫妄传，此穴多治妇人疾，男蛊女孕两病痊。"

《标幽赋》："阴交阳别而定血晕，阴跷阳维而下胎衣。"

《席弘赋》："期门穴主伤寒患，六日过经尤未汗，但向乳根两肋间，又治妇人生产难。"

《杂病穴法歌》："三里至阴催孕妊"；"死胎阴交不可缓，胞衣照海内关寻。"

《杂病奇穴主治歌》："横逆难产灸奇穴，妇人右脚小指尖。炷如小麦灸三壮，下火立产效通仙"；"子户能刺衣不下，更治子死在腹中，穴在关元右二寸，下针一寸立时生。"

《针灸歌》："人门挺露号产瘕，阴跷脐心二穴主"；"脐下二寸名石门，针灸令人绝子女"；"涌泉无孕须怀子"；"阴跷阳维治胎停"；"三阴交中死

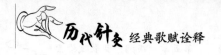

胎下。"

《禁针穴歌》："孕妇不宜针合谷,三阴交内亦通论";"石门针灸应须忌,女子终身无妊娠。"

乳病诸疾

《百症赋》："肩井乳痛而极效。"

《席弘赋》："气刺两乳求太渊,未应之时泻列缺。"

《玉龙歌》："妇人吹乳痛难消,吐血风痰稠似胶,少泽穴内明补泻,应时神效气能调。"

《玉龙赋》："妇人乳肿,少泽与太阳之可推。"

《灵光赋》："气刺两乳求太渊。"

《杂病穴法歌》："太渊列缺穴相连,能祛气痛刺两乳。"

《针灸歌》："乳汁少时膻中穴";"月闭乳痛临泣妙,瘕聚膀胱即莫抛。"

小儿诸疾

《百症赋》："脐风须然谷而易醒。"

《胜玉歌》："更有天突与筋缩,小儿吼闭自然疏。"

《玉龙歌》："孩子慢惊何可治,印堂刺入艾还加。"

《杂病穴法歌》："小儿惊风少商穴,人中涌泉泻莫深。"

《标幽赋》："泻阴郄止盗汗,治小儿骨蒸。"

《针灸歌》："小儿骨蒸偏历尊。"

参考文献

[1] 陈璧琉，郑卓人．针灸歌赋选解．北京：人民卫生出版社，1959.

[2] 黑龙江省祖国医药研究所．针灸大成校释．北京：人民卫生出版社，1984.

[3] 施土生．针灸歌赋校释．太原：山西科学教育出版社，1987.

[4] 王森，赵晓梅，张兆发．针灸歌赋集注．北京：中国医药出版社，1989.

[5] 孙六合．古今穴性探微．郑州：中州古籍出版社，1989.

[6] 曾昭旺，郑望．针灸疗法歌诀．哈尔滨：黑龙江科学技术出版社，1990.

[7] 沈霍夫．中国针灸荟萃：针灸歌赋之部．长沙：湖南科学技术出版社，1993.

[8] 马惠芳，马文珠，李瑞．腧穴临床应用集萃．北京：新时代出版社，1999.

[9] 廉玉麟．中国针灸100要穴临床妙用．赤峰：内蒙古科学技术出版社，2000.

[10] 王惠敏．针灸学歌诀诠释．郑州：河南科学技术出版社，2002.

[11] 项平，夏有兵．承淡安针灸经验集．上海：上海科学技术出版社，2004.

[12] 路玫．针灸学基础．北京：人民卫生出版社，2006.

[13] 高希言．针灸医籍选．上海：上海科学技术出版社，2008.

[14] 赵吉平，王燕平．针灸特定穴详解．北京：科学技术文献出版社，2010.

[15] 赵京生．针灸关键概念术语考论．北京：人民卫生出版社，2012.

[16] 张永臣，贾春生．针灸特定穴理论与实践．北京：中国中医药出版社，2014.